Servicio Andaluz de Salud

CELADOR/A-CONDUCTOR/A DEL SERVICIO ANDALUZ DE SALUD

TEMARIO ESPECÍFICO

José María Espinar Martínez

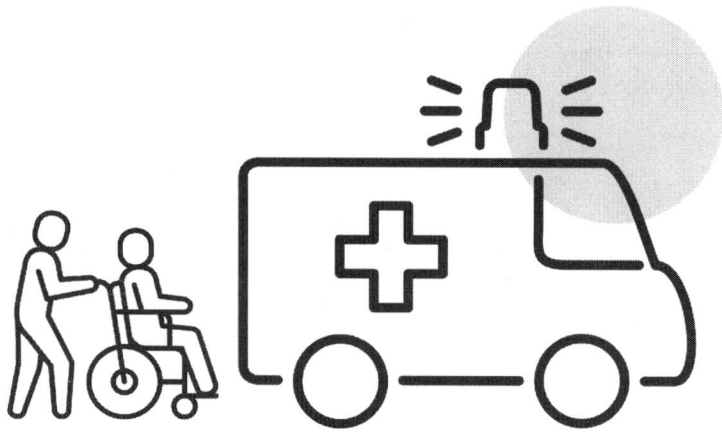

Rodio
ediciones

Autor
José María Espinar Martínez

Celador/a-Conductor/a del Servicio Andaluz de Salud. SAS 2025. Temario Específico

Primera edición: 2025

ISBN: 9791387537951

© de los textos:
EDICIONES RODIO Rodio

© de esta edición:
Ediciones Rodio, S. Coop. And
Diseño de portada: Ediciones Rodio, S. Coop. And
Edita: Ediciones Rodio, S. Coop. And
Plaza de la Magdalena, 9. 3ª planta
41001-Sevilla
Teléfono: 955 28 74 84
www.edicionesrodio.com
info@edicionesrodio.com

Presentación

Ponemos a tu disposición este eficaz manual con los contenidos fundamentales de los temas específicos requeridos en el último programa Oficial publicado en el BOJA, para la categoría de Celador/a-Conductor/a del SAS.

Este **Temario Específico** desarrolla los contenidos de los **temas 11 al 29**, convenientemente desarrollados y actualizados, sobre las materias específicamente sanitarias que debe conocer **el/la Celador/a-Conductor/a** que desarrolla su labor en los centros gestionados por el Servicio Andaluz de Salud.

Ediciones Rodio dispone de numerosos materiales para la preparación de diversas categorías de Servicio Andaluz de Salud.

Nos impulsa la convicción de haberte dotado de un instrumento eficaz para alcanzar tu objetivo.

Gracias por confiarnos tu preparación.
Tu triunfo será el nuestro.

Tema 11

LAS FUNCIONES DEL CELADOR CONDUCTOR, CONFORME A LA ORDEN DE LA CONSEJERÍA DE SALUD DE 12 DE JUNIO DE 1995, POR LA QUE SE CREA LA CATEGORÍA Y LAS MODIFICACIONES INTRODUCIDAS POR LA ORDEN DE LA CONSEJERÍA DE SALUD DE 11 DE NOVIEMBRE DE 1999

José María Espinar Martínez

Índice

ÍNDICE

1. ORDEN DE LA CONSEJERÍA DE SALUD DE 12 DE JUNIO DE 1995, POR LA QUE SE CREA LA CATEGORÍA Y LAS MODIFICACIONES INTRODUCIDAS POR LA ORDEN DE LA CONSEJERÍA DE SALUD DE 11 DE NOVIEMBRE DE 1999

Desde hace años, y fundamentalmente con la puesta en marcha de los Centros de Atención Primaria, se viene utilizando la figura del celador-conductor como puesto de trabajo que aglutina en la persona que lo ocupa funciones propias de ambas categorías. La experiencia obtenida hasta la fecha ha venido a demostrar que los criterios de racionalización y rentabilidad que presidieron aquella medida fueron acertados y que la figura del celador-coductor debe consolidarse en el sistema sanitario público. La dificultad estriba en que dicha categoría no existe en el Estatuto de Personal no Sanitario de Instituciones Sanitarias de la Seguridad Social.

La Disposición Adicional Tercera del Real Decreto 118/1991, de 25 de enero, sobre selección de personal estatutario y provisión de plazas en las Instituciones Sanitarias de la Seguridad Social, permite la creación de categorías en cada Administración Pública, mediante norma del rango que, en cada caso, proceda, previa negociación en la correspondiente Mesa Sectorial. En su virtud, en uso de las facultades que tengo conferidas por el artículo 38 de la Ley 6/1983, de 21 de julio, del Gobierno y la Administración de la Comunidad Autónoma, y previa negociación en la correspondiente Mesa Sectorial de Sanidad de esta Comunidad Autónoma, en la sesión ordinaria celebrada el día 12 de abril de 1994.

DISPONGO

Artículo 1. Se crea la categoría de Celador-Conductor en el ámbito de las Instituciones Sanitarias del Servicio Andaluz de Salud y como personal que ha de regirse por lo establecido en el Estatuto de Personal no Sanitario de Instituciones Sanitarias de la Seguridad Social.

Artículo 2. Entre los requisitos exigibles a los aspirantes a la categoría de celador-conductor habrá de incluirse necesariamente el de encontrarse en posesión del permiso de conducir de categoría adecuada.

Artículo 3. Las funciones a realizar por los celadores-conductores serán, indistintamente, las establecidas en los artículos 13.9 y 14.2 del Estatuto de Personal no Sanitario al servicio de las Instituciones Sanitarias de la Seguridad Social.

Este fue modificado por la Orden de la Consejería de Salud de 11 de noviembre de 1999: "En el ámbito del Servicio Andaluz de Salud, los Celadores Conductores realizarán las funciones establecidas en los artículos 13.9 y 14.2 del Estatuto de Personal no Sanitario de las Instituciones Sanitarias de la Seguridad Social y colaborarán en las tareas de recepción, información, archivo y registro de los centros de atención primaria de salud".

DISPOSICIONES FINALES

Primera. Se faculta al Director-Gerente del Servicio Andaluz de Salud para la aplicación y desarrollo de la presente Orden, así como para iniciar los trámites correspondientes, a fin de que, conforme a lo dispuesto en el artículo 40.11 de la Ley 14/1986, de 25 de abril, General de Sanidad, la nueva categoría pueda ser homologada por la Administración General del Estado, a efectos de participación en concursos de traslados.

Segunda. La presente Orden entrará en vigor el día siguiente al de su publicación en el Boletín Oficial de la Junta de Andalucía.

2. FUNCIONES DEL CELADOR CONDUCTOR

Las funciones de los **Celadores** vienen recogidas en el *artículo 14, punto 2*, del *Estatuto de Personal No Sanitario al servicio de las Instituciones Sanitarias de la Seguridad Social*. Dicho estatuto se plasmó en una Orden del Ministerio de Trabajo de 5 de Julio de 1971 (publicado en el B.O.E. del 22 de Julio de 1971). Aunque se ha promulgado el nuevo **Estatuto Marco** que afecta a todo el personal estatutario del Sistema Nacional de Salud (Ley 55/2003, de 16 de diciembre) y deroga los tres estatutos vigentes hasta la fecha, las funciones recogidas en el antiguo Estatuto continúan vigentes.

Los Celadores son los trabajadores que realizan las siguientes funciones:

- 14.2.1. Tramitarán o conducirán sin tardanza las comunicaciones verbales, documentos u objetos que les sean confiados por sus superiores. Trasladarán de unos servicios a otros los aparatos o mobiliario que se les indique.

- 14.2.2. Harán los servicios de guardia que correspondan dentro de los turnos que se establezcan.

- 14.2.3. Realizarán excepcionalmente aquellas labores de limpieza que se les encomienden cuando su realización por el personal femenino no sea idónea o decorosa en orden a la situación, emplazamiento, dificultad de manejo, peso de los objetos o locales a limpiar.

- 14.2.4. Cuidarán, al igual que el resto del personal, de que los enfermos no hagan uso indebido de los enseres y ropas de la Institución, evitando su deterioro o instruyéndoles en el uso y manejo de las persianas, cortinas y útiles de servicio en general.

- 14.2.5. Servirán de ascensoristas cuando se les asigne especialmente ese cometido o las necesidades del servicio lo requieran.

- 14.2.6. Vigilarán las entradas de la Institución, no permitiendo el acceso a sus dependencias más que a las personas autorizadas para ello.

- 14.2.7. Tendrán a su cargo la vigilancia nocturna, tanto del interior como exterior del edificio, del que cuidarán estén cerradas las puertas de servicios complementarios.

- 14.2.8. Velarán continuamente por conseguir el mayor orden y silencio posible en todas las dependencias de la Institución.

- 14.2.9. Darán cuenta a sus inmediatos superiores de los desperfectos o anomalías que encontraren en la limpieza y conservación del edificio o material.

- 14.2.10. Vigilarán el acceso y estancia de los familiares y visitantes en las habitaciones de los enfermos, no permitiendo la entrada más que a las personas autorizadas, cuidando no introduzcan en las instituciones más que aquellos paquetes expresamente autorizados por la Dirección.

- 14.2.11. Vigilarán, asimismo, el comportamiento de los enfermos y de los visitantes, evitando que estos últimos fumen en las habitaciones, traigan alimentos o se sienten en las camas y, en general, toda aquella acción que perjudique al propio enfermo o al orden de la Institución.

- 14.2.12. Tendrán a su cargo el traslado de los enfermos, tanto dentro de la Institución como en el servicio de ambulancias.

- 14.2.13. Ayudarán, asimismo, a las Enfermeras y Ayudantes de Planta al movimiento y traslado de los enfermos encamados que requieran un trato especial, en razón de sus dolencias, para hacerles las camas.

- 14.2.14. Excepcionalmente, lavarán y asearán a los enfermos masculinos encamados o que no puedan realizarlo por sí mismos, atendiendo a las indicaciones de las Supervisoras de planta o servicio, o personas que las sustituyan legalmente en sus ausencias.

- 14.2.15. En caso de ausencia del peluquero o por urgencia en el tratamiento, rasurarán a los enfermos masculinos que vayan a ser sometidos a intervenciones quirúrgicas en aquellas zonas de su cuerpo que lo requieran.

- 14.2.16. En los quirófanos auxiliarán en todas aquellas labores propias del Celador destinado en estos servicios, así como en las que les sean ordenadas por los Médicos, Supervisoras o Enfermeras.

- 14.2.17. Bañarán a los enfermos masculinos cuando no puedan hacerlo por sí mismos siempre de acuerdo con las indicaciones que reciban de las Supervisoras de planta o servicios, o personas que las sustituyan.

- 14.2.18. Cuando por circunstancias especiales concurrentes en el enfermo, no pueda éste ser movido sólo por las Enfermeras o Ayudantes de planta, ayudará en la colocación y retirada de las cuñas para la recogida de excretas de dichos enfermos.

- 14.2.19. Ayudarán a las Enfermeras o personas encargadas a amortajar a los enfermos fallecidos, corriendo a su cargo el traslado de los cadáveres al mortuorio.

- 14.2.20. Ayudarán a la práctica de autopsias en aquellas funciones auxiliares que no requieran por su parte hacer uso de instrumental alguno sobre el cadáver. Limpiarán la mesa de autopsias y la propia sala.

- 14.2.21. Tendrán a su cargo los animales utilizados en los quirófanos experimentales y laboratorios, a quienes cuidarán alimentándolos, manteniendo limpias las jaulas y aseándoles, tanto antes de ser sometidos a las pruebas experimentales como después de aquellas y siempre bajos las indicaciones que reciban de los Médicos, Supervisoras o Enfermeras que les sustituyan en sus ausencias.

- 14.2.22. Se abstendrán de hacer comentarios con los familiares y visitantes de los enfermos sobre diagnósticos, exploraciones y tratamientos que se estén realizando a los mismos, y mucho menos informar sobre los pronósticos de su enfermedad, debiendo siempre orientar las consultas hacia el Médico encargado de la asistencia del enfermo.

- 14.2.23. También serán misiones del Celador todas aquellas funciones similares a las anteriores que les sean encomendadas por sus superiores y que no hayan quedado específicamente reseñadas.

Colaborar con otros profesionales en el traslado y movimiento de los pacientes. Así mismo, se encargarán de la vigilancia, guardia y custodia de todo tipo de dependencias de la Administración; de informar y orientar a los visitantes; del manejo de máquinas reproductoras y auxiliares; de realizar recados oficiales dentro y fuera de los centros de trabajo; de repartir documentación, de franquear, depositar, entregar, recoger y distribuir la correspondencia y del traslado de mobiliarios y enseres.

Tema 12

EL TEXTO REFUNDIDO DE LEY
SOBRE TRÁFICO, CIRCULACIÓN
DE VEHÍCULOS A MOTOR
Y SEGURIDAD VIAL. EL
CONDUCTOR. FACTORES QUE
DISMINUYEN LAS APTITUDES
DEL CONDUCTOR. PERMISOS Y
LICENCIAS DE CONDUCCIÓN:
CLASES Y VEHÍCULOS
AUTORIZADOS A CONDUCIR

José María Espinar Martínez

Índice

1. LA LEY SOBRE TRÁFICO, CIRCULACIÓN DE VEHÍCULOS A MOTOR Y SEGURIDAD VIAL

Introducción: legislación aplicable

- Código de Circulación (Decreto de 25 de septiembre de 1934): se limita a una actuación puramente policial. Sigue vigente como norma complementaria.

- Ley 18/1989, de 25 de julio, de Bases sobre Tráfico, Circulación de Vehículos a Motor y Seguridad Vial: Sustituye al anterior Código, ya que había que adaptar los principios a la Constitución y pasar a un planteamiento activo, orientado a promover la seguridad de la circulación y la prevención de accidentes.

Siguiendo el mandato de la Ley 18/89 se aprueba el Texto articulado sobre Tráfico, Circulación de Vehículos a Motor y Seguridad Vial (por RD Legislativo 339/1990, de 2 de marzo)

La disposición final segunda de la Ley 6/2014, de 7 de abril, por la que se modifica el texto articulado de la Ley sobre Tráfico, Circulación de Vehículos a Motor y Seguridad Vial, aprobado por el Real Decreto Legislativo 339/1990, de 2 de marzo, autoriza al Gobierno para aprobar, en el plazo de dieciocho meses a partir de su entrada en vigor que tuvo lugar, con carácter general, el 9 de mayo de 2014, un texto refundido en el que se integren, debidamente regularizados, aclarados y armonizados, el texto articulado de la Ley sobre Tráfico, Circulación de Vehículos a Motor y Seguridad Vial, aprobado por el Real Decreto Legislativo 339/1990, de 2 de marzo, y las leyes que lo han modificado, incluidas las disposiciones de las leyes modificativas que no se incorporaron a aquél.

De acuerdo con la citada habilitación, se ha procedido a elaborar el **Real Decreto Legislativo 6/2015, de 30 de octubre**.

Ley Sobre Tráfico, Circulación de Vehículos a Motor y Seguridad Vial

(Real Decreto Legislativo 6/2015, de 30 de octubre)

Título Preliminar. Disposiciones generales

Artículo 1. Objeto

1. Esta ley tiene por objeto regular el tráfico, la circulación de vehículos a motor y la seguridad vial.

2. A tal efecto regula:

   a) El ejercicio de las competencias que, de acuerdo con la Constitución Española y los estatutos de autonomía, corresponden en tales materias a la Administración General del Estado y a las comunidades autónomas que hayan recibido el traspaso de funciones y servicios en esta materia, así como la determinación de las que corresponden en todo caso a las entidades locales.

b) Las normas de circulación para los vehículos, así como las que por razón de seguridad vial rigen para la circulación de peatones y animales por las vías de utilización general, estableciéndose a tal efecto los derechos y obligaciones de los usuarios de dichas vías.

c) Los elementos de seguridad activa y pasiva y su régimen de utilización, así como las condiciones técnicas de los vehículos y de las actividades industriales que afectan de manera directa a la seguridad vial.

d) Los criterios de señalización de las vías de utilización general.

e) Las autorizaciones que, para garantizar la seguridad y fluidez de la circulación, otorga la Administración con carácter previo a la realización de actividades relacionadas con la circulación de vehículos, especialmente a motor, así como las medidas cautelares que adopte con el mismo fin.

f) Las infracciones derivadas del incumplimiento de las normas establecidas y las sanciones aplicables a las mismas, así como el procedimiento sancionador en esta materia.

Artículo 2. Ámbito de aplicación

Los preceptos de esta ley son aplicables en todo el territorio nacional y obligan a los titulares y usuarios de las vías y terrenos públicos aptos para la circulación, tanto urbanos como interurbanos, a los de las vías y terrenos que, sin tener tal aptitud, sean de uso común y, en defecto de otras normas, a los titulares de las vías y terrenos privados que sean utilizados por una colectividad indeterminada de usuarios.

Artículo 3. Conceptos básicos

A los efectos de esta ley y sus disposiciones complementarias, los conceptos básicos sobre vehículos, vías públicas y usuarios de las mismas son los previstos en su anexo I.

Título I. Ejercicio y coordinación de las competencias sobre tráfico, circulación de vehículos a motor y seguridad vial

Capítulo I. Competencias

Artículo 4. Competencias de la Administración General del Estado

Sin perjuicio de las competencias que tengan asumidas las comunidades autónomas, y además de las que se asignan al Ministerio del Interior en el artículo siguiente, corresponde a la Administración General del Estado:

a) La aprobación de las normas básicas y mínimas para la programación de la educación vial para la movilidad segura y sostenible, en las distintas modalidades de la enseñanza, incluyendo la formación en conducción ciclista y en vehículos de movilidad personal.

b) La previa homologación, en su caso, de los elementos de los vehículos, remolques y semirremolques que afecten a la seguridad vial, así como dictar instrucciones y directrices en materia de inspección técnica de vehículos.

c) La aprobación de las normas básicas y mínimas para la programación de la educación vial en las distintas modalidades de la enseñanza.

d) La determinación del cuadro de las enfermedades y discapacidades que inhabilitan para conducir y los requisitos sanitarios mínimos para efectuar los reconocimientos para su detección, así como la inspección, control y, en su caso, suspensión o cierre de los establecimientos dedicados a esta actividad.

e) La determinación de las drogas que puedan afectar a la conducción, así como de las pruebas para su detección y, en su caso, sus niveles máximos.

f) La coordinación de la prestación de la asistencia sanitaria en las vías públicas o de uso público.

g) La suscripción de tratados y acuerdos internacionales relativos a la seguridad de los vehículos y de sus partes y piezas, así como dictar las disposiciones pertinentes para implantar en España la reglamentación internacional derivada de los mismos.

h) La regulación de aquellas actividades industriales que tengan una incidencia directa sobre la seguridad vial y, en especial, la de los talleres de reparación de vehículos.

i) La regulación del transporte de personas y, especialmente, el transporte escolar y de menores, a los efectos relacionados con la seguridad vial.

j) La regulación del transporte de mercancías, especialmente, el de mercancías peligrosas, perecederas y contenedores, de acuerdo con la reglamentación internacional, a los efectos relacionados con la seguridad vial.

k) La regulación del vehículo automatizado, de conformidad con lo dispuesto en la ley.

Artículo 5. Competencias del Ministerio del Interior

Sin perjuicio de las competencias que tengan asumidas las comunidades autónomas y de las previstas en el artículo anterior, corresponde al Ministerio del Interior:

a) La expedición y revisión de los permisos y licencias para conducir vehículos a motor y ciclomotores y de la autorización especial para conducir vehículos que transporten mercancías peligrosas, con los requisitos sobre conocimientos, aptitudes técnicas y psicofísicas y periodicidad que se determinen reglamentariamente, así como la declaración de la nulidad, lesividad o pérdida de vigencia de aquéllos.

b) El canje, de acuerdo con las normas reglamentarias aplicables, de los permisos de conducción y de la autorización especial para conducir vehículos que transporten mercancías peligrosas expedidos en el ámbito militar y policial por los correspondientes en el ámbito civil, así como el canje, la inscripción o la renovación de los permisos expedidos en el extranjero cuando así lo prevea la legislación vigente.

c) Las autorizaciones de apertura de centros de formación de conductores y la declaración de nulidad, lesividad o pérdida de vigencia de aquéllas, así como los certificados de aptitud y autorizaciones que permitan acceder a la actuación profesional en materia de enseñanza de la conducción y la acreditación de la destinada al reconocimiento de las aptitudes psicofísicas de los conductores, con los requisitos y condiciones que reglamentariamente se determinen.

d) La matriculación y expedición de los permisos de circulación de los vehículos a motor, remolques, semirremolques y ciclomotores, así como la declaración de nulidad, lesividad o pérdida de vigencia de dichos permisos, en los términos que reglamentariamente se determine.

e) Las autorizaciones o permisos temporales y provisionales para la circulación de vehículos.

f) Las normas especiales que posibiliten la circulación de vehículos históricos y fomenten la conservación y restauración de los que integran el patrimonio histórico.

g) La retirada de los vehículos de la vía fuera de poblado y la baja temporal o definitiva de la circulación de dichos vehículos.

h) Los registros de vehículos, de conductores e infractores, de profesionales de la enseñanza de la conducción, de centros de formación de conductores, de los centros de reconocimiento destinados a verificar las aptitudes psicofísicas de los conductores y de manipulación de placas de matrícula, en los términos que reglamentariamente se determine.

i) La vigilancia y disciplina del tráfico en toda clase de vías interurbanas y en travesías cuando no exista policía local, así como la denuncia y sanción de las infracciones a las normas de circulación y de seguridad en dichas vías.

j) La denuncia y sanción de las infracciones por incumplimiento de la obligación de someterse a la inspección técnica de vehículos, así como a las prescripciones derivadas de aquélla, y por razón del ejercicio de actividades industriales que afecten de manera directa a la seguridad vial.

k) La regulación, ordenación y gestión del tráfico en vías interurbanas y en travesías, estableciendo para estas últimas fórmulas de cooperación o delegación con las Entidades Locales, y sin perjuicio de lo establecido en otras disposiciones y de las facultades de otros departamentos ministeriales.

l) Las directrices básicas y esenciales para la formación y actuación de los agentes de la autoridad encargados de la vigilancia del tráfico, sin perjuicio de las atribuciones de las corporaciones locales, con cuyos órganos se instrumentará, de común acuerdo, la colaboración necesaria.

m) La autorización de pruebas deportivas que tengan que celebrarse utilizando en todo o parte del recorrido carreteras estatales o travesías, previo informe de las Administraciones titulares de las vías públicas afectadas, e informar, con carácter vinculante, las que vayan a conceder otros órganos autonómicos o municipales, cuando tengan que circular por vías públicas o de uso público en que la Administración General del Estado tiene atribuida la ordenación, gestión, control y vigilancia del tráfico.

n) El cierre a la circulación de carreteras o tramos de ellas por razones de seguridad o fluidez del tráfico o la restricción en ellas del acceso de determinados vehículos por motivos medioambientales, en los términos que reglamentariamente se determine.

ñ) La coordinación de la estadística y la investigación de accidentes de tráfico, así como las estadísticas de inspección técnica de vehículos, en colaboración con otros organismos oficiales y privados, en los términos que reglamentariamente se determine.

o) La realización de las pruebas, reglamentariamente establecidas, para determinar el grado de intoxicación alcohólica, o por drogas, de los conductores que circulen por las vías públicas en las que tiene atribuida la ordenación, gestión, control y vigilancia del tráfico.

p) SUPRIMIDA.

q) La garantía de igualdad de oportunidades, no discriminación y accesibilidad universal de las personas con discapacidad, especialmente en su calidad de conductores, en todos los ámbitos regulados en esta ley.

r) La determinación de la duración, el contenido y los requisitos de los cursos de conducción segura y eficiente cuya realización conlleve la recuperación o bonificación de puntos, así como de los mecanismos de certificación y control de los mismos a tal efecto.

s) La inspección de los centros y otros operadores cuya actividad esté vinculada con el ejercicio de funciones en el ámbito de las competencias establecidas en este artículo.

t) La auditoría de los centros, operadores, servicios y trámites de competencia del organismo autónomo Jefatura Central de Tráfico, con objeto de supervisar y garantizar el correcto funcionamiento y la calidad de aquéllos, que se llevará a cabo, con arreglo a las normas legales que le sean de aplicación, directamente por empleados públicos formados para estas funciones, o mediante la colaboración de entidades acreditadas.

u) De conformidad con lo dispuesto en la Ley, las normas en materia de tráfico y seguridad vial que deberán cumplir los vehículos dotados de un sistema de conducción automatizado para su circulación, a excepción de los requisitos técnicos para la homologación de los vehículos cuyo desarrollo corresponde al Ministerio competente en materia de industria.

Artículo 6. Organismo autónomo Jefatura Central de Tráfico

1. El Ministerio del Interior ejerce las competencias relacionadas en el artículo anterior a través del organismo autónomo Jefatura Central de Tráfico.

2. Para el ejercicio de las competencias atribuidas al Ministerio del Interior en materia de regulación, ordenación, gestión y vigilancia del tráfico, así como para la denuncia de las infracciones a las normas contenidas en esta ley, y para las labores de protección y auxilio en las vías públicas o de uso público, actuará, en los términos que reglamentariamente se determine, la Guardia Civil, especialmente su Agrupación de Tráfico, que a estos efectos depende específicamente del organismo autónomo Jefatura Central de Tráfico.

Artículo 7. Competencias de los municipios

Corresponde a los municipios:

a) La regulación, ordenación, gestión, vigilancia y disciplina, por medio de agentes propios, del tráfico en las vías urbanas de su titularidad, así como la denuncia de las infracciones que se cometan en dichas vías y la sanción de las mismas cuando no esté expresamente atribuida a otra Administración.

b) La regulación mediante ordenanza municipal de circulación, de los usos de las vías urbanas, haciendo compatible la equitativa distribución de los aparcamientos entre todos los usuarios con la necesaria fluidez del tráfico rodado y con el uso peatonal de las calles, así como el establecimiento de medidas de estacionamiento limitado, con el fin de garantizar la rotación de los aparcamientos, prestando especial atención a las necesidades de las personas con discapacidad que tienen reducida su movilidad y que utilizan vehículos, todo ello con el fin de favorecer su integración social.

c) La inmovilización de los vehículos en vías urbanas cuando no dispongan de título que habilite el estacionamiento en zonas limitadas en tiempo o excedan de la autorización concedida, hasta que se logre la identificación de su conductor.

La retirada de los vehículos de las vías urbanas y su posterior depósito cuando obstaculicen, dificulten o supongan un peligro para la circulación, o se encuentren incorrectamente aparcados en las zonas de estacionamiento restringido, en las condiciones previstas para la inmovilización en este mismo artículo. Las bicicletas sólo podrán ser retiradas y llevadas al correspondiente depósito si están abandonadas o si, estando amarradas, dificultan la circulación de vehículos o personas o dañan el mobiliario urbano.

Igualmente, la retirada de vehículos en las vías interurbanas y el posterior depósito de éstos, en los términos que reglamentariamente se determine.

d) La autorización de pruebas deportivas cuando discurran íntegra y exclusivamente por el casco urbano, exceptuadas las travesías.

e) La realización de las pruebas a que alude el artículo 5.o) en las vías urbanas, en los términos que reglamentariamente se determine.

f) El cierre de vías urbanas cuando sea necesario.

g) La restricción de la circulación a determinados vehículos en vías urbanas por motivos medioambientales.

Capítulo II. Consejo Superior de Tráfico, Seguridad Vial y Movilidad Sostenible

Artículo 8. Composición y funciones

1. El Consejo Superior de Tráfico, Seguridad Vial y Movilidad Sostenible es el órgano de consulta y participación para el impulso y mejora del tráfico, la seguridad vial y la movilidad sostenible y para promover la concertación de las distintas Administraciones Públicas y entidades que desarrollan actividades en esos ámbitos, sin perjuicio de las competencias de las comunidades autónomas que hayan recibido el traspaso de funciones y servicios en materia de tráfico y circulación de vehículos a motor.

2. La presidencia del Consejo corresponde al Ministro del Interior y en él están representados la Administración General del Estado, las comunidades autónomas y las ciudades de Ceuta y Melilla, las administraciones locales, así como las fundaciones, las asociaciones de víctimas, el sector social de la discapacidad, las asociaciones de prevención de accidentes de tráfico y de fomento de la seguridad vial y los centros de investigación y organizaciones profesionales, económicas y sociales más representativas directamente relacionadas con el tráfico, la seguridad vial y la movilidad sostenible.

3. El Consejo funciona en Pleno, en Comisión Permanente, en Comisiones y en Grupos de Trabajo.

4. En las comunidades autónomas que no hayan recibido el traspaso de funciones y servicios en materia de tráfico y circulación de vehículos a motor, y en las ciu-

dades de Ceuta y Melilla existe una Comisión del Consejo. Asismismo, funciona una Comisión del Consejo para el estudio del tráfico, la seguridad vial y la movilidad sostenible en las vías urbanas.

Las comunidades autónomas que hayan recibido el traspaso de funciones y servicios en materia de tráfico y circulación de vehículos a motor pueden establecer sus propios Consejos Autonómicos de Tráfico, Seguridad Vial y Movilidad Sostenible.

5. El Consejo Superior de Tráfico, Seguridad Vial y Movilidad Sostenible ejerce las siguientes funciones:

   a) Informar y, en su caso, proponer planes de actuación conjunta en materia de tráfico, seguridad vial o movilidad sostenible para dar cumplimiento a las directrices del Gobierno o para someterlos a su aprobación. Dichas propuestas, que no son vinculantes, deben considerar, en particular, la viabilidad técnica y financiera de las medidas que incluyan.

   b) Asesorar a los órganos superiores y directivos del Ministerio del Interior en esta materia.

   c) Informar los convenios o tratados internacionales sobre tráfico, seguridad vial o movilidad sostenible antes de la prestación del consentimiento del Estado para obligarse por ellos.

   d) Informar o proponer, en su caso, los proyectos de disposiciones generales que afecten al tráfico, la seguridad vial o la movilidad sostenible.

   e) Informar sobre la publicidad de los vehículos a motor.

   f) Impulsar, mediante las correspondientes propuestas, la actuación de los distintos organismos, entidades y asociaciones que desarrollen actividades en esta materia.

   g) Conocer e informar sobre la evolución de la siniestralidad vial en España.

6. La composición, organización y funcionamiento del Consejo se determinarán reglamentariamente. A estos efectos, podrán crearse Consejos Territoriales de Seguridad Vial. En todo caso, debe haber un equilibrio entre los colectivos representados y entre los distintos sectores que representan.

Capítulo III. Conferencia Sectorial de Tráfico, Seguridad Vial y Movilidad Sostenible

Artículo 9. Conferencia Sectorial de Tráfico, Seguridad Vial y Movilidad Sostenible

1. Se crea la Conferencia Sectorial de Tráfico, Seguridad Vial y Movilidad Sostenible como órgano de cooperación entre la Administración General del Estado y las administraciones de las comunidades autónomas que hayan asumido, com-

petencias para la protección de personas y bienes y el mantenimiento del orden público y que hayan recibido el traspaso de funciones y servicios en materia de tráfico y circulación de vehículos a motor. La conferencia sectorial desarrollará una actuación coordinada en esta materia, con atención a los principios de lealtad institucional y respeto recíproco en el ejercicio de las competencias atribuidas a dichas administraciones.

2. La conferencia sectorial aprobará su reglamento interno, que regulará su organización y funcionamiento.

Título II. Normas de comportamiento en la circulación

Capítulo I. Normas generales

Artículo 10. Usuarios, conductores y titulares de vehículos

1. El usuario de la vía está obligado a comportarse de forma que no entorpezca indebidamente la circulación, ni cause peligro, perjuicios o molestias innecesarias a las personas o daños a los bienes o al medioambiente.

2. El conductor debe utilizar el vehículo con la diligencia, precaución y atención necesarias para evitar todo daño, propio o ajeno, cuidando de no poner en peligro, tanto a sí mismo como a los demás ocupantes del vehículo y al resto de usuarios de la vía, especialmente a aquellos cuyas características les hagan más vulnerables.

   El conductor debe verificar que las placas de matrícula del vehículo no presentan obstáculos que impidan o dificulten su lectura e identificación.

3. El titular y, en su caso, el arrendatario de un vehículo tiene el deber de actuar con la máxima diligencia para evitar los riesgos que conlleva su utilización, mantenerlo en las condiciones legal y reglamentariamente establecidas, someterlo a los reconocimientos e inspecciones que correspondan e impedir que sea conducido por quien nunca haya obtenido el permiso o la licencia de conducción correspondiente.

Artículo 11. Obligaciones del titular del vehículo y del conductor habitual

1. El titular de un vehículo tiene las siguientes obligaciones:

   a) Facilitar a la Administración la identificación del conductor del vehículo en el momento de cometerse una infracción. Los datos facilitados deben incluir el número del permiso o licencia de conducción que permita la identificación en el Registro de Conductores e Infractores del organismo autónomo Jefatura Central de Tráfico.

   Si el conductor no figura inscrito en el aludido Registro de Conductores e Infractores, el titular deberá disponer de copia de la autorización administrativa que le habilite a conducir en España y facilitarla a la Administración cuando le sea requerida. Si el titular fuese una empresa de alquiler de vehículos sin conductor, la copia de la autorización administrativa podrá sustituirse por la copia del contrato de arrendamiento.

b) Impedir que el vehículo sea conducido por quien nunca haya obtenido el permiso o la licencia de conducción correspondiente.

2. El titular del vehículo puede comunicar al Registro de Vehículos del organismo autónomo Jefatura Central de Tráfico la identidad del conductor habitual del mismo. En este supuesto, el titular queda exonerado de las obligaciones anteriores, que se trasladan al conductor habitual.

3. Las obligaciones establecidas en el apartado 1 y la comunicación descrita en el apartado anterior corresponden al arrendatario a largo plazo del vehículo, en el supuesto de que haya constancia de éste en el Registro de Vehículos del organismo autónomo Jefatura Central de Tráfico.

4. El titular del vehículo en régimen de arrendamiento a largo plazo debe comunicar al Registro de Vehículos del organismo autónomo Jefatura Central de Tráfico la identidad del arrendatario.

Artículo 11 bis. Obligaciones del titular de un sistema de conducción automatizado

El titular del sistema de conducción automatizado de un vehículo deberá comunicar al Registro de Vehículos del organismo autónomo Jefatura Central de Tráfico las capacidades o funcionalidades del sistema de conducción automatizada, así como su dominio de diseño operativo, en el momento de la matriculación, y con posterioridad, siempre que se produzca cualquier actualización del sistema a lo largo de la vida útil del vehículo.

Artículo 12. Obras y actividades prohibidas

1. La realización de obras, instalaciones, colocación de contenedores, mobiliario urbano o cualquier otro elemento u objeto de forma permanente o provisional en las vías objeto de esta ley necesita autorización previa del titular de las mismas y se rige por lo dispuesto en la normativa de carreteras y en las normas municipales. Las mismas prescripciones son aplicables a la interrupción de las obras, en razón de las circunstancias o características especiales del tráfico que puede llevarse a efecto a petición del organismo autónomo Jefatura Central de Tráfico.

Asimismo, la realización de obras en las vías debe ser comunicada con anterioridad a su inicio al organismo autónomo Jefatura Central de Tráfico o, en su caso, a la autoridad autonómica o local responsable, que, sin perjuicio de las facultades del órgano competente para la ejecución de las obras, dictará las instrucciones que resulten procedentes en relación a la regulación, ordenación, gestión y vigilancia del tráfico, teniendo en cuenta el calendario de restricciones a la circulación y las que se deriven de otras autorizaciones a la misma.

Las infracciones a lo dispuesto en este apartado, así como la realización de obras en la carretera sin señalización o sin que ésta se atenga a la reglamentación técnica sobre el particular, se sancionarán en la forma prevista en la normativa de carreteras, sin perjuicio de la normativa municipal sancionadora.

2. Se prohíbe arrojar, depositar o abandonar sobre la vía objetos o materias que puedan entorpecer la libre circulación, parada o estacionamiento, hacerlos peligrosos o deteriorar aquélla o sus instalaciones, o producir en la misma o en sus inmediaciones efectos que modifiquen las condiciones apropiadas para circular, parar o estacionar.

3. Quien haya creado sobre la vía algún obstáculo o peligro, debe hacerlo desaparecer lo antes posible, adoptando entretanto las medidas necesarias para que pueda ser advertido por los demás usuarios y para que no se dificulte la circulación.

4. Se prohíbe arrojar a la vía o en sus inmediaciones cualquier objeto que pueda dar lugar a la producción de incendios o, en general, poner en peligro la seguridad vial.

5. Se prohíbe la emisión de perturbaciones electromagnéticas, ruidos, gases y otros contaminantes en las vías objeto de esta ley, en los términos que reglamentariamente se determine.

6. Se prohíbe cargar los vehículos de forma distinta a lo que reglamentariamente se determine.

7. No pueden circular por las vías objeto de esta ley los vehículos con niveles de emisión de ruido superiores a los reglamentariamente establecidos, emitiendo gases o humos en valores superiores a los límites establecidos, ni cuando hayan sido objeto de una reforma de importancia no autorizada. Todos los conductores de vehículos quedan obligados a colaborar en las pruebas reglamentarias de detección que permitan comprobar las posibles deficiencias indicadas.

Artículo 13. Normas generales de conducción

1. El conductor debe estar en todo momento en condiciones de controlar su vehículo. Al aproximarse a otros usuarios de la vía, debe adoptar las precauciones necesarias para su seguridad, especialmente cuando se trate de niños, ancianos, personas ciegas o en general personas con discapacidad o con problemas de movilidad.

2. El conductor de un vehículo está obligado a mantener su propia libertad de movimientos, el campo necesario de visión y la atención permanente a la conducción,

que garanticen su propia seguridad, la del resto de ocupantes del vehículo y la de los demás usuarios de la vía. A estos efectos, deberá cuidar especialmente de mantener la posición adecuada y que la mantengan el resto de los pasajeros, y la adecuada colocación de los objetos o animales transportados para que no haya interferencias entre el conductor y cualquiera de ellos.

3. Queda prohibido conducir utilizando cualquier tipo de casco de audio o auricular conectado a aparatos receptores o reproductores de sonido u otros dispositivos que disminuyan la atención permanente a la conducción, excepto durante la realización de las pruebas de aptitud en circuito abierto para la obtención del permiso de conducción en los términos que reglamentariamente se determine.

No se considerará dentro de la prohibición la utilización de dispositivos inalámbricos certificados u homologados para la utilización en el casco de protección de los conductores de motocicletas y ciclomotores, con fines de comunicación o navegación, siempre que no afecten a la seguridad en la conducción.

Quedan exentos de dicha prohibición los agentes de la autoridad en el ejercicio de las funciones que tengan encomendadas, así como los vehículos de las Fuerzas Armadas cuando circulen en convoy.

Reglamentariamente se podrán establecer otras excepciones a las prohibiciones previstas en los párrafos anteriores, así como los dispositivos que se considera que disminuyen la atención a la conducción, conforme se produzcan los avances de la tecnología.

4. El conductor y los ocupantes de los vehículos están obligados a utilizar el cinturón de seguridad, cascos y demás elementos de protección y dispositivos de seguridad en las condiciones y con las excepciones que, en su caso, se determine reglamentariamente. Los conductores profesionales, cuando presten servicio público a terceros, no se considerarán responsables del incumplimiento de esta norma por parte de los ocupantes del vehículo.

Por razones de seguridad vial, se podrá prohibir la ocupación de los asientos delanteros o traseros del vehículo por los menores en función de su edad o talla, en los términos que se determine reglamentariamente.

5. Queda prohibido circular con menores de doce años como pasajeros de ciclomotores o motocicletas, con o sin sidecar, por cualquier clase de vía. Excepcionalmente, se permite esta circulación a partir de los siete años, siempre que los conductores sean el padre, la madre, el tutor o una persona mayor de edad autorizada por ellos, utilicen casco homologado y se cumplan las condiciones específicas de seguridad establecidas reglamentariamente.

6. Se prohíbe instalar o llevar en los vehículos inhibidores de radares o cinemómetros o cualesquiera otros instrumentos encaminados a eludir o a interferir en el

correcto funcionamiento de los sistemas de vigilancia del tráfico, así como emitir o hacer señales con dicha finalidad. Asimismo se prohíbe utilizar mecanismos de detección de radares o cinemómetros.

Quedan excluidos de esta prohibición los mecanismos de aviso que informan de la posición de los sistemas de vigilancia del tráfico.

Artículo 14. Bebidas alcohólicas y drogas

1. No puede circular por las vías objeto de esta Ley el conductor de cualquier vehículo con tasas de alcohol superiores a las que reglamentariamente se determine. En ningún caso el conductor menor de edad podrá circular por las vías con una tasa de alcohol en sangre superior a 0 gramos por litro o de alcohol en aire espirado superior a 0 miligramos por litro.

   Tampoco puede hacerlo el conductor de cualquier vehículo con presencia de drogas en el organismo, de las que se excluyen aquellas sustancias que se utilicen bajo prescripción facultativa y con una finalidad terapéutica, siempre que se esté en condiciones de utilizar el vehículo conforme a la obligación de diligencia, precaución y no distracción establecida en el artículo 10.

2. El conductor de un vehículo está obligado a someterse a las pruebas para la detección de alcohol o de la presencia de drogas en el organismo, que se practicarán por los agentes de la autoridad encargados de la vigilancia del tráfico en el ejercicio de las funciones que tienen encomendadas. Igualmente quedan obligados los demás usuarios de la vía cuando se hallen implicados en un accidente de tráfico o hayan cometido una infracción conforme a lo tipificado en esta ley.

3. Las pruebas para la detección de alcohol consistirán en la verificación del aire espirado mediante dispositivos autorizados, y para la detección de la presencia de drogas en el organismo, en una prueba salival mediante un dispositivo autorizado y en un posterior análisis de una muestra salival en cantidad suficiente.

   No obstante, cuando existan razones justificadas que impidan realizar estas pruebas, se podrá ordenar el reconocimiento médico del sujeto o la realización de los análisis clínicos que los facultativos del centro sanitario al que sea trasladado estimen más adecuados.

4. El procedimiento, las condiciones y los términos en que se realizarán las pruebas para la detección de alcohol o de drogas se determinarán reglamentariamente.

5. A efectos de contraste, a petición del interesado, se podrán repetir las pruebas para la detección de alcohol o de drogas, que consistirán preferentemente en análisis de sangre, salvo causas excepcionales debidamente justificadas. Cuando la prueba de contraste arroje un resultado positivo será abonada por el interesado.

El personal sanitario está obligado, en todo caso, a dar cuenta del resultado de estas pruebas al Jefe de Tráfico de la provincia donde se haya cometido el hecho o, cuando proceda, a los órganos competentes para sancionar de las comunidades autónomas que hayan recibido el traspaso de funciones y servicios en materia de tráfico y circulación de vehículos a motor, o a las autoridades municipales competentes.

Capítulo II. Circulación de vehículos

Sección 1.ª Lugar de la vía

Artículo 15. Sentido de la circulación

Como norma general y muy especialmente en las curvas y cambios de rasante de reducida visibilidad, el vehículo circulará en todas las vías objeto de esta ley por la derecha y lo más cerca posible del borde de la calzada, con las excepciones que reglamentariamente se determinen, manteniendo la separación lateral suficiente para realizar el cruce con seguridad.

Artículo 16. Utilización de los carriles

1. El conductor de un automóvil, que no sea un vehículo para personas de movilidad reducida, o de un vehículo especial con la masa máxima autorizada que reglamentariamente se determine, debe circular por la calzada y no por el arcén, salvo por razones de emergencia, y debe, además, atenerse a las reglas siguientes:

   a) En las calzadas con doble sentido de circulación y dos carriles, separados o no por marcas viales, debe circular por el de su derecha.

   b) En las calzadas con doble sentido de circulación y tres carriles, separados por marcas longitudinales discontinuas, debe circular también por el de su derecha, y en ningún caso por el situado más a su izquierda.

   c) Fuera de poblado, en las calzadas con más de un carril reservado para su sentido de marcha, debe circular normalmente por el situado más a su derecha, si bien podrá utilizar el resto de los de dicho sentido cuando las circunstancias del tráfico o de la vía lo aconsejen, a condición de que no entorpezca la marcha de otro vehículo que le siga.

   Cuando una de dichas calzadas tenga tres o más carriles en el sentido de su marcha, los conductores de camiones con masa máxima autorizada superior a la que reglamentariamente se determine, los de vehículos especiales que no estén obligados a circular por el arcén y los de conjuntos de vehículos de más de siete metros de longitud, deben circular normalmente por el situado más a su derecha, pudiendo utilizar el inmediato en las mismas circunstancias y con igual condición a las citadas en el párrafo anterior.

d) Cuando se circule por calzadas de poblados con al menos dos carriles reservados para el mismo sentido, delimitados por marcas longitudinales, puede utilizar el que mejor convenga a su destino, pero no debe abandonarlo más que para prepararse a cambiar de dirección, adelantar, parar o estacionar.

2. Para el cómputo de carriles, a efectos de lo dispuesto en el apartado anterior, no se tendrá en cuenta los destinados al tráfico lento ni los reservados a determinados vehículos, en los términos que reglamentariamente se determine.

Artículo 17. Utilización del arcén

1. El conductor de cualquier vehículo de tracción animal, vehículo especial con masa máxima autorizada no superior a la que reglamentariamente se determine, ciclo, ciclomotor, vehículo para personas de movilidad reducida o vehículo en seguimiento de ciclistas, en el caso de que no exista vía o parte de la misma que les esté especialmente destinada, debe circular por el arcén de su derecha, si fuera transitable y suficiente, y, si no lo fuera, debe utilizar la parte imprescindible de la calzada.

   Debe también circular por el arcén de su derecha o, en las circunstancias a que se refiere este apartado, por la parte imprescindible de la calzada el conductor de motocicletas, de turismos y de camiones con masa máxima autorizada, que no exceda de la que reglamentariamente se determine, que, por razones de emergencia, lo haga a velocidad anormalmente reducida, perturbando con ello gravemente la circulación.

   No obstante lo dispuesto en los párrafos anteriores, el conductor de bicicleta podrá superar la velocidad máxima fijada reglamentariamente para estos vehículos en aquellos tramos en los que las circunstancias de la vía aconsejen desarrollar una velocidad superior, pudiendo ocupar incluso la parte derecha de la calzada que necesite, especialmente en descensos prolongados con curvas.

2. Se prohíbe que los vehículos relacionados en el apartado anterior circulen en posición paralela, salvo las bicicletas y ciclomotores de dos ruedas, en los términos que reglamentariamente se determine atendiendo a las circunstancias de la vía o a la peligrosidad del tráfico.

Artículo 18. Supuestos especiales del sentido de circulación y restricciones

Cuando razones de seguridad o fluidez de la circulación lo aconsejen, o por motivos medioambientales, se podrá ordenar por la autoridad competente otro sentido de circulación, la prohibición total o parcial de acceso a partes de la vía, bien con carácter general o para determinados vehículos, el cierre de determinadas vías, el seguimiento obligatorio de itinerarios concretos, o la utilización de arcenes o carriles en sentido opuesto al normalmente previsto.

Artículo 19. Refugios, isletas o dispositivos de guía

Cuando en la vía existan refugios, isletas o dispositivos de guía, se circulará por la parte de la calzada que quede a la derecha de los mismos, en el sentido de la marcha, salvo cuando estén situados en una vía de sentido único o dentro de la parte correspondiente a un solo sentido de circulación, en cuyo caso podrá hacerse por cualquiera de los dos lados.

Artículo 20. Circulación en autopistas y autovías

1. Se prohíbe circular por autopistas y autovías con vehículos de tracción animal, bicicletas, ciclomotores, vehículos de movilidad personal y vehículos para personas de movilidad reducida.

   No obstante lo dispuesto en el párrafo anterior, los conductores de bicicletas podrán circular por los arcenes de las autovías, salvo que, por razones de seguridad vial, se prohíba mediante la señalización correspondiente.

2. La circulación por autopistas o autovías sujetas a peaje, tasa o precio público requerirá el pago del correspondiente peaje, tasa o precio público.

Sección 2.ª Velocidad

Artículo 21. Límites de velocidad

1. El conductor está obligado a respetar los límites de velocidad establecidos y a tener en cuenta, además, sus propias condiciones físicas y psíquicas, las características y el estado de la vía, del vehículo y de su carga, las condiciones meteorológicas, ambientales y de circulación y, en general, cuantas circunstancias concurran en cada momento, a fin de adecuar la velocidad de su vehículo a las mismas, de manera que siempre pueda detenerlo dentro de los límites de su campo de visión y ante cualquier obstáculo que pueda presentarse.

2. Las velocidades máximas y mínimas autorizadas para la circulación de vehículos serán las fijadas de acuerdo con las condiciones que reglamentariamente se determinen, con carácter general, para los conductores, los vehículos y las vías objeto de esta ley, en función de sus propias características. Los lugares con prohibiciones u obligaciones específicas de velocidad serán señalizados, con carácter permanente o temporal. En defecto de señalización específica se cumplirá la genérica establecida para cada vía.

3. Se establecerá también reglamentariamente un límite máximo, con carácter general, para la velocidad autorizada en las vías urbanas y en travesías. Este límite podrá ser rebajado en las travesías especialmente peligrosas, por acuerdo de la autoridad municipal con el titular de la vía, y en las vías urbanas, por decisión del órgano competente de la corporación municipal.

4. Se podrá circular por debajo de los límites mínimos de velocidad en los casos los ciclos, vehículos de tracción animal, transportes y vehículos especiales, o cuando las circunstancias de tráfico impidan el mantenimiento de una velocidad superior a la mínima sin riesgo para la circulación, así como en los supuestos de protección o acompañamiento a otros vehículos, en los términos que reglamentariamente se determine.

5. El titular de la vía deberá comunicar a las autoridades competentes en materia de gestión del tráfico, con una antelación mínima de un mes, los cambios que realice en las limitaciones de velocidad.

Artículo 22. Distancias y velocidad exigible

1. Salvo en caso de inminente peligro, el conductor, para reducir considerablemente la velocidad de su vehículo, debe cerciorarse de que puede hacerlo sin riesgo para otros conductores y está obligado a advertirlo previamente y a realizarlo de forma que no produzca riesgo de colisión con los vehículos que circulan detrás del suyo, en los términos que reglamentariamente se determine.

2. El conductor de un vehículo que circule detrás de otro debe dejar entre ambos un espacio libre que le permita detenerse, en caso de frenado brusco, sin colisionar con él, teniendo en cuenta especialmente la velocidad y las condiciones de adherencia y frenado. No obstante, se permite a los conductores de bicicletas circular en grupo sin mantener tal separación, poniendo en esta ocasión especial atención a fin de evitar alcances entre ellos.

3. Además de lo dispuesto en el apartado anterior, la separación que debe guardar el conductor de un vehículo que circule detrás de otro sin señalar su propósito de adelantamiento debe ser tal que permita al que a su vez le siga adelantarlo con seguridad, excepto si se trata de ciclistas que circulan en grupo. Los vehículos con masa máxima superior a la que reglamentariamente se determine y los vehículos o conjuntos de vehículos de más de 10 metros de longitud total deben guardar, a estos efectos, una separación mínima de 50 metros.

4. Lo dispuesto en el apartado anterior no es de aplicación:

   a) En poblado.

   b) Donde esté prohibido el adelantamiento.

c) Donde haya más de un carril destinado a la circulación en su mismo sentido.

d) Cuando la intensidad de la circulación no permita el adelantamiento.

5. Se prohíbe entablar competiciones de velocidad en las vías públicas o de uso público, salvo que, con carácter excepcional, se hubiera autorizado por la autoridad competente.

Sección 3.ª Preferencia de paso

Artículo 23. Normas generales

1. La preferencia de paso en las intersecciones se ajustará a la señalización que la regule.

2. En defecto de señal, el conductor está obligado a ceder el paso a los vehículos que se aproximen por su derecha, salvo en los siguientes supuestos:

    a) Los vehículos que circulen por una vía pavimentada sobre los que procedan de otra sin pavimentar.

    b) Los vehículos que circulen por raíles sobre los demás usuarios.

    c) Los que se hallen dentro de las glorietas sobre los que pretendan acceder a ellas.

3. Reglamentariamente se podrán establecer otras excepciones.

Artículo 24. Tramos estrechos y de gran pendiente

1. En los tramos de la vía en los que, por su escasa anchura, sea imposible o muy difícil el paso simultáneo de dos vehículos que circulen en sentido contrario, donde no haya señalización expresa al efecto, tiene preferencia de paso el que haya entrado primero. En caso de duda sobre dicha circunstancia, tiene preferencia el vehículo con mayores dificultades de maniobra, en los términos que reglamentariamente se determine.

2. En los tramos de gran pendiente, en los que se den las circunstancias señaladas en el apartado anterior, tiene preferencia de paso el vehículo que circule en sentido ascendente, salvo si éste pudiera llegar antes a una zona prevista para apartarse. En caso de duda se estará a lo establecido en el apartado anterior.

Artículo 25. Conductores, peatones y animales

1. El conductor de un vehículo tiene preferencia de paso respecto de los peatones, salvo en los casos siguientes:

    a) En los pasos para peatones, en las aceras y en las demás zonas peatonales.

b) Cuando vaya a girar con su vehículo para entrar en otra vía y haya peatones cruzándola, aunque no exista paso para éstos.

c) Cuando el vehículo cruce un arcén por el que estén circulando peatones que no dispongan de zona peatonal.

d) Cuando los peatones vayan a subir o hayan bajado de un vehículo de transporte colectivo de viajeros, en una parada señalizada como tal, y se encuentren entre dicho vehículo y la zona peatonal o refugio más próximo.

e) Cuando se trate de tropas en formación, filas escolares o comitivas organizadas.

2. En las zonas peatonales, cuando el vehículo las cruce por los pasos habilitados al efecto, el conductor tiene la obligación de dejar pasar a los peatones que circulen por ellas.

3. El conductor del vehículo tiene preferencia de paso, respecto de los animales, salvo en los casos siguientes:

a) En las cañadas señalizadas.

b) Cuando vaya a girar con su vehículo para entrar en otra vía y haya animales cruzándola, aunque no exista paso para éstos.

c) Cuando el vehículo cruce un arcén por el que estén circulando animales que no dispongan de cañada.

4. El conductor de una bicicleta tiene preferencia de paso respecto a otros vehículos:

a) Cuando circule por un carril-bici, paso para ciclistas o arcén debidamente autorizado para uso exclusivo de conductores de bicicletas.

b) Cuando para entrar en otra vía el vehículo gire a derecha o izquierda, en los supuestos permitidos, existiendo un ciclista en sus proximidades.

c) Cuando los conductores de bicicleta circulen en grupo, serán considerados como una única unidad móvil a los efectos de la preferencia de paso, y serán aplicables las normas generales sobre preferencia de paso entre vehículos.

En circulación urbana se estará a lo dispuesto por la ordenanza municipal correspondiente.

5. Los vehículos de movilidad personal y las bicicletas y ciclos no podrán circular por las aceras. Reglamentariamente se fijarán las excepciones que se determinen.

Artículo 26. Cesión de paso e intersecciones

1. El conductor de un vehículo que tenga que ceder el paso a otro no debe iniciar o continuar su marcha o su maniobra, ni reemprenderlas, hasta asegurarse de que con ello no obliga al conductor del vehículo que tiene la preferencia a modificar bruscamente su trayectoria o su velocidad, y debe mostrar con suficiente antelación, por su forma de circular, y especialmente con la reducción paulatina de la velocidad, que efectivamente va a cederlo.

2. Aun cuando tenga preferencia de paso, ningún conductor debe entrar con su vehículo en una intersección o en un paso para peatones si, previsiblemente, puede quedar detenido en ellos impidiendo u obstruyendo la circulación transversal.

3. El conductor que tenga detenido su vehículo en una intersección regulada por semáforo, constituyendo un obstáculo para la circulación, debe salir de aquélla sin esperar a que se permita la circulación en la dirección que se propone tomar, siempre que al hacerlo no entorpezca la marcha de los demás usuarios que avancen en el sentido permitido.

Artículo 27. Vehículos en servicio de urgencia

Tienen preferencia de paso sobre los demás vehículos y otros usuarios de la vía los vehículos de servicio de urgencia, cuando se hallen en servicio de tal carácter, así como los equipos de mantenimiento de las instalaciones y de la infraestructura de la vía y los vehículos que acudan a realizar un servicio de auxilio en carretera. Pueden circular por encima de los límites de velocidad establecidos y están exentos de cumplir otras normas o señales, en los términos que reglamentariamente se determine.

Sección 4.ª Incorporación a la circulación

Artículo 28. Incorporación de vehículos a la circulación

El conductor de un vehículo parado o estacionado en una vía o procedente de las vías de acceso a la misma, de sus zonas de servicio o de una propiedad colindante que pretenda incorporarse a la circulación debe cerciorarse de que puede hacerlo sin peligro para los demás usuarios. Debe advertirlo con las señales obligatorias para estos casos y ceder el paso a los otros vehículos, teniendo en cuenta la posición, trayectoria y velocidad de éstos.

Si la vía a la que se accede está dotada de un carril de aceleración, el conductor debe incorporarse a aquélla a la velocidad adecuada.

Artículo 29. Conducción de vehículos en tramo de incorporación

Con independencia de la obligación del conductor del vehículo que se incorpore a la circulación de cumplir las prescripciones del artículo anterior, los demás conductores facilitarán, en la medida de lo posible, dicha maniobra, especialmente si se trata de un vehículo de transporte colectivo de viajeros que pretende incorporarse a la circulación desde una parada señalizada.

Sección 5.ª Cambios de dirección, de sentido y marcha atrás

Artículo 30. Cambios de vía, calzada y carril

1. El conductor de un vehículo que pretenda girar a la derecha o a la izquierda para utilizar una vía distinta de aquella por la que circula, para incorporarse a otra calzada de la misma vía o para salir de la misma, debe advertirlo previa-

mente y con suficiente antelación a los conductores de los vehículos que circulan detrás del suyo y cerciorarse de que la velocidad y la distancia de los vehículos que se acerquen en sentido contrario le permiten efectuar la maniobra sin peligro, absteniéndose de realizarla de no darse estas circunstancias. También debe abstenerse de realizar la maniobra cuando se trate de un cambio de dirección a la izquierda y no exista visibilidad suficiente.

2. Toda maniobra de desplazamiento lateral que implique cambio de carril debe llevarse a efecto respetando la preferencia del que circule por el carril que se pretende ocupar.

3. Reglamentariamente se establecerá la manera de efectuar las maniobras necesarias para los distintos supuestos de cambio de dirección.

Artículo 31. Cambios de sentido

1. El conductor de un vehículo que pretenda invertir el sentido de su marcha debe elegir un lugar adecuado para efectuar la maniobra, de forma que intercepte la vía el menor tiempo posible, advertir con la antelación suficiente su propósito con las señales preceptivas y cerciorarse de que no va a poner en peligro u obstaculizar a otros usuarios de la misma.

   En caso de que no concurran estas circunstancias, debe abstenerse de realizar dicha maniobra y esperar el momento oportuno para efectuarla.

   Cuando su permanencia en la calzada, mientras espera para efectuar la maniobra de cambio de sentido, impida continuar la marcha de los vehículos que circulan detrás del suyo, debe salir de la misma por su lado derecho, si fuera posible, hasta que las condiciones de la circulación le permitan efectuarlo.

2. Se prohíbe efectuar el cambio de sentido en toda situación que impida comprobar las circunstancias a que alude el apartado anterior, en los pasos a nivel y en los tramos de vía afectados por la señal túnel, así como en las autopistas y autovías, salvo en los lugares habilitados al efecto, y, en general, en todos los tramos de la vía en que esté prohibido el adelantamiento, a menos que el cambio de sentido esté expresamente autorizado.

Artículo 32. Marcha atrás

1. Se prohíbe circular marcha atrás, salvo en los casos en que no sea posible marchar hacia adelante ni cambiar de dirección o sentido de marcha, y en las maniobras complementarias de otra que las exija, y siempre con el recorrido mínimo indispensable para efectuarla.

2. La maniobra de marcha atrás debe efectuarse lentamente, después de haberlo advertido con las señales preceptivas y de haberse cerciorado, incluso apeán-

dose o siguiendo las indicaciones de otra persona si fuera necesario, de que, por las circunstancias de visibilidad, espacio y tiempo necesarios para efectuarla, no va a constituir peligro para los demás usuarios de la vía.

3. Se prohíbe la maniobra de marcha atrás en autovías y autopistas.

Sección 6.ª Adelantamiento

Artículo 33. Normas generales

1. En todas las carreteras, como norma general, el adelantamiento debe efectuarse por la izquierda del vehículo que se pretenda adelantar.

2. Por excepción, y si existe espacio suficiente para ello, el adelantamiento se efectuará por la derecha y adoptando las máximas precauciones, cuando el conductor del vehículo al que se pretenda adelantar esté indicando claramente su propósito de cambiar de dirección a la izquierda o parar en ese lado, así como en las vías con circulación en ambos sentidos, a los tranvías que marchen por la zona central.

3. Reglamentariamente se establecerán otras posibles excepciones a la norma general señalada en el apartado 1 y particularidades de la maniobra de adelantamiento en función de las características de la vía.

Artículo 34. Precauciones previas

1. Antes de iniciar un adelantamiento que requiera desplazamiento lateral, el conductor que se proponga adelantar debe advertirlo con suficiente antelación, con las señales preceptivas, y comprobar que en el carril que pretende utilizar para el adelantamiento existe espacio libre suficiente para que la maniobra no ponga en peligro ni entorpezca a quienes circulen en sentido contrario, teniendo en cuenta la velocidad propia y la de los demás usuarios afectados. En caso contrario, debe abstenerse de efectuarla.

2. También debe cerciorarse de que el conductor del vehículo que le precede en el mismo carril no ha indicado su propósito de iniciar el adelantamiento, en cuyo caso debe respetar la preferencia que le asiste. No obstante, si después de un tiempo prudencial, el conductor del citado vehículo no la ejerciera, podrá iniciar la maniobra de adelantamiento, advirtiéndole previamente con señal acústica u óptica.

3. Asimismo debe asegurarse de que no se ha iniciado la maniobra de adelantar a su vehículo por parte de ningún conductor que le siga por el mismo carril, y de que dispone de espacio suficiente para volver a su carril cuando termine el adelantamiento.

4. No se considera adelantamiento, a efectos de estas normas, los realizados entre ciclistas que circulen en grupo.

Artículo 35. Ejecución

1. Durante la ejecución del adelantamiento, el conductor que lo efectúe debe llevar su vehículo a una velocidad notoriamente superior a la del que pretende adelantar y dejar entre ambos una separación lateral suficiente para realizarlo con seguridad.

2. Si después de iniciar la maniobra de adelantamiento advierte que se producen circunstancias que puedan hacer difícil la finalización del mismo sin provocar riesgos, reducirá rápidamente su marcha y volverá de nuevo a su carril, advirtiéndolo a los que le siguen con las señales preceptivas.

3. El conductor del vehículo que ha efectuado el adelantamiento debe volver a su carril tan pronto como le sea posible y de modo gradual, sin obligar a otros usuarios a modificar su trayectoria o velocidad y advirtiéndolo a través de las señales preceptivas.

4. El conductor de un automóvil que pretenda realizar un adelantamiento a un ciclo o ciclomotor, o conjunto de ellos, debe realizarlo ocupando parte o la totalidad del carril contiguo o contrario, en su caso, de la calzada y guardando una anchura de seguridad de, al menos, 1,5 metros. Queda prohibido adelantar poniendo en peligro o entorpeciendo a ciclistas que circulen en sentido contrario, incluso si esos ciclistas circulan por el arcén.

Artículo 36. Vehículo adelantado

1. El conductor que advierta que otro que le sigue tiene el propósito de adelantar a su vehículo estará obligado a ceñirse al borde derecho de la calzada, salvo en el supuesto de cambio de dirección a la izquierda o de parada en ese mismo lado a que se refiere el artículo 33.2, en que deberá ceñirse a la izquierda todo lo posible, pero sin interferir la marcha de los vehículos que puedan circular en sentido contrario.

2. Se prohíbe al conductor del vehículo que va a ser adelantado aumentar la velocidad o efectuar maniobras que impidan o dificulten el adelantamiento. Asimismo está obligado a disminuir la velocidad de su vehículo cuando, una vez iniciada la maniobra de adelantamiento, se produzca alguna situación que entrañe peligro para su propio vehículo, para el vehículo que la está efectuando, para los que circulan en sentido contrario o para cualquier otro usuario de la vía.

Artículo 37. Prohibiciones

Queda prohibido adelantar:

a) En las curvas y cambios de rasante de visibilidad reducida y, en general, en todo lugar o circunstancia en que la visibilidad disponible no sea suficiente para poder efectuar la maniobra o desistir de ella una vez iniciada, a no ser que los dos sentidos de circulación estén claramente delimitados y la maniobra pueda efectuarse sin invadir la zona reservada al sentido contrario.

b) En los pasos para peatones señalizados como tales y en los pasos a nivel y en sus proximidades.

c) En las intersecciones y en sus proximidades, salvo cuando:

1. Se trate de una glorieta.

2. El adelantamiento deba efectuarse por la derecha, según lo previsto en el artículo 33.2.

3. La calzada en que se realice tenga preferencia en la intersección y haya señal expresa que lo indique.

4. El adelantamiento se realice a vehículos de dos ruedas.

Artículo 38. Supuestos especiales

Cuando un vehículo se encuentre inmovilizado en un tramo de vía en que esté prohibido el adelantamiento, ocupando en todo o en parte la calzada en el carril del sentido de la marcha, y siempre que la inmovilización no responda a las necesidades del tráfico, puede ser rebasado, aunque para ello haya que ocupar parte del carril izquierdo de la calzada. En todo caso, hay que cerciorarse previamente de que la maniobra se puede realizar sin peligro.

En estas mismas circunstancias se podrá adelantar a las bicicletas.

Sección 7.ª Parada y estacionamiento

Artículo 39. Normas generales

1. La parada o el estacionamiento de un vehículo en vías interurbanas debe efectuarse siempre fuera de la calzada, en el lado derecho de la misma y dejando libre, cuando exista, la parte transitable del arcén.

2. Cuando en vías urbanas tenga que realizarse en la calzada o en el arcén se situará el vehículo lo más cerca posible de su borde derecho, salvo en las vías de único sentido, en las que se podrá situar también en el lado izquierdo.

3. La parada y el estacionamiento deben efectuarse de tal manera que el vehículo no obstaculice la circulación ni constituya un riesgo para el resto de los usuarios de la vía, cuidando especialmente la colocación del mismo y evitando que pueda ponerse en movimiento en ausencia del conductor, de acuerdo con las normas que reglamentariamente se establezcan.

   En vías urbanas se permite la parada o el estacionamiento de las grúas de auxilio en carretera por el tiempo indispensable para efectuar la retirada de los vehículos averiados o accidentados, siempre que no se cree un nuevo peligro, ni se cause obstáculo a la circulación.

4. El régimen de parada y estacionamiento en vías urbanas se regulará por ordenanza municipal, pudiendo adoptarse las medidas necesarias para evitar el entorpecimiento del tráfico, entre ellas, limitaciones horarias de duración del estacionamiento, así como las medidas correctoras precisas, incluida la retirada del vehículo o su inmovilización cuando no disponga de título que autorice el estacionamiento en zonas limitadas en tiempo o exceda del tiempo autorizado hasta que se logre la identificación del conductor.

Artículo 40. Prohibiciones

1. Queda prohibido parar en los siguientes casos:
   a) En las curvas y cambios de rasante de visibilidad reducida, en sus proximidades y en los túneles.
   b) En los pasos a nivel, pasos para ciclistas y pasos para peatones.
   c) En los carriles o partes de la vía reservados exclusivamente para la circulación o para el servicio de determinados usuarios.
   d) En las intersecciones y en sus proximidades.
   e) Sobre los raíles de tranvías o tan cerca de ellos que pueda entorpecerse su circulación.
   f) En los lugares donde se impida la visibilidad de la señalización a los usuarios a quienes les afecte u obligue a hacer maniobras.
   g) En autovías o autopistas, salvo en las zonas habilitadas para ello.
   h) En los carriles destinados al uso exclusivo del transporte público urbano, o en los reservados para las bicicletas.
   i) En las zonas destinadas para estacionamiento y parada de uso exclusivo para el transporte público urbano.
   j) En zonas señalizadas para uso exclusivo de personas con discapacidad y pasos para peatones.

2. Queda prohibido estacionar en los siguientes casos:
   a) En todos los descritos en el apartado anterior.
   b) En los lugares habilitados por la autoridad municipal como de estacionamiento con limitación horaria, conforme a la regulación del sistema utilizado para ello, sin disponer del título que lo autorice o cuando, disponiendo de él, se mantenga estacionado el vehículo en exceso sobre el tiempo máximo permitido por la autorización.
   c) En zonas señalizadas para carga y descarga.
   d) En zonas señalizadas para uso exclusivo de personas con discapacidad.

e) Sobre las aceras, paseos y demás zonas destinadas al paso de los peatones. No obstante, los municipios, a través de ordenanza municipal, podrán regular la parada y el estacionamiento de los vehículos de dos ruedas sobre las aceras y paseos siempre que no se perjudique ni se entorpezca el tránsito de los peatones por ellas, atendiendo a las necesidades de aquellos que puedan llevar algún objeto voluminoso y, especialmente, las de aquellas personas que tengan alguna discapacidad.

f) Delante de los vados señalizados correctamente.

g) En doble fila.

Sección 8.ª Cruce de pasos a nivel y puentes levadizos

Artículo 41. Normas generales

1. El conductor debe extremar la prudencia y reducir la velocidad al aproximarse a un paso a nivel o a un puente levadizo.

2. El usuario que al llegar a un paso a nivel o a un puente levadizo lo encuentre cerrado o con la barrera o semibarrera en movimiento, debe detenerse en el carril correspondiente hasta que tenga paso libre.

3. El cruce de la vía férrea debe realizarse sin demora y después de haberse cerciorado de que, por las circunstancias de la circulación o por otras causas, no existe riesgo de quedar inmovilizado dentro del paso.

4. Los pasos a nivel y puentes levadizos estarán debidamente señalizados por el titular de la vía.

Artículo 42. Bloqueo de pasos a nivel

Cuando por razones de fuerza mayor un vehículo quede detenido en un paso a nivel o se produzca la caída de su carga dentro del mismo, el conductor está obligado a adoptar las medidas adecuadas para el rápido desalojo de los ocupantes del vehículo y para dejar el paso libre en el menor tiempo posible.

Si no lo consigue, adoptará inmediatamente todas las medidas a su alcance para que tanto los maquinistas de los vehículos que circulen por raíles, como los conductores del resto de los vehículos que se aproximen sean advertidos de la existencia del peligro con la suficiente antelación.

Sección 9.ª Utilización del alumbrado

Artículo 43. Uso obligatorio

1. Los vehículos que circulen entre la puesta y la salida del sol, o a cualquier hora del día en los túneles y demás tramos de vía afectados por la señal túnel, deben llevar encendido el alumbrado que corresponda, en los términos que reglamentariamente se determine.

2. También deben llevar encendido durante el resto del día el alumbrado que reglamentariamente se establezca:

   a) Las motocicletas.

   b) Los vehículos que circulen por un carril reversible o en sentido contrario al normalmente utilizado en la calzada donde se encuentre situado, bien sea un carril que les este exclusivamente reservado o bien abierto excepcionalmente a la circulación en dicho sentido.

3. También es obligatorio utilizar el alumbrado que reglamentariamente se establezca cuando existan condiciones meteorológicas o ambientales que disminuyan sensiblemente la visibilidad, como en caso de niebla, lluvia intensa, nevada, nubes de humo o de polvo o cualquier otra circunstancia análoga.

4. Las bicicletas, además, estarán dotadas de elementos reflectantes homologados que reglamentariamente se determine. Cuando circule por vía interurbana y sea obligatorio el uso de alumbrado, el conductor de bicicleta debe llevar colocada, además, alguna prenda o elemento reflectante.

Sección 10.ª Advertencias de los conductores

Artículo 44. Normas generales

1. El conductor está obligado a advertir al resto de los usuarios de la vía acerca de las maniobras que vaya a efectuar con su vehículo.

2. Como norma general, dichas advertencias se harán utilizando la señalización luminosa del vehículo o, en su defecto, con el brazo, de acuerdo con lo que se determine reglamentariamente.

3. Excepcionalmente o cuando así se prevea legal o reglamentariamente se podrán emplear señales acústicas, quedando prohibido su uso inmotivado o exagerado.

4. Los vehículos de servicios de urgencia y otros vehículos especiales podrán utilizar otras señales ópticas y acústicas en los casos y en las condiciones que reglamentariamente se determinen.

Capítulo III. Otras normas de circulación

Artículo 45. Puertas

Se prohíbe llevar abiertas las puertas del vehículo, abrirlas antes de su completa inmovilización y abrirlas o apearse del mismo sin haberse cerciorado previamente de que ello no implica peligro o entorpecimiento para otros usuarios, especialmente cuando se refiere a conductores de bicicletas.

Artículo 46. Apagado de motor

Aun cuando el conductor no abandone su puesto, deberá parar el motor siempre que el vehículo se encuentre detenido en el interior de un túnel, en un lugar cerrado o durante la carga de combustible.

Artículo 47. Cinturón, casco y restantes elementos de seguridad

El conductor y ocupantes de vehículos a motor y ciclomotores están obligados a utilizar el cinturón de seguridad, el casco y demás elementos de protección en los términos que reglamentariamente se determine.

El conductor de un vehículo de movilidad personal estará obligado a utilizar casco de protección en los términos que reglamentariamente se determine.

El conductor y, en su caso, los ocupantes de bicicletas y ciclos en general estarán obligados a utilizar el casco de protección en las vías urbanas, interurbanas y travesías, en los términos que reglamentariamente se determine siendo obligatorio su uso por los menores de dieciséis años, y también por quienes circulen por vías interurbanas.

Reglamentariamente se fijarán las excepciones a lo previsto en este apartado.

Artículo 48. Tiempos de descanso y conducción

Por razones de seguridad podrán regularse los tiempos de conducción y descanso. También podrá exigirse la presencia de más de una persona habilitada para la conducción de un solo vehículo.

Artículo 49. Peatones

1. El peatón debe transitar por la zona peatonal, salvo cuando ésta no exista o no sea practicable, en cuyo caso podrá hacerlo por el arcén o, en su defecto, por la calzada, en los términos que reglamentariamente se determine.

2. Fuera de poblado, y en tramos de poblado incluidos en el desarrollo de una carretera que no dispongan de espacio especialmente reservado para peatones, siempre que sea posible, la circulación de los mismos se hará por su izquierda.

3. Salvo en los casos y en las condiciones que reglamentariamente se determinen, queda prohibida la circulación de peatones por autopistas y autovías.

Artículo 50. Animales

1. Sólo se permite el tránsito de animales de tiro, carga o silla, cabezas de ganado aisladas, en manada o rebaño, cuando no exista itinerario practicable por vía pecuaria y siempre que vayan custodiados por alguna persona.

Dicho tránsito se efectuará por la vía alternativa que tenga menor intensidad de circulación de vehículos en los términos que reglamentariamente se determine.

2. Se prohíbe la circulación de animales por autopistas y autovías.

Artículo 51. Obligaciones en caso de accidente o avería

1. El usuario de la vía que se vea implicado en un accidente de tráfico, lo presencie o tenga conocimiento de él está obligado a auxiliar o solicitar auxilio para atender a las víctimas que pueda haber, prestar su colaboración, evitar mayores peligros o daños, restablecer, en la medida de lo posible, la seguridad de la circulación y esclarecer los hechos.

2. Si por causa de accidente o avería el vehículo o su carga obstaculizan la calzada, el conductor, tras señalizar convenientemente el vehículo o el obstáculo creado, adoptará las medidas necesarias para que sea retirado en el menor tiempo posible debiendo sacarlo de la calzada y situarlo cumpliendo las normas de estacionamiento siempre que sea factible.

3. Reglamentariamente se determinarán las condiciones en las que realizarán sus funciones los servicios de auxilio en carretera que acudan al lugar de un accidente o avería, así como las características que deban cumplir las empresas que los desarrollen o los vehículos y demás medios que se hayan de utilizar.

Artículo 52. Publicidad

Se prohíbe la publicidad en relación con vehículos a motor que ofrezca en su argumentación escrita o verbal, en sus elementos sonoros o en sus imágenes incitación a la velocidad excesiva, a la conducción temeraria, a situaciones de peligro o cualquier otra circunstancia que suponga una conducta contraria a los principios de esta ley, o cuando dicha publicidad induzca al conductor a una falsa o no justificada sensación de seguridad.

Título III. Señalización

Artículo 53. Normas generales

1. El usuario de las vías está obligado a obedecer las señales de la circulación que establezcan una obligación o una prohibición y a adaptar su comportamiento al mensaje del resto de las señales reglamentarias que se encuentren en las vías por las que circula.

    A estos efectos, cuando la señal imponga una obligación de detención, el conductor del vehículo no puede reanudar su marcha hasta haber cumplido lo prescrito por la señal.

En los peajes dinámicos o telepeajes, los vehículos que los utilicen deberán estar provistos del medio técnico que posibilite su uso en condiciones operativas.

2. Salvo circunstancias especiales que lo justifiquen, el usuario debe obedecer las prescripciones indicadas por las señales, aun cuando parezcan estar en contradicción con las normas de comportamiento en la circulación.

Artículo 54. Preferencia

1. El orden de preferencia entre los distintos tipos de señales de circulación es el siguiente:

    a) Señales y órdenes de los agentes de la autoridad encargados de la vigilancia del tráfico en el ejercicio de las funciones que tengan encomendadas.

    b) Señalización circunstancial que modifique el régimen normal de utilización de la vía.

    c) Semáforos.

    d) Señales verticales de circulación.

    e) Marcas viales.

2. En el caso de que las prescripciones indicadas por diferentes señales parezcan estar en contradicción entre sí, prevalecerá la preferente, según el orden a que se refiere el apartado anterior, o la más restrictiva si se trata de señales del mismo tipo.

Artículo 55. Formato

1. Reglamentariamente se establecerá el Catálogo Oficial de Señales de la Circulación y Marcas Viales, de acuerdo con las reglamentaciones y recomendaciones internacionales en la materia.

2. Dicho Catálogo especificará necesariamente la forma, color, diseño y significado de las señales, así como las dimensiones de las mismas en función de cada tipo de vía y sus sistemas de colocación.

3. Las señales y marcas viales deberán cumplir las especificaciones que reglamentariamente se establezca.

Artículo 56. Lengua

Las indicaciones escritas que se incluyan o acompañen a los paneles de señalización de las vías públicas, e inscripciones, figurarán en idioma castellano y, además, en la lengua oficial de la Comunidad autónoma reconocida en el respectivo estatuto de autonomía, cuando la señal esté ubicada en el ámbito territorial de dicha comunidad.

Artículo 57. Mantenimiento

1. Corresponde al titular de la vía la responsabilidad del mantenimiento de la misma en las mejores condiciones posibles de seguridad para la circulación, y de la instalación y conservación en ella de las adecuadas señales y marcas viales. También corresponde al titular de la vía la autorización previa para la instalación en ella de otras señales de circulación. En caso de emergencia, los agentes de la autoridad encargados de la vigilancia del tráfico, en el ejercicio de las funciones que tengan encomendadas, podrán instalar señales circunstanciales sin autorización previa.

2. La autoridad encargada de la regulación, ordenación y gestión del tráfico será responsable de la señalización de carácter circunstancial en razón de las contingencias del mismo y de la señalización variable necesaria para su control, de acuerdo con la normativa de carreteras.

3. La responsabilidad de la señalización de las obras que se realicen en las vías corresponderá a los organismos que las realicen o a las empresas adjudicatarias de las mismas, en los términos que reglamentariamente se determine. Los usuarios de la vía están obligados a seguir las indicaciones del personal destinado a la regulación del tráfico en dichas obras.

Artículo 58. Retirada, sustitución y alteración

1. El titular de la vía o, en su caso, la autoridad encargada de la ordenación y gestión del tráfico, ordenará la inmediata retirada y, cuando proceda, la sustitución por las que sean adecuadas a la normativa vigente, de las que hayan perdido su objeto y de las que no lo cumplan por causa de su deterioro.

2. Salvo por causa justificada, nadie debe instalar, retirar, trasladar, ocultar o modificar la señalización de una vía sin permiso del titular de la misma o, en su caso, de la autoridad encargada de la regulación, ordenación y gestión del tráfico o de la responsable de las instalaciones.

3. Se prohíbe modificar el contenido de las señales o colocar sobre ellas o en sus inmediaciones placas, carteles, marcas u otros objetos que puedan inducir a confusión, reducir su visibilidad o su eficacia, deslumbrar a los usuarios de la vía o distraer su atención.

Título IV. Autorizaciones administrativas

Capítulo I. Autorizaciones en general

Artículo 59. Normas generales.

1. Con objeto de garantizar la aptitud de los conductores para manejar los vehículos y la idoneidad de éstos para circular con el mínimo de riesgo posible, la circulación de vehículos a motor y de ciclomotores requerirá de la obtención de la correspondiente autorización administrativa previa.

Reglamentariamente se fijarán los datos que han de constar en las autorizaciones de los conductores y de los vehículos.

La tenencia de la autorización administrativa podrá acreditarse mediante su presentación física o digital.

2. El conductor de un vehículo a motor o ciclomotor queda obligado a estar en posesión y llevar consigo su permiso o licencia válidos para conducir, así como el permiso de circulación del vehículo y la tarjeta de inspección técnica, y deberá exhibirlos ante los agentes de la autoridad encargados de la vigilancia del tráfico en el ejercicio de las funciones que tienen encomendadas que se lo soliciten, en los términos que reglamentariamente se determine.

3. En las autorizaciones administrativas de circulación únicamente constará un titular.

Artículo 60. Domicilio y Dirección Electrónica Vial (DEV)

1. El titular de un permiso o licencia de conducción o del permiso de circulación de un vehículo comunicará a los registros del organismo autónomo Jefatura Central de Tráfico su domicilio. Éste se utilizará para efectuar las notificaciones respecto de todas las autorizaciones de que disponga. A estos efectos, los ayuntamientos y la Agencia Estatal de Administración Tributaria podrán comunicar al organismo autónomo Jefatura Central de Tráfico los nuevos domicilios de que tengan constancia.

2. En el historial de cada vehículo podrá hacerse constar, además, un domicilio a los únicos efectos de gestión de los tributos relacionados con el mismo.

3. Sin perjuicio de lo dispuesto en el apartado 1, el organismo autónomo Jefatura Central de Tráfico asignará además a todo titular de un permiso o licencia de conducción o del permiso de circulación de un vehículo, y con carácter previo a su obtención, una Dirección Electrónica Vial (DEV). Esta dirección se asignará automáticamente a todas las autorizaciones de que disponga su titular en los Registros de Vehículos y de Conductores e Infractores del organismo autónomo Jefatura Central de Tráfico.

4. La asignación de la Dirección Electrónica Vial (DEV) se realizará también al arrendatario a largo plazo que conste en el Registro de Vehículos del organismo autónomo Jefatura Central de Tráfico, con carácter previo a su inclusión.

5. No obstante lo dispuesto en los apartados anteriores, si el titular de la autorización es una persona física sólo se le asignará una Dirección Electrónica Vial (DEV) cuando lo solicite voluntariamente. En este caso, todas las notificaciones se practicarán en la Dirección Electrónica Vial conforme se establece en el artículo 90, sin perjuicio de lo previsto en la normativa sobre acceso electrónico de los ciudadanos a los servicios públicos.

6. En la Dirección Electrónica Vial (DEV) además se practicarán los avisos e incidencias relacionados con las autorizaciones administrativas recogidas en esta ley.

Capítulo II. Autorizaciones para conducir

Artículo 61. Permisos y licencias de conducción

1. La conducción de vehículos a motor y ciclomotores exigirá haber obtenido previamente el preceptivo permiso o licencia de conducción dirigido a verificar que el conductor tenga los requisitos de capacidad, conocimientos y habilidad necesarios para la conducción del vehículo, en los términos que se determine reglamentariamente.

2. El permiso y la licencia de conducción podrán tener vigencia limitada en el tiempo, cuyos plazos podrán ser revisados en los términos que reglamentariamente se determine.

3. Su vigencia estará también condicionada a que su titular no haya perdido el crédito de puntos asignado.

Artículo 62. Centros de formación y reconocimiento de conductores

1. La enseñanza de los conocimientos y técnica necesarios para la conducción, así como el posterior perfeccionamiento y renovación de conocimientos se ejercerán por centros de formación, que podrán constituir secciones o sucursales con la misma titularidad y denominación.

   Los centros de formación requerirán autorización previa, que tendrá validez en todo el territorio español en el caso de que se establezcan secciones o sucursales.

2. A los fines de garantizar la seguridad vial, se regularán reglamentariamente los elementos personales y materiales mínimos para la formación y el reconocimiento de conductores siguiendo lo establecido en la normativa sobre libre acceso a las actividades de servicios y su ejercicio.

   En particular, reglamentariamente se regulará el régimen docente y de funcionamiento de los centros de formación. La titulación y acreditación de los profesores y directores se basará en pruebas objetivas, que valorarán los conocimientos, la aptitud pedagógica y la experiencia práctica. Las pruebas se convocarán periódicamente.

3. Se podrá autorizar la enseñanza no profesional en los términos que reglamentariamente se determine.

4. La constatación de las aptitudes psicofísicas de los conductores se ejercerá por centros, que necesitarán autorización previa de la autoridad competente para desarrollar su actividad.

Se regulará reglamentariamente el funcionamiento de los centros de reconocimiento de conductores, así como sus medios personales y materiales mínimos.

Artículo 63. Asignación de puntos

1. Al titular de un permiso o licencia de conducción se le asignará un crédito inicial de doce puntos.

2. Excepcionalmente se asignará un crédito inicial de ocho puntos en los siguientes casos:

   a) Titular de un permiso o licencia de conducción con una antigüedad no superior a tres años, salvo que ya fuera titular de otro permiso de conducción con aquella antigüedad.

   b) Titular de un permiso o licencia de conducción que, tras perder su asignación total de puntos, ha obtenido nuevamente el permiso o la licencia de conducción.

3. El crédito de puntos es único para todas las autorizaciones administrativas de las que sea titular el conductor.

4. Quienes mantengan la totalidad de los puntos al no haber sido sancionados en firme en vía administrativa por la comisión de infracciones, recibirán como bonificación dos puntos durante los tres primeros años y un punto por los tres siguientes, pudiendo llegar a acumular hasta un máximo de quince puntos en lugar de los doce iniciales.

5. La superación de cursos de conducción segura y eficiente a los que se hace referencia en el anexo VIII, siempre que se cumplan los requisitos establecidos y se tenga saldo positivo, compensará con dos puntos adicionales hasta un máximo de quince puntos y con una frecuencia máxima de un curso de cada tipo cada dos años.

Artículo 64. Pérdida de puntos

1. El número de puntos inicialmente asignado al titular de un permiso o licencia de conducción se verá reducido por cada sanción firme en vía administrativa que se le imponga por la comisión de infracciones graves o muy graves que lleven aparejada la pérdida de puntos, de acuerdo con el baremo establecido en los anexos II y IV.

2. Cuando la Administración notifique la resolución por la que se sancione una infracción que lleve aparejada la pérdida de puntos, indicará expresamente cuál es el número de puntos que se restan y la forma expresa de conocer su saldo de puntos.

3. La pérdida parcial o total, así como la recuperación de los puntos asignados, afectará al permiso o licencia de conducción cualquiera que sea su clase.

4. Los conductores no perderán más de ocho puntos por acumulación de infracciones en un solo día, salvo que concurra alguna de las infracciones muy graves a que se refieren los párrafos a), c), d), e), f), g), h) e i) del artículo 77, en cuyo caso perderán el número total de puntos que correspondan.

5. Cuando un conductor sea sancionado en firme en vía administrativa por la comisión de alguna de las infracciones graves o muy graves que se relacionan en los anexos II y IV, los puntos que corresponda descontar del crédito que posea en su permiso de conducción quedarán descontados de forma automática en el momento en que se proceda a la anotación de la citada infracción en el registro de conductores e infractores del Organismo Autónomo Jefatura Central de Tráfico quedando constancia en dicho registro del crédito total de puntos de que disponga el titular de la autorización. Transcurrido un año desde la firmeza de la sanción sin que la infracción de la que trae causa haya sido anotada, no procederá la detracción de puntos.

6. La antigüedad permanece en los posteriores permisos o licencias de conducción obtenidos a consecuencia de la total extinción de los puntos inicialmente asignados a cada titular.

Artículo 65. Recuperación de puntos

1. Transcurridos dos años sin haber sido sancionados en firme en vía administrativa por la comisión de infracciones que lleven aparejada la pérdida de puntos, el titular de un permiso o licencia de conducción afectado por la pérdida parcial de puntos recuperará la totalidad del crédito inicial de doce puntos.

   No obstante, en el caso de que la pérdida de alguno de los puntos se debiera a la comisión de infracciones muy graves, el plazo para recuperar la totalidad del crédito será de tres años.

2. Los titulares de un permiso o licencia de conducción a los que se hace referencia en los párrafos a) y b) del apartado 2 del artículo 63, transcurrido el plazo de dos años sin haber sido sancionados en firme en vía administrativa por la comisión de infracciones que impliquen la pérdida de puntos, pasarán a disponer de un total de doce puntos.

3. La pérdida de puntos únicamente se producirá cuando el hecho del que se deriva la detracción de puntos se produzca con ocasión de la conducción de un vehículo para el que se exija permiso o licencia de conducción.

4. El titular de un permiso o licencia de conducción que haya perdido una parte del crédito inicial de puntos asignado, podrá optar a su recuperación parcial, hasta un máximo de seis puntos, por una sola vez cada dos años, realizando y superando con aprovechamiento un curso de sensibilización y reeducación vial, con la excepción de los conductores profesionales que podrán realizar el citado curso con frecuencia anual.

   En todo caso, la duración de los citados cursos será como máximo de quince horas.

Capítulo III. Autorizaciones relativas a los vehículos

Artículo 66. Permisos de circulación

1. La circulación de vehículos exigirá que estos obtengan previamente el correspondiente permiso de circulación, dirigido a verificar que estén en perfecto estado de funcionamiento y se ajusten en sus características, equipos, repuestos y accesorios a las prescripciones técnicas que se fijen reglamentariamente.

   En el caso de vehículos dotados de sistema de conducción automatizada, sus características, tanto de grado de automatización como del entorno operacional de uso, se consignarán en el permiso de circulación conforme se desarrolle reglamentariamente.

   Se prohíbe la circulación de vehículos que no estén dotados del citado permiso.

2. El permiso de circulación debe renovarse cuando varíe la titularidad registral del vehículo, y queda extinguido cuando éste se dé de baja en el correspondiente registro, a instancia de parte o por comprobarse que no es apto para la circulación, en los términos que reglamentariamente se determine.

3. La circulación de un vehículo sin el permiso de circulación, bien por no haberlo obtenido o porque haya sido objeto de declaración de pérdida de vigencia, de nulidad o anulada, da lugar a la inmovilización del mismo hasta que se disponga del mismo, en los términos que reglamentariamente se determine.

Artículo 67. Otra documentación

1. Los vehículos, sus equipos y sus repuestos y accesorios deben estar previamente homologados o ser objeto de inspección técnica unitaria antes de ser admitidos a la circulación, en los términos que reglamentariamente se determine. Dichos vehículos han de ser identificables, ostentando grabados o troquelados, de forma legible e indeleble, las marcas y contraseñas que reglamentariamente sean exigibles con objeto de individualizarlos, autentificar su fabricación y especificar su empleo o posterior acoplamiento de elementos importantes.

2. Los vehículos a motor, los ciclomotores y los remolques de masa máxima autorizada superior a la que reglamentariamente se determine, tendrán documentadas sus características técnicas esenciales en la tarjeta de inspección técnica, en la que se harán constar las reformas que se autoricen y la verificación de su estado de servicio y mantenimiento en los términos que reglamentariamente se determine.

Artículo 68. Matrículas

1. Para poner en circulación vehículos a motor, así como remolques de masa máxima autorizada superior a la que reglamentariamente se determine, es preciso matricularlos y que lleven las placas de matrícula con los caracteres que

se les asigne del modo que se establezca. Esta obligación será exigida a los ciclomotores en los términos que reglamentariamente se determine.

2. Deben ser objeto de matriculación definitiva en España los vehículos a los que se refiere el apartado anterior, cuando se destinen a ser utilizados en el territorio español por personas o entidades que sean residentes en España o que sean titulares de establecimientos situados en España. Reglamentariamente se establecerán los plazos, requisitos y condiciones para el cumplimiento de esta obligación y las posibles exenciones a la misma.

3. La matriculación ordinaria será única para cada vehículo, salvo en los supuestos que se determinen reglamentariamente. Cuando concurran circunstancias que puedan afectar a la Seguridad Nacional, el Secretario de Estado de Seguridad podrá autorizar una nueva matrícula distinta de la inicialmente asignada. Este tipo de matrículas no serán públicas en el Registro General de Vehículos e, incluso en circunstancias excepcionales, podrá utilizarse una titularidad supuesta en el marco de la actuación de las Fuerzas y Cuerpos de Seguridad y del Centro Nacional de Inteligencia en el tráfico jurídico.

4. En casos justificados, la autoridad competente para expedir el permiso de circulación podrá conceder permisos de circulación temporales y provisionales en los términos que se determine reglamentariamente.

Capítulo IV. Nulidad, lesividad y pérdida de vigencia de la autorización. Obtención de un nuevo permiso o licencia de conducción

Artículo 69. Nulidad y lesividad

Las autorizaciones administrativas reguladas en este título podrán ser objeto de declaración de nulidad o lesividad cuando concurra alguno de los supuestos previstos y de acuerdo con el procedimiento regulado en la normativa sobre procedimiento administrativo común.

Artículo 70. Pérdida de vigencia por desaparición de los requisitos para su otorgamiento

1. Con independencia de lo dispuesto en el artículo anterior, la vigencia de las autorizaciones administrativas reguladas en este título estará subordinada a que se mantengan los requisitos exigidos para su otorgamiento.

2. El organismo autónomo Jefatura Central de Tráfico podrá declarar la pérdida de vigencia de las autorizaciones reguladas en este título cuando se acredite la desaparición de los requisitos sobre conocimientos, habilidades o aptitudes psicofísicas exigidas para su autorización.

Para acordar la pérdida de vigencia, la Administración deberá notificar la presunta carencia del requisito exigido al interesado, a quien se concederá la facultad de acreditar su existencia en los términos que reglamentariamente se determine.

3. El titular de una autorización cuya pérdida de vigencia haya sido declarada de acuerdo con lo dispuesto en el apartado anterior podrá obtenerla de nuevo siguiendo el procedimiento, superando las pruebas y acreditando los requisitos que reglamentariamente se determinen.

Artículo 71. Pérdida de vigencia por pérdida del crédito de puntos y obtención de un nuevo permiso o licencia de conducción

1. El organismo autónomo Jefatura Central de Tráfico declarará la pérdida de vigencia del permiso o licencia de conducción cuando su titular haya perdido la totalidad de los puntos asignados, como consecuencia de la aplicación del baremo recogido en los anexos II y IV. Una vez constatada la pérdida total de los puntos que tuviera asignados, la Administración, en el plazo de quince días, notificará al interesado el acuerdo por el que se declara la pérdida de vigencia de su permiso o licencia de conducción.

   En este caso, su titular no podrá obtener un nuevo permiso o una nueva licencia de conducción hasta transcurridos seis meses desde la notificación del acuerdo. Este plazo se reducirá a tres meses en el caso de conductores profesionales.

   Si durante los tres años siguientes a la obtención del nuevo permiso o licencia de conducción fuera acordada su pérdida de vigencia por haber perdido nuevamente la totalidad de los puntos asignados, no se podrá obtener un nuevo permiso o licencia de conducción hasta transcurridos doce meses desde la notificación del acuerdo. Este plazo se reducirá a seis meses en el caso de conductores profesionales.

2. El titular de un permiso o licencia de conducción cuya pérdida de vigencia haya sido declarada como consecuencia de la pérdida total de los puntos asignados podrá obtener nuevamente un permiso o licencia de conducción de la misma clase de la que era titular, transcurridos los plazos señalados en el apartado anterior, previa realización y superación con aprovechamiento de un curso de sensibilización y reeducación vial y posterior superación de las pruebas que reglamentariamente se determinen.

3. Los cursos de sensibilización y reeducación vial tendrán la duración, el contenido y los requisitos que se determinen por el Ministro del Interior.

   La duración de los cursos de sensibilización y reeducación vial será como máximo de 30 horas, cuando se pretenda obtener un nuevo permiso o licencia de conducción.

Artículo 72. Suspensión cautelar

En el curso de los procedimientos de declaración de nulidad, lesividad o pérdida de vigencia de las autorizaciones administrativas se acordará la suspensión cautelar de la autorización en cuestión cuando su mantenimiento entrañe un grave peligro para la seguridad del tráfico, en cuyo caso la autoridad que conozca del procedimiento ordenará, mediante resolución motivada, la intervención inmediata de la autorización y la práctica de cuantas medidas sean necesarias para impedir el efectivo ejercicio de la misma.

Artículo 73. Obtención de un nuevo permiso o licencia de conducción posterior a la sentencia penal de privación del derecho a conducir vehículos a motor

1. El titular de un permiso o licencia de conducción que haya perdido su vigencia de acuerdo con lo previsto en el artículo 47 del Código Penal, al haber sido condenado por sentencia firme a la pena de privación del derecho a conducir vehículos a motor y ciclomotores por tiempo superior a dos años, podrá obtener, una vez cumplida la condena, un permiso o licencia de conducción de la misma clase y con la misma antigüedad, de acuerdo con el procedimiento establecido en el artículo 71.2 para la pérdida de vigencia de la autorización por la pérdida total de los puntos asignados.

    El permiso que se obtenga dispondrá de un saldo de 8 puntos.

2. Si la condena es igual o inferior a dos años, para volver a conducir únicamente deberá acreditar haber superado con aprovechamiento el curso de reeducación y sensibilización vial al que hace referencia el primer párrafo del artículo 71.2.

Título V. Régimen sancionador

Capítulo I. Infracciones

Artículo 74. Disposiciones generales

1. Las acciones u omisiones contrarias a esta ley tendrán el carácter de infracciones administrativas y serán sancionadas en los términos previstos en la misma.
2. Cuando las acciones u omisiones puedan ser constitutivas de delitos tipificados en las leyes penales, se estará a lo dispuesto en el artículo 85.
3. Las infracciones se clasifican en leves, graves y muy graves.

Artículo 75. Infracciones leves

Son infracciones leves las conductas tipificadas en esta ley referidas a:

a) Circular en una bicicleta sin hacer uso del alumbrado reglamentario.

b) No hacer uso de los elementos y prendas reflectantes por parte de los usuarios de bicicletas.

b) bis. El impago de peaje, tasa o precio público, cuando estos fueran exigibles.

b) ter. Incumplir la obligación de los conductores de estar en todo momento en condiciones de controlar su vehículo.

c) Incumplir las normas contenidas en esta Ley que no se califiquen expresamente como infracciones graves o muy graves en los artículos siguientes, especialmente en el caso de los conductores de bicicletas siempre que no comprometan la seguridad de los usuarios de la vía.

Artículo 76. Infracciones graves

Son infracciones graves, cuando no sean constitutivas de delito, las conductas tipificadas en esta ley referidas a:

a) No respetar los límites de velocidad reglamentariamente establecidos o circular en un tramo a una velocidad media superior a la reglamentariamente establecida, de acuerdo con lo recogido en el anexo IV.

b) Realizar obras en la vía sin comunicarlas con anterioridad a su inicio a la autoridad responsable de la regulación, ordenación y gestión del tráfico, así como no seguir las instrucciones de dicha autoridad referentes a las obras.

c) Incumplir las disposiciones de esta ley en materia de preferencia de paso, adelantamientos, cambios de dirección o sentido y marcha atrás, sentido de la circulación, utilización de carriles y arcenes y, en general, toda vulneración de las ordenaciones especiales de tráfico por razones de seguridad o fluidez de la circulación.

d) Parar o estacionar en el carril bus, en carriles o vías ciclistas, en curvas, cambios de rasante, zonas de estacionamiento para uso exclusivo de personas con discapacidad, túneles, pasos inferiores, intersecciones o en cualquier otro lugar peligroso o en el que se obstaculice gravemente la circulación o constituya un riesgo, especialmente para los peatones.

e) Circular sin hacer uso del alumbrado reglamentario.

f) Conducir utilizando cualquier tipo de casco de audio o auricular conectado a aparatos receptores o reproductores de sonido u otros dispositivos que disminuyan la atención permanente a la conducción.

g) Utilizar, sujetándolo con la mano, o manteniéndolo ajustado entre el casco y la cabeza del usuario, dispositivos de telefonía móvil mientras se conduce, conducir utilizando manualmente dispositivos de telefonía móvil en condiciones distintas a las anteriores, conducir utilizando manualmente navegadores o cualquier otro medio o sistema de comunicación, así como llevar en los vehículos mecanismos de detección de radares o cinemómetros.

h) No hacer uso, o no hacerlo de forma adecuada, del cinturón de seguridad, sistemas de retención infantil, casco y demás elementos de protección obligatorios.

i) Circular con menores de doce años como pasajeros de ciclomotores o motocicletas, o con menores en los asientos delanteros o traseros, cuando no esté permitido.

j) No respetar las señales o las órdenes de la autoridad encargada de la regulación, ordenación, gestión, vigilancia y disciplina del tráfico, o de sus agentes.

k) No respetar la luz roja de un semáforo.

l) No respetar la señal de stop o la señal de ceda el paso.

ll) Conducir un vehículo siendo titular de una autorización que carece de validez por no haber cumplido los requisitos administrativos exigidos reglamentariamente en España.

m) Conducción negligente.

n) Arrojar a la vía o en sus inmediaciones objetos que puedan obstaculizar la libre circulación.

ñ) No mantener la distancia de seguridad con el vehículo precedente.

o) Circular con un vehículo que incumpla las condiciones técnicas reglamentariamente establecidas, salvo que sea calificada como muy grave, así como las infracciones relativas a las normas que regulan la inspección técnica de vehículos.

p) Incumplir la obligación de todo conductor de verificar que las placas de matrícula del vehículo no presentan obstáculos que impidan o dificulten su lectura e identificación.

q) No facilitar al agente de la autoridad encargado de la vigilancia del tráfico en el ejercicio de las funciones que tenga encomendadas su identidad, ni los datos del vehículo solicitados por los afectados en un accidente de circulación, estando implicado en el mismo.

r) Conducir vehículos con la carga mal acondicionada o con peligro de caída.

s) Conducir un vehículo teniendo el permiso de conducción suspendido como medida cautelar o teniendo prohibido su uso.

t) Circular con un vehículo cuyo permiso de circulación está suspendido.

u) La ocupación excesiva del vehículo que suponga aumentar en un 50 por ciento el número de plazas autorizadas, excluida la del conductor.

v) Incumplir la obligación de impedir que el vehículo sea conducido por quien nunca haya obtenido el permiso o la licencia de conducción correspondiente.

w) Incumplir las normas sobre el régimen de autorización y funcionamiento de los centros de enseñanza y formación y de los centros de reconocimiento de conductores acreditados por el Ministerio del Interior o por los órganos competentes de las comunidades autónomas, salvo que puedan calificarse como infracciones muy graves.

x) Circular por autopistas, autovías, vías interurbanas, travesías o túneles urbanos con vehículos que lo tienen prohibido.

y) No instalar los dispositivos de alerta al conductor en los garajes o aparcamientos en los términos legal y reglamentariamente previstos.

z) Circular en posición paralela con vehículos que lo tienen prohibido.

z1) Incumplir la normativa sobre los cursos de conducción segura y eficiente cuya realización conlleve la recuperación o bonificación de puntos, salvo que puedan calificarse como muy graves.

z2) Incumplir las normas de actuación por los operadores cuya actividad esté vinculada con el ejercicio de las competencias del organismo autónomo Jefatura Central de Tráfico, salvo que puedan calificarse como muy graves.

z3) No respetar las restricciones de circulación derivadas de la aplicación de los protocolos ante episodios de contaminación y de las zonas de bajas emisiones.

Artículo 77. Infracciones muy graves

Son infracciones muy graves, cuando no sean constitutivas de delito, las conductas tipificadas en esta ley referidas a:

a) No respetar los límites de velocidad reglamentariamente establecidos o circular en un tramo a una velocidad media superior a la reglamentariamente establecida, de acuerdo con lo recogido en el anexo IV.

b) Circular con un vehículo cuya carga ha caído a la vía, por su mal acondicionamiento, creando grave peligro para el resto de los usuarios.

c) Conducir con tasas de alcohol superiores a las que reglamentariamente se establezcan, o con presencia en el organismo de drogas.

d) Incumplir la obligación de todos los conductores de vehículos, y de los demás usuarios de la vía cuando se hallen implicados en algún accidente de tráfico o hayan cometido una infracción, de someterse a las pruebas que se establezcan para la detección de alcohol o de la presencia de drogas en el organismo.

e) Conducción temeraria.

f) Circular en sentido contrario al establecido.

g) Participar en competiciones y carreras de vehículos no autorizadas.

h) Conducir vehículos que tengan instalados inhibidores de radares o cinemómetros o cualesquiera otros mecanismos encaminados a interferir en el correcto funcionamiento de los sistemas de vigilancia del tráfico.

i) Aumentar en más del 50 por ciento los tiempos de conducción o minorar en más del 50 por ciento los tiempos de descanso establecidos en la legislación sobre transporte terrestre.

j) Incumplir el titular o el arrendatario del vehículo con el que se haya cometido la infracción la obligación de identificar verazmente al conductor responsable de dicha infracción, cuando sean debidamente requeridos para ello en el plazo establecido. En el supuesto de las empresas de alquiler de vehículos sin conductor la obligación de identificar se ajustará a las previsiones al respecto del artículo 11.

k) Conducir un vehículo careciendo del permiso o licencia de conducción correspondiente.

l) Circular con un vehículo que carezca de la autorización administrativa correspondiente, con una autorización que no sea válida por no cumplir los requisitos exigidos reglamentariamente, o incumpliendo las condiciones de la autorización administrativa que habilita su circulación.

ll) Circular con un vehículo que incumpla las condiciones técnicas que afecten gravemente a la seguridad vial.

m) Participar o colaborar en la colocación o puesta en funcionamiento de elementos que alteren el normal funcionamiento del uso del tacógrafo o del limitador de velocidad.

n) Realizar en la vía obras sin la autorización correspondiente, así como la retirada, ocultación, alteración o deterioro de la señalización permanente u ocasional.

ñ) No instalar la señalización de obras o hacerlo incumpliendo la normativa vigente, poniendo en grave riesgo la seguridad vial.

o) Incumplir las normas que regulan las actividades industriales que afectan de manera directa a la seguridad vial.

p) Instalar inhibidores de radares o cinemómetros en los vehículos o cualesquiera otros mecanismos encaminados a interferir en el correcto funcionamiento de los sistemas de vigilancia del tráfico.

q) Incumplir las normas sobre el régimen de autorización y funcionamiento de los centros de enseñanza y formación y de acreditación de los centros de reconocimiento de conductores autorizados o acreditados por el Ministerio del Interior o por los órganos competentes de las comunidades autónomas, que afecten a la cualificación de los profesores o facultativos, al estado de los vehículos utilizados en la enseñanza, a elementos esenciales que incidan directamente en la seguridad vial, o que supongan un impedimento a las labores de control, inspección o auditoría.

r) Causar daños a la infraestructura de la vía, o alteraciones a la circulación debidos a la masa o a las dimensiones del vehículo, cuando se carezca de la correspondiente autorización administrativa o se hayan incumplido las condiciones de la misma, con independencia de la obligación de la reparación del daño causado.

s) Incumplir las normas sobre los cursos de conducción segura y eficiente cuya realización conlleve la recuperación o bonificación de puntos, que afecten a la cualificación de los profesores o facultativos, al estado de los vehículos utilizados, a elementos esenciales que incidan directamente en la seguridad vial, o que supongan un impedimento a las labores de control, inspección o auditoría.

t) Incumplir las normas de actuación por los operadores cuya actividad esté vinculada con el ejercicio de las competencias del organismo autónomo Jefatura Central de Tráfico que sean reiteración de errores de tramitación administrativa, o que supongan un impedimento a las labores de control, inspección o auditoría.

u) Utilizar dispositivos de intercomunicación no autorizados reglamentariamente, en las pruebas para la obtención y recuperación de permisos o licencias de conducción u otras autorizaciones administrativas para conducir, o colaborar o asistir con la utilización de dichos dispositivos.

v) Incumplir las normas en materia de auxilio en vías públicas.

w) Incumplir las normas sobre el uso de los alcoholímetros antiarranque.

x) Arrojar a la vía o sus inmediaciones objetos que puedan producir incendios o accidentes.

Artículo 78. Infracciones en materia de aseguramiento obligatorio

1. Las infracciones derivadas del incumplimiento de la obligación de asegurar los vehículos a motor se regularán y sancionarán con arreglo a su legislación específica.

2. Las estaciones de inspección técnica de vehículos requerirán la acreditación del seguro obligatorio en cada inspección ordinaria o extraordinaria del vehículo. El resultado de la inspección no podrá ser favorable en tanto no se verifique este requisito.

Artículo 79. Infracciones en materia de publicidad

Las infracciones a lo previsto en el artículo 52 se sancionarán en la cuantía y a través del procedimiento establecido en la legislación sobre defensa de los consumidores y usuarios.

Capítulo II. Sanciones

Artículo 80. Tipos

1. Las infracciones leves serán sancionadas con multa de hasta 100 euros; las graves, con multa de 200 euros, y las muy graves, con multa de 500 euros. No obstante, las infracciones consistentes en no respetar los límites de velocidad se sancionarán en la cuantía prevista en el anexo IV.

2. Sin perjuicio de lo dispuesto anteriormente, en la imposición de sanciones deberá tenerse en cuenta que:

   a) Las infracciones previstas en el artículo 77. c) y d) serán sancionadas con multa de 1.000 euros. En el supuesto de conducción con tasas de alcohol superiores a las que reglamentariamente se establezcan, esta sanción únicamente se impondrá al conductor que ya hubiera sido sancionado en el año inmediatamente anterior por exceder la tasa de alcohol permitida, así como al que circule con una tasa que supere el doble de la permitida.

   b) La multa por la infracción prevista en el artículo 77. j) será el doble de la prevista para la infracción originaria que la motivó, si es infracción leve, y el triple, si es infracción grave o muy grave.

   c) La infracción recogida en el artículo 77. h) se sancionará con multa de 6.000 euros.

   d) Las infracciones recogidas en el artículo 77. n), ñ), o), p), q) y r y t) se sancionarán con multa de entre 3.000 y 20.000 euros.

3. En el supuesto de la infracción recogida en el artículo 77. q) se podrá imponer la sanción de suspensión de la correspondiente autorización por el período de hasta un año. Durante el tiempo que dure la suspensión su titular no podrá obtener otra autorización para las mismas actividades.

   La realización de actividades durante el tiempo de suspensión de la autorización llevará aparejada además una nueva suspensión por un período de seis meses al cometerse el primer quebrantamiento, y de un año si se produjese un segundo o sucesivos quebrantamientos.

4. En el caso de la infracción recogida en el artículo 77.u), el aspirante no podrá presentarse a las pruebas para la obtención o recuperación del permiso o licencia de conducción u otra autorización administrativa para conducir en el plazo de seis meses.

Artículo 81. Graduación

La cuantía de las multas establecidas en el artículo 80.1 y en el anexo IV podrá incrementarse en un 30 por ciento, en atención a la gravedad y trascendencia del hecho, los antecedentes del infractor y a su condición de reincidente, el peligro potencial creado para él mismo y para los demás usuarios de la vía y al criterio de proporcionalidad.

Los criterios de graduación establecidos anteriormente serán asimismo de aplicación a las sanciones por las infracciones previstas en el artículo 77, párrafos n) a t), ambos incluidos.

Capítulo III. Responsabilidad

Artículo 82. Responsables

La responsabilidad por las infracciones a lo dispuesto en esta ley recaerá directamente en el autor del hecho en que consista la infracción. No obstante:

a) El conductor de cualquier vehículo para el que se exija el uso de casco por conductor y pasajero será responsable por la no utilización del casco de protección por el pasajero, así como por transportar pasajeros que no cuenten con la edad mínima exigida.

Asimismo, el conductor del vehículo será responsable por la no utilización de los sistemas de retención infantil, con la excepción prevista en el artículo 13.4 cuando se trate de conductores profesionales.

b) Cuando la autoría de los hechos cometidos corresponda a un menor de dieciocho años, responderán solidariamente con él de la multa impuesta sus padres, tutores, acogedores y guardadores legales o de hecho, por este orden, en razón al incumplimiento de la obligación impuesta a éstos que conlleva un deber de prevenir la infracción administrativa que se impute a los menores.

c) En los supuestos en que no tenga lugar la detención del vehículo y éste tuviese designado un conductor habitual, la responsabilidad recaerá en éste, salvo que acredite que era otro el conductor o la sustracción del vehículo.

d) En los supuestos en que no tenga lugar la detención del vehículo y éste no tuviese designado un conductor habitual, será responsable el conductor identificado por el titular o el arrendatario a largo plazo, de acuerdo con las obligaciones impuestas en el artículo 11.

e) En las empresas de arrendamiento de vehículos a corto plazo será responsable el arrendatario del vehículo. En caso de que éste manifestara no ser el conductor, o fuese persona jurídica, le corresponderán las obligaciones que para el titular establece el artículo 11. La misma responsabilidad corresponderá a los titulares de los talleres mecánicos o establecimientos de compraventa de vehículos por las infracciones cometidas con los vehículos mientras se encuentren allí depositados.

f) El titular, o el arrendatario a largo plazo, en el supuesto de que constase en el Registro de Vehículos del organismo autónomo Jefatura Central de Tráfico, será en todo caso responsable de las infracciones relativas a la documentación del vehículo, a los reconocimientos periódicos y a su estado de conservación, cuando las deficiencias afecten a las condiciones de seguridad del vehículo.

g) El titular o el arrendatario, en el supuesto de que constase en el Registro de Vehículos del organismo autónomo Jefatura Central de Tráfico, será responsable de las infracciones por estacionamiento o por impago de los peajes de las vías que lo tengan regulado, salvo en los supuestos en que el vehículo tuviese designado un conductor habitual o se indique un conductor responsable del hecho.

Capítulo IV. Procedimiento sancionador

Artículo 83. Garantías procedimentales

1. No se podrá imponer sanción alguna por las infracciones tipificadas en esta ley sino en virtud de procedimiento instruido con arreglo a lo dispuesto en este capítulo y, supletoriamente, en la normativa de procedimiento administrativo común.

2. Los instrumentos, aparatos o medios y sistemas de medida que sean utilizados para la formulación de denuncias por infracciones a la normativa de tráfico, seguridad vial y circulación de vehículos a motor estarán sometidos a control metrológico en los términos establecidos por la normativa de metrología.

Artículo 84. Competencia

1. La competencia para sancionar las infracciones cometidas en vías interurbanas y travesías corresponde al Jefe de Tráfico de la provincia en que se haya cometido el hecho. Si se trata de infracciones cometidas en el territorio de más de una provincia, la competencia para su sanción corresponde, en su caso, al Jefe de Tráfico de la provincia en que la infracción hubiera sido primeramente denunciada.

2. Los Jefes Provinciales podrán delegar esta competencia en la medida y extensión que estimen conveniente. En particular podrán delegar en el Director del Centro de Tratamiento de Denuncias Automatizadas la de las infracciones que hayan sido detectadas a través de medios de captación y reproducción de imágenes que permitan la identificación del vehículo.

   Los órganos de las diferentes Administraciones Públicas podrán delegar el ejercicio de sus competencias sancionadoras mediante convenios o encomiendas de gestión, o a través de cualesquiera otros instrumentos de colaboración previstos en la normativa de procedimiento administrativo común.

3. En las comunidades autónomas que hayan recibido el traspaso de funciones y servicios en materia de tráfico y circulación de vehículos a motor serán competentes para sancionar los órganos previstos en la normativa autonómica.

4. La sanción por infracción a normas de circulación cometidas en vías urbanas corresponderá a los respectivos Alcaldes, los cuales podrán delegar esta competencia de acuerdo con la normativa aplicable.

   Quedan excluidas de la competencia sancionadora municipal las infracciones a los preceptos del título IV, incluyendo las relativas a las condiciones técnicas de los vehículos y al seguro obligatorio.

   Los Jefes Provinciales de Tráfico y los órganos competentes que correspondan, en caso de comunidades autónomas que hayan recibido el traspaso de funciones y servicios en materia de tráfico y circulación de vehículos a motor, asumirán la competencia de los Alcaldes cuando, por razones justificadas o por insuficiencia de los servicios municipales, no pueda ser ejercida por éstos.

5. La competencia para sancionar las infracciones a que se refiere el artículo 52 corresponderá, en todo caso, al Director General de Tráfico o al órgano que tenga atribuida la competencia en las comunidades autónomas que hayan recibido el traspaso de funciones y servicios en materia de tráfico y circulación de vehículos a motor, limitada al ámbito territorial de la comunidad autónoma.

6. En las ciudades de Ceuta y Melilla las competencias que en los apartados anteriores se atribuyen a los Jefes Provinciales de Tráfico, corresponderán a los Jefes Locales de Tráfico.

Artículo 85. Actuaciones administrativas y jurisdiccionales penales

1. Cuando en un procedimiento sancionador se ponga de manifiesto un hecho que ofrezca indicios de delito perseguible de oficio, la autoridad administrativa lo pondrá en conocimiento del Ministerio Fiscal, por si procede el ejercicio de la acción penal, y acordará la suspensión de las actuaciones.

   En todo caso, cuando se produzca un accidente de tráfico con resultado de lesión o muerte, la autoridad administrativa lo pondrá en conocimiento de la autoridad judicial, acompañando la comunicación del oportuno atestado.

2. Concluido el proceso penal con sentencia condenatoria, se archivará el procedimiento sancionador sin declaración de responsabilidad.

3. Si la sentencia es absolutoria o el procedimiento penal finaliza con otra resolución que le ponga fin sin declaración de responsabilidad, y siempre que la misma no esté fundada en la inexistencia del hecho, se podrá iniciar o continuar el procedimiento sancionador contra quien no haya sido condenado en vía penal.

   La resolución que se dicte deberá respetar, en todo caso, la declaración de hechos probados en dicho procedimiento penal.

Artículo 86. Incoación

1. El procedimiento sancionador se incoará de oficio por la autoridad competente que tenga noticia de los hechos que puedan constituir infracciones tipificadas en esta ley, por iniciativa propia o mediante denuncia de los agentes de la autoridad encargados de la vigilancia del tráfico en el ejercicio de las funciones que tienen encomendadas o de cualquier persona que tenga conocimiento de los hechos.

2. No obstante, la denuncia formulada por los agentes de la autoridad encargados de la vigilancia del tráfico en el ejercicio de las funciones que tienen encomendadas, y notificada en el acto al denunciado, constituye el acto de iniciación del procedimiento sancionador, a todos los efectos.

Artículo 87. Denuncias

1. Los agentes de la autoridad encargados de la vigilancia del tráfico en el ejercicio de las funciones que tienen encomendadas deberán denunciar las infracciones que observen cuando ejerzan funciones de esa naturaleza.

2. En las denuncias por hechos de circulación deberá constar, en todo caso:

   a) La identificación del vehículo con el que se haya cometido la presunta infracción.

   b) La identidad del denunciado, si se conoce.

   c) Una descripción sucinta del hecho, con expresión del lugar o tramo, fecha y hora.

   d) El nombre, apellidos y domicilio del denunciante o, si es un agente de la autoridad o un empleado que sin tener esa condición realiza tareas de control de zonas de estacionamiento regulado, su número de identificación profesional aportado por la administración competente.

3. En las denuncias que los agentes de la autoridad notifiquen en el acto al denunciado deberá constar, además, a efectos de lo dispuesto en el artículo 86.1:

   a) La infracción presuntamente cometida, la sanción que pueda corresponder y el número de puntos cuya pérdida lleve aparejada la infracción.

   b) El órgano competente para imponer la sanción y la norma que le atribuye tal competencia.

   c) Si el denunciado procede al abono de la sanción en el acto deberá señalarse, además, la cantidad abonada y las consecuencias derivadas del pago de la sanción previstas en el artículo 94.

   d) En el caso de que no se proceda al abono en el acto de la sanción, deberá indicarse que dicha denuncia inicia el procedimiento sancionador y que dispone de un plazo de veinte días naturales para efectuar el pago, con la reducción y las consecuencias establecidas en el artículo 94, o para formular las alegaciones y proponer las pruebas que estime convenientes. En este caso, se indicarán los lugares, oficinas o dependencias donde puede presentarlas.

   e) Si en el plazo señalado en el párrafo anterior no se han formulado alegaciones o no se ha abonado la multa, se indicará que el procedimiento se tendrá por concluido el día siguiente a la finalización de dicho plazo, conforme se establece en el artículo 95.4.

   f) El domicilio que, en su caso, indique el interesado a efectos de notificaciones. Este domicilio no se tendrá en cuenta si el denunciado tiene asignada una Dirección Electrónica Vial (DEV), ello sin perjuicio de lo previsto en la normativa sobre acceso electrónico de los ciudadanos a los servicios públicos.

4. En el supuesto de infracciones que impliquen detracción de puntos, el agente denunciante tomará nota de los datos del permiso o de la licencia de conducción y los remitirá al órgano sancionador competente que, cuando la sanción sea firme en vía administrativa, los comunicará juntamente con la sanción y la detracción de puntos correspondiente al Registro de Conductores e Infractores del organismo autónomo Jefatura Central de Tráfico.

5. Cuando el infractor no acredite su residencia legal en territorio español, el agente denunciante fijará provisionalmente la cuantía de la multa y, de no depositarse su importe, el conductor deberá trasladar el vehículo e inmovilizarlo en el lugar indicado por el agente denunciante. El depósito podrá efectuarse mediante tarjeta de crédito, o en metálico en euros y, en todo caso, se tendrá en cuenta lo previsto en el artículo 94 respecto a la posibilidad de reducción del 50 por ciento de la multa inicialmente fijada.

6. En las denuncias por hechos ajenos a la circulación se especificarán todos los datos necesarios para su descripción.

Artículo 88. Valor probatorio de las denuncias de los agentes de la autoridad encargados de la vigilancia del tráfico, en el ejercicio de las funciones que tienen encomendadas

Las denuncias formuladas por los agentes de la autoridad encargados de la vigilancia del tráfico en el ejercicio de las funciones que tienen encomendadas tendrán valor probatorio, salvo prueba en contrario, de los hechos denunciados, de la identidad de quienes los hubieran cometido y, en su caso, de la notificación de la denuncia, sin perjuicio del deber de aquéllos de aportar todos los elementos probatorios que sean posibles sobre el hecho denunciado.

Artículo 89. Notificación de la denuncia

1. Las denuncias se notificarán en el acto al denunciado.

2. No obstante, la notificación podrá efectuarse en un momento posterior siempre que se dé alguna de las siguientes circunstancias:

   a) Que la denuncia se formule en circunstancias en que la detención del vehículo pueda originar un riesgo para la circulación. En este caso, el agente deberá indicar los motivos concretos que la impiden.

   b) Que la denuncia se formule estando el vehículo estacionado, cuando el conductor no esté presente.

   c) Que se haya tenido conocimiento de la infracción a través de medios de captación y reproducción de imágenes que permitan la identificación del vehículo.

d) Que el agente denunciante se encuentre realizando labores de vigilancia, control, regulación o disciplina del tráfico y carezca de medios para proceder al seguimiento del vehículo.

Artículo 90. Práctica de la notificación de las denuncias

1. Las Administraciones con competencias sancionadoras en materia de tráfico notificarán las denuncias que no se entreguen en el acto y las demás notificaciones a que dé lugar el procedimiento sancionador en la Dirección Electrónica Vial (DEV).

    En el caso de que el denunciado no la tuviese, la notificación se efectuará en el domicilio que expresamente hubiese indicado para el procedimiento, y en su defecto, en el domicilio que figure en los registros del organismo autónomo Jefatura Central de Tráfico.

2. La notificación en la Dirección Electrónica Vial (DEV) permitirá acreditar la fecha y hora en que se produzca la puesta a disposición del denunciado del acto objeto de notificación, así como el acceso a su contenido, momento a partir del cual la notificación se entenderá practicada a todos los efectos legales.

    Si existiendo constancia de la recepción de la notificación en la Dirección Electrónica Vial (DEV), transcurrieran diez días naturales sin que se acceda a su contenido, se entenderá que aquélla ha sido rechazada, salvo que de oficio o a instancia del destinatario se compruebe la imposibilidad técnica o material del acceso. El rechazo se hará constar en el procedimiento sancionador, especificándose las circunstancias del intento de notificación, y se tendrá por efectuado el trámite, continuándose el procedimiento.

3. Cuando la notificación se practique en el domicilio del interesado, de no hallarse presente éste en el momento de entregarse, podrá hacerse cargo de la misma cualquier persona que se encuentre en el domicilio y haga constar su identidad.

    Si nadie se hiciera cargo de la notificación, se dejará constancia de esta circunstancia en el procedimiento sancionador, junto con el día y la hora en que se intentó, y se practicará de nuevo dentro de los tres días siguientes. Si tampoco fuera posible la entrega, se dará por cumplido el trámite, procediéndose a la publicación en el Boletín Oficial del Estado.

    Si estando el interesado en el domicilio rechazase la notificación, se hará constar en el procedimiento sancionador, especificándose las circunstancias del intento de notificación, teniéndose por efectuado el trámite y continuándose el procedimiento.

Artículo 91. Notificaciones en el «Boletín Oficial del Estado» (BOE)

Las notificaciones que no puedan efectuarse en la Dirección Electrónica Vial (DEV) y, en caso de no disponer de la misma, en el domicilio expresamente indicado para el procedimiento o, de no haber indicado ninguno, en el domicilio que figure en los registros del organismo autónomo Jefatura Central de Tráfico, se practicarán en el «Boletín Oficial del Estado» (BOE). Transcurrido el período de veinte días naturales desde que la notificación se hubiese publicado en el BOE se entenderá que ésta ha sido practicada, dándose por cumplido dicho trámite.

Artículo 92. Tablón Edictal de Sanciones de Tráfico (TESTRA)

1. Con carácter previo y facultativo, las notificaciones a que se refiere el artículo anterior podrán practicarse también en el Tablón Edictal de Sanciones de Tráfico (TESTRA), que será gestionado por el organismo autónomo Jefatura Central de Tráfico.

2. El funcionamiento, la gestión y la publicación en el TESTRA se hará conforme a lo dispuesto en la normativa de protección de datos de carácter personal y en la de acceso electrónico de los ciudadanos a los servicios públicos.

Artículo 93. Clases de procedimientos sancionadores

1. Notificada la denuncia, ya sea en el acto o en un momento posterior, el denunciado dispondrá de un plazo de veinte días naturales para realizar el pago voluntario con reducción de la sanción de multa, o para formular las alegaciones y proponer o aportar las pruebas que estime oportunas.

   En el supuesto de que no se haya producido la detención del vehículo, el titular, el arrendatario a largo plazo o el conductor habitual, en su caso, dispondrán de un plazo de veinte días naturales para identificar al conductor responsable de la infracción, contra el que se iniciará el procedimiento sancionador. Esta identificación se efectuará por medios telemáticos si la notificación se hubiese realizado a través de la Dirección Electrónica Vial (DEV).

   Si se efectúa el pago de la multa en las condiciones indicadas en el párrafo primero, se seguirá el procedimiento sancionador abreviado, y en caso de no hacerlo, el procedimiento sancionador ordinario.

2. El procedimiento sancionador abreviado no será de aplicación a las infracciones previstas en el artículo 77. h), j), n), ñ), o), p), q) , r) y t).

3. El incumplimiento de la obligación de asegurar el vehículo que se establece en la normativa sobre responsabilidad civil y seguro en la circulación de vehículos a motor, podrá sancionarse conforme a uno de los dos procedimientos sancionadores que se establecen en esta ley.

4. Además de en los registros, oficinas y dependencias previstos en la normativa de procedimiento administrativo común, las alegaciones, escritos y recursos que se deriven de los procedimientos sancionadores en materia de tráfico podrán presentarse en los registros, oficinas y dependencias expresamente designados en la correspondiente denuncia o resolución sancionadora.

Cuando se presenten en los registros, oficinas o dependencias no designados expresamente, éstos los remitirán a los órganos competentes en materia de tráfico a la mayor brevedad posible.

Artículo 94. Procedimiento sancionador abreviado

Una vez realizado el pago voluntario de la multa, ya sea en el acto de entrega de la denuncia o dentro del plazo de veinte días naturales contados desde el día siguiente al de su notificación, concluirá el procedimiento sancionador con las siguientes consecuencias:

a) La reducción del 50 por ciento del importe de la sanción.

b) La renuncia a formular alegaciones. En el caso de que se formulen se tendrán por no presentadas.

c) La terminación del procedimiento, sin necesidad de dictar resolución expresa, el día en que se realice el pago.

d) El agotamiento de la vía administrativa, siendo recurrible únicamente ante el orden jurisdiccional contencioso-administrativo.

e) El plazo para interponer el recurso contencioso-administrativo se iniciará el día siguiente a aquel en que tenga lugar el pago.

f) La firmeza de la sanción en la vía administrativa desde el momento del pago, produciendo plenos efectos desde el día siguiente.

g) La sanción no computará como antecedente en el Registro de Conductores e Infractores del organismo autónomo Jefatura Central de Tráfico, siempre que se trate de infracciones graves que no lleven aparejada pérdida de puntos.

Artículo 95. Procedimiento sancionador ordinario

1. Notificada la denuncia, el interesado dispondrá de un plazo de veinte días naturales para formular las alegaciones que tenga por conveniente y proponer o aportar las pruebas que estime oportunas.

2. Si las alegaciones formuladas aportan datos nuevos o distintos de los constatados por el agente denunciante, y siempre que se estime necesario por el instructor, se dará traslado de aquéllas al agente para que informe en el plazo de quince días naturales.

   En todo caso, el instructor podrá acordar que se practiquen las pruebas que estime pertinentes para la averiguación y calificación de los hechos y para la determinación de las posibles responsabilidades. La denegación de la práctica de las pruebas deberá ser motivada, dejando constancia en el procedimiento sancionador.

3. Concluida la instrucción del procedimiento sancionador, el órgano instructor elevará propuesta de resolución al órgano competente para sancionar para que dicte la resolución que proceda. Únicamente se dará traslado de la propuesta al interesado, para que pueda formular nuevas alegaciones en el plazo de quince días naturales, si figuran en el procedimiento sancionador o se han tenido en cuenta en la resolución otros hechos u otras alegaciones y pruebas diferentes a las aducidas por el interesado.

4. Si el denunciado no formula alegaciones ni abona el importe de la multa en el plazo de veinte días naturales siguientes al de la notificación de la denuncia, ésta surtirá el efecto de acto resolutorio del procedimiento sancionador en los siguientes casos:

    a) Infracciones leves en todos los casos.

    b) Infracciones graves que no supongan la detracción de puntos cuya notificación no se haya podido efectuar en el acto de la denuncia.

    c) Infracciones graves y muy graves cuya notificación se efectuase en el acto de la denuncia, supongan o no la detracción de puntos.

    En estos supuestos, la sanción podrá ejecutarse transcurridos treinta días naturales desde la notificación de la denuncia.

5. La terminación del procedimiento pone fin a la vía administrativa y la sanción se podrá ejecutar desde el día siguiente al transcurso de los treinta días antes indicados.

Artículo 96. Recursos en el procedimiento sancionador ordinario

1. La resolución sancionadora pondrá fin a la vía administrativa y la sanción se podrá ejecutar desde el día siguiente a aquel en que se notifique al interesado, produciendo plenos efectos, o, en su caso, una vez haya transcurrido el plazo indicado en el artículo 95.4.

2. Contra las resoluciones sancionadoras, podrá interponerse recurso de reposición, con carácter potestativo, en el plazo de un mes contado desde el día siguiente al de su notificación.

    El recurso se interpondrá ante el órgano que dictó la resolución sancionadora, que será el competente para resolverlo.

3. La interposición del recurso de reposición no suspenderá la ejecución del acto impugnado ni la de la sanción. En el caso de que el recurrente solicite la suspensión de la ejecución, ésta se entenderá denegada transcurrido el plazo de un mes desde la solicitud sin que se haya resuelto.

4. No se tendrán en cuenta en la resolución del recurso hechos, documentos y alegaciones del recurrente que pudieran haber sido aportados en el procedimiento originario.

5. El recurso de reposición regulado en este artículo se entenderá desestimado si no recae resolución expresa en el plazo de un mes, quedando expedita la vía contencioso-administrativa.

6. Contra las resoluciones sancionadoras dictadas por los órganos competentes de las comunidades autónomas que hayan recibido el traspaso de funciones y servicios en materia de tráfico y circulación de vehículos a motor, así como por los Alcaldes, en el caso de las entidades locales, se estará a lo establecido en los anteriores apartados respetando la competencia sancionadora prevista en su normativa específica.

Capítulo V. Intercambio transfronterizo de información sobre infracciones de tráfico

Artículo 97. Procedimiento para el intercambio transfronterizo de información

1. Se establece el procedimiento para el intercambio transfronterizo de información sobre infracciones de tráfico cuando se cometan con un vehículo matriculado en un Estado miembro de la Unión Europea distinto de aquél en el que se cometió la infracción.

2. El tratamiento de los datos de carácter personal derivado del intercambio transfronterizo de información se efectuará conforme a lo dispuesto en la normativa sobre protección de datos de carácter personal.

Artículo 98. Infracciones

El intercambio transfronterizo de información se llevará a cabo sobre las siguientes infracciones de tráfico:

a) Exceso de velocidad.

b) Conducción con tasas de alcohol superiores a las reglamentariamente establecidas.

c) No utilización del cinturón de seguridad u otros sistemas de retención homologados.

d) No detención ante un semáforo en rojo o en el lugar prescrito por la señal de «stop».

e) Circulación por un carril prohibido, circulación indebida por el arcén o por un carril reservado para determinados usuarios.

f) Conducción con presencia de drogas en el organismo.

g) No utilización del casco de protección.

h) Utilización del teléfono móvil o de cualquier otro dispositivo de comunicación durante la conducción cuando no esté permitido.

Artículo 99. Punto de contacto nacional

1. Para el intercambio de información los puntos de contacto nacionales de los Estados miembros de la Unión Europea podrán acceder al Registro de Vehículos del organismo autónomo Jefatura Central de Tráfico, con el fin de llevar a cabo las indagaciones necesarias para identificar a los conductores de vehículos matriculados en España con los que se hayan cometido en el territorio de dichos Estados las infracciones contempladas en el artículo anterior.

2. El punto de contacto nacional será el organismo autónomo Jefatura Central de Tráfico, que podrá acceder, con la finalidad prevista en este capítulo, a los registros correspondientes de los restantes Estados miembros de la Unión Europea.

3. El organismo autónomo Jefatura Central de Tráfico, en su condición de punto de contacto nacional, tendrá las siguientes funciones:

   a) Atender las peticiones de datos.

   b) Garantizar el adecuado funcionamiento del sistema de obtención y cesión de datos.

   c) Garantizar la aplicación de la normativa de protección de datos de carácter personal.

   d) Recabar cuanta información requieran los puntos de contacto nacionales de los demás Estados miembros de la Unión Europea.

   e) Elaborar los informes completos que deben remitirse a la Comisión cada dos años desde el 6 de mayo de 2016, respecto de las infracciones relacionadas en las letras a), b), c), d), e), f), g) y h) del artículo 98. Y desde el 19 de abril de 2023, y cada tres años desde esa fecha, respecto de la infracción recogida en la letra i) del artículo 98.

   f) Informar, en colaboración con otros órganos con competencias en materia de tráfico, así como con las organizaciones y asociaciones vinculadas a la seguridad vial y al automóvil, a los usuarios de las vías públicas de lo previsto en este título a través de la página web www.dgt.es

   En el informe completo al que se refiere el párrafo e) se indicará el número de búsquedas automatizadas efectuadas por el Estado miembro de la infracción, destinadas al punto de contacto del Estado miembro de matriculación, a raíz de infracciones cometidas en su territorio, junto con el tipo de infracciones para las que se presentaron solicitudes y el número de solicitudes fallidas. Incluirá asimismo una descripción de la situación respecto del seguimiento dado a las infracciones de tráfico en materia de seguridad vial, sobre la base de la proporción de tales infracciones que han dado lugar a cartas de información.

4. El organismo autónomo Jefatura Central de Tráfico pondrá a disposición de los puntos de contacto nacionales de los demás Estados miembros los datos disponibles relativos a los vehículos matriculados en España, así como los relativos a sus titulares, conductores habituales o arrendatarios a largo plazo que se indican en el anexo VI.

Artículo 100. Intercambio de datos

1. El organismo autónomo Jefatura Central de Tráfico, salvo que se constate que la petición de datos no es conforme a lo establecido en este capítulo, facilitará a los órganos competentes para sancionar en materia de tráfico los datos relativos al propietario o titular del vehículo con el que se cometió la infracción en territorio nacional con un vehículo matriculado en otro Estado miembro de la Unión Europea, así como los relativos al propio vehículo que se encuentren disponibles en el registro correspondiente del Estado de matriculación, obtenidos a partir de los datos de búsqueda contemplados en el anexo V.

2. Las comunicaciones de datos se realizarán exclusivamente por medios electrónicos, de acuerdo con las especificaciones técnicas que establezca el organismo autónomo Jefatura Central de Tráfico.

Artículo 100 bis. Cesión de datos a las entidades responsables de la recaudación de los peajes, tasas, o precios públicos

1. En relación a la infracción prevista en la letra i) del artículo 98, y a los efectos de posibilitar la reclamación de los importes de peajes, tasas o precios públicos no abonados, el organismo autónomo Jefatura Central de Tráfico, podrá facilitar a las entidades responsables de recaudar el peaje, tasa o precio público, los datos sobre los posibles responsables de los impagos producidos en territorio nacional, obtenidos mediante el procedimiento de búsqueda contemplado en el anexo V.

   Los datos trasferidos se limitarán a los estrictamente necesarios para la reclamación del importe de peaje, tasa o precio público adeudado. El organismo autónomo Jefatura Central de Tráfico establecerá a tal fin el oportuno sistema de colaboración con las entidades responsables de la recaudación, para canalizar el suministro de los datos.

2. Los datos facilitados a la entidad cesionaria, solo podrán ser utilizados en el procedimiento de reclamación del importe del peaje, tasa o precio público adeudado, cualquiera que sea la vía de reclamación, debiendo ser suprimidos una vez haya sido recuperado el importe de peaje, tasa o precio público adeudado y, en todo caso, transcurrido un plazo de tres años desde que dichos datos fueran facilitados, salvo que existiera en curso un procedimiento judicial.

   En este caso, el procedimiento para la obtención del importe de peaje, tasa o precio público, se ajustará a lo previsto en el artículo 101, siendo la entidad cesionaria la responsable de la ejecución del mismo.

3. El cumplimiento de la orden de pago emitida por la entidad cesionaria, pondrá fin al procedimiento de reclamación del importe del peaje, tasa o precio público impagado.

4. Las comunicaciones de estos datos se realizarán exclusivamente por medios electrónicos, de acuerdo con las especificaciones técnicas que establezca el organismo autónomo Jefatura Central de Tráfico

Artículo 101. Notificaciones

1. A partir de los datos suministrados por el organismo autónomo Jefatura Central de Tráfico, los órganos competentes para sancionar en materia de tráfico podrán dirigir al presunto autor de la infracción una notificación en relación a las infracciones previstas en el artículo 98. A tal efecto, podrán utilizar los modelos previstos en el anexo VII.

2. Las notificaciones se enviarán al presunto infractor en la lengua del documento de matriculación del vehículo si se tiene acceso al mismo, o en una de las lenguas oficiales del Estado de matriculación en otro caso.

3. La notificación de dicha carta deberá efectuarse personalmente al presunto infractor.

Artículo 102. Documentos

En los procedimientos sancionadores que se incoen como resultado del intercambio de información previsto en esta disposición, los documentos que se notifiquen al presunto infractor se enviarán en la lengua del documento de matriculación del vehículo o en uno de los idiomas oficiales del Estado de matriculación.

Capítulo VI. Medidas provisionales y otras medidas

Artículo 103. Medidas provisionales

El órgano competente que haya ordenado la incoación del procedimiento sancionador podrá adoptar, mediante acuerdo motivado y en cualquier momento de la instrucción, las medidas provisionales que aseguren la eficacia de la resolución final que pudiera recaer.

Artículo 104. Inmovilización del vehículo

1. Los agentes de la autoridad encargados de la vigilancia del tráfico en el ejercicio de las funciones que tienen encomendadas podrán proceder a la inmovilización del vehículo, como consecuencia de presuntas infracciones a lo dispuesto en esta ley, cuando:

   a) El vehículo carezca de autorización administrativa para circular, bien por no haberla obtenido, porque haya sido objeto de anulación o declarada su pérdida de vigencia, o se incumplan las condiciones de la autorización que habilita su circulación.

b) El vehículo presente deficiencias que constituyan un riesgo especialmente grave para la seguridad vial.

c) El conductor o el pasajero no hagan uso del casco de protección o de los dispositivos de retención infantil, en los casos en que fuera obligatorio. Esta medida no se aplicará a los ciclistas.

d) Se produzca la negativa a efectuar las pruebas a que se refiere el artículo 14.2 y 3, o cuando éstas arrojen un resultado positivo.

e) El vehículo carezca de seguro obligatorio.

f) Se observe un exceso en los tiempos de conducción o una minoración en los tiempos de descanso que sean superiores al 50 por ciento de los tiempos establecidos reglamentariamente, salvo que el conductor sea sustituido por otro.

g) Se produzca una ocupación excesiva del vehículo que suponga aumentar en un 50 por ciento el número de plazas autorizadas, excluida la del conductor.

h) El vehículo supere los niveles de gases, humos y ruido permitidos reglamentariamente según el tipo de vehículo.

i) Existan indicios racionales que pongan de manifiesto la posible manipulación en los instrumentos de control.

j) El vehículo está dotado de mecanismos o sistemas encaminados a eludir la vigilancia de los agentes de la autoridad encargados de la vigilancia del tráfico en el ejercicio de las funciones que tienen encomendadas y de los medios de control a través de captación de imágenes.

k) Se conduzca un vehículo para el que se exige permiso de la clase C o D, careciendo de la autorización administrativa correspondiente.

l) En el supuesto previsto en el artículo 39.4.

2. La inmovilización se levantará en el momento en que cese la causa que la motivó.

3. En los supuestos previstos en los párrafos h), i) y j) del apartado 1, la inmovilización sólo se levantará en el caso de que, trasladado el vehículo a un taller designado por el agente de la autoridad, se certifique por aquél la desaparición del sistema o manipulación detectada o ya no se superen los niveles permitidos.

4. En el supuesto recogido en el párrafo e) del apartado 1 se estará a lo dispuesto en la normativa sobre responsabilidad civil y seguro en la circulación de vehículos a motor.

5. La inmovilización del vehículo se producirá en el lugar señalado por los agentes de la autoridad. A estos efectos, el agente podrá indicar al conductor del vehículo que continúe circulando hasta el lugar designado.

6. Salvo en los casos de sustracción u otras formas de utilización del vehículo en contra de la voluntad de su titular, debidamente justificadas, los gastos que se originen como consecuencia de la inmovilización del vehículo serán por cuenta del conductor que cometió la infracción. En su defecto, serán por cuenta del conductor habitual o del arrendatario, y a falta de éstos, del titular. Los gastos deberán ser abonados como requisito previo a levantar la medida de inmovilización, sin perjuicio del correspondiente derecho de recurso y de la posibilidad de repercutirlos sobre la persona responsable que haya dado lugar a que la Administración adopte dicha medida. Los agentes podrán retirar el permiso de circulación del vehículo hasta que se haya acreditado el abono de los gastos referidos.

    En los supuestos previstos en los párrafos h), i) y j) del apartado 1, los gastos de la inspección correrán de cuenta del denunciado, si se acredita la infracción.

7. Si el vehículo inmovilizado fuese utilizado en régimen de arrendamiento, la inmovilización del vehículo se sustituirá por la prohibición de uso del vehículo por el infractor.

Artículo 105. Retirada y depósito del vehículo

1. La autoridad encargada de la gestión del tráfico podrá proceder, si el obligado a ello no lo hiciera, a la retirada del vehículo de la vía y su depósito en el lugar que se designe en los siguientes casos:

    a) Siempre que constituya peligro, cause graves perturbaciones a la circulación de vehículos o peatones o deteriore algún servicio o patrimonio público.

    b) En caso de accidente que impida continuar su marcha.

    c) Cuando, procediendo legalmente la inmovilización del vehículo, no hubiere lugar adecuado para practicarla sin obstaculizar la circulación de vehículos o personas.

    d) Cuando, inmovilizado un vehículo de acuerdo con lo dispuesto en el artículo 104, no cesasen las causas que motivaron la inmovilización.

    e) Cuando un vehículo permanezca estacionado en lugares habilitados por la autoridad municipal como zonas de aparcamiento reservado para el uso de personas con discapacidad sin colocar el distintivo que lo autoriza.

    f) Cuando un vehículo permanezca estacionado en los carriles o partes de las vías reservados exclusivamente para la circulación o para el servicio de determinados usuarios y en las zonas reservadas a la carga y descarga.

    g) Cuando un vehículo permanezca estacionado en lugares habilitados por la autoridad municipal como de estacionamiento con limitación horaria sin colocar el distintivo que lo autoriza, o cuando se rebase el triple del tiempo abonado conforme a lo establecido en la ordenanza municipal.

    h) Cuando obstaculicen, dificulten o supongan un peligro para la circulación.

2. Salvo en los casos de sustracción u otras formas de utilización del vehículo en contra de la voluntad de su titular, debidamente justificadas, los gastos que se originen como consecuencia de la retirada a la que se refiere el apartado anterior serán por cuenta del titular, del arrendatario o del conductor habitual, según el caso, que deberá abonarlos como requisito previo a la devolución del vehículo, sin perjuicio del derecho de recurso y de la posibilidad de repercutirlos sobre el responsable del accidente, del abandono del vehículo o de la infracción que haya dado lugar a la retirada. El agente de la autoridad podrá retirar el permiso de circulación del vehículo hasta que se haya acreditado el abono de los gastos referidos.

3. La Administración deberá comunicar la retirada y depósito del vehículo al titular en el plazo de veinticuatro horas. La comunicación se efectuará a través de la Dirección Electrónica Vial, si el titular dispusiese de ella.

Artículo 106. Tratamiento residual del vehículo

1. La Administración competente en materia de ordenación y gestión del tráfico podrá ordenar el traslado del vehículo a un Centro Autorizado de Tratamiento de Vehículos para su posterior destrucción y descontaminación:

   a) Cuando hayan transcurrido más de dos meses desde que el vehículo fuera inmovilizado o retirado de la vía pública y depositado por la Administración y su titular no hubiera formulado alegaciones.

   b) Cuando permanezca estacionado por un período superior a un mes en el mismo lugar y presente desperfectos que hagan imposible su desplazamiento por sus propios medios o le falten las placas de matrícula.

   c) Cuando recogido un vehículo como consecuencia de avería o accidente del mismo en un recinto privado su titular no lo hubiese retirado en el plazo de dos meses.

   Con anterioridad a la orden de traslado del vehículo, la Administración requerirá al titular del mismo advirtiéndole que, de no proceder a su retirada en el plazo de un mes, se procederá a su traslado al Centro Autorizado de Tratamiento.

2. En el supuesto previsto en el apartado 1, párrafo c), el propietario o responsable del lugar o recinto deberá solicitar de la Jefatura Provincial de Tráfico autorización para el tratamiento residual del vehículo. A estos efectos deberá aportar la documentación que acredite haber solicitado al titular del vehículo la retirada de su recinto.

3. En aquellos casos en que se estime conveniente, la Jefatura Provincial de Tráfico, los órganos competentes de las comunidades autónomas que hayan recibido el traspaso de funciones y servicios en materia de tráfico y circulación de vehículos a motor, y el Alcalde o autoridad correspondiente por delegación, podrán acordar la sustitución del tratamiento residual del vehículo por su adjudicación a los servicios de vigilancia del tráfico, respectivamente en cada ámbito.

Artículo 107. Limitaciones de disposición en las autorizaciones administrativas

1. El titular de un permiso o licencia de conducción no podrá efectuar ningún trámite relativo a los vehículos de los que fuese titular en el Registro de Vehículos del organismo autónomo Jefatura Central de Tráfico cuando figuren como impagadas en su historial de conductor cuatro sanciones firmes en vía administrativa por infracciones graves o muy graves.

2. El titular de un vehículo no podrá efectuar ningún trámite relativo al mismo cuando figuren como impagadas en el historial del vehículo cuatro sanciones firmes en vía administrativa por infracciones graves o muy graves.

3. Queda exceptuado de lo dispuesto en los apartados anteriores el trámite de baja temporal o definitiva de vehículos.

Capítulo VII. Ejecución de las sanciones

Artículo 108. Ejecución

Una vez firme la sanción en vía administrativa, se procederá a su ejecución conforme a lo previsto en esta ley.

Artículo 109. Ejecución de la sanción de suspensión de las autorizaciones

El cumplimiento de la sanción de suspensión prevista en el artículo 80 se iniciará transcurrido un mes desde que haya adquirido firmeza en vía administrativa, y el período de suspensión de la misma se anotará en los correspondientes registros.

Artículo 110. Cobro de multas

1. Una vez firme la sanción, el interesado dispondrá de un plazo final de quince días naturales para el pago de la multa. Finalizado el plazo establecido sin que se haya pagado la multa, se iniciará el procedimiento de apremio.

2. Los órganos y procedimientos de la recaudación ejecutiva serán los establecidos en la normativa tributaria que le sea de aplicación, según las autoridades que las hayan impuesto.

Artículo 111. Responsables subsidiarios del pago de multas

1. Los titulares de los vehículos con los que se haya cometido una infracción serán responsables subsidiarios en caso de impago de la multa impuesta al conductor, salvo en los siguientes supuestos:

   a) Robo, hurto o cualquier otro uso en el que quede acreditado que el vehículo fue utilizado en contra de su voluntad.

b) Cuando el titular sea una empresa de alquiler sin conductor.

c) Cuando el vehículo tenga designado un arrendatario a largo plazo en el momento de cometerse la infracción. En este caso, la responsabilidad recaerá en aquel.

d) Cuando el vehículo tenga designado un conductor habitual en el momento de cometerse la infracción. En este caso, la responsabilidad recaerá en aquel.

2. La declaración de responsabilidad subsidiaria y sus consecuencias, incluida la posibilidad de adoptar medidas cautelares, se regirán por lo dispuesto en la normativa tributaria.

3. El responsable que haya satisfecho la multa tiene derecho de reembolso contra el infractor por la totalidad de lo que haya satisfecho.

Capítulo VIII. Prescripción, caducidad y cancelación de antecedentes

Artículo 112. Prescripción y caducidad

1. El plazo de prescripción de las infracciones previstas en esta ley será de tres meses para las infracciones leves y de seis meses para las infracciones graves y muy graves.

   El plazo de prescripción comenzará a contar a partir del mismo día en que los hechos se hubieran cometido.

2. La prescripción se interrumpe por cualquier actuación administrativa de la que tenga conocimiento el denunciado o esté encaminada a averiguar su identidad o domicilio y se practique con otras administraciones, instituciones u organismos. También se interrumpe por la notificación efectuada de acuerdo con los artículos 89, 90 y 91.

   El plazo de prescripción se reanudará si el procedimiento se paraliza durante más de un mes por causa no imputable al denunciado.

3. Si no se hubiera producido la resolución sancionadora transcurrido un año desde la iniciación del procedimiento, se producirá su caducidad y se procederá al archivo de las actuaciones, a solicitud de cualquier interesado o de oficio por el órgano competente para dictar resolución.

   Cuando la paralización del procedimiento se hubiera producido a causa del conocimiento de los hechos por la jurisdicción penal, el plazo de caducidad se suspenderá y, una vez haya adquirido firmeza la resolución judicial, se reanudará el cómputo del plazo de caducidad por el tiempo que restaba en el momento de acordar la suspensión.

4. El plazo de prescripción de las sanciones consistentes en multa será de cuatro años y el de la suspensión prevista en el artículo 80 será de un año, computa-

dos desde el día siguiente a aquel en que adquiera firmeza la sanción en vía administrativa.

El cómputo y la interrupción del plazo de prescripción del derecho de la Administración para exigir el pago de las sanciones en vía de apremio consistentes en multa se regirán por lo dispuesto en la normativa tributaria.

Artículo 113. Anotación y cancelación

1. Las sanciones por infracciones graves y muy graves y la detracción de puntos deberán ser comunicadas al Registro de Conductores e Infractores del organismo autónomo Jefatura Central de Tráfico por la autoridad que la hubiera impuesto en el plazo de los quince días naturales siguientes a su firmeza en vía administrativa.

2. Las autoridades judiciales comunicarán al Registro de Conductores e Infractores del organismo autónomo Jefatura Central de Tráfico, en el plazo de los quince días naturales siguientes a su firmeza, las penas de privación del derecho a conducir vehículos a motor y ciclomotores que se impongan por la comisión de delitos contra la seguridad vial.

3. En el Registro de Vehículos del organismo autónomo Jefatura Central de Tráfico quedarán reflejadas las sanciones firmes por infracciones graves y muy graves en las que un vehículo tanto matriculado en España como en el extranjero estuviese implicado y el impago de las mismas, en su caso. Estas anotaciones formarán parte del historial del vehículo.

4. Las anotaciones se cancelarán de oficio, a efectos de antecedentes, una vez transcurridos tres años desde su total cumplimiento o prescripción.

Título VI. Registro Nacional de Víctimas de Accidentes de Tráfico

Artículo 114. Creación

1. Se crea el Registro Nacional de Víctimas de Accidentes de Tráfico del organismo autónomo Jefatura Central de Tráfico.

2. Las comunidades autónomas que hayan recibido el traspaso de funciones y servicios en materia de tráfico y circulación de vehículos a motor podrán crear, respecto a sus ámbitos territoriales, sus propios Registros de Víctimas de Accidentes de Tráfico.

Artículo 115. Finalidad

1. En el Registro Nacional de Víctimas de Accidentes de Tráfico figurarán únicamente aquellos datos que sean relevantes y que permitan disponer de la información necesaria para determinar las causas y circunstancias en que se han producido los accidentes de tráfico y sus consecuencias.

Los asientos del Registro no contendrán más datos identificativos de los implicados o relacionados con su salud que los estrictamente necesarios para el cumplimiento de su finalidad, conforme se establece en el párrafo anterior.

2. El titular responsable del Registro adoptará las medidas de gestión y organización necesarias para asegurar, en todo caso, la confidencialidad, seguridad e integridad de los datos automatizados de carácter personal existentes en el Registro y el uso de los mismos para las finalidades para las que fueron recogidos, así como las conducentes a hacer efectivas las garantías, obligaciones y derechos reconocidos en la normativa sobre protección de datos de carácter personal.

Disposición adicional primera. Permisos y licencias de conducción en las comunidades autónomas con lengua cooficial

En aquellas comunidades autónomas que tengan una lengua cooficial, los permisos y licencias de conducción se redactarán, además de en castellano, en dicha lengua.

Disposición adicional segunda. Comunidades autónomas que hayan recibido el traspaso de funciones y servicios en materia de tráfico y circulación de vehículos a motor

Las Comunidades autónomas que hayan recibido el traspaso de funciones y servicios en materia de tráfico y circulación de vehículos a motor serán las encargadas, en su ámbito territorial, de determinar el modo de impartir los cursos de sensibilización y reeducación vial y los cursos de conducción segura y eficiente, de acuerdo con la duración, el contenido y los requisitos de aquéllos que se determinen con carácter general.

Disposición adicional tercera. Cursos para conductores profesionales

La realización de cursos de obligado cumplimiento por los conductores profesionales llevará aparejada la recuperación de hasta un máximo de cuatro puntos, en las condiciones que se determinen por orden del Ministro del Interior. Esta recuperación será compatible con la recuperación de los puntos obtenidos mediante la realización de un curso de sensibilización y reeducación vial.

Disposición adicional tercera bis Control de consumo de sustancias que puedan perturbar el desempeño de la conducción profesional

El Gobierno, mediante Real Decreto, en un plazo de veinticuatro meses desde la entrada en vigor de la Ley, previa audiencia del Comité Nacional del Transporte por Carretera, regulará los procedimientos para la realización de controles iniciales, periódicos o aleatorios, durante el ejercicio de la actividad profesional, de alcohol, drogas de abuso y sustancias psicoactivas y medicamentos, al personal que ostente el puesto de conductor de vehículo de transporte de viajeros y mercancías por carretera.

En cualquier caso, se deberá garantizar el tratamiento de las muestras y de los resultados de los controles realizados, y regular la actuación en el supuesto de pruebas con resultado positivo.

Disposición adicional tercera ter Cursos de concienciación y sensibilización

Para la obtención de un permiso o licencia de conducción se podrán establecer cursos de concienciación y sensibilización, que podrán impartirse también on line siempre que se asegure la interacción a través de un aula virtual. El contenido y forma de los mismos se determinará reglamentariamente, previa consulta a los expertos de seguridad vial, así como a las asociaciones de víctimas.

Disposición adicional cuarta. Obligación de destinar las sanciones económicas a la financiación de seguridad vial, prevención de accidentes de tráfico y ayuda a las víctimas

El importe de las sanciones económicas obtenidas por infracciones a esta ley, en el ámbito de la Administración General del Estado, se destinará íntegramente a la financiación de actuaciones y servicios en materia de seguridad vial, prevención de accidentes de tráfico y ayuda a las víctimas.

Disposición adicional quinta. Notificaciones en comunidades autónomas que hayan recibido el traspaso de funciones y servicios en materia de tráfico y circulación de vehículos a motor

Las comunidades autónomas que hayan recibido el traspaso de funciones y servicios en materia de tráfico y circulación de vehículos a motor podrán sustituir las notificaciones en la Dirección Electrónica Vial por notificaciones a través de sus propias plataformas informáticas, para aquellos ciudadanos que opten por las mismas.

Las administraciones locales pertenecientes a los ámbitos territoriales de las comunidades autónomas que hayan recibido el traspaso de funciones y servicios en materia de tráfico y circulación de vehículos a motor podrán suscribir convenios de colaboración para efectuar las notificaciones telemáticas a través de las plataformas de notificación de la comunidad autónoma.

Disposición adicional sexta. Condiciones básicas y de accesibilidad para las personas con discapacidad

El Gobierno velará por el cumplimiento de lo dispuesto en la normativa relativa a personas con discapacidad y su inclusión social respecto a todos aquellos centros que, en materia de seguridad vial, necesiten de autorización previa para desarrollar su actividad, o cuya gestión sea competencia de la Administración General del Estado.

Disposición adicional séptima. Responsabilidad en accidentes de tráfico por atropellos de especies cinegéticas

En accidentes de tráfico ocasionados por atropello de especies cinegéticas en las vías públicas será responsable de los daños a personas o bienes el conductor del vehículo, sin que pueda reclamarse por el valor de los animales que irrumpan en aquéllas.

No obstante, será responsable de los daños a personas o bienes el titular del aprovechamiento cinegético o, en su defecto, el propietario del terreno cuando el accidente de tráfico sea consecuencia directa de una acción de caza colectiva de una especie de caza mayor llevada a cabo el mismo día o que haya concluido doce horas antes de aquél.

También podrá ser responsable el titular de la vía pública en la que se produzca el accidente como consecuencia de no haber reparado la valla de cerramiento en plazo, en su caso, o por no disponer de la señalización específica de animales sueltos en tramos con alta accidentalidad por colisión de vehículos con los mismos.

Disposición adicional octava. Documentación correspondiente a otras administraciones públicas

El organismo autónomo Jefatura Central de Tráfico y las administraciones públicas competentes podrán articular mecanismos de cooperación, mediante los oportunos convenios de colaboración, para la transmisión de los documentos que las citadas administraciones deban remitir a dicho organismo autónomo por imposición de una normativa ajena a esta ley.

Disposición adicional novena. Baja definitiva por traslado del vehículo a otro país

Se prohíbe dar de baja definitiva, por traslado a otro país, vehículos que no cumplan los requisitos de seguridad y medioambientales que se establezcan reglamentariamente.

Disposición adicional décima. Actividades industriales y seguridad vial

Sin perjuicio de lo dispuesto en esta ley, las actividades industriales que afecten directamente a la seguridad vial se regirán por lo previsto en la normativa sobre seguridad industrial.

Disposición adicional undécima. Integración y coordinación de notificaciones a través del Tablón Edictal de Sanciones de Tráfico (TESTRA) y de la Dirección Electrónica Vial (DEV)

El Tablón Edictal de Sanciones de Tráfico (TESTRA) podrá integrarse en el Tablón Edictal Único cuando razones justificadas de eficiencia en la prestación del servicio así lo aconsejen para los anuncios de notificaciones edictales de los procedimientos sancionadores en materia de tráfico. Por estos mismos motivos, y cumpliendo las funciones que la ley recoge, la Dirección Electrónica Vial (DEV) podrá integrarse o coordinarse con la Dirección Electrónica Habilitada (DEH).

Disposición adicional duodécima Situación de los conductores profesionales a efectos de la autorización administrativa para conducir

El organismo autónomo Jefatura Central de Tráfico desarrollará un sistema telemático para que las empresas dedicadas al transporte de personas o de mercancías y las personas trabajadoras autónomas que tengan la condición de empleadoras puedan conocer si un conductor profesional que trabaja en ellas se encuentra habilitado legalmente para conducir, no siendo necesario el consentimiento del trabajador.

El funcionamiento y gestión de dicho sistema telemático se realizarán con estricta sujeción a lo dispuesto en el Reglamento (UE) 2016/679 del Parlamento Europeo y del Consejo, de 27 de abril de 2016, relativo a la protección de las personas físicas en lo que respecta al tratamiento de sus datos personales y a la libre circulación de estos datos, en la Ley Orgánica 3/2018, de 5 de diciembre, de Protección de Datos Personales y garantía de los derechos digitales y en el resto de la normativa sobre protección de datos personales.

El acceso quedará limitado a quienes acrediten la condición de empleador, que estén dados de alta en el registro que se cree a estos efectos, y únicamente respecto de los datos relativos al mantenimiento o pérdida del permiso o licencia de conducción de sus trabajadores, en los términos que se establezcan reglamentariamente.

Disposición transitoria primera. Matriculación definitiva de vehículos en España

Lo dispuesto en el artículo 68.2 en cuanto a la matriculación definitiva en España de vehículos no será efectivo hasta que se proceda a regular reglamentariamente aquellos aspectos que permitan su aplicación.

Disposición transitoria segunda. Práctica de las notificaciones en la Dirección Electrónica Vial (DEV)

Las administraciones locales practicarán las notificaciones en la Dirección Electrónica Vial (DEV) antes del 25 de mayo de 2016, siempre que lo permitan sus disponibilidades presupuestarias y sus medios técnicos.

Disposición transitoria tercera. Límites de velocidad para vehículos de tres ruedas asimilados a motocicletas

Hasta que se modifique el Reglamento General de Circulación, aprobado por el Real Decreto 1428/2003, de 21 de noviembre, y se fijen los límites de velocidad para los vehículos de tres ruedas asimilados a las motocicletas, estos vehículos tendrán los mismos límites de velocidad que se establecen en dicho Reglamento para las motocicletas de dos ruedas.

Disposición final primera. Título competencial

Esta ley se dicta al amparo de la competencia exclusiva atribuida al Estado sobre tráfico y circulación de vehículos a motor por el artículo 149.1.21ª de la Constitución Española.

Disposición final segunda. Habilitaciones normativas

1. Se habilita al Gobierno para dictar las disposiciones necesarias para desarrollar esta ley.

2. Asimismo se habilita específicamente al Gobierno:

   a) Para modificar los conceptos básicos contenidos en el anexo I de acuerdo con la variación de sus definiciones que se produzca en el ámbito de acuerdos y convenios internacionales con trascendencia en España.

   b) Para modificar el anexo II.

   c) Para regular las peculiaridades del régimen de autorizaciones y circulación de los vehículos pertenecientes a las Fuerzas Armadas y a la Guardia Civil, a propuesta de los Ministros de Defensa y del Interior, y, en su caso, de los demás ministros competentes.

   d) Para revisar la normativa vigente que regula la señalización vial vertical al objeto de adaptar sus dimensiones mínimas a la intensidad actual del tráfico y al incremento en la edad media de los conductores.

   e) Para actualizar la cuantía de las sanciones de multa previstas en esta ley, atendiendo a los criterios establecidos en la normativa de desindexación.

   f) Para modificar la previsión temporal sobre la práctica de las notificaciones en la Dirección Electrónica Vial contenida en la disposición transitoria segunda, atendiendo a la situación financiera y a las posibilidades reales de implementación por las administraciones locales de las medidas necesarias para la plena efectividad de este sistema de notificaciones.

   g) Para establecer el formato del permiso o licencia de conducción integrado en el documento nacional de identidad del conductor en el momento que técnicamente sea posible, así como el documento complementario que permita visualizar de manera tangible el saldo de puntos.

   h) Para regular las marchas cicloturistas.

   i) Para introducir en el Reglamento General de Vehículos, aprobado por el Real Decreto 2.822/1998, de 23 de diciembre, las modificaciones necesarias con el fin de que el color de la señal luminosa de todos los vehículos prioritarios sea azul.

Disposición final tercera. Habilitaciones al Ministro del Interior

Se habilita al Ministro del Interior para determinar:

a) La duración, el contenido y los requisitos de los cursos de sensibilización y reeducación vial.

b) Las condiciones para practicar la notificación en el TESTRA.

c) Los términos en los que el titular o el arrendatario a largo plazo comunicarán al Registro de Vehículos la identidad del conductor habitual

d) Los términos en los que el arrendatario a largo plazo comunicará al Registro de Vehículos la identidad del arrendatario.

e) Los términos en que se comunicará al Registro Nacional de Víctimas de Accidentes de Tráfico la información referente a las víctimas de accidentes de tráfico.

f) La duración, el contenido y los requisitos de los cursos de conducción segura y eficiente, así como los mecanismos de certificación y control de los mismos.

ANEXO I

Conceptos básicos

A los efectos de esta ley y sus disposiciones complementarias, se entiende por:

1. Conductor. Persona que, con las excepciones del párrafo segundo del punto 4 maneja el mecanismo de dirección o va al mando de un vehículo, o a cuyo cargo está un animal o animales. En vehículos que circulen en función de aprendizaje de la conducción, tiene la consideración de conductor la persona que está a cargo de los mandos adicionales.

2. Conductor habitual. Persona que, contando con el permiso o licencia de conducción necesarios, inscrito en el Registro de Conductores e Infractores y previo su consentimiento, se comunica por el titular del vehículo o, en su caso, por el arrendatario a largo plazo al Registro de Vehículos, por ser aquella que de manera usual o con mayor frecuencia conduce dicho vehículo.

3. Conductor profesional. Persona provista de la correspondiente autorización administrativa para conducir, cuya actividad laboral principal sea la conducción de vehículos a motor dedicados al transporte de mercancías o de personas, extremo que se acreditará mediante certificación expedida por la empresa para la que ejerza aquella actividad, acompañada de la correspondiente documentación acreditativa de la cotización a la Seguridad Social como trabajador de dicha empresa.

Si se trata de un empresario autónomo, la certificación a que se hace referencia en el párrafo anterior será sustituida por una declaración del propio empresario.

Este concepto sólo será de aplicación en lo que se refiere al sistema del permiso de conducción por puntos.

4. Peatón. Persona que, sin ser conductor, transita a pie por las vías o terrenos a que se refiere el artículo 2.

También tienen la consideración de peatones quienes empujan o arrastran un coche de niño o de una persona con discapacidad o cualquier otro vehículo sin motor de pequeñas dimensiones, los que conducen a pie un ciclo o ciclomotor de dos ruedas, y las personas con discapacidad que circulan al paso en una silla de ruedas, con o sin motor.

5. Titular de vehículo. Persona a cuyo nombre figura inscrito el vehículo en el registro oficial correspondiente.

6. Vehículo. Aparato apto para circular por las vías o terrenos a que se refiere el artículo 2.

7. Ciclo. Vehículo provisto de, al menos, dos ruedas y propulsado exclusiva o principalmente por la energía muscular de la persona o personas que están sobre el vehículo, en particular por medio de pedales.

Se incluyen en esta definición los ciclos de pedaleo asistido.

8. Bicicleta. Ciclo de dos ruedas.

9. Ciclomotor: Tienen la condición de ciclomotores los vehículos que se definen a continuación:

a) Vehículo de dos ruedas, con una velocidad máxima por construcción no superior a 45 km/h y con un motor de cilindrada inferior o igual a 50 cm^3, si es de combustión interna, o bien con una potencia continua nominal máxima inferior o igual a 4 kW si es de motor eléctrico.

b) Vehículo de tres ruedas, con una velocidad máxima por construcción no superior a 45 km/h y con un motor cuya cilindrada sea inferior o igual a 50 cm^3 para los motores de encendido por chispa (positiva), o bien cuya potencia máxima neta sea inferior o igual a 4 kW para los demás motores de combustión interna, o bien cuya potencia continua nominal máxima sea inferior o igual a 4 kW para los motores eléctricos.

c) Vehículos de cuatro ruedas, cuya masa en vacío sea inferior o igual a 350 kilogramos no incluida la masa de baterías para los vehículos eléctricos, cuya velocidad máxima por construcción sea inferior o igual a 45 km/h, y cuya cilindrada del motor sea inferior o igual a 50 cm^3 para los motores de encendido por chispa (positiva), o cuya potencia máxima neta sea inferior o igual a 4 kW para los demás motores de combustión interna, o cuya potencia continua nominal máxima sea inferior o igual a 4 kW para los motores eléctricos.

10. Tranvía. Vehículo que marcha por raíles instalados en la vía.

11. Vehículo para personas de movilidad reducida. Vehículo cuya tara no sea superior a 350 kilogramos y que, por construcción, no puede alcanzar en llano una velocidad superior a 45 km/h, proyectado y construido especialmente (y no meramente adaptado) para el uso de personas con alguna disfunción o incapacidad física. En cuanto al resto de sus características técnicas se les equipara a los ciclomotores de tres ruedas.

12. Vehículo de motor. Vehículo provisto de motor para su propulsión. Se excluyen de esta definición los ciclomotores, los tranvías y los vehículos para personas de movilidad reducida.

13. Automóvil. Vehículo de motor que sirve, normalmente, para el transporte de personas o de cosas, o de ambas a la vez, o para la tracción de otros vehículos con aquel fin. Se excluyen de esta definición los vehículos especiales.

14. Motocicleta. Tienen la condición de motocicleta los automóviles que se definen a continuación:

a) Motocicletas de dos ruedas. Automóvil de dos ruedas, sin sidecar, provistos de un motor de cilindrada superior a 50 cm^3, si es de combustión interna, y/o con una velocidad máxima por construcción superior a 45 km/h.

b) Motocicletas con sidecar. Automóvil de tres ruedas asimétricas respecto a su eje medio longitudinal, provistos de un motor de cilindrada superior a 50 cm^3, si es de combustión interna, y/o con una velocidad máxima por construcción superior a 45 km/h.

15. Turismo. Automóvil destinado al transporte de personas que tenga, por lo menos, cuatro ruedas y que tenga, además del asiento del conductor, ocho plazas como máximo.

16. Autobús o autocar. Automóvil que tenga más de nueve plazas, incluida la del conductor, destinado, por su construcción y acondicionamiento, al transporte de personas y sus equipajes. Se incluye en este término el trolebús, es decir, el vehículo conectado a una línea eléctrica y que no circula por raíles.

17. Autobús o autocar articulado. Autobús o autocar compuesto por dos partes rígidas unidas entre sí por una sección articulada. En este tipo de vehículos, los compartimentos para viajeros de cada una de ambas partes rígidas se comunican entre sí.

La sección articulada permite la libre circulación de los viajeros entre las partes rígidas. La conexión y disyunción entre las dos partes únicamente podrá realizarse en el taller.

18. Camión. Automóvil con cuatro ruedas o más, concebido y construido para el transporte de mercancías, cuya cabina no está integrada en el resto de la carrocería y con un máximo de nueve plazas, incluido el conductor.

19. Vehículo mixto adaptable. Automóvil especialmente dispuesto para el transporte, simultáneo o no, de mercancías y personas hasta un máximo de nueve incluido el conductor, y en el que se puede sustituir eventualmente la carga, parcial o totalmente, por personas mediante la adición de asientos.

20. Remolque. Vehículo no autopropulsado diseñado y concebido para ser remolcado por un vehículo de motor.

21. Remolque ligero. Aquél cuya masa máxima autorizada no exceda de 750 kg. A efectos de esta clasificación, se excluyen los agrícolas.

22. Semirremolque. Vehículo no autopropulsado diseñado y concebido para ser acoplado a un automóvil, sobre el que reposará parte del mismo, transfiriéndole una parte sustancial de su masa.

23. Tractocamión. Automóvil concebido y construido para realizar, principalmente, el arrastre de un semirremolque.

24. Conjunto de vehículos. Tienen la condición de conjunto de vehículos:

a) Vehículo articulado. Automóvil constituido por un vehículo de motor acoplado a un semirremolque.

b) Tren de carretera. Automóvil constituido por un vehículo de motor enganchado a un remolque.

25. Vehículo especial (V.E.). Vehículo, autopropulsado o remolcado, concebido y construido para realizar obras o servicios determinados y que, por sus características, está exceptuado de cumplir alguna de las condiciones técnicas reglamentariamente establecidas o sobrepasa permanentemente los límites establecidos en el mismo para masas o dimensiones, así como la maquinaria agrícola y sus remolques.

26. Tractor de obras. Vehículo especial autopropulsado, de dos o más ejes, concebido y construido para arrastrar o empujar útiles, máquinas o vehículos de obras.

27. Tractor de servicios. Vehículo especial autopropulsado, de dos o más ejes, concebido y construido para arrastrar o empujar vehículos de servicio, vagones u otros aparatos.

28. Tractor agrícola. Vehículo especial autopropulsado, de dos o más ejes, concebido y construido para arrastrar, empujar, llevar o accionar aperos, maquinaria o remolques agrícolas.

29. Motocultor. Vehículo especial autopropulsado, de un eje, dirigible por manceras por un conductor que marche a pie. Ciertos motocultores pueden, también, ser dirigidos desde un asiento incorporado a un remolque o máquina agrícola o a un apero o bastidor auxiliar con ruedas.

30. Tractocarro. Vehículo especial autopropulsado, de dos o más ejes, especialmente concebido para el transporte en campo de productos agrícolas.

31. Máquina agrícola automotriz. Vehículo especial autopropulsado, de dos o más ejes, concebido y construido para efectuar trabajos agrícolas.

32. Portador. Vehículo especial autopropulsado, de dos o más ejes, concebido y construido para portar máquinas agrícolas.

33. Máquina agrícola remolcada. Vehículo especial concebido y construido para efectuar trabajos agrícolas que, para trasladarse y maniobrar debe ser arrastrado o empujado por un tractor agrícola, motocultor, portador o máquina agrícola automotriz. Se excluyen de esta definición los aperos agrícolas, entendiéndose por tales los útiles o instrumentos agrícolas, sin motor, concebidos y construidos para efectuar trabajos de preparación del terreno o laboreo, que, además, no se consideran vehículos, así como también el resto de la maquinaria agrícola remolcada de menos de 750 kilogramos de masa.

34. Remolque agrícola. Vehículo especial de transporte construido y destinado para ser arrastrado por un tractor agrícola, motocultor, portador o máquina agrícola automotriz. Se incluyen en esta definición a los semirremolques agrícolas.

35. Tara. Masa del vehículo, con su equipo fijo autorizado, sin personal de servicio, pasajeros ni carga, y con su dotación completa de agua, combustible, lubricante, repuestos, herramientas y accesorios reglamentarios.

36. Masa en carga. La masa efectiva del vehículo y de su carga, incluida la masa del personal de servicio y de los pasajeros.

37. Masa máxima autorizada (M.M.A.). La masa máxima para la utilización de un vehículo con carga en circulación por las vías públicas.

38. Masa por eje. La que gravita sobre el suelo, transmitida por la totalidad de las ruedas acopladas a ese eje.

39. Grupo de ejes. Los ejes que forman parte de un bogie. En el caso de dos ejes, el grupo se denominará tándem, y tándem triaxial en caso de tres ejes.

40. Luz de carretera o de largo alcance. Luz utilizada para alumbrar una distancia larga de la vía por delante del vehículo.

41. Luz de cruce o de corto alcance. Luz utilizada para alumbrar la vía por delante del vehículo, sin deslumbrar ni molestar a los conductores que vengan en sentido contrario, ni a los demás usuarios de la vía.

42. Luz de posición delantera. Luz utilizada para indicar la presencia y la anchura del vehículo, cuando se le vea desde delante.

43. Luz de posición trasera. Luz utilizada para indicar la presencia y la anchura del vehículo, cuando se le vea desde detrás.

44. Catadióptrico. Dispositivo utilizado para indicar la presencia del vehículo mediante la reflexión de la luz procedente de una fuente luminosa independiente de dicho vehículo, hallándose el observador cerca de la fuente.

No se considerarán catadióptricos:

– Las placas de matrícula retrorreflectantes.

– Las señales retrorreflectantes mencionadas en el ADR.

– Las demás placas y señales retrorreflectantes que deban llevarse para cumplir la reglamentación vigente sobre la utilización de determinadas categorías de vehículos o de determinados modos de funcionamiento.

45. Luz de marcha atrás. Luz utilizada para iluminar la vía por detrás del vehículo y para advertir a los demás usuarios de la vía que el vehículo va, o está a punto de ir, marcha atrás.

46. Luz indicadora de dirección. Luz utilizada para indicar a los demás usuarios de la vía que el conductor quiere cambiar de dirección hacia la derecha o hacia la izquierda.

47. Luz de frenado. Luz utilizada para indicar, a los usuarios de la vía que circulan detrás del vehículo, que el conductor de éste está accionando el freno de servicio.

48. Luz de gálibo. Luz instalada lo más cerca posible del borde exterior más elevado del vehículo y destinada claramente a indicar la anchura total del vehículo. En determinados vehículos y remolques, esta luz sirve de complemento a las luces de posición delanteras y traseras del vehículo para señalar su volumen.

49. Señal de emergencia. El funcionamiento simultáneo de todas las luces indicadoras de dirección del vehículo para advertir que el vehículo representa temporalmente un peligro para los demás usuarios de la vía.

50. Luz antiniebla delantera. Luz utilizada para mejorar el alumbrado de la carretera en caso de niebla, nevada, tormenta o nube de polvo.

51. Luz antiniebla trasera. Luz utilizada para hacer el vehículo más visible por detrás en caso de niebla densa.

52. Luz de alumbrado interior. Luz destinada a la iluminación del habitáculo del vehículo en forma tal que no produzca deslumbramiento ni moleste indebidamente a los demás usuarios de la vía.

53. Luz de estacionamiento. Luz utilizada para señalizar la presencia de un vehículo estacionado en zona edificada. En tales circunstancias sustituye a las luces de posición delanteras y traseras.

54. Plataforma. Zona de la carretera dedicada al uso de vehículos, formada por la calzada y los arcenes.

55. Calzada. Parte de la carretera dedicada a la circulación de vehículos. Se compone de un cierto número de carriles.

56. Carril. Banda longitudinal en que puede estar subdividida la calzada, delimitada o no por marcas viales longitudinales, siempre que tenga una anchura suficiente para permitir la circulación de una fila de automóviles que no sean motocicletas.

57. Carril para vehículos con alta ocupación. Aquel especialmente reservado o habilitado para la circulación de los vehículos con alta ocupación.

58. Acera. Zona longitudinal de la carretera elevada o no, destinada al tránsito de peatones.

59. Zona peatonal. Parte de la vía, elevada o delimitada de otra forma, reservada a la circulación de peatones. Se incluye en esta definición la acera, el andén y el paseo.

60. Refugio. Zona peatonal situada en la calzada y protegida del tránsito rodado.

61. Arcén. Franja longitudinal afirmada contigua a la calzada, no destinada al uso de vehículos automóviles, más que en circunstancias excepcionales.

62. Intersección. Nudo de la red viaria en el que todos los cruces de trayectorias posibles de los vehículos que lo utilizan se realizan a nivel.

63. Glorieta. Tipo especial de intersección caracterizado por que los tramos que en él confluyen se comunican a través de un anillo en el que se establece una circulación rotatoria alrededor de una isleta central. No son glorietas propiamente dichas las denominadas glorietas partidas en las que dos tramos, generalmente opuestos, se conectan directamente a través de la isleta central, por lo que el tráfico pasa de uno a otro y no la rodea.

64. Paso a nivel. Cruce a la misma altura entre una vía y una línea de ferrocarril con plataforma independiente.

65. Carretera. Vía pública pavimentada situada fuera de poblado, salvo los tramos en travesía.

66. Autopista. Carretera especialmente proyectada, construida y señalizada como tal para la exclusiva circulación de automóviles y que tiene las siguientes características:

a) No tener acceso a la misma las propiedades colindantes.

b) No cruzar a nivel ninguna otra senda, vía, línea de ferrocarril o tranvía, ni ser cruzada a nivel por senda, vía de comunicación o servidumbre de paso alguna.

c) Constar de distintas calzadas para cada sentido de circulación, separadas entre sí, salvo en puntos singulares o con carácter temporal, por una franja de terreno no destinada a la circulación o, en casos excepcionales, por otros medios.

67. Autovía. Carretera especialmente proyectada, construida y señalizada como tal que tiene las siguientes características:

a) Tener acceso limitado a ella las propiedades colindantes.

b) No cruzar a nivel ninguna otra senda, vía, línea de ferrocarril o tranvía, ni ser cruzada a nivel por senda, vía de comunicación o servidumbre de paso alguna.

c) Constar de distintas calzadas para cada sentido de circulación, separadas entre sí, salvo en puntos singulares o con carácter temporal, por una franja de terreno no destinada a la circulación, o por otros medios.

68. Vía para automóviles. Vía reservada exclusivamente a la circulación de automóviles, con una sola calzada y con limitación total de accesos a las propiedades colindantes, y señalizada con las señales S-3 y S-4, respectivamente.

69. Carretera convencional. Carretera que no reúne las características propias de las autopistas, autovías y vías para automóviles.

70. Poblado. Espacio que comprende edificios y en cuyas vías de entrada y de salida están colocadas, respectivamente, las señales de entrada a poblado y de salida de poblado.

71. Travesía. Tramo de carretera que discurre por poblado. No tendrán la consideración de travesías aquellos tramos que dispongan de una alternativa viaria o variante a la cual tiene acceso.

72. Vía interurbana. Vía pública situada fuera de poblado.

73. Vía urbana. Vía pública situada dentro de poblado, excepto las travesías.

74. Vía ciclista. Vía específicamente acondicionada para el tráfico de ciclos, con la señalización horizontal y vertical correspondiente, y cuyo ancho permite el paso seguro de estos vehículos.

75. Carril-bici. Vía ciclista que discurre adosada a la calzada, en un solo sentido o en doble sentido.

76. Carril-bici protegido. Carril-bici provisto de elementos laterales que lo separan físicamente del resto de la calzada, así como de la acera.

77. Acera-bici. Vía ciclista señalizada sobre la acera.

78. Pista-bici. Vía ciclista segregada del tráfico motorizado, con trazado independiente de las carreteras.

79. Senda ciclable. Vía para peatones y ciclos, segregada del tráfico motorizado, y que discurre por espacios abiertos, parques, jardines o bosques.

80. Detención. Inmovilización de un vehículo por emergencia, por necesidades de la circulación o para cumplir algún precepto reglamentario.

81. Parada. Inmovilización de un vehículo durante un tiempo inferior a dos minutos, sin que el conductor pueda abandonarlo.

82. Estacionamiento. Inmovilización de un vehículo que no se encuentra en situación de detención o parada.

ANEXO II

Infracciones que llevan aparejada la pérdida de puntos

El titular de un permiso o licencia de conducción que sea sancionado en firme en vía administrativa por la comisión de alguna de las infracciones que a continuación se relacionan, perderá el número de puntos que, para cada una de ellas, se señalan a continuación:

1. Conducir con una tasa de alcohol superior a la reglamentariamente establecida:	
Valores mg/l aire espirado, más de 0,50 (profesionales y titulares de permisos de conducción con menos de dos años de antigüedad más de 0,30 mg/l).	6
Valores mg/l aire espirado, superior a 0,25 hasta 0,50 (profesionales y titulares de permisos de conducción con menos de dos años de antigüedad más de 0,15 hasta 0,30 mg/l).	4
2. Conducir con presencia de drogas en el organismo.	6
3. Incumplir la obligación de someterse a las pruebas de detección de alcohol o de la presencia de drogas en el organismo.	6
4. Conducir de forma temeraria, circular en sentido contrario al establecido o participar en carreras o competiciones no autorizadas.	6
5. Conducir vehículos que tengan instalados inhibidores de radares o cinemómetros o cualesquiera otros mecanismos encaminados a interferir en el correcto funcionamiento de los sistemas de vigilancia del tráfico.	6
6. El exceso en más del 50 por ciento en los tiempos de conducción o la minoración en más del 50 por ciento en los tiempos de descanso establecidos en la legislación sobre transporte terrestre.	6
7. La participación o colaboración necesaria de los conductores en la colocación o puesta en funcionamiento de elementos que alteren el normal funcionamiento del tacógrafo o del limitador de velocidad.	6
8. Utilizar, sujetando con la mano, dispositivos de telefonía móvil mientras se conduce.	6
9. Arrojar a la vía o en sus inmediaciones objetos que puedan producir incendios o accidentes.	6

10. Incumplir las disposiciones legales sobre preferencia de paso, y la obligación de detenerse en la señal de stop, ceda el paso y en los semáforos con luz roja encendida.	4
11. Incumplir las disposiciones legales sobre adelantamiento poniendo en peligro o entorpeciendo a quienes circulen en sentido contrario y adelantar en lugares o circunstancias de visibilidad reducida.	4
12. Adelantar poniendo en peligro o entorpeciendo a ciclistas o sin dejar la separación mínima de 1,5 metros.	6
13. No respetar las señales o las órdenes de la autoridad encargada de la regulación, ordenación, gestión, vigilancia y disciplina del tráfico, o de sus agentes.	4
14. No mantener la distancia de seguridad con el vehículo que le precede.	4
15. No hacer uso, o no hacerlo de forma adecuada, del cinturón de seguridad, sistemas de retención infantil, casco y demás elementos de protección obligatorios.	4
16. Conducir un vehículo con un permiso o licencia de conducción que no le habilite para ello.	4
17. Conducir un vehículo teniendo suspendida la autorización administrativa para conducir o teniendo prohibido el uso del vehículo que se conduce.	4
18. Realizar la maniobra de marcha atrás en autopistas y autovías.	4
19. Efectuar el cambio de sentido incumpliendo las disposiciones recogidas en esta Ley y en los términos establecidos reglamentariamente.	3
20. Conducir utilizando cualquier tipo de casco de audio o auricular conectado a aparatos receptores o reproductores de sonido u otros dispositivos que disminuyan la atención permanente a la conducción, o manteniendo ajustado entre el casco y la cabeza del usuario dispositivos de telefonía móvil mientras se conduce, o utilizando manualmente navegadores o cualquier otro medio o sistema de comunicación, así como dispositivos de telefonía móvil en condiciones distintas a las previstas en el ordinal 8.	3
21. Conducir vehículos que lleven mecanismos de detección de radares o cinemómetros.	3

La detracción de puntos por exceso de velocidad se producirá de acuerdo con lo establecido en el anexo IV.

ANEXO III

Cursos de sensibilización y reeducación vial

La duración, el contenido y los requisitos de los cursos de sensibilización y reeducación vial serán los que se establezcan por orden del Ministro del Interior.

1. Objeto. Los cursos de sensibilización y reeducación vial tendrán por objeto concienciar a los conductores sobre su responsabilidad como infractores y las consecuencias derivadas de su comportamiento, en especial respecto a los accidentes de tráfico, así como reeducarlos en el respeto a los valores esenciales en el ámbito de la seguridad vial como son el aprecio a la vida propia y ajena, y en el cumplimiento de las normas que regulan la circulación.

La realización de estos cursos tendrá como objetivo final modificar la actitud en la circulación vial de los conductores sancionados por la comisión de infracciones graves y muy graves que lleven aparejada la pérdida de puntos.

2. Clases de cursos. Se podrán realizar dos clases de cursos:

a) Los cursos de sensibilización y reeducación vial para aquellos conductores que hayan perdido una parte del crédito inicial de puntos asignados. La superación con aprovechamiento de estos cursos les permitirá recuperar hasta un máximo de seis puntos, siempre que se cumplan los requisitos establecidos en esta ley. Su duración máxima será de quince horas.

b) Los cursos de sensibilización y reeducación vial para aquellos conductores que pretendan obtener de nuevo el permiso o la licencia de conducción tras haber perdido la totalidad de los puntos asignados. La superación con aprovechamiento de estos cursos será un requisito previo para que el titular de la autorización pueda obtenerla de nuevo, siempre que cumpla los requisitos establecidos en esta ley. Su duración máxima será de treinta horas.

3. Contenido de los cursos. El contenido de los cursos de sensibilización y reeducación vial versará, principalmente, sobre aquellas materias relacionadas con los accidentes de tráfico, sus causas, consecuencias y los comportamientos adecuados para evitarlos.

ANEXO IV

Cuadro de sanciones y puntos por exceso de velocidad

Infracción sobre exceso de velocidad captado por cinemómetro

Límite		20	30	40	50	60	70	80	90	100	110	120	130	Multa	Puntos
Exceso velocidad		21 40	31 50	41 60	51 70	61 90	71 100	81 110	91 120	101 130	111 140	121 150	131 150	100	–
	Grave	41 50	51 60	61 70	71 80	91 110	101 120	111 130	121 140	131 150	141 160	151 170	151 170	300	2
		51 60	61 70	71 80	81 90	111 120	121 130	131 140	141 150	151 160	161 170	171 180	171 180	400	4
		61 70	71 80	81 90	91 100	121 130	131 140	141 150	151 160	161 170	171 180	181 190	181 190	500	6
	Muy grave	71	81	91	101	131	141	151	161	171	181	191	191	600	6

En los tramos de autovías y autopistas interurbanas de acceso a las ciudades en que se hayan establecido límites inferiores a 100 km/h, los excesos de velocidad se sancionarán con la multa económica correspondiente al cuadro de sanciones del Anexo IV. El resto de los efectos administrativos y penales sólo se producirá cuando superen los 100 km/h y en los términos establecidos para este límite.

ANEXO V

Datos de búsqueda a los que podrán acceder los órganos competentes españoles

1. Datos relativos al vehículo:

- Número de matrícula.

- Estado miembro de matriculación.

2. Datos relativos a la infracción:

- Estado miembro de la infracción.

- Fecha de la infracción.

- Hora de la infracción.

Código del tipo de infracción que corresponda según el cuadro siguiente:

Código	Tipo de infracción
Código 1	Exceso de velocidad.
Código 2	Conducción con tasas de alcohol superiores a las reglamentariamente establecidas.
Código 3	No utilización del cinturón de seguridad u otros sistemas de retención homologados.
Código 4	No detención ante un semáforo en rojo o en el lugar prescrito por la señal de «stop».
Código 5	Circulación por un carril prohibido, circulación indebida por el arcén o por un carril reservado para determinados usuarios.
Código 10	Conducción con presencia de drogas en el organismo.
Código 11	No utilización del casco de protección.
Código 12	Utilización del teléfono móvil o de cualquier otro dispositivo de comunicación durante la conducción cuando no esté permitido.
Código 51	Impago de peajes, tasa o precio público, cuando estos fueran exigibles.

2. El Reglamento General de Circulación (Real Decreto 1428/2003, de 21 de noviembre)

Título Preliminar.
Ámbito de aplicación de las normas sobre tráfico, circulación de vehículos a motor y seguridad vial

Artículo 1. Ámbito de aplicación

1. Los preceptos de la Ley sobre tráfico, circulación de vehículos a motor y seguridad vial, los de este reglamento y los de las demás disposiciones que la desarrollen serán aplicables en todo el territorio nacional y obligarán a los titulares y usuarios de las vías y terrenos públicos aptos para la circulación, tanto urbanos como interurbanos, a los de las vías y terrenos que, sin tener tal aptitud, sean de uso común y, en defecto de otras normas, a los de las vías y terrenos privados que sean utilizados por una colectividad indeterminada de usuarios.

2. En concreto, tales preceptos serán aplicables:

   a) A los titulares de las vías públicas o privadas, comprendidas en el párrafo c), y a sus usuarios, ya lo sean en concepto de titulares, propietarios, conductores u ocupantes de vehículos o en concepto de peatones, y tanto si circulan individualmente como en grupo.

   Asimismo, son aplicables a todas aquellas personas físicas o jurídicas que, sin estar comprendidas en el inciso anterior, resulten afectadas por dichos preceptos.

   b) A los animales sueltos o en rebaño y a los vehículos de cualquier clase que, estáticos o en movimiento, se encuentren incorporados al tráfico en las vías comprendidas en el primer inciso del párrafo c).

   c) A las autopistas, autovías, carreteras convencionales, a las áreas y zonas de descanso y de servicio, sitas y afectas a dichas vías, calzadas de servicio y a las zonas de parada o estacionamiento de cualquier clase de vehículos; a las travesías, a las plazas, calles o vías urbanas; a los caminos de dominio público; a las pistas y terrenos públicos aptos para la circulación; a los caminos de servicio construidos como elementos auxiliares o complementarios de las actividades de sus titulares y a los construidos con finalidades análogas, siempre que estén abiertos al uso público, y, en general, a todas las vías de uso común públicas o privadas.

   No serán aplicables los preceptos mencionados a los caminos, terrenos, garajes, cocheras u otros locales de similar naturaleza, construidos dentro de fincas privadas, sustraídos al uso público y destinados al uso exclusivo de los propietarios y sus dependientes.

3. El desplazamiento ocasional de vehículos por terrenos o zonas de uso común no aptos para la circulación, por tratarse de lugares no destinados al tráfico, quedará sometido a las normas contenidas en el título I y en el capítulo X del título II de este reglamento, en cuanto sean aplicables, y a lo dispuesto en la regulación vigente sobre conductores y vehículos, respecto del régimen de autorización administrativa previa, previsto en el título IV del texto articulado de la Ley sobre tráfico, circulación de vehículos a motor y seguridad vial, con objeto de garantizar la aptitud de los conductores para manejar los vehículos y la idoneidad de éstos para circular con el mínimo riesgo posible.

4. En defecto de otras normas, los titulares de vías o terrenos privados no abiertos al uso público, situados en urbanizaciones, hoteles, clubes y otros lugares de recreo, podrán regular, dentro de sus respectivas vías o recintos, la circulación exclusiva de los propios titulares o sus clientes cuando constituyan una colectividad indeterminada de personas, siempre que lo hagan de manera que no desvirtúen las normas de este reglamento, ni induzcan a confusión con ellas.

Título I. Normas generales de comportamiento en la circulación

Capítulo I. Normas generales

Artículo 2. Usuarios

Los usuarios de la vía están obligados a comportarse de forma que no entorpezcan indebidamente la circulación ni causen peligro, perjuicios o molestias innecesarias a las personas, o daños a los bienes (artículo 9.1 del texto articulado).

Artículo 3. Conductores

1. Se deberá conducir con la diligencia y precaución necesarias para evitar todo daño, propio o ajeno, cuidando de no poner en peligro, tanto al mismo conductor como a los demás ocupantes del vehículo y al resto de los usuarios de la vía. Queda terminantemente prohibido conducir de modo negligente o temerario (artículo 9.2 del texto articulado).

2. Las conductas referidas a la conducción negligente tendrán la consideración de infracciones graves y las referidas a la conducción temeraria tendrán la consideración de infracciones muy graves, de acuerdo con lo dispuesto en el artículo 65.4.a) y 5.c) del texto articulado de la Ley sobre tráfico, circulación de vehículos a motor y seguridad vial, respectivamente.

Artículo 4. Actividades que afectan a la seguridad de la circulación

1. La realización de obras, instalaciones, colocación de contenedores, mobiliario urbano o cualquier otro elemento u objeto de forma permanente o provisional en las vías o terrenos objeto de aplicación de la legislación sobre tráfico, circu-

lación de vehículos a motor y seguridad vial necesitará la autorización previa de su titular y se regirán por lo dispuesto en la legislación de carreteras y en sus reglamentos de desarrollo, y en las normas municipales. Las mismas normas serán aplicables a la interrupción de las obras en razón de las circunstancias o características especiales de tráfico, que podrán llevarse a efecto a petición del organismo autónomo Jefatura Central de Tráfico (artículo 10.1 del texto articulado).

2. Se prohíbe arrojar, depositar o abandonar sobre la vía objetos o materias que puedan entorpecer la libre circulación, parada o estacionamiento, hacerlos peligrosos o deteriorar aquélla o sus instalaciones, o producir en ella o en sus inmediaciones efectos que modifiquen las condiciones apropiadas para circular, parar o estacionar (artículo 10.2 del texto articulado).

3. No se instalará en vías o terrenos objeto del ámbito de aplicación de la legislación sobre tráfico, circulación de vehículos a motor y seguridad vial ningún aparato, instalación o construcción, ni se realizarán actuaciones como rodajes, encuestas o ensayos, aunque sea con carácter provisional o temporal, que pueda entorpecer la circulación.

Artículo 5. Señalización de obstáculos y peligros

1. Quienes hubieran creado sobre la vía algún obstáculo o peligro deberán hacerlo desaparecer lo antes posible, y adoptarán entre tanto las medidas necesarias para que pueda ser advertido por los demás usuarios y para que no se dificulte la circulación (artículo 10.3 del texto articulado).

2. No se considerarán obstáculos en la calzada los resaltos en los pasos para peatones y bandas transversales, siempre que cumplan la regulación básica establecida al efecto por el Ministerio de Fomento y se garantice la seguridad vial de los usuarios y, en particular, de los ciclistas.

3. Para advertir la presencia en la vía de cualquier obstáculo o peligro creado, el causante de éste deberá señalizarlo de forma eficaz, tanto de día como de noche, de conformidad con lo dispuesto en los artículos 130.3, 140 y 173.

4. Todas las actuaciones que deban desarrollar los servicios de asistencia mecánica, sanitaria o cualquier otro tipo de intervención deberán regirse por los principios de utilización de los recursos idóneos y estrictamente necesarios en cada caso. El organismo autónomo Jefatura Central de Tráfico o, en su caso, la autoridad autonómica o local responsable de la regulación del tráfico, o sus agentes, acordarán la presencia y permanencia en la zona de intervención de todo el personal y equipo que sea imprescindible y garantizará la ausencia de personas ajenas a las labores propias de la asistencia ; además, será la encargada de señalar en cada caso concreto los lugares donde deben situarse los vehículos de servicios de urgencia o de otros servicios especiales, atendiendo a la prestación de la mejor asistencia y velando por el mejor auxilio de las personas.

5. La actuación de los equipos de los servicios de urgencia, así como la de los de asistencia mecánica y de conservación de carreteras, deberá procurar en todo momento la menor afectación posible sobre el resto de la circulación, ocupando el mínimo posible de la calzada y siguiendo en todo momento las instrucciones que imparta el organismo autónomo Jefatura Central de Tráfico o, en su caso, la autoridad autonómica o local responsable de la regulación del tráfico, o sus agentes. El comportamiento de los conductores y usuarios en caso de emergencia se ajustará a lo establecido en los artículos 69, 129 y 130 y, en particular, el de los conductores de los vehículos de servicio de urgencia, a lo dispuesto en los artículos 67, 68, 111 y 112.

6. La detención, parada o estacionamiento de los vehículos destinados a los servicios citados deberá efectuarse de forma que no cree un nuevo peligro, y donde cause menor obstáculo a la circulación.

7. Los supuestos de parada o estacionamiento en lugares distintos de los fijados por los agentes de la autoridad responsable del tráfico tendrán la consideración de infracción grave de acuerdo con lo dispuesto en el artículo 65.4.d) del texto articulado de la Ley sobre tráfico, circulación de vehículos a motor y seguridad vial.

Artículo 6. Prevención de incendios

1. Se prohíbe arrojar a la vía o en sus inmediaciones cualquier objeto que pueda dar lugar a la producción de incendios o, en general, poner en peligro la seguridad vial (artículo 10.4 del texto articulado).

2. Las infracciones a este precepto tendrán la consideración de infracción grave de acuerdo con lo dispuesto en el artículo 65.4.b) del texto articulado de la Ley sobre tráfico, circulación de vehículos a motor y seguridad vial.

Artículo 7. Emisión de perturbaciones y contaminantes

1. Los vehículos no podrán circular por las vías o terrenos objeto de la legislación sobre tráfico, circulación de vehículos a motor y seguridad vial si emiten perturbaciones electromagnéticas, con niveles de emisión de ruido superiores a los límites establecidos por las normas específicamente reguladoras de la materia, así como tampoco podrán emitir gases o humos en valores superiores a los límites establecidos ni en los supuestos de haber sido objeto de una reforma de importancia no autorizada, todo ello de acuerdo con lo dispuesto en el anexo I del Reglamento General de Vehículos.

   Todos los conductores de vehículos quedan obligados a colaborar en las pruebas de detección que permitan comprobar las posibles deficiencias indicadas.

2. Tanto en las vías públicas urbanas como en las interurbanas se prohíbe la circulación de vehículos a motor y ciclomotores con el llamado escape libre, sin el preceptivo dispositivo silenciador de las explosiones.

Se prohíbe, asimismo, la circulación de los vehículos mencionados cuando los gases expulsados por los motores, en lugar de atravesar un silenciador eficaz, salgan desde el motor a través de uno incompleto, inadecuado, deteriorado o a través de tubos resonadores, y la de los de motor de combustión interna que circulen sin hallarse dotados de un dispositivo que evite la proyección descendente al exterior de combustible no quemado, o lancen humos que puedan dificultar la visibilidad a los conductores de otros vehículos o resulten nocivos.

Los agentes de la autoridad podrán inmovilizar el vehículo en el caso de que supere los niveles de gases, humos y ruidos permitidos reglamentariamente, según el tipo de vehículo, conforme al artículo 70.2 del texto articulado de la Ley sobre tráfico, circulación de vehículos a motor y seguridad vial.

3. Queda prohibida la emisión de los contaminantes a que se refiere el apartado 1 producida por vehículos a motor por encima de las limitaciones previstas en las normas reguladoras de los vehículos.

4. Igualmente, queda prohibida dicha emisión por otros focos emisores de contaminantes distintos de los producidos por vehículos a motor, cualquiera que fuese su naturaleza, por encima de los niveles que el Gobierno establezca con carácter general.

Quedan prohibidos, en concreto, los vertederos de basuras y residuos dentro de la zona de afección de las carreteras, en todo caso, y fuera de ella cuando exista peligro de que el humo producido por la incineración de las basuras o incendios ocasionales pueda alcanzar la carretera.

Capítulo II. De la carga de vehículos y del transporte de personas y mercancías o cosas

Artículo 8. Carga de vehículos y transporte de personas y mercancías o cosas

Se prohíbe cargar los vehículos o transportar en ellos personas, mercancías o cosas de forma distinta a la que se determina en este capítulo.

Sección 1.ª Transporte de personas

Artículo 9. Del transporte de personas

1. El número de personas transportadas en un vehículo no podrá ser superior al de las plazas que tenga autorizadas, que, en los de servicio público y en los autobuses, deberá estar señalado en placas colocadas en su interior, sin que, en ningún caso, pueda sobrepasarse, entre viajeros y equipaje, la masa máxima autorizada para el vehículo.

2. A efectos de cómputo del número de personas transportadas en los vehículos autorizados para transporte escolar y de menores, se estará a lo establecido en la normativa específica sobre la materia.

3. Las infracciones a este precepto en cuanto impliquen una ocupación excesiva del vehículo que suponga aumentar en un 50 por ciento el número de plazas autorizadas, excluida la del conductor, con excepción de los autobuses de líneas urbanas e interurbanas, tendrán la consideración de muy graves, de acuerdo con lo estipulado en el artículo 65.5. e) del texto articulado de la Ley sobre tráfico, circulación de vehículos a motor y seguridad vial, y se procederá a la inmovilización del vehículo por los agentes de la autoridad, que lo mantendrán inmovilizado mientras subsista la causa de la infracción.

Artículo 10. Emplazamiento y acondicionamiento de las personas

1. Está prohibido transportar personas en emplazamiento distinto al destinado y acondicionado para ellas en los vehículos.

2. No obstante lo dispuesto en el apartado anterior, en los vehículos de transporte de mercancías o cosas podrán viajar personas en el lugar reservado a la carga, en las condiciones que se establecen en las disposiciones que regulan la materia.

3. Los vehículos autorizados a transportar simultáneamente personas y carga deberán estar provistos de una protección adecuada a la carga que transporten, de manera que no estorbe a los ocupantes ni pueda dañarlos en caso de ser proyectada.

   Dicha protección se ajustará a lo previsto en la legislación reguladora de los vehículos.

4. El hecho de no llevar instalada la protección a que se refiere el apartado anterior será sancionado con arreglo a lo dispuesto en el artículo 67.2 del texto articulado de la Ley sobre tráfico, circulación de vehículos a motor y seguridad vial.

Artículo 11. Transporte colectivo de personas

1. El conductor deberá efectuar las paradas y arrancadas sin sacudidas ni movimientos bruscos, lo más cerca posible del borde derecho de la calzada, y se abstendrá de realizar acto alguno que le pueda distraer durante la marcha ; el conductor y, en su caso, el encargado, tanto durante la marcha como en las subidas y bajadas, velarán por la seguridad de los viajeros.

2. En los vehículos destinados al servicio público de transporte colectivo de personas se prohíbe a los viajeros:

   a) Distraer al conductor durante la marcha del vehículo.

   b) Entrar o salir del vehículo por lugares distintos a los destinados, respectivamente, a estos fines.

c) Entrar en el vehículo cuando se haya hecho la advertencia de que está completo.

d) Dificultar innecesariamente el paso en los lugares destinados al tránsito de personas.

e) Llevar consigo cualquier animal, salvo que exista en el vehículo lugar destinado para su transporte. Se exceptúan de esta prohibición, siempre bajo su responsabilidad, a los invidentes acompañados de perros, especialmente adiestrados como lazarillos.

f) Llevar materias u objetos peligrosos en condiciones distintas de las establecidas en la regulación específica sobre la materia.

g) Desatender las instrucciones que, sobre el servicio, den el conductor o el encargado del vehículo.

El conductor y, en su caso, el encargado de los vehículos destinados al servicio público de transporte colectivo de personas deben prohibir la entrada y ordenar su salida a los viajeros que incumplan los preceptos establecidos en este apartado.

Artículo 12. Normas relativas a ciclos, ciclomotores y motocicletas

1. Los ciclos que, por construcción, no puedan ser ocupados por más de una persona podrán transportar, no obstante, cuando el conductor sea mayor de edad, un menor de hasta siete años en asiento adicional que habrá de ser homologado.

2. En los ciclomotores y en las motocicletas, además del conductor y, en su caso, del ocupante del sidecar de éstas, puede viajar, siempre que así conste en su licencia o permiso de circulación, un pasajero que sea mayor de 12 años, utilice casco de protección y cumpla las siguientes condiciones:

   a) Que vaya a horcajadas y con los pies apoyados en los reposapiés laterales.

   b) Que utilice el asiento correspondiente detrás del conductor.

      En ningún caso podrá situarse el pasajero en lugar intermedio entre la persona que conduce y el manillar de dirección del ciclomotor o motocicleta.

3. Excepcionalmente, los mayores de siete años podrán circular en motocicletas o ciclomotores conducidos por su padre, madre o tutor o por personas mayores de edad por ellos autorizadas, siempre que utilicen casco homologado y se cumplan las prescripciones del apartado anterior (artículo 11.4 del texto articulado).

4. Las motocicletas, los vehículos de tres ruedas, los ciclomotores y los ciclos y bicicletas podrán arrastrar un remolque o semirremolque, siempre que no superen el

50 por ciento de la masa en vacío del vehículo tractor y se cumplan las siguientes condiciones:

a) Que la circulación sea de día y en condiciones que no disminuyan la visibilidad.

b) Que la velocidad a que se circule en estas condiciones quede reducida en un 10 por ciento respecto a las velocidades genéricas que para estos vehículos se establecen en el artículo 48.

c) Que en ningún caso transporten personas en el vehículo remolcado.

En circulación urbana se estará a lo dispuesto por las ordenanzas correspondientes.

Sección 2.ª Transporte de mercancías o cosas

Artículo 13. Dimensiones del vehículo y su carga

1. En ningún caso, la longitud, anchura y altura de los vehículos y su carga excederá de la señalada en las normas reguladoras de los vehículos o para la vía por la que circulen.

2. El transporte de cargas indivisibles que, inevitablemente, rebasen los límites señalados en el apartado anterior deberá realizarse mediante autorizaciones complementarias de circulación, que se regulan en el Reglamento General de Vehículos, conforme a las normas y condiciones de circulación que se establecen en el anexo III del presente reglamento.

3. Las infracciones a las normas de este precepto serán sancionadas con arreglo a lo dispuesto en el artículo 67.2 del texto articulado de la Ley sobre tráfico, circulación de vehículos a motor y seguridad vial.

Artículo 14. Disposición de la carga

1. La carga transportada en un vehículo, así como los accesorios que se utilicen para su acondicionamiento o protección, deben estar dispuestos y, si fuera necesario, sujetos de tal forma que no puedan:

a) Arrastrar, caer total o parcialmente o desplazarse de manera peligrosa.

b) Comprometer la estabilidad del vehículo.

c) Producir ruido, polvo u otras molestias que puedan ser evitadas.

d) Ocultar los dispositivos de alumbrado o de señalización luminosa, las placas o distintivos obligatorios y las advertencias manuales de sus conductores.

2. El transporte de materias que produzcan polvo o puedan caer se efectuará siempre cubriéndolas total y eficazmente.

3. El transporte de cargas molestas, nocivas, insalubres o peligrosas, así como las que entrañen especialidades en su acondicionamiento o estiba, se atenderá, además, a las normas específicas que regulan la materia.

Artículo 15. Dimensiones de la carga

1. La carga no sobresaldrá de la proyección en planta del vehículo, salvo en los casos y condiciones previstos en los apartados siguientes. En los de tracción animal, se entiende por proyección la del vehículo propiamente dicho prolongada hacia adelante, con su misma anchura, sin sobrepasar la cabeza del animal de tiro más próximo a aquél.

2. En los vehículos destinados exclusivamente al transporte de mercancías, tratándose de cargas indivisibles y siempre que se cumplan las condiciones establecidas para su estiba y acondicionamiento, podrán sobresalir:

    a) En el caso de vigas, postes, tubos u otras cargas de longitud indivisible:

        1. En vehículos de longitud superior a cinco metros, dos metros por la parte anterior y tres metros por la posterior.

        2. En vehículos de longitud igual o inferior a cinco metros, el tercio de la longitud del vehículo por cada extremo anterior y posterior.

    b) En el caso de que la dimensión menor de la carga indivisible sea superior al ancho del vehículo, podrá sobresalir hasta 0,40 metros por cada lateral, siempre que el ancho total no sea superior a 2,55 metros.

3. En el resto de los vehículos no destinados exclusivamente al transporte de mercancías la carga podrá sobresalir por la parte posterior hasta un 10 por ciento de su longitud, y si fuera indivisible, un 15 por ciento.

4. En los vehículos de anchura inferior a un metro la carga no deberá sobresalir lateralmente más de 0,50 metros a cada lado de su eje longitudinal. No podrá sobresalir por la extremidad anterior, ni más de 0,25 metros por la posterior.

5. Cuando la carga sobresalga de la proyección en planta del vehículo, siempre dentro de los límites de los apartados anteriores, se deberán adoptar todas las precauciones convenientes para evitar daños o peligros a los demás usuarios de la vía pública, y deberá ir resguardada en la extremidad saliente para aminorar los efectos de un roce o choque posibles.

6. En todo caso, la carga que sobresalga por detrás de los vehículos a que se refieren los apartados 2 y 3 deberá ser señalizada por medio de la señal V-20 a que se refiere el artículo 173 y cuyas características se establecen en el anexo XI del

Reglamento General de Vehículos. Esta señal se deberá colocar en el extremo posterior de la carga de manera que quede constantemente perpendicular al eje del vehículo. Cuando la carga sobresalga longitudinalmente por toda la anchura de la parte posterior del vehículo, se colocarán transversalmente dos paneles de señalización, cada uno en un extremo de la carga o de la anchura del material que sobresalga. Ambos paneles deberán colocarse de tal manera que formen una geometría de «v» invertida.

Cuando el vehículo circule entre la puesta y la salida del sol o bajo condiciones meteorológicas o ambientales que disminuyan sensiblemente la visibilidad, la carga deberá ir señalizada, además, con una luz roja. Cuando la carga sobresalga por delante, la señalización deberá hacerse por medio de una luz blanca.

7. Las cargas que sobresalgan lateralmente del gálibo del vehículo, de tal manera que su extremidad lateral se encuentre a más de 0,40 metros del borde exterior de la luz delantera o trasera de posición del vehículo, deberán estar entre la puesta y la salida del sol, así como cuando existan condiciones meteorológicas o ambientales que disminuyan sensiblemente la visibilidad, respectivamente, señalizadas, en cada una de sus extremidades laterales, hacia adelante, por medio de una luz blanca y un dispositivo reflectante de color blanco, y hacia atrás, por medio de una luz roja y de un dispositivo reflectante de color rojo.

8. En el caso de circulación de vehículos en régimen de transporte especial, se estará a lo dispuesto en su autorización.

Artículo 16. Operaciones de carga y descarga

Las operaciones de carga o descarga deberán llevarse a cabo fuera de la vía.

Excepcionalmente, cuando sea inexcusable efectuarlas en ésta, deberán realizarse sin ocasionar peligros ni perturbaciones graves al tránsito de otros usuarios y teniendo en cuenta las normas siguientes:

a) Se respetarán las disposiciones sobre paradas y estacionamientos, y, además, en poblado, las que dicten las autoridades municipales sobre horas y lugares adecuados.

b) Se efectuarán, en lo posible, por el lado del vehículo más próximo al borde de la calzada.

c) Se llevarán a cabo con medios suficientes para conseguir la máxima celeridad, y procurando evitar ruidos y molestias innecesarias. Queda prohibido depositar la mercancía en la calzada, arcén y zonas peatonales.

d) Las operaciones de carga y descarga de mercancías molestas, nocivas, insalubres o peligrosas, así como las que entrañen especialidades en su manejo o estiba, se regirán, además, por las disposiciones específicas que regulan la materia.

Capítulo III. Normas generales de los conductores

Artículo 17. Control del vehículo o de animales

1. Los conductores deberán estar en todo momento en condiciones de controlar sus vehículos o animales.

   Al aproximarse a otros usuarios de la vía, deberán adoptar las precauciones necesarias para su seguridad, especialmente cuando se trate de niños, ancianos, invidentes u otras personas manifiestamente impedidas (artículo 11.1 del texto articulado).

2. A los conductores de caballerías, ganados y vehículos de carga de tracción animal les está prohibido llevarlos corriendo por la vía en las inmediaciones de otros de la misma especie o de las personas que van a pie, así como abandonar su conducción, dejándoles marchar libremente por el camino o detenerse en él.

Artículo 18. Otras obligaciones del conductor

1. El conductor de un vehículo está obligado a mantener su propia libertad de movimientos, el campo necesario de visión y la atención permanente a la conducción, que garanticen su propia seguridad, la del resto de los ocupantes del vehículo y la de los demás usuarios de la vía. A estos efectos, deberá cuidar especialmente de mantener la posición adecuada y que la mantengan el resto de los pasajeros, y la adecuada colocación de los objetos o animales transportados para que no haya interferencia entre el conductor y cualquiera de ellos (artículo 11.2 del texto articulado).

   Se considera incompatible con la obligatoria atención permanente a la conducción el uso por el conductor con el vehículo en movimiento de dispositivos tales como pantallas con acceso a internet, monitores de televisión y reproductores de vídeo o DVD. Se exceptúan, a estos efectos, el uso de monitores que estén a la vista del conductor y cuya utilización sea necesaria para la visión de acceso o bajada de peatones o para la visión en vehículos con cámara de maniobras traseras, así como el dispositivo GPS.

2. Queda prohibido conducir y utilizar cascos o auriculares conectados a aparatos receptores o reproductores de sonido, excepto durante la correspondiente enseñanza y la realización de las pruebas de aptitud en circuito abierto para la obtención del permiso de conducción de motocicletas de dos ruedas cuando así lo exija el Reglamento General de Conductores.

   Se prohíbe la utilización durante la conducción de dispositivos de telefonía móvil y cualquier otro medio o sistema de comunicación, excepto cuando el desarrollo de la comunicación tenga lugar sin emplear las manos ni usar cascos, auriculares o instrumentos similares (artículo 11.3, párrafo segundo, del texto articulado).

Quedan exentos de dicha prohibición los agentes de la autoridad en el ejercicio de las funciones que tengan encomendadas (artículo 11.3, párrafo tercero, del texto articulado).

3. Se prohíbe que en los vehículos se instalen mecanismos o sistemas, se lleven instrumentos o se acondicionen de forma encaminada a eludir la vigilancia de los agentes de tráfico, o que se emitan o hagan señales con dicha finalidad, así como la utilización de mecanismos de detección de radar.

4. Las infracciones a este precepto tendrán la consideración de graves conforme se prevé en el artículo 65.4.f) y g) del texto articulado de la Ley sobre tráfico, circulación de vehículos a motor y seguridad vial.

Artículo 19. Visibilidad en el vehículo

1. La superficie acristalada del vehículo deberá permitir, en todo caso, la visibilidad diáfana del conductor sobre toda la vía por la que circule, sin interferencias de láminas o adhesivos.

   Únicamente se permitirá circular con láminas adhesivas o cortinillas contra el sol en las ventanillas posteriores cuando el vehículo lleve dos espejos retrovisores exteriores que cumplan las especificaciones técnicas necesarias.

   No obstante, la utilización de láminas adhesivas en los vehículos se permitirá en las condiciones establecidas en la reglamentación de vehículos.

   La colocación de los distintivos previstos en la legislación de transportes o en otras disposiciones deberá realizarse de forma que no impidan la correcta visión del conductor.

2. Queda prohibida, en todo caso, la colocación de vidrios tintados o coloreados no homologados.

3. Las infracciones a las normas de este precepto serán sancionadas con arreglo a lo dispuesto en el artículo 67.2 del texto articulado de la Ley sobre tráfico, circulación de vehículos a motor y seguridad vial.

Capítulo IV. Normas sobre bebidas alcohólicas

Artículo 20. Tasas de alcohol en sangre y aire espirado

No podrán circular por las vías objeto de la legislación sobre tráfico, circulación de vehículos a motor y seguridad vial los conductores de vehículos ni los conductores de bicicletas con una tasa de alcohol en sangre superior a 0,5 gramos por litro, o de alcohol en aire espirado superior a 0,25 miligramos por litro.

Cuando se trate de vehículos destinados al transporte de mercancías con una masa máxima autorizada superior a 3.500 kilogramos, vehículos destinados al transporte de viajeros de más de nueve plazas, o de servicio público, al transporte escolar y de menores, al de mercancías peligrosas o de servicio de urgencia o transportes especiales, los conductores no podrán hacerlo con una tasa de alcohol en sangre superior a 0,3 gramos por litro, o de alcohol en aire espirado superior a 0,15 miligramos por litro.

Los conductores de cualquier vehículo no podrán superar la tasa de alcohol en sangre de 0,3 gramos por litro ni de alcohol en aire espirado de 0,15 miligramos por litro durante los dos años siguientes a la obtención del permiso o licencia que les habilita para conducir.

A estos efectos, sólo se computará la antigüedad de la licencia de conducción cuando se trate de la conducción de vehículos para los que sea suficiente dicha licencia.

Artículo 21. Investigación de la alcoholemia. Personas obligadas

Todos los conductores de vehículos y de bicicletas quedan obligados a someterse a las pruebas que se establezcan para la detección de las posibles intoxicaciones por alcohol. Igualmente quedan obligados los demás usuarios de la vía cuando se hallen implicados en algún accidente de circulación (artículo 12.2, párrafo primero, del texto articulado).

Los agentes de la autoridad encargados de la vigilancia del tráfico podrán someter a dichas pruebas:

a) A cualquier usuario de la vía o conductor de vehículo implicado directamente como posible responsable en un accidente de circulación.

b) A quienes conduzcan cualquier vehículo con síntomas evidentes, manifestaciones que denoten o hechos que permitan razonablemente presumir que lo hacen bajo la influencia de bebidas alcohólicas.

c) A los conductores que sean denunciados por la comisión de alguna de las infracciones a las normas contenidas en este reglamento.

d) A los que, con ocasión de conducir un vehículo, sean requeridos al efecto por la autoridad o sus agentes dentro de los programas de controles preventivos de alcoholemia ordenados por dicha autoridad.

Artículo 22. Pruebas de detección alcohólica mediante el aire espirado

1. Las pruebas para detectar la posible intoxicación por alcohol se practicarán por los agentes encargados de la vigilancia de tráfico y consistirán, normalmente, en la verificación del aire espirado mediante etilómetros que, oficialmente autorizados, determinarán de forma cuantitativa el grado de impregnación alcohólica de los interesados.

A petición del interesado o por orden de la autoridad judicial, se podrán repetir las pruebas a efectos de contraste, que podrán consistir en análisis de sangre, orina u otros análogos (artículo 12.2, párrafo segundo, in fine, del texto articulado).

2. Cuando las personas obligadas sufrieran lesiones, dolencias o enfermedades cuya gravedad impida la práctica de las pruebas, el personal facultativo del centro médico al que fuesen evacuados decidirá las que se hayan de realizar.

Artículo 23. Práctica de las pruebas

1. Si el resultado de la prueba practicada diera un grado de impregnación alcohólica superior a 0,5 gramos de alcohol por litro de sangre o a 0,25 miligramos de alcohol por litro de aire espirado, o al previsto para determinados conductores en el artículo 20 o, aun sin alcanzar estos límites, presentara la persona examinada síntomas evidentes de encontrarse bajo la influencia de bebidas alcohólicas, el agente someterá al interesado, para una mayor garantía y a efecto de contraste, a la práctica de una segunda prueba de detección alcohólica por el aire espirado, mediante un procedimiento similar al que sirvió para efectuar la primera prueba, de lo que habrá de informarle previamente.

2. De la misma forma advertirá a la persona sometida a examen del derecho que tiene a controlar, por sí o por cualquiera de sus acompañantes o testigos presentes, que entre la realización de la primera y de la segunda prueba medie un tiempo mínimo de 10 minutos.

3. Igualmente, le informará del derecho que tiene a formular cuantas alegaciones u observaciones tenga por conveniente, por sí o por medio de su acompañante o defensor, si lo tuviese, las cuales se consignarán por diligencia, y a contrastar los resultados obtenidos mediante análisis de sangre, orina u otros análogos, que el personal facultativo del centro médico al que sea trasladado estime más adecuados.

4. En el caso de que el interesado decida la realización de dichos análisis, el agente de la autoridad adoptará las medidas más adecuadas para su traslado al centro sanitario más próximo al lugar de los hechos. Si el personal facultativo del centro apreciara que las pruebas solicitadas por el interesado son las adecuadas, adoptará las medidas tendentes a cumplir lo dispuesto en el artículo 26.

   El importe de dichos análisis deberá ser previamente depositado por el interesado y con él se atenderá al pago cuando el resultado de la prueba de contraste sea positivo ; será a cargo de los órganos periféricos del organismo autónomo Jefatura Central de Tráfico o de las autoridades municipales o autonómicas competentes cuando sea negativo, devolviéndose el depósito en este último caso.

Artículo 24. Diligencias del agente de la autoridad

Si el resultado de la segunda prueba practicada por el agente, o el de los análisis efectuados a instancia del interesado, fuera positivo, o cuando el que condujese un vehículo de motor presentara síntomas evidentes de hacerlo bajo la influencia de bebidas alcohólicas o apareciera presuntamente implicado en una conducta delictiva, el agente de la autoridad, además de ajustarse, en todo caso, a lo establecido en la Ley de Enjuiciamiento Criminal, deberá:

a) Describir con precisión, en el boletín de denuncia o en el atestado de las diligencias que practique, el procedimiento seguido para efectuar la prueba o pruebas de detección alcohólica, haciendo constar los datos necesarios para la identificación del instrumento o instrumentos de detección empleados, cuyas características genéricas también detallará.

b) Consignar las advertencias hechas al interesado, especialmente la del derecho que le asiste a contrastar los resultados obtenidos en las pruebas de detección alcohólica por el aire espirado mediante análisis adecuados, y acreditar en las diligencias las pruebas o análisis practicados en el centro sanitario al que fue trasladado el interesado.

c) Conducir al sometido a examen, o al que se negase a someterse a las pruebas de detección alcohólica, en los supuestos en que los hechos revistan caracteres delictivos, de conformidad con lo dispuesto en la Ley de Enjuiciamiento Criminal, al juzgado correspondiente a los efectos que procedan.

Artículo 25. Inmovilización del vehículo

1. En el supuesto de que el resultado de las pruebas y de los análisis, en su caso, fuera positivo, el agente podrá proceder, además, a la inmediata inmovilización del vehículo, mediante su precinto u otro procedimiento efectivo que impida su circulación, a no ser que pueda hacerse cargo de su conducción otra persona debidamente habilitada, y proveerá cuanto fuese necesario en orden a la seguridad de la circulación, la de las personas transportadas en general, especialmente si se trata de niños, ancianos, enfermos o inválidos, la del propio vehículo y la de su carga.

2. También podrá inmovilizarse el vehículo en los casos de negativa a efectuar las pruebas de detección alcohólica (artículo 70, in fine, del texto articulado).

3. Salvo en los casos en que la autoridad judicial hubiera ordenado su depósito o intervención, en los cuales se estará a lo dispuesto por dicha autoridad, la inmovilización del vehículo se dejará sin efecto tan pronto como desaparezca la causa que la motivó o pueda sustituir al conductor otro habilitado para ello que ofrezca garantía suficiente a los agentes de la autoridad y cuya actuación haya sido requerida por el interesado.

4. Los gastos que pudieran ocasionarse por la inmovilización, traslado y depósito del vehículo serán de cuenta del conductor o de quien legalmente deba responder por él.

Artículo 26. Obligaciones del personal sanitario

1. El personal sanitario vendrá obligado, en todo caso, a proceder a la obtención de muestras y remitirlas al laboratorio correspondiente, y a dar cuenta, del resultado de las pruebas que se realicen, a la autoridad judicial, a los órganos periféricos del organismo autónomo Jefatura Central de Tráfico y, cuando proceda, a las autoridades municipales competentes (artículo 12.2, párrafo tercero, del texto articulado).

   Entre los datos que comunique el personal sanitario a las mencionadas autoridades u órganos figurarán, en su caso, el sistema empleado en la investigación de la alcoholemia, la hora exacta en que se tomó la muestra, el método utilizado para su conservación y el porcentaje de alcohol en sangre que presente el individuo examinado.

2. Las infracciones a las distintas normas de este capítulo, relativas a la conducción habiendo ingerido bebidas alcohólicas o a la obligación de someterse a las pruebas de detección alcohólica, tendrán la consideración de infracciones muy graves, conforme se prevé en el artículo 65.5.a) y b) del texto articulado.

Capítulo V. Normas sobre estupefacientes, psicotrópicos, estimulantes u otras sustancias análogas

Artículo 27. Estupefacientes, psicotrópicos, estimulantes u otras sustancias análogas

1. No podrán circular por las vías objeto de la legislación sobre tráfico, circulación de vehículos a motor y seguridad vial los conductores de vehículos o bicicletas que hayan ingerido o incorporado a su organismo psicotrópicos, estimulantes u otras sustancias análogas, entre las que se incluirán, en cualquier caso, los medicamentos u otras sustancias bajo cuyo efecto se altere el estado físico o mental apropiado para circular sin peligro.

2. Las infracciones a las normas de este precepto tendrán la consideración de muy graves, conforme se prevé en el artículo 65.5.a) del texto articulado.

Artículo 28. Pruebas para la detección de sustancias estupefacientes, psicotrópicos, estimulantes u otras sustancias análogas

1. Las pruebas para la detección de estupefacientes, psicotrópicos, estimulantes u otras sustancias análogas, así como las personas obligadas a su realización, se ajustarán a lo dispuesto en los párrafos siguientes:

   a) Las pruebas consistirán normalmente en el reconocimiento médico de la persona obligada y en los análisis clínicos que el médico forense u otro titular experimentado, o personal facultativo del centro sanitario o instituto médico al que sea trasladada aquélla, estimen más adecuados.

A petición del interesado o por orden de la autoridad judicial, se podrán repetir las pruebas a efectos de contraste, que podrán consistir en análisis de sangre, orina u otros análogos (artículo 12.2, párrafo segundo, in fine, del texto articulado).

b) Toda persona que se encuentre en una situación análoga a cualquiera de las enumeradas en el artículo 21, respecto a la investigación de la alcoholemia, queda obligada a someterse a las pruebas señaladas en el párrafo anterior. En los casos de negativa a efectuar dichas pruebas, el agente podrá proceder a la inmediata inmovilización del vehículo en la forma prevista en el artículo 25.

c) El agente de la autoridad encargado de la vigilancia del tráfico que advierta síntomas evidentes o manifestaciones que razonablemente denoten la presencia de cualquiera de las sustancias aludidas en el organismo de las personas a que se refiere el artículo anterior se ajustará a lo establecido en la Ley de Enjuiciamiento Criminal y a cuanto ordene, en su caso, la autoridad judicial, y deberá ajustar su actuación, en cuanto sea posible, a lo dispuesto en este reglamento para las pruebas para la detección alcohólica.

d) La autoridad competente determinará los programas para llevar a efecto los controles preventivos para la comprobación de estupefacientes, psicotrópicos, estimulantes u otras sustancias análogas en el organismo de cualquier conductor.

2. Las infracciones a este precepto relativas a la conducción bajo los efectos de estupefacientes, psicotrópicos, estimulantes u otras sustancias análogas, así como la infracción de la obligación de someterse a las pruebas para su detección, tendrán la consideración de infracciones muy graves, conforme se prevé en el artículo 65.5.a) y b) del texto articulado.

Título II. De la circulación de vehículos

Capítulo I. Lugar en la vía

Sección 1.ª Sentido de la circulación

Artículo 29. Norma general

1. Como norma general, y muy especialmente en las curvas y cambios de rasante de reducida visibilidad, los vehículos circularán en todas las vías objeto de la Ley sobre tráfico, circulación de vehículos a motor y seguridad vial por la derecha y lo más cerca posible del borde de la calzada, manteniendo la separación lateral suficiente para realizar el cruce con seguridad (artículo 13 del texto articulado).

Aun cuando no exista señalización expresa que los delimite, en los cambios de rasante y curvas de reducida visibilidad, todo conductor, salvo en los supuestos de rebasamiento previstos en el artículo 88, debe dejar completamente libre la mitad de la calzada que corresponda a los que puedan circular en sentido contrario.

2. Los supuestos de circulación por la izquierda, en sentido contrario al estipulado en una vía de doble sentido de la circulación, tendrán la consideración de infracciones muy graves, conforme se prevé en el artículo 65.5.f) del texto articulado.

Sección 2.ª Utilización de los carriles

Artículo 30. Utilización de los carriles en calzadas con doble sentido de circulación

1. El conductor de un automóvil o de un vehículo especial con masa máxima autorizada superior a 3.500 kilogramos circulará por la calzada y no por el arcén, salvo por razones de emergencia. Además, deberá atenerse a las reglas siguientes:

   a) En las calzadas con doble sentido de circulación y dos carriles, separados o no por marcas viales, circulará por el de su derecha.

   b) En calzadas con doble sentido de circulación y tres carriles separados por marcas longitudinales discontinuas, circulará también por el de su derecha y, en ningún caso, por el situado más a su izquierda.

   En dichas calzadas, el carril central tan sólo se utilizará para efectuar los adelantamientos precisos y para cambiar de dirección hacia la izquierda.

2. Los supuestos de circulación por la izquierda, en sentido contrario al estipulado, tendrán la consideración de infracciones muy graves conforme se prevé en el artículo 65.5.f) del texto articulado.

Artículo 31. Utilización de los carriles, fuera de poblado, en calzadas con más de un carril para el mismo sentido de marcha

El conductor de un automóvil o de un vehículo especial con masa máxima autorizada superior a 3.500 kilogramos circulará por la calzada y no por el arcén, salvo por razones de emergencia. Además, fuera de poblado, en las calzadas con más de un carril reservado para su sentido de marcha, circulará normalmente por el situado más a su derecha, si bien podrá utilizar el resto de los de dicho sentido cuando las circunstancias del tráfico o de la vía lo aconsejen, a condición de que no entorpezca la marcha de otro vehículo que le siga.

Artículo 32. Utilización de los carriles, fuera de poblado, en calzadas con tres o más carriles para el mismo sentido de marcha

Cuando una de dichas calzadas tenga tres o más carriles en el sentido de su marcha, los conductores de camiones o furgones con masa máxima autorizada superior a 3.500 kilogramos, los de vehículos especiales que no estén obligados a circular por el arcén y los de conjuntos de vehículos de más de siete metros de longitud circularán normalmente por el situado más a su derecha, y podrán utilizar el inmediato con igual condición y en las mismas circunstancias citadas en el artículo 31.

Artículo 33. Utilización de los carriles, en poblado, en calzadas con más de un carril reservado para el mismo sentido de marcha

Cuando se circule por calzadas de poblados con al menos dos carriles reservados para el mismo sentido, delimitados por marcas longitudinales, excepto si se trata de autopistas o autovías, el conductor de un automóvil o de un vehículo especial podrá utilizar el que mejor convenga a su destino, siempre que no sea un obstáculo a la circulación de los demás vehículos, y no deberá abandonarlo más que para prepararse a cambiar de dirección, adelantar, parar o estacionar.

Artículo 34. Cómputo de carriles

Para el cómputo de carriles, a efectos de lo dispuesto en los artículos anteriores, no se tendrán en cuenta los reservados a determinados vehículos o a ciertas maniobras de acuerdo con lo dispuesto en el artículo siguiente.

Artículo 35. Utilización de los carriles en función de la velocidad señalizada y de los reservados a determinados vehículos y a ciertas maniobras

1. La utilización de los carriles en función de la velocidad y de los reservados a determinados vehículos y a ciertas maniobras se ajustará a lo que indiquen las señales correspondientes reguladas en este reglamento.

2. Se entenderá por vehículos con alta ocupación aquellos automóviles destinados exclusivamente al transporte de personas, cuya masa máxima autorizada no exceda de 3.500 kilogramos, que estén ocupados por el número de personas que para cada tramo de la red viaria se fije de acuerdo con lo dispuesto en el párrafo d) de este apartado. La utilización de los carriles para vehículos con alta ocupación (VAO) se atendrá a lo siguiente:

    a) La utilización del carril habilitado para VAO queda limitada a motocicletas, turismos y vehículos mixtos adaptables, y está prohibida, por tanto, al resto de los vehículos y conjuntos de vehículos, incluidos los turismos con remolque, así como a peatones, ciclos, ciclomotores, vehículos de tracción animal y animales.

Los carriles para VAO podrán ser utilizados por los vehículos autorizados de acuerdo con el párrafo anterior, aun cuando sólo lo ocupe su conductor, si el vehículo ostenta la señal V-15, y por autobuses con masa máxima autorizada superior a 3.500 kilogramos y autobuses articulados, con independencia de su número de ocupantes, en las mismas condiciones de circulación establecidas para los VAO, de forma simultánea si así se indica en la relación de tramos a que se refiere el párrafo d).

b) La habilitación o reserva de uno o varios carriles para la circulación de VAO podrá ser permanente o temporal, con horario fijo o en función del estado de la circulación, según lo establezca el organismo autónomo Jefatura Central de Tráfico o, en su caso, la autoridad autonómica o local responsable de la regulación del tráfico, quien, en circunstancias no habituales y por razones de seguridad vial o fluidez de la circulación, podrá permitir, recomendar u ordenar a otros vehículos la utilización del carril reservado para aquellos, todo ello sin perjuicio de las competencias de los organismos titulares de las carreteras y, en su caso, de las sociedades concesionarias de aquéllas.

c) Los vehículos de policía, extinción de incendios, protección civil y salvamento y asistencia sanitaria en servicio de urgencia, así como los equipos de mantenimiento de las instalaciones y de la infraestructura de la vía, podrán utilizar los carriles reservados.

d) El organismo autónomo Jefatura Central de Tráfico o, en su caso, la autoridad autonómica o local responsable de la regulación del tráfico, previo informe vinculante del organismo titular de la carretera, determinará los tramos de la red viaria en los que funcionarán carriles reservados para VAO, fijará las condiciones de utilización y publicará, en la forma prevista en el artículo 39.4, la relación de tramos de la red viaria en los que se habiliten dichos carriles.

3. Las infracciones a las normas establecidas en el apartado 2 relativas a la circulación en sentido contrario al establecido tendrán la consideración de muy graves, conforme se prevé en el artículo 65.5.f) del texto articulado.

Sección 3.ª Arcenes

Artículo 36. Conductores obligados a su utilización

1. Los conductores de vehículos de tracción animal, vehículos especiales con masa máxima autorizada no superior a 3.500 kilogramos, ciclos, ciclomotores, vehículos para personas de movilidad reducida o vehículos en seguimiento de ciclistas, en el caso de que no exista vía o parte de ella que les esté especialmente destinada, circularán por el arcén de su derecha, si fuera transitable y suficiente para cada uno de éstos, y, si no lo fuera, utilizarán la parte imprescindible de la calzada. Deberán también circular por el arcén de su derecha, o, en las circuns-

tancias a que se refiere este apartado, por la parte imprescindible de la calzada, los conductores de aquellos vehículos cuya masa máxima autorizada no exceda de 3.500 kilogramos que, por razones de emergencia, lo hagan a velocidad anormalmente reducida, perturbando con ello gravemente la circulación.

En los descensos prolongados con curvas, cuando razones de seguridad lo permitan, los conductores de bicicletas podrán abandonar el arcén y circular por la parte derecha de la calzada que necesiten.

2. Se prohíbe que los vehículos enumerados en el apartado anterior circulen en posición paralela, salvo las bicicletas, que podrán hacerlo en columna de a dos, orillándose todo lo posible al extremo derecho de la vía y colocándose en hilera en tramos sin visibilidad, y cuando formen aglomeraciones de tráfico. En las autovías sólo podrán circular por el arcén, sin invadir la calzada en ningún caso.

   Excepcionalmente, cuando el arcén sea transitable y suficiente, los ciclomotores podrán circular en columna de a dos por éste, sin invadir la calzada en ningún caso.

3. El conductor de cualquiera de los vehículos enumerados en el apartado 1, excepto las bicicletas, no podrá adelantar a otro si la duración de la marcha de los vehículos colocados paralelamente excede los 15 segundos o el recorrido efectuado en dicha forma supera los 200 metros.

4. Por lo que respecta a los vehículos históricos se estará a lo dispuesto en su reglamento específico.

5. Las infracciones a lo dispuesto en el apartado 3 tendrán la consideración de graves, conforme lo dispuesto en el artículo 65.4.c) del texto articulado de la Ley sobre tráfico, circulación de vehículos a motor y seguridad vial.

Sección 4.ª Supuestos especiales del sentido de circulación y de la utilización de calzadas, carriles y arcenes

Artículo 37. Ordenación especial del tráfico por razones de seguridad o fluidez de la circulación

1. Cuando razones de seguridad o fluidez de la circulación lo aconsejen, podrá ordenarse por la autoridad competente otro sentido de circulación, la prohibición total o parcial de acceso a partes de la vía, bien con carácter general, bien para determinados vehículos o usuarios, el cierre de determinadas vías, el seguimiento obligatorio de itinerarios concretos o la utilización de arcenes o carriles en sentido opuesto al normalmente previsto (artículo 16.1 del texto articulado).

2. Para evitar entorpecimiento a la circulación y garantizar su fluidez, se podrán imponer restricciones o limitaciones a determinados vehículos y para vías concretas, que serán obligatorias para los usuarios afectados (artículo 16.2 del texto articulado).

3. El cierre a la circulación de una vía objeto de la legislación sobre tráfico, circulación de vehículos a motor y seguridad vial sólo se realizará con carácter excepcional y deberá ser expresamente autorizado por el organismo autónomo Jefatura Central de Tráfico o, en su caso, por la autoridad autonómica o local responsable de la regulación del tráfico, salvo que esté motivada por deficiencias físicas de la infraestructura o por la realización de obras en ésta; en tal caso la autorización corresponderá al titular de la vía, y deberá contemplarse, siempre que sea posible, la habilitación de un itinerario alternativo y su señalización. El cierre y la apertura al tráfico habrá de ser ejecutado, en todo caso, por los agentes de la autoridad responsable de la vigilancia y disciplina del tráfico o del personal dependiente del organismo titular de la vía responsable de la explotación de ésta. Las autoridades competentes a que se ha hecho referencia para autorizar el cierre a la circulación de una carretera se comunicarán los cierres que hayan acordado.

4. El organismo autónomo Jefatura Central de Tráfico o, en su caso, la autoridad autonómica o local responsable de la regulación del tráfico, así como los organismos titulares de las vías, podrán imponer restricciones o limitaciones a la circulación por razones de seguridad vial o fluidez del tráfico, a petición del titular de la vía o de otras entidades, como las sociedades concesionarias de autopistas de peaje, y quedará obligado el peticionario a la señalización del correspondiente itinerario alternativo fijado por la autoridad de tráfico, en todo su recorrido.

5. Los supuestos de circulación en sentido contrario al estipulado tendrán la consideración de falta muy grave conforme a lo establecido en el artículo 65.5.f) del texto articulado de la Ley sobre tráfico, circulación de vehículos a motor y seguridad vial.

   La circulación sin la correspondiente autorización por vías sujetas a restricciones o limitaciones impuestas por razones de seguridad vial o fluidez del tráfico será sancionada con arreglo a lo establecido en el artículo 67.2 del texto articulado de la Ley sobre tráfico, circulación de vehículos a motor y seguridad vial.

Artículo 38. Circulación en autopistas y autovías

1. Se prohíbe circular por autopistas y autovías con vehículos de tracción animal, bicicletas, ciclomotores y vehículos para personas de movilidad reducida (artículo 18.1 del texto articulado).

   No obstante lo dispuesto en el párrafo anterior, los conductores de bicicletas mayores de 14 años podrán circular por los arcenes de las autovías, salvo que por razones justificadas de seguridad vial se prohíba mediante la señalización correspondiente. Dicha prohibición se complementará con un panel que informe del itinerario alternativo.

2. Todo conductor que, por razones de emergencia, se vea obligado a circular con su vehículo por una autopista o autovía a velocidad anormalmente reducida, regulada en el artículo 49.1, deberá abandonarla por la primera salida.

3. Los vehículos especiales o en régimen de transporte especial que excedan de las masas o dimensiones establecidas en el Reglamento General de Vehículos podrán circular, excepcionalmente, por autopistas y autovías cuando así se indique en la autorización complementaria de la que deben ir provistos, y los que no excedan de dichas masas o dimensiones, cuando, con arreglo a sus características, puedan desarrollar una velocidad superior a 60 km/h en llano y cumplan las condiciones que se señalan en el anexo III de este reglamento.

4. Se prohíbe circular por travesías, vías interurbanas y autopistas y autovías que transcurren dentro de poblado con vehículos de movilidad personal. Asimismo, queda prohibida la circulación de estos vehículos en túneles urbanos.

Artículo 39. Limitaciones a la circulación

1. Con sujeción a lo dispuesto en los apartados siguientes, se podrán establecer limitaciones de circulación, temporales o permanentes, en las vías objeto de la legislación sobre tráfico, circulación de vehículos a motor y seguridad vial, cuando así lo exijan las condiciones de seguridad o fluidez de la circulación.

2. En determinados itinerarios, o en partes o tramos de ellos comprendidos dentro de las vías públicas interurbanas, así como en tramos urbanos, incluso travesías, se podrán establecer restricciones temporales o permanentes a la circulación de camiones con masa máxima autorizada superior a 3.500 kilogramos, furgones, conjuntos de vehículos, vehículos articulados y vehículos especiales, así como a vehículos en general que no alcancen o no les esté permitido alcanzar la velocidad mínima que pudiera fijarse, cuando, por razón de festividades, vacaciones estacionales o desplazamientos masivos de vehículos, se prevean elevadas intensidades de tráfico, o cuando las condiciones en que ordinariamente se desarrolle aquél lo hagan necesario o conveniente.

   Asimismo por razones de seguridad podrán establecerse restricciones temporales o permanentes a la circulación de vehículos en los que su propia peligrosidad o la de su carga aconsejen su alejamiento de núcleos urbanos, de zonas ambientalmente sensibles o de tramos singulares como puentes o túneles, o su tránsito fuera de horas de gran intensidad de circulación.

3. Corresponde establecer las aludidas restricciones al organismo autónomo Jefatura Central de Tráfico o, en su caso, a la autoridad de tráfico de la comunidad autónoma que tenga transferida la ejecución de la referida competencia.

4. Las restricciones serán publicadas, en todo caso, con una antelación mínima de ocho días hábiles en el «Boletín Oficial del Estado» y, facultativamente, en los diarios oficiales de las comunidades autónomas citadas en el apartado anterior.

   En casos imprevistos o por circunstancias excepcionales, cuando se estime necesario para lograr una mayor fluidez o seguridad de la circulación, serán los agentes de la autoridad responsable de la vigilancia y disciplina del tráfico los que, durante el tiempo necesario, determinen las restricciones mediante la adopción de las medidas oportunas.

5. En caso de reconocida urgencia podrán concederse autorizaciones especiales para la circulación de vehículos dentro de los itinerarios y plazos objeto de las restricciones impuestas conforme a lo establecido en los apartados anteriores, previa justificación de la necesidad ineludible de efectuar el desplazamiento por esos itinerarios y en los períodos objeto de restricción.

   En estas autorizaciones especiales se hará constar la matrícula y características principales del vehículo a que se refieran, mercancía transportada, vías a las que afecta y las condiciones a que en cada caso deben sujetarse.

6. Corresponde otorgar las autorizaciones a que se refiere el apartado anterior a la autoridad que estableció las restricciones.

7. Las restricciones a la circulación reguladas en este artículo son independientes y no excluyen las que establezcan otras autoridades con arreglo a sus específicas competencias.

8. Los supuestos de circulación en vías restringidas sin la autorización contemplada en el apartado 5 tendrán la consideración de infracción, que se sancionará conforme prevé el artículo 67.2 del texto articulado de la Ley sobre tráfico, circulación de vehículos a motor y seguridad vial.

Artículo 40. Carriles reversibles

1. En las calzadas con doble sentido de la circulación, cuando las marcas dobles discontinuas delimiten un carril por ambos lados, indican que éste es reversible, es decir, que en él la circulación puede estar regulada en uno o en otro sentido mediante semáforos de carril u otros medios. Los conductores que circulen por dicho carril deberán llevar encendida, al menos, la luz de corto alcance o de cruce en sus vehículos tanto de día como de noche, de acuerdo con lo dispuesto en el artículo 104.

2. Los supuestos de circulación en sentido contrario al estipulado tendrán la consideración de infracciones muy graves, conforme se prevé en el artículo 65.5.f) del texto articulado.

Artículo 41. Carriles de utilización en sentido contrario al habitual

1. Cuando las calzadas dispongan de más de un carril de circulación en cada sentido de marcha, la autoridad encargada de la regulación del tráfico podrá habilitar, por razones de fluidez de la circulación, carriles para su utilización en sentido contrario al habitual, debidamente señalizados con arreglo a lo dispuesto en el artículo 144.

La utilización de los carriles habilitados para la circulación en sentido contrario al habitual queda limitada a las motocicletas y turismos, y está prohibida, por lo tanto, al resto de los vehículos, incluidos los turismos con remolque. Los usuarios de este tipo de carriles circularán siempre, al menos, con la luz de corto alcance o de cruce encendida, tanto de día como de noche, a una velocidad máxima de 80 kilómetros por hora y a una mínima de 60, o inferiores si así estuviera establecido o específicamente señalizado, y no podrán desplazarse lateralmente invadiendo el carril o carriles destinados al sentido normal de la circulación, ni siquiera para adelantar.

Los conductores de los vehículos que circulen por carriles destinados al sentido normal de circulación, contiguos al habilitado para circulación en sentido contrario al habitual, tampoco podrán desplazarse lateralmente invadiendo los habilitados para ser utilizados en sentido contrario al habitual; llevarán encendida la luz de corto alcance o cruce, al menos, tanto de día como de noche; y, además, si disponen de un solo carril en su sentido de circulación, lo harán a una velocidad máxima de 80 kilómetros por hora y a una mínima de 60, o inferiores si así estuviera establecido o específicamente señalizado, y si disponen de más de un carril en su sentido de circulación, lo harán a las velocidades que se establecen en los artículos 48.1.a).1.ª y 2.a, 49 y 50. Dichos usuarios y conductores pondrán especial cuidado en evitar alterar los elementos de balizamiento permanentes o móviles.

La autoridad titular de la carretera también podrá habilitar carriles para su utilización en sentido contrario al habitual, de acuerdo con el organismo autónomo Jefatura Central de Tráfico o, en su caso, con la autoridad autonómica responsable del tráfico, cuando la realización de trabajos en la calzada lo haga necesario, y, en este caso, podrán circular por dichos carriles todos los tipos de vehículos que estén autorizados a circular por la vía en obra, salvo prohibición expresa, en las mismas condiciones establecidas en los párrafos anteriores.

2. Los supuestos de circulación en sentido contrario al estipulado o con vulneración de los límites de velocidad tendrán la consideración de infracciones muy graves, en el primer caso, y de infracciones graves o muy graves, según corresponda, por el exceso de velocidad, conforme se prevé en los artículos 65.5.f), 65.4.c) y 65.5.e), respectivamente, todos ellos del texto articulado.

Artículo 42. Carriles adicionales circunstanciales de circulación

1. En las calzadas con doble sentido de la circulación y arcenes, cuando la anchura de la plataforma lo permita, la autoridad encargada de la regulación del tráfico podrá habilitar un carril adicional de circulación en uno de los sentidos de la marcha, mediante la utilización de elementos provisionales de señalización y balizamiento, que modifiquen la zona de rodadura de los vehículos en el centro de la calzada.

La habilitación de este carril adicional circunstancial de circulación supone, mediante la utilización de ambos arcenes, disponer de dos carriles en un sentido de circulación y de uno en el otro. En cualquier caso, esta circunstancia estará debidamente señalizada. Los vehículos que circulen por los arcenes y por dicho carril adicional lo harán a una velocidad máxima de 80 kilómetros por hora y a una mínima de 60, o inferiores si así estuviera establecido o específicamente señalizado, deberán utilizar al menos el alumbrado de corto alcance o de cruce tanto de día como de noche y deberán observarse, en cuanto sean aplicables, las normas contenidas en el artículo anterior.

2. Los supuestos de circulación en sentido contrario al estipulado o con vulneración de los límites de velocidad tendrán la consideración de infracciones muy graves, en el primer caso, y de infracciones graves o muy graves, según corresponda, por el exceso de velocidad, conforme se prevé en los artículos 65.5.f), 65.4.c) y 65.5.e), respectivamente, todos ellos del texto articulado.

Sección 5.ª Refugios, isletas o dispositivos de guía o análogos

Artículo 43. Sentido de la circulación

1. Cuando en la vía existan refugios, isletas o dispositivos de guía, se circulará por la parte de la calzada que quede a la derecha de éstos, en el sentido de la marcha, salvo cuando estén situados en una vía de sentido único o dentro de la parte correspondiente a un solo sentido de circulación, en cuyo caso podrá hacerse por cualquiera de los dos lados (artículo 17 del texto articulado).

2. En las plazas, glorietas y encuentros de vías los vehículos circularán dejando a su izquierda el centro de aquéllas.

3. Los supuestos de circulación en sentido contrario al estipulado tendrán la consideración de infracciones muy graves, aunque no existan refugios, isletas o dispositivos de vía, conforme se prevé en el artículo 65.5.f) del texto articulado.

Sección 6.ª División de las vías en calzadas

Artículo 44. Utilización de las calzadas

1. En las vías divididas en dos calzadas, en el sentido de su longitud, por medianas, separadores o dispositivos análogos los vehículos deben utilizar la calzada de la derecha, en relación con el sentido de su marcha.

2. Cuando la división determine tres calzadas, la central podrá estar destinada a la circulación en los dos sentidos, o en un sentido único, permanente o temporal, según se disponga mediante las correspondientes señales, y las laterales para la circulación en uno sólo, sin perjuicio de que el organismo autónomo Jefatura Central de Tráfico

o, en su caso, la autoridad autonómica o local responsable de la regulación del tráfico pueda establecer para estas últimas o para alguno de los carriles otro sentido de circulación, que habrá de estar convenientemente señalizado.

3. Los supuestos de circulación en sentido contrario al estipulado tendrán la consideración de infracciones muy graves, conforme se prevé en el artículo 65.5.f) del texto articulado.

Capítulo II. Velocidad

Sección 1.ª Límites de velocidad

Artículo 45. Adecuación de la velocidad a las circunstancias

Todo conductor está obligado a respetar los límites de velocidad establecidos y a tener en cuenta, además, sus propias condiciones físicas y psíquicas, las características y el estado de la vía, del vehículo y de su carga, las condiciones meteorológicas, ambientales y de circulación, y, en general, cuantas circunstancias concurran en cada momento, a fin de adecuar la velocidad de su vehículo a ellas, de manera que siempre pueda detenerlo dentro de los límites de su campo de visión y ante cualquier obstáculo que pueda presentarse (artículo 19.1 del texto articulado).

Artículo 46. Moderación de la velocidad. Casos

1. Se circulará a velocidad moderada y, si fuera preciso, se detendrá el vehículo cuando las circunstancias lo exijan, especialmente en los casos siguientes:

   a) Cuando haya peatones en la parte de la vía que se esté utilizando o pueda preverse racionalmente su irrupción en ella, principalmente si se trata de niños, ancianos, invidentes u otras personas manifiestamente impedidas.

   b) Al aproximarse a ciclos circulando, así como en las intersecciones y en las proximidades de vías de uso exclusivo de ciclos y de los pasos de peatones no regulados por semáforo o agentes de la circulación, así como al acercarse a mercados, centros docentes o a lugares en que sea previsible la presencia de niños.

   c) Cuando haya animales en la parte de la vía que se esté utilizando o pueda preverse racionalmente su irrupción en ella.

   d) En los tramos con edificios de inmediato acceso a la parte de la vía que se esté utilizando.

   e) Al aproximarse a un autobús en situación de parada, principalmente si se trata de un autobús de transporte escolar.

   f) Fuera de poblado al acercarse a vehículos inmovilizados en la calzada y a ciclos que circulan por ella o por su arcén.

g) Al circular por pavimento deslizante o cuando pueda salpicarse o proyectarse agua, gravilla u otras materias a los demás usuarios de la vía.

h) Al aproximarse a pasos a nivel, a glorietas e intersecciones en que no se goce de prioridad, a lugares de reducida visibilidad o a estrechamientos.

Si las intersecciones están debidamente señalizadas y la visibilidad de la vía es prácticamente nula, la velocidad de los vehículos no deberá exceder de 50 kilómetros por hora.

i) En el cruce con otro vehículo, cuando las circunstancias de la vía, de los vehículos o las meteorológicas o ambientales no permitan realizarlo con seguridad.

j) En caso de deslumbramiento, de conformidad con lo dispuesto en el artículo 102.3.

k) En los casos de niebla densa, lluvia intensa, nevada o nubes de polvo o humo.

2. Las infracciones a las normas de este precepto tendrán la consideración de graves o muy graves, según corresponda por el exceso de velocidad, conforme se prevé en los artículos 65.4.c) y 65.5.e), ambos del texto articulado.

Artículo 47. Velocidades máximas y mínimas

Los titulares de la vía fijarán, mediante el empleo de la señalización correspondiente, las limitaciones de velocidad específicas que correspondan con arreglo a las características del tramo de la vía. En defecto de señalización específica, se cumplirá la genérica establecida para cada vía.

El organismo autónomo Jefatura Central de Tráfico o, en su caso, la autoridad autonómica o local responsable de la regulación y control del tráfico, cuando las condiciones bajo las que se desarrolla la circulación así lo aconsejen, podrá fijar limitaciones de velocidad con carácter temporal mediante la correspondiente señalización circunstancial o variable.

Artículo 48. Velocidades máximas en vías fuera de poblado

1. Las velocidades máximas que no deberán ser rebasadas, salvo en los supuestos previstos en el artículo 51, son las siguientes:

a)

	Turismos, motocicletas, autocaravanas de masa máxima autorizada igual o inferior a 3.500 kg, Pick-up	Camiones, tractocamiones, furgonetas, autocaravanas de masa máxima autorizada superior a 3.500 kg, vehículos articulados, automóviles con remolque y resto de vehículos	Autobuses, vehículos derivados de turismo y vehículos mixtos adaptables
Autopista y autovía	120	90	100
Convencional	90	80	90

1. En carreteras convencionales con separación física de los dos sentidos de circulación, el titular de la vía podrá fijar un límite máximo de 100 km/h para turismos, motocicletas y autocaravanas con masa máxima autorizada igual o inferior a 3.500 kg.

2. A los vehículos de tres ruedas asimilados a las motocicletas, se aplican los mismos límites de velocidad que se establecen para las motocicletas de dos ruedas.

b) Para los vehículos que realicen transporte escolar y de menores o que transporten mercancías peligrosas, se reducirá en 10 kilómetros por hora la velocidad máxima fijada en el párrafo a) en función del tipo de vehículo y de la vía por la que circula.

En el supuesto de que en un autobús viajen pasajeros de pie porque así esté autorizado o en caso de que el autobús no esté dotado de cinturón de seguridad, la velocidad máxima en vías convencionales será de 80 kilómetros por hora.

c) Para vehículos especiales y conjuntos de vehículos, también especiales, aunque sólo tenga tal naturaleza uno de los que integran el conjunto:

1. Si carecen de señalización de frenado, llevan remolque o son motocultores: 25 kilómetros por hora.

2. Los restantes vehículos especiales: 40 kilómetros por hora, salvo cuando puedan desarrollar una velocidad superior a los 60 kilómetros por hora en llano con arreglo a sus características, y cumplan las condiciones que se señalan en las normas reguladoras de los vehículos; en tal caso, la velocidad máxima será de 70 kilómetros por hora.

d) Para vehículos en régimen de transporte especial, la señalada en el anexo III de este reglamento.

e) Para ciclos, ciclomotores de dos y tres ruedas y cuadriciclos ligeros: 45 kilómetros por hora. No obstante, los conductores de bicicletas podrán superar dicha velocidad máxima en aquellos tramos en los que las circunstancias de la vía permitan desarrollar una velocidad superior.

f) En las vías sin pavimentar el límite de velocidad máximo será de 30 km/h.

g) Los vehículos a los que, por razones de ensayo o experimentación, les haya sido concedido un permiso especial para ensayos podrán rebasar las velocidades establecidas como máximas en 30 kilómetros por hora, pero sólo dentro del itinerario fijado y en ningún caso cuando circulen por vías urbanas, travesías o por tramos en los que exista señalización específica que limite la velocidad.

h) A los vehículos de tres ruedas y cuadriciclos en cualquier tipo de vía donde esté permitida su circulación se aplica el límite de 70 kilómetros por hora.

2. Las infracciones a las normas de este precepto tendrán la consideración de graves o muy graves, según corresponda por el exceso de velocidad, conforme se prevé en los artículos 76.a) y 77.a), ambos del texto refundido de la Ley sobre Tráfico, Circulación de Vehículos a Motor y Seguridad Vial.

Artículo 49. Velocidades mínimas en poblado y fuera de poblado

1. No se deberá entorpecer la marcha normal de otro vehículo circulando sin causa justificada a velocidad anormalmente reducida. A estos efectos, se prohíbe la circulación en autopistas y autovías de vehículos a motor a una velocidad inferior a 60 kilómetros por hora, y en las restantes vías, a una velocidad inferior a la mitad de la genérica señalada para cada categoría de vehículos de cada una de ellas en este capítulo, aunque no circulen otros vehículos.

2. Se podrá circular por debajo de los límites mínimos de velocidad en los casos de vehículos especiales y de vehículos en régimen de transporte especial o cuando las circunstancias del tráfico, del vehículo o de la vía impidan el mantenimiento de una velocidad superior a la mínima sin riesgo para la circulación, así como en los supuestos de protección o acompañamiento a otros vehículos en que se adecuará la velocidad a la del vehículo acompañado.

   En estos casos los vehículos de acompañamiento deberán llevar en la parte superior las señales V-21 o V-22, según proceda, previstas en el artículo 173.

3. Cuando un vehículo no pueda alcanzar la velocidad mínima exigida y exista peligro de alcance, se deberán utilizar durante la circulación las luces indicadoras de dirección con señal de emergencia.

4. Las infracciones a las normas de este precepto tendrán la consideración de graves, conforme se prevé en los artículos 65.4.c) del texto articulado.

Artículo 50. Límites de velocidad en vías urbanas y travesías

1. El límite genérico de velocidad en vías urbanas será de:
   a) 20 km/h en vías que dispongan de plataforma única de calzada y acera.
   b) 30 km/h en vías de un único carril por sentido de circulación.
   c) 50 km/h en vías de dos o más carriles por sentido de circulación.

   A estos efectos, los carriles reservados para la circulación de determinados usuarios o uso exclusivo de transporte público no serán contabilizados.

2. Las velocidades genéricas establecidas podrán ser rebajadas previa señalización específica, por la Autoridad municipal.

3. Excepcionalmente, la Autoridad Municipal podrá aumentar la velocidad en vías de un único carril por sentido hasta una velocidad máxima de 50 km/h, previa señalización específica.

4. En las vías urbanas a las que se refiere el apartado 1 c) y en travesías, los vehículos que transporten mercancías peligrosas circularán como máximo a 40 km/h.

5. El límite genérico de velocidad en travesías es de 50 km/h para todo tipo de vehículos. Este límite podrá ser rebajado por acuerdo de la Autoridad Municipal con el titular de la vía, previa señalización específica.

6. El límite genérico de velocidad en autopistas y autovías que transcurren dentro de poblado será de 80 km/h, no obstante podrá ser ampliados por acuerdo de la Autoridad Municipal y el titular de la vía, previa señalización específica, sin rebasar en ningún caso los límites genéricos establecidos para dichas vías fuera de poblado.

7. Las autoridades municipales y titulares de la vía podrán adoptar las medidas necesarias para lograr el calmado del tráfico y facilitar la percepción de los límites de velocidad establecidos.

8. Las infracciones a las normas de este precepto tendrán la consideración de graves conforme se prevé en el artículo 76. a), salvo que tengan la consideración de muy graves, de conformidad con lo dispuesto en el artículo 77.a), ambos del texto refundido de la Ley sobre tráfico, circulación de vehículos a motor y seguridad vial.

Artículo 51. Velocidades máximas en adelantamientos

DEROGADO

Artículo 52. Velocidades prevalentes

1. Sobre las velocidades máximas indicadas en los artículos anteriores prevalecerán las que se fijen:

    a) A través de las correspondientes señales.

    b) A determinados conductores en razón a sus circunstancias personales.

    c) A los conductores noveles.

    d) A determinados vehículos o conjuntos de vehículos por sus especiales características o por la naturaleza de su carga.

2. En los supuestos comprendidos en el párrafo b) del apartado anterior y en el artículo 48.1.c) y d), será obligatorio llevar en la parte posterior del vehículo, visible en todo momento, la señal de limitación de velocidad a que se refiere el artículo 173.

3. Las infracciones a las normas de este precepto tendrán la consideración de graves o muy graves, según corresponda por el exceso de velocidad, conforme se prevé en los artículos 65.4.c) y 65.5.e), ambos del texto articulado.

Sección 2.ª Reducción de velocidad y distancias entre vehículos

Artículo 53. Reducción de velocidad

1. Salvo en caso de inminente peligro, todo conductor, para reducir considerablemente la velocidad de su vehículo, deberá cerciorarse de que puede hacerlo sin riesgo para otros conductores y estará obligado a advertirlo previamente del modo previsto en el artículo 109, sin que pueda realizarlo de forma brusca, para que no produzca riesgo de colisión con los vehículos que circulan detrás del suyo.

2. Las infracciones a las normas de este precepto tendrán la consideración de graves, conforme se prevé en el artículo 65.4.c) del texto articulado.

Artículo 54. Distancias entre vehículos

1. Todo conductor de un vehículo que circule detrás de otro deberá dejar entre ambos un espacio libre que le permita detenerse, en caso de frenado brusco, sin colisionar con él, teniendo en cuenta especialmente la velocidad y las condiciones de adherencia y frenado.

    No obstante, se permitirá a los conductores de bicicletas circular en grupo sin mantener tal separación, extremando en esta ocasión la atención, a fin de evitar alcances entre ellos (artículo 20.2 del texto articulado).

2. Además de lo dispuesto en el apartado anterior, la separación que debe guardar todo conductor de vehículo que circule detrás de otro sin señalar su propósito de adelantamiento deberá ser tal que permita al que a su vez le siga adelantarlo con seguridad, excepto si se trata de ciclistas que circulan en grupo. Los vehículos con masa máxima autorizada superior a 3.500 kilogramos y los vehículos y conjuntos de vehículos de más de 10 metros de longitud total deberán guardar, a estos efectos, una separación mínima de 50 metros (artículo 20.3 del texto articulado).

3. Lo dispuesto en el apartado anterior no será de aplicación:

    a) En poblado.

    b) Donde estuviese prohibido el adelantamiento.

    c) Donde hubiese más de un carril destinado a la circulación en su mismo sentido.

    d) Cuando la circulación estuviese tan saturada que no permita el adelantamiento (artículo 20.4 del texto articulado).

4. Las infracciones a las normas de este precepto tendrán la consideración de graves, conforme a lo dispuesto en el artículo 65.4.c) del texto articulado de la Ley sobre tráfico, circulación de vehículos a motor y seguridad vial.

Sección 3.ª Competiciones

Artículo 55. Pruebas deportivas, marchas ciclistas y otros eventos

1. La celebración de pruebas deportivas cuyo objeto sea competir en espacio o tiempo por las vías o terrenos objeto de la legislación sobre tráfico, circulación de vehículos a motor y seguridad vial, así como la realización de marchas ciclistas u otros eventos, requerirá autorización previa que será expedida conforme a las normas indicadas en el anexo II de este reglamento, las cuales regularán dichas actividades.

2. Se prohíbe entablar competiciones de velocidad en las vías públicas o de uso público, salvo que, con carácter excepcional, se hubieran acotado para ello por la autoridad competente (artículo 20.5 del texto articulado).

3. Las infracciones a las normas de este precepto tendrán la consideración de muy graves, conforme se prevé en el artículo 65.5.g) del texto articulado, sin perjuicio de las medidas que adopten los agentes encargados de la vigilancia del tráfico para suspender, interrumpir o disolver las pruebas deportivas no autorizadas.

Capítulo III. Prioridad de paso

Sección 1.ª Normas de prioridad en las intersecciones

Artículo 56. Intersecciones señalizadas

1. En las intersecciones la preferencia de paso se verificará siempre ateniéndose a la señalización que la regule (artículo 21.1 del texto articulado).

2. Los conductores de vehículos que se aproximen a una intersección regulada por un agente de la circulación deberán detener sus vehículos cuando así lo ordene éste mediante las señales previstas en el artículo 143.

3. Todo conductor de un vehículo que se aproxime a una intersección regulada por semáforos deberá actuar en la forma ordenada en el artículo 146.

4. Los conductores de los vehículos que se aproximen a una intersección señalizada con señal de intersección con prioridad, o que circulen por una vía señalizada con señal de calzada con prioridad, previstas en los artículos 149 y 151, tendrán prioridad de paso sobre los vehículos que circulen por otra vía o procedan de ella.

5. En las intersecciones de vías señalizadas con señal de «ceda el paso» o «detención obligatoria o stop», previstas en los artículos 151 y 169, los conductores cederán siempre el paso a los vehículos que transiten por la vía preferente, cualquiera que sea el lado por el que se aproximen, llegando a detener por completo su marcha cuando sea preciso y, en todo caso, cuando así lo indique la señal correspondiente.

6. Las infracciones a las normas de este precepto relativas a la prioridad de paso tendrán la consideración de graves, conforme lo dispuesto en el artículo 65.4.c) del texto articulado.

Artículo 57. Intersecciones sin señalizar

1. En defecto de señal que regule la preferencia de paso, el conductor está obligado a cederlo a los vehículos que se aproximen por su derecha, salvo en los siguientes supuestos:

   a) Tendrán derecho de preferencia de paso los vehículos que circulen por una vía pavimentada frente a los procedentes de otra sin pavimentar.

   b) Los vehículos que circulen por raíles tienen derecho de prioridad de paso sobre los demás usuarios.

   c) En las glorietas, los que se hallen dentro de la vía circular tendrán preferencia de paso sobre los que pretendan acceder a aquéllas (artículo 21.2 del texto articulado).

   d) Los vehículos que circulen por una autopista o autovía tendrán preferencia de paso sobre los que pretenden acceder a aquélla.

2. Las infracciones a las normas de este precepto tendrán la consideración de graves, conforme se prevé en el artículo 65.4.c) del texto articulado.

Artículo 58. Normas generales

1. El conductor de un vehículo que haya de ceder el paso a otro no deberá iniciar o continuar su marcha o su maniobra, ni reemprenderlas, hasta haberse asegurado de que con ello no fuerza al conductor del vehículo que tiene la prioridad a modificar bruscamente la trayectoria o la velocidad de éste, y debe mostrar con suficiente antelación, por su forma de circular y especialmente con la reducción paulatina de la velocidad que efectivamente va a cederlo (artículo 24.1 del texto articulado).

2. En todos los preceptos de este capítulo que regulan la prioridad de paso deberán tenerse en cuenta, en su caso, las normas previstas en el apartado anterior.

3. Las infracciones a las normas de este precepto tendrán la consideración de graves, conforme se prevé en el artículo 65.4.c) del texto articulado.

Artículo 59. Intersecciones

1. Aun cuando goce de prioridad de paso, ningún conductor deberá penetrar con su vehículo en una intersección o en un paso para peatones o para ciclistas si la situación de la circulación es tal que, previsiblemente, pueda quedar detenido de forma que impida u obstruya la circulación transversal (artículo 24.2 del texto articulado).

2. Todo conductor que tenga detenido su vehículo en una intersección regulada por semáforo y su situación constituya obstáculo para la circulación deberá salir de aquélla sin esperar a que se permita la circulación en la dirección que se propone tomar, siempre que al hacerlo no entorpezca la marcha de los demás usuarios que avancen en el sentido permitido (artículo 24.3 del texto articulado).

3. Las infracciones a las normas de este precepto tendrán la consideración de graves, conforme se prevé en el artículo 65.4.c) del texto articulado.

Sección 2.ª Tramos en obras, estrechamientos y tramos de gran pendiente

Artículo 60. Tramos en obras y estrechamientos

1. En los tramos de la vía en los que por su estrechez sea imposible o muy difícil el paso simultáneo de dos vehículos que circulen en sentido contrario, donde no haya señalización expresa al efecto, tendrá derecho de preferencia de paso el que hubiese entrado primero (artículo 22.1 del texto articulado).

   En caso de duda sobre dicha circunstancia, tendrá la preferencia el vehículo con mayores dificultades de maniobra, de acuerdo con lo que se determina en el artículo 62.

2. Cuando en una vía se estén efectuando obras de reparación, los vehículos, caballerías y toda especie de ganado marcharán por el sitio señalado al efecto.

3. Siempre que sea posible efectuarlo sin peligro ni daño a la obra realizada, se permitirá el paso por el trozo de vía en reparación a los vehículos de servicios de policía, extinción de incendios, protección civil y salvamento, y de asistencia sanitaria, pública o privada, que circulen en servicio urgente y cuyos conductores lo adviertan mediante el uso de la correspondiente señalización.

4. En todo caso, cualquier vehículo que se acerque a una obra de reparación de la vía y encuentre esperando a otro llegado con anterioridad y en el mismo sentido, se colocará detrás de el, lo más arrimado que sea posible al borde de la derecha, y no intentará pasar sino siguiendo al que tiene delante.

5. En todos los casos previstos en este artículo, los usuarios de la vía están obligados a seguir las indicaciones del personal destinado a la regulación del paso de vehículos.

6. Las infracciones a las normas de este precepto tendrán la consideración de graves, conforme lo dispuesto en el artículo 65.4.c) del texto articulado de la Ley sobre tráfico, circulación de vehículos a motor y seguridad vial.

Artículo 61. Paso de puentes u obras de paso señalizado

1. El orden de preferencia de paso por puentes u obras de paso cuya anchura no permita el cruce de vehículos se realizará conforme a la señalización que lo regule.

2. En caso de encuentro de dos vehículos que no se puedan cruzar en puentes u obras de paso en uno de cuyos extremos se hubiera colocado la señal de prioridad en sentido contrario o la de ceda el paso, el que llegue por ese extremo habrá de retroceder para dejar paso al otro.

   En ausencia de señalización, el orden de preferencia entre los distintos tipos de vehículos se ajustará a lo establecido en el artículo 62.

3. Los vehículos que necesitan autorización especial para circular no podrán cruzarse en los puentes si el ancho de la calzada es inferior a seis metros, de suerte que para cada vehículo pueda contarse con un ancho de vía no inferior a tres metros. En caso de encuentro o cruce entre dichos vehículos, se estará a lo dispuesto en el apartado anterior.

4. Las infracciones a las normas de este precepto tendrán la consideración de graves, conforme se prevé en el artículo 65.4.c) del texto articulado.

Artículo 62. Orden de preferencia en ausencia de señalización

1. Sin perjuicio de lo que pueda ordenar el agente de la autoridad o, en su caso, indicar el personal de obras y el de acompañamiento de vehículos especiales o en régimen de transporte especial, el orden de preferencia entre los distintos tipos de vehículos cuando uno de ellos tenga que dar marcha atrás es el siguiente:

   a) Vehículos especiales y en régimen de transporte especial que excedan de las masas o dimensiones establecidas en las normas reguladoras de los vehículos.

   b) Conjunto de vehículos, excepto los contemplados en el párrafo d).

   c) Vehículos de tracción animal.

   d) Turismos que arrastran remolques de hasta 750 kilogramos de masa máxima autorizada y autocaravanas.

   e) Vehículos destinados al transporte colectivo de viajeros.

   f) Camiones, tractocamiones y furgones.

   g) Turismos y vehículos derivados de turismos.

   h) Vehículos especiales que no excedan de las masas o dimensiones establecidas en las normas reguladoras de los vehículos, cuadriciclos y cuadriciclos ligeros.

   i) Vehículos de tres ruedas, motocicletas con sidecar y ciclomotores de tres ruedas.

   j) Motocicletas, ciclomotores de dos ruedas y bicicletas.

Cuando se trate de vehículos del mismo tipo o de supuestos no enumerados, la preferencia de paso se decidirá a favor del que tuviera que dar marcha atrás mayor distancia y, en caso de igualdad, del que tenga mayor anchura, longitud o masa máxima autorizada.

2. Las infracciones a las normas de este precepto tendrán la consideración de graves, conforme se prevé en el artículo 65.4.c) del texto articulado.

Artículo 63. Tramos de gran pendiente

1. En los tramos de gran pendiente, en los que se den las circunstancias de estrechez señaladas en el artículo 60, la preferencia de paso la tendrá el vehículo que circule en sentido ascendente, salvo si éste pudiera llegar antes a un apartadero establecido al efecto. En caso de duda sobre la inclinación de la pendiente o la distancia al apartadero, se estará a lo establecido en el artículo 62 (artículo 22.2 del texto articulado).

   Se entienden por tramos de gran pendiente los que tienen una inclinación mínima del siete por ciento.

2. Las infracciones a las normas de este precepto tendrán la consideración de graves, conforme se prevé en el artículo 65.4.c) del texto articulado.

Sección 3.ª Normas de comportamiento de los conductores respecto a los ciclistas, peatones y animales

Artículo 64. Normas generales y prioridad de paso de ciclistas

Como regla general, y siempre que sus trayectorias se corten, los conductores tienen prioridad de paso para sus vehículos en la calzada y en el arcén, respecto de los peatones y animales, salvo en los casos enumerados en los artículos 65 y 66, en que deberán dejarlos pasar, llegando a detenerse si fuera necesario.

Los conductores de bicicletas tienen prioridad de paso respecto a los vehículos de motor:

   a) Cuando circulen por un carril bici, paso para ciclistas o arcén debidamente señalizados.

   b) Cuando para entrar en otra vía el vehículo de motor gire a derecha o izquierda, en los supuestos permitidos, y haya un ciclista en sus proximidades.

   c) Cuando circulando en grupo, el primero haya iniciado ya el cruce o haya entrado en una glorieta.

En los demás casos serán aplicables las normas generales sobre prioridad de paso entre vehículos.

Artículo 65. Prioridad de paso de los conductores sobre los peatones

1. Los conductores tienen prioridad de paso para sus vehículos, respecto de los peatones, salvo en los casos siguientes:

   a) En los pasos para peatones debidamente señalizados.

   b) Cuando vayan a girar con su vehículo para entrar en otra vía y haya peatones cruzándola, aunque no exista paso para éstos.

   c) Cuando el vehículo cruce un arcén por el que estén circulando peatones que no dispongan de zona peatonal (artículo 23.1 del texto articulado).

2. En las zonas peatonales, cuando los vehículos las crucen por los pasos habilitados al efecto, los conductores tienen la obligación de dejar pasar a los peatones que circulen por ellas (artículo 23.2 del texto articulado).

3. También deberán ceder el paso:

   a) A los peatones que vayan a subir o hayan bajado de un vehículo de transporte colectivo de viajeros, en una parada señalizada como tal, cuando se encuentren entre dicho vehículo y la zona peatonal o refugio más próximo.

   b) A las tropas en formación, filas escolares o comitivas organizadas (artículo 23.3 del texto articulado).

4. Las infracciones a las normas de este precepto tendrán la consideración de graves, conforme se prevé en el artículo 65.4.c) del texto articulado.

Artículo 66. Prioridad de paso de los conductores sobre los animales

1. Los conductores tienen prioridad de paso para sus vehículos, respecto de los animales, salvo en los casos siguientes:

   a) En las cañadas debidamente señalizadas.

   b) Cuando vayan a girar con su vehículo para entrar en otra vía y haya animales cruzándola, aunque no exista paso para éstos.

   c) Cuando el vehículo cruce un arcén por el que estén circulando animales que no dispongan de cañada (artículo 23.4 del texto articulado).

2. Las cañadas o pasos de ganado de carácter general se señalizarán por medio de paneles complementarios con la inscripción «cañada», que se colocarán debajo de la señal «paso de animales domésticos», recogida en el artículo 149, con su plano perpendicular a la dirección de la circulación y al lado derecho de ésta de forma fácilmente visible para los conductores de los vehículos afectados.

   Dicha señalización deberá ser complementada con las correspondientes señales de limitación de velocidad.

3. Las infracciones a las normas de este precepto tendrán la consideración de graves, conforme se prevé en el artículo 65.4.c) del texto articulado.

Sección 4.ª Vehículos en servicios de urgencia

Artículo 67. Vehículos prioritarios

1. Tendrán prioridad de paso sobre los demás vehículos y otros usuarios de la vía los vehículos de servicios de urgencia, públicos o privados, cuando se hallen en servicio de tal carácter. Podrán circular por encima de los límites de velocidad y estarán exentos de cumplir otras normas o señales en los casos y con las condiciones que se determinan en esta sección (artículo 25 del texto articulado).

2. Los conductores de los vehículos destinados a los referidos servicios harán uso ponderado de su régimen especial únicamente cuando circulen en prestación de un servicio urgente y cuidarán de no vulnerar la prioridad de paso en las intersecciones de vías o las señales de los semáforos, sin antes adoptar extremadas precauciones, hasta cerciorarse de que no existe riesgo de atropello a peatones y de que los conductores de otros vehículos han detenido su marcha o se disponen a facilitar la suya.

3. La instalación de aparatos emisores de luces y señales acústicas especiales en vehículos prioritarios requerirá autorización de la Jefatura Provincial de Tráfico correspondiente, de conformidad con lo dispuesto en las normas reguladoras de los vehículos.

Artículo 68. Facultades de los conductores de los vehículos prioritarios

1. Los conductores de los vehículos prioritarios deberán observar los preceptos de este reglamento, si bien, a condición de haberse cerciorado de que no ponen en peligro a ningún usuario de la vía, podrán dejar de cumplir bajo su exclusiva responsabilidad las normas de los títulos II, III y IV, salvo las órdenes y señales de los agentes, que son siempre de obligado cumplimiento.

    Los conductores de dichos vehículos podrán igualmente, con carácter excepcional, cuando circulen por autopista o autovía en servicio urgente y no comprometan la seguridad de ningún usuario, dar media vuelta o marcha atrás, circular en sentido contrario al correspondiente a la calzada, siempre que lo hagan por el arcén, o penetrar en la mediana o en los pasos transversales de ésta.

    Los agentes de la autoridad responsable de la vigilancia, regulación y control del tráfico podrán utilizar o situar sus vehículos en la parte de la vía que resulte necesaria cuando presten auxilio a los usuarios de ésta o lo requieran las necesidades del servicio o de la circulación. Asimismo, determinarán en cada caso concreto los lugares donde deben situarse los vehículos de servicios de urgencia o de otros servicios especiales.

2. Tendrán el carácter de prioritarios los vehículos de los servicios de policía, extinción de incendios, protección civil y salvamento, y de asistencia sanitaria, pública

o privada, que circulen en servicio urgente y cuyos conductores adviertan de su presencia mediante la utilización simultánea de la señal luminosa, a que se refiere el artículo 173, y del aparato emisor de señales acústicas especiales, al que se refieren las normas reguladoras de los vehículos.

Por excepción de lo dispuesto en el párrafo anterior, los conductores de los vehículos prioritarios deberán utilizar la señal luminosa aisladamente cuando la omisión de las señales acústicas especiales no entrañe peligro alguno para los demás usuarios.

3. Las infracciones a las normas de este precepto tendrán la consideración de graves, conforme se prevé en el artículo 65.4.c) del texto articulado.

Artículo 69. Comportamiento de los demás conductores respecto de los vehículos prioritarios

Tan pronto perciban las señales especiales que anuncien la proximidad de un vehículo prioritario, los demás conductores adoptarán las medidas adecuadas, según las circunstancias del momento y lugar, para facilitarles el paso, apartándose normalmente a su derecha o deteniéndose si fuera preciso.

Cuando un vehículo de policía que manifiesta su presencia según lo dispuesto en el artículo 68.2 se sitúa detrás de cualquier otro vehículo y activa además un dispositivo de emisión de luz amarilla hacia adelante de forma intermitente o destellante, el conductor de éste deberá detenerlo con las debidas precauciones en el lado derecho, delante del vehículo policial, en un lugar donde no genere mayores riesgos o molestias para el resto de los usuarios, y permanecerá en su interior. En todo momento el conductor ajustará su comportamiento a las instrucciones que imparta el agente a través de la megafonía o por cualquier otro medio que pueda ser percibido claramente por aquél.

Artículo 70. Vehículos no prioritarios en servicio de urgencia

1. Si, como consecuencia de circunstancias especialmente graves, el conductor de un vehículo no prioritario se viera forzado, sin poder recurrir a otro medio, a efectuar un servicio de los normalmente reservados a los prioritarios, procurará que los demás usuarios adviertan la especial situación en que circula, utilizando para ello el avisador acústico en forma intermitente y conectando la luz de emergencia, si se dispusiera de ella, o agitando un pañuelo o procedimiento similar.

2. Los conductores a que se refiere el apartado anterior deberán respetar las normas de circulación, sobre todo en las intersecciones, y los demás usuarios de la vía darán cumplimiento a lo dispuesto en el artículo 69.

3. En cualquier momento, los agentes de la autoridad podrán exigir la justificación de las circunstancias a que se alude en el apartado 1.

4. Las infracciones a las normas de este precepto tendrán la consideración de graves, conforme se prevé en el artículo 65.4.c) del texto articulado.

Capítulo IV. Vehículos y transportes especiales

Artículo 71. Normas de circulación y señalización

1. Las normas de circulación serán las establecidas en el anexo III de este reglamento, además de las generales que les sean de aplicación.

   Los vehículos especiales sólo pueden utilizar las vías objeto de la legislación de tráfico para desplazarse, no pudiendo realizar las tareas para las que estén destinados en función de sus características técnicas, con excepción de los que realicen trabajo de construcción, reparación o conservación de las vías exclusivamente en las zonas donde se lleven a cabo dichos trabajos y de los específicamente destinados a remolcar vehículos accidentados, averiados o mal estacionados. Tampoco podrán circular los vehículos especiales transportando carga alguna, salvo los específicamente destinados a prestar servicios de transporte especial, para lo cual deberán proveerse de la oportuna autorización.

   Los conductores de vehículos especiales y, excepcionalmente, de los que no lo sean, empleados para trabajos de construcción, reparación o conservación de vías, no están obligados a la observancia de las normas de circulación, siempre que se encuentren realizando dichos trabajos en la zona donde se lleven a cabo, tomen las precauciones necesarias y la circulación sea convenientemente regulada.

2. Durante los trabajos, los conductores de vehículos destinados a obras o servicios utilizarán la señal luminosa V-2 a que se refiere el artículo 173.2:

   a) Cuando interrumpan u obstaculicen la circulación, únicamente para indicar su situación a los demás usuarios, si se trata de vehículos específicamente destinados a remolcar a los accidentados, averiados o mal estacionados.

   b) Cuando trabajen en operaciones de limpieza, conservación, señalización o, en general, de reparación de las vías, únicamente para indicar su situación a los demás usuarios, si ésta puede suponer un peligro para éstos ; los vehículos especiales destinados a estos fines, si se trata de una autopista o autovía, también, desde su entrada en ella hasta llegar al lugar donde se realicen los citados trabajos.

3. Durante la circulación, los conductores de vehículos especiales o en régimen de transporte especial deberán utilizar la referida señal luminosa tanto de día como de noche, siempre que circulen por vías de uso público a una velocidad que no supere los 40 km/h. En caso de avería de esta señal, deberá utilizarse la luz de cruce junto con las luces indicadoras de dirección con señal de emergencia.

4. Las infracciones a las normas de este precepto en cuanto a la obligación de llevar instalado en el vehículo la señalización luminosa será sancionado con arreglo a lo dispuesto en el artículo 67.2 del texto articulado.

Capítulo V. Incorporación a la circulación

Artículo 72. Obligaciones de los conductores que se incorporen a la circulación

1. El conductor de un vehículo parado o estacionado en una vía o procedente de las vías de acceso a ésta, de sus zonas de servicio o de una propiedad colindante, que pretenda incorporarse a la circulación, deberá cerciorarse previamente, incluso siguiendo las indicaciones de otra persona en caso necesario, de que puede hacerlo sin peligro para los demás usuarios, cediendo el paso a otros vehículos y teniendo en cuenta la posición, trayectoria y velocidad de éstos, y lo advertirá con las señales obligatorias para estos casos. Si la vía a la que se accede está dotada de un carril de aceleración, el conductor que se incorpora a aquélla procurará hacerlo con velocidad adecuada a la vía (artículo 26 del texto articulado).

2. Siempre que un conductor salga a una vía de uso público por un camino exclusivamente privado, debe asegurarse previamente de que puede hacerlo sin peligro para nadie y efectuarlo a una velocidad que le permita detenerse en el acto, cediendo el paso a los vehículos que circulen por aquélla, cualquiera que sea el sentido en que lo hagan.

3. El conductor que se incorpore a la circulación advertirá ópticamente la maniobra en la forma prevista en el artículo 109.

4. En vías dotadas de un carril de aceleración, el conductor de un vehículo que pretenda utilizarlo para incorporarse a la calzada deberá cerciorarse, al principio de dicho carril, de que puede hacerlo sin peligro para los demás usuarios que transiten por dicha calzada, teniendo en cuenta la posición, trayectoria y velocidad de éstos, e incluso deteniéndose, en caso necesario. A continuación, acelerará hasta alcanzar la velocidad adecuada al final del carril de aceleración para incorporarse a la circulación de la calzada.

5. Los supuestos de incorporación a la circulación sin ceder el paso a otros vehículos tendrán la consideración de infracciones graves, conforme se prevé en el artículo 65.4.c) del texto articulado.

Artículo 73. Obligación de los demás conductores de facilitar la maniobra

1. Con independencia de la obligación de los conductores de los vehículos que se incorporen a la circulación de cumplir las prescripciones del artículo anterior, los demás conductores facilitarán, en la medida de lo posible, dicha maniobra, especialmente si se trata de un vehículo de transporte colectivo de viajeros que pretende incorporarse a la circulación desde una parada señalizada (artículo 27 del texto articulado).

2. En los poblados, con el fin de facilitar la circulación de los vehículos de transporte colectivo de viajeros, los conductores de los demás vehículos deberán desplazarse lateralmente, siempre que fuera posible, o reducir su velocidad, dando cumplimiento a lo dispuesto en el artículo 53, llegando a detenerse, si fuera preciso, para que los vehículos de transporte colectivo puedan efectuar la maniobra necesaria para proseguir su marcha a la salida de las paradas señalizadas como tales.

3. Lo dispuesto en el apartado anterior no modifica la obligación que tienen los conductores de vehículos de transporte colectivo de viajeros de adoptar las precauciones necesarias para evitar todo riesgo de accidente, después de haber anunciado por medio de sus indicadores de dirección su propósito de reanudar la marcha.

Capítulo VI. Cambios de dirección y de sentido, y marcha atrás

Sección 1.ª Cambios de vía, calzada y carril

Artículo 74. Normas generales

1. El conductor de un vehículo que pretenda girar a la derecha o a la izquierda para utilizar vía distinta de aquella por la que circula, para tomar otra calzada de la misma vía o para salir de ella deberá advertirlo previamente y con suficiente antelación a los conductores de los vehículos que circulan detrás del suyo y cerciorarse de que la velocidad y la distancia de los vehículos que se acerquen en sentido contrario le permiten efectuar la maniobra sin peligro, absteniéndose de realizarla de no darse estas circunstancias. También deberá abstenerse de realizar la maniobra cuando se trate de un cambio de dirección a la izquierda y no exista visibilidad suficiente (artículo 28.1 del texto articulado).

2. Toda maniobra de desplazamiento lateral que implique cambio de carril deberá llevarse a efecto respetando la prioridad del que circule por el carril que se pretende ocupar (artículo 28.2 del texto articulado).

3. Las infracciones a las normas de este precepto tendrán la consideración de graves, conforme se prevé en el artículo 65.4.c) del texto articulado.

Artículo 75. Ejecución de la maniobra de cambio de dirección

1. Para efectuar la maniobra, el conductor:

    a) Advertirá su propósito en la forma prevista en el artículo 109.

    b) Salvo que la vía esté acondicionada o señalizada para realizarla de otra manera, se ceñirá todo lo posible al borde derecho de la calzada, si el cambio de dirección es a la derecha, y al borde izquierdo, si es a la izquierda y la calzada es de un solo sentido. Si es a la izquierda, pero la calzada por la que circula es de doble sentido de la circulación, se ceñirá a la marca longitudinal de separación entre sentidos o, si ésta no existiera, al eje de la calzada, sin invadir la zona destinada al sentido contrario ; cuando la calzada sea de doble sentido de circulación y tres carriles, separados por líneas longitudinales discontinuas, deberá colocarse en el carril central. En cualquier caso, la colocación del vehículo en el lugar adecuado se efectuará con la necesaria antelación y la maniobra en el menor espacio y tiempo posibles.

c) Si el cambio de dirección es a la izquierda, dejará a la izquierda el centro de la intersección, a no ser que ésta esté acondicionada o señalizada para dejarlo a su derecha.

2. Las infracciones a las normas de este precepto tendrán la consideración de graves, conforme se prevé en el artículo 65.4.c) del texto articulado.

Artículo 76. Supuestos especiales

1. Por excepción, si, por las dimensiones del vehículo o por otras circunstancias que lo justificaran, no fuera posible realizar el cambio de dirección con estricta sujeción a lo dispuesto en el artículo anterior, el conductor deberá adoptar las precauciones necesarias para evitar todo peligro al llevarlo a cabo.

2. En vías interurbanas, los ciclos y ciclomotores de dos ruedas, si no existe un carril especialmente acondicionado para el giro a la izquierda, deberán situarse a la derecha, fuera de la calzada siempre que sea posible, e iniciarlo desde ese lugar.

3. Las infracciones a las normas de este precepto tendrán la consideración de graves, conforme se prevé en el artículo 65.4.c) del texto articulado.

Artículo 77. Carril de deceleración

Para abandonar una autopista, autovía o cualquier otra vía, los conductores deberán circular con suficiente antelación por el carril más próximo a la salida y penetrar lo antes posible en el carril de deceleración, si existe.

Sección 2.ª Cambio de sentido

Artículo 78. Ejecución de la maniobra

1. El conductor de un vehículo que pretenda invertir el sentido de su marcha deberá elegir un lugar adecuado para efectuar la maniobra, de forma que se intercepte la vía el menor tiempo posible, advertir su propósito con las señales preceptivas con la antelación suficiente y cerciorarse de que no va a poner en peligro u obstaculizar a otros usuarios de la vía. En caso contrario, deberá abstenerse de realizar dicha maniobra y esperar el momento oportuno para efectuarla. Cuando

su permanencia en la calzada, mientras espera para efectuar la maniobra de cambio de sentido, impida continuar la marcha de los vehículos que circulan detrás del suyo, deberá salir de ella por su lado derecho, si fuera posible, hasta que las condiciones de la circulación le permitan efectuarlo (artículo 29 del texto articulado).

2. Las señales con las que el conductor del vehículo debe advertir su propósito de invertir el sentido de su marcha son las previstas en el artículo 109.

3. Las infracciones a las normas de este precepto tendrá la consideración de graves, conforme se prevé en el artículo 65.4.c) del texto articulado.

Artículo 79. Prohibiciones

1. Se prohíbe efectuar el cambio de sentido en toda situación que impida comprobar las circunstancias a que alude el artículo anterior, en los pasos a nivel, en los túneles, pasos inferiores y tramos de vía afectados por la señal «Túnel» (S-5), así como en las autopistas y autovías, salvo en los lugares habilitados al efecto y, en general, en todos los tramos de la vía en que esté prohibido el adelantamiento, salvo que el cambio de sentido esté expresamente autorizado (artículo 30 del texto articulado).

2. Las infracciones a las normas de este precepto tendrán la consideración de graves, conforme se prevé en el artículo 65.4.c) del texto articulado.

Sección 3.ª Marcha hacia atrás

Artículo 80. Normas generales

1. Se prohíbe circular hacia atrás, salvo en los casos en que no sea posible marchar hacia adelante ni cambiar de dirección o sentido de marcha, y en las maniobras complementarias de otra que la exija, y siempre con el recorrido mínimo indispensable para efectuarla (artículo 31.1 del texto articulado).

2. El recorrido hacia atrás, como maniobra complementaria de la parada, el estacionamiento o la incorporación a la circulación, no podrá ser superior a 15 metros ni invadir un cruce de vías.

3. Se prohíbe la maniobra de marcha atrás en autovías y autopistas (artículo 31.3 del texto articulado).

4. Las infracciones a las normas de este precepto, cuando constituyan un supuesto de circulación en sentido contrario al estipulado, tendrá la consideración de muy graves, conforme se prevé en el artículo 65.5.f) del texto articulado.

Artículo 81. Ejecución de la maniobra

1. La maniobra de marcha hacia atrás deberá efectuarse lentamente, después de haberlo advertido con las señales preceptivas y de haberse cerciorado, incluso apeándose o siguiendo las indicaciones de otra persona, si fuera necesario, de que, por las circunstancias de visibilidad, espacio y tiempo necesarios para efectuarla, no va a constituir peligro para los demás usuarios de la vía (artículo 31.2 del texto articulado).

2. El conductor de un vehículo que pretenda dar marcha hacia atrás deberá advertir su propósito en la forma prevista en el artículo 109.

3. Igualmente, deberá efectuar la maniobra con la máxima precaución y detendrá el vehículo con toda rapidez si oyera avisos indicadores o se apercibiera de la proximidad de otro vehículo o de una persona o animal, o tan pronto lo exija la seguridad, desistiendo de la maniobra si fuera preciso.

Capítulo VII. Adelantamiento

Sección 1.ª Adelantamiento y circulación paralela

Artículo 82. Adelantamiento por la izquierda

Excepciones.

1. En todas las vías objeto de la legislación sobre tráfico, circulación de vehículos a motor y seguridad vial, como norma general, el adelantamiento deberá efectuarse por la izquierda del vehículo que se pretende adelantar (artículo 32.1 del texto articulado).

2. Por excepción, y si existe espacio suficiente para ello, el adelantamiento se efectuará por la derecha y adoptando las máximas precauciones, cuando el conductor del vehículo al que se pretenda adelantar esté indicando claramente su propósito de cambiar de dirección a la izquierda o parar en ese lado, así como, en las vías con circulación en ambos sentidos, a los tranvías que marchen por la zona central (artículo 32.2 del texto articulado).

3. Dentro de los poblados, en las calzadas que tengan, por lo menos, dos carriles reservados a la circulación en el mismo sentido de marcha, delimitados por marcas longitudinales, se permite el adelantamiento por la derecha a condición de que el conductor del vehículo que lo efectúe se cerciore previamente de que puede hacerlo sin peligro para los demás usuarios.

4. En todos los casos en que el adelantamiento implique un desplazamiento lateral, deberá advertirse la maniobra mediante la correspondiente señal óptica a que se refiere el artículo 109.

5. Las infracciones a las normas de este precepto tendrán la consideración de graves, conforme se prevé en el artículo 65.4.c) del texto articulado.

Artículo 83. Adelantamiento en calzadas de varios carriles

1. En las calzadas que tengan, por lo menos, dos carriles reservados a la circulación en el sentido de su marcha, el conductor que vaya a efectuar un nuevo adelantamiento podrá permanecer en el carril que haya utilizado para el anterior, a condición de cerciorarse de que puede hacerlo sin molestia indebida para los conductores de vehículos que circulen detrás del suyo más velozmente.

2. Cuando la densidad de la circulación sea tal que los vehículos ocupen toda la anchura de la calzada y sólo puedan circular a una velocidad que dependa de la del que los precede en su carril, el hecho de que los de un carril circulen más rápidamente que los de otro no será considerado como un adelantamiento.

   En esta situación, ningún conductor deberá cambiar de carril para adelantar ni para efectuar cualquier otra maniobra que no sea prepararse a girar a la derecha o a la izquierda, salir de la calzada o tomar determinada dirección.

3. En todo tramo de vía en que existan carriles de aceleración o deceleración o carriles o partes de la vía destinadas exclusivamente al tráfico de determinados vehículos, tampoco se considerará adelantamiento el hecho de que se avance más rápidamente por aquellos que por los normales de circulación, o viceversa.

4. Las infracciones a las normas de este precepto tendrán la consideración de graves, conforme se prevé en el artículo 65.4.c) del texto articulado.

Sección 2.ª Normas generales del adelantamiento

Artículo 84. Obligaciones del que adelanta antes de iniciar la maniobra

1. Antes de iniciar un adelantamiento que requiera desplazamiento lateral, el conductor que se proponga adelantar deberá advertirlo con suficiente antelación con las señales preceptivas y comprobar que en el carril que pretende utilizar para el adelantamiento existe espacio libre suficiente para que la maniobra no ponga en peligro ni entorpezca a quienes circulen en sentido contrario, teniendo en cuenta la velocidad propia y la de los demás usuarios afectados. En caso contrario, deberá abstenerse de efectuarla (artículo 33.1 del texto articulado).

   Ningún conductor deberá de adelantar a varios vehículos si no tiene la total seguridad de que, al presentarse otro en sentido contrario, puede desviarse hacia el lado derecho sin causar perjuicios o poner en situación de peligro a alguno de los vehículos adelantados.

   En calzadas con doble sentido de circulación y tres carriles separados por marcas longitudinales discontinuas, el adelantamiento solamente se podrá efectuar cuando los conductores que circulen en sentido contrario no hayan ocupado el carril central para efectuar un adelantamiento a su vez.

2. También deberá cerciorarse de que el conductor del vehículo que le precede en el mismo carril no ha indicado su propósito de desplazamiento hacia el mismo lado; en tal caso, deberá respetar la preferencia que le asiste. No obstante, si después de un tiempo prudencial el conductor del citado vehículo no ejerciera su derecho prioritario, se podrá iniciar la maniobra de adelantamiento, advirtiéndoselo previamente con señal acústica u óptica (artículo 33.2 del texto articulado).

   Se prohíbe, en todo caso, adelantar a los vehículos que ya estén adelantando a otro si el conductor del tercer vehículo, para efectuar dicha maniobra, ha de invadir la parte de la calzada reservada a la circulación en sentido contrario.

3. Asimismo, deberá asegurarse de que ningún conductor que le siga por el mismo carril ha iniciado la maniobra de adelantar a su vehículo, y de que dispone de espacio suficiente para reintegrarse a su carril cuando termine el adelantamiento (artículo 33.3 del texto articulado).

4. Las señales preceptivas que el conductor deberá utilizar antes de iniciar su desplazamiento lateral serán las prescritas en el artículo 109.

5. A los efectos de este artículo, no se consideran adelantamientos los producidos entre ciclistas que circulen en grupo (artículo 33.4 del texto articulado).

6. Las infracciones a las normas de este artículo tendrán la consideración de graves, conforme se prevé en el artículo 65.4.c) del texto articulado.

Sección 3.ª Ejecución del adelantamiento

Artículo 85. Obligaciones del que adelanta durante la ejecución de la maniobra

1. Durante la ejecución del adelantamiento, el conductor que lo efectúe deberá llevar su vehículo a una velocidad notoriamente superior a la del que pretende adelantar y dejar entre ambos una separación lateral suficiente para realizarlo con seguridad (artículo 34.1 del texto articulado).

2. Si después de iniciar la maniobra de adelantamiento advirtiera que se producen circunstancias que puedan hacer difícil su finalización sin provocar riesgos, reducirá rápidamente su marcha, regresará de nuevo a su carril y lo advertirá a los que le siguen con las señales preceptivas (artículo 34.2 del texto articulado).

3. El conductor del vehículo que ha efectuado el adelantamiento deberá reintegrarse a su carril tan pronto como le sea posible y de modo gradual, sin obligar a otros usuarios a modificar su trayectoria o velocidad, y advertirlo a través de las señales preceptivas (artículo 34.3 del texto articulado).

4. Cuando se adelante fuera de poblado a peatones, animales o a vehículos de dos ruedas o de tracción animal, se deberá realizar la maniobra ocupando parte o la

totalidad del carril contiguo de la calzada, siempre y cuando existan las condiciones precisas para realizar el adelantamiento en las condiciones precisas para realizar el adelantamiento en las condiciones previstas en este reglamento; en todo caso, la separación lateral no será inferior a 1,50 metros. Queda expresamente prohibido adelantar poniendo en peligro o entorpeciendo a ciclistas que circulen en sentido contrario.

Cuando el adelantamiento se efectúe a cualquier otro vehículo distinto de los aludidos en el párrafo anterior, o tenga lugar en poblado, el conductor del vehículo que ha de adelantar dejará un margen lateral de seguridad proporcional a la velocidad y a la anchura y características de la calzada.

5. El conductor de un vehículo de dos ruedas que pretenda adelantar fuera de poblado a otro cualquiera lo hará de forma que entre aquél y las partes más salientes del vehículo que adelanta quede un espacio no inferior a 1,50 metros.

6. Las infracciones a las normas de este precepto tendrán la consideración de graves, conforme se prevé en el artículo 65.4.c) del texto articulado.

Sección 4.ª Vehículo adelantado

Artículo 86. Obligaciones de su conductor

1. El conductor que advierta que otro que le sigue tiene el propósito de adelantar a su vehículo estará obligado a ceñirse al borde derecho de la calzada, salvo en los supuestos de giros o cambios de dirección a la izquierda o de parada en ese mismo lado a que se refiere el artículo 82.2, en que deberá ceñirse a la izquierda todo lo posible, pero sin interferir la marcha de los vehículos que puedan circular en sentido contrario (artículo 35.1 del texto articulado).

En el caso de que no sea posible ceñirse por completo al borde derecho de la calzada y, sin embargo, el adelantamiento pueda efectuarse con seguridad, el conductor de cualquiera de los vehículos a que se refiere el apartado 3 que vaya a ser adelantado indicará la posibilidad de ello al que se acerque, extendiendo el brazo horizontalmente y moviéndolo repetidas veces de atrás adelante, con el dorso de la mano hacia atrás, o poniendo en funcionamiento el intermitente derecho, cuando no crea conveniente hacer la señal con el brazo.

2. Se prohíbe al conductor del vehículo que va a ser adelantado aumentar la velocidad o efectuar maniobras que impidan o dificulten el adelantamiento.

También estará obligado a disminuir la velocidad de su vehículo cuando, una vez iniciada la maniobra de adelantamiento, se produzca alguna situación que entrañe peligro para su propio vehículo, para el vehículo que la está efectuando, para los que circulan en sentido contrario o para cualquier otro usuario de la vía (artículo 35.2 del texto articulado).

No obstante lo dispuesto en el párrafo anterior, cuando el adelantante diera muestras inequívocas de desistir de la maniobra reduciendo su velocidad, el conductor del vehículo al que se pretende adelantar no estará obligado a disminuir la suya, si con ello pone en peligro la seguridad de la circulación, aunque sí estará obligado a facilitar al conductor adelantante la vuelta a su carril.

3. Los conductores de vehículos pesados, de grandes dimensiones u obligados a respetar un límite específico de velocidad deberán bien aminorar la marcha o apartarse cuanto antes al arcén, si resulta practicable, para dejar paso a los que le siguen, cuando la densidad de la circulación en sentido contrario, la anchura insuficiente de la calzada, su perfil o estado no permitan ser adelantados con facilidad y sin peligro.

4. 4. Las infracciones a las normas de este precepto tendrán la consideración de graves, conforme se prevé en el artículo 65.4.c) del texto articulado.

Sección 5.ª Maniobras de adelantamiento que atentan a la seguridad vial

Artículo 87. Prohibiciones

1. Queda prohibido adelantar:

    a) En las curvas y cambios de rasante de visibilidad reducida y, en general, en todo lugar o circunstancia en que la visibilidad disponible no sea suficiente para poder efectuar la maniobra o desistir de ella una vez iniciada, a no ser que los dos sentidos de la circulación estén claramente delimitados y la maniobra pueda efectuarse sin invadir la zona reservada al sentido contrario (artículo 36.1 del texto articulado).

    De conformidad con lo dispuesto en el párrafo anterior, se prohíbe, en concreto, el adelantamiento detrás de un vehículo que realiza la misma maniobra, cuando las dimensiones del vehículo que la efectúa en primer lugar impide la visibilidad de la parte delantera de la vía al conductor del vehículo que le sigue.

    b) En los pasos para peatones señalizados como tales, en las intersecciones con vías para ciclistas, en los pasos a nivel y en sus proximidades (artículo 36.2 del texto articulado).

    No obstante, dicha prohibición no será aplicable cuando el adelantamiento se realice a vehículos de dos ruedas que por sus reducidas dimensiones no impidan la visibilidad lateral, en un paso a nivel o sus proximidades, previas las oportunas señales acústicas u ópticas.

    Tampoco será aplicable dicha prohibición en un paso para peatones señalizado cuando el adelantamiento a cualquier vehículo se realice a una velocidad tan suficientemente reducida que permita detenerse a tiempo si surgiera peligro de atropello.

c) En las intersecciones y en sus proximidades, salvo cuando:

1. Se trate de una plaza de circulación giratoria o glorieta.

2. El adelantamiento deba efectuarse por la derecha, según lo previsto en el artículo 82.2.

3. La calzada en que se realice goce de prioridad en la intersección y haya señal expresa que lo indique.

4. El adelantamiento se realice a vehículos de dos ruedas (artículo 36.3 del texto articulado).

d) En los túneles, pasos inferiores y tramos de vía afectados por la señal «Túnel» (S-5) en los que sólo se disponga de un carril para el sentido de circulación del vehículo que pretende adelantar.

2. Las infracciones a las normas de este precepto tendrán la consideración de graves, conforme se prevé en el artículo 65.4.c) del texto articulado.

Sección 6.ª Supuestos excepcionales de ocupación del sentido contrario

Artículo 88. Vehículos inmovilizados

1. Cuando en un tramo de vía en el que esté prohibido el adelantamiento se encuentre inmovilizado un vehículo que, en todo o en parte, ocupe la calzada en el carril del sentido de la marcha, salvo que la inmovilización venga impuesta por las necesidades del tráfico, podrá ser rebasado, aunque para ello haya que ocupar la parte de la calzada reservada al sentido contrario, después de haberse cerciorado de que se puede realizar la maniobra sin peligro. Con idénticos requisitos se podrá adelantar a conductores de bicicletas, ciclos, ciclomotores, peatones, animales y vehículos de tracción animal, cuando por la velocidad a que circulen puedan ser adelantados sin riesgo para ellos ni para la circulación en general.

2. Las infracciones a las normas de este precepto tendrán la consideración de graves, conforme se prevé en el artículo 65.4.c) del texto articulado.

Artículo 89. Obstáculos

1. Igualmente, en las circunstancias señaladas en el artículo anterior, todo vehículo que encuentre cualquier obstáculo en su camino que le obligue a ocupar el espacio dispuesto para el sentido contrario de su marcha podrá rebasarlo, siempre que se haya cerciorado de que puede efectuarlo sin peligro. La misma precaución se observará cuando el obstáculo o el vehículo inmovilizado se encuentren en un tramo de vía en el que esté permitido el adelantamiento.

2. Las infracciones a las normas de este precepto tendrán la consideración de graves, conforme se prevé en el artículo 65.4.d) del texto articulado.

Capítulo VIII. Parada y estacionamiento

Sección 1.ª Normas generales de paradas y estacionamientos

Artículo 90. Lugares en que deben efectuarse

1. La parada o el estacionamiento de un vehículo en vías interurbanas deberá efectuarse siempre fuera de la calzada, en el lado derecho de ésta y dejando libre la parte transitable del arcén (artículo 38.1 del texto articulado).

   Cuando por razones de emergencia no sea posible situar el vehículo fuera de la calzada y de la parte transitable del arcén, se observarán las normas contenidas en los artículos siguientes de este capítulo y las previstas en el artículo 130, en cuanto sean aplicables.

2. Cuando en vías urbanas tenga que realizarse en la calzada o en el arcén, se situará el vehículo lo más cerca posible de su borde derecho, salvo en las vías de único sentido, en las que se podrá situar también en el lado izquierdo (artículo 38.2 del texto articulado).

   Debe, asimismo, observarse lo dispuesto al efecto en las ordenanzas que dicten las autoridades municipales de acuerdo con lo establecido en el artículo 93.

Artículo 91. Modo y forma de ejecución

1. La parada y el estacionamiento deberán efectuarse de tal manera que el vehículo no obstaculice la circulación ni constituya un riesgo para el resto de los usuarios de la vía, cuidando especialmente la colocación del vehículo y evitar que pueda ponerse en movimiento en ausencia del conductor (artículo 38.3 del texto articulado).

2. Se consideran paradas o estacionamientos en lugares peligrosos o que obstaculizan gravemente la circulación los que constituyan un riesgo u obstáculo a la circulación en los siguientes supuestos:

   a) Cuando la distancia entre el vehículo y el borde opuesto de la calzada o una marca longitudinal sobre ella que indique prohibición de atravesarla sea inferior a tres metros o, en cualquier caso, cuando no permita el paso de otros vehículos.

   b) Cuando se impida incorporarse a la circulación a otro vehículo debidamente parado o estacionado.

   c) Cuando se obstaculice la utilización normal del paso de salida o acceso a un inmueble de personas o animales, o de vehículos en un vado señalizado correctamente.

d) Cuando se obstaculice la utilización normal de los pasos rebajados para disminuidos físicos.

e) Cuando se efectúe en las medianas, separadores, isletas u otros elementos de canalización del tráfico.

f) Cuando se impida el giro autorizado por la señal correspondiente.

g) Cuando el estacionamiento tenga lugar en una zona reservada a carga y descarga, durante las horas de utilización.

h) Cuando el estacionamiento se efectúe en doble fila sin conductor.

i) Cuando el estacionamiento se efectúe en una parada de transporte público, señalizada y delimitada.

j) Cuando el estacionamiento se efectúe en espacios expresamente reservados a servicios de urgencia y seguridad.

k) Cuando el estacionamiento se efectúe en espacios prohibidos en vía pública calificada de atención preferente, específicamente señalizados.

l) Cuando el estacionamiento se efectúe en medio de la calzada.

m) Las paradas o estacionamientos que, sin estar incluidos en los párrafos anteriores, constituyan un peligro u obstaculicen gravemente el tráfico de peatones, vehículos o animales.

3. Los supuestos de paradas o estacionamientos en lugares peligrosos o que obstaculicen gravemente la circulación tienen la consideración de infracciones graves, conforme se prevé en el artículo 65.4.d) del texto articulado.

Artículo 92. Colocación del vehículo

1. La parada y el estacionamiento se realizarán situando el vehículo paralelamente al borde de la calzada.

    Por excepción, se permitirá otra colocación cuando las características de la vía u otras circunstancias así lo aconsejen.

2. Todo conductor que pare o estacione su vehículo deberá hacerlo de forma que permita la mejor utilización del restante espacio disponible.

3. Cuando se trate de un vehículo a motor o ciclomotor y el conductor tenga que dejar su puesto, deberá observar, además, en cuanto le fuesen de aplicación, las siguientes reglas:

    a) Parar el motor y desconectar el sistema de arranque y, si se alejara del vehículo, adoptar las precauciones necesarias para impedir su uso sin autorización.

    b) Dejar accionado el freno de estacionamiento.

c) En un vehículo provisto de caja de cambios, dejar colocada la primera velocidad, en pendiente ascendente, y la marcha hacia atrás, en descendente, o, en su caso, la posición de estacionamiento.

d) Cuando se trate de un vehículo de más de 3.500 kilogramos de masa máxima autorizada, de un autobús o de un conjunto de vehículos y la parada o el estacionamiento se realice en un lugar con una sensible pendiente, su conductor deberá, además, dejarlo debidamente calzado, bien sea por medio de la colocación de calzos, sin que puedan emplear a tales fines elementos como piedras u otros no destinados de modo expreso a dicha función, bien por apoyo de una de las ruedas directrices en el bordillo de la acera, inclinando aquéllas hacia el centro de la calzada en las pendientes ascendentes, y hacia fuera en las pendientes descendentes.

Los calzos, una vez utilizados, deberán ser retirados de las vías al reanudar la marcha.

Artículo 93. Ordenanzas municipales

1. El régimen de parada y estacionamiento en vías urbanas se regulará por ordenanza municipal, y podrán adoptarse las medidas necesarias para evitar el entorpecimiento del tráfico, entre ellas limitaciones horarias de duración del estacionamiento, así como las medidas correctoras precisas, incluida la retirada del vehículo o su inmovilización cuando no se halle provisto de título que habilite el estacionamiento en zonas limitadas en tiempo o excedan de la autorización concedida hasta que se logre la identificación del conductor (artículo 38.4 del texto articulado).

2. En ningún caso podrán las ordenanzas municipales oponerse, alterar, desvirtuar o inducir a confusión con los preceptos de este reglamento.

Sección 2.ª Normas especiales de paradas y estacionamientos

Artículo 94. Lugares prohibidos

1. Queda prohibido parar:

a) En las curvas y cambios de rasante de visibilidad reducida, en sus proximidades y en los túneles, pasos inferiores y tramos de vías afectados por la señal «Túnel».

b) En pasos a nivel, pasos para ciclistas y pasos para peatones.

c) En los carriles o parte de las vías reservados exclusivamente para la circulación o para el servicio de determinados usuarios.

d) En las intersecciones y en sus proximidades si se dificulta el giro a otros vehículos, o en vías interurbanas, si se genera peligro por falta de visibilidad.

e) Sobre los raíles de tranvías o tan cerca de ellos que pueda entorpecerse su circulación.

f) En los lugares donde se impida la visibilidad de la señalización a los usuarios a quienes les afecte u obligue a hacer maniobras.

g) En autopistas y autovías, salvo en las zonas habilitadas para ello.

h) En los carriles destinados al uso exclusivo del transporte público urbano, o en los reservados para las bicicletas.

i) En las zonas destinadas para estacionamiento y parada de uso exclusivo para el transporte público urbano.

j) En zonas señalizadas para uso exclusivo de minusválidos y pasos para peatones (artículo 39.1 del texto articulado).

2. Queda prohibido estacionar en los siguientes casos:

a) En todos los descritos en el apartado anterior en los que está prohibida la parada.

b) En los lugares habilitados por la autoridad municipal como de estacionamiento con limitación horaria sin colocar el distintivo que lo autoriza o cuando, colocado el distintivo, se mantenga estacionado el vehículo en exceso sobre el tiempo máximo permitido por la ordenanza municipal.

c) En zonas señalizadas para carga y descarga.

d) En zonas señalizadas para uso exclusivo de minusválidos.

e) Sobre las aceras, paseos y demás zonas destinadas al paso de peatones.

f) Delante de los vados señalizados correctamente.

g) En doble fila (artículo 39.2 del texto articulado).

3. Las paradas o estacionamientos en los lugares enumerados en los párrafos a), d), e), f), g) e i) del apartado 1, en los pasos a nivel y en los carriles destinados al uso del transporte público urbano tendrán la consideración de infracciones graves, conforme se prevé en el artículo 65.4.d) del texto articulado.

Capítulo IX. Cruce de pasos a nivel, puentes móviles y túneles

Sección 1.ª Normas generales sobre pasos a nivel, puentes móviles y túneles

Artículo 95. Obligaciones de los usuarios y titulares de las vías

1. Todos los conductores deben extremar la prudencia y reducir la velocidad por debajo de la máxima permitida al aproximarse a un paso a nivel o a un puente móvil (artículo 40.1 del texto articulado).

2. Los usuarios que al llegar a un paso a nivel o a un puente móvil lo encuentren cerrado o con la barrera o semibarrera en movimiento deberán detenerse uno detrás de otro en el carril correspondiente hasta que tengan paso libre (artículo 40.2 del texto articulado).

3. El cruce de la vía férrea deberá realizarse sin demora y después de haberse cerciorado de que, por las circunstancias de la circulación o por otras causas, no existe riesgo de quedar inmovilizado dentro del paso (artículo 40.3 del texto articulado).

4. Los pasos a nivel y puentes móviles estarán debidamente señalizados por el titular de la vía, del modo previsto en los artículos 144, 146 y 149.

5. Los túneles de cualquier longitud y los pasos inferiores cuya longitud sea superior a 200 metros estarán debidamente señalizados.

6. En los túneles o pasos inferiores, el conductor deberá aplicar rigurosamente todas las normas de circulación relativas a ellos contenidas en este reglamento y especialmente las referidas a la prohibición de parar, estacionar, cambiar el sentido de la marcha, marchar hacia atrás y adelantar. Además, deberá utilizar el alumbrado correspondiente.

   Cuando no se pretenda adelantar, deberá mantenerse en todo momento una distancia de seguridad con el vehículo precedente de, al menos, 100 metros o un intervalo mínimo de cuatro segundos. En el caso de vehículos cuya masa máxima autorizada sea superior a 3.500 kilogramos, la distancia de seguridad que deberá guardar con el vehículo precedente será de, al menos, 150 metros o un intervalo mínimo de seguridad de seis segundos.

   En los túneles o pasos inferiores con circulación en ambos sentidos, está prohibido el adelantamiento, salvo que exista más de un carril para su sentido de circulación, en los que se podrá adelantar sin invadir el sentido contrario.

7. En todo momento, los conductores y usuarios que circulen por un túnel o paso inferior deberán obedecer las indicaciones de los semáforos y los paneles de mensaje variable, y seguir las instrucciones que les lleguen a través de megafonía o cualquier otro medio.

Artículo 96. Barreras, semibarreras y semáforos

1. Ningún usuario de la vía deberá penetrar en un paso a nivel cuyas barreras o semibarreras estén atravesadas en la vía o en movimiento para levantarse o colocarse atravesadas, o cuando sus semáforos impidan el paso con sus indicaciones de detención.

2. Ningún usuario de la vía deberá penetrar en un paso a nivel desprovisto de barreras, semibarreras o semáforos, sin antes haberse cerciorado de que no se acerca ningún vehículo que circule sobre raíles.

3. Ningún usuario deberá penetrar en un túnel o paso inferior si en la boca de éste un semáforo no le permite el paso, con excepción de los equipos de los servicios de urgencia, asistencia mecánica y conservación de carreteras.

Sección 2.ª Bloqueo de pasos a nivel, puentes móviles y túneles

Artículo 97. Detención de un vehículo en paso a nivel, puente móvil o túnel

1. Cuando por razones de fuerza mayor quede un vehículo detenido en un paso a nivel o se produzca la caída de su carga dentro de aquél, el conductor estará obligado a adoptar las medidas adecuadas para el rápido desalojo de los ocupantes del vehículo y para dejar el paso expedito en el menor tiempo posible. Si no lo consiguiese, adoptará inmediatamente todas las medidas a su alcance para que tanto los maquinistas de los vehículos que circulen por raíles como los conductores del resto de los vehículos que se aproximen sean advertidos de la existencia del peligro con la suficiente antelación (artículo 41 del texto articulado).

2. Las normas contenidas en el apartado anterior serán aplicables, si concurren las mismas circunstancias, cuando la detención del vehículo o la caída de su carga tenga lugar en un puente móvil.

3. Si por motivos de emergencia un conductor queda inmovilizado con su vehículo dentro de un túnel o paso inferior, deberá:

   a) Apagar el motor, conectar la señal de emergencia y mantener encendidas las luces de posición.

   b) Si es posible, dirigir el vehículo hacia la zona reservada para emergencia más próxima en el sentido de su marcha. De no existir, inmovilizará el vehículo lo más cerca posible al borde derecho de la calzada.

   c) Colocar correctamente sobre la calzada los dispositivos de preseñalización de peligro.

   d) Solicitar auxilio sin demora a través del poste de socorro (poste SOS) más próximo, si existe, y seguir las instrucciones que a través de él se le hagan llegar.

   e) Tanto el conductor como los demás ocupantes abandonarán el vehículo, dirigiéndose rápidamente al refugio o salida más próximos, sin que en ningún caso se transite por la calzada si existen zonas excluidas a la circulación de vehículos.

   f) Si se trata de una avería que permite la marcha del vehículo, deberá continuar hasta la salida del túnel o paso inferior y, si ello no fuera posible, hasta una zona reservada para emergencia.

   En caso de incendio, el conductor aproximará su vehículo todo lo posible hacia su derecha para no obstruir el paso a los vehículos de emergencia. Apagará el motor y dejará la llave puesta y las puertas abiertas. Tanto el conductor como los demás ocupantes abandonarán el vehículo dirigiéndose rápidamente al refugio o salida más próximos, en sentido contrario al del fuego, sin que en ningún caso se transite por la calzada si existen zonas excluidas a la circulación de vehículos.

Si por necesidades de la circulación un vehículo queda inmovilizado en el interior de un túnel o paso inferior, el conductor y los pasajeros no deben abandonar el vehículo. En este caso se debe de conectar la señal de emergencia temporalmente para advertir a otros conductores que circulen detrás, mantener encendidas las luces de posición y apagar el motor. Deberá detenerse lo más lejos posible del vehículo que le precede.

Capítulo X. Utilización del alumbrado

Sección 1.ª Uso obligatorio del alumbrado

Artículo 98. Normas generales

1. Todos los vehículos que circulen entre el ocaso y la salida del sol o a cualquier hora del día en los túneles, pasos inferiores y tramos de vía afectados por la señal «Túnel» (S-5) deben llevar encendido el alumbrado que corresponda de acuerdo con lo que se determina en esta sección.

2. La regulación de los sistemas de alumbrado que no estén prohibidos, o en todo lo que no esté expresamente previsto en este capítulo o en otros preceptos de este reglamento, se ajustará a lo dispuesto en las normas reguladoras de los vehículos.

3. Las bicicletas, además, estarán dotadas de los elementos reflectantes que, debidamente homologados, se determinan en el Reglamento General de Vehículos.

    Cuando sea obligatorio el uso del alumbrado, los conductores de bicicletas llevarán, además, colocada alguna prenda reflectante que permita a los conductores y demás usuarios distinguirlos a una distancia de 150 metros, si circulan por vía interurbana.

Artículo 99. Alumbrados de posición y de gálibo

1. Todo vehículo que circule entre el ocaso y la salida del sol o bajo las condiciones a las que se refiere el artículo 106 y en el paso por túneles, pasos inferiores o tramos de vías afectados por la señal «Túnel» (S-5) deberá llevar encendidas las luces de posición y, si la anchura del vehículo excede de 2,10 metros, también la de gálibo.

2. La circulación sin alumbrado en situaciones de falta o disminución de visibilidad tendrá la consideración de infracción grave, conforme se prevé en el artículo 65.4.e) del texto articulado.

Artículo 100. Alumbrado de largo alcance o carretera

1. Todo vehículo equipado con luz de largo alcance o carretera que circule a más de 40 kilómetros por hora, entre el ocaso y la salida del sol, fuera de poblado, por vías insuficientemente iluminadas o a cualquier hora del día por túneles, pasos inferiores y tramos de vía afectados por la señal «Túnel» (S-5) insuficientemente iluminados, la llevará encendida, excepto cuando haya de utilizarse la de corto alcance o de cruce, de acuerdo con lo previsto en los artículos 101 y 102, especialmente para evitar los deslumbramientos.

    La luz de largo alcance o de carretera podrá utilizarse aisladamente o con la de corto alcance.

2. Se prohíbe la utilización de la luz de largo alcance o de carretera siempre que el vehículo se encuentre parado o estacionado, así como el empleo alternativo, en forma de destellos de la luz de largo alcance o de carretera y de la luz de corto alcance o de cruce, con finalidades distintas a las previstas en este reglamento.

3. Se entiende por vía insuficientemente iluminada aquella en la que, con vista normal, en algún punto de su calzada, no pueda leerse la placa de matrícula a 10 metros o no se distinga un vehículo pintado de oscuro a 50 metros de distancia.

4. Los supuestos de circulación en los que se produzca deslumbramiento al resto de los usuarios de la vía y de circulación sin alumbrado en situaciones de falta o disminución de visibilidad tendrán la consideración de infracciones graves, conforme se prevé en el artículo 65.4.e) del texto articulado.

Artículo 101. Alumbrado de corto alcance o de cruce

1. Todo vehículo de motor y ciclomotor que circule entre el ocaso y la salida del sol por vías urbanas o interurbanas suficientemente iluminadas, o a cualquier hora del día por túneles, pasos inferiores y tramos de vías afectados por la señal «Túnel» (S-5) suficientemente iluminados, llevará encendido, además del alumbrado de posición, el alumbrado de corto alcance o de cruce.

    Igualmente, llevará encendido dicho alumbrado en los poblados, cuando la vía esté insuficientemente iluminada.

2. Todo vehículo de motor y ciclomotor debe llevar encendido el alumbrado de corto alcance o de cruce al circular entre el ocaso y la salida del sol por vías interurbanas insuficientemente iluminadas o a cualquier hora del día por túneles, pasos inferiores y demás tramos afectados por la señal de «Túnel» insuficientemente iluminados, cuando concurra alguna de las siguientes circunstancias:

    a) No disponer de alumbrado de largo alcance.

    b) Circular a velocidad no superior a 40 kilómetros por hora y no estar utilizando el alumbrado de largo alcance.

c) Posibilidad de producir deslumbramiento a otros usuarios de la vía pública.

3. Los supuestos de circulación en los que se produzca deslumbramiento al resto de los usuarios de la vía y de circulación sin alumbrado en situación de falta o disminución de visibilidad tendrán la consideración de infracciones graves, conforme se prevé en el artículo 65.4.e) del texto articulado.

Artículo 102. Deslumbramiento

1. El alumbrado de largo alcance o de carretera deberá ser sustituido por el de corto alcance o de cruce tan pronto como se aprecie la posibilidad de producir deslumbramiento a otros usuarios de la misma vía o de cualquier otra vía de comunicación, y muy especialmente a los conductores de vehículos que circulen en sentido contrario y aunque éstos no cumplan esta prescripción, y no se restablecerá el alumbrado de carretera hasta rebasar, en el cruce, la posición del vehículo cruzado.

2. La misma precaución se guardará respecto a los vehículos que circulen en el mismo sentido y cuyos conductores puedan ser deslumbrados a través del espejo retrovisor.

3. En caso de deslumbramiento, el conductor que lo sufra reducirá la velocidad lo necesario, incluso hasta la detención total, para evitar el alcance de vehículos o peatones que circulen en el mismo sentido.

4. Las infracciones a las normas de este precepto tendrán la consideración de graves, conforme se prevé en el artículo 65.4.e) del texto articulado.

Artículo 103. Alumbrado de placa de matrícula

Todo vehículo que se encuentre en las circunstancias aludidas en los artículos 99 ó 106 debe llevar siempre iluminada la placa posterior de matrícula y, en su caso, las otras placas o distintivos iluminados de los que reglamentariamente haya de estar dotado, teniendo en cuenta sus características o el servicio que preste.

Artículo 104. Uso del alumbrado durante el día

Deberán llevar encendida durante el día la luz de corto alcance o cruce:

a) Las motocicletas que circulen por cualquier vía objeto de la legislación sobre tráfico, circulación de vehículos a motor y seguridad vial.

b) Todos los vehículos que circulen por un carril reversible, por un carril adicional circunstancial o por un carril habilitado para circular en sentido contrario al normalmente utilizado en la calzada donde se encuentre situado, bien sea un carril que les esté exclusivamente reservado, bien esté abierto excepcionalmente a la circulación en dicho sentido, así como aquellos obligados en virtud de lo establecido en los artículos 41 y 42.

Artículo 105. Inmovilizaciones

1. Todo vehículo que, por cualquier circunstancia, se encuentre inmovilizado entre la puesta y la salida del sol o bajo las condiciones a que se refiere el artículo 106, en calzada o arcén de una vía, deberá tener encendidas las luces de posición y, en su caso, las de gálibo.

2. Todo vehículo parado o estacionado entre la puesta y la salida del sol en calzada o arcén de una travesía insuficientemente iluminada deberá tener encendidas las luces de posición, que podrá sustituir por las de estacionamiento, o por las dos de posición del lado correspondiente a la calzada, cuando se halle estacionado en línea.

3. En vías urbanas que no sean travesías no será obligatorio que los vehículos estacionados tengan encendidas las luces de posición cuando la iluminación permita a otros usuarios distinguirlos a una distancia suficiente.

4. La inmovilización, la parada o el estacionamiento de un vehículo sin alumbrado en situaciones de falta o disminución de visibilidad tendrán la consideración de infracciones graves, conforme se prevé en el artículo 65.4.e) del texto articulado.

Sección 2.ª Supuestos especiales de alumbrado

Artículo 106. Condiciones que disminuyen la visibilidad

1. También será obligatorio utilizar el alumbrado cuando existan condiciones meteorológicas o ambientales que disminuyan sensiblemente la visibilidad, como en caso de niebla, lluvia intensa, nevada, nubes de humo o de polvo o cualquier otra circunstancia análoga (artículo 43 del texto articulado).

2. En los casos a que se refiere el apartado anterior deberá utilizarse la luz antiniebla delantera o la luz de corto o largo alcance.

   La luz antiniebla delantera puede utilizarse aislada o simultáneamente con la de corto alcance o, incluso, con la de largo alcance.

   La luz antiniebla delantera sólo podrá utilizarse en dichos casos o en tramos de vías estrechas con muchas curvas, entendiéndose por tales las que, teniendo una calzada de 6,50 metros de anchura o inferior, estén señalizadas con señales que indiquen una sucesión de curvas próximas entre sí, reguladas en el artículo 149.

   La luz antiniebla trasera solamente deberá llevarse encendida cuando las condiciones meteorológicas o ambientales sean especialmente desfavorables, como en caso de niebla espesa, lluvia muy intensa, fuerte nevada o nubes densas de polvo o humo.

3. El hecho de circular sin alumbrado en situaciones de falta o disminución de la visibilidad tendrá la consideración de infracción grave, conforme se prevé en el artículo 65.4.e) del texto articulado.

Artículo 107. Inutilización o avería del alumbrado

Si, por inutilización o avería irreparable en ruta del alumbrado correspondiente, se hubiera de circular con alumbrado de intensidad inferior, se deberá reducir la velocidad hasta la que permita la detención del vehículo dentro de la zona iluminada.

Capítulo XI. Advertencias de los conductores

Sección 1.ª Normas generales

Artículo 108. Obligación de advertir las maniobras

1. Los conductores están obligados a advertir al resto de los usuarios de la vía acerca de las maniobras que vayan a efectuar con sus vehículos (artículo 44.1 del texto articulado).

2. Como norma general, dichas advertencias se harán utilizando la señalización luminosa del vehículo o, en su defecto, con el brazo (artículo 44.2 del texto articulado).

    La validez de las realizadas con el brazo quedará subordinada a que sean perceptibles por los demás usuarios de la vía y se efectúen de conformidad con lo dispuesto en el artículo siguiente, y anularán cualquier otra indicación óptica que las contradiga.

Artículo 109. Advertencias ópticas

1. El conductor debe advertir mediante señales ópticas toda maniobra que implique un desplazamiento lateral o hacia atrás de su vehículo, así como su propósito de inmovilizarlo o de frenar su marcha de modo considerable. Tales advertencias ópticas se efectuarán con antelación suficiente a la iniciación de la maniobra, y, si son luminosas, permanecerán en funcionamiento hasta que termine aquélla.

2. A los efectos del apartado anterior, deberá tenerse en cuenta, además, lo siguiente:

    a) El desplazamiento lateral será advertido utilizando la luz indicadora de dirección correspondiente al lado hacia el que se va a realizar, o el brazo, en posición horizontal con la palma de la mano extendida hacia abajo, si el desplazamiento va a ser hacia el lado que la mano indica, o doblado hacia arriba, también con la palma de la mano extendida, si va a ser hacia el contrario.

En las maniobras que impliquen un desplazamiento lateral, es éste el que exclusivamente se avisa, por lo que la advertencia deberá concluir tan pronto como el vehículo haya adoptado su nueva trayectoria.

b) La marcha hacia atrás será advertida con la correspondiente luz de marcha atrás, si dispone de ella, o, en caso contrario, extendiendo el brazo horizontalmente con la palma de la mano hacia atrás.

c) La intención de inmovilizar el vehículo o de frenar su marcha de modo considerable, aun cuando tales hechos vengan impuestos por las circunstancias del tráfico, deberá advertirse, siempre que sea posible, mediante el empleo reiterado de las luces de frenado o bien moviendo el brazo alternativamente de arriba abajo con movimientos cortos y rápidos.

Cuando la inmovilización tenga lugar en una autopista o autovía, o en lugares o circunstancias que disminuyan sensiblemente la visibilidad, se deberá señalizar la presencia del vehículo mediante la utilización de la luz de emergencia, si se dispone de ella, y, en su caso, con las luces de posición.

Si la inmovilización se realiza para parar o estacionar deberá utilizarse, además, el indicador luminoso de dirección correspondiente al lado hacia el que vaya a efectuarse aquélla, si el vehículo dispone de dicho dispositivo.

3. Con la misma finalidad que para las acústicas se señala en el artículo siguiente y para sustituirlas podrán efectuarse advertencias luminosas, incluso en poblado, utilizando en forma intermitente los alumbrados de corto o de largo alcance, o ambos alternativamente, a intervalos muy cortos y de modo que se evite el deslumbramiento.

Artículo 110. Advertencias acústicas

1. Excepcionalmente o cuando así lo prevea alguna norma de la legislación sobre tráfico, circulación de vehículos a motor y seguridad vial, podrán emplearse señales acústicas de sonido no estridente, y queda prohibido su uso inmotivado o exagerado.

2. Las advertencias acústicas sólo se podrán hacer por los conductores de vehículos no prioritarios:

a) Para evitar un posible accidente y, de modo especial, en vías estrechas con muchas curvas.

b) Para advertir, fuera de poblado, al conductor de otro vehículo el propósito de adelantarlo.

c) Para advertir su presencia a los demás usuarios de la vía, de conformidad con lo dispuesto en el artículo 70.

Sección 2.ª Advertencias de los vehículos de servicios de urgencia y de otros servicios especiales

Artículo 111. Normas generales

Los vehículos de servicios de urgencia, públicos o privados, vehículos especiales y transportes especiales podrán utilizar otras señales ópticas y acústicas en los casos y en las condiciones que se determinan en los artículos siguientes de esta sección.

Artículo 112. Advertencias de los vehículos de servicios de urgencia

Los conductores de vehículos de los servicios de policía, extinción de incendios, protección civil y salvamento, y asistencia sanitaria, pública o privada, cuando circulen en servicio urgente, advertirán su presencia de conformidad con lo dispuesto en el artículo 68.2.

Artículo 113. Advertencias de otros vehículos

De conformidad con lo dispuesto en el artículo 71, los conductores de vehículos destinados a obras o servicios y los de tractores y maquinaria agrícola y demás vehículos o transportes especiales advertirán su presencia mediante la utilización de la señal luminosa V-2 a que se refiere el artículo 173, o mediante la utilización del alumbrado que se determine en las normas reguladoras de los vehículos.

Título III. Otras normas de circulación

Capítulo I. Puertas y apagado de motor

Artículo 114. Puertas

1. Se prohíbe llevar abiertas las puertas del vehículo, abrirlas antes de su completa inmovilización y abrirlas o apearse de aquél sin haberse cerciorado previamente de que ello no implica peligro o entorpecimiento para otros usuarios, especialmente cuando se refiere a conductores de bicicletas (artículo 45 del texto articulado).

2. Como norma general, se entrará y saldrá del vehículo por el lado más próximo al borde de la vía y sólo cuando aquél se halle parado.

3. Toda persona no autorizada se abstendrá de abrir las puertas de los vehículos destinados al transporte colectivo de viajeros, así como cerrarlas en las paradas, entorpeciendo la entrada de viajeros.

Artículo 115. Apagado de motor

1. Aun cuando el conductor no abandone su puesto, deberá parar el motor siempre que el vehículo se encuentre detenido en el interior de un túnel o en lugar cerrado y durante la carga de combustible (artículo 46 del texto articulado).

2. Todo conductor que se vea obligado a permanecer con su vehículo detenido en el interior de un túnel u otro lugar cerrado, por un período de tiempo superior a dos minutos, deberá interrumpir el funcionamiento del motor hasta que pueda proseguir la marcha, conservando encendido el alumbrado de posición.

3. Para cargar combustible en el depósito de un vehículo, éste debe hallarse con el motor parado.

   Los propietarios de aparatos distribuidores de combustibles o empleados de estos últimos no podrán facilitar los combustibles para su carga si no está parado el motor y apagadas las luces de los vehículos, los sistemas eléctricos como la radio y los dispositivos emisores de radiación electromagnética como los teléfonos móviles.

4. En ausencia de los propietarios de aparatos distribuidores de combustibles o empleados de estos últimos, el conductor del vehículo o, en su caso, la persona que vaya a cargar el combustible en el vehículo deberá cumplir los mismos requisitos establecidos en el apartado anterior.

Capítulo II. Cinturón, casco y restantes elementos de seguridad

Artículo 116. Obligatoriedad de su uso y excepciones

1. Los conductores y ocupantes de vehículos a motor y ciclomotores están obligados a utilizar el cinturón de seguridad, el casco y demás elementos de protección en los casos y condiciones que se determinan en este capítulo y en las normas reguladoras de los vehículos, con las excepciones que igualmente se fijan en dicho capítulo, de acuerdo con las recomendaciones internacionales en la materia y atendiendo a las especiales condiciones de los conductores discapacitados.

2. Las infracciones a las normas de utilización de los cinturones de seguridad, el casco y otros dispositivos de seguridad de uso obligatorio previstos en este capítulo tendrán la consideración de graves, conforme se establece en el artículo 65.4.h) del texto articulado de la Ley sobre tráfico, circulación de vehículos a motor y seguridad vial.

Artículo 117. Cinturones de seguridad y sistemas de retención infantil homologados

1. El conductor y los ocupantes de los vehículos estarán obligados a utilizar, debidamente abrochados, los cinturones de seguridad homologados, tanto en la circulación por vías urbanas como interurbanas. Esta obligación, en lo que se refiere a los cinturones de seguridad, no será exigible en aquellos vehículos que no los tengan instalados. En todo caso, los menores de edad de estatura igual o inferior a 135 centímetros deberán utilizar sistemas de retención infantil y situarse en el vehículo de acuerdo con lo dispuesto en los apartados siguientes.

2. En los vehículos de más de nueve plazas, incluido el conductor, se informará a los pasajeros de la obligación de llevar abrochados los cinturones de seguridad u otros sistemas de retención infantil homologados, por el conductor, por el guía o por la persona encargada del grupo, a través de medios audiovisuales o mediante letreros o pictogramas, de acuerdo con el modelo que figura en el anexo IV, colocado en lugares visibles de cada asiento. En estos vehículos, los ocupantes a que se refiere el párrafo segundo del apartado 1 de tres o más años deberán utilizar sistemas de retención infantil homologados debidamente adaptados a su talla y peso. Cuando no se disponga de estos sistemas utilizarán los cinturones de seguridad, siempre que sean adecuados a su talla y peso.

3. En los vehículos de hasta nueve plazas, incluido el conductor, los ocupantes a que se refiere el párrafo segundo del apartado 1 deberán utilizar sistemas de retención infantil homologados debidamente adaptados a su talla y peso. Dichos ocupantes deberán situarse en los asientos traseros. Excepcionalmente podrán ocupar el asiento delantero, siempre que utilicen sistemas de retención infantil homologados debidamente adaptados a su talla y peso, en los siguientes casos:

   1.º Cuando el vehículo no disponga de asientos traseros.

   2.º Cuando todos los asientos traseros estén ya ocupados por los menores a que se refiere el párrafo segundo del apartado 1.

   3.º Cuando no sea posible instalar en dichos asientos todos los sistemas de retención infantil. En caso de que ocupen los asientos delanteros y el vehículo disponga de airbag frontal, únicamente podrán utilizar sistemas de retención orientados hacia atrás si el airbag ha sido desactivado.

4. Los sistemas de retención infantil se instalarán en el vehículo siempre de acuerdo con las instrucciones que haya facilitado su fabricante a través de un manual, folleto o publicación electrónica. Las instrucciones indicarán de qué forma y en qué tipo de vehículos se pueden utilizar de forma segura.

5. La falta de instalación y la no utilización de los cinturones de seguridad y otros sistemas de retención infantil homologados tendrá la consideración de infracción grave o muy grave, conforme a lo establecido en el artículo 65, apartados 4.h) y 5.ll), respectivamente, del texto articulado.»

Artículo 118. Cascos y otros elementos de protección

1. Los conductores y pasajeros de motocicletas o motocicletas con sidecar, de vehículos de tres ruedas y cuadriciclos, de ciclomotores y de vehículos especiales tipo «quad», deberán utilizar adecuadamente cascos de protección homologados o certificados según la legislación vigente, cuando circulen tanto en vías urbanas como en interurbanas.

   Cuando las motocicletas, los vehículos de tres ruedas o los cuadriciclos y los ciclomotores cuenten con estructuras de autoprotección y estén dotados de cinturones de seguridad y así conste en la correspondiente tarjeta de inspección técnica o en el certificado de características de ciclomotor, sus conductores y viajeros quedarán exentos de utilizar el casco de protección, viniendo obligados a usar el referido cinturón de seguridad cuando circulen tanto en vías urbanas como interurbanas.

   Los conductores de bicicletas y, en su caso, los ocupantes estarán obligados a utilizar cascos de protección homologados o certificados según la legislación vigente, cuando circulen en vías interurbanas, salvo en rampas ascendentes prolongadas, o por razones médicas que se acreditarán conforme establece el artículo 119.3, o en condiciones extremas de calor.

   Los conductores de bicicletas en competición, y los ciclistas profesionales, ya sea durante los entrenamientos o en competición, se regirán por sus propias normas.

2. La instalación, en cualquier vehículo, de apoya-cabezas u otros elementos de protección estará subordinada a que cumplan las condiciones que se determinen en las normas reguladoras de vehículos.

3. Los conductores de turismos, de autobuses, de automóviles destinados al transporte de mercancías, de vehículos mixtos, de conjuntos de vehículos no agrícolas, así como los conductores y personal auxiliar de los vehículos piloto de protección y acompañamiento deberán utilizar un chaleco reflectante de alta visibilidad, certificado según el Real Decreto 1407/1992, de 20 de noviembre, por el que se regulan las condiciones para la comercialización y libre circulación intracomunitaria de los equipos de protección individual, que figura entre la dotación obligatoria del vehículo, cuando salgan de éste y ocupen la calzada o el arcén de las vías interurbanas.

Artículo 119. Exenciones

1. No obstante lo dispuesto en el artículo 117, podrán circular sin los cinturones u otros sistemas de retención homologados:

   a) Los conductores, al efectuar la maniobra de marcha atrás o de estacionamiento.

b) Las personas provistas de un certificado de exención por razones médicas graves o discapacitadas. Este certificado deberá ser presentado cuando lo requiera cualquier agente de la autoridad responsable del tráfico.

Todo certificado de este tipo expedido por la autoridad competente de un Estado miembro de la Unión Europea será válido en España acompañado de su traducción oficial.

2. La exención alcanzará igualmente cuando circulen en poblado, pero en ningún caso cuando lo hagan por autopistas, autovías o carreteras convencionales, a:

a) Los conductores de taxis cuando estén de servicio. Asimismo, cuando circulen en tráfico urbano o áreas urbanas de grandes ciudades, podrán transportar a personas cuya estatura no alcance los 135 centímetros sin utilizar un dispositivo de retención homologado adaptado a su talla y a su peso, siempre que ocupen un asiento trasero.

b) Los distribuidores de mercancías, cuando realicen sucesivas operaciones de carga y descarga de mercancías en lugares situados a corta distancia unos de otros.

c) Los conductores y pasajeros de los vehículos en servicios de urgencia.

d) Las personas que acompañen a un alumno o aprendiz durante el aprendizaje de la conducción o las pruebas de aptitud y estén a cargo de los mandos adicionales del automóvil, responsabilizándose de la seguridad de la circulación.

3. Se eximirá de lo dispuesto en el artículo 118.1 a las personas provistas de un certificado de exención por razones médicas graves, expedido de conformidad con lo dispuesto en el apartado 1.b) anterior. Este certificado deberá expresar su período de validez y estar firmado por un facultativo colegiado en ejercicio. Deberá, además, llevar o incorporar el símbolo establecido por la normativa vigente.

Capítulo III. Tiempos de conducción y descanso

Artículo 120. Normas generales

1. Se considerará que afecta a la seguridad vial el exceso en más del 50 por ciento en los tiempos de conducción o la minoración en más del 50 por ciento en los tiempos de descanso establecidos en la legislación sobre transportes terrestres.

2. Las infracciones a lo dispuesto en este precepto se calificarán de muy graves, conforme se prevé en el artículo 65.5.h) del texto articulado.

Capítulo IV. Peatones

Artículo 121. Circulación por zonas peatonales

Excepciones.

1. Los peatones están obligados a transitar por la zona peatonal, salvo cuando ésta no exista o no sea practicable; en tal caso, podrán hacerlo por el arcén o, en su defecto, por la calzada, de acuerdo con las normas que se determinan en este capítulo (artículo 49.1 del texto articulado).

2. Sin embargo, aun cuando haya zona peatonal, siempre que adopte las debidas precauciones, podrá circular por el arcén o, si éste no existe o no es transitable, por la calzada:

   a) El que lleve algún objeto voluminoso o empuje o arrastre un vehículo de reducidas dimensiones que no sea de motor, si su circulación por la zona peatonal o por el arcén pudiera constituir un estorbo considerable para los demás peatones.

   b) Todo grupo de peatones dirigido por una persona o que forme cortejo.

   c) El impedido que transite en silla de ruedas con o sin motor, a velocidad del paso humano.

3. Todo peatón debe circular por la acera de la derecha con relación al sentido de su marcha, y cuando circule por la acera o paseo izquierdo debe ceder siempre el paso a los que lleven su mano y no debe detenerse de forma que impida el paso por la acera a los demás, a no ser que resulte inevitable para cruzar por un paso de peatones o subir a un vehículo.

4. Los que utilicen monopatines, patines o aparatos similares no podrán circular por la calzada, salvo que se trate de zonas, vías o partes de éstas que les estén especialmente destinadas, y sólo podrán circular a paso de persona por las aceras o por las calles residenciales debidamente señalizadas con la señal regulada en el artículo 159, sin que en ningún caso se permita que sean arrastrados por otros vehículos.

5. La circulación de toda clase de vehículos en ningún caso deberá efectuarse por las aceras y demás zonas peatonales.

Artículo 122. Circulación por la calzada o el arcén

1. Fuera de poblado, en todas las vías objeto de la ley, y en tramos de poblado incluidos en el desarrollo de una carretera que no disponga de espacio especialmente reservado para peatones, como norma general, la circulación de éstos se hará por la izquierda (artículo 49.2 del texto articulado).

2. No obstante lo dispuesto en el apartado anterior, la circulación de peatones se hará por la derecha cuando concurran circunstancias que así lo justifiquen por razones de mayor seguridad.

3. En poblado, la circulación de peatones podrá hacerse por la derecha o por la izquierda, según las circunstancias concretas del tráfico, de la vía o de la visibilidad.

4. No obstante lo dispuesto en los apartados 1 y 3, deberán circular siempre por su derecha los que empujen o arrastren un ciclo o ciclomotor de dos ruedas, carros de mano o aparatos similares, todo grupo de peatones dirigido por una persona o que forme cortejo y los impedidos que se desplacen en silla de ruedas, todos los cuales habrán de obedecer las señales dirigidas a los conductores de vehículos: las de los agentes y semáforos, siempre ; las demás, en cuanto les sean aplicables.

5. La circulación por el arcén o por la calzada se hará con prudencia, sin entorpecer innecesariamente la circulación, y aproximándose cuanto sea posible al borde exterior de aquéllos. Salvo en el caso de que formen un cortejo, deberán marchar unos tras otros si la seguridad de la circulación así lo requiere, especialmente en casos de poca visibilidad o de gran densidad de circulación de vehículos.

6. Cuando exista refugio, zona peatonal u otro espacio adecuado, ningún peatón debe permanecer detenido en la calzada ni en el arcén, aunque sea en espera de un vehículo, y para subir a éste, sólo podrá invadir aquélla cuando ya esté a su altura.

7. Al apercibirse de las señales ópticas y acústicas de los vehículos prioritarios, despejarán la calzada y permanecerán en los refugios o zonas peatonales.

8. La circulación en las calles residenciales debidamente señalizadas con la señal S-28 regulada en el artículo 159 se ajustará a lo dispuesto en dicha señal.

Artículo 123. Circulación nocturna

Fuera del poblado, entre el ocaso y la salida del sol o en condiciones meteorológicas o ambientales que disminuyan sensiblemente la visibilidad, todo peatón, cuando circule por la calzada o el arcén, deberá ir provisto de un elemento luminoso o retrorreflectante homologado y que responda a las prescripciones técnicas contenidas en el Real Decreto 1407/1992, de 20 de noviembre, por el que se regulan las condiciones para la comercialización y libre circulación intracomunitaria de los equipos de protección individual, que sea visible a una distancia mínima de 150 metros para los conductores que se le aproximen, y los grupos de peatones dirigidos por una persona o que formen cortejo llevarán, además, en el lado más próximo al centro de la calzada, las luces necesarias para precisar su situación y dimensiones, las cuales serán de color blanco o amarillo hacia adelante y rojo hacia atrás y, en su caso, podrán constituir un solo conjunto.

Artículo 124. Pasos para peatones y cruce de calzadas

1. En zonas donde existen pasos para peatones, los que se dispongan a atravesar la calzada deberán hacerlo precisamente por ellos, sin que puedan efectuarlo por las proximidades, y cuando tales pasos sean a nivel, se observarán, además, las reglas siguientes:

   a) Si el paso dispone de semáforos para peatones, obedecerán sus indicaciones.

   b) Si no existiera semáforo para peatones pero la circulación de vehículos estuviera regulada por agente o semáforo, no penetrarán en la calzada mientras la señal del agente o del semáforo permita la circulación de vehículos por ella.

   c) En los restantes pasos para peatones señalizados mediante la correspondiente marca vial, aunque tienen preferencia, sólo deben penetrar en la calzada cuando la distancia y la velocidad de los vehículos que se aproximen permitan hacerlo con seguridad.

2. Para atravesar la calzada fuera de un paso para peatones, deberán cerciorarse de que pueden hacerlo sin riesgo ni entorpecimiento indebido.

3. Al atravesar la calzada, deben caminar perpendicularmente al eje de ésta, no demorarse ni detenerse en ella sin necesidad y no entorpecer el paso a los demás.

4. Los peatones no podrán atravesar las plazas y glorietas por su calzada, por lo que deberán rodearlas.

Artículo 125. Normas relativas a autopistas y autovías

1. Queda prohibida la circulación de peatones por autopistas y autovías, salvo en los casos y condiciones que se determinan en los apartados siguientes.

   Los conductores de vehículos que circulen por autopistas o autovías deberán hacer caso omiso a las peticiones de pasaje que reciban en cualquier tramo de ellas, incluidas las explanadas de estaciones de peaje.

2. Si por accidente, avería, malestar físico de sus ocupantes u otra emergencia tuviera que inmovilizarse un vehículo en una autopista o autovía y fuese necesario solicitar auxilio, se utilizará el poste de socorro más próximo, y si la vía no estuviese dotada de este servicio, podrá requerirse el auxilio de los usuarios, sin que ninguno de los ocupantes del vehículo pueda transitar por la calzada.

3. Los ocupantes o servidores de los vehículos de los servicios de urgencia o especiales podrán circular por las autopistas y autovías siempre que sea estrictamente indispensable para la prestación del correspondiente servicio y adopten las medidas oportunas para no comprometer la seguridad de ningún usuario.

Capítulo V. Circulación de animales

Artículo 126. Normas generales

En las vías objeto de la legislación sobre tráfico, circulación de vehículos a motor y seguridad vial, sólo se permitirá el tránsito de animales de tiro, carga o silla, cabezas de ganado aisladas, en manada o rebaño, cuando no exista itinerario practicable por vía pecuaria y siempre que vayan custodiados por alguna persona. Dicho tránsito se efectuará por la vía alternativa que tenga menor intensidad de circulación de vehículos y de acuerdo con lo que se establece en este capítulo (artículo 50.1 del texto articulado).

Artículo 127. Normas especiales

1. Los animales a que se refiere el artículo anterior deben ir conducidos, al menos, por una persona mayor de 18 años, capaz de dominarlos en todo momento, la cual observará, además de las normas establecidas para los conductores de vehículos que puedan afectarle, las siguientes prescripciones:

    a) No invadirán la zona peatonal.

    b) Los animales de tiro, carga o silla o el ganado suelto circularán por el arcén del lado derecho, y si tuvieran que utilizar la calzada, lo harán aproximándose cuanto sea posible al borde derecho de ésta ; por excepción, se permite conducir uno solo de tales animales por el borde izquierdo, si razones de mayor seguridad así lo aconsejan.

    c) Los animales conducidos en manada o rebaño irán al paso, lo más cerca posible del borde derecho de la vía y de forma que nunca ocupen más de la mitad derecha de la calzada, divididos en grupos de longitud moderada, cada uno de los cuales con un conductor al menos y suficientemente separados para entorpecer lo menos posible la circulación ; en el caso de que se encuentren con otro ganado que transite en sentido contrario, sus conductores cuidarán de que el cruce se haga con la mayor rapidez y en zonas de visibilidad suficiente, y, si circunstancialmente esto no se hubiera podido conseguir, adoptarán las precauciones precisas para que los conductores de los vehículos que eventualmente se aproximen puedan detenerse o reducir la velocidad a tiempo.

    d) Sólo atravesarán las vías por pasos autorizados y señalizados al efecto o por otros lugares que reúnan las necesarias condiciones de seguridad.

    e) Si circulan de noche por vía insuficientemente iluminada o bajo condiciones meteorológicas o ambientales que disminuyan sensiblemente la visibilidad, su conductor o conductores llevarán en el lado más próximo al centro de la calzada luces en número necesario para precisar su situación y dimensiones, que serán de color blanco o amarillo hacia delante, y rojo hacia atrás, y, en su caso, podrán constituir un solo conjunto.

f) En estrechamientos, intersecciones y demás casos en que las respectivas trayectorias se crucen o corten, cederán el paso a los vehículos, salvo en los supuestos contemplados en el artículo 66.

2. Se prohíbe dejar animales sin custodia en cualquier clase de vía o en sus inmediaciones, siempre que exista la posibilidad de que éstos puedan invadir la vía.

Artículo 128. Normas relativas a autopistas y autovías

Se prohíbe la circulación de animales por autopistas o autovías (artículo 50.2 del texto articulado).

Dicha prohibición incluye la circulación de vehículos de tracción animal.

Capítulo VI. Comportamiento en caso de emergencia

Artículo 129. Obligación de auxilio

1. Los usuarios de las vías que se vean implicados en un accidente de tráfico, lo presencien o tengan conocimiento de él estarán obligados a auxiliar o solicitar auxilio para atender a las víctimas, si las hubiera, prestar su colaboración para evitar mayores peligros o daños, restablecer, en la medida de lo posible, la seguridad de la circulación y esclarecer los hechos (artículo 51.1 del texto articulado).

2. Todo usuario de la vía implicado en un accidente de circulación deberá, en la medida de lo posible:

a) Detenerse de forma que no cree un nuevo peligro para la circulación.

b) Hacerse una idea de conjunto de las circunstancias y consecuencias del accidente, que le permita establecer un orden de preferencias, según la situación, respecto a las medidas a adoptar para garantizar la seguridad de la circulación, auxiliar a las víctimas, facilitar su identidad y colaborar con la autoridad o sus agentes.

c) Esforzarse por restablecer o mantener la seguridad de la circulación y si, aparentemente, hubiera resultado muerta o gravemente herida alguna persona o se hubiera avisado a la autoridad o sus agentes, evitar la modificación del estado de las cosas y de las huellas u otras pruebas que puedan ser útiles para determinar la responsabilidad, salvo que con ello se perjudique la seguridad de los heridos o de la circulación.

d) Prestar a los heridos el auxilio que resulte más adecuado, según las circunstancias, y, especialmente, recabar auxilio sanitario de los servicios que pudieran existir al efecto.

e) Avisar a la autoridad o a sus agentes si, aparentemente, hubiera resultado herida o muerta alguna persona, así como permanecer o volver al lugar del accidente hasta su llegada, a menos que hubiera sido autorizado por éstos a abandonar el lugar o debiera prestar auxilio a los heridos o ser él mismo atendido ; no será necesario, en cambio, avisar a la autoridad o a sus agentes, ni permanecer en el lugar del hecho, si sólo se han producido heridas claramente leves, la seguridad de la circulación está restablecida y ninguna de las personas implicadas en el accidente lo solicita.

f) Comunicar, en todo caso, su identidad a otras personas implicadas en el accidente, si se lo pidiesen; cuando sólo se hubieran ocasionado daños materiales y alguna parte afectada no estuviera presente, tomar las medidas adecuadas para proporcionarle, cuanto antes, su nombre y dirección, bien directamente, bien, en su defecto, por intermedio de los agentes de la autoridad.

g) Facilitar los datos del vehículo a otras personas implicadas en el accidente, si lo pidiesen.

3. Salvo en los casos en que, manifiestamente, no sea necesaria su colaboración, todo usuario de la vía que advierta que se ha producido un accidente de circulación, sin estar implicado en él, deberá cumplimentar, en cuanto le sea posible y le afecten, las prescripciones establecidas en el apartado anterior, a no ser que se hubieran personado en el lugar del hecho la autoridad o sus agentes.

Artículo 130. Inmovilización del vehículo y caída de la carga

1. Si por causa de accidente o avería el vehículo o su carga obstaculizasen la calzada, los conductores, tras señalizar convenientemente el vehículo o el obstáculo creado, adoptarán las medidas necesarias para que sea retirado en el menor tiempo posible, deberán sacarlo de la calzada y situarlo cumpliendo las normas de estacionamiento siempre que sea factible (artículo 51.2 del texto articulado).

2. Siempre que, por cualquier emergencia, un vehículo quede inmovilizado en la calzada o su carga haya caído sobre ésta, el conductor o, en la medida de lo posible, los ocupantes del vehículo procurarán colocar uno y otra en el lugar donde cause menor obstáculo a la circulación, para lo cual podrán, en su caso, utilizarse, si fuera preciso, el arcén o la mediana; asimismo, adoptarán la medidas oportunas para que el vehículo y la carga sean retirados de la vía en el menor tiempo posible.

3. En los supuestos a los que se refiere el apartado anterior, sin perjuicio de encender la luz de emergencia si el vehículo la lleva y, cuando proceda, las luces de posición y de gálibo, en tanto se deja expedita la vía, todo conductor deberá emplear los dispositivos de preseñalización de peligro reglamentarios para advertir dicha circunstancia, salvo que las condiciones de la circulación no permitieran hacerlo. Tales dispositivos se colocarán, uno por delante y otro por detrás del vehículo o la carga, como mínimo a 50 metros de distancia y en forma tal que sean visibles desde 100 metros, al menos, por los conductores que se aproximen. En calzadas de sentido único, o de más de tres carriles, bastará la colocación de un solo dispositivo, situado como mínimo 50 metros antes en la forma anteriormente indicada.

4. Si fuera preciso pedir auxilio, se utilizará el poste de socorro más próximo, si la vía dispone de ellos ; en caso contrario, podrá solicitarse de otros usuarios. En todo caso y en cuanto sea posible, nadie deberá invadir la calzada.

5. El remolque de un vehículo accidentado o averiado sólo deberá realizarse por otro específicamente destinado a este fin. Excepcionalmente, y siempre en condiciones de seguridad, se permitirá el arrastre por otros vehículos, pero sólo hasta el lugar más próximo donde pueda quedar convenientemente inmovilizado y sin entorpecer la circulación. En ningún caso será aplicable dicha excepción en las autopistas o autovías.

6. Cuando la emergencia ocurra en un vehículo destinado al transporte de mercancías peligrosas, se aplicarán, además, sus normas específicas.

Título IV. De la señalización

Capítulo I. Normas generales

Artículo 131. Concepto

La señalización es el conjunto de señales y órdenes de los agentes de circulación, señales circunstanciales que modifican el régimen normal de utilización de la vía y señales de balizamiento fijo, semáforos, señales verticales de circulación y marcas viales, destinadas a los usuarios de la vía y que tienen por misión advertir e informar a éstos u ordenar o reglamentar su comportamiento con la necesaria antelación de determinadas circunstancias de la vía o de la circulación.

Artículo 132. Obediencia de las señales

1. Todos los usuarios de las vías objeto de la ley están obligados a obedecer las señales de la circulación que establezcan una obligación o una prohibición y a adaptar su comportamiento al mensaje del resto de las señales reglamentarias que se encuentran en las vías por las que circulan.

A estos efectos, cuando la señal imponga una obligación de detención, no podrá reanudar su marcha el conductor del vehículo así detenido hasta haber cumplido la prescripción que la señal establece.

En los peajes dinámicos o telepeajes, los vehículos que los utilicen deberán estar provistos del medio técnico que posibilite su uso en condiciones operativas (artículo 53.1 del texto articulado).

2. Salvo circunstancias especiales que lo justifiquen, los usuarios deben obedecer las prescripciones indicadas por las señales, aun cuando parezcan estar en contradicción con las normas de comportamiento en la circulación (artículo 53.2 del texto articulado).

3. Los usuarios deben obedecer las indicaciones de los semáforos y de las señales verticales de circulación situadas inmediatamente a su derecha, encima de la calzada o encima de su carril, y si no existen en los citados emplazamientos y pretendan girar a la izquierda o seguir de frente, las de los situados inmediatamente a su izquierda.

Si existen semáforos o señales verticales de circulación con indicaciones distintas a la derecha y a la izquierda, quienes pretendan girar a la izquierda o seguir de frente sólo deben obedecer las de los situados inmediatamente a su izquierda.

Capítulo II. Prioridad entre señales

Artículo 133. Orden de prioridad

1. El orden de prioridad entre los distintos tipos de señales de circulación es el siguiente:

   a) Señales y órdenes de los agentes de circulación.

   b) Señalización circunstancial que modifique el régimen normal de utilización de la vía y señales de balizamiento fijo.

   c) Semáforos.

   d) Señales verticales de circulación.

   e) Marcas viales.

2. En el caso de que las prescripciones indicadas por diferentes señales parezcan estar en contradicción entre sí, prevalecerá la prioritaria, según el orden a que se refiere el apartado anterior, o la más restrictiva, si se trata de señales del mismo tipo (artículo 54.2 del texto articulado).

Capítulo III. Formato de las señales

Artículo 134. Catálogo oficial de señales de circulación

1. El Catálogo oficial de señales de circulación debe ajustarse a lo establecido en las reglamentaciones y recomendaciones internacionales en la materia, así como a la regulación básica establecida al efecto por los Ministerios del Interior y de Fomento.

2. En dicho catálogo se especifica la forma y el significado de las señales y, en su caso, su color y diseño, así como sus dimensiones y sus sistemas de colocación.

3. Las señales que pueden ser utilizadas en las vías objeto de la legislación sobre tráfico, circulación de vehículos a motor y seguridad vial deberán cumplir las normas y especificaciones que se establecen en este reglamento y en el Catálogo oficial de señales de circulación.

4. La forma, símbolos y nomenclatura de las señales, así como los documentos que constituyen el Catálogo oficial de señales de circulación, son los que figuran en el anexo I.

Capítulo IV. Aplicación de las señales

Sección 1.ª Generalidades

Artículo 135. Aplicación

Toda señal se aplicará a toda la anchura de la calzada que estén autorizados a utilizar los conductores a quienes se dirija esa señal. No obstante, su aplicación podrá limitarse a uno o más carriles, mediante marcas en la calzada.

Artículo 136. Visibilidad

Con el fin de que sean más visibles y legibles por la noche, las señales viales, especialmente las de advertencia de peligro y las de reglamentación, deben estar iluminadas o provistas de materiales o dispositivos reflectantes, según lo dispuesto en la regulación básica establecida a estos fines por el Ministerio de Fomento.

Artículo 137. Inscripciones

1. Para facilitar la interpretación de las señales, se podrá añadir una inscripción en un panel complementario rectangular colocado debajo de aquéllas o en el interior de un panel rectangular que contenga la señal.

2. Excepcionalmente, cuando las autoridades competentes estimen conveniente concretar el significado de una señal o de un símbolo o, respecto de las señales

de reglamentación, limitar su alcance a ciertas categorías de usuarios de la vía o a determinados períodos, y no se pudieran dar las indicaciones necesarias por medio de un símbolo adicional o de cifras en las condiciones definidas en el Catálogo oficial de señales de circulación, se colocará una inscripción debajo de la señal, en un panel complementario rectangular, sin perjuicio de la posibilidad de sustituir o completar esas inscripciones mediante uno o varios símbolos expresivos colocados en la misma placa.

En el caso de que la señal esté colocada en un cartel fijo o de mensaje variable, la inscripción a la que se hace referencia podrá ir situada junto a ella.

Artículo 138. Idioma de las señales

Las indicaciones escritas que se incluyan o acompañen a los paneles de señalización de las vías públicas, e inscripciones, figurarán en idioma castellano y, además, en la lengua oficial de la comunidad autónoma reconocida en el respectivo estatuto de autonomía, cuando la señal esté ubicada en el ámbito territorial de dicha comunidad.

Los núcleos de población y demás topónimos serán designados en su denominación oficial y, cuando fuese necesario a efectos de identificación, en castellano.

Sección 2.ª Responsabilidad de la señalización en las vías

Artículo 139. Responsabilidad

1. Corresponde al titular de la vía la responsabilidad de su mantenimiento en las mejores condiciones posibles de seguridad para la circulación y la instalación y conservación en ella de las adecuadas señales y marcas viales. También corresponde al titular de la vía la autorización previa para la instalación en ella de otras señales de circulación. En caso de emergencia, los agentes de la autoridad podrán instalar señales circunstanciales sin autorización previa (artículo 57.1 del texto articulado).

2. La autoridad encargada de la regulación del tráfico será responsable de la señalización de carácter circunstancial en razón de las contingencias de aquél y de la señalización variable necesaria para su control, de acuerdo con la legislación de carreteras (artículo 57.2 del texto articulado).

En tal sentido, corresponde al organismo autónomo Jefatura Central de Tráfico o, en su caso, a la autoridad autonómica o local responsable de la regulación del tráfico la determinación de las clases o tramos de carreteras que deban contar con señalización circunstancial o variable o con otros medios de vigilancia, regulación, control y gestión telemática del tráfico; la de las características de los elementos físicos y tecnológicos que tengan como finalidad auxiliar a la autoridad de tráfico; la instalación y mantenimiento de dicha señalización y elementos físicos o tecnológicos, así como la determinación en cada momento de los usos y mensajes de los paneles de mensaje variable, sin perjuicio de las competencias que, en cada caso, puedan corresponder a los órganos titulares de la vía.

3. La responsabilidad de la señalización de las obras que se realicen en las vías objeto de la legislación sobre tráfico, circulación de vehículos a motor y seguridad vial corresponderá a los organismos que las realicen o a las empresas adjudicatarias de aquéllas. Los usuarios de la vía están obligados a seguir las indicaciones del personal destinado a la regulación del paso de vehículos en dichas obras, según lo dispuesto en el artículo 60.5.

   Cuando las obras sean realizadas por empresas adjudicatarias o por entidades distintas del titular, éstas, con anterioridad a su inicio, lo comunicarán al organismo autónomo Jefatura Central de Tráfico o, en su caso, a la autoridad autonómica o local responsable del tráfico, que dictará las instrucciones que resulten procedentes en relación a la regulación, gestión y control del tráfico.

4. La realización de las obras sin autorización previa del titular de la vía se regirá por lo dispuesto en la legislación de carreteras o, en su caso, en las normas municipales (artículo 10.1 del texto articulado).

   La realización y señalización de las obras que incumpla las instrucciones dictadas tendrá la consideración de infracción grave, de conformidad con lo establecido en el artículo 65.4.f) del texto articulado de la Ley sobre tráfico, circulación de vehículos a motor y seguridad vial.

Artículo 140. Señalización de las obras

Las obras que dificulten de cualquier modo la circulación vial deberán hallarse señalizadas, tanto de día como de noche, y balizadas luminosamente durante las horas nocturnas, o cuando las condiciones meteorológicas o ambientales lo exijan, a cargo del realizador de la obra, según la regulación básica establecida a estos fines por el Ministerio de Fomento.

Cuando se señalicen tramos de obras, las marcas viales serán de color amarillo. Asimismo tendrán el fondo amarillo las señales verticales siguientes:

a) Las señales de advertencia de peligro P-1, P-2, P-3, P-4, P-13, P-14, P-15, P-17, P-18, P-19, P-25, P-26, P-28, P-30 y P-50.

b) Las señales de reglamentación R-5, R-102, R-103, R-104, R-105, R-106, R-107, R-200, R-201, R-202, R-203, R-204, R-205, R-300, R-301, R-302, R-303, R-304, R-305, R-306, R-500, R-501, R-502 y R-503.

c) Las señales de indicación: todas las señales de carriles y de orientación.

   Su significado será el mismo que el de las equivalentes que se utilizan cuando no hay obras.

La forma, color, diseño, símbolos, significado y dimensiones de las señales de obra son las que figuran en el Catálogo oficial de señales de circulación. La forma, símbolos y nomenclatura figuran también en el anexo I de este reglamento.

Artículo 141. Objeto y tipo de señales

Salvo justificación en contrario, en cualquier tipo de obras y actividades en las vías deberán utilizarse exclusivamente los elementos y dispositivos de señalización, balizamiento y defensa incluidos en la regulación básica establecida a estos fines por los Ministerios de Fomento e Interior, según se indica en el anexo I.

Capítulo V. Retirada, sustitución y alteración de señales

Artículo 142. Obligaciones relativas a la señalización

1. El titular de la vía o, en su caso, la autoridad encargada de la regulación del tráfico ordenará la inmediata retirada y, en su caso, la sustitución por las que sean adecuadas de las señales antirreglamentariamente instaladas, de las que hayan perdido su objeto y de las que no lo cumplan por causa de su deterioro (artículo 58.1 del texto articulado).

2. Salvo por causa justificada, nadie debe instalar, retirar, trasladar, ocultar o modificar la señalización de una vía sin permiso de su titular o, en su caso, de la autoridad encargada de la regulación del tráfico o de la responsable de las instalaciones (artículo 58.2 del texto articulado).

3. Se prohíbe modificar el contenido de las señales o colocar sobre ellas o en sus inmediaciones placas, carteles, marcas u otros objetos que puedan inducir a confusión, reducir su visibilidad o su eficacia, deslumbrar a los usuarios de la vía o distraer su atención, sin perjuicio de las competencias de los titulares de las vías (artículo 58.3 del texto articulado).

    El organismo autónomo Jefatura Central de Tráfico o, en su caso, la autoridad autonómica o local responsable de la regulación del tráfico podrá alterar, en todo momento, el contenido de las señales contempladas en el artículo 144.1 para adaptarlas a las circunstancias cambiantes del tráfico, sin perjuicio de las competencias de los titulares de las vías.

4. Los supuestos de retirada o deterioro de la señalización permanente u ocasional tendrán la consideración de infracciones graves, conforme se prevé en el artículo 65.4.f) del texto articulado.

Capítulo VI. De los tipos y significados de las señales de circulación y marcas viales

Sección 1.ª De las señales y órdenes de los agentes de circulación

Artículo 143. Señales con el brazo y otras

1. Los agentes de la autoridad responsable del tráfico que estén regulando la circulación lo harán de forma que sean fácilmente reconocibles como tales a distancia, tanto de día como de noche, y sus señales, que han de ser visibles, y sus órdenes deben ser inmediatamente obedecidas por los usuarios de la vía.

   Tanto los agentes de la autoridad que regulen la circulación como la Policía Militar, el personal de obras y el de acompañamiento de los vehículos en régimen de transporte especial, que regulen el paso de vehículos y, en su caso, las patrullas escolares, el personal de protección civil y el de organizaciones de actividades deportivas o de cualquier otro acto, habilitado a los efectos contemplados en el apartado 4 de este artículo, deberán utilizar prendas de colores llamativos y dispositivos o elementos retrorreflectantes que permitan a los conductores y demás usuarios de la vía que se aproximen distinguirlos a una distancia mínima de 150 metros.

2. Como norma general, los agentes de la autoridad responsable del tráfico utilizarán las siguientes señales:

   a) Brazo levantado verticalmente: obliga a detenerse a todos los usuarios de la vía que se acerquen al agente, salvo a los conductores que no puedan hacerlo en condiciones de seguridad suficiente. Si esta señal se efectúa en una intersección, no obligará a detenerse a los conductores que hayan entrado ya en ella.

   La detención debe efectuarse ante la línea de detención más cercana o, en su defecto, inmediatamente antes del agente. En una intersección, la detención debe efectuarse antes de entrar en ella.

   Con posterioridad a esta señal, el agente podrá indicar, en su caso, el lugar donde debe efectuarse la detención.

   b) Brazo o brazos extendidos horizontalmente:

   Obliga a detenerse a todos los usuarios de la vía que se acerquen al agente desde direcciones que corten la indicada por el brazo o los brazos extendidos y cualquiera que sea el sentido de su marcha. Esta señal permanece en vigor aunque el agente baje el brazo o los brazos, siempre que no cambie de posición o efectúe otra señal.

   c) Balanceo de una luz roja o amarilla: obliga a detenerse a los usuarios de la vía hacia los que el agente dirija la luz.

d) Brazo extendido moviéndolo alternativamente de arriba abajo: esta señal obliga a disminuir la velocidad de su vehículo a los conductores que se acerquen al agente por el lado correspondiente al brazo que ejecuta la señal y perpendicularmente a dicho brazo.

e) Otras señales: cuando las circunstancias así lo exijan, los agentes podrán utilizar cualquier otra indicación distinta a las anteriores realizada de forma clara.

Los agentes podrán ordenar la detención de vehículos con una serie de toques de silbato cortos y frecuentes, y la reanudación de la marcha con un toque largo.

3. Los agentes podrán dar órdenes o indicaciones a los usuarios mientras hacen uso de la señal V-1 que establece el Reglamento General de Vehículos, a través de la megafonía o por cualquier otro medio que pueda ser percibido claramente por aquéllos, entre los cuales están los siguientes:

a) Bandera roja: indica que a partir del paso del vehículo que la porta, la calzada queda temporalmente cerrada al tráfico de todos los vehículos y usuarios, excepto para aquellos que son acompañados o escoltados por los agentes de la autoridad responsable de la regulación, gestión y control del tráfico.

b) Bandera verde: indica que, a partir del paso del vehículo que la porta, la calzada queda de nuevo abierta al tráfico.

c) Bandera amarilla: indica al resto de los conductores y usuarios la necesidad de extremar la atención o la proximidad de un peligro. Esta bandera podrá ser también utilizada por el personal auxiliar habilitado que realice funciones de orden, control o seguridad durante el desarrollo de marchas ciclistas o de cualquiera otra actividad, deportiva o no, en las vías objeto de la legislación sobre tráfico, circulación de vehículos a motor y seguridad vial.

d) Brazo extendido hacia abajo inclinado y fijo: el agente desde un vehículo indica la obligación de detenerse en el lado derecho a aquellos usuarios a los que va dirigida la señal.

e) Luz roja o amarilla intermitente o destellante hacia delante: el agente desde un vehículo indica al conductor del que le precede que debe detener el vehículo en el lado derecho, delante del vehículo policial, en un lugar donde no genere mayores riesgos o molestias para el resto de los usuarios, y siguiendo las instrucciones que imparta el agente mediante la megafonía.

4. En ausencia de agentes de la circulación o para auxiliar a éstos, y en las circunstancias y condiciones establecidas en este reglamento, la Policía Militar podrá regular la circulación, y el personal de obras en la vía y el de acompañamiento de los vehículos en régimen de transporte especial podrá regular el paso de vehículos mediante el empleo de las señales verticales R-2 y R-400 incorporadas a una paleta, y, por este mismo medio, las patrullas escolares invitar a los usuarios de la vía a que detengan su marcha. Cuando la autoridad competente

autorice la celebración de actividades deportivas o actos que aconsejen establecer limitaciones a la circulación en vías urbanas o interurbanas, la autoridad responsable del tráfico podrá habilitar al personal de protección civil o de la organización responsable para impedir el acceso de vehículos o peatones a la zona o itinerario afectados, en los términos del anexo II.

Cuando las Fuerzas y Cuerpos de Seguridad del Estado, en el ámbito de sus funciones, establezcan controles policiales de seguridad ciudadana en la vía pública, podrán regular el tráfico exclusivamente en el caso de ausencia de agentes de la circulación.

La forma y significado de las señales y órdenes de los agentes de la circulación se ajustará a lo que establece el Catálogo oficial de señales de circulación. Estas señales figuran también en el anexo I.

Sección 2.ª De la señalización circunstancial, que modifica el régimen normal de utilización de la vía, y de las señales de balizamiento

Artículo 144. Señales circunstanciales y de balizamiento

1. Los paneles de mensaje variable tienen por objeto regular la circulación adaptándola a las circunstancias cambiantes del tráfico. Se utilizarán para dar información a los conductores, advertirles de posibles peligros y dar recomendaciones o instrucciones de obligado cumplimiento. El contenido de los textos y gráficos de los paneles de señalización de mensaje variable se ajustará a lo dispuesto en el Catálogo oficial de señales de circulación.

   Las modificaciones que estos paneles de mensaje variable introducen respecto de la habitual señalización vertical y horizontal terminan cuando lo establezca el propio panel o las causas que motivaron su imposición, momento a partir del cual aquellas vuelven a regir.

2. Las señales de balizamiento podrán ser:

   a) Dispositivos de barrera: prohíben el paso a la parte de la vía que delimitan y son los siguientes:

      1. Barrera fija: prohíbe el paso a la vía o parte de ésta que delimita.

      2. Barrera o semibarrera móviles: prohíbe temporalmente el paso, mientras se encuentre en posición transversal a la calzada en un paso a nivel, puesto de peaje o de aduana, acceso a un establecimiento u otros.

      3. Panel direccional provisional: prohíbe el paso e informa, además, sobre el sentido de la circulación.

      4. Banderitas, conos o dispositivos análogos: prohíben el paso a través de la línea real o imaginaria que los une.

5. Luz roja fija: indica que la calzada está totalmente cerrada al tránsito.

6. Luces amarillas fijas o intermitentes: prohíben el paso a través de la línea imaginaria que las une.

b) Dispositivos de guía: tienen por finalidad indicar el borde de la calzada, la presencia de una curva y el sentido de circulación, los límites de obras de fábrica u otros obstáculos. Son los siguientes:

1. Hito de vértice: elemento de balizamiento en forma semicilíndrica en su cara frontal, provisto de triángulos simétricamente opuestos, de material retrorreflectante, que indica el punto en el que se separan dos corrientes de tráfico.

2. Hito de arista: elemento cuya finalidad primordial es balizar los bordes de las carreteras principalmente durante las horas nocturnas o de baja visibilidad.

3. Paneles direccionales permanentes: dispositivos de balizamiento implantados con vistas a guiar y señalar a los usuarios un peligro puntual, mediante el cual se informa sobre el sentido de circulación.

4. Captafaros horizontales (ojos de gato).

5. Captafaros de barrera.

6. Balizas planas: indican el borde de la calzada, los límites de obras de fábrica u otros obstáculos en la vía.

7. Balizas cilíndricas: refuerzan cualquier medida de seguridad, y no puede franquearse la línea, imaginaria o no, que las une.

8. Barreras laterales: rígidas, semirrígidas y desplazables. Indican el borde de la plataforma y protegen frente a salidas de la vía.

3. La forma, color, diseño, símbolos, significado y dimensiones de las señales de balizamiento se ajustarán a lo que se establece en el Catálogo oficial de señales de circulación.

Sección 3.ª De los semáforos

Artículo 145. Semáforos reservados para peatones

El significado de las luces de estos semáforos es el siguiente:

a) Una luz roja no intermitente, en forma de peatón inmóvil, indica a los peatones que no deben comenzar a cruzar la calzada.

b) Una luz verde no intermitente, en forma de peatón en marcha, indica a los peatones que pueden comenzar a atravesar la calzada. Cuando dicha luz pase a intermitente, significa que el tiempo de que aún disponen para terminar de atravesar la calzada está a punto de finalizar y que se va a encender la luz roja.

Artículo 146. Semáforos circulares para vehículos

El significado de sus luces y flechas es el siguiente:

a) Una luz roja no intermitente prohíbe el paso.

Mientras permanece encendida, los vehículos no deben rebasar el semáforo ni, si existe, la línea de detención anterior más próxima a aquél. Si el semáforo estuviese dentro o al lado opuesto de una intersección, los vehículos no deben internarse en ésta ni, si existe, rebasar la línea de detención situada antes de aquélla.

b) Una luz roja intermitente, o dos luces rojas alternativamente intermitentes, prohíben temporalmente el paso a los vehículos antes de un paso a nivel, una entrada a un puente móvil o a un pontón trasbordador, en las proximidades de una salida de vehículos de extinción de incendios o con motivo de la aproximación de una aeronave a escasa altura.

c) Una luz amarilla no intermitente significa que los vehículos deben detenerse en las mismas condiciones que si se tratara de una luz roja fija, a no ser que, cuando se encienda, el vehículo se encuentre tan cerca del lugar de detención que no pueda detenerse antes del semáforo en condiciones de seguridad suficientes.

d) Una luz amarilla intermitente o dos luces amarillas alternativamente intermitentes obligan a los conductores a extremar la precaución y, en su caso, ceder el paso. Además, no eximen del cumplimiento de otras señales que obliguen a detenerse.

e) Una luz verde no intermitente significa que está permitido el paso con prioridad, excepto en los supuestos a que se refiere el artículo 59.1.

f) Una flecha negra sobre una luz roja no intermitente o sobre una luz amarilla no cambia el significado de dichas luces, pero lo limita exclusivamente al movimiento indicado por la flecha.

g) Una flecha verde que se ilumina sobre un fondo circular negro significa que los vehículos pueden tomar la dirección y sentido indicados por aquélla, cualquiera que sea la luz que esté simultáneamente encendida en el mismo semáforo o en otro contiguo.

Cualquier vehículo que, al encenderse la flecha verde, se encuentre en un carril reservado exclusivamente para la circulación en la dirección y sentidos indicados por la flecha o que, sin estar reservado, sea el que esta circulación tenga que utilizar, deberá avanzar en dicha dirección y sentido.

Los vehículos que avancen siguiendo la indicación de una flecha verde deben hacerlo con precaución, dejando pasar a los vehículos que circulen por el carril al que se incorporen y no poniendo en peligro a los peatones que estén cruzando la calzada.

Artículo 147. Semáforos cuadrados para vehículos, o de carril

Los semáforos de ocupación de carril afectan exclusivamente a los vehículos que circulen por el carril sobre el que están situados o en el que se indique en el panel de señalización variable, y el significado de sus luces es el siguiente:

a) Una luz roja en forma de aspa determina la prohibición de ocupar el carril indicado. Los conductores de los vehículos que circulen por este carril deberán abandonarlo en el tiempo más breve posible.

b) Una luz verde en forma de flecha apuntada hacia abajo indica que está permitido circular por el carril correspondiente. Esta autorización de utilizar el carril no exime de la obligación de detenerse ante una luz roja circular o, por excepción a lo dispuesto sobre el orden de preeminencia en el artículo 133, de obedecer cualquier otra señal o marca vial que obligue a detenerse o a ceder el paso, o, en su ausencia, del cumplimiento de las normas generales sobre prioridad de paso.

c) Una luz blanca o amarilla en forma de flecha, intermitente o fija, apuntada hacia abajo en forma oblicua, indica a los usuarios del carril correspondiente la necesidad de irse incorporando en condiciones de seguridad al carril hacia el que apunta la flecha, toda vez que aquel por el que circula va a quedar cerrado en corto espacio.

Artículo 148. Semáforos reservados a determinados vehículos

1. Cuando las luces de los semáforos presentan la silueta iluminada de un ciclo, sus indicaciones se refieren exclusivamente a ciclos y ciclomotores.

2. Cuando, excepcionalmente, el semáforo consista en una franja blanca iluminada sobre fondo circular negro, sus indicaciones se refieren exclusivamente a los tranvías y a los autobuses de líneas regulares, a no ser que exista un carril reservado para autobuses o para autobuses, taxis y otros vehículos ; en tal caso, sólo se refieren a los que circulen por él. El significado de estos semáforos es el siguiente:

a) Una franja blanca horizontal iluminada prohíbe el paso en las mismas condiciones que la luz roja no intermitente.

b) Una franja blanca vertical iluminada permite el paso de frente.

c) Una franja blanca oblicua, hacia la izquierda o hacia la derecha, iluminada, indica que está permitido el paso para girar a la izquierda o a la derecha, respectivamente.

d) Una franja blanca, vertical u oblicua, iluminada intermitentemente, indica que los citados vehículos deben detenerse en las mismas condiciones que si se tratara de una luz amarilla fija.

Sección 4.ª De las señales verticales de circulación

Subsección 1.ª De las señales de advertencia de peligro

Artículo 149. Objeto y tipos

1. Las señales de advertencia de peligro tienen por objeto indicar a los usuarios de la vía la proximidad y la naturaleza de un peligro difícil de ser percibido a tiempo, con objeto de que se cumplan las normas de comportamiento que, en cada caso, sean procedentes.

2. La distancia entre la señal y el principio del tramo peligroso podrá indicarse en un panel complementario del modelo recogido en el Catálogo oficial de señales de circulación.

3. Si una señal de advertencia de peligro llevara un panel complementario que indique una longitud, se entenderá que ésta se refiere a la del tramo de vía afectado por el peligro, como una sucesión de curvas peligrosas o un tramo de calzada en mal estado.

4. Cuando se trate de señales luminosas, podrá admitirse que los símbolos aparezcan iluminados en blanco sobre fondo oscuro no luminoso.

5. Los tipos de señales de advertencia de peligro, con su nomenclatura y significado respectivos, son los siguientes:

    P-1   Intersección con prioridad. Peligro por la proximidad de una intersección con una vía, cuyos usuarios deben ceder el paso.

    P-1   a. Intersección con prioridad sobre vía a la derecha. Peligro por la proximidad de una intersección con una vía a la derecha, cuyos usuarios deben ceder el paso.

    P-1   b. Intersección con prioridad sobre vía a la izquierda. Peligro por la proximidad de una intersección con una vía a la izquierda, cuyos usuarios deben ceder el paso.

    P-1   c. Intersección con prioridad sobre incorporación por la derecha. Peligro por la proximidad de una incorporación por la derecha de una vía, cuyos usuarios deben ceder el paso.

    P-1   d. Intersección con prioridad sobre incorporación por la izquierda. Peligro por la proximidad de una incorporación por la izquierda de una vía, cuyos usuarios deben ceder el paso.

    P-2.   Intersección con prioridad de la derecha.
    Peligro por la proximidad de una intersección en la que rige la regla general de prioridad de paso.

    P-3.   Semáforos. Peligro por la proximidad de una intersección aislada o tramo con la circulación regulada por semáforos.

P-4.   Intersección con circulación giratoria. Peligro por la proximidad de una intersección donde la circulación se efectúa de forma giratoria en el sentido de las flechas.

P-5.   Puente móvil. Peligro ante la proximidad de un puente que puede ser levantado o girado, interrumpiéndose así temporalmente la circulación.

P-6.   Cruce de tranvía. Peligro por la proximidad de cruce con una línea de tranvía, que tiene prioridad de paso.

P-7.   Paso a nivel con barreras. Peligro por la proximidad de un paso a nivel provisto de barreras o semibarreras.

P-8.   Paso a nivel sin barreras. Peligro por la proximidad de un paso a nivel no provisto de barreras o semibarreras.

P-9

    P-9 a.   Proximidad de un paso a nivel, puente móvil o muelle (lado derecho). Indica, en el lado derecho, la proximidad de peligro señalizado de un paso a nivel, de un puente móvil o de un muelle. Esta baliza va siempre acompañada de la señal P-5, P-7, P-8 o P-27.

    P-9 b.   Aproximación a un paso a nivel, puente móvil o muelle (lado derecho). Indica, en el lado derecho, la aproximación a un paso a nivel, puente móvil o muelle, que dista de éste al menos dos tercios de la distancia entre él y la correspondiente señal de advertencia del peligro.

    P-9 c.   Cercanía de un paso a nivel, puente móvil o muelle (lado derecho). Indica, en el lado derecho, la cercanía de un paso a nivel, puente móvil o muelle, que dista de éste al menos un tercio de la distancia entre él y la correspondiente señal de advertencia del peligro.

P-10

    P-10 a.   Proximidad de un paso a nivel, puente móvil o muelle (lado izquierdo). Indica, en el lado izquierdo, la proximidad de peligro señalizado de un paso a nivel, de un puente móvil o de un muelle. Esta baliza va siempre acompañada de la señal P-5, P-7, P-8 o P-27.

    P-10 b.   Aproximación a un paso a nivel, puente móvil o muelle (lado izquierdo). Indica, en el lado izquierdo, la aproximación a un paso a nivel, puente móvil o muelle, que dista de éste al menos dos tercios de la distancia entre él y la correspondiente señal de advertencia del peligro.

    P-10 c.   Cercanía de un paso a nivel, puente móvil o muelle (lado izquierdo). Indica, en el lado izquierdo, la cercanía de un paso a nivel, puente móvil o muelle, que dista de éste al menos un tercio de la distancia entre él y la correspondiente señal de advertencia del peligro.

P-11. Situación de un paso a nivel sin barreras. Peligro por la presencia inmediata de un paso a nivel sin barreras.

   P-11 a. Situación de un paso a nivel sin barreras de más de una vía férrea. Peligro por la presencia inmediata de un paso a nivel sin barreras con más de una vía férrea.

P-12. Aeropuerto. Peligro por la proximidad de un lugar donde frecuentemente vuelan aeronaves a baja altura sobre la vía y que pueden originar ruidos imprevistos.

P-13

   a. Curva peligrosa hacía la derecha. Peligro por la proximidad de una curva peligrosa hacia la derecha.

   P-13 b. Curva peligrosa hacia la izquierda. Peligro por la proximidad de una curva peligrosa hacia la izquierda.

P-14

   a. Curvas peligrosas hacia la derecha. Peligro por la proximidad de una sucesión de curvas próximas entre sí ; la primera, hacia la derecha.

   P-14 b. Curvas peligrosas hacia la izquierda. Peligro por la proximidad de una sucesión de curvas próximas entre sí ; la primera, hacia la izquierda.

P-15. Perfil irregular. Peligro por la proximidad de un resalto o badén en la vía o pavimento en mal estado.

   P-15 a. Resalto. Peligro por la proximidad de un resalto en la vía.

   P-15 b. Badén. Peligro por la proximidad de un badén en la vía.

P-16

   a. Bajada con fuerte pendiente. Peligro por la existencia de un tramo de vía con fuerte pendiente descendente. La cifra indica la pendiente en porcentaje.

   P-16 b. Subida con fuerte pendiente. Peligro por la existencia de un tramo de vía con fuerte pendiente ascendente. La cifra indica la pendiente en porcentaje.

P-17. Estrechamiento de calzada. Peligro por la posibilidad de una zona de la vía en la que se estrecha la calzada.

   P 17 a. Estrechamiento de calzada por la derecha.

   Peligro por la proximidad de una zona de la vía en la que la calzada se estrecha por el lado de la derecha.

a) P-17 b. Estrechamiento de calzada por la izquierda. Peligro por la proximidad de una zona de la vía en la que la calzada se estrecha por el lado de la izquierda.

P-18. Obras. Peligro por la proximidad de un tramo de vía en obras.

P-19. Pavimento deslizante. Peligro por la proximidad de una zona de la calzada cuyo pavimento puede resultar muy deslizante.

P-20. Peatones. Peligro por la proximidad de un lugar frecuentado por peatones.

P-21. Niños. Peligro por la proximidad de un lugar frecuentado por niños, tales como escuelas, zona de juegos, etc.

P-22. Ciclista. Peligro por la proximidad de un paso para ciclistas o de un lugar donde frecuentemente los ciclistas salen a la vía o la cruzan.

P-23. Paso de animales domésticos. Peligro por la proximidad de un lugar donde frecuentemente la vía puede ser atravesada por animales domésticos.

P-24. Paso de animales en libertad. Peligro por la proximidad de un lugar donde frecuentemente la vía puede ser atravesada por animales en libertad.

P-25. Circulación en los dos sentidos. Peligro por la proximidad de una zona de la calzada donde la circulación se realiza provisional o permanentemente en los dos sentidos.

P-26. Desprendimiento. Peligro por la proximidad a una zona con desprendimientos frecuentes y la consiguiente posible presencia de obstáculos en la calzada.

P-27. Muelle. Peligro debido a que la vía desemboca en un muelle o en una corriente de agua.

P-28. Proyección de gravilla. Peligro por la proximidad de un tramo de vía donde existe el riesgo de que se proyecte gravilla al pasar los vehículos.

P-29. Viento transversal. Peligro por la proximidad de una zona donde sopla frecuentemente viento fuerte en dirección transversal.

P-30. Escalón lateral. Peligro por la existencia de un desnivel a lo largo de la vía en el lado que indique el símbolo.

P-31. Congestión. Peligro por la proximidad de un tramo en que la circulación se encuentra detenida o dificultada por congestión del tráfico.

P-32. Obstrucción en la calzada. Peligro por la proximidad de un lugar en que hay vehículos que obstruyen la calzada debido a avería, accidente u otras causas.

P-33. Visibilidad reducida. Peligro por la proximidad de un tramo en que la circulación se ve dificultada por una pérdida notable de visibilidad debida a niebla, lluvia, nieve, humos, etc.

P-34. Pavimento deslizante por hielo o nieve. Peligro por la proximidad de una zona de calzada cuyo pavimento puede resultar especialmente deslizante a causa del hielo o nieve.

P-50. Otros peligros. Indica la proximidad de un peligro distinto de los advertidos por otras señales.

6. La forma, color, diseño, símbolos, significado y dimensiones de las señales de advertencia de peligro son los que figuran en el Catálogo oficial de señales de circulación. La forma, símbolos y nomenclatura figuran también en el anexo I de este reglamento.

Subsección 2.ª De las señales de reglamentación

Artículo 150. Objeto, clases y normas comunes

1. Las señales de reglamentación tienen por objeto indicar a los usuarios de la vía las obligaciones, limitaciones o prohibiciones especiales que deben observar.

2. Las señales de reglamentación se subdividen en:
   a) Señales de prioridad.
   b) Señales de prohibición de entrada.
   c) Señales de restricción de paso.
   d) Otras señales de prohibición o restricción.
   e) Señales de obligación.
   f) Señales de fin de prohibición o restricción.

3. Las señales de reglamentación colocadas al lado o en la vertical de una señal que indique el nombre del poblado significan que la reglamentación se aplica a todo el poblado, excepto si en éste se indicara otra reglamentación distinta mediante otras señales en ciertos tramos de la vía.

4. Las obligaciones, limitaciones o prohibiciones especiales establecidas por las señales de reglamentación regirán a partir de la sección transversal donde estén colocadas dichas señales, salvo que mediante un panel complementario colocado debajo de ellas se indique la distancia a la sección donde empiecen a regir las citadas señales.

Artículo 151. Señales de prioridad

1. Las señales de prioridad están destinadas a poner en conocimiento de los usuarios de la vía reglas especiales de prioridad en las intersecciones o en los pasos estrechos.

2. La nomenclatura y significado de las señales de prioridad son los siguientes:
   R-1. Ceda el paso. Obligación para todo conductor de ceder el paso en la próxima intersección a los vehículos que circulen por la vía a la que se aproxime o al carril al que pretende incorporarse.

R-2. Detención obligatoria o stop. Obligación para todo conductor de detener su vehículo ante la próxima línea de detención o, si no existe, inmediatamente antes de la intersección, y ceder el paso en ella a los vehículos que circulen por la vía a la que se aproxime.

Si, por circunstancias excepcionales, desde el lugar donde se ha efectuado la detención no existe visibilidad suficiente, el conductor deberá detenerse de nuevo en el lugar desde donde tenga visibilidad, sin poner en peligro a ningún usuario de la vía.

R-3. Calzada con prioridad. Indica a los conductores de los vehículos que circulen por una calzada su prioridad en las intersecciones sobre los vehículos que circulen por otra calzada.

R-4. Fin de prioridad. Indica la proximidad del lugar en que la calzada por la que se circula pierde su prioridad respecto a otra calzada.

R-5. Prioridad en sentido contrario. Prohibición de entrada en un paso estrecho mientras no sea posible atravesarlo sin obligar a los vehículos que circulen en sentido contrario a detenerse.

R-6. Prioridad respecto al sentido contrario. Indica a los conductores que, en un próximo paso estrecho, tienen prioridad con relación a los vehículos que circulen en sentido contrario.

3. Aunque no responden a los requisitos del artículo 150.1, son también señales de prioridad las P-1, P-1 a, P-1 b, P-1 c, P-1 d, P-2, P-6, P-7 y P-8.

Artículo 152. Señales de prohibición de entrada

Las señales de prohibición de entrada, para quienes se las encuentren de frente en el sentido de su marcha y a partir del lugar en que están situadas, prohíben el acceso a los vehículos o usuarios, en la forma que a continuación se detalla:

100. R-100. Circulación prohibida. Prohibición de circulación de toda clase de vehículos en ambos sentidos.

R-101. Entrada prohibida. Prohibición de acceso a toda clase de vehículos.

R-102. Entrada prohibida a vehículos de motor.

Prohibición de acceso a vehículos de motor.

R-103. Entrada prohibida a vehículos de motor, excepto motocicletas de dos ruedas sin sidecar.

Prohibición de acceso a vehículos de motor. No prohíbe el acceso a motocicletas de dos ruedas.

R-104. Entrada prohibida a motocicletas.

Prohibición de acceso a motocicletas.

R-105.   Entrada prohibida a ciclomotores.

Prohibición de acceso a ciclomotores de dos y tres ruedas y cuadriciclos ligeros. Igualmente prohíbe la entrada a vehículos para personas de movilidad reducida.

R-106.   Entrada prohibida a vehículos destinados al transporte de mercancías. Prohibición de acceso a vehículos destinados al transporte de mercancías, entendiéndose como tales camiones y furgones independientemente de su masa.

R-107.   Entrada prohibida a vehículos destinados al transporte de mercancías con mayor masa autorizada que la indicada. Prohibición de acceso a toda clase de vehículos destinados al transporte de mercancías si su masa máxima autorizada es superior a la indicada en la señal, entendiéndose como tales los camiones y furgones con mayor masa autorizada que la indicada en la señal. Prohíbe el acceso aunque circulen vacíos.

R-108.   Entrada prohibida a vehículos que transporten mercancías peligrosas. Prohibición de paso a toda clase de vehículos que transporten mercancías peligrosas y que deban circular de acuerdo con su reglamentación especial.

R-109.   Entrada prohibida a vehículos que transporten mercancías explosivas o inflamables. Prohibición de paso a toda clase de vehículos que transporten mercancías explosivas o fácilmente inflamables y que deban circular de acuerdo con su reglamentación especial.

R-110. Entrada prohibida a vehículos que transporten productos contaminantes del agua. Prohibición de paso a toda clase de vehículos que transporten más de 1.000 litros de productos capaces de contaminar el agua.

R-111. Entrada prohibida a vehículos agrícolas de motor. Prohibición de acceso a tractores y otras máquinas agrícolas autopropulsadas.

R-112. Entrada prohibida a vehículos de motor con remolque, que no sea un semirremolque o un remolque de un solo eje. La inscripción de una cifra de tonelaje, ya sea sobre la silueta del remolque, ya sea en una placa suplementaria, significa que la prohibición de paso sólo se aplica cuando la masa máxima autorizada del remolque supere dicha cifra.

R-113. Entrada prohibida a vehículos de tracción animal. Prohibición de acceso a vehículos de tracción animal.

R-114. Entrada prohibida a ciclos. Prohibición de acceso a ciclos.

R-115. Entrada prohibida a carros de mano.

Prohibición de acceso a carros de mano.

R-116. Entrada prohibida a peatones. Prohibición de acceso a peatones.

R-117. Entrada prohibida a animales de montura.

Prohibición de acceso a animales de montura.

Artículo 153. Señales de restricción de paso

Las señales de restricción de paso, para quienes se las encuentren de frente en el sentido de su marcha y a partir del lugar en que están situadas, prohíben o limitan el acceso de los vehículos en la forma que a continuación se detalla:

R-200. Prohibición de pasar sin detenerse. Indica el lugar donde es obligatoria la detención por la proximidad, según la inscripción que contenga, de un puesto de aduana, de policía, de peaje u otro, y que tras ellos pueden estar instalados medios mecánicos de detención.

En todo caso, el conductor así detenido no podrá reanudar su marcha hasta haber cumplido la prescripción que la señal establece.

R-201. Limitación de masa. Prohibición de paso de los vehículos cuya masa en carga supere la indicada en toneladas.

R-202. Limitación de masa por eje. Prohibición de paso a los vehículos cuya masa por eje transmitida por la totalidad de las ruedas acopladas a algún eje supere a la indicada en la señal.

R-203. Limitación de longitud. Prohibición de paso de los vehículos o conjunto de vehículos cuya longitud máxima, incluida la carga, supere la indicada.

R-204. Limitación de anchura. Prohibición de paso de los vehículos cuya anchura máxima, incluida la carga, supere la indicada.

R-205. Limitación de altura. Prohibición de paso de los vehículos cuya altura máxima, incluida la carga, supere la indicada.

Artículo 154. Otras señales de prohibición o restricción

La nomenclatura y significado de estas señales son las siguientes:

R-300. Separación mínima. Prohibición de circular sin mantener con el vehículo precedente una separación igual o mayor a la indicada en la señal, excepto para adelantar. Si aparece sin la indicación en metros, recuerda de forma genérica que debe guardarse la distancia de seguridad entre vehículos establecida en el artículo 54.

R-301. Velocidad máxima. Prohibición de circular a velocidad superior, en kilómetros por hora, a la indicada en la señal. Obliga desde el lugar en que esté situada hasta la próxima señal «Fin de limitación de velocidad», de «Fin de prohibiciones» u otra de «Velocidad máxima», salvo que esté colocada en el mismo poste que una señal de advertencia de peligro o en el mismo panel que ésta, en cuyo caso la prohibición finaliza cuando termine el peligro señalado. Situada en una vía sin prioridad, deja de tener vigencia al salir de una intersección con una vía con prioridad. Si el límite indicado por la señal coincide con la velocidad máxima permitida para el tipo de vía, recuerda de forma genérica la prohibición de superarla.

R-302.   Giro a la derecha prohibido. Prohibición de girar a la derecha.

R-303.   Giro a la izquierda prohibido. Prohibición de girar a la izquierda. Incluye, también, la prohibición del cambio de sentido de marcha.

R-304.   Media vuelta prohibida. Prohibición de efectuar la maniobra de cambio de sentido de la marcha.

R-305.   Adelantamiento prohibido. Por añadidura a los principios generales sobre adelantamiento, indica la prohibición a todos los vehículos de adelantar a los vehículos de motor que circulen por la calzada, salvo que éstos sean motocicletas de dos ruedas y siempre que no se invada la zona reservada al sentido contrario, a partir del lugar en que esté situada la señal y hasta la próxima señal de «Fin de prohibición de adelantamiento» o de «Fin de prohibiciones». Colocada en aquellos lugares donde por norma esté prohibido el adelantamiento, recuerda de forma genérica la prohibición de efectuar esta maniobra.

R-306.   Adelantamiento prohibido para camiones. Prohibición a los camiones cuya masa máxima autorizada exceda de 3.500 kilogramos de adelantar a los vehículos de motor que circulen por la calzada, salvo que éstos sean motocicletas de dos ruedas y siempre que no se invada la zona reservada al sentido contrario, a partir del lugar en que esté situada la señal y hasta la próxima señal de «Fin de prohibición de adelantamiento para camiones» o de «Fin de prohibiciones».

R-307.   Parada y estacionamiento prohibido. Prohibición de parada y estacionamiento en el lado de la calzada en que esté situada la señal. Salvo indicación en contrario, la prohibición comienza en la vertical de la señal y termina en la intersección más próxima.

R-308.   Estacionamiento prohibido. Prohibición de estacionamiento en el lado de la calzada en que esté situada la señal. Salvo indicación en contrario, la prohibición comienza en la vertical de la señal y termina en la intersección más próxima. No prohíbe la parada.

R-308 a. Estacionamiento prohibido los días impares. Prohibición de estacionamiento, en el lado de la calzada en que esté situada la señal, los días impares. Salvo indicación en contrario, la prohibición comienza en la vertical de la señal y termina en la intersección más próxima. No prohíbe la parada.

R-308 b. Estacionamiento prohibido los días pares. Prohibición de estacionamiento, en el lado de la calzada en que esté situada la señal, los días pares. Salvo indicación en contrario, la prohibición comienza en la vertical de la señal y termina en la intersección más próxima. No prohíbe la parada.

R-308 c. Estacionamiento prohibido la primera quincena. Prohibición de estacionamiento, en el lado de la calzada en que esté situada la señal, desde las nueve horas del día 1 hasta las nueve horas del día 16. Salvo indicación en contrario, la prohibición comienza en la vertical de la señal y termina en la intersección más próxima. No prohíbe la parada.

R-308 d. Estacionamiento prohibido la segunda quincena. Prohibición de estacionamiento en el lado de la calzada en que esté situada la señal, desde las nueve horas del día 16 hasta las nueve horas del día 1. Salvo indicación en contrario, la prohibición comienza en la vertical de la señal y termina en la intersección más próxima. No prohíbe la parada.

R-308 e. Estacionamiento prohibido en vado. Prohíbe el estacionamiento delante de un vado.

R-309. Zona de estacionamiento limitado. Zona de estacionamiento de duración limitada y obligación para el conductor de indicar, de forma reglamentaria, la hora del comienzo del estacionamiento. Se podrá incluir el tiempo máximo autorizado de estacionamiento y el horario de vigencia de la limitación. También se podrá incluir si el estacionamiento está sujeto a pago.

R-310. Advertencias acústicas prohibidas. Recuerda la prohibición general de efectuar señales acústicas, salvo para evitar un accidente.

Artículo 155. Señales de obligación

Son aquellas señales que señalan una norma de circulación obligatoria. Su nomenclatura y significado son los siguientes:

R-400 a, b, c, d y e. Sentido obligatorio. La flecha señala la dirección y sentido que los vehículos tienen la obligación de seguir.

R-401 a, b y c. Paso obligatorio. La flecha señala el lado o los lados del refugio por los que los vehículos han de pasar.

R-402. Intersección de sentido giratorio-obligatorio. Las flechas señalan la dirección y sentido del movimiento giratorio que los vehículos deben seguir.

R-403 a, b y c. Únicas direcciones y sentidos permitidos. Las flechas señalan las únicas direcciones y sentidos que los vehículos pueden tomar.

R-404. Calzada para automóviles, excepto motocicletas sin sidecar. Obligación para los conductores de automóviles, excepto motocicletas, de circular por la calzada a cuya entrada esté situada.

R-405. Calzada para motocicletas sin sidecar. Obligación para los conductores de motocicletas de circular por la calzada a cuya entrada esté situada.

R-406. Calzada para camiones, furgones y furgonetas. Obligación para los conductores de toda clase de camiones y furgones, independientemente de su masa, de circular por la calzada a cuya entrada esté situada. La inscripción de una cifra de tonelaje, ya sea sobre la silueta del vehículo, ya sea en otra placa suplementaria, significa que la obligación sólo se aplica cuando la masa máxima autorizada del vehículo o del conjunto de vehículos supere la citada cifra.

R-407

    407 a. Vía reservada para ciclos o vía ciclista. Obligación para los conductores de ciclos de circular por la vía a cuya entrada esté situada y prohibición a los demás usuarios de la vía de utilizarla.

a) R-407 b. Vía reservada a ciclomotores. Obligación para los conductores de ciclomotores de circular por la vía a cuya entrada esté situada y prohibición a los demás usuarios de la vía de utilizarla.

R-408. Camino para vehículos de tracción animal. Obligación para los conductores de vehículos de tracción animal de utilizar el camino a cuya entrada esté situada.

R-409. Camino reservado para animales de montura. Obligación para los jinetes de utilizar con sus animales de montura el camino a cuya entrada esté situada y prohibición a los demás usuarios de la vía de utilizarlo.

R-410. Camino reservado para peatones. Obligación para los peatones de transitar por el camino a cuya entrada esté situada y prohibición a los demás usuarios de la vía de utilizarlo.

R-411. Velocidad mínima. Obligación para los conductores de vehículos de circular, por lo menos, a la velocidad indicada por la cifra, en kilómetros por hora, que figure en la señal, desde el lugar en que esté situada hasta otra de velocidad mínima diferente, o de fin de velocidad mínima o de velocidad máxima de valor igual o inferior.

R-412. Cadenas para nieve. Obligación de no proseguir la marcha sin cadenas para nieve u otros dispositivos autorizados, que actúen al menos en una rueda a cada lado del mismo eje motor.

R-413. Alumbrado de corto alcance. Obligación para los conductores de circular con el alumbrado de corto alcance al menos, con independencia de las condiciones de visibilidad e iluminación de la vía, desde el lugar en que esté situada la señal hasta otra de fin de esta obligación.

R-414.   Calzada para vehículos que transporten mercancías peligrosas. Obligación para los conductores de toda clase de vehículos que transporten mercancías peligrosas de circular por la calzada a cuya entrada esté situada y que deben circular de acuerdo con su reglamentación especial.

R-415.   Calzada para vehículos que transporten productos contaminantes del agua. Obligación para los conductores de toda clase de vehículos que transporten más de 1.000 litros de productos capaces de contaminar el agua de circular por la calzada a cuya entrada esté situada.

R-416.   Calzada para vehículos que transportan mercancías explosivas e inflamables. Obligación para los conductores de toda clase de vehículos que transporten mercancías explosivas o fácilmente inflamables de circular por la calzada a cuya entrada esté situada y que deben circular de acuerdo con su reglamentación especial.

R-417.   Uso obligatorio del cinturón de seguridad. Obligación de utilización del cinturón de seguridad.

R-418.   Vía exclusiva para vehículos dotados de equipo de telepeaje operativo. Telepeaje obligatorio.

Obligación de efectuar el pago del peaje mediante el sistema de peaje dinámico o telepeaje; el vehículo que circule por el carril o carriles así señalizados deberá estar provisto del medio técnico que posibilite su uso en condiciones operativas de acuerdo con las disposiciones legales en la materia.

Artículo 156. Señales de fin de prohibición o restricción

La nomenclatura y significado de las señales de fin de prohibición o restricción son los siguientes:

R-500.   Fin de prohibiciones. Señala el lugar desde el que todas las prohibiciones específicas indicadas por anteriores señales de prohibición para vehículos en movimiento dejan de tener aplicación.

R-501.   Fin de la limitación de velocidad. Señala el lugar desde donde deja de ser aplicable una anterior señal de velocidad máxima.

R-502. Fin de la prohibición de adelantamiento. Señala el lugar desde donde deja de ser aplicable una anterior señal de adelantamiento prohibido.

R-503.   Fin de la prohibición de adelantamiento para camiones. Señala el lugar desde donde deja de ser aplicable una anterior señal de adelantamiento prohibido para camiones.

R-504.   Fin de zona de estacionamiento limitado. Señala el lugar desde donde deja de ser aplicable una anterior señal de zona de estacionamiento limitado.

R-505.   Fin de vía reservada para ciclos. Señala el lugar desde donde deja de ser aplicable una anterior señal de vía reservada para ciclos.

R-506.   Fin de velocidad mínima. Señala el lugar desde donde deja de ser aplicable una anterior señal de velocidad mínima.

Artículo 157. Formato de las señales de reglamentación

1. La forma, color, diseño, símbolos, significado y dimensiones de las señales de reglamentación son los que figuran en el Catálogo oficial de señales de circulación. La forma, símbolos y nomenclatura figuran también en el anexo I de este reglamento.

2. Cuando las señales a que se refieren los artículos 151, 152, 153, 154 y 156 sean luminosas, podrá admitirse que los símbolos aparezcan iluminados en blanco sobre fondo oscuro no luminoso.

Subsección 3.ª De las señales de indicación

Artículo 158. Objeto y tipos

1. Las señales de indicación tienen por objeto facilitar al usuario de las vías ciertas indicaciones que pueden serle de utilidad.

2. Las señales de indicación pueden ser:

   a) Señales de indicaciones generales.

   b) Señales de carriles.

   c) Señales de servicio.

   d) Señales de orientación.

   e) Paneles complementarios.

   f) Otras señales.

3. Los paneles complementarios colocados debajo de una señal de indicación podrán expresar la distancia entre dicha señal y el lugar así señalado. La indicación de esta distancia podrá figurar también, en su caso, en la parte inferior de la propia señal.

Artículo 159. Señales de indicaciones generales

La nomenclatura y significado de las señales de indicaciones generales son los siguientes:

S-1. Autopista. Indica el principio de una autopista y, por tanto, el lugar a partir del cual se aplican las reglas especiales de circulación en este tipo de vía. El símbolo de esta señal puede anunciar la proximidad de una autopista o indicar el ramal de una intersección que conduce a una autopista.

S-1 a. Autovía. Indica el principio de una autovía y, por tanto, el lugar a partir del cual se aplican las reglas especiales de circulación en este tipo de vía. El símbolo de esta señal puede anunciar la proximidad de una autovía o indicar el ramal de una intersección que conduce a una autovía.

S-2. Fin de autopista. Indica el final de una autopista.

S-2 a. Fin de autovía. Indica el final de una autovía.

S-3. Vía reservada para automóviles. Indica el principio de una vía reservada a la circulación de automóviles.

S-4. Fin de vía reservada para automóviles. Indica el final de una vía reservada para automóviles.

S-5. Túnel. Indica el principio y eventualmente el nombre de un túnel, de un paso inferior o de un tramo de vía equiparado a túnel. Podrá llevar en su parte inferior la indicación de la longitud del túnel en metros.

S-6. Fin de túnel. Indica el final de un túnel, de un paso inferior o de un tramo de vía equiparado a túnel.

S-7. Velocidad máxima aconsejable. Recomienda una velocidad aproximada de circulación, en kilómetros por hora, que se aconseja no sobrepasar, aunque las condiciones meteorológicas y ambientales de la vía y de la circulación sean favorables. Cuando está colocada bajo una señal de advertencia de peligro, la recomendación se refiere al tramo en que dicho peligro subsista.

S-8. Fin de velocidad máxima aconsejada. Indica el final de un tramo en el que se recomienda circular a la velocidad en kilómetros por hora indicada en la señal.

S-9. Intervalo aconsejado de velocidades. Recomienda mantener la velocidad entre los valores indicados, siempre que las condiciones meteorológicas y ambientales de la vía y de la circulación sean favorables. Cuando está colocada debajo de una señal de advertencia de peligro, la recomendación se refiere al tramo en que dicho peligro subsista.

S-10. Fin de intervalo aconsejado de velocidades. Indica el lugar desde donde deja de ser aplicable una anterior señal de intervalo aconsejado de velocidades.

S-11. Calzada de sentido único. Indica que, en la calzada que se prolonga en la dirección de la flecha, los vehículos deben circular en el sentido indicado por ésta, y que está prohibida la circulación en sentido contrario.

S-11   a.   Calzada de sentido único. Indica que, en la calzada que se prolonga en la dirección de las flechas (dos carriles), los vehículos deben circular en el sentido indicado por éstas, y que está prohibida la circulación en sentido contrario.

S-11   b.   Calzada de sentido único. Indica que, en la calzada que se prolonga en la dirección de las flechas (tres carriles), los vehículos deben circular en el sentido indicado por éstas, y que está prohibida la circulación en sentido contrario.

S-12.   Tramo de calzada de sentido único. Indica que, en el tramo de calzada que se prolonga en la dirección de la flecha, los vehículos deben circular en el sentido indicado por ésta, y que está prohibida la circulación en sentido contrario.

S-13.   Situación de un paso para peatones. Indica la situación de un paso para peatones.

S-14   a.   Paso superior para peatones. Indica la situación de un paso superior para peatones.

S-14   b.   Paso inferior para peatones. Indica la situación de un paso inferior para peatones.

S-15   a,   b, c y d. Preseñalización de calzada sin salida. Indican que, de la calzada que figura en la señal con un recuadro rojo, los vehículos sólo pueden salir por el lugar de entrada.

S-16.   Zona de frenado de emergencia. Indica la situación de una zona de escape de la calzada, acondicionada para que un vehículo pueda ser detenido en caso de fallo de su sistema de frenado.

S-17.   Estacionamiento. Indica un emplazamiento donde está autorizado el estacionamiento de vehículos. Una inscripción o un símbolo, que representa ciertas clases de vehículos, indica que el estacionamiento está reservado a esas clases. Una inscripción con indicaciones de tiempo limita la duración del estacionamiento señalado.

S-18.   Lugar reservado para taxis. Indica el lugar reservado a la parada y al estacionamiento de taxis libres y en servicio. La inscripción de un número indica el número total de espacios reservados a este fin.

S-19.   Parada de autobuses. Indica el lugar reservado para parada de autobuses.

S-20.   Parada de tranvías. Indica el lugar reservado para parada de tranvías.

S-21.   Transitabilidad en tramo o puerto de montaña. Indica la situación de transitabilidad del puerto o tramo definido en la parte superior de la señal.

S-21.1 a,   b, c, d y e. Transitabilidad en tramo o puerto de montaña. El panel 1 puede ir en blanco con la inscripción «ABIERTO»; en tal caso, indica que pueden circular todos los vehículos sin restricción; en verde, que indica que el puerto está transitable, si bien existe prohibición de adelantar para los camiones con masa máxima autorizada mayor de 3.500 kilogramos; amarillo, que indica que el puerto está transitable, excepto para los camiones con masa máxima autorizada mayor de 3.500 kilogramos y vehículos articulados, y los turismos y autobuses circularán a una velocidad máxima de 60 km/h; rojo, que indica que para circular es obligatorio el uso de cadenas o neumáticos especiales a una velocidad máxima de 30 km/h y que está prohibida la circulación de vehículos articulados, camiones y autobuses; y en negro con la inscripción «CERRADO», que indica que la carretera se encuentra intransitable para cualquier tipo de vehículo.

S-21.2 a, b, c y d. Transitabilidad en tramo o puerto de montaña. El panel 2 será de color blanco y podrá llevar las siguientes inscripciones: la señal R-306 cuando el panel 1 vaya en verde; las señales R-106 y R-301 con la limitación a 60 km/h cuando el panel 1 sea amarillo y la señal R-107 con la inscripción 3,5 toneladas y R-412 cuando el panel 1 sea rojo.

S-21.3 a y b. Transitabilidad en tramo o puerto de montaña. El panel 3 puede llevar una inscripción del lugar a partir del cual se aplican las indicaciones del panel 1 y 2.

S-22. Cambio de sentido al mismo nivel. Indica la proximidad de un lugar en el que se puede efectuar un cambio de sentido al mismo nivel.

S-23. Hospital. Indica, además, a los conductores de vehículos la conveniencia de tomar las precauciones que requiere la proximidad de establecimientos médicos, especialmente la de evitar la producción de ruido.

S-24. Fin de obligación de alumbrado de corto alcance (cruce). Indica el final de un tramo en que es obligatorio el alumbrado de cruce o corto alcance y recuerda la posibilidad de prescindir de éste, siempre que no venga impuesto por circunstancias de visibilidad, horario o iluminación de la vía.

S-25. Cambio de sentido a distinto nivel. Indica la proximidad de una salida a través de la cual se puede efectuar un cambio de sentido a distinto nivel.

S-26 a, b y c. Paneles de aproximación a salida. Indica en una autopista, en una autovía o en una vía para automóviles que la próxima salida está situada, aproximadamente, a 300 metros, 200 metros y 100 metros, respectivamente.

Si la salida fuera por la izquierda, la diagonal o diagonales serían descendentes de izquierda a derecha y las señales se situarían a la izquierda de la calzada.

S-27. Auxilio en carretera. Indica la situación del poste o puesto de socorro más próximo desde el que se puede solicitar auxilio en caso de accidente o avería. La señal puede indicar la distancia a la que éste se halla.

S-28.   Calle residencial. Indica las zonas de circulación especialmente acondicionadas que están destinadas en primer lugar a los peatones y en las que se aplican las normas especiales de circulación siguientes: la velocidad máxima de los vehículos está fijada en 20 kilómetros por hora y los conductores deben conceder prioridad a los peatones. Los vehículos no pueden estacionarse más que en los lugares designados por señales o por marcas.

Los peatones pueden utilizar toda la zona de circulación. Los juegos y los deportes están autorizados en ella. Los peatones no deben estorbar inútilmente a los conductores de vehículos.

S-29.   Fin de calle residencial. Indica que se aplican de nuevo las normas generales de circulación.

S-30.   Zona a 30. Indica la zona de circulación especialmente acondicionada que está destinada en primer lugar a los peatones. La velocidad máxima de los vehículos está fijada en 30 kilómetros por hora. Los peatones tienen prioridad.

S-31.   Fin de zona a 30. Indica que se aplican de nuevo las normas generales de circulación.

S-32.   Telepeaje. Indica que el vehículo que circule por el carril o carriles así señalizados puede efectuar el pago del peaje mediante el sistema de peaje dinámico o telepeaje, siempre que esté provisto del medio técnico que posibilite su uso.

S-33.   Senda ciclable. Indica la existencia de una vía para peatones y ciclos, segregada del tráfico motorizado, y que discurre por espacios abiertos, parques, jardines o bosques.

S-34.   Apartadero en túneles. Indica la situación de un lugar donde se puede apartar el vehículo en un túnel, a fin de dejar libre el paso.

S-34 a.   Apartadero en túneles. Indica la situación de un lugar donde se puede apartar el vehículo en un túnel, a fin de dejar libre el paso, y que dispone de teléfono de emergencia.

Artículo 160. Señales de carriles

Las señales de carriles indican una reglamentación especial para uno o más carriles de la calzada.

Se pueden citar las siguientes:

S-50   a, b, c, d y e. Carriles reservados para el tráfico en función de la velocidad señalizada. Indica que el carril sobre el que está situada la señal de velocidad mínima sólo puede ser utilizado por los vehículos que circulen a velocidad igual o superior a la indicada, aunque si las circunstancias lo permiten deben circular por el carril de la derecha. El final de la obligatoriedad de velocidad mínima vendrá establecido por la señal S-52 o R-506.

S-51.   Carril reservado para autobuses. Indica la prohibición a los conductores de los vehículos que no sean de transporte colectivo de circular por el carril indicado. La mención taxi autoriza también a los taxis la utilización de este carril. En los tramos en que la marca blanca longitudinal esté constituida, en el lado exterior de este carril, por una línea discontinua, se permite su utilización general exclusivamente para realizar alguna maniobra que no sea la de parar, estacionar, cambiar el sentido de la marcha o adelantar, dejando siempre preferencia a los autobuses y, en su caso, a los taxis.

S-52.   Final de carril destinado a la circulación. Preseñaliza el carril que va a cesar de ser utilizable, indicando el cambio de carril preciso.

S-52   a   y b. Final de carril destinado a la circulación. Preseñaliza, en una calzada de doble sentido de circulación, el carril que va a cesar de ser utilizable, e indica el cambio de carril preciso.

S-53.   Paso de uno a dos carriles de circulación. Indica, en un tramo con un solo carril en un sentido de circulación, que en el próximo tramo se va a pasar a disponer de dos carriles en el mismo sentido de la circulación.

S-53   a.   Paso de uno a dos carriles de circulación con especificación de la velocidad máxima en cada uno de ellos. Indica, en un tramo con un solo carril de circulación en un sentido, que en el próximo tramo se va a pasar a disponer de dos carriles en el mismo sentido de circulación. También indica la velocidad máxima que está permitido alcanzar en cada uno de ellos.

S-53   b.   Paso de dos a tres carriles de circulación. Indica, en un tramo con dos carriles en un sentido de circulación, que en el próximo tramo se va a pasar a disponer de tres carriles en el mismo sentido de circulación.

S-53   c.   Paso de dos a tres carriles de circulación con especificación de la velocidad máxima en cada uno de ellos. Indica, en un tramo con dos carriles en un sentido de circulación, que en el próximo tramo se va a pasar a disponer de tres carriles en el mismo sentido de circulación. También indica la velocidad máxima que está permitido alcanzar en cada uno de ellos.

S-60   a.   Bifurcación hacia la izquierda en calzada de dos carriles. Indica, en una calzada de dos carriles de circulación en el mismo sentido, que en el próximo tramo el carril de la izquierda se bifurcará hacia ese mismo lado.

S-60   b.   Bifurcación hacia la derecha en calzada de dos carriles. Indica, en una calzada de dos carriles de circulación en el mismo sentido, que en el próximo tramo el carril de la derecha se bifurcará hacia ese mismo lado.

S-61   a.   Bifurcación hacia la izquierda en calzada de tres carriles. Indica, en una calzada con tres carriles de circulación en el mismo sentido, que en el próximo tramo el carril de la izquierda se bifurcará hacia ese mismo lado.

S-61   b.   Bifurcación hacia la derecha en calzada de tres carriles. Indica, en una calzada con tres carriles de circulación en el mismo sentido, que en el próximo tramo el carril de la derecha se bifurcará hacia ese mismo lado.

S-62   a.   Bifurcación hacia la izquierda en calzada de cuatro carriles. Indica, en una calzada con cuatro carriles de circulación en el mismo sentido, que en el próximo tramo el carril de la izquierda se bifurcará hacia ese mismo lado.

S-62   b.   Bifurcación hacia la derecha en calzada de cuatro carriles. Indica, en una calzada con cuatro carriles de circulación en el mismo sentido, que en el próximo tramo el carril de la derecha se bifurcará hacia ese mismo lado.

S-63.   Bifurcación en calzada de cuatro carriles. Indica, en una calzada con cuatro carriles de circulación en el mismo sentido, que en el próximo tramo los dos carriles de la izquierda se bifurcarán hacia la izquierda y los dos de la derecha hacia la derecha.

S-64.   Carril bici o vía ciclista adosada a la calzada. Indica que el carril sobre el que está situada la señal de vía ciclista sólo puede ser utilizado por ciclos. Las flechas indicarán el número de carriles de la calzada, así como su sentido de la circulación.

Artículo 161. Señales de servicio

Las señales de servicio informan de un servicio de posible utilidad para los usuarios de la vía. El significado y nomenclatura de las señales de servicio son los siguientes:

S-100.   Puesto de socorro. Indica la situación de un centro, oficialmente reconocido, donde puede realizarse una cura de urgencia.

S-101.   Base de ambulancia. Indica la situación de una ambulancia en servicio permanente para cura y traslado de heridos en accidentes de circulación.

S-102.   Servicio de inspección técnica de vehículos. Indica la situación de una estación de inspección técnica de vehículos.

S-103.   Taller de reparación. Indica la situación de un taller de reparación de automóviles.

S-104.   Teléfono. Indica la situación de un aparato telefónico.

S-105.   Surtidor de carburante. Indica la situación de un surtidor o estación de servicio de carburante.

S-106.   Taller de reparación y surtidor de carburante. Indica la situación de una instalación que dispone de taller de reparación y surtidor de carburante.

S-107.   Campamento. Indica la situación de un lugar (campamento) donde puede acamparse.

S-108.   Agua. Indica la situación de una fuente con agua.

S-109.   Lugar pintoresco. Indica un sitio pintoresco o el lugar desde el que se divisa.

S-110.   Hotel o motel. Indica la situación de un hotel o motel.

S-111.   Restauración. Indica la situación de un restaurante.

S-112.   Cafetería. Indica la situación de un bar o cafetería.

S-113.   Terreno para remolques-vivienda. Indica la situación de un terreno en el que puede acamparse con remolque-vivienda (caravana).

S-114.   Merendero. Indica el lugar que puede utilizarse para el consumo de comidas o bebidas.

S-115.   Punto de partida para excursiones a pie. Indica un lugar apropiado para iniciar excursiones a pie.

S-116.   Campamento y terreno para remolques-vivienda. Indica la situación de un lugar donde puede acamparse con tienda de campaña o con remolque-vivienda.

S-117.   Albergue de juventud. Indica la situación de un albergue cuya utilización está reservada a organizaciones juveniles.

S-118.   Información turística. Indica la situación de una oficina de información turística.

S-119.   Coto de pesca. Indica un tramo del río o lago en el que la pesca está sujeta a autorización especial.

S-120.   Parque nacional. Indica la situación de un parque nacional cuyo nombre no figura inscrito.

S-121.   Monumento. Indica la situación de una obra histórica o artística declarada monumento.

S-122.   Otros servicios. Señal genérica para cualquier otro servicio, que se inscribirá en el recuadro blanco.

S-123.   Área de descanso. Indica la situación de un área de descanso.

S-124. Estacionamiento para usuarios del ferrocarril. Indica la situación de una zona de estacionamiento conectada con una estación de ferrocarril y destinada principalmente para los vehículos de los usuarios que realizan una parte de su viaje en vehículo privado y la otra en ferrocarril.

S-125. Estacionamiento para usuarios del ferrocarril inferior. Indica la situación de una zona de estacionamiento conectada con una estación de ferrocarril inferior y destinada principalmente para los vehículos de los usuarios que realizan una parte de su viaje en vehículo privado y la otra en ferrocarril inferior.

S-126. Estacionamiento para usuarios de autobús. Indica la situación de una zona de estacionamiento conectada con una estación o una terminal de autobuses y destinada principalmente para los vehículos privados de los usuarios que realizan una parte de su viaje en vehículo privado y la otra en autobús.

S-127. Área de servicio. Indica en autopista o autovía la situación de un área de servicio.

Artículo 162. Señales de orientación

1. Las señales de orientación se subdividen en: señales de preseñalización, señales de dirección, señales de identificación de carreteras, señales de localización, señales de confirmación y señales de uso específico en poblado.

2. Las señales de preseñalización se colocarán a una distancia adecuada de la intersección para que su eficacia sea máxima, tanto de día como de noche, teniendo en cuenta las condiciones viales y de circulación, especialmente la velocidad habitual de los vehículos y la distancia a la que sea visible dicha señal. Esta distancia podrá reducirse a unos 50 metros en los poblados pero deberá ser, por lo menos, de 500 metros en las autopistas y autovías. Estas señales podrán repetirse. La distancia entre la señal y la intersección podrá indicarse por medio de un panel complementario colocado encima de la señal; esa distancia se podrá indicar también en la parte superior de la propia señal.

La nomenclatura y significado de las señales de preseñalización son los siguientes:

S-200. Preseñalización de glorieta. Indica las direcciones de las distintas salidas de la próxima glorieta. Si alguna inscripción figura sobre fondo azul, indica que la salida conduce hacia una autopista o autovía.

S-220. Preseñalización de direcciones hacia una carretera convencional. Indica, en una carretera convencional, las direcciones de los distintos ramales de la próxima intersección cuando uno de ellos conduce a una carretera convencional.

S-222.   Preseñalización de direcciones hacia una autopista o una autovía. Indica, en una carretera convencional, las direcciones de los distintos ramales de la próxima intersección cuando uno de ellos conduce a una autopista o una autovía.

S-222   a.   Preseñalización de direcciones hacia una autopista o una autovía y dirección propia. Indica, en una carretera convencional, las direcciones de los distintos ramales de la próxima intersección cuando uno de ellos conduce a una autopista o una autovía. También indica la dirección propia de la carretera convencional.

S-225.   Preseñalización de direcciones en una autopista o una autovía hacia cualquier carretera. Indica en una autopista o en una autovía las direcciones de los distintos ramales en la próxima intersección. También indica la distancia, el número y, en su caso, la letra del enlace y ramal.

S-230.   Preseñalización con señales sobre la calzada en carretera convencional hacia carretera convencional.

Indica las direcciones del ramal de la próxima salida y la distancia a la que se encuentra.

S-230   a.   Preseñalización con señales sobre la calzada en carretera convencional hacia carretera convencional y dirección propia. Indica las direcciones del ramal de la próxima salida y la distancia a la que se encuentra. También indica la dirección propia de la carretera convencional.

S-232.   Preseñalización con señales sobre la calzada en carretera convencional hacia autopista o autovía. Indica las direcciones del ramal de la próxima salida y la distancia a la que se encuentra.

S-232   a.   Preseñalización con señales sobre la calzada en carretera convencional hacia autopista o autovía y dirección propia. Indica las direcciones del ramal de la próxima salida y la distancia a la que se encuentra. También indica la dirección propia de la carretera convencional.

S-235.   Preseñalización con señales sobre la calzada en autopista o autovía hacia cualquier carretera. Indica las direcciones del ramal de la próxima salida, la distancia a la que se encuentra y el número del enlace.

S-235 a.   Preseñalización con señales sobre la calzada en autopista o autovía hacia cualquier carretera y dirección propia. Indica las direcciones del ramal de la próxima salida, la distancia a la que se encuentra y el número del enlace. También indica la dirección propia de la autopista o autovía.

S-242. Preseñalización en autopista o autovía de dos salidas muy próximas hacia cualquier carretera. Indica las direcciones de los ramales de las dos salidas consecutivas de la autopista o autovía, la distancia, el número del enlace y la letra de cada salida.

S-242 a. Preseñalización en autopista o autovía de dos salidas muy próximas hacia cualquier carretera y dirección propia. Indica las direcciones de los ramales de las dos salidas consecutivas de la autopista o autovía, la distancia, el número del enlace y la letra de cada salida. También indica la dirección propia de la autopista o autovía.

S-250. Preseñalización de itinerario. Indica el itinerario que es preciso seguir para tomar la dirección que señala la flecha.

S-260. Preseñalización de carriles. Indica las únicas direcciones permitidas, en la próxima intersección, a los usuarios que circulan por los carriles señalados.

S-261. Preseñalización en carretera convencional de zona o área de servicio. Indica, en una carretera convencional, la proximidad de una salida hacia una zona o área de servicio.

S-263. Preseñalización en autopista o autovía de una zona o área de servicio con salida compartida. Indica, en autopista o autovía, la proximidad de una salida hacia una zona o área de servicio, y que ésta coincide con una salida hacia una o varias poblaciones.

S-263 a. Preseñalización en autopista o autovía de una zona o área de servicio con salida exclusiva. Indica, en autopista o autovía, la proximidad de una salida hacia una zona o área de servicio.

S-264. Preseñalización en carretera convencional de una vía de servicio. Indica, en carretera convencional, la proximidad de una salida hacia una vía de servicio desde la que puede accederse a los servicios indicados.

S-266. Preseñalización en autopista o autovía de una vía de servicio, con salida compartida. Indica, en autopista o autovía, la proximidad de una salida hacia una vía de servicio desde la que puede accederse a los servicios indicados, y que ésta coincide con una salida hacia una o varias poblaciones.

S-266 a. Preseñalización en autopista o autovía de una vía de servicio, con salida exclusiva. Indica, en autopista o autovía, la proximidad de una salida hacia una vía de servicio desde la que puede accederse a los servicios indicados.

S-270. Preseñalización de dos salidas muy próximas. Indica la proximidad de dos salidas consecutivas entre las que, por carecer de distancia suficiente entre sí, no es posible instalar otras señales de orientación individualizadas para cada salida.

Las letras o, en su caso, los números corresponden a los de las señales de preseñalización inmediatamente anteriores.

S-271. Preseñalización de área de servicio. Indica, en autopista o autovía, la salida hacia un área de servicio.

3. El significado y nomenclatura de las señales de dirección son los siguientes:

S-300. Poblaciones de un itinerario por carretera convencional. Indica los nombres de poblaciones situadas en un itinerario constituido por una carretera convencional y el sentido por el que aquéllas se alcanzan. El cajetín situado dentro de la señal define la categoría y número de la carretera. Las cifras inscritas dentro de la señal indican la distancia en kilómetros.

S-301. Poblaciones en un itinerario por autopista o autovía. Indica los nombres de poblaciones situadas en un itinerario constituido por una autopista o autovía y el sentido por el que aquéllas se alcanzan. El cajetín situado dentro de la señal define la categoría y número de la carretera. Las cifras inscritas dentro de la señal indican la distancia en kilómetros.

S-310. Poblaciones de varios itinerarios. Indica las carreteras y poblaciones que se alcanzan en el sentido que indica la flecha.

S-320. Lugares de interés por carretera convencional. Indica lugares de interés general que no son poblaciones situados en un itinerario constituido por una carretera convencional. Las cifras inscritas dentro de la señal indican la distancia en kilómetros.

S-321. Lugares de interés por autopista o autovía. Indica lugares de interés que no son poblaciones situados en un itinerario constituido por una autopista o autovía. Las cifras inscritas dentro de la señal indican la distancia en kilómetros.

S-322. Señal de destino hacia una vía ciclista o senda ciclable. Indica la existencia en la dirección apuntada por la flecha de una vía ciclista o senda ciclable. Las cifras escritas dentro de la señal indican la distancia en kilómetros.

S-341. Señales de destino de salida inmediata hacia carretera convencional. Indica el lugar de salida de una autopista o autovía hacia una carretera convencional. La cifra indica el número del enlace que se corresponde con el punto kilométrico de la carretera.

S-342. Señales de destino de salida inmediata hacia autopista o autovía. Indica el lugar de salida de una autopista o autovía hacia una autopista o autovía. La cifra indica el número del enlace que se corresponde con el punto kilométrico de la carretera.

S-344. Señales de destino de salida inmediata hacia una zona, área o vía de servicio. Indica el lugar de salida de cualquier carretera hacia una zona, área o vía de servicio.

S-347. Señales de destino de salida inmediata hacia una zona, área o vía de servicio, con salida compartida hacia una autopista o autovía. Indica el lugar de salida de cualquier carretera hacia una zona, área o vía de servicio, y que ésta coincide con una salida hacia una autopista o autovía.

S-348 a. Señal de destino en desvío. Indica que, por el itinerario provisional de desvío y en el sentido indicado por la flecha, se alcanza el destino que aparece en la señal.

S-348 b. Señal variable de destino. Indica que en el sentido apuntado por la flecha se alcanza el destino que aparece en la señal.

S-350. Señal sobre la calzada, en carretera convencional. Salida inmediata hacia carretera convencional. Indica, en la carretera convencional, en el lugar en que se inicia el ramal de salida, las direcciones que se alcanzan por la salida inmediata por una carretera convencional y, en su caso, el número de ésta.

S-351. Señal sobre la calzada en autopista y autovía. Salida inmediata hacia carretera convencional. Indica, en autopista y autovía, en el lugar en que se inicia el ramal de salida de cualquier carretera, las direcciones que se alcanzan por la salida inmediata por una carretera convencional y, en su caso, el número de ésta. También indica el número y, en su caso, la letra del enlace y ramal.

S-354. Señal sobre la calzada, en carretera convencional. Salida inmediata hacia autopista o autovía. Indica, en el lugar en que se inicia el ramal de salida, las direcciones que se alcanzan por la salida inmediata por una autopista o una autovía y, en su caso, el número de éstas.

S-355. Señal sobre la calzada en autopista y autovía. Salida inmediata hacia autopista o autovía. Indica, en el lugar en que se inicia el ramal de salida, las direcciones que se alcanzan por la salida inmediata por una autopista o autovía y, en su caso, el número de éstas. También indica el número y, en su caso, la letra del enlace y ramal.

S-360. Señales sobre la calzada en carretera convencional. Salida inmediata hacia carretera convencional y dirección propia. Indica, en una carretera convencional, las direcciones que se alcanzan por la salida inmediata hacia otra carretera convencional. También indica la dirección propia de la carretera convencional y su número.

S-362. Señales sobre la calzada en carretera convencional. Salida inmediata hacia autopista o autovía y dirección propia. Indica, en una carretera convencional, las direcciones que se alcanzan por la salida inmediata hacia una autopista o una autovía. También indica la dirección propia de la carretera convencional.

S-366. Señales sobre la calzada en autopista o autovía. Salida inmediata hacia carretera convencional y dirección propia. Indica, en una autopista o una autovía, las direcciones que se alcanzan por la salida inmediata hacia una carretera convencional, así como el número del enlace y, en su caso, la letra del ramal. También indica la dirección propia de la autopista o la autovía.

S-368. Señales sobre la calzada en autopista o autovía. Salida hacia autopista o autovía y dirección propia. Indica, en una autopista o una autovía, las direcciones que se alcanzan por la salida inmediata hacia una autopista o una autovía, así como el número del enlace y, en su caso, la letra del ramal. También indica la dirección propia de la autopista o de la autovía.

S-371. Señales sobre calzada en carretera convencional. Dos salidas inmediatas muy próximas hacia carretera convencional y dirección propia.

S-373. Señales sobre la calzada en autopista o autovía. Dos salidas inmediatas muy próximas hacia carretera convencional y dirección propia. Indica las direcciones de los ramales de las dos salidas consecutivas de la autopista o autovía, la distancia de la segunda, el número del enlace y la letra de cada salida. También indica la dirección propia de la autopista o autovía.

S-375. Señales sobre la calzada en autopista o autovía. Dos salidas inmediatas muy próximas hacia autopista o autovía y dirección propia. Indica las direcciones de los ramales de las dos salidas consecutivas de la autopista o autovía, la distancia de la segunda, el número del enlace y la letra de cada salida. También indica la dirección propia de la autopista o autovía.

4. Las señales destinadas a identificar las vías, sea por su número, compuesto en cifras, letras o una combinación de ambas, sea por su nombre, estarán constituidas por este número o este nombre encuadrados en un rectángulo o en un escudo. Tienen la nomenclatura y el significado siguientes:

S-400. Itinerario europeo. Identifica un itinerario de la red europea.

S-410. Autopista y autovía. Identifica una autopista o autovía. Cuando ésta es de ámbito autonómico, además de la letra A y a continuación del número correspondiente o bien encima de la señal con un panel complementario, pueden incluirse las siglas de identificación de la comunidad autónoma. Ninguna carretera que no tenga características de autopista o autovía podrá ser identificada con la letra A. Cuando la autopista o autovía es una ronda o circunvalación la letra A podrá sustituirse por las letras indicativas de la ciudad, de acuerdo con el código establecido al efecto por los Ministerios de Fomento e Interior.

S-410 a. Autopista de peaje. Identifica una autopista de peaje.

S-420.   Carretera de la red general del Estado. Identifica una carretera de la red general del Estado que no sea autopista o autovía.

S-430.   Carretera autonómica de primer nivel. Identifica una carretera del primer nivel, que no sea autopista o autovía, de la red autonómica de la comunidad a la que corresponden las siglas de identificación.

S-440.   Carretera autonómica de segundo nivel. Identifica una carretera del segundo nivel, que no sea autopista o autovía, de la red autonómica de la comunidad a la que corresponden las siglas de identificación.

S-450.   Carretera autonómica de tercer nivel. Identifica una carretera del tercer nivel, que no sea autopista o autovía, de la red autonómica de la comunidad a la que corresponden las siglas de identificación.

5.   Las señales de localización podrán utilizarse para indicar la frontera entre dos Estados o el límite entre dos divisiones administrativas del mismo Estado o el nombre de un poblado, un río, un puerto, un lugar u otra circunstancia de naturaleza análoga.

La nomenclatura y significado de las señales de localización son los siguientes:

S-500.   Entrada a poblado. Indica el lugar a partir del cual rigen las normas de comportamiento en la circulación relativas a poblado.

S-510.   Fin de poblado. Indica el lugar desde donde dejan de ser aplicables las normas de comportamiento en la circulación relativas a poblado.

S-520.   Situación de punto característico de la vía. Indica un lugar de interés general en la vía.

S-540.   Situación de límite de provincia. Indica el lugar a partir del cual la vía entra en una provincia.

S-550.   Situación de límite de comunidad autónoma. Indica el lugar a partir del cual la vía entra en una comunidad autónoma.

S-560.   Situación de límite de comunidad autónoma y provincia. Indica el lugar a partir del cual la vía entra en una comunidad autónoma y provincia.

S-570.   Hito kilométrico en autopista y autovía. Indica el punto kilométrico de la autopista o autovía cuya identificación aparece en la parte superior.

S-570 a. Hito kilométrico en autopista de peaje. Indica el punto kilométrico de la autopista de peaje cuya identificación aparece en la parte superior.

S-571.   Hito kilométrico en autopista y autovía que, además, forma parte de un itinerario europeo. Indica el punto kilométrico de la autopista o autovía que, además, forma parte de un itinerario europeo, cuya identificación aparece en la parte superior de la señal.

S-572.   Hito kilométrico en carretera convencional. Indica el punto kilométrico de una carretera convencional cuya identificación aparece en la parte superior sobre el fondo del color que corresponda a la red de carreteras a la que pertenezca.

S-573.   Hito kilométrico en itinerario europeo. Indica el punto kilométrico de una carretera convencional y que forma parte de un itinerario europeo, cuyas letras y números aparecen en la parte superior de la señal.

S-574.   Hito miriamétrico en autopista o autovía. Indica el punto kilométrico de una autopista o autovía cuando aquel es múltiplo de 10.

S-574 a. Hito miriamétrico en carretera convencional. Indica el punto kilométrico de una carretera convencional cuando aquel es múltiplo de 10.

S-574 b. Hito miriamétrico en autopista de peaje.Indica el punto kilométrico de una autopista de peaje cuando aquel es múltiplo de 10.

S-575.   Hito miriamétrico. Indica el punto kilométrico de una carretera que no es autopista ni autovía cuando aquel es múltiplo de 10. Su color se corresponderá con el de la red de la que forma parte dicha carretera.

6. Las señales de confirmación tienen por objeto recordar, cuando las autoridades competentes lo estimen necesario, como puede ser a la salida de los poblados importantes, la dirección de la vía.

Cuando se indiquen distancias, las cifras que las expresen se colocarán después del nombre de la localidad.

Su nomenclatura y significado son los siguientes:

S-600.   Confirmación de poblaciones en un itinerario por carretera convencional. Indica, en carretera convencional, los nombres y distancias en kilómetros a las poblaciones expresadas.

S-602.   Confirmación de poblaciones en un itinerario por autopista o autovía. Indica, en autopista o autovía, los nombres y distancias en kilómetros a las poblaciones expresadas.

7. Las señales de uso específico en poblado están constituidas por módulos, utilizados conjunta o separadamente, cuya finalidad común es comunicar que los lugares a que se refieren se alcanzan siguiendo el sentido marcado por la flecha, y cuya nomenclatura y significado respectivos son los siguientes:

S-700.   Lugares de la red viaria urbana. Indica los nombres de calles, avenidas, plazas, glorietas o de cualquier otro punto de la red viaria.

S-710.   Lugares de interés para viajeros. Indica los lugares de interés para los viajeros, tales como estaciones, aeropuertos, zonas de embarque de los puertos, hoteles, campamentos, oficinas de turismo y automóvil club.

S-720.   Lugares de interés deportivo o recreativo. Indica los lugares en que predomina un interés deportivo o recreativo.

S-730.   Lugares de carácter geográfico o ecológico. Indica los lugares de tipo geográfico o de interés ecológico.

S-740.   Lugares de interés monumental o cultural. Indica los lugares de interés monumental, histórico, artístico o, en general, cultural.

S-750.   Zonas de uso industrial. Indica las zonas de importante atracción de camiones, mercancías y, en general, tráfico industrial pesado.

S-760.   Autopistas y autovías. Indica las autopistas y autovías y los lugares a los que por ellas puede accederse.

S-770.   Otros lugares y vías. Indica las carreteras que no sean autopistas o autovías, los poblados a los que por ellas pueda accederse, así como otros lugares de interés público no comprendidos en las señales S-700 a S-760.

Artículo 163. Paneles complementarios

Los paneles complementarios precisan el significado de la señal que complementan. Su nomenclatura y significado son los siguientes:

S-800.   Distancia al comienzo del peligro o prescripción. Indica la distancia desde el lugar donde está la señal a aquél en que comienza el peligro o comienza a regir la prescripción de aquélla. En el caso de que esté colocada bajo la señal de advertencia de peligro por estrechamiento de calzada, puede indicar la anchura libre del citado estrechamiento.

S-810.   Longitud del tramo peligroso o sujeto a prescripción. Indica la longitud en que existe el peligro o en que se aplica la prescripción.

S-820 y S-821. Extensión de la prohibición, a un lado. Colocada bajo una señal de prohibición, indica la distancia en que se aplica esta prohibición en el sentido de la flecha.

S-830.   Extensión de la prohibición, a ambos lados. Colocada bajo una señal de prohibición, indica las distancias en que se aplica esta prohibición en cada sentido indicado por las flechas.

S-840.   Preseñalización de detención obligatoria. Colocada bajo la señal de ceda el paso, indica la distancia a que se encuentra la señal de detención obligatoria o stop de la próxima intersección.

S-850 a S-853. Itinerario con prioridad. Panel adicional de la señal R-3, que indica el itinerario con prioridad.

S-860.   Genérico. Panel para cualquier otra aclaración o delimitación de la señal o semáforo bajo el que este colocado.

S-870.   Aplicación de la señalización. Indica, bajo la señal de prohibición o prescripción, que la señal se refiere exclusivamente al ramal de salida cuya dirección coincide aproximadamente con la de la flecha. Colocada bajo otra señal, indica que ésta se aplica solamente en el ramal de salida.

S-880.   Aplicación de señalización a determinados vehículos. Indica, bajo la señal vertical correspondiente, que la señal se refiere exclusivamente a los vehículos que figuran en el panel, y que pueden ser camiones, vehículos con remolque, autobuses o ciclos.

S-890.   Panel complementario de una señal vertical. Indica, bajo otra señal vertical, que ésta se refiere a las circunstancias que se señalan en el panel como nieve, lluvia o niebla.

Artículo 164. Otras señales

Otras señales de indicación son las siguientes:

S-900.   Peligro de incendio. Advierte del peligro que representa encender un fuego.

S-910.   Extintor. Indica la situación de un extintor de incendios.

S-920.   Entrada a España. Indica que se ha entrado en territorio español por una carretera procedente de otro país.

S-930.   Confirmación del país. Indica el nombre del país hacia el que se dirige la carretera. La cifra en la parte inferior indica la distancia a la que se encuentra la frontera.

S-940.   Limitaciones de velocidad en España. Indica los límites genéricos de velocidad en las distintas clases de carreteras y en zona urbana en España.

S-950.   Radiofrecuencia de emisoras específicas de información sobre carreteras. Indica la frecuencia a que hay que conectar el receptor de radiofrecuencia para recibir información.

S-960.   Teléfono de emergencia. Indica la situación de un teléfono de emergencia.

S-970.   Apartadero. Indica la situación en un apartadero de un extintor de incendios y teléfono de emergencia.

S-980.   Salidas de emergencias. Indica la situación de una salida de emergencia.

S-990.   Cartel flecha indicativa señal de emergencia en túneles. Indica la dirección y distancia a una salida de emergencia.

Artículo 165. Formato de las señales de indicación.

La forma, color, diseño, símbolos, significado y dimensiones de las señales de indicación figuran en el Catálogo oficial de señales de circulación. La forma, símbolos y nomenclatura de las correspondientes señales figuran también en el anexo I de este reglamento.

Sección 5.ª De las marcas viales

Artículo 166. Objeto y clases

1. Las marcas sobre el pavimento, o marcas viales, tienen por objeto regular la circulación y advertir o guiar a los usuarios de la vía, y pueden emplearse solas o con otros medios de señalización, a fin de reforzar o precisar sus indicaciones.

2. Las marcas viales pueden ser: marcas blancas longitudinales, marcas blancas transversales, señales horizontales de circulación, otras marcas e inscripciones de color blanco y marcas de otros colores.

Artículo 167. Marcas blancas longitudinales

La nomenclatura y significado de las marcas blancas longitudinales son los siguientes:

a) Marca longitudinal continua. Una marca longitudinal consistente en una línea continua sobre la calzada significa que ningún conductor con su vehículo o animal debe atravesarla ni circular con su vehículo sobre ella ni, cuando la marca separe los dos sentidos de circulación, circular por la izquierda de aquélla.

Una marca longitudinal constituida por dos líneas continuas adosadas tiene el mismo significado.

Una línea blanca continua sobre la calzada también puede indicar la existencia de un carril especial, y los conductores de los vehículos que circulen por el carril especial pueden sobrepasarla con las debidas precauciones para abandonarlo cuando así lo exija la maniobra o el destino que pretenden seguir. En este caso la marca es sensiblemente más ancha que en el caso general.

b) Marca longitudinal discontinua. Una línea discontinua en la calzada está destinada a delimitar los carriles con el fin de guiar la circulación, y significa que ningún conductor debe circular con su vehículo o animal sobre ella, salvo, cuando sea necesario y la seguridad de la circulación lo permita, en calzadas con carriles estrechos (de menos de tres metros de anchura).

Puede además estar destinada a:

1. Anunciar al conductor que se aproxima a una marca longitudinal continua la prohibición que esta marca implica o la proximidad de un tramo de vía que presente un riesgo especial ; en estos casos, la separación entre los trazos de la línea es sensiblemente más corta que en el caso general.

2. Indicar la existencia de un carril especial (para determinar la clase de vehículos, de entrada o salida, u otro) ; en este caso la marca es sensiblemente más ancha que en el caso general.

c) Marcas longitudinales discontinuas dobles. Como caso especial de línea discontinua, las dobles que delimitan un carril por ambos lados significan que éste es reversible, es decir, que en él la circulación puede estar reglamentada en uno u otro sentido mediante semáforos de carril u otros medios.

d) Marcas longitudinales continuas adosadas a discontinuas. Cuando una marca consista en una línea longitudinal continua adosada a otra discontinua, los conductores no deben tener en cuenta más que la línea situada en el lado por el que circulan. Cuando estas marcas separen sentidos distintos de circulación, esta disposición no impide que los conductores que hayan efectuado un adelantamiento vuelvan a ocupar su lugar normal en la calzada.

e) Marcas de guía en la intersección. Indican a los conductores cómo se debe realizar determinada maniobra en una intersección.

f) Líneas de borde y estacionamiento. A los efectos de este artículo, no se consideran incluidas las líneas longitudinales que delimitan, para hacerlos mas visibles, los bordes de la calzada o los lugares de estacionamiento contemplados en el artículo 170.

Artículo 168. Marcas blancas transversales

La nomenclatura y significado de las marcas blancas transversales son los siguientes:

a) Marca transversal continua. Una línea continua, dispuesta a lo ancho de uno o varios carriles, es una línea de detención que indica que ningún vehículo o animal ni su carga debe franquearla en cumplimiento de la obligación impuesta por una señal horizontal o vertical de detención obligatoria, una señal de prohibición de pasar sin detenerse, un paso para peatones indicado por una marca vial, un semáforo o una señal de detención efectuada por un agente de la circulación o por la existencia de un paso a nivel o puente móvil.

Si, por circunstancias excepcionales, desde el lugar donde se ha efectuado la detención no existe visibilidad suficiente, el conductor deberá detenerse de nuevo en el lugar desde donde tenga visibilidad, sin poner en peligro a ningún usuario de la vía.

b) Marca transversal discontinua. Una línea discontinua dispuesta a lo ancho de uno o varios carriles es una línea de detención que indica que, salvo en circunstancias anormales que reduzcan la visibilidad, ningún vehículo o animal ni su carga deben franquearla, cuando tengan que ceder el paso, en cumplimiento de la obligación impuesta por una señal vertical u horizontal de «Ceda el paso», por una flecha verde de giro de un semáforo, o cuando no haya ninguna señal de prioridad por aplicación de las normas que rigen ésta.

c) Marca de paso para peatones. Una serie de líneas de gran anchura, dispuestas sobre el pavimento de la calzada en bandas paralelas al eje de ésta y que forman un conjunto transversal a la calzada, indica un paso para peatones, donde los conductores de vehículos o animales deben dejarles paso. No podrán utilizarse líneas de otros colores que alternen con las blancas.

d) Marca de paso para ciclistas. Una marca consistente en dos líneas transversales discontinuas y paralelas sobre la calzada indica un paso para ciclistas, donde éstos tienen preferencia.

Artículo 169. Señales horizontales de circulación

La nomenclatura de las señales horizontales de circulación es la siguiente:

a) Ceda el paso. Un triángulo, marcado sobre la calzada con el vértice opuesto al lado menor y dirigido hacia el vehículo que se acerca, indica a su conductor la obligación que tiene en la próxima intersección de ceder el paso a otros vehículos. Si el mencionado triángulo está situado en un carril delimitado por líneas longitudinales, la anterior obligación se refiere exclusivamente a los vehículos que circulen por el citado carril.

b) Detención obligatoria o stop. El símbolo «stop», marcado sobre la calzada, indica al conductor la obligación de detener su vehículo ante una próxima línea de detención o, si esta no existiera, inmediatamente antes de la calzada a la que se aproxima, y de ceder el paso a los vehículos que circulen por esa calzada. Si el citado símbolo está situado en un carril delimitado por líneas longitudinales, la anterior obligación se refiere exclusivamente a los vehículos que circulen por el citado carril.

c) Señal de limitación de velocidad. Indica que ningún vehículo debe sobrepasar la velocidad expresada en kilómetros por hora. Si la cifra está situada en un carril delimitado por líneas longitudinales, la anterior prohibición se refiere exclusivamente a los vehículos que circulen por el citado carril. La limitación establecida se aplica hasta la próxima señal de «Fin de limitación», «Fin de limitación de velocidad» u otra señal de velocidad máxima diferente.

d) Flecha de selección de carriles. Una flecha situada en un carril delimitado por líneas longitudinales indica que todo conductor debe seguir la dirección, o una de las direcciones, indicada por la flecha en el carril en que aquél se halle o, si la señalización lo permite, cambiarse a otro carril. Esta flecha puede ir complementada con una inscripción de destino.

e) Flecha de salida. Indica a los conductores el lugar donde pueden iniciar el cambio de carril para tomar una salida y la dirección propia de ésta.

f) Flecha de fin de carril. Indica que el carril en que está situada termina próximamente y es preciso seguir su indicación.

g) Flecha de retorno. Una flecha, situada aproximadamente en el eje de una calzada de doble sentido de circulación y que apunta hacia la derecha, anuncia la proximidad de una línea continua que implica la prohibición de circular por su izquierda, e indica, por tanto, que todo conductor debe circular con su vehículo cuanto antes por el carril a la derecha de la flecha.

Artículo 170. Otras marcas e inscripciones de color blanco

La nomenclatura y significado de otras marcas e inscripciones de color blanco son los siguientes:

a) Marca de bifurcación. Anuncia al conductor que se aproxima a una bifurcación en la calzada por la que transita, con posible reajuste del número total de carriles antes y después de ella.

b) Marca de paso a nivel. Las letras «P» y «N», una a cada lado de un aspa, indican la proximidad de un paso a nivel.

c) Inscripción de carril o zona reservada. Indica que un carril o zona de la vía están reservados, temporal o permanentemente, para la circulación, parada o estacionamiento de determinados vehículos tales como autobuses (bus), taxis y ciclos.

d) Marca de comienzo de carril reservado. Indica el comienzo de un carril reservado para determinados vehículos.

e) Marca de vía ciclista. Indica una vía ciclista o senda ciclable.

f) Líneas y marcas de estacionamiento. Delimitan los lugares o zonas de estacionamiento, así como la forma en que los vehículos deben ocuparlos.

g) Cebreado. Una zona marcada por franjas oblicuas paralelas enmarcadas por una línea continua significa que ningún conductor debe entrar con su vehículo o animal en la citada zona, excepto los obligados a circular por el arcén.

h) Línea de borde de calzada. Delimita para hacerlo más visible el borde de la calzada.

i) Otras marcas o inscripciones de color blanco en la calzada repiten indicaciones de señales o proporcionan a los usuarios indicaciones útiles.

Artículo 171. Marcas de otros colores

La nomenclatura y significado de marcas de otros colores son los siguientes:

a) Marca amarilla zigzag. Indica el lugar de la calzada en que el estacionamiento está prohibido a los vehículos en general, por estar reservado para algún uso especial que no implique larga permanencia de ningún vehículo. Generalmente se utilizará en zonas de parada (no estacionamiento) de autobuses o destinadas a la carga y descarga de vehículos.

b) Marca amarilla longitudinal continua. Una línea continua de color amarillo, en el bordillo o junto al borde de la calzada, significa que la parada y el estacionamiento están prohibidos o sometidos a alguna restricción temporal, indicada por señales, en toda la longitud de la línea y en el lado en que esté dispuesta.

c) Marca amarilla longitudinal discontinua. Una línea discontinua de color amarillo, en el bordillo o junto al borde de la calzada, significa que el estacionamiento está prohibido o sometido a alguna restricción temporal, indicada por señales, en toda la longitud de la línea y en el lado en que esté dispuesta.

d) Cuadrícula de marcas amarillas. Un conjunto de líneas amarillas entrecruzadas recuerda a los conductores la prohibición establecida en el artículo 59.1.

e) Damero blanco y rojo. Una cuadrícula de marcas blancas y rojas indica el lugar donde empieza una zona de frenado de emergencia y prohíbe la parada, el estacionamiento o la utilización de esta parte de la calzada con otros fines.

f) Marcas azules. Las marcas que delimitan los lugares en que el estacionamiento está permitido, que sean de color azul en lugar del normal color blanco, indican que, en ciertos periodos del día, la duración del estacionamiento autorizado está limitada.

Artículo 172. Formato de las marcas viales

La forma, color, diseño, símbolos, significado y dimensiones de las marcas viales figuran en el Catálogo oficial de señales de circulación. La forma, símbolos y nomenclatura de las correspondientes marcas figuran también en el anexo I de este reglamento.

Título V. Señales en los vehículos

Artículo 173. Objeto, significado y clases

1. Las señales en los vehículos están destinadas a dar a conocer a los usuarios de la vía determinadas circunstancias o características del vehículo en que están colocadas, del servicio que presta, de la carga que transporta o de su propio conductor.

2. Con independencia de las exigidas por otras reglamentaciones específicas, la nomenclatura y significado de las señales en los vehículos son las siguientes:

   V-1. Vehículo prioritario. Indica que se trata de un vehículo de los servicios de policía, de extinción de incendios, protección civil y salvamento o de asistencia sanitaria, en servicio urgente, si se utiliza de forma simultánea con el aparato emisor de señales acústicas especiales, al que se refieren las normas reguladoras de los vehículos.

   V-2. Vehículos para obras o servicios, tractores agrícolas, maquinaria agrícola automotriz, demás vehículos especiales, transportes especiales y columnas militares. Indica que se trata de un vehículo de esta clase, en servicio, o de un transporte especial o columna militar.

V-3. Vehículo de policía. Señaliza un vehículo de esta clase en servicio no urgente.

V-4. Limitación de velocidad. Indica que el vehículo no debe circular a velocidad superior, en kilómetros por hora, a la cifra que figura en la señal.

V-5. Vehículo lento. Indica que se trata de un vehículo de motor, o conjunto de vehículos, que, por construcción, no puede sobrepasar la velocidad de 40 kilómetros por hora.

V-6. Vehículo largo. Indica que el vehículo o conjunto de vehículos tiene una longitud superior a 12 metros.

V-7. Distintivo de nacionalidad española. Indica que el vehículo está matriculado en España.

V-8. Distintivo de nacionalidad extranjera. Indica que el vehículo está matriculado en el país al que corresponden las siglas que contiene, y que su instalación es obligatoria para circular por España.

V-9. Servicio público. Indica que el vehículo está dedicado a prestar servicios públicos. El uso de esta señal sólo será exigible cuando así lo disponga la normativa reguladora del servicio público de que se trate.

V-10. Transporte escolar. Indica que el vehículo está realizando esta clase de transporte.

V-11. Transporte de mercancías peligrosas. Indica que el vehículo transporta mercancías peligrosas.

V-12. Placa de ensayo o investigación. Indica que el vehículo está efectuando pruebas especiales o ensayos de investigación.

V-13. Conductor novel. Indica que el vehículo está conducido por una persona cuyo permiso de conducción tiene menos de un año de antigüedad.

V-14. Aprendizaje de la conducción. Indica que el vehículo circula en función del aprendizaje de la conducción o de las pruebas de aptitud.

V-15. Minusválido. Indica que el conductor del vehículo es una persona con discapacidades que reducen su movilidad y que, por tanto, puede beneficiarse de las facilidades que se le otorguen con carácter general o específico.

V-16. Dispositivo de preseñalización de peligro. Indica que el vehículo ha quedado inmovilizado en la calzada o que su cargamento se encuentra caído sobre ella.

V-17. Alumbrado indicador de libre. Indica que los autotaxis circulan en condiciones de ser alquilados.

V-18. Alumbrado de taxímetro. Es el destinado, en los automóviles de turismo de servicio público de viajeros, a iluminar el contador taxímetro tan pronto se produzca la bajada de bandera.

V-19. Distintivo de inspección técnica periódica del vehículo. Indica que el vehículo ha superado favorablemente la inspección técnica periódica, así como la fecha en que deben pasar la próxima inspección.

V-20. Panel para cargas que sobresalen. Indica que la carga del vehículo sobresale posteriormente.

V-21. Cartel avisador de acompañamiento de transporte especial. Indica la circulación próxima de un transporte especial.

V-22. Cartel avisador de acompañamiento de ciclistas. Indica la circulación próxima de ciclistas.

V-23. Distintivo de vehículos de transporte de mercancías. Señaliza un vehículo de esta clase. Estará constituida por marcas reflectantes utilizadas para incrementar la visibilidad y el reconocimiento de camiones y vehículos largos y pesados y sus remolques. El distintivo de los vehículos de transporte debe ajustarse a lo establecido para esta señal en el anexo XI del Reglamento General de Vehículos.

3. La forma, color, diseño, símbolos, dimensiones, significado y colocación de las señales en los vehículos se ajustarán a lo establecido en el anexo XI del Reglamento General de Vehículos.

Disposición adicional primera. Comunidades autónomas

Lo dispuesto en este reglamento, de conformidad con lo establecido en el artículo 4 de la Ley sobre tráfico, circulación de vehículos a motor y seguridad vial, se entenderá sin perjuicio de las competencias que tengan asumidas las comunidades autónomas que ostentan y ejercen conforme a sus Estatutos.

Disposición adicional segunda. Uso obligatorio de cinturones de seguridad u otros sistemas de retención homologados

El cumplimiento de la obligación de utilizar cinturones de seguridad u otros sistemas de retención homologados, correctamente abrochados o colocados, tanto en la circulación por vías urbanas como interurbanas, impuesta a los conductores y a los pasajeros en el artículo 117.1, 2 y 3 sólo será exigible respecto de aquellos vehículos que, de acuerdo con la normativa vigente en el momento de su matriculación, deban llevar instalados cinturones de seguridad u otros sistemas de retención homologados.

No obstante, en aquellos vehículos que aun no estando obligados, llevasen instalados cinturones de seguridad u otros sistemas de retención homologados, será obligatoria su utilización en las condiciones establecidas por este reglamento.

- Se modifica por el art. único punto 8 del Real Decreto 965/2006, de 1 de septiembre. Ref. BOE-A-2006-15406.

- Última actualización, publicada el 05/09/2006, en vigor a partir del 06/09/2006.

- Texto original, publicado el 23/12/2003, en vigor a partir del 23/01/2004.

Disposición adicional tercera. Sistemas de retención infantiles

El Gobierno, dentro del plazo previsto en la Directiva 2003/20/CE del Parlamento Europeo y del Consejo, de 8 de abril de 2003, por la que se modifica la Directiva 91/67/CEE del Consejo, sobre el uso obligatorio de cinturones de seguridad en vehículos de menos de 3,5 toneladas, continuará avanzando en el proceso de su transposición completa.

Disposición adicional cuarta. Utilización de cinturones de seguridad y de dispositivos de retención en los vehículos destinados al transporte escolar y de menores

La utilización de los cinturones de seguridad y de dispositivos de retención en los vehículos destinados al transporte escolar y de menores se ajustará a lo establecido en este reglamento, con la particularidad de que los asientos enfrentados a pasillo en los vehículos de más de nueve plazas dedicados a esa clase de transporte sólo podrán ser ocupados por menores de dieciséis años cuando dichos asientos lleven instalados cinturones de seguridad, que serán utilizados en las condiciones indicadas en el presente reglamento.

Disposición final primera. Obligación de utilizar los chalecos reflectantes de alta visibilidad

La obligación de que los conductores de turismos deban utilizar el chaleco reflectante de alta visibilidad, impuesta en el artículo 118.3, será exigible transcurridos seis meses desde su entrada en vigor. Para los restantes conductores aludidos en dicho precepto, así como para los conductores y personal auxiliar de los vehículos pilotos de protección y acompañamiento, será exigible al día siguiente de su entrada en vigor.

Disposición final segunda. Obligaciones sobre sistemas de retención infantiles

Las obligaciones impuestas en el artículo 117.2, párrafo tercero, serán exigibles a los seis meses desde su entrada en vigor.

Disposición final tercera. Referencias al texto articulado de la Ley sobre tráfico, circulación de vehículos a motor y seguridad vial, aprobado por Real Decreto Legislativo 339/1990, de 2 de marzo

Las siguientes referencias al artículo 65 del texto articulado de la Ley sobre tráfico, circulación de vehículos a motor y seguridad vial se sustituyen, a lo largo de todo el texto de este reglamento, como a continuación se indican:

- Las referencias al artículo 65.4.a) se entenderán hechas al artículo 65.4.ñ).
- Las referencias al artículo 65.4.b) se entenderán hechas al artículo 65.4.o).
- Las referencias al artículo 65.4.c) se entenderán hechas al artículo 65.4.a).
- Las referencias al artículo 65.4.d) se entenderán hechas al artículo 65.4.b).
- Las referencias al artículo 65.4.f) se entenderán hechas al artículo 65.4.d).
- Las referencias al artículo 65.5.c) se entenderán hechas al artículo 65.5.d).
- Las referencias al artículo 65.5.d) se entenderán hechas al artículo 65.5.e).
- Las referencias al artículo 65.5.e) se entenderán hechas al artículo 65.5.c).

ANEXO I

El Catálogo oficial de señales de circulación está constituido por los documentos que se relacionan a continuación:

Norma de carreteras 8.1-I.C Señalización vertical.

Norma de carreteras 8.2-I.C Marcas viales.

Norma de carreteras 8.3.I.C Señalización de obras.

Catálogo de señales verticales de circulación tomos I y II.

Los documentos indicados forman parte de la regulación básica establecida por la Dirección General de Carreteras del Ministerio de Fomento.

Señales de circulación

ÍNDICE

1. Señales y órdenes de los agentes de circulación.

1.1 Señales con el brazo y otras.

1.2 Señales desde los vehículos.

1.3 Señales portátiles a utilizar por los agentes de circulación.

1.4 Dimensiones señales y bastidores.

2. Paneles de mensaje variable.

Grupo 1. Mensajes preceptivos.

Grupo 2. Mensajes de advertencia de peligro.

Grupo 3. Mensajes informativos.

3. Señales de balizamiento.

3.1 Dispositivos de barrera.

3.2 Dispositivos de guía.

4. Semáforos.

4.1 Semáforos reservados para peatones.

4.2 Semáforos circulares para vehículos.

4.3 Semáforos cuadrados para vehículos o de carril.

4.4 Semáforos reservados a determinados vehículos.

5. Señales verticales de circulación.

5.1 Señales de advertencia de peligro.

5.2 Señales de prioridad.

5.3 Señales de prohibición de entrada.

5.4 Señales de restricción de paso.

5.5 Otras señales de prohibición o restricción.

5.6 Señales de obligación.

5.7 Señales de fin de prohibición o restricción.

5.8 Señales de indicaciones generales.

5.9 Señales de carriles.

5.10 Señales de servicio.

5.11 Señales de preseñalización.

5.12 Señales de dirección.

5.13 Señales de identificación de carreteras.

5.14 Señales de localización.

5.15 Señales de confirmación.

5.16 Señales de uso específico en poblado.

5.17 Paneles complementarios.

5.18 Otras señales.

6. Marcas viales.

6.1 Marcas blancas longitudinales.

6.2 Marcas blancas transversales.

6.3 Señales horizontales de circulación.

6.4 Otras marcas e inscripciones de color blanco.

6.5 Marcas de otros colores.

1. SEÑALES Y ÓRDENES DE LOS AGENTES DE CIRCULACIÓN

1.1 Señales con el brazo y otras

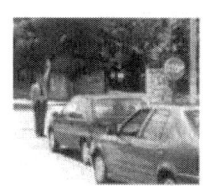	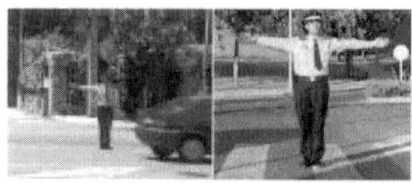	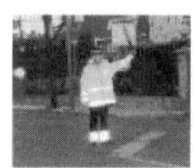
Brazo levantado verticalmente	Brazo o brazos extendidos horizontalmente	Balanceo de una luz roja o amarilla
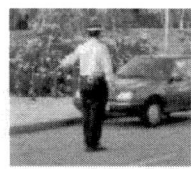	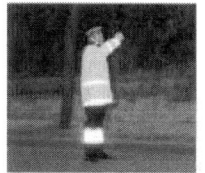	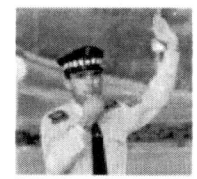
Brazo extendido moviéndolo alternativamente de arriba a abajo	Otras señales	Señales hechas con silbato

1.2 Señales desde los vehículos

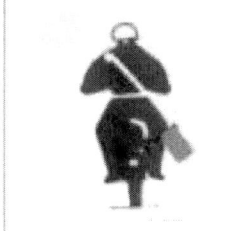	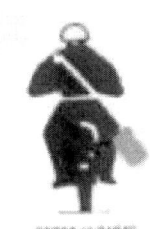	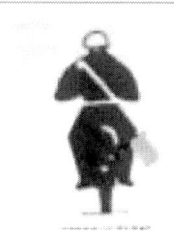	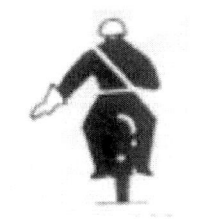
Bandera roja	Bandera verde	Bandera amarilla	Brazo extendido hacia abajo inclinado y fijo

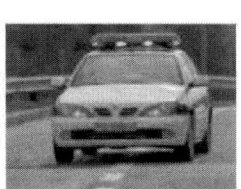	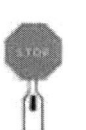 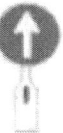
Luz roja o amarilla intermitente o destellante hacia adelante	Regulación del paso

1.3 Señales portátiles a utilizar por los agentes de circulación

		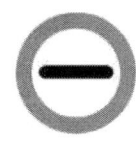	
P-17 Estrechamiento de la calzada	P-50 Otros peligros	R-200 Prohibición de pasar sin detenerse	R301 Velocidad máxima
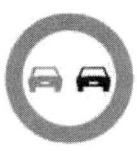			
R-305 Adelantamiento prohibido	R-400a Sentido obligatorio	R-400b Sentido obligatorio	R-500 Fin de prohibiciones

1.4 Dimensiones señales y bastidores

Las dimensiones de las señales a utilizar por los agentes de circulación en cualquier tipo de vía será las siguientes:

Señales circulares: 50 cm de diámetro.

Señales triangulares: 70 cm de lado.

Altura de la señal en el bastidor (dos posiciones):

Máxima: 132 cm.

Mínima: 93 cm.

(Dimensión obtenida desde el suelo hasta la parte superior de la señal.)

2. PANELES DE MENSAJE VARIABLE

Grupo 1. Mensajes preceptivos

1.1. Variación en la adherencia

1.1.1. Firme deslizante

1.1.1.1. Limitación de velocidad

 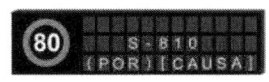 

1.1.1.2. Limitación de distancia

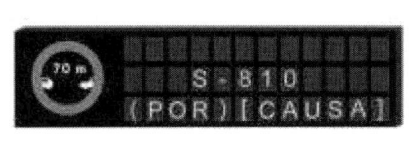

1.1.1.3. Prohibición de adelantamiento a camiones

1.1.2. Nieve

1.1.2.1. Nieve nivel negro

1.1.2.1.1. Mensaje general

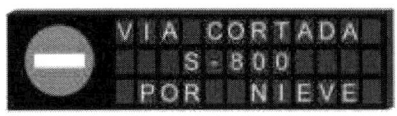 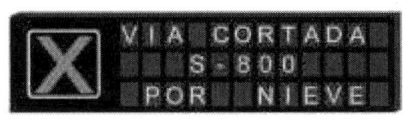

Rodio

1.1.2.1.2. Mensaje estratégico

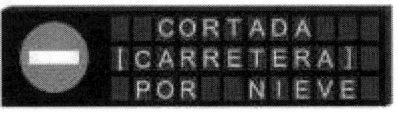 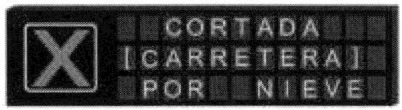

1.1.2.2. Nieve nivel rojo

1.1.2.2.1. General (alternante)

1.1.2.2.2. Sólo vehículos pesados

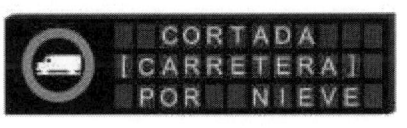

1.1.2.2.3. PMV en nieve

1.1.2.3. Nieve nivel amarillo

1.1.2.3.1. General: limitación de velocidad y distancia entre vehículos

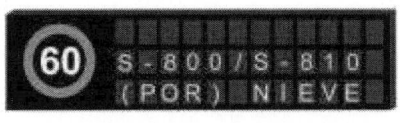 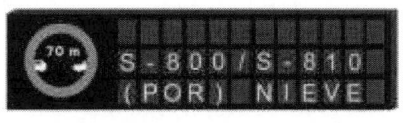

1.1.2.3.2. General (alternante)

 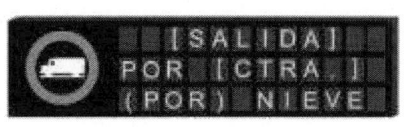

1.1.2.3.3. Salida camión (alternante)

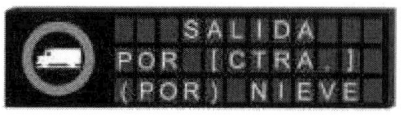 

1.1.2.4. Nieve nivel verde

1.1.2.4.1. En autopista o autovía

1.1.2.4.2. En carretera convencional

1.1.2.4.3. Específico camiones

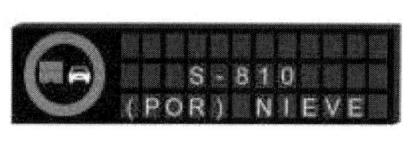

1.2. Variación en los niveles de tráfico

1.2.1. Tráfico negro

1.2.1.1. General

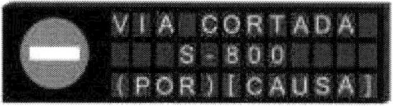 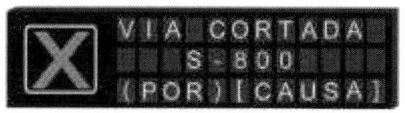

1.2.1.2. Estratégico

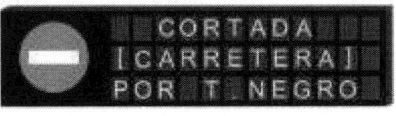 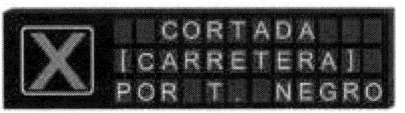

1.2.2. Tráfico rojo y amarillo

1.2.2.1. Limitación de velocidad y distancia entre vehículos

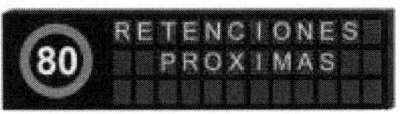 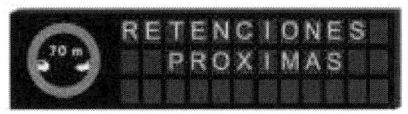

1.2.3. Tráfico verde

1.3. Variación en la visibilidad

1.3.1. Luz de cruce

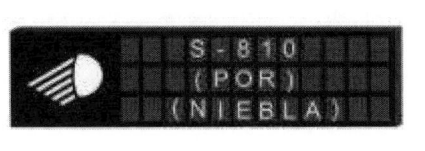

1.3.2. Distancia entre vehículos

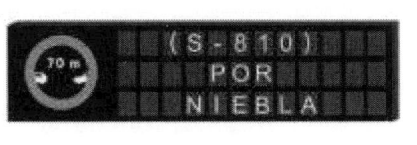

1.3.3. Limitaciones de velocidad

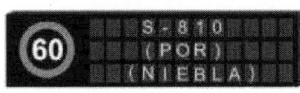  

1.4. Variación en el viento

1.4.1. Limitaciones de velocidad

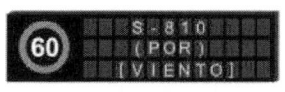 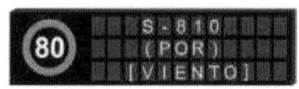 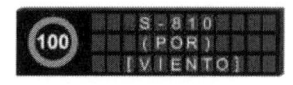

1.4.2. Prohición de adelantamiento a camiones

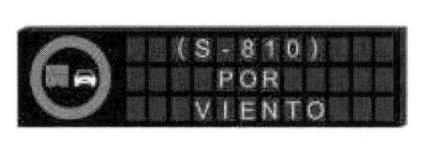

1.5. Variación en la capacidad de la vía

1.5.1. Aumento

1.5.1.1. Por carril directo

1.5.1.1.1. Antes del carril directo

1.5.1.1.2. Durante el carril directo

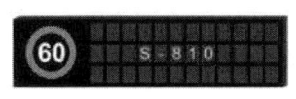 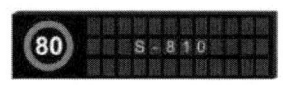 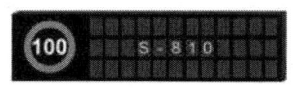

1.5.1.2. Por circulación en arcén

1.5.1.2.1. Antes

1.5.1.2.2. Durante

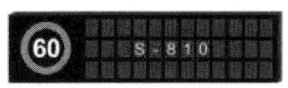 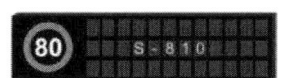 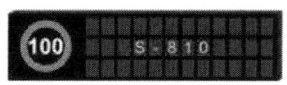

1.5.1.2.3. Final

1.5.2. Disminución

1.5.2.1. Estrechamiento/corte de carril/es

1.5.2.1.1. Por carril directo en sentido contrario

1.5.2.1.1.1. Antes

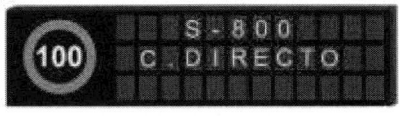 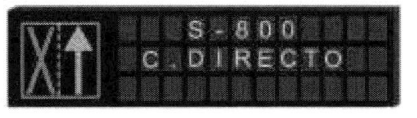

1.5.2.1.1.2. Durante

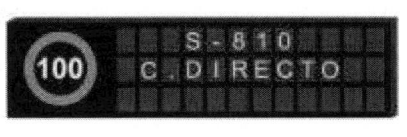

1.5.2.1.2. Otros

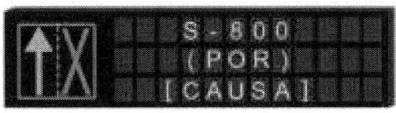 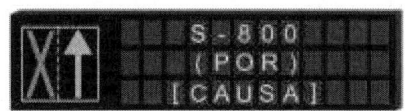

1.5.2.2. Ocupación de arcén

1.5.2.2.1. Por obras

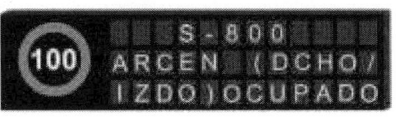

1.5.2.2.2. Por accidente

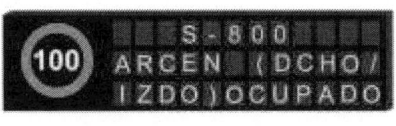

1.6. Variación en el itinerario

1.6.1. Salida obligatoria

1.6.2. Gestión

1.6.3. Información

1.6.3.1. Gráficos en tiempo real

1.6.3.2. Tiempos de recorrido

1.6.3.2.1. General

1.6.3.2.2. Eventos (casusas)

Grupo 2. Mensajes de advertencia de peligro

2.1. Variación en la adherencia

2.1.1. Firme deslizante

 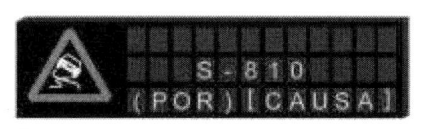

2.1.2. Nieve

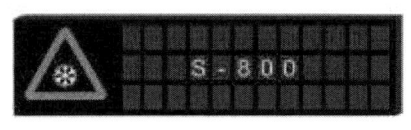 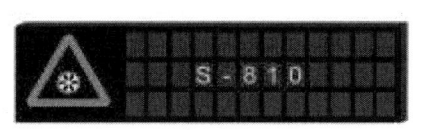

2.2. Variación en los niveles de tráfico

2.2.1. Tráfico negro

2.2.2. Tráfico rojo y amarillo

2.2.2.1. Antes

 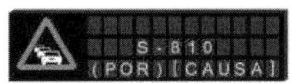 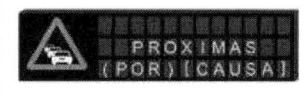

2.2.2.2. Durante

2.2.3. Tráfico verde

2.3. Variación en la visibilidad

2.3.1. Niebla

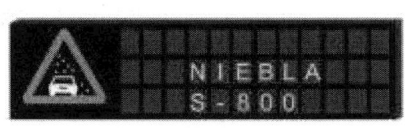 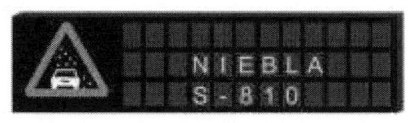

2.4. Variación en el viento

2.4.1. Viento: rachas

 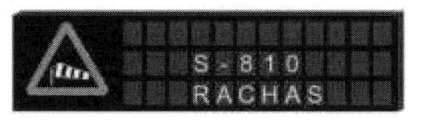

2.4.2. Viento: lateral

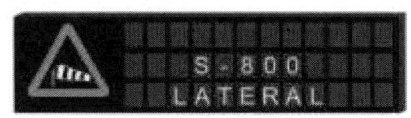 

2.5. Variación en la capacidad de la vía

2.5.1. Aumento: circulación por arcén

2.5.1.1. Antes

2.5.1.2. Durante

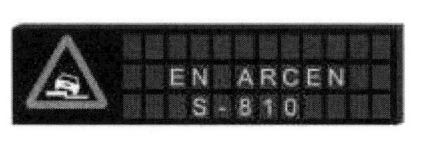

2.5.1.3. Final

2.5.2. Disminución

2.5.2.1. Estrechamiento/corte de carril/es

2.5.2.1.1. Por retorno de carril directo

2.5.2.1.1.1. Retorno a la vía

2.5.2.1.1.2. Antes

 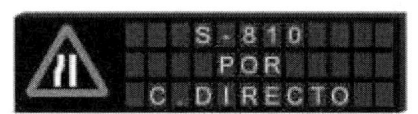

2.5.2.1.1.3. Antes/durante

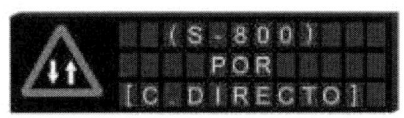 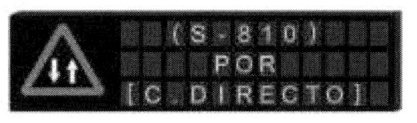

2.5.2.1.2. Otros

2.5.2.2. Ocupación de arcén

2.5.2.2.1. Por obras

 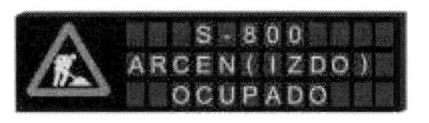

2.5.2.2.2. Por accidente

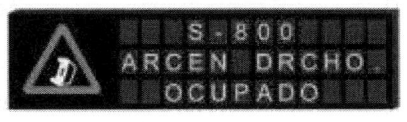 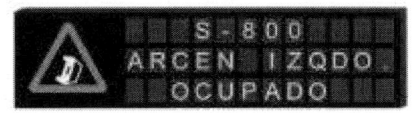

2.6. Variación en el itinerario

2.6.1. Obligatorio

2.6.2. Gestión

2.6.3. Información

Grupo 3. Mensajes informativos

3.1. Variación en la adherencia

3.2. Variación en los niveles de tráfico

3.2.1. Tráfico rojo y amarillo

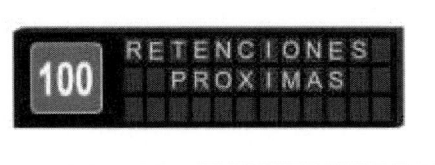

3.3. Variación en la visibilidad

3.4. Variación en el viento

3.5. Variación en la capacidad de la vía

3.5.1. Aumento

3.5.1.1. Por carril directo

3.5.1.1.1. Antes

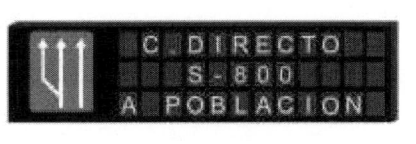

3.5.1.1.2. Durante

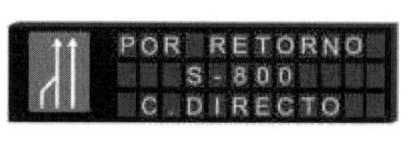

3.5.1.2. Por circulación por arcén

3.5.1.2.1. Antes

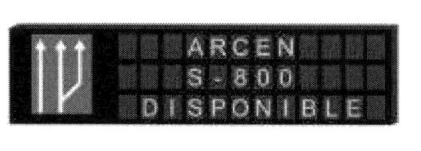

3.5.1.2.2. Durante

3.5.1.2.3. Final

3.5.2. Disminución

3.6. Variación en el itinerario

3.6.1. Obligatoria

3.6.2. Recomendada: reencaminamiento

3.6.3. Información

3.6.3.1. Gráficos en tiempo real: Mímicos

3.6.3.2. Tiempo del recorrido

3.6.3.2.1. General

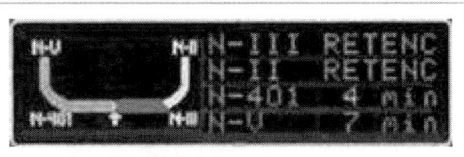

3.6.3.2.2. Causas

3.6.3.2.2.1. Retenciones

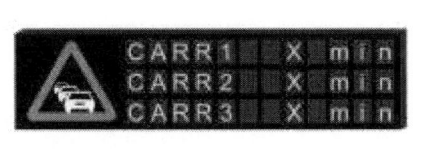

3.6.3.2.2.2. Obras

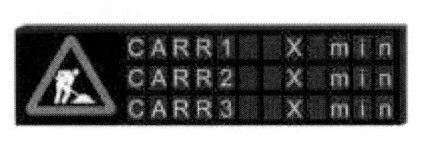

3.6.3.2.2.3. Accidente

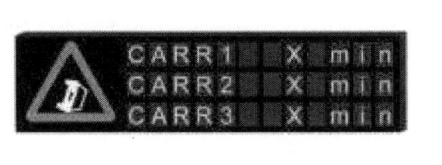

(*) Las indicaciones S-800 y S-810 hacen referencia al contenido de los paneles complementarios de señalización vertical del mismo nombre.

Instrucciones complementarias:

1.º Cualquier mensaje diferente de los establecidos deberá ser expresamente aprobado por el organismo autónomo Jefatura Central de Tráfico o, en su caso, la autoridad autonómica de la regulación de tráfico.

2.º En ningún caso el texto de un mensaje debe contener más de siete (7) palabras.

3.º Nunca se utilizarán más de dos mensajes alternados.

4.º En el caso de utilizarse paneles de mensajes variables que dispongan de dos áreas gráficas, se podrá complementar el mensaje incluyendo en la segunda otro de los pictogramas del tipo.

3. SEÑALES DE BALIZAMIENTO

3.1. DISPOSITIVOS DE BARRERA

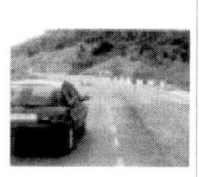

Barrera fija

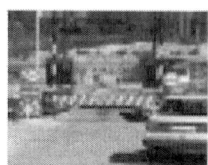

Barrera o semibarrera móvil

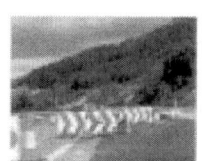

Panel direccional provisional

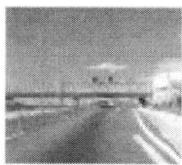

Banderitas, conos o dispositivos análogos

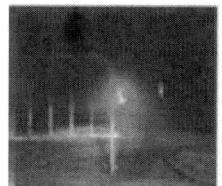

Luz roja fija

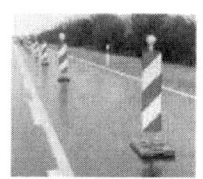

Luces amarillas fijas o intermitentes

3.2. DISPOSITIVOS DE GUÍA

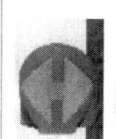
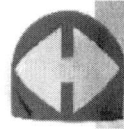
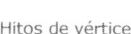

Hitos de vértice

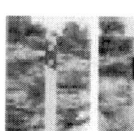

Hitos de arista

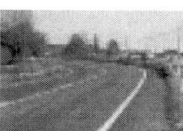
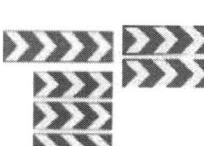

Panel direccional permanente

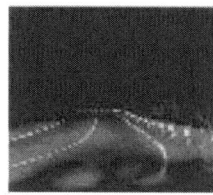

Captafaros horizontales (ojos de gato)

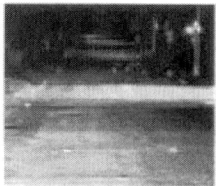

Captafaros de barrera

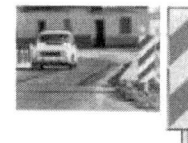

Balizas planas

Captafaros horizontales (ojos de gato)	Captafaros de barrera	Balizas planas
Balizas cilíndricas	Barra lateral rígida	Barra lateral semirrígida
	Barra lateral desplazable	

4. SEMÁFOROS

4.1. SEMÁFOROS RESERVADOS PARA PEATONES

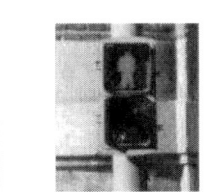

Luz roja no intermitente en forma de peatón inmóvil

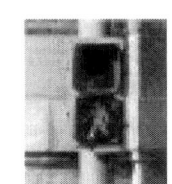

Luz verde no intermitente en forma de peatón en marcha

4.2. SEMÁFOROS CIRCULARES PARA VEHÍCULOS

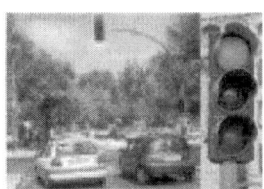

Luz roja no intermitente

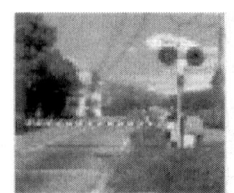

Luz roja intermitente

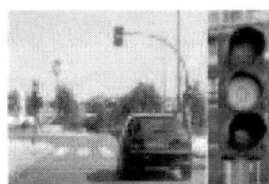

Luz amarilla
no intermitente

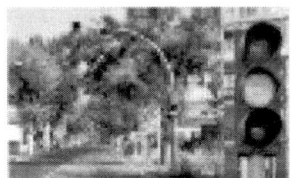

Luz amarilla intermitente

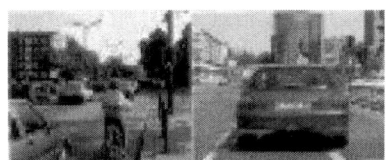
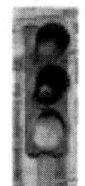

Luz verde no intermitente

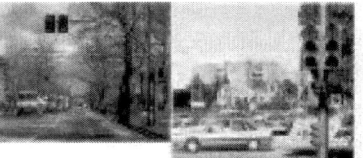
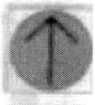
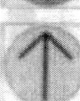

Flecha negra

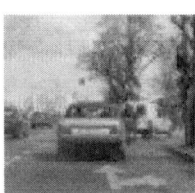
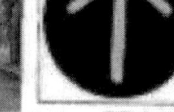

Flecha verde

Rodio

4.3. SEMÁFOROS CUADRADOS PARA VEHÍCULOS O DE CARRIL

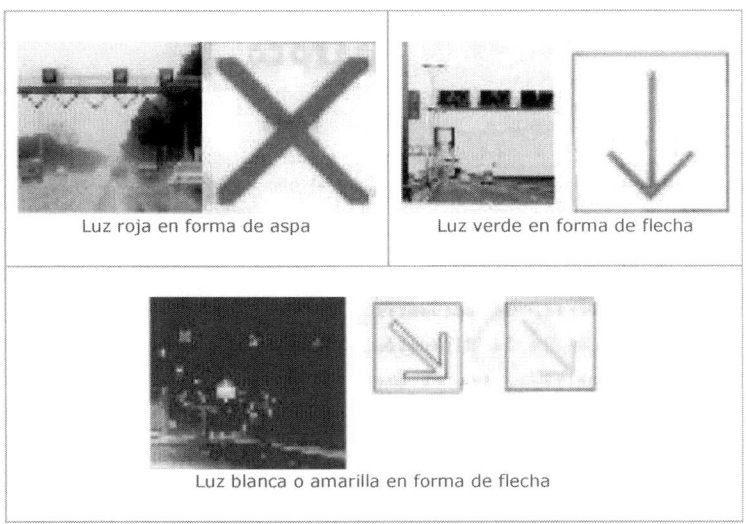

Luz roja en forma de aspa

Luz verde en forma de flecha

Luz blanca o amarilla en forma de flecha

4.4. SEMÁFOROS RESERVADOS A DETERMINADOS VEHÍCULOS

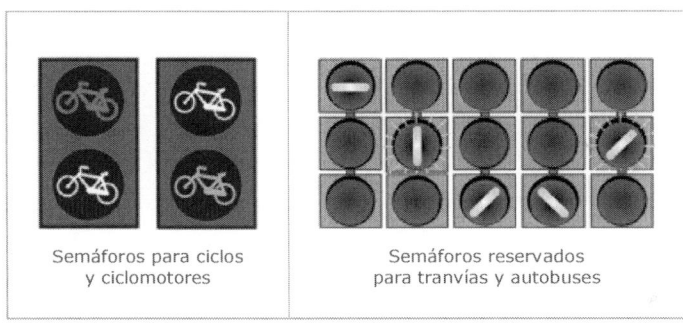

Semáforos para ciclos
y ciclomotores

Semáforos reservados
para tranvías y autobuses

5. SEÑALES VERTICALES DE CIRCULACIÓN

5.1. SEÑALES DE ADVERTENCIA DE PELIGRO

P-1
Intersección con
prioridad

P-1a
Intersección con
prioridad sobre vía a
la derecha

P-1b
Intersección con
prioridad sobre vía a
la izquierda

P-1c
Intersección con
prioridad sobre
incorporación por la
derecha

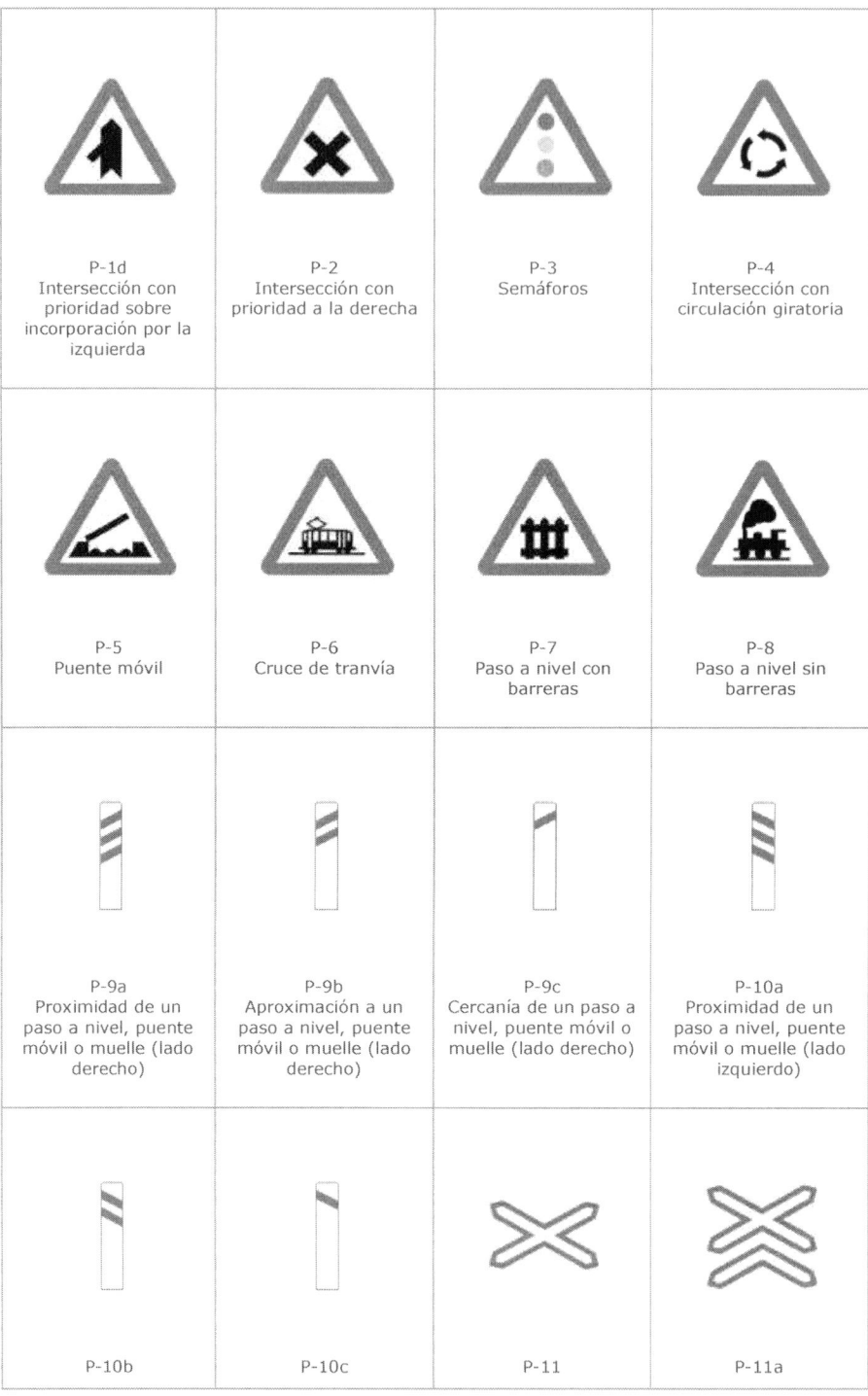

P-1d Intersección con prioridad sobre incorporación por la izquierda	P-2 Intersección con prioridad a la derecha	P-3 Semáforos	P-4 Intersección con circulación giratoria
P-5 Puente móvil	P-6 Cruce de tranvía	P-7 Paso a nivel con barreras	P-8 Paso a nivel sin barreras
P-9a Proximidad de un paso a nivel, puente móvil o muelle (lado derecho)	P-9b Aproximación a un paso a nivel, puente móvil o muelle (lado derecho)	P-9c Cercanía de un paso a nivel, puente móvil o muelle (lado derecho)	P-10a Proximidad de un paso a nivel, puente móvil o muelle (lado izquierdo)
P-10b	P-10c	P-11	P-11a

Aproximación a un paso a nivel, puente móvil o muelle (lado izquierdo)	Cercanía de un paso a nivel, puente móvil o muelle (lado izquierdo)	Situación de un paso a nivel sin barreras	Situación de un paso a nivel sin barreras de más de una vía férrea
P-12 Aeropuerto	P-13a Curva peligrosa hacia la derecha	P-13b Curva peligrosa hacia la izquierda	P-14a Curvas peligrosas hacia la derecha
P-14b Curvas peligrosas hacia la izquierda	P-15 Perfil irregular	P-15a Resalto	P-15b Badén
P-16a Bajada con fuerte pendiente	P-16b Subida con fuerte pendiente	P-17 Estrechamiento de la calzada	P-17a Estrechamiento de la calzada por la derecha

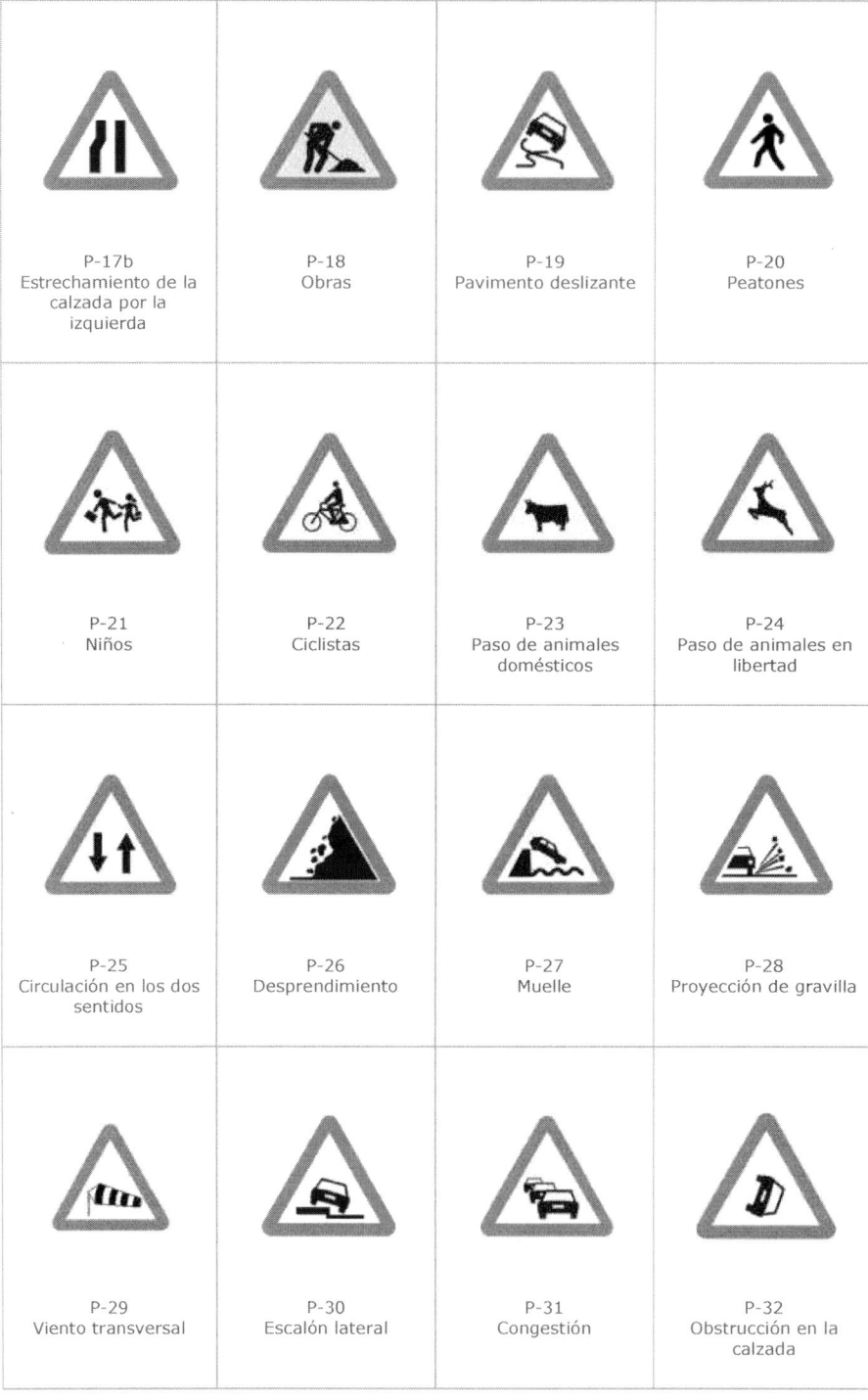

P-17b
Estrechamiento de la
calzada por la
izquierda

P-18
Obras

P-19
Pavimento deslizante

P-20
Peatones

P-21
Niños

P-22
Ciclistas

P-23
Paso de animales
domésticos

P-24
Paso de animales en
libertad

P-25
Circulación en los dos
sentidos

P-26
Desprendimiento

P-27
Muelle

P-28
Proyección de gravilla

P-29
Viento transversal

P-30
Escalón lateral

P-31
Congestión

P-32
Obstrucción en la
calzada

P-33
Visibilidad reducida

P-34
Pavimento deslizante
por hielo o nieve

P-50
Otros peligros

5.2. SEÑALES DE PRIORIDAD

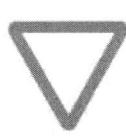

R-1
Ceda el paso

R-2
Detención obligatoria o STOP

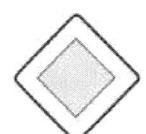

R-3
Calzada con prioridad

R-4
Fin de prioridad

R-5
Prioridad en sentido contrario

R-6
Prioridad respecto
al sentido contrario

5.3. SEÑALES DE PROHIBICIÓN DE ENTRADA

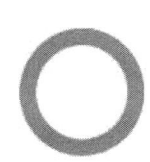

R-100
Circulación prohibida

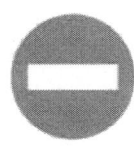

R-101
Entrada prohibida

R-102
Entrada prohibida a
vehículos de motor

R-103
Entrada prohibida a
vehículos de motor,
excepto motocicletas
de dos ruedas

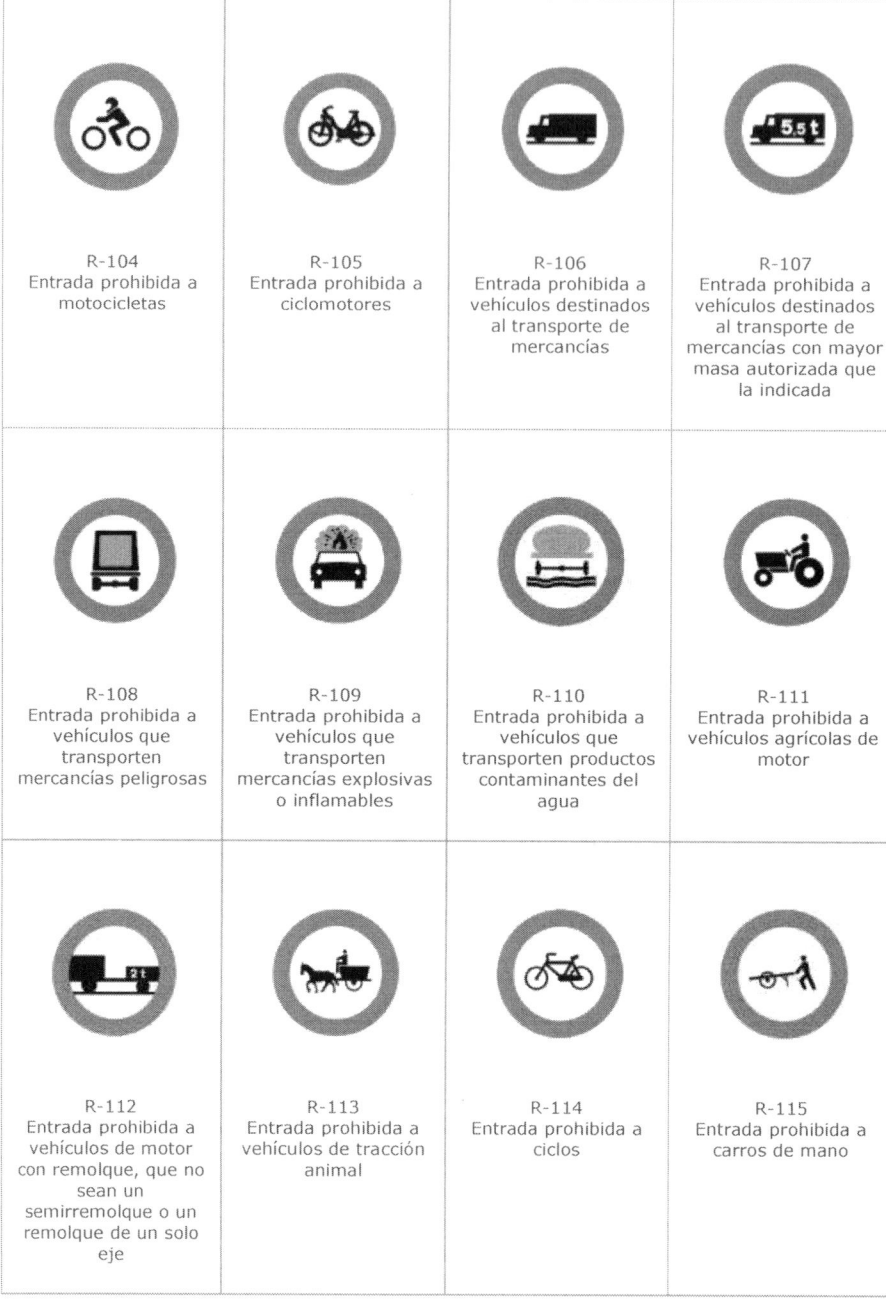

R-104 Entrada prohibida a motocicletas	**R-105** Entrada prohibida a ciclomotores	**R-106** Entrada prohibida a vehículos destinados al transporte de mercancías	**R-107** Entrada prohibida a vehículos destinados al transporte de mercancías con mayor masa autorizada que la indicada
R-108 Entrada prohibida a vehículos que transporten mercancías peligrosas	**R-109** Entrada prohibida a vehículos que transporten mercancías explosivas o inflamables	**R-110** Entrada prohibida a vehículos que transporten productos contaminantes del agua	**R-111** Entrada prohibida a vehículos agrícolas de motor
R-112 Entrada prohibida a vehículos de motor con remolque, que no sean un semirremolque o un remolque de un solo eje	**R-113** Entrada prohibida a vehículos de tracción animal	**R-114** Entrada prohibida a ciclos	**R-115** Entrada prohibida a carros de mano

R-116
Entrada prohibida a
peatones

R-117
Entrada prohibida a
animales de montura

5.4. SEÑALES DE RESTRICCIÓN DE PASO

R-200
Prohibición de pasar
sin detenerse

R-201
Limitación de masa

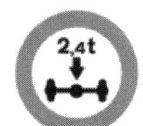

R-202
Limitación de masa
por eje

R-203
Limitación de longitud

R-204
Limitación de anchura

R-205
Limitación de altura

5.5. OTRAS SEÑALES DE PROHIBICIÓN O RESTRICCIÓN

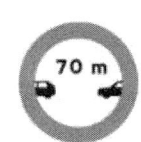

R-300
Separación mínima

R-301
Velocidad máxima

R-302
Giro a la derecha
prohibido

R-303
Giro a la izquierda
prohibido

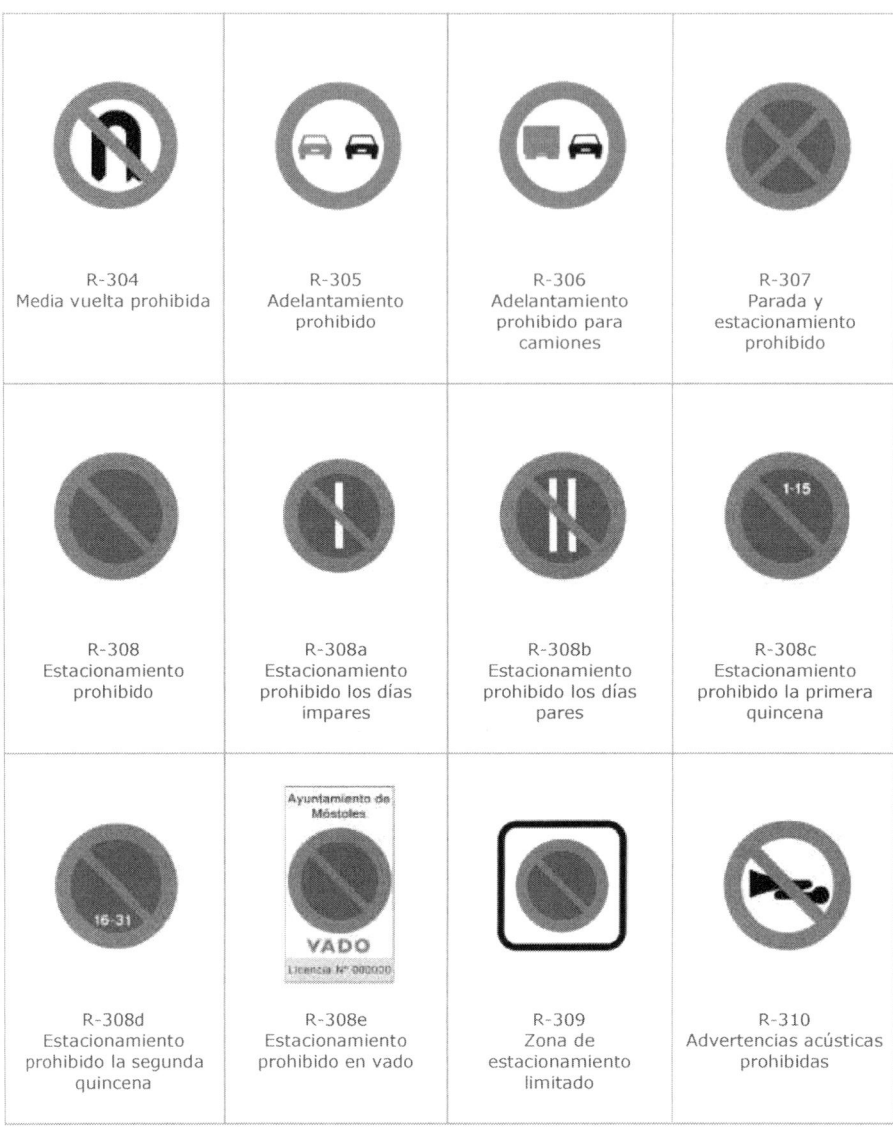

R-304 Media vuelta prohibida	R-305 Adelantamiento prohibido	R-306 Adelantamiento prohibido para camiones	R-307 Parada y estacionamiento prohibido
R-308 Estacionamiento prohibido	R-308a Estacionamiento prohibido los días impares	R-308b Estacionamiento prohibido los días pares	R-308c Estacionamiento prohibido la primera quincena
R-308d Estacionamiento prohibido la segunda quincena	R-308e Estacionamiento prohibido en vado	R-309 Zona de estacionamiento limitado	R-310 Advertencias acústicas prohibidas

5.6. SEÑALES DE OBLIGACIÓN

R-400a
Sentido obligatorio

R-400b
Sentido obligatorio

R-400c
Sentido obligatorio

R-400d
Sentido obligatorio

R-400e
Sentido obligatorio

R-401a
Paso obligatorio

R-401b
Paso obligatorio

R-401c
Paso obligatorio

R-402
Intersección de
sentido giratorio
obligatorio

R-403a
Únicas direcciones y
sentidos permitidos

R-403b
Únicas direcciones y
sentidos permitidos

R-403c
Únicas direcciones y
sentidos permitidos

R-404
Calzada para
automóviles, excepto
motocicletas

R-405
Calzada para
motocicletas

R-406
Calzada para
camiones y furgones

R-407 a)
Vía reservada para
ciclos o vía ciclista

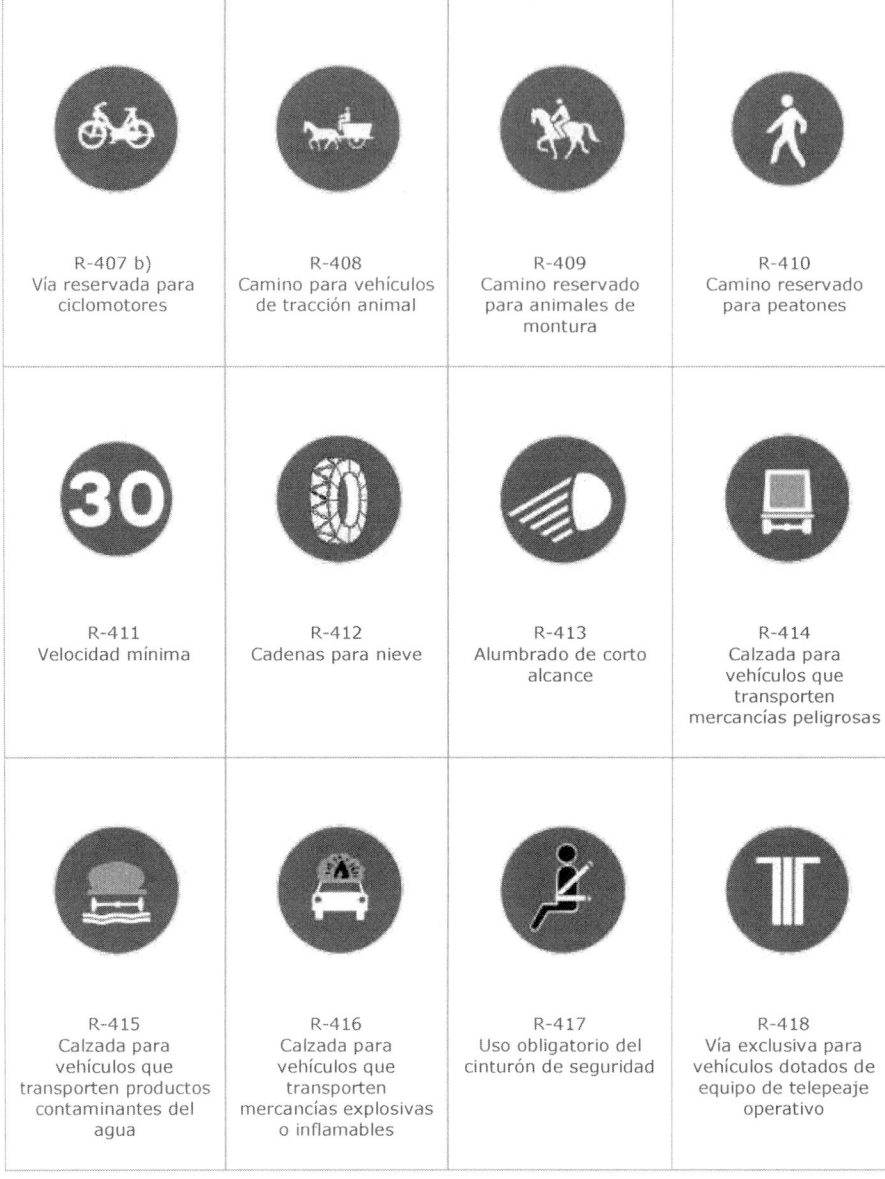

R-407 b) Vía reservada para ciclomotores	**R-408** Camino para vehículos de tracción animal	**R-409** Camino reservado para animales de montura	**R-410** Camino reservado para peatones
R-411 Velocidad mínima	**R-412** Cadenas para nieve	**R-413** Alumbrado de corto alcance	**R-414** Calzada para vehículos que transporten mercancías peligrosas
R-415 Calzada para vehículos que transporten productos contaminantes del agua	**R-416** Calzada para vehículos que transporten mercancías explosivas o inflamables	**R-417** Uso obligatorio del cinturón de seguridad	**R-418** Vía exclusiva para vehículos dotados de equipo de telepeaje operativo

5.7. SEÑALES DE FIN DE PROHIBICIÓN O RESTRICCIÓN

R-500 Fin de prohibiciones	R-501 Fin de limitación de la velocidad	R-502 Fin de la prohibición de adelantamiento	R-503 Fin de la prohibición de adelantamiento para camiones

R-504 Fin de zona de estacionamiento limitado	R-505 Fin de vía reservada	R-506 Fin de velocidad mínima

5.8. SEÑALES DE INDICACIONES GENERALES

	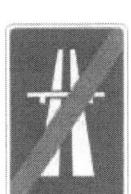	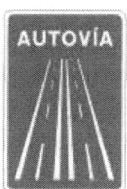	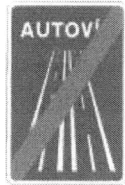
S-1 Autopista	S-2 Fin de autopista	S-1a Autovía	S-2a Fin de autovía
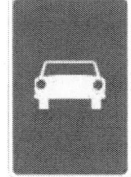	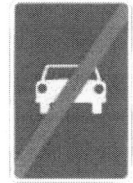	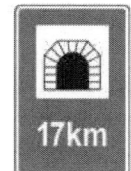	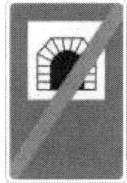
S-3 Vía reservada para automóviles	S-4 Fin de vía reservada para automóviles	S-5 Túnel	S-6 Fin de Túnel

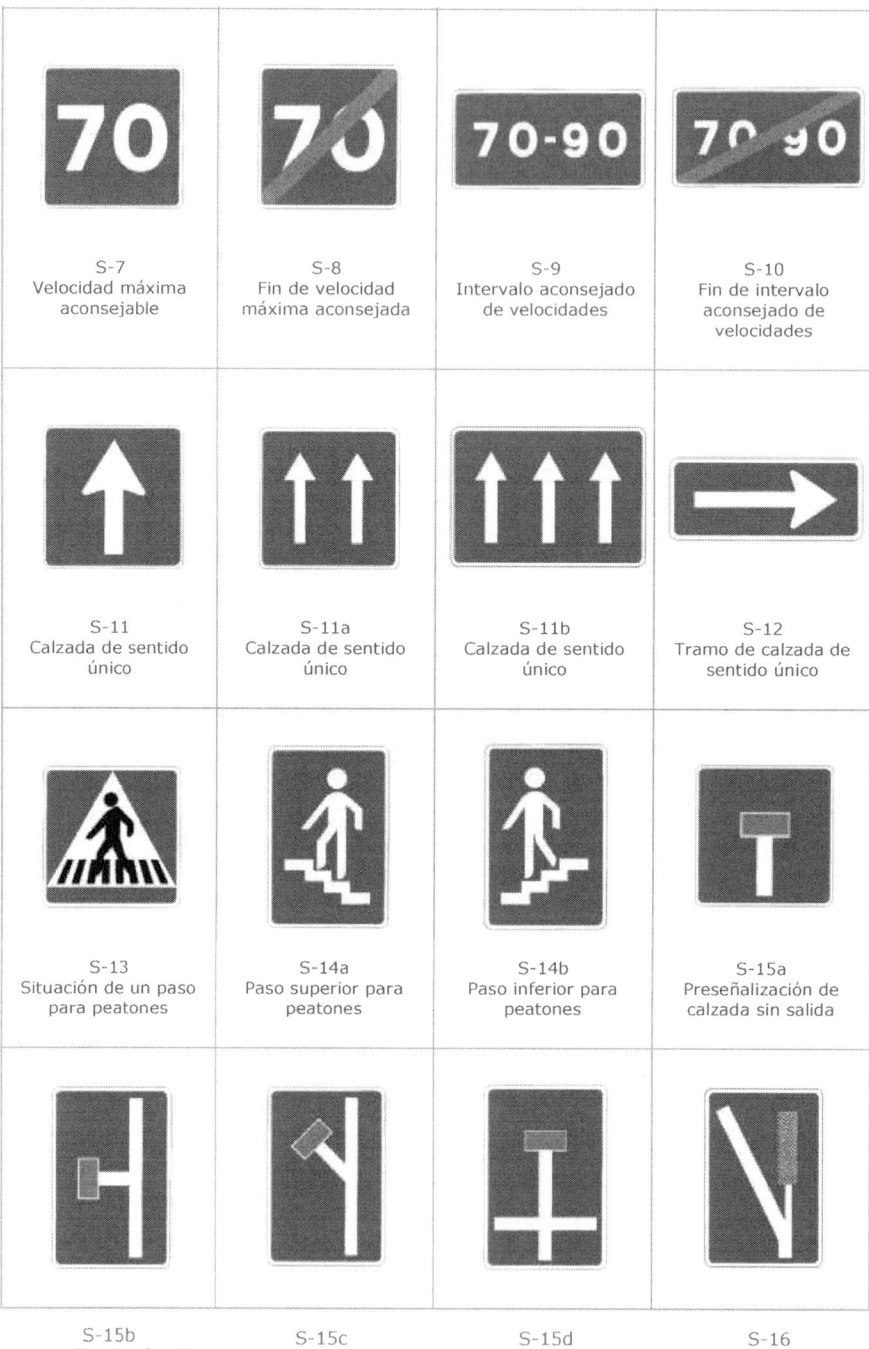

S-7 Velocidad máxima aconsejable	S-8 Fin de velocidad máxima aconsejada	S-9 Intervalo aconsejado de velocidades	S-10 Fin de intervalo aconsejado de velocidades
S-11 Calzada de sentido único	S-11a Calzada de sentido único	S-11b Calzada de sentido único	S-12 Tramo de calzada de sentido único
S-13 Situación de un paso para peatones	S-14a Paso superior para peatones	S-14b Paso inferior para peatones	S-15a Preseñalización de calzada sin salida
S-15b Preseñalización de calzada sin salida	S-15c Preseñalización de calzada sin salida	S-15d Preseñalización de calzada sin salida	S-16 Zona de frenado de emergencia

Rodio

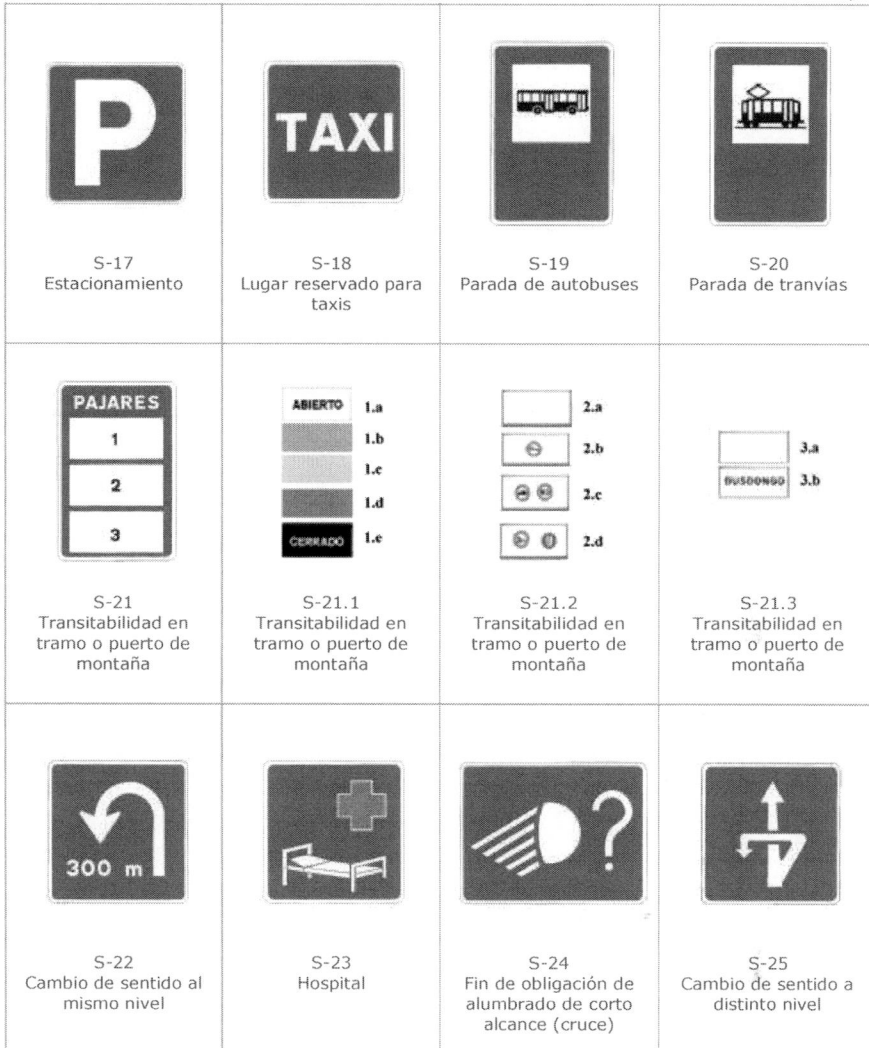

S-17 Estacionamiento	S-18 Lugar reservado para taxis	S-19 Parada de autobuses	S-20 Parada de tranvías
S-21 Transitabilidad en tramo o puerto de montaña	S-21.1 Transitabilidad en tramo o puerto de montaña	S-21.2 Transitabilidad en tramo o puerto de montaña	S-21.3 Transitabilidad en tramo o puerto de montaña
S-22 Cambio de sentido al mismo nivel	S-23 Hospital	S-24 Fin de obligación de alumbrado de corto alcance (cruce)	S-25 Cambio de sentido a distinto nivel

S-26a (300 m) Panel de aproximación a salida	S-26b (200 m) Panel de aproximación a salida	S-26c (100 m) Panel de aproximación a salida	S-27 Auxilio en carretera
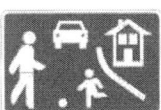			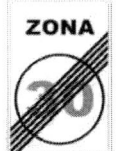
S-28 Calle residencial	S-29 Fin de calle residencial	S-30 Zona a 30	S-31 Fin de zona a 30
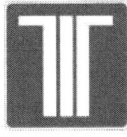			
S-32 Telepeaje	S-33 Senda ciclable	S-34 Apartadero	S-34a Apartadero

5.9. SEÑALES DE CARRILES

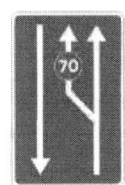	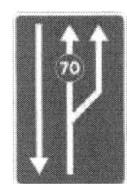	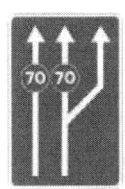	
S-50a Carriles reservados para tráfico en funcion de la velocidad señalizada	S-50b Carriles reservados para tráfico en funcion de la velocidad señalizada	S-50c Carriles reservados para tráfico en funcion de la velocidad señalizada	S-50d Carriles reservados para tráfico en funcion de la velocidad señalizada

	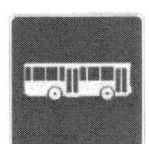	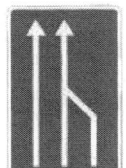	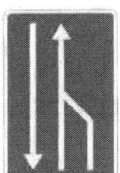
S-50e Carriles reservados para tráfico en funcion de la velocidad señalizada	**S-51** Carril reservado para autobuses	**S-52** Final de carril destinado a la circulación	**S-52a** Final de carril destinado a la circulación
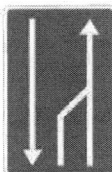	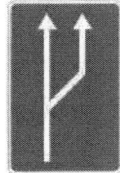	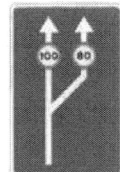	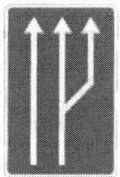
S-52b Final de carril destinado a la circulación	**S-53** Paso de uno a dos carriles de circulación	**S-53a** Paso de uno a dos carriles de circulación con especificación de la velocidad máxima en cada uno de ellos	**S-53b** Paso de dos a tres carriles de circulación
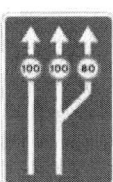			
S-53c Paso de dos a tres carriles de circulación con especificación de la velocidad máxima en cada uno de ellos	**S-60a** Bifurcación hacia la izquierda en calzada de dos carriles	**S-60b** Bifurcación hacia la derecha en calzada de dos carriles	**S-61a** Bifurcación hacia la izquierda en calzada de tres carriles

			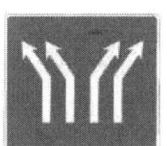
S-61b Bifurcación hacia la derecha en calzada de tres carriles	S-62a Bifurcación hacia la izquierda en calzada de cuatro carriles	S-62b Bifurcación hacia la derecha en calzada de cuatro carriles	S-63 Bifurcación en calzada de cuatro carriles

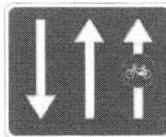 

S-64
Carril bici o vía ciclista adosada a la calzada

5.10. SEÑALES DE SERVICIO

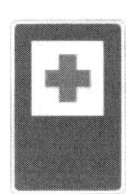	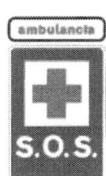		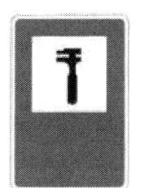
S-100 Puesto de socorro	S-101 Base de ambulancia	S-102 Servicio de inspección técnica de vehículos	S-103 Taller de reparación
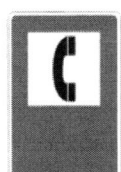	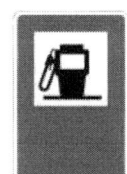	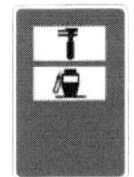	
S-104 Teléfono	S-105 Surtidor de carburante	S-106 Taller de reparación y surtidor de carburante	S-107 Campamento

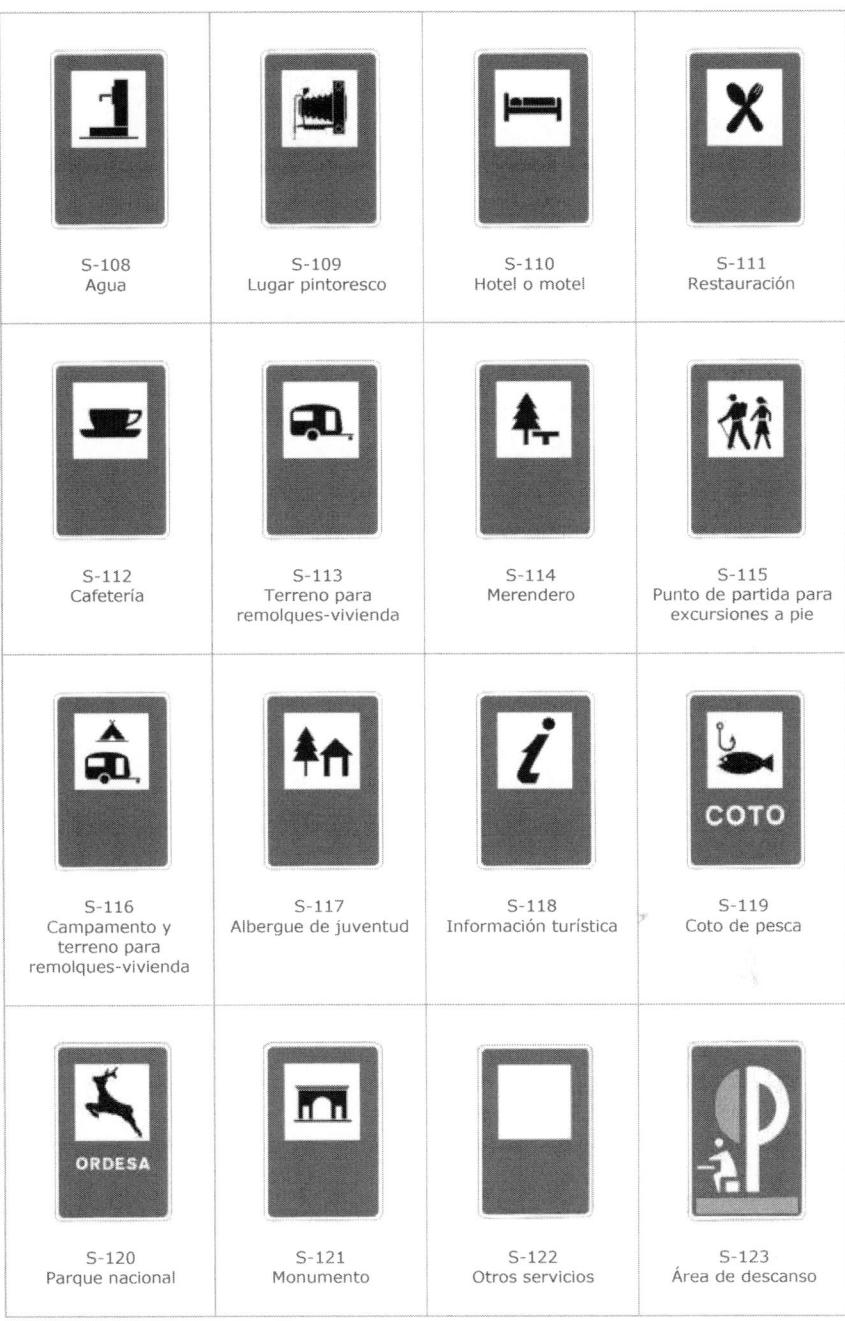

S-108 Agua	S-109 Lugar pintoresco	S-110 Hotel o motel	S-111 Restauración
S-112 Cafetería	S-113 Terreno para remolques-vivienda	S-114 Merendero	S-115 Punto de partida para excursiones a pie
S-116 Campamento y terreno para remolques-vivienda	S-117 Albergue de juventud	S-118 Información turística	S-119 Coto de pesca
S-120 Parque nacional	S-121 Monumento	S-122 Otros servicios	S-123 Área de descanso

S-124	S-125	S-126	S-127
Estacionamiento para usuarios del ferrocarril	Estacionamiento para usuarios del ferrocarril inferior	Estacionamiento para usuarios de autobús	Área de servicio

5.11. SEÑALES DE PRESEÑALIZACIÓN

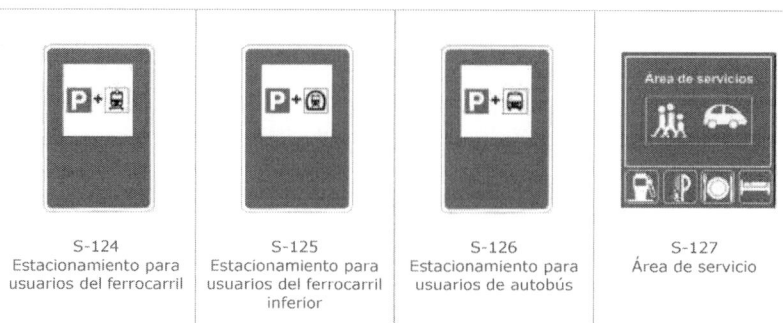

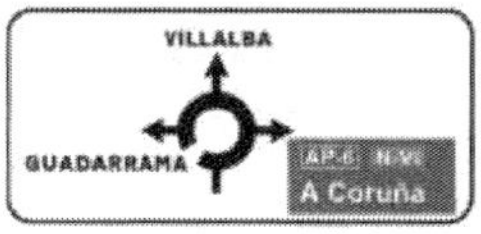 S-200 Preseñalización de glorieta	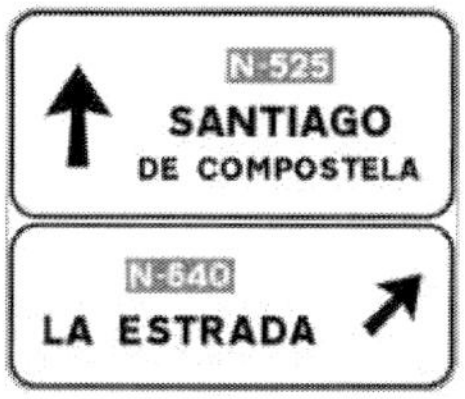 S-220 Preseñalización de direcciones hacia una carretera convencional	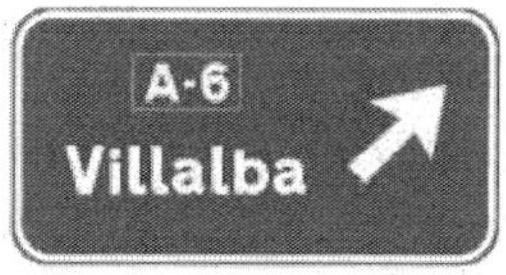 S-222 Preseñalización de direcciones hacia una autopista o autovía
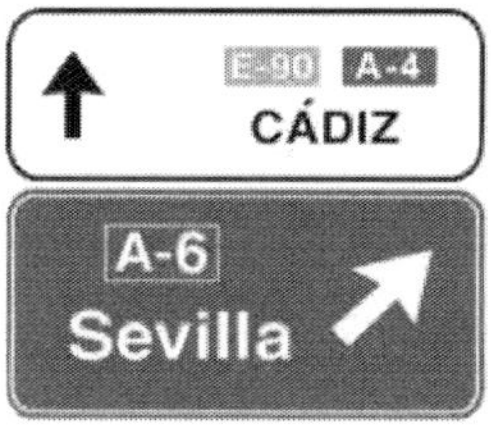 S-222a Preseñalización de direcciones hacia una autopista o una autovía y dirección propia	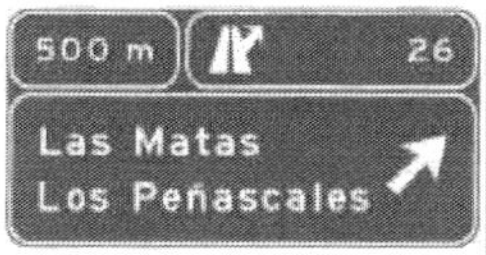 S-225 Preseñalización de direcciones en una autopista o una autovía hacia cualquier carretera	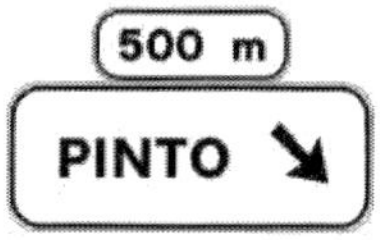 S-230 Preseñalización con señales sobre la calzada en carretera convencional hacia carretera convencional

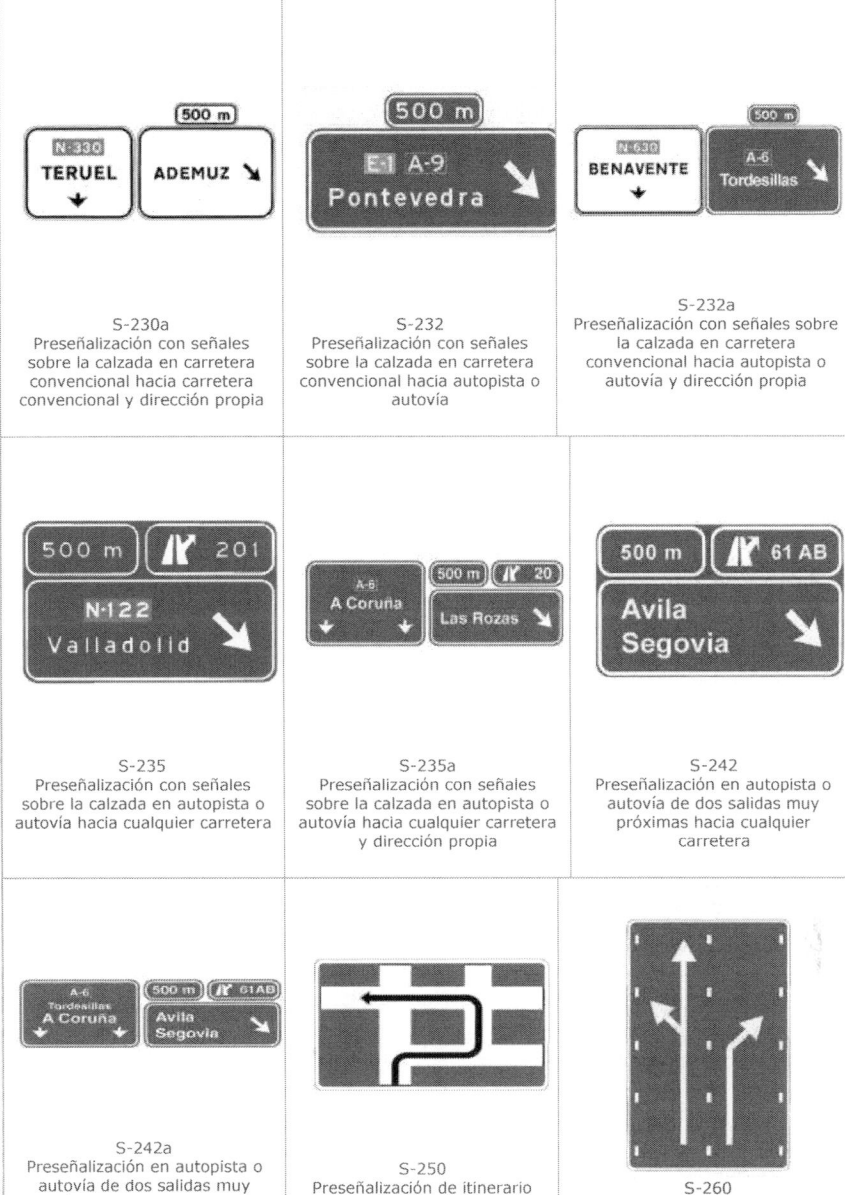

S-230a
Preseñalización con señales sobre la calzada en carretera convencional y dirección propia

S-232
Preseñalización con señales sobre la calzada en carretera convencional hacia autopista o autovía

S-232a
Preseñalización con señales sobre la calzada en carretera convencional hacia autopista o autovía y dirección propia

S-235
Preseñalización con señales sobre la calzada en autopista o autovía hacia cualquier carretera

S-235a
Preseñalización con señales sobre la calzada en autopista o autovía hacia cualquier carretera y dirección propia

S-242
Preseñalización en autopista o autovía de dos salidas muy próximas hacia cualquier carretera

S-242a
Preseñalización en autopista o autovía de dos salidas muy próximas hacia cualquier carretera y dirección propia

S-250
Preseñalización de itinerario

S-260
Preseñalización de carriles

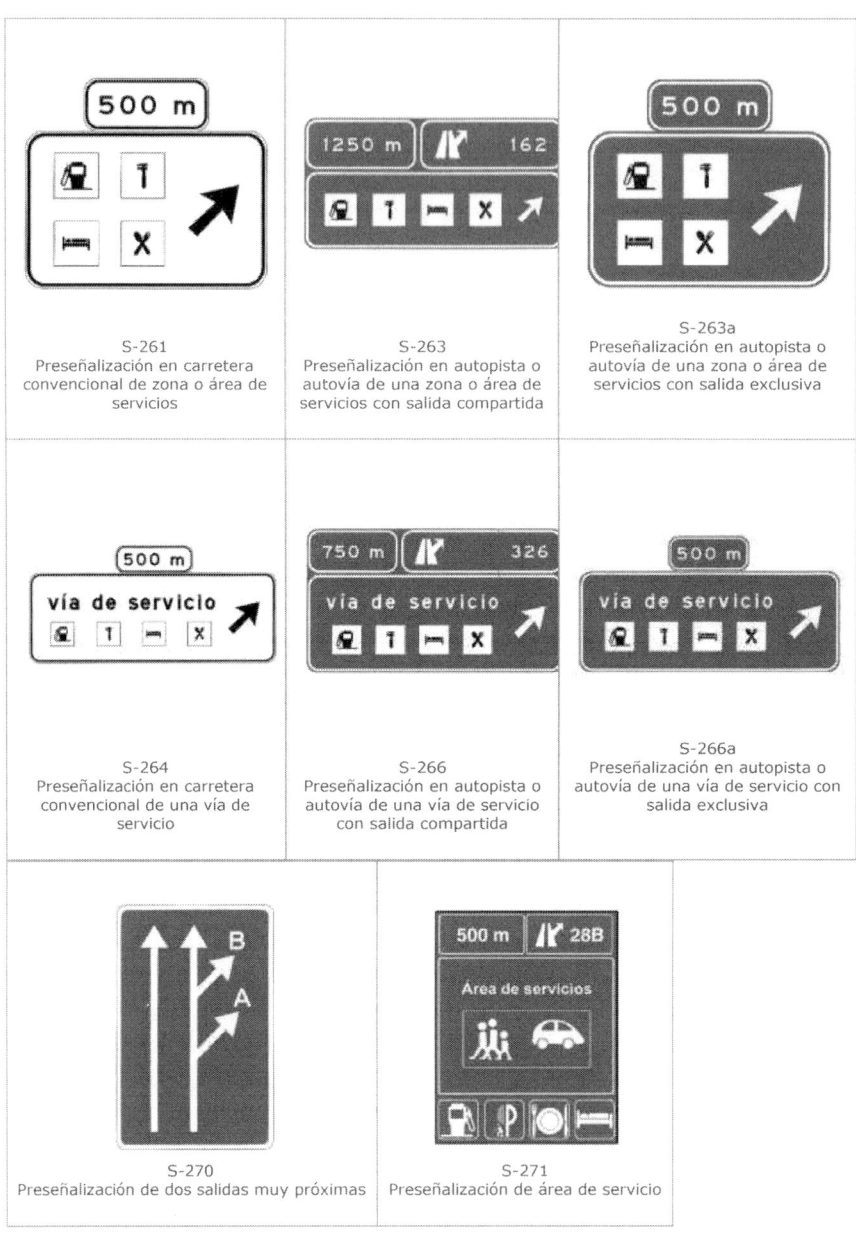

S-261
Preseñalización en carretera convencional de zona o área de servicios

S-263
Preseñalización en autopista o autovía de una zona o área de servicios con salida compartida

S-263a
Preseñalización en autopista o autovía de una zona o área de servicios con salida exclusiva

S-264
Preseñalización en carretera convencional de una vía de servicio

S-266
Preseñalización en autopista o autovía de una vía de servicio con salida compartida

S-266a
Preseñalización en autopista o autovía de una vía de servicio con salida exclusiva

S-270
Preseñalización de dos salidas muy próximas

S-271
Preseñalización de área de servicio

5.12. SEÑALES DE DIRECCIÓN

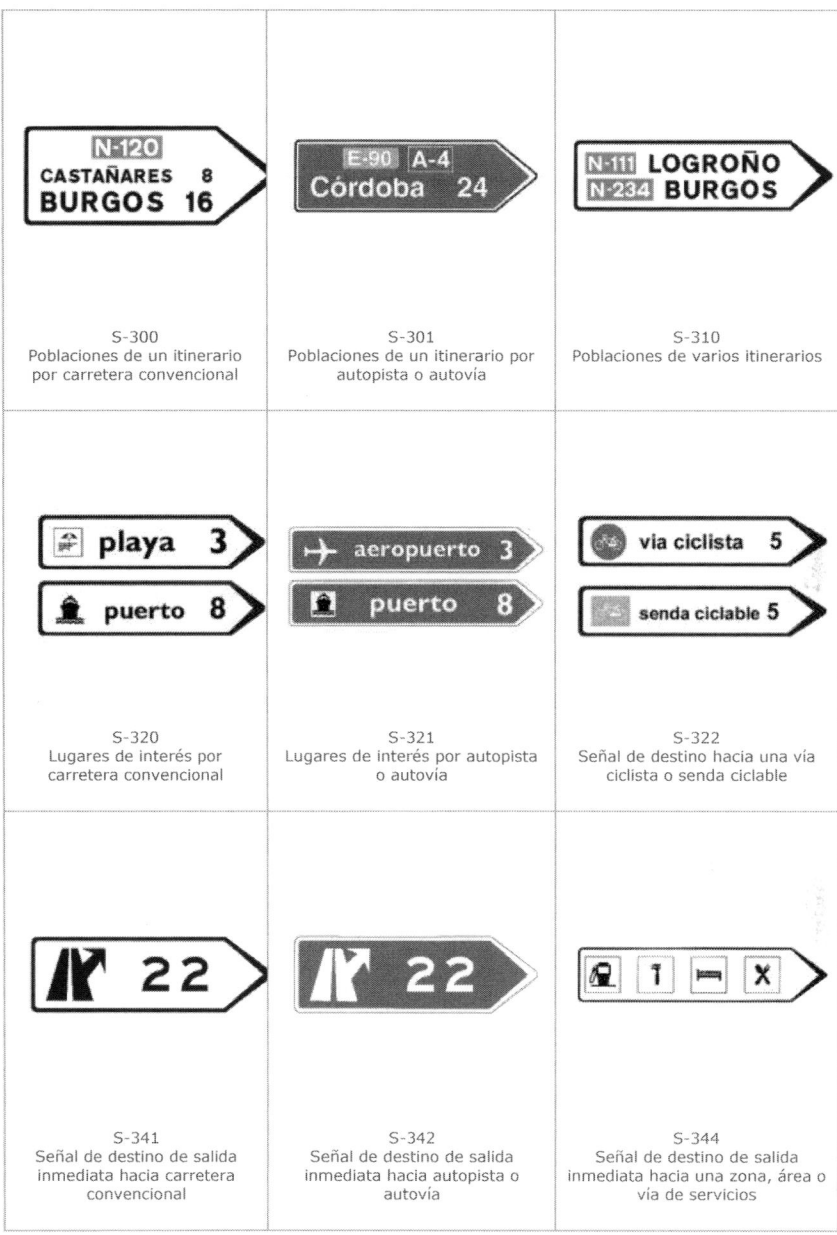

S-300
Poblaciones de un itinerario por carretera convencional

S-301
Poblaciones de un itinerario por autopista o autovía

S-310
Poblaciones de varios itinerarios

S-320
Lugares de interés por carretera convencional

S-321
Lugares de interés por autopista o autovía

S-322
Señal de destino hacia una vía ciclista o senda ciclable

S-341
Señal de destino de salida inmediata hacia carretera convencional

S-342
Señal de destino de salida inmediata hacia autopista o autovía

S-344
Señal de destino de salida inmediata hacia una zona, área o vía de servicios

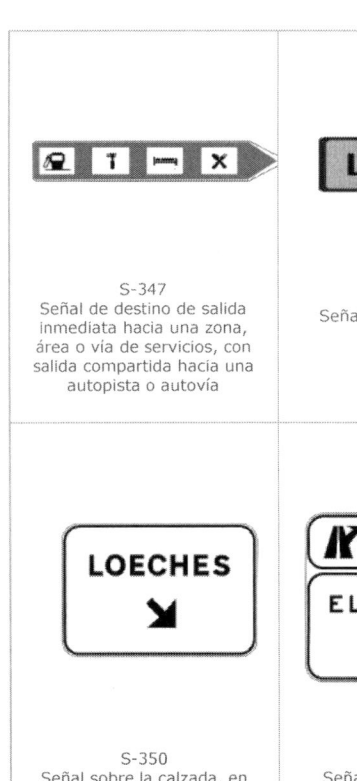

S-347
Señal de destino de salida inmediata hacia una zona, área o vía de servicios, con salida compartida hacia una autopista o autovía

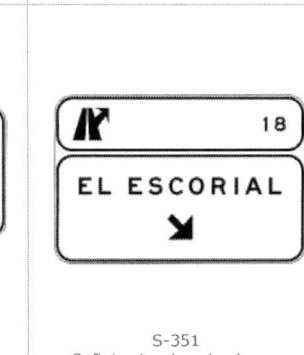

S-348a
Señal de destino en desvío

S-348b
Señal variable de destino

S-350
Señal sobre la calzada, en carretera covencional. Salida inmediata hacia carretera convencional

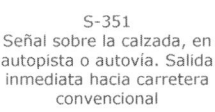

S-351
Señal sobre la calzada, en autopista o autovía. Salida inmediata hacia carretera convencional

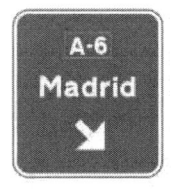

S-354
Señal sobre la calzada, en carretera covencional. Salida inmediata hacia autopista o autovía

S-355
Señal sobre la calzada, en autopista o autovía. Salida inmediata hacia autopista o autovía

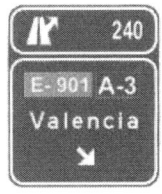

S-360
Señales sobre la calzada, en carretera covencional. Salida inmediata hacia carretera convencional y dirección propia

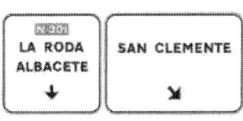

S-362
Señales sobre la calzada, en carretera covencional. Salida inmediata hacia autopista o autovía y dirección propia

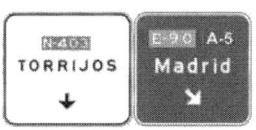

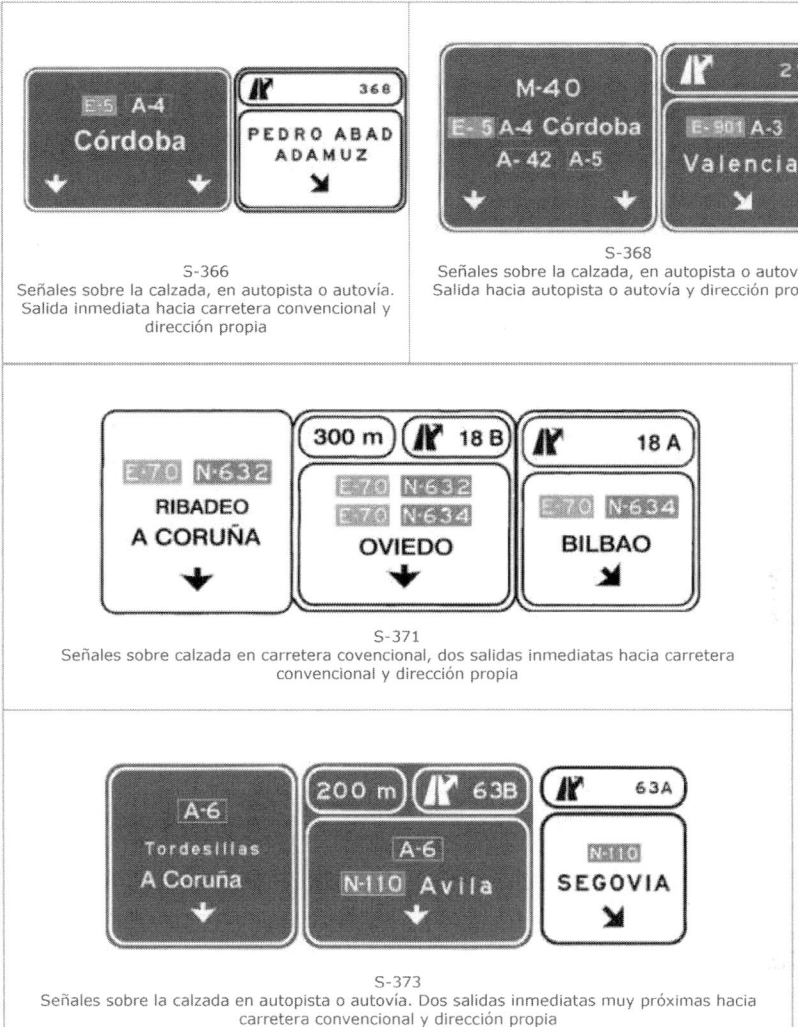

S-366
Señales sobre la calzada, en autopista o autovía.
Salida inmediata hacia carretera convencional y
dirección propia

S-368
Señales sobre la calzada, en autopista o autovía.
Salida hacia autopista o autovía y dirección propia

S-371
Señales sobre calzada en carretera covencional, dos salidas inmediatas hacia carretera
convencional y dirección propia

S-373
Señales sobre la calzada en autopista o autovía. Dos salidas inmediatas muy próximas hacia
carretera convencional y dirección propia

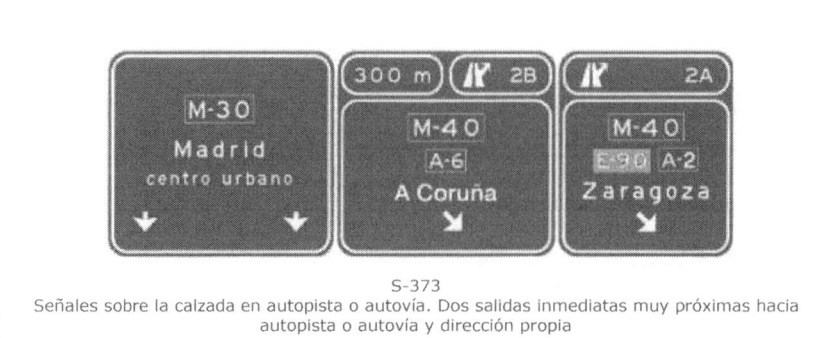

S-373
Señales sobre la calzada en autopista o autovía. Dos salidas inmediatas muy próximas hacia autopista o autovía y dirección propia

5.13. SEÑALES DE IDENTIFICACIÓN DE CARRETERAS

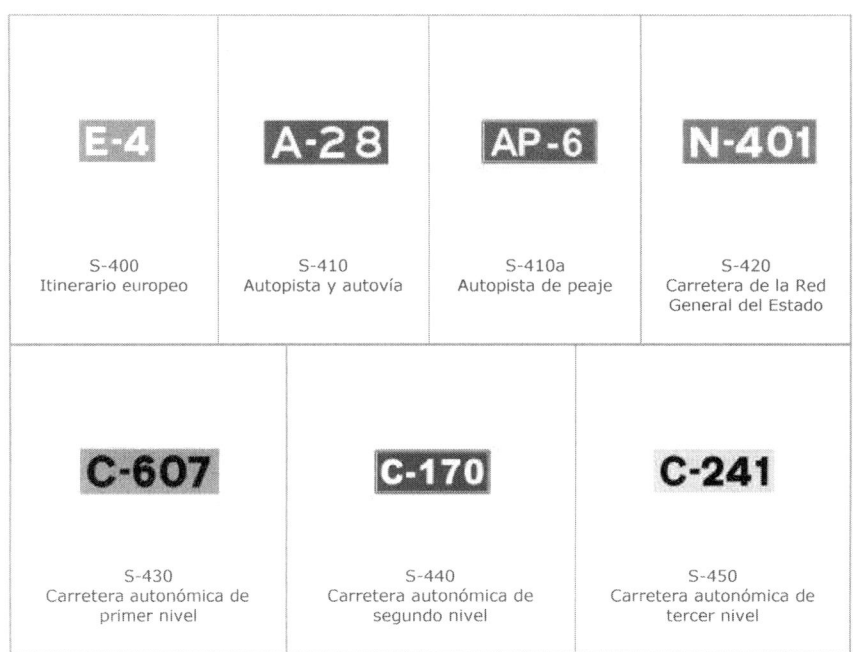

S-400
Itinerario europeo

S-410
Autopista y autovía

S-410a
Autopista de peaje

S-420
Carretera de la Red General del Estado

S-430
Carretera autonómica de primer nivel

S-440
Carretera autonómica de segundo nivel

S-450
Carretera autonómica de tercer nivel

14. SEÑALES DE LOCALIZACIÓN

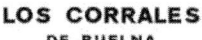

S-500
Entrada a poblado

S-510
Fin de población

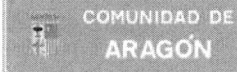

S-520
Situación de punto característico de la vía

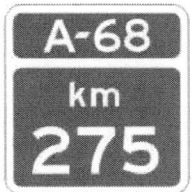

S-540
Situación de límite de provincia

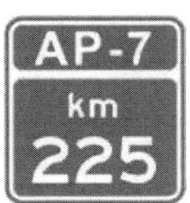

S-550
Situación de límite de comunidad autónoma

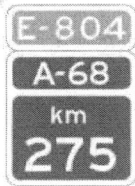

S-560
Situación de límite de comunidad autónoma y provincia

S-570
Hito kilométrico en autopista y autovía

S-570a
Hito kilométrico en autopista de peaje

S-571
Hito kilométrico en autopista y autovía que, además, forma parte de un itinerario europeo

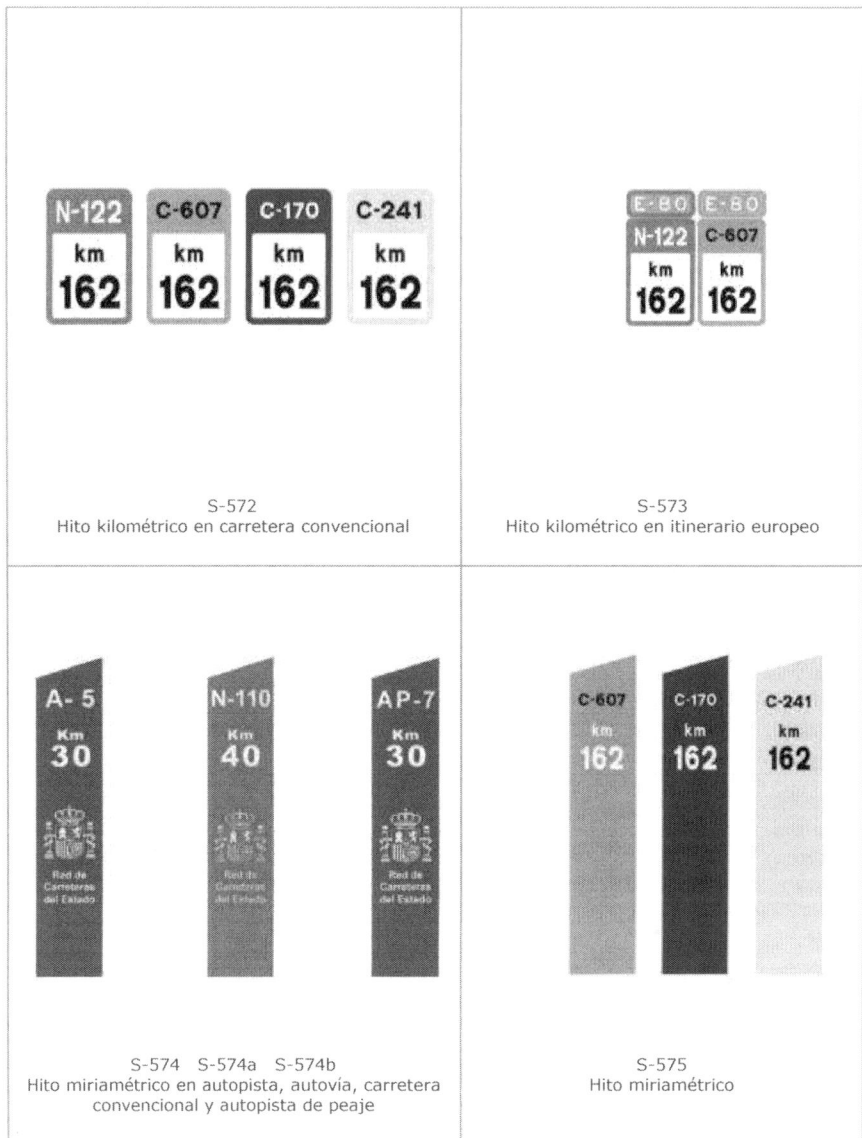

S-572
Hito kilométrico en carretera convencional

S-573
Hito kilométrico en itinerario europeo

S-574   S-574a   S-574b
Hito miriamétrico en autopista, autovía, carretera
convencional y autopista de peaje

S-575
Hito miriamétrico

5.15. SEÑALES DE CONFIRMACIÓN

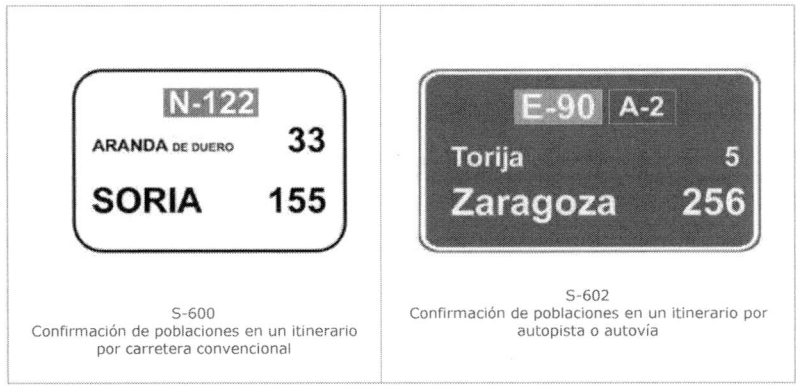

S-600
Confirmación de poblaciones en un itinerario por carretera convencional

S-602
Confirmación de poblaciones en un itinerario por autopista o autovía

5.16. SEÑALES DE USO ESPECÍFICO EN POBLADO

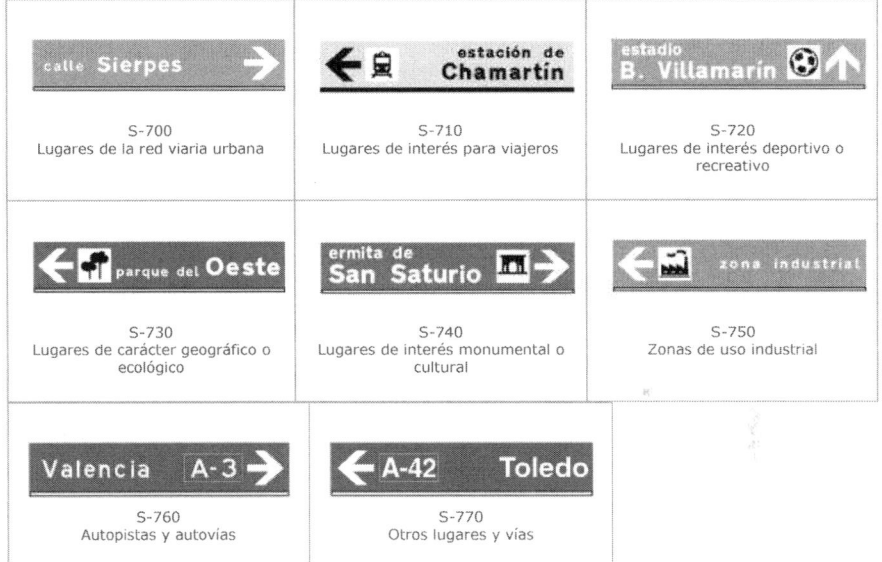

S-700
Lugares de la red viaria urbana

S-710
Lugares de interés para viajeros

S-720
Lugares de interés deportivo o recreativo

S-730
Lugares de carácter geográfico o ecológico

S-740
Lugares de interés monumental o cultural

S-750
Zonas de uso industrial

S-760
Autopistas y autovías

S-770
Otros lugares y vías

5.17. PANELES COMPLEMENTARIOS

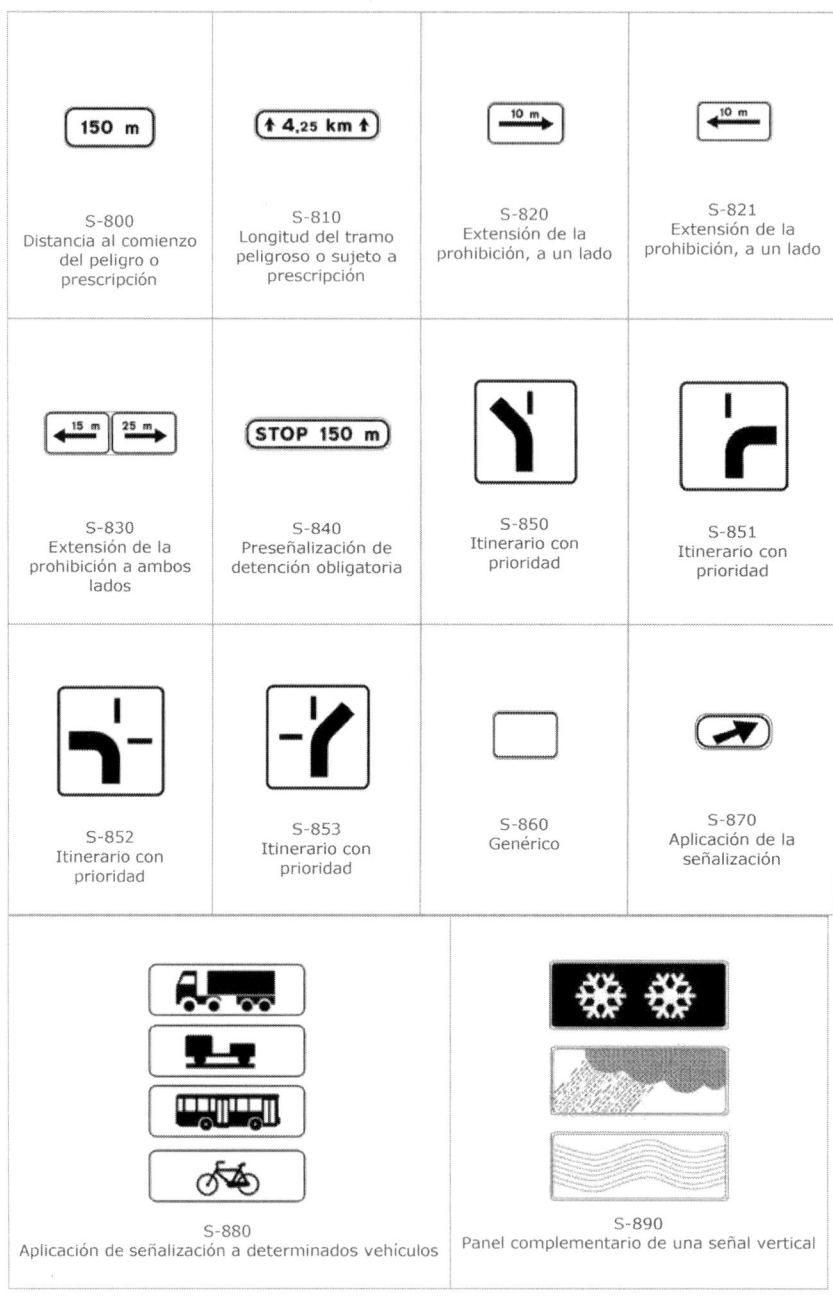

S-800
Distancia al comienzo del peligro o prescripción

S-810
Longitud del tramo peligroso o sujeto a prescripción

S-820
Extensión de la prohibición, a un lado

S-821
Extensión de la prohibición, a un lado

S-830
Extensión de la prohibición a ambos lados

S-840
Preseñalización de detención obligatoria

S-850
Itinerario con prioridad

S-851
Itinerario con prioridad

S-852
Itinerario con prioridad

S-853
Itinerario con prioridad

S-860
Genérico

S-870
Aplicación de la señalización

S-880
Aplicación de señalización a determinados vehículos

S-890
Panel complementario de una señal vertical

5.17. OTRAS SEÑALES

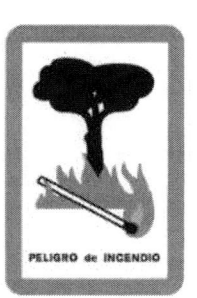

S-900
Peligro de incendio

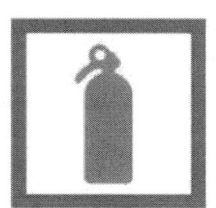

S-910
Extintor

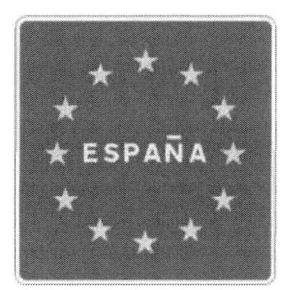

S-920
Entrada a España

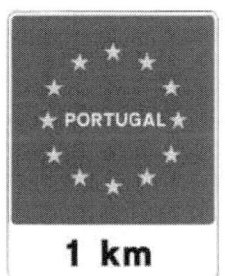

S-930
Confirmación del país

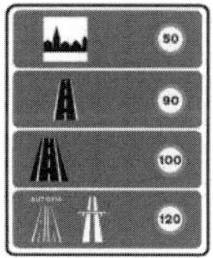

S-940
Limitaciones de velocidad en España

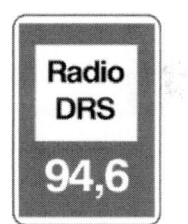

S-950
Radiofrecuencia de emisoras específicas de información sobre carreteras

S-960
Teléfono de emergencia

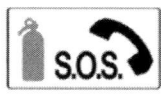

S-970
Apartadero

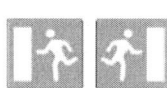

S-980
Salida de emergencia

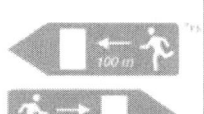

S-990
Salida de emergencia

6. SEÑALIZACIÓN HORIZONTAL Y MARCAS VIALES

6.1. MARCAS BLANCAS LONGITUDINALES

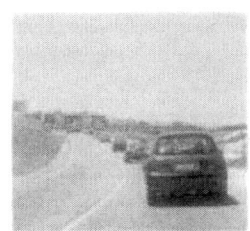

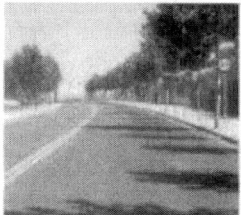

Marca longitudinal continua

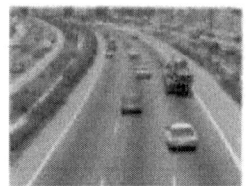

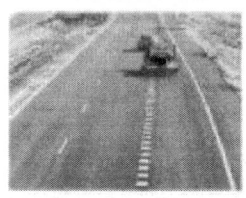

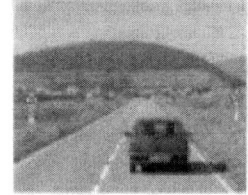

Marca longitudinal discontinua

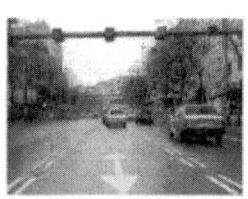

Marcas longitudinales
discontinuas dobles

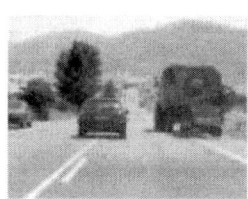

Marcas longitudinales
continuas adosadas
a discontinuas

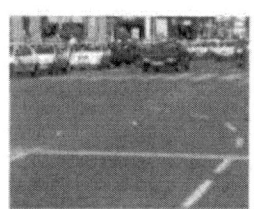

Marca de guía
en la intersección

6.2. MARCAS BLANCAS TRANSVERSALES

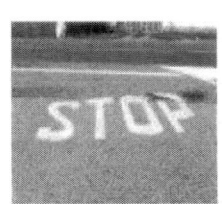

Marca transversal continua

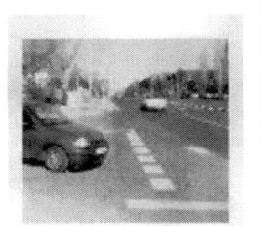

Marca transversal discontinua

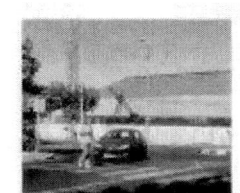

Marca de paso para peatones

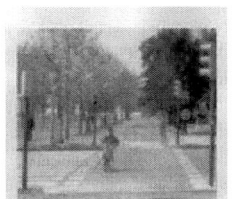

Marca de paso para ciclistas

6.3. SEÑALES HORIZONTALES DE CIRCULACIÓN

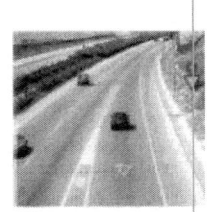
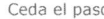

Ceda el paso

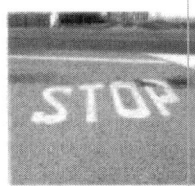

Detención obligatoria o STOP

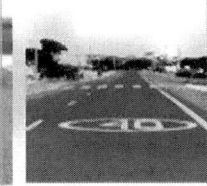

Señal de limitación de velocidad

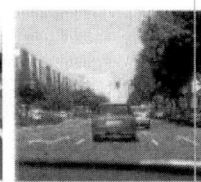

Flechas de selección de carriles

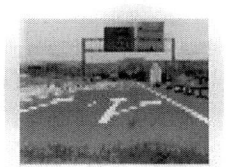

Flecha de salida

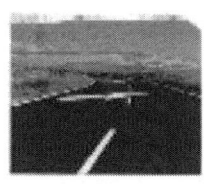

Flecha de fin de carril

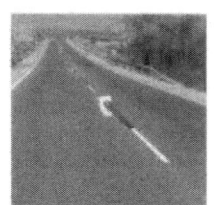

Flecha de retorno

6.4. OTRAS MARCAS E INCRIPCIONES DE COLOR BLANCO

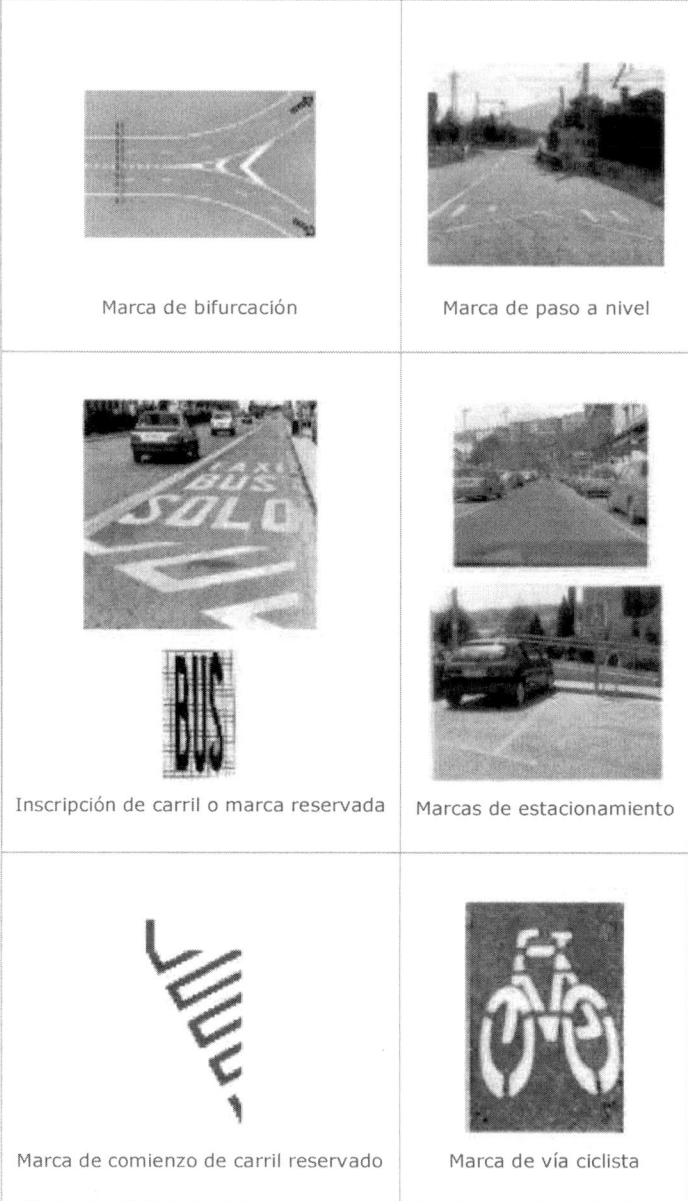

Marca de bifurcación	Marca de paso a nivel
Inscripción de carril o marca reservada	Marcas de estacionamiento
Marca de comienzo de carril reservado	Marca de vía ciclista

Rodio

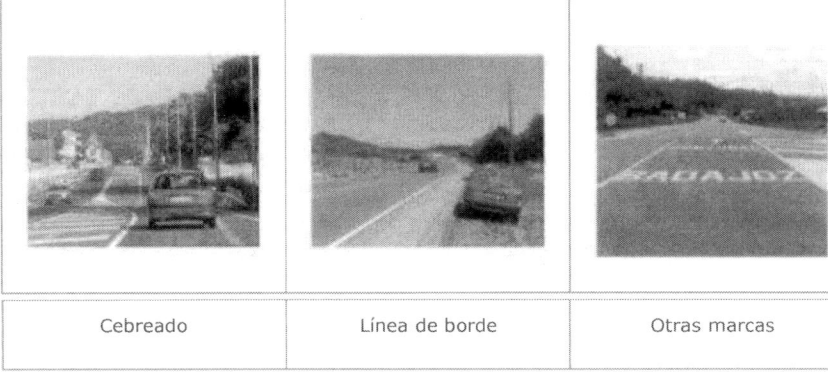

Cebreado	Línea de borde	Otras marcas

6.5. MARCAS DE OTROS COLORES

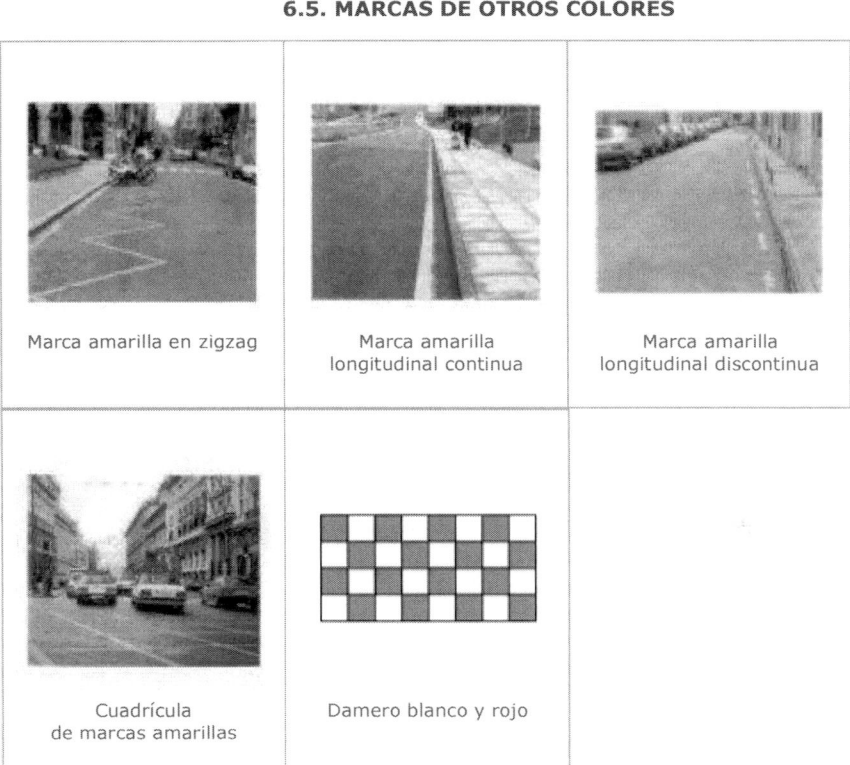

Marca amarilla en zigzag	Marca amarilla longitudinal continua	Marca amarilla longitudinal discontinua

Cuadrícula de marcas amarillas	Damero blanco y rojo

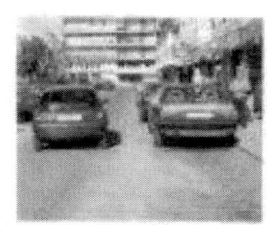 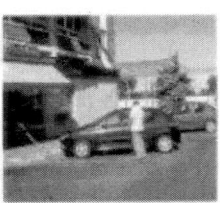 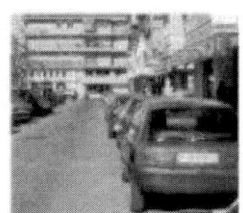

Marcas azules

ANEXO II

Pruebas deportivas, marchas ciclistas y otros eventos.

Sección 1.ª Pruebas deportivas

Artículo 1. Objeto.

Esta normativa tiene por objeto establecer una regulación de la utilización de la vía para la realización de pruebas deportivas competitivas organizadas.

Artículo 2. Tramitación de las solicitudes de autorización.

La tramitación para solicitar la autorización de las pruebas deportivas por parte de la autoridad gubernativa correspondiente será la siguiente:

1. Competencias.

La competencia para expedir la autorización para celebrar una prueba deportiva corresponderá:

a) Al organismo autónomo Jefatura Central de Tráfico, cuando el recorrido de la prueba se desarrolle por vías de más de una comunidad autónoma.

b) A la comunidad autónoma correspondiente y a las Ciudades de Ceuta y Melilla, cuando la prueba se desarrolle íntegramente por vías situadas dentro de su ámbito territorial.

c) Al ayuntamiento, cuando la prueba se desarrolle íntegramente dentro del casco urbano, con exclusión de las travesías.

2. Informes.

a) Del titular de la vía: los organismos titulares de las vías por las que vayan a discurrir las pruebas deportivas emitirán informe sobre su viabilidad.

b) Del organismo autónomo Jefatura Central de Tráfico: cuando la competencia para autorizar las pruebas esté atribuida a una comunidad autónoma, ésta solicitará informe de las Jefaturas de Tráfico de las provincias por cuyo territorio discurran, y, en el caso de que la competencia esté atribuida a las Ciudades de Ceuta o de Melilla, éstas solicitarán informe de la Jefatura Local de Tráfico, siempre que la vigilancia y regulación del tráfico esté atribuida a la Administración General del Estado. En las comunidades autónomas que tengan transferida la competencia de ejecución en materia de vigilancia de la circulación, el informe se solicitará al órgano que la ejerza. Los informes fijarán los servicios de vigilancia.

c) Los informes previstos en los párrafos a) y b) tendrán carácter vinculante cuando se opongan a la realización de la prueba deportiva o la condicionen al cumplimiento de determinadas prescripciones técnicas.

3. Documentación.

La solicitud de autorización especial para celebrar pruebas deportivas se presentará dirigida al órgano competente con, al menos, 30 días de antelación, acompañada de los siguientes documentos:

a) Permiso de organización expedido por la federación deportiva correspondiente, cuando así lo exija la legislación deportiva.

b) Memoria de la prueba en el que se hará constar:

1.º Nombre de la actividad y, en su caso, número cronológico de la edición.

2.º Reglamento de la prueba.

3.º Croquis preciso del recorrido, fecha de celebración, itinerario, perfil, horario probable de paso por los distintos puntos determinantes del recorrido y promedio previsto tanto de la cabeza de la prueba como del cierre de ésta.

4.º Identificación de los responsables de la organización, y concretamente del director ejecutivo, y del responsable de seguridad vial, que dirigirá la actividad del personal auxiliar habilitado.

5.º Número aproximado de participantes previstos.

6.º Proposición de medidas de señalización de la prueba y del resto de los dispositivos de seguridad previstos en los posibles lugares peligrosos, así como la función que deba desempeñar el personal auxiliar habilitado, todo ello mediante informe detallado y que será comunicado en su momento por el responsable de la seguridad vial de la prueba o las fuerzas del orden al personal responsable de la vigilancia de estos puntos conflictivos.

El responsable de seguridad vial de la prueba deberá conocer las normas de circulación, para lo cual deberá poseer permiso de conducción en vigencia.

Las autoridades competentes redactarán una instrucción específica que contendrá nociones básicas sobre regulación de tráfico, y cuyo contenido será de obligado conocimiento para el responsable de seguridad vial de la prueba.

7.º Justificante de la contratación de los seguros de responsabilidad civil y de accidentes a los que se refiere el artículo 14 de este anexo.

4. Resolución.

La autoridad competente dictará y notificará la resolución en el plazo de 10 días hábiles desde la presentación de la solicitud. Transcurrido este plazo sin que se haya dictado la resolución, se entenderá concedido el permiso para la organización de la prueba. Contra la resolución podrán interponerse los recursos que procedan. La resolución que se dicte fijará los servicios de vigilancia, cuyo coste correrá a cargo de los organizadores de la prueba.

Artículo 3. Normativa aplicable.

La actividad de las pruebas deportivas se regirá por las normas establecidas en esta normativa especial, por los reglamentos deportivos y demás normas que resulten de aplicación.

Artículo 4. Uso de las vías.

Las pruebas deportivas se disputarán con el tráfico completamente cerrado a los usuarios ajenos a dicha prueba, y gozarán del uso exclusivo de las vías en el espacio comprendido entre el vehículo de apertura con bandera roja y el de cierre con bandera verde.

Artículo 5. Control de las pruebas deportivas.

El control y orden de la prueba, tanto por lo que respecta a los participantes como al resto de usuarios de la vía, estará encomendado a los agentes de la autoridad o al personal de la organización habilitado, que actuará siguiendo las directrices de los agentes o del responsable de seguridad vial.

Artículo 6. Obligaciones de los participantes.

1. Todos los participantes en una prueba deportiva, con las excepciones previstas en este reglamento, están obligados al cumplimiento de las normas particulares del reglamento de la prueba y a las que en un momento determinado establezca o adopte, por seguridad, el responsable de la prueba o la autoridad competente, no obstante estar eximidos del cumplimiento de las normas generales de circulación.

2. Cuando un participante no se encuentre en condiciones para mantener el horario previsto para el último de los participantes o sobrepase el tiempo previsto de cierre de control de la actividad, será superado por el vehículo con bandera verde, que indica el final de la zona de competición, por lo que deberá abandonar la prueba con el fin de no entorpecer el tráfico automovilístico y el desarrollo de la propia actividad. En caso de continuar deberá cumplir las normas y señales, y será considerado un usuario más de la vía.

Artículo 7. Vehículos de apoyo.

La organización dispondrá de vehículos de apoyo suficientes, banderines y medios adecuados para la señalización del recorrido, tanto por lo que respecta a los participantes como al resto de usuarios de la vía, así como de los servicios necesarios para retirar la señalización al terminar la actividad, y desperdicios que ocasionen los avituallamientos, dejando la vía y sus alrededores en el mismo estado que antes de su celebración.

Artículo 8. Señalización de itinerarios.

Los itinerarios deben señalizarse en los lugares peligrosos, incluso con la presencia de personal de la organización y con instrucciones precisas del responsable de seguridad vial. Las señalizaciones deberán ser retiradas o borradas una vez que pase el último participante y nunca serán colocadas de manera que provoquen confusión para la circulación rodada ajena a la actividad deportiva. Cuando las indicaciones se hagan sobre la calzada, se deberán utilizar materiales que se borren después de pocas horas.

Artículo 9. Condiciones de la circulación.

1. Todas las pruebas irán precedidas por un agente de la autoridad con una bandera roja y finalizadas por otro con una bandera verde, las cuales acotarán para los participantes y el resto de usuarios de la vía el inicio y fin del espacio ocupado para la prueba. Estará prohibida la circulación de vehículos en el espacio comprendido entre la bandera roja y la verde, excepto los vehículos autorizados expresamente y con la autorización situada en lugar visible.

Entre una y otra bandera, el personal auxiliar habilitado que realice funciones de orden, control o seguridad irá provisto de una bandera de color amarillo en indicación de atención o peligro, así como con vestimenta de alta visibilidad homologada y que responda a las prescripciones técnicas contenidas en el Real Decreto 1407/1992, de 20 de noviembre.

2. Sin perjuicio de ello, la organización incorporará vehículos pilotos de protección que estarán dotados de carteles que anuncien el comienzo y el final de la prueba, y deberán, en su caso, situar el coche de apertura y cierre de la prueba como mínimo 200 metros por delante y por detrás del primer participante y del último, respectivamente.

3. Las características de los vehículos piloto a que se hace referencia en el apartado anterior serán las siguientes:

a) Vehículos de apertura:

- Portador de cartel con la inscripción «Atención:
- prueba deportiva. STOP», sin que en ningún caso exceda la anchura del vehículo.
- Bandera roja.
- Rotativo de señalización de color naranja.
- Luces de avería y de cruce encendidas.

b) Vehículo de cierre:

- Portador de cartel con la inscripción «Fin de carrera.

- CONTINÚE», sin que en ningún caso exceda la anchura del vehículo.

- Bandera verde.

- Rotativo de señalización de color naranja.

- Luces de avería y de cruce encendidas.

Artículo 10. Servicios sanitarios.

1. La organización dispondrá la existencia durante la celebración de la actividad de la presencia obligatoria, como mínimo, de una ambulancia y de un médico para la asistencia de todos los participantes, sin perjuicio de su ampliación con más personal sanitario en la medida que se estime necesario.

2. En las pruebas cuya participación supere los 750 deportistas, se contará con un mínimo de dos médicos, dos socorristas y dos ambulancias, y deberá añadirse, como mínimo, una ambulancia y un médico por cada fracción suplementaria de 1.000 participantes.

Artículo 11. Condición de los participantes.

Los participantes que circulen fuera del espacio delimitado por los vehículos de señalización de inicio y fin de la prueba serán considerados usuarios normales de la vía, y no les será de aplicación esta normativa especial.

Artículo 12. Requisitos de los responsables de la prueba.

El director ejecutivo y el responsable de seguridad vial de la prueba deportiva deberán ser mayores de edad y tener conocimientos de las normas de circulación, para lo que será suficiente poseer la licencia o el permiso de conducción en vigor, así como conocimiento del reglamento de la prueba.

El responsable de seguridad vial deberá indicar de modo preciso a cada uno de los miembros del personal auxiliar habilitado la función que deban desempeñar, de acuerdo con la memoria aprobada por la autoridad gubernativa competente.

Artículo 13. Personal auxiliar.

El personal auxiliar para el mantenimiento del orden y control de la actividad deberá ser en número razonable, en función de las características de la actividad, dependerá del responsable de seguridad vial y deberá tener, como mínimo, las siguientes características:

a) Ser mayor de 18 años y poseer permiso de conducción.

b) Disponer por escrito de las instrucciones precisas dadas por el responsable de seguridad vial de la prueba y que habrán sido explicadas previamente por éste o por los agentes de la autoridad que den cobertura a la prueba.

c) Disponer de un sistema de comunicación eficaz que permita al responsable de seguridad vial entrar en contacto con el personal habilitado durante la celebración de la prueba.

d) Disponer de material de señalización adecuado, integrado, como mínimo, por conos y banderas verde, amarilla y/o roja, para indicar a los usuarios si la ruta está o no libre, o una situación de peligrosidad.

e) Deberá poder desplazarse de un punto a otro del recorrido para el ejercicio de sus funciones.

Artículo 14. Obligaciones de los participantes.

Todos los participantes de la prueba deben estar cubiertos por un seguro de responsabilidad civil que cubra los posibles daños a terceros hasta los mismos límites que para daños personales y materiales establece el Real Decreto 7/2001, de 12 de enero, para el seguro de responsabilidad civil de vehículos a motor de suscripción obligatoria, y un seguro de accidentes que tenga, como mínimo, las coberturas del seguro obligatorio deportivo regulado en el Real Decreto 849/1993, de 4 de junio, sin cuya preceptiva contratación no se podrá celebrar prueba alguna.

Sección 2.ª Marchas ciclistas

Artículo 15. Objeto y ámbito de aplicación.

1. Esta normativa tiene por objeto establecer una regulación de las marchas ciclistas organizadas, concebidas como un ejercicio físico con fines deportivos, turísticos o culturales.

2. Se entenderá por marchas ciclistas organizadas aquellas actividades de más de 50 ciclistas.

Artículo 16. Marchas ciclistas organizadas.

Las normas establecidas en esta sección sólo regulan con carácter vinculante las marchas ciclistas organizadas.

Artículo 17. Requisitos de las marchas ciclistas organizadas.

Las marchas ciclistas organizadas deberán cumplimentar los requisitos administrativos indicados en el artículo 2 de la sección 1.ª de este anexo.

Artículo 18. Comunicación a las autoridades competentes.

La organización estará obligada a comunicar la celebración de la marcha ciclista a los ayuntamientos de las localidades por los que aquélla discurra.

Artículo 19. Control de las marchas ciclistas.

El control y orden de la marcha, tanto en lo que respecta a los participantes como al resto de usuarios de la vía, estará encomendado a los agentes de la autoridad o personal de la organización habilitado. Las órdenes o instrucciones emanadas de dicho personal durante el desarrollo de la actividad, que actuarán siguiendo las directrices de los agentes, tendrán la misma consideración que la de dichos agentes, al actuar como auxiliar de éstos.

Artículo 20. Obligaciones de los participantes.

Todos los participantes de una actividad ciclista organizada, con las excepciones previstas en este reglamento, podrán circular y agruparse libremente, siempre por su carril, excepto que por seguridad el responsable de la prueba o la autoridad competente puntualmente indique otro criterio durante el desarrollo de la marcha.

En general, los participantes deberán cumplir la normativa de circulación, especialmente cuando marchen desagrupados de los demás.

Artículo 21. Vehículos piloto de apoyo.

La organización dispondrá de vehículos piloto de apoyo suficiente, banderines y medios adecuados para la señalización del recorrido, tanto por lo que respecta a los participantes como al resto de usuarios de la vía, así como de los servicios necesarios para retirar la señalización al término de la actividad, y desperdicios que ocasionen los avituallamientos, dejando la carretera y sus alrededores en el mismo estado que antes de su celebración.

Artículo 22. Señalización de itinerarios.

Los itinerarios deben señalizarse en los lugares peligrosos, incluso con la presencia de personal de la organización habilitado y con instrucciones precisas del responsable de la organización. Las señalizaciones deberán ser retiradas o borradas una vez que pase el último participante y nunca serán colocadas de manera que provoquen confusión para la circulación rodada ajena a la actividad ciclista. Cuando las indicaciones se hagan sobre la calzada, se deberán utilizar materiales que se borren después de pocas horas.

Artículo 23. Condiciones de la circulación.

1. Todas las pruebas irán precedidas por un agente de la autoridad con una bandera roja y finalizadas por otro con una bandera verde, las cuales acotarán para los participantes y el resto de usuarios de la vía el inicio y el fin del espacio ocupado para la prueba. Entre una y otra el personal auxiliar habilitado que realice funciones de orden, control o seguridad irá provisto de una bandera de color amarillo en indicación de precaución.

2. Sin perjuicio de ello, la organización incorporará vehículos piloto de protección que estarán dotados de carteles que anuncien el comienzo y el final de la prueba, y deberán, en su caso, situar el coche de apertura y cierre de la prueba como mínimo 200 metros por delante y por detrás del primer participante y del último, respectivamente.

3. Las características de los vehículos piloto a los que se hace referencia en el apartado anterior serán las siguientes:

a) Vehículos de apertura:
  - Portador de cartel con la inscripción «Atención:
  - marcha ciclista», sin que en ningún caso exceda la anchura del vehículo.
  - Bandera roja.
  - Rotativo de señalización de color naranja.
  - Luces de avería y de cruce encendidas.

b) Vehículo de cierre:
  - Portador de cartel con la inscripción «Fin marcha ciclista», sin que en ningún caso exceda la anchura del vehículo.
  - Bandera verde.
  - Rotativo de señalización de color naranja.
  - Luces de avería y de cruce encendidas.

Artículo 24. Servicios sanitarios.

1. La organización dispondrá durante la celebración de la actividad de la presencia obligatoria, como mínimo, de una ambulancia y de un médico para la asistencia de todos los participantes, sin perjuicio de su ampliación con más personal sanitario en la medida que se estime necesario.

2. En las pruebas cuya participación supere los 750 ciclistas, se contará con un mínimo de dos médicos, dos socorristas y dos ambulancias, y deberá añadirse, como mínimo, una ambulancia y un médico por cada fracción suplementaria de 1.000 participantes.

Artículo 25. Comportamiento de los participantes.

Los agentes de la autoridad y el personal auxiliar habilitado podrán impedir su continuidad en la actividad a aquellas personas que con sus acciones constituyan un peligro para el resto de los participantes o usuarios de las vías.

Artículo 26. Requisitos de los responsables de la marcha.

El director ejecutivo y el responsable de seguridad vial de la prueba deportiva deberán ser mayores de edad.

Este último deberá conocer las normas de circulación, para lo cual deberá poseer permiso de conducción en vigencia.

El responsable de seguridad vial deberá indicar de modo preciso a cada uno de los miembros del personal auxiliar habilitado la función que deban desempeñar, de acuerdo con el reglamento particular aprobado por la autoridad gubernativa competente.

Artículo 27. Personal auxiliar.

El personal auxiliar para el mantenimiento del orden y control de la actividad deberá ser en número razonable, en función de las características de la actividad, dependerá del responsable de seguridad vial y deberá tener, como mínimo, las siguientes características:

a) Ser mayor de 18 años y poseer permiso de conducción.

b) Disponer por escrito de las instrucciones precisas dadas por el responsable de seguridad vial de la prueba y que habrán sido explicadas previamente por éste o por los agentes de la autoridad que den cobertura a la prueba.

c) Estar debidamente identificado con petos y ropa visible. Disponer de un sistema de comunicación eficaz que permita al responsable de seguridad vial entrar en contacto con el personal habilitado durante la celebración de la prueba.

d) Disponer de material de señalización adecuado, integrado, como mínimo, por conos y banderas verde, amarilla y/o roja, para indicar a los usuarios si la ruta está o no libre, o una situación de peligrosidad.

e) Deberá desplazarse de un punto a otro del recorrido para el ejercicio de sus funciones.

Artículo 28. Obligaciones de los participantes.

Todos los participantes de la marcha deben estar amparados por un seguro de responsabilidad civil que cubra los posibles daños a terceros y por un seguro de accidentes que tenga, como mínimo, las coberturas del seguro obligatorio deportivo, sin cuya preceptiva contratación no se podrá celebrar prueba alguna.

Artículo 29. Prohibiciones.

Como norma general, está prohibido el seguimiento de coches de los participantes. Sólo los vehículos autorizados expresamente y con la autorización situada en lugar visible pueden circular detrás de los grupos de ciclistas.

Artículo 30. Desarrollo de las marchas.

Las marchas se desarrollarán con el tráfico abierto, sin perjuicio de que en ciertas circunstancias o momentos pueda considerarse la opción de cerrar al tráfico determinadas zonas mientras dura el paso de los ciclistas.

Artículo 31. Formación y habilitación del personal auxiliar.

Por los Ministerios del Interior y de Educación, Cultura y Deporte se fijarán las condiciones, formación y habilitación del personal auxiliar de los agentes de la autoridad que pueda actuar en competiciones deportivas en carretera y marchas ciclistas.

Sección 3.ª Otros eventos

Artículo 32. Participación de vehículos históricos.

Aquellos eventos en que participen vehículos históricos conceptuados como tales de acuerdo con el Real Decreto 1247/1995, de 14 de julio, por el que se aprueba su reglamento regulador, o de más de 25 años de antigüedad en número superior a 10, en los que se establezca una clasificación de velocidad o regularidad inferior a 50 kilómetros por hora de media, así como su participación en acontecimientos o manifestaciones turísticas, concentraciones, concursos de conservación o elegancia y, en general, cualquier clase de evento en los que no se establezca clasificación alguna sobre la base del movimiento de los vehículos, ya sea en función de su velocidad o de la regularidad, precisarán de autorización administrativa.

Artículo 33. Normativa aplicable.

Las exhibiciones de vehículos antiguos a los que se refiere el artículo anterior se regirán, en lo que resulte de aplicación, por el artículo 2.3 de la sección 1.a, si bien sólo será exigible el seguro de responsabilidad civil.

La circulación por la vía pública de estas agrupaciones de vehículos deberá estar precedida y seguida de un vehículo piloto.

ANEXO III

Normas y condiciones de circulación de los vehículos especiales y de los vehículos en régimen de transporte especial

Las normas y condiciones de circulación de los vehículos especiales y de los vehículos en régimen de transporte especial se agrupan y sistematizan de la siguiente forma:

Sección 1.ª Condiciones de circulación comunes para los grupos 1, 2 y 3

1. Mantendrá una separación mínima de 50 m con el vehículo que le preceda y permitirá y facilitará el adelantamiento a los vehículos de marcha más rápida, y se detendrá si ello fuera preciso, y sin obligar en ningún caso a los conductores de otros vehículos a modificar bruscamente su velocidad o trayectoria.

2. Las detenciones y estacionamientos se efectuarán fuera de la calzada y del arcén.

3. El vehículo piloto está autorizado para utilizar la señal V-2 mientras preste el servicio, la cual deberá ser visible tanto hacia delante como hacia atrás y será desconectada al finalizar el servicio.

Entre el personal del vehículo piloto y el de la cabina del vehículo especial o en régimen de transporte especial deberán poder establecerse comunicaciones por radio y por teléfono en una lengua conocida por ambas partes.

4. Los vehículos especiales y los vehículos en régimen de transporte especial, además de los dispositivos de señalización que determina el Reglamento General de Vehículos para la categoría del vehículo en cuestión, deberán disponer de señales luminosas V-2 distribuidas de tal forma que quede perfectamente delimitado el contorno de la sección transversal de los vehículos, en sus frontales anterior y posterior, así como de señales V-4, V-5 (optativa de la V-4), V-6, V-16, V-20 y de las contempladas en el artículo 15.6 y 7 del Reglamento General de Circulación, cuando proceda. Asimismo utilizarán permanentemente el alumbrado de cruce.

5. En todo momento se cumplirán las disposiciones restrictivas de tránsito especialmente establecidas, las que se hallen señalizadas en la vía o las que sean indicadas por los agentes de la autoridad encargados de la vigilancia del tráfico.

6. La circulación deberá suspenderse saliendo de la plataforma, con ocasión de la existencia de fenómenos atmosféricos adversos que supongan un riesgo para la circulación, o cuando no exista una visibilidad de 150 m, como mínimo, tanto hacia delante como hacia atrás.

7. El titular del vehículo deberá cerciorarse, incluso recorriendo el itinerario previamente a la realización de cada viaje, de la no existencia de limitaciones u obstáculos físicos que lo impidan.

8. Los vehículos especiales o en régimen de transporte especial cuya anchura supere los cinco m precisarán acompañamiento de los agentes de la autoridad encargados de la vigilancia del tráfico. El titular deberá dar cuenta, con un mínimo de 72 horas de antelación, a los agentes de la autoridad encargados de la vigilancia del tráfico de la provincia de partida, del lugar, hora, fecha de la iniciación por cada uno de los viajes autorizados, indicará la matrícula del vehículo o las del conjunto de vehículos que realizarán el viaje y adjuntará copia de la autorización. Asimismo se dirigirá idéntico aviso al órgano designado para su recepción por el titular de la vía.

Además de éstas, deberán cumplirse para cada uno de los citados grupos las siguientes normas y condiciones de circulación:

Grupo 1. Normas y condiciones de circulación para vehículos en régimen de transporte especial al superar, por razón de la carga indivisible transportada, las masas o dimensiones máximas.

1. La puesta en circulación de estos vehículos deberá estar amparada por la autorización complementaria previa, contemplada en el artículo 14.2 del Reglamento General de Vehículos. Su circulación se ajustará a las normas generales de este reglamento que les sean de aplicación. Sobre ellas prevalecerán las condiciones de circulación que se fijen en la autorización complementaria de circulación.

2. En vías urbanas deberán seguir el itinerario determinado por la autoridad municipal.

3. Acompañamiento de vehículo piloto:

a) Por dimensiones: cuando el vehículo en régimen de transporte especial supere los tres m de anchura o su longitud supere los 20,55 m, deberá situarse detrás, a una distancia mínima de 50 m, en autopistas y autovías ; y delante, en el resto de carreteras.

b) Por velocidad: además de lo dispuesto en el caso anterior, en el supuesto de que la velocidad de circulación sea inferior a la mitad de la genérica de la vía, en carreteras convencionales, se situará otro vehículo piloto detrás a una distancia mínima de 50 m.

4. Velocidades:

a) Vehículo con autorización genérica: la velocidad máxima de circulación permitida será de 70 km/h. Sobre estas limitaciones prevalecerán las más restrictivas que figuren en la tarjeta ITV.

b) Vehículo con autorización específica: la velocidad máxima de circulación permitida será de 60 km/h. Sobre estas limitaciones prevalecerán las más restrictivas que figuren en la tarjeta ITV.

c) Vehículo con autorización excepcional: la velocidad máxima de circulación permitida será la fijada en la autorización, que en ningún caso superará los 60 km/h. Sobre estas limitaciones prevalecerán las mas restrictivas que figuren en la tarjeta ITV.

5. Horario de circulación: todo vehículo que circule en régimen de transporte especial con autorización de carácter genérico o específico podrá hacerlo tanto de día como de noche; no obstante, para el de carácter excepcional podrá ser permitida entre la puesta y salida del sol cuando así conste en la autorización que se expida.

6. En el caso de los vehículos que circulen en régimen de transporte especial amparados por autorización específica o excepcional, el titular de esta autorización deberá dar cuenta el día antes a la realización de cada viaje, a los agentes de la autoridad encargados de la vigilancia del tráfico, de la provincia de partida, del lugar, fecha y hora de la iniciación del viaje, y remitirá copia de la autorización. Asimismo y en idénticos términos, se comunicará el viaje a los servicios del titular de la vía designados al efecto.

Grupo 2. Normas y condiciones de circulación para los vehículos especiales agrícolas y sus conjuntos que, por construcción, superan permanentemente las masas o dimensiones máximas.

1. Podrán circular por autovías, aunque no alcancen la velocidad de 60 km/h en llano, cuando no exista itinerario alternativo o vía de servicio adecuada.

2. Llevarán en todo momento el peine o corte desmontado si dispusieran de él.

3. Acompañamiento de vehículo piloto:

a) Por dimensiones: cuando se superen los 3,50 metros de anchura deberá situarse detrás, a una distancia mínima de 50 m, en autovías, y delante, en el resto de carreteras.

b) Por velocidad: en el supuesto de que la velocidad de circulación sea inferior a la mitad de la genérica de la vía, se situará detrás a dicha distancia mínima.

Grupo 3. Normas y condiciones de circulación para vehículos especiales y sus conjuntos de obras y de servicios que, por construcción, superan permanentemente las masas o dimensiones máximas.

1. Acompañamiento de vehículo piloto:

a) Por dimensiones: cuando se superen los 3,50 metros de anchura o su longitud supere los 30 metros, deberá situarse detrás, a una distancia mínima de 50 metros, en autopistas y autovías, y delante, en el resto de carreteras.

b) Por velocidad: en el supuesto de que la velocidad de circulación sea inferior a la mitad de la genérica de la vía, se situará detrás a dicha distancia mínima.

Grupo 4. Normas y condiciones de circulación para los demás vehículos especiales.

1. Circularán de acuerdo con las establecidas con carácter general para los vehículos especiales en el articulado de este reglamento.

2. El itinerario de los trenes turísticos será determinado por la autoridad competente en materia de regulación y vigilancia del tráfico, teniendo en cuenta las características de la vía, del tráfico y la concurrencia con otros usuarios.

Sección 2.ª Régimen específico de circulación de convoyes y columnas militares, transportes especiales de material militar en vehículos pertenecientes al Ministerio de Defensa o al servicio de los cuarteles generales militares internacionales de la OTAN

1. A los efectos de esta sección, se entenderá por:

a) Autoridad militar ordenante del desplazamiento: la persona legítimamente habilitada para firmar el documento que autoriza un transporte, determinando la modalidad y condiciones del movimiento y, en su caso, el órgano designado para la gestión del desplazamiento.

b) Jefe del convoy: personal que forma parte de un convoy y ejerce de autoridad sobre éste.

c) Jefe del transporte: el jefe de los medios de transporte que conforman la columna militar y responsable técnico.

d) Columna militar: un grupo de vehículos que se mueven bajo un único jefe de columna por la misma ruta, al mismo tiempo y en la misma dirección. Las columnas pueden estar compuestas de varios elementos organizados que se denominan «convoyes o unidades de marcha».

e) Convoy: todo grupo de vehículos, constituido al menos por tres unidades, de las cuales dos serán los vehículos señalizadores de cabeza y cola. Estos vehículos de cabeza y cola deberán montar la señal V-2 (tal como establece el anexo XI, señal V-2, del Reglamento General de Vehículos, aprobado por el Real Decreto 2822/1998, de 23 de diciembre).

2. La circulación de vehículos, columnas y convoyes militares se realizará evitando, en la medida de lo posible, el entorpecimiento al resto de usuarios. Salvo casos de urgencia, la autoridad militar ordenante del desplazamiento comunicará al organismo autónomo Jefatura Central de Tráfico, con al menos 48 horas de antelación, el itinerario y el horario previsto.

En situaciones de urgencia, esta comunicación se realizará directamente al Centro de Gestión de Tráfico de los servicios centrales de la Dirección General de Tráfico.

El jefe del convoy controlará y será responsable de que el movimiento se desarrolle con sujeción a lo establecido en esta sección y en el resto de la normativa que desarrolla el texto articulado de la Ley sobre tráfico, circulación de vehículos a motor y seguridad vial, y velará especialmente para que, tanto los conductores como los vehículos, porten la documentación exigida.

3. La circulación de vehículos especiales y vehículos en régimen de transporte especial no requerirá la autorización contemplada en el artículo 14 del Reglamento General de Vehículos, y será realizada en todo caso bajo la responsabilidad de la autoridad militar ordenante del desplazamiento.

Se exceptúa de la prohibición contenida en el artículo 18.2 de este reglamento a los conductores de vehículos militares que por su naturaleza precisen un sistema de comunicaciones internas.

4. La autoridad militar ordenante del desplazamiento podrá recabar la colaboración de los organismos titulares de las vías por las que vaya a realizarse el desplazamiento y solicitar la de las autoridades competentes en materia de vigilancia, regulación y control de tráfico.

Los responsables técnicos de las unidades encargadas de conservación, explotación y vialidad de carreteras de las distintas Administraciones titulares de las vías públicas y de la vigilancia, control y regulación del tráfico prestarán con carácter prioritario y urgente la información y el apoyo que les fuera solicitado para hacer posible, si procede, la circulación de los vehículos especiales o en régimen de transporte especial a lo largo de las carreteras o en puntos concretos de ellas, de modo que aquella pueda realizarse sin menoscabo de la infraestructura viaria y con la menor repercusión para el resto de los usuarios.

La Policía Militar, Naval o Aérea, en su caso, regulará la circulación, siempre que sea necesario, a lo largo del desplazamiento.

5. La autoridad militar ordenante comunicará los movimientos de estos vehículos especiales o en régimen de transporte especial a las autoridades autonómicas y locales responsables de la vigilancia, regulación y control del tráfico en alguno de los tramos incluidos en el itinerario. Asimismo, deberá comunicarse, en su caso, a las sociedades concesionarias de autopistas de peaje.

6. Todo convoy de unidades de transporte que incluya vehículos especiales o en régimen de transporte especial estará sometido a las condiciones más restrictivas de circulación impuestas reglamentariamente a cada uno de los vehículos que lo compongan, y podrán circular por debajo de los límites mínimos de velocidad incluso los vehículos de protección o de acompañamiento.

La velocidad máxima del convoy no estará limitada por la impuesta a los vehículos especiales que lo integren, pues sólo vinculará a éstos cuando circulen aisladamente o en grupos de vehículos análogos.

No obstante lo anterior, salvo circunstancias excepcionales debidamente justificadas y de seguridad nacional, la circulación de estos vehículos se ajustará a lo establecido en la resolución por la que se establecen medidas especiales de regulación del tráfico que anualmente publica el organismo autónomo Jefatura Central de Tráfico y a lo que puedan disponer los órganos competentes de las comunidades autónomas que tengan transferidas competencias ejecutivas en materia de tráfico y circulación de vehículos a motor, así como las dictadas por los alcaldes. Igualmente, se estará a cuanto se contemple en la resolución anual del organismo autónomo Jefatura Central de Tráfico por la que se da publicidad a las limitaciones de paso para la circulación de vehículos especiales y en régimen de transporte especial en la red de carreteras de España.

7. Esta sección será, asimismo, aplicable a los vehículos militares de otros países que, en virtud de los acuerdos internacionales suscritos por el Reino de España, circulen por el territorio nacional.

ANEXO IV

Pictograma indicativo del uso obligatorio del cinturón de seguridad en los asientos de los vehículos destinados al transporte de personas de más de nueve plazas, incluido el conductor, en los que figure el mismo.

(Color: personaje blanco sobre fondo azul)

Se añade por el art. único.11 del Real Decreto 965/2006, de 1 de septiembre. Ref. BOE-A-2006-15406.

3. EL CÓDIGO PENAL EN MATERIA DE SEGURIDAD VIAL

3.1. INTRODUCCIÓN

Los denominados delitos contra la seguridad vial1 regulados en el Capítulo IV, Título XVII del Libro II de la Ley Orgánica 10/1995, de 23 de noviembre, del Código Penal (en adelante CP), sufrieron una importante modificación por la Ley Orgánica 15/2007, de 30 de noviembre.

Por un lado, se tradujo en nuevas incriminaciones, como el exceso de velocidad punible (art.379. 1 CP), la conducción tras la pérdida de vigencia del permiso por pérdida de total de puntos (art. 384, primer párrafo CP) o sin haber obtenido nunca permiso de conducir (art. 384, segundo párrafo del CP).

También supuso la ampliación o remodelación de los tipos penales existentes: la tipificación de la tasa de alcoholemia objetivada del art. 379.2 CP; la negativa a someterse a las pruebas legalmente establecidas para detectar el grado de alcoholemia o de impregnación tóxica perdió su calificativo de delito de desobediencia y pasó a ser autónomamente castigada (art. 383 CP), se incorporó un supuesto específico conducción temeraria en el art. 380.2 CP y la nueva expresión "manifiesto desprecio" en el art. 381 CP, y se suprimió del art. 385 CP la expresión "alterando la seguridad del tráfico", llevándose a cabo una ampliación de las conductas típicas.

Asimismo, las penas y consecuencias se incrementaron notablemente, en especial, en lo concerniente a la privación del permiso de conducir, y a ello se añadió la no menos severa posibilidad de considerar instrumento del delito al vehículo de motor o ciclomotor, en orden a disponer su comiso (art. 385 bis CP).

Posteriormente, y con el fin de establecer unos criterios generales para la aplicación de esta importante reforma en materia de seguridad vial por parte de las Fuerzas y Cuerpos de Seguridad, las distintas Fiscalías de las Comunidades Autónomas, siguiendo indicaciones del Excmo. Sr. Fiscal de Sala Delegado de Seguridad Vial, dictaron varias Instrucciones Generales en cumplimiento de lo dispuesto en el art. 773. 1 de la Ley de Enjuiciamiento Criminal (en adelante Lecrim); art. 4, apartado 4 del Estatuto Orgánico del Ministerio Fiscal; y Circular 1/1989 e Instrucción 1/2008, ambas de la Fiscalía General del Estado.

A continuación, se expone una breve referencia al atestado policial en los delitos contra la seguridad vial, en la que además de las Instrucciones Generales mencionadas, se han tenido en cuenta las prescripciones recogidas en la reciente Circular 10/2011, de la Fiscalía General del Estado sobre criterios para la unidad de actuación especializada del Ministerio Fiscal en materia de seguridad vial (en adelante Circular 10/2011 FGE), que si bien está dirigida a los Sres. Fiscales, creemos que son una importante fuente de referencia y consulta en cuanto a la actuación policial se refiere.

Cuadro resumen de los delitos contra la seguridad vial y régimen de penas

DELITO	PENA
Art. 379.1 CP: Conducción a velocidad superior a 60 Km/h en vía urbana o en 80 en vía interurbana a la permitida reglamentariamente	Prisión de tres a seis meses o multa de seis a doce meses o trabajos en beneficio de la comunidad de treinta y uno a noventa días, y, en cualquier caso, la de privación del derecho a conducir vehículos a motor y ciclomotores por tiempo superior a uno y hasta cuatro años
Art. 379.2 CP: Conducción bajo la influencia de bebidas alcohólicas, drogas tóxicas, estupefacientes o sustancias psicotrópicas	Ídem
Art. 379.2 CP: Conducción con una tasa de alcohol en aire espirado superior a 0,60 mg/l	Ídem
Art. 380 CP: Conducción temeraria	Prisión de seis meses a dos años y privación del derecho a conducir vehículos a motor y ciclomotores por tiempo superior a uno y hasta seis años
Art. 381 CP: Conducción temeraria con manifiesto desprecio por la vida de los demás	Prisión de dos a cinco años, multa de doce a veinticuatro meses y privación del derecho a conducir vehículos a motor y ciclomotores durante un período de seis a diez años Cuando no se hubiere puesto en concreto peligro la vida o la integridad de las personas, las penas serán de prisión de uno a dos años, multa de seis a doce meses y privación del derecho a conducir vehículos a motor y ciclomotores por el tiempo previsto en el párrafo anterior
Art. 382 CP:	Cuando con los actos sancionados en los artículos 379, 380 y 381 se ocasionare, además del riesgo prevenido, un resultado lesivo constitutivo de delito, cualquiera que sea su gravedad, los Jueces o Tribunales apreciarán tan sólo la infracción más gravemente penada, aplicando la pena en su mitad superior y condenando, en todo caso, al resarcimiento de la responsabilidad civil que se hubiera originado.
Art. 383 CP: Negativa someterse a las pruebas legalmente establecidas para la comprobación de las tasas de alcoholemia y la presencia de drogas tóxicas, estupefacientes o sustancias psicotrópicas	Prisión de seis meses a un año y privación del derecho a conducir vehículos a motor y ciclomotores por tiempo superior a uno y hasta cuatro años
Art. 384, primer párrafo CP: Conducción en los casos de pérdida de vigencia del permiso o licencia por pérdida total de los puntos asignados legalmente	Prisión de tres a seis meses o multa de doce a veinticuatro meses o trabajos en beneficio de la comunidad de treinta y uno a noventa días.

Art. 384, segundo párrafo CP: Conducción tras haber sido privado cautelar o definitivamente del permiso o licencia por decisión judicial	Ídem
Art. 384, segundo párrafo CP: Conducción sin haber obtenido nunca permiso o licencia de conducción	Ídem
Art. 385 CP: Creación de grave riesgo para la circulación	Prisión de seis meses a dos años o multa de doce a veinticuatro meses y trabajos en beneficio de la comunidad de diez a cuarenta días

La conducción de un vehículo a motor o ciclomotor como elemento típico en los delitos contra la seguridad vial

La conducción de un vehículo a motor o ciclomotor se configura como un elemento del tipo en todos lo delitos contra la seguridad vial regulados en el Capítulo IV, Título XVII del Libro II del CP, por lo que es sujeto activo de estos delitos la persona que conduzca un vehículo a motor o ciclomotor en las circunstancias que los distintos tipos penales prohíbe.

En el Código Penal no se alude al concepto de conductor ni al de vehículo a motor o ciclomotor, por lo que en ausencia de un concepto jurídico penal, debemos acudir al Anexo I del Real Decreto Legislativo 339/1990, de 2 de marzo, por el que se aprueba el texto articulado de la Ley sobre Tráfico, Circulación de Vehículos a Motor y Seguridad Vial (en adelante LSV), que ofrece las siguientes definiciones:

- Conductor. Persona que maneja el mecanismo de dirección o va al mando de un vehículo o a cuyo cargo está un animal o animales. En vehículos que circulen en función de aprendizaje de la conducción, es conductor la persona que está a cargo de los mandos adicionales.

- Vehículo de motor. Vehículo provisto de motor para su propulsión. Se excluyen de esta definición los ciclomotores y los tranvías.

- Ciclomotor: Tienen la condición de ciclomotores los vehículos que se definen a continuación:

    a) Vehículo de dos ruedas, provistos de un motor de cilindrada no superior a 50 cm3, si es de combustión interna, y con una velocidad máxima por construcción no superior a 45 km/h.

    b) Vehículo de tres ruedas, provisto de un motor de cilindrada no superior a 50 cm3, si es de combustión interna, y con una velocidad máxima por construcción no superior a 45 km/h.

    c) Vehículos de cuatro ruedas cuya masa en vacío sea inferior a 350 kg, excluida la masa de las baterías en el caso de vehículos eléctricos, cuya velocidad máxima por construcción no sea superior a 45 km/h y con un motor de cilindrada igual o inferior a 50 cm3 para los motores de explosión, o cuya potencia máxima neta sea igual o inferior a 4 kW, para los demás tipos de motores.

El sujeto activo ha de realizar la conducta típica conduciendo un vehículo a motor o ciclomotor, acción que ha de tener cierta duración temporal y traducirse en el recorrido de un espacio relevante. La jurisprudencia ha declarado que para que exista conducción, es necesario que se ponga en marcha el motor y que el desplazamiento se efectúe a impulsos. No obstante, no es menos cierto que el hecho de deslizar un automóvil por una pendiente acentuada durante un buen trecho mediante la manipulación de los mandos de dirección, puede entrañar riesgos idénticos, si no superiores, a los que puedan producirse con el motor en marcha.

3.2. EL DELITO DE EXCESO DE VELOCIDAD PUNIBLE DEL ART. 379.1 CP

Art. 379. 1 CP

"El que condujere un vehículo de motor o un ciclomotor a velocidad superior en sesenta kilómetros por hora en vía urbana o en ochenta kilómetros por hora en vía interurbana a la permitida reglamentariamente, será castigado con la pena de prisión de tres a seis meses o a la de multa de seis a doce meses y trabajos en beneficio de la comunidad de treinta y uno a noventa días, y, en cualquier caso, a la de privación del derecho a conducir vehículos a motor y ciclomotores por tiempo superior a uno y hasta cuatro años".

La conducta típica consiste en conducir un vehículo a motor o ciclomotor a velocidad superior en sesenta kilómetros por hora en vía urbana o en ochenta kilómetros por hora en vía interurbana a la permitida reglamentariamente.

No exige la demostración de una puesta en peligro concreto (delito de peligro abstracto), bastando solamente con la conducción del vehículo a velocidad superior en sesenta kilómetros por hora en vía urbana o en ochenta kilómetros por hora en vía interurbana a la permitida reglamentariamente, ni la necesidad de un ulterior resultado (delito de mera conducta o actividad).

En la descripción de la conducta típica del art. 379 CP se alude al lugar por donde ha de realizarse la misma, vía urbana o interurbana.

En primer lugar, aunque no se mencione expresamente en la norma penal, como regla general ha de entenderse que la conducta típica ha de realizarse en las vías objeto de la LSV_, es decir, vías que puedan ser utilizadas por una pluralidad de usuarios, comprendiendo también los accesos y servicios de la misma. Se excluyen los caminos de uso exclusivamente privado, garajes y patios privados (SSTS de 23 de febrero de 1972 y 23 de abril de 1974).

Para determinar lo que es vía urbana e interurbana se estará como regla general a las definiciones de los apartados 76 y 77 en relación con el 64 del Anexo I de la LSV, que atienden al espacio geográfico marcada por la señal de entrada a poblado, siendo posible apartarse de este criterio en los casos de inexistencia o manifiesta adecuación de la señalización. Las travesías, de conformidad con el apartado 77, se reputarán vías interurbanas pero, excepcionalmente, en casos de clara conflictividad viaria y peatonal, se podrá valorar la aplicación a este supuesto de los límites de velocidad de las vías urbanas.

El art. 379.1 CP tipifica como delito la conducción con exceso de velocidad, determinando aquellos límites que superados 60 km/h en vía urbana o 80 km/h en vía interurbana a la permitida reglamentariamente -elevan la infracción administrativa a ilícito penal.

La interpretación de la expresión "permitida reglamentariamente"; del art. 379.1 CP, implica que la norma penal ha de partir del cumplimiento de las obligaciones sobre señalización de los arts. 53 a 58 del RDL 339/90 y 131 a 173 del Real Decreto 1428/2003, de 21 de noviembre, por el que se aprueba el Reglamento General de Circulación (en adelante RGC). Por ello, si la señalización se ha instalado antirreglamentariamente, carece manifiestamente de objeto o por su estado de deterioro u otras circunstancias induce de modo claro a confusión o su ubicación perjudica gravemente la visibilidad, siempre con ponderación de las circunstancias concurrentes, los Sres. Fiscales no ejercitarán la acción penal e interesarán el archivo del procedimiento, con comunicación de las irregularidades a las autoridades competentes para que lleven a cabo la señalización adecuada y exijan las responsabilidades que procedan.

Los límites de velocidad a computar en el delito del art. 379.1 CP, será la fijada mediante la correspondiente señalización que establezca las limitaciones de velocidad específicas del tramo de la vía, bien sea permanente o variable (art. 47 y 144 RGC), y en su defecto, se atenderá a la limitación genérica establecida para cada vía (arts. 48 a 51 RGC). No obstante, habrá de tenerse en cuenta que sobre las velocidades máximas indicadas, prevalecerán las que se fijen a determinados conductores en razón a sus circunstancias personales, al conductor novel o a aquellos vehículos o conjunto de vehículos por sus especiales características o por la naturaleza de su carga (art. 52 RGC).

No obstante, en los atestados y diligencias policiales habrán de consignarse las circunstancias meteorológicas, densidad de tráfico, características y estado de la vía, del vehículo y de su carga y, en general, cualesquiera otros riesgos concurrentes o circunstancias relevantes. Igualmente es necesaria la descripción de la señalización que afecte al límite de velocidad, aportando fotografías de la señal, ubicación, visibilidad y estado material de la misma. Se adjuntará, en su caso, un informe del titular de la vía o responsable de la señalización sobre el procedimiento y antecedentes para realizarla.

El tipo penal sólo exige el exceso de velocidad, sin indicar el modo de constatación. En cuanto a la medición de la velocidad no cabe duda de que resulta fundamental como elemento de prueba la medición obtenida con los correspondientes instrumentos o sistemas de medida de la velocidad o cinemómetro. Pero debe señalarse que los hechos podrán investigarse no sólo con instrumentos de detección, sino también con informes técnicos sobre el accidente en su caso, huella de frenada, declaraciones de testigos, confesión del acusado y cualquier medio de prueba de los admitidos por la Ley de Enjuiciamiento Criminal (en este sentido, entre otras, la SAP de Burgos de 17 de enero de 2011, donde se afirma que basta el testimonio de un agente en el curso de una persecución).

Será imprescindible que en los atestados conste de modo exhaustivo la documentación y datos del cinemómetro utilizado, así como si se trata de un radar fijo o móvil, fecha de aprobación del modelo, tiempo de utilización desde su puesta en funcionamiento, reparación, etc, a efectos de comprobar el cumplimiento de las exigencias metrológicas y el cálculo del margen normativo de error regulados en la Orden ITC3123/2010, y que en todo caso se aplicarán para el cómputo del exceso de velocidad. En caso de duda sobre el error que deba aplicarse, se utilizará el máximo del porcentaje de error contemplado en la norma.

Cuando sólo se cuente con el dato de la matrícula y propiedad del vehículo, se promoverá una investigación en profundidad de la autoría de los hechos constitutivos de delito, y tras las indagaciones y con el debido fundamento se propondrá que el titular del automóvil declare como imputado con instrucción de los derechos del art. 118 de la Ley de Enjuiciamiento Criminal (en adelante Lecrim). Si en uso de ellos, el imputado se niega a identificar al autor se comprobará su versión exculpatoria y se realizarán, en su caso, investigaciones en el entorno familiar, social o profesional acerca de quien conduce habitualmente el vehículo y cuantos extremos puedan llevar al descubrimiento del autor.

La negativa a la identificación podría ser constitutiva de infracción administrativa del art. 65.5 j) LSV.

3.3. LA TASA OBJETIVADA DE ALCOHOLEMIA DEL ART. 379.2 CP. EL DELITO DE CONDUCCIÓN BAJO LA INFLUENCIA DE BEBIDAS ALCOHÓLICAS, DROGAS TÓXICAS, ESTUPEFACIENTES O SUSTANCIAS PSICOTRÓPICAS

Art. 379.2 CP:

"Con las mismas penas será castigado el que condujere un vehículo de motor o ciclomotor bajo la influencia de drogas tóxicas, estupefacientes, sustancias psicotrópicas o de bebidas alcohólicas. En todo caso será condenado con dichas penas el que condujere con una tasa de alcohol en aire espirado superior a 0,60 mg/l o con una tasa de alcohol en sangre superior a 1,2 g/l."

Al igual que en el delito de conducción con exceso de velocidad punible del art. 379.1 CP, en las conductas previstas en el art. 379.2 CP, no se exige la demostración de una puesta en peligro concreto (delito de peligro abstracto), bastando solamente con la conducción del vehículo bajo los síntomas de la ingestión de drogas tóxicas, estupefacientes, sustancias psicotrópicas o de bebidas alcohólicas, o con la tasa objetivada de alcoholemia. Tampoco es necesario la producción de un ulterior resultado (delito de mera conducta o actividad).

En el supuesto del último inciso del art. 379.2 CP, la tasa objetivada de alcoholemia, la conducta típica consiste en conducir un vehículo a motor o ciclomotor con una tasa de alcohol en aire espirado superior a 0,60 mg/l o superior a 1,2 g/l en sangre.

En consecuencia, este delito se comete por la mera constancia de la concurrencia en el conductor de la tasa objetivada, superior a 0,60 mg/l de alcohol en aire espirado o superior a 1,2 g/l en sangre, mediante el procedimiento legalmente establecido de verificación de alcoholemia en el sujeto. En este supuesto no es necesario que el Agente pruebe, además, la influencia del alcohol en el sujeto. No obstante, se deberá hacer constar en todo caso en el atestado los síntomas que presente el sujeto, así como el datos sobre el modo de conducir o maniobras irregulares, o la ausencia de los mismos. En este caso, la influencia de las bebidas alcohólicas en la conducción no es un elemento típico de este delito, basta superar la tasa indicada.

A diferencia de la conducta típica de conducción bajo la influencia del alcohol, este delito conlleva que las pruebas de detección alcohólica pasen a tener un carácter esencial en la prueba del delito, pues la tasa de alcohol pasa ser un elemento típico por lo que se habrán de realizarse con etilómetros oficialmente autorizados, siendo indispensable la incorporación al atestado de los certificados de verificación.

Establece la Circular 10/2011 FGE, que "&sólo se ejercitará la acción penal como regla general, cuando la citada tasa del tipo del art. 379.2 se constate en las dos pruebas reglamentarias de alcoholemia, computando los márgenes normativos de error conforme a la OM/ITC/3707, y siempre que se haya observado en su práctica lo dispuesto en los arts. 20 a 26 RGC".

Los atestados contendrán los documentos y datos precisos para calcular los márgenes de error.

La nueva fórmula de la tasa objetivada de alcoholemia no despenaliza las conducciones con tasas inferiores a 0,60 mg/l en aire espirado, pudiendo ser de aplicación el tipo de conducción bajo la influencia de bebidas alcohólicas si de dan los elementos exigidos (primer inciso del art. 379.2 CP)

La conducta típica prevista en el primer inciso del art. 379.2 CP, consiste en conducir un vehículo a motor o ciclomotor bajo la influencia de bebidas alcohólicas.

En este caso sí se exige como elemento típico la influencia de las bebidas alcohólicas en la conducción (SSTC 145/1983, 148/1985, 22/1986), de manera que afecten negativamente a las condiciones físicas y/o psíquicas del conductor, por lo que es insuficiente el haber ingerido dichas sustancias si no se demuestra esa necesaria influencia. Por tanto, es preciso demostrar que el conductor lo hacía bajo la influencia del alcohol o de cualquier otra de las sustancias legalmente previstas, de manera que suponga una indudable alteración de las facultades psicofísicas del conductor. La disminución de las facultades psicofísicas varía de un sujeto a otro, por lo que habrá que demostrar que la ingestión de alcohol o dichas sustancias ha producido efectos sobre la capacidad de conducir que permitan afirmar la realización de una conducta peligrosa para la seguridad del tráfico.

La prueba de alcoholemia adquiere también una especial importancia en cuanto arroja el grado de impregnación alcohólica. Sin embargo, sus resultados sólo servirán de presunciones o indicios que habrán de valorarse conjuntamente con otras pruebas que permitan demostrar el efecto de las bebidas alcohólicas o de otras sustancias en la conducción.

En este sentido, tanto el TC como el TS han declarado que para "la existencia de este delito, no es precisa como condición sine qua non la previa práctica de la prueba de alcoholemia. Así pues, constituye el medio más idóneo para acreditar una determinada concentración de alcohol en sangre del conductor del vehículo, que pueda dar lugar, tras ser valorada conjuntamente con otras pruebas, a la condena del mismo, pero ni es la única prueba que pueda producir esta condena ni es una prueba imprescindible para su existencia".

No obstante, cabe recordar los todavía vigentes criterios mantenidos en la Instrucción 3/2006 FGE, que establece que "por encima de la tasa de 0,4 mg/l en aire espirado, se ejercerá normalmente la acción penal en función de los signos de embriaguez y de las anomalías en la conducción. Aún cuando éstas últimas no concurrieren, puede ejercitarse la acción penal en los casos de claros signos o síntomas, siempre con una adecuada valoración de las circunstancias. Por debajo de 0,40 mg/l en aire espirado y con idéntica ponderación, se hará sólo de modo excepcional."

Como hemos dicho, las pruebas legalmente establecidas para la detección de bebidas alcohólicas habrán de valorarse conjuntamente con otras pruebas que permitan demostrar el efecto de las mismas en la conducción: síntomas externos que refleja la propia conducción (conducción irregular, imprudente, en zig-zag, provocando un accidente,...), así como por los que presente el propio sujeto en su apariencia, comportamiento, estado físico, etc, sin que sea necesario que se den ambos requisitos simultáneamente (conducción irregular y estado físico). Basta fundamentalmente el segundo de ellos, al seguir en el campo de los delitos de riesgo abstracto. Resulta, por tanto, fundamental, la testifical de los agentes de la autoridad y otros testigos sobre estos extremos.

3.1 Conducción bajo la influencia de drogas tóxicas, estupefacientes o sustancias psicotrópicas.

El CP no se da una definición de drogas tóxicas, estupefacientes, sustancias psicotrópicas, por lo que se acude a las listas cerradas y precisas que contienen los Convenios internacionales ratificados por España en la materia. No obstante, estos listados resultan válidos cuando se trata de enjuiciar las conductas previstas en los arts. 368 a 378 CP (delitos contra la salud pública), pero en el ámbito propio del art. 379.2 CP prácticamente se trata de hacer una remisión genérica a cualquier sustancia que pueda influir en las capacidades psicofísicas del conductor, como son los medicamentos y fármacos. En este sentido el art. 27 RGC dice: "...psicotrópicos, estimulantes u otras sustancias análogas, entre las que se incluirán, en cualquier caso, los medicamentos u otras sustancias bajo cuyo efecto se altere el estado físico o mental apropiado para circular sin peligro".

Las pruebas para detectar la presencia de drogas tóxicas, estupefacientes y sustancias psicotrópicas en los conductores de vehículos a motor y ciclomotores serán realizadas conforme a lo dispuesto en el art. 796.7º Lecrim.

En el atestado han de reseñarse los signos expresivos de la influencia o afectación de facultades por el consumo de drogas y las pruebas para percibirlos: a través del testimonio de los agentes actuantes, maniobra realizada en su caso, informe pericial analítico que ha de hacer referencia al punto analítico de corte, a la tasa en nanogramos y a su significación y conexión con consumos recientes.

3.4. EL DELITO DE CONDUCCIÓN TEMERARIA DEL ART. 380 CP

Art. 380 CP

El que condujere un vehículo a motor o un ciclomotor con temeridad manifiesta y pusiere en concreto peligro la vida o la integridad de las personas será castigado con las penas de prisión de seis meses a dos años y privación del derecho a conducir vehículos a motor y ciclomotores por tiempo superior a uno y hasta seis años.

A los efectos del presente precepto se reputará manifiestamente temeraria la conducción en la que concurrieren las circunstancias previstas en el apartado primero y en el inciso segundo del apartado segundo del artículo anterior.

A diferencia de las conductas típicas mencionados anteriormente, la conducción temeraria exige la demostración de efectiva situación de puesta en peligro concreto para la vida o la integridad de las personas (delito de peligro concreto).

La conducta típica consiste en conducir un vehículo a motor o un ciclomotor con temeridad manifiesta, poniendo en concreto peligro la vida o la integridad de las personas.

Como se desprende de la propia literalidad del precepto y han tenido ocasión de subrayar doctrina y jurisprudencia (SSTS 341/98, de 5 de marzo, 877/99, de 2 de junio, 1461/2000, de 27 de septiembre, 1039/2001, de 29 de mayo, 2251/2001, de 29 de noviembre y 561/2002, de 1 de abril) el tipo objetivo del art. 381, párrafo primero (ahora art. 380 CP) exige un doble elemento: la conducción con temeridad manifiesta y la puesta en concreto peligro de la vida o integridad de las personas.

a) Temeridad manifiesta.

Sobre el concepto jurídico indeterminado "temeridad manifiesta", hasta ahora existe una consolidada doctrina jurisprudencial según la cual conducía temerariamente un vehículo de motor quien incurre en la más grave infracción de las normas de cuidado formalizadas en la Ley de Tráfico (STS 561/2002) o, lo que es lo mismo, quien lo hace con notoria desatención a las normas reguladoras del tráfico (STS 2251/2001). Asimismo consideraba el Alto Tribunal que la conducción temeraria es manifiesta cuando es valorable con claridad, notoria o evidente para el ciudadano medio.

Sin embargo, ha de tenerse en cuenta la actual redacción del apartado 2 del art. 380 CP que establece que: "se reputará manifiestamente temeraria la conducción en la que concurrieren las circunstancias previstas en el apartado primero y en el inciso segundo del apartado segundo del artículo anterior".

Por tanto, dentro del concepto de temeridad manifiesta, queda ahora incluido por mandato legal la conducción en la que concurren, aisladamente consideradas, las conductas de los tipos de los arts. 379.1 y 379.2 inciso 2 CP, pero no excluye otras modalidades que supongan una vulneración patente y grave de las más elementales reglas de tráfico viario. Es decir, no quiere decir que sólo hay temeridad manifiesta cuando concurran la conducción con los excesos de velocidad punibles ya mencionados y con la tasa objetivada de alcohol. Estas conductas por sí mismas constituyen un peligro para la seguridad del tráfico pero para la subsunción en el art. 380.1 CP se necesita además la creación de una situación de peligro concreto.

Por todo ello, la simple conducción un vehículo de motor o un ciclomotor a velocidad superior en sesenta kilómetros por hora en vía urbana o en ochenta kilómetros por hora en vía interurbana a la permitida reglamentariamente y con una tasa de alcohol en aire espirado superior a 0,60 miligramos por litro o con una tasa de alcohol en sangre superior a 1,2 gramos por litro, no puede ser considerada por sí sola constitutiva de un delito de conducción temeraria. En todo caso, lo será de los delitos previstos en el art. 379, apartado 1 ó inciso segundo del apartado 2 CP, que llevan aparejada una pena menor que la del delito de conducción temeraria. Pero si dichas circunstancias van acompañadas de un plus de reprochabilidad, como es la puesta en concreto peligro de la vida o integridad física de las personas, los hechos deberán de ser calificados como un delito de conducción temeraria del art. 380 CP.

b) Poner en concreto peligro para la vida o la integridad de las personas.

En este sentido las SSTS 2251/2001, de 29 de noviembre y 1039/2001, de 29 de mayo precisan que la simple conducción temeraria, creadora por sí misma de un peligro abstracto no sería suficiente, debiendo quedar acreditada la existencia de un peligro concreto (...) peligro que debe ser efectivo, constatable para la vida o integridad física de personas concretas, distintas del sujeto pasivo.

La aplicación del tipo exige comprobar, por ello, que al menos hubo una persona expuesta al peligro que aquél representaba, aunque no haya podido ser identificada en el proceso (SSTS 2251/2001, de 29 de noviembre, 341/1998, de 5 de marzo y Circular 2/1990 FGE), bastando con que por ejemplo testigos presenciales o los propios agentes de policía intervinientes así lo manifiesten.

En relación con este delito conviene recordar la todavía vigente Circular 1/2006 FGE , acerca de la extensión del peligro típico a los acompañantes y su consideración como sujetos pasivos del delito, salvo que los ocupantes sean partícipes del delito, por ejemplo, a título de inductores, por haber animado o incitado al conductor a conducir el vehículo vulnerando las normas elementales del tráfico viario, en cuyo caso no cabrá la apreciación de dicho elemento típico.

Goza también de vigencia el criterio establecido en dicha Consulta en los casos de huida o elusión de la acción policial de descubrimiento de la participación en hechos punibles. El principio de auto encubrimiento impune sólo es aplicable a los casos de mera huida (delitos de desobediencia). Es decir, el tipo penal no quedará desplazado cuando la conducta se realice a impulso de la huida de la persecución policial y en la fuga pongan en peligro o lesionen otros bienes jurídicos como la vida o la integridad de las personas (STS 341/98, 1461/00, 168/2001 y 1464/2005).

Será preciso, por tanto, que en el atestado policial o durante la actividad instructora se ponga de manifiesto, además de la persona que conducía el vehículo las circunstancias en que se produjo la acción, y cuantos extremos pudieran resultar relevantes para determinar la entidad del riesgo generado. Como datos de especial relevancia, pueden señalarse las características de la vía y en concreto del tramo donde se detectó la infracción, la densidad del tráfico, la climatología, las incidencias en la circulación de las que se hubiera tenido noticia, las características técnicas del vehículo, la existencia de terceros ocupantes del propio vehículo infractor y la eventual presencia o ausencia de otros vehículos o peatones cuya seguridad se haya podido ver comprometida por la conducta del infractor.

Finalmente, el art. 65.5 e) LSV típica como infracción muy grave "la conducción temeraria", por lo que el concepto de temeridad en la conducción empleado tanto en la legislación penal, como en la administrativa, obliga a deslindar, finalmente, ambas categorías de ilícitos.

La STS 561/2002, de 1 de abril afirma: "La conducción temeraria es, en principio, un ilícito administrativo (...). No obstante, cuando la temeridad es manifiesta, es decir, patente, clara y con ella se pone en concreto peligro la vida o la integridad de las personas, el ilícito se convierte en penal y da lugar al delito previsto en el art. 381 CP (ahora 380). Conduce temerariamente un vehículo de motor quien incurre en la más grave infracción de las normas de cuidado formalizadas en la Ley de Tráfico. Siendo así que la temeridad que integra la infracción administrativa es, en principio, la misma que la que integra el delito. La diferencia entre una y otro está en que en el delito la temeridad es notoria o evidente para el ciudadano medio y además crea un peligro efectivo, constatable para la vida o la integridad física de personas identificadas o concretas distintas del conductor temerario.

3.5. EL DELITO DE CONDUCCIÓN TEMERARIA CON MANIFIESTO DESPRECIO POR LA VIDA DE LOS DEMÁS DEL ART. 381 CP

Art. 381 CP

1. Será castigado con las penas de prisión de dos a cinco años, multa de doce a veinticuatro meses y privación del derecho a conducir vehículos a motor y ciclomotores durante un período de seis a diez años el que, con manifiesto desprecio por la vida de los demás, realizare la conducta descrita en el artículo anterior.

El tipo objetivo del art. 381.1 CP remite a la conducta descrita en el art. 380.1 CP, de forma que requiere una conducción manifiestamente temeraria y la creación de un peligro concreto para la vida o la integridad de las personas, quedando configurado también como delito de peligro concreto (STS 1464/2005, de 17 de noviembre). Por tanto, a la hora de valorar la subsunción de las conductas examinadas en el tipo del 381.1 CP se reproducen las consideraciones anteriormente expuestas en relación con la determinación del resultado de peligro concreto, pero además, el precepto contiene un específico elemento subjetivo constituido por "el manifiesto desprecio por la vida de los demás".

Debe entenderse que cuando el sujeto conduce con manifiesto desprecio por la vida de los demás está asumiendo y aceptando el probable resultado lesivo. Por tal razón, el tipo penal del 381.1 CP debe entenderse reservado a supuestos en que la temeridad es manifiestamente más grave y en los que el manifiesto desprecio va implícito en la conducta por su extremada gravedad y flagrancia.

Si atendida la temeraria conducción en relación con las circunstancias de todo orden que constelaron el hecho (zonas urbanas, proximidad de vehículos o terceras personas, densidad del tráfico, características de la vía, falta de visibilidad, climatología adversa, nocturnidad) resulta que el sujeto realizó una conducción tan extremadamente peligrosa, tan altamente temeraria, que permite inferir no sólo que lo hizo conociendo el elevado riesgo que para la vida de otras personas conllevaba su acción, sino que necesariamente tuvo que aceptar, consentir o representarse las consecuencias lesivas derivadas de la misma, podremos concluir que actuó con dolo eventual respecto de los previsibles resultados lesivos y estaremos en presencia de un delito del art. 381.1 CP.

Como ya dijimos en relación con el delito de conducción temeraria del art. 380.1 CP, el elemento del manifiesto desprecio por la vida de los demás del art. 381.1 CP no quedará desplazado cuando la conducta se realice a impulso de la huida de la persecución policial (STS 1464/2005, de 17 de noviembre).

3.6. LA NEGATIVA SOMETERSE A LAS PRUEBAS LEGALMENTE ESTABLECIDAS PARA LA COMPROBACIÓN DE LAS TASAS DE ALCOHOLEMIA Y LA PRESENCIA DE DROGAS TÓXICAS, ESTUPEFACIENTES O SUSTANCIAS PSICOTRÓPICAS (ART. 383)

Art. 383 CP

"El conductor que, requerido por un agente de la autoridad, se negare a someterse a las pruebas legalmente establecidas para la comprobación de las tasas de alcoholemia y la presencia de las drogas tóxicas, estupefacientes y sustancias psicotrópicas a que se refieren los artículos anteriores, será castigado con la penas de prisión de seis meses a un año y privación del derecho a conducir vehículos a motor y ciclomotores por tiempo superior a uno y hasta cuatro años".

La conducta típica consiste en conducir un vehículo a motor o ciclomotor y negarse a someterse a las pruebas legalmente establecidas para la comprobación de las tasas de alcoholemia y la presencia de drogas tóxicas, estupefacientes y sustancias psicotrópicas.

Se configura como delito de peligro abstracto, ya que tampoco no exige la demostración de una puesta en peligro concreto, bastando solamente la negativa a someterse a las pruebas, e igualmente de un delito de mera conducta o simple actividad caracterizados por la consumación instantánea en cuanto se realiza la conducta descrita en el tipo.

Conforme a la nueva redacción del art. 383 CP ("El conductor que se negare a someterse a las pruebas legalmente establecidas& a que se refieren los artículos anteriores), será delito la negativa abierta a someterse a las pruebas legalmente establecidas en todos los casos, aún cuando el conductor requerido no presente síntomas de haber ingerido alcohol o drogas tóxicas, estupefacientes y sustancias psicotrópicas, o no haya cometido irregularidad alguna.

El delito del art. 383 CP amplía así su ámbito de aplicación a todos los supuestos del art. 21 RGC. En definitiva, quedan dentro del precepto, los controles aleatorios a través de los que se comprueba, no la influencia sino la tasa objetivada de alcoholemia (segundo inciso del art. 379.2 CP), o la presencia de drogas tóxicas, estupefacientes y sustancias psicotrópicas. No es necesaria por tanto, la presencia adicional de síntomas externos o maniobras irregulares en la conducción.

Según criterio jurisprudencial, se requiere para su apreciación la concurrencia de los siguientes requisitos:

1º Requerimiento expreso por parte del agente de la autoridad, a someterse a las pruebas legalmente previstas para la detección de drogas tóxicas, estupefacientes, sustancias psicotrópicas o de bebidas alcohólicas.

2º Que se haga el requerimiento al particular formalmente, de modo personal y directo, con el apercibimiento de poder incurrir en un delito de desobediencia grave previsto y penado en el art. 383 CP.

3º Negativa a someterse a dichas pruebas, debiendo el requerido no acatar la orden, oponiéndose consciente y reiteradamente a su cumplimiento, con ánimo de desprestigio del principio de autoridad.

3.6.1. La negativa a realizar la segunda prueba de alcoholemia en aire espirado o solicitud directa de análisis de sangre

El art. 796.7º de la Ley de Enjuiciamiento Criminal (en adelante Lecrim) dispone que "La práctica de las pruebas de alcoholemia se ajustará a lo establecido en la legislación de seguridad vial".

Las pruebas de alcoholemia están reguladas administrativamente en los arts. 12 LSV y 20 a 26 RGC; se practicarán por los agentes encargados de la vigilancia de tráfico y consistirán, normalmente, en la verificación del aire espirado mediante etilómetros que, oficialmente autorizados, determinarán de forma cuantitativa el grado de impregnación alcohólica de los interesados (art. 22.1 RGC).

El art. 12.2 LSV y 21 RGC establecen que "quedan obligados a someterse a las pruebas que se establezcan". Y el art. 23.1 RGC dice: "el agente someterá al interesado, para una mayor garantía y a efecto de contraste, a la práctica de una segunda prueba de detección alcohólica por el aire espirado&".

Es claro el carácter imperativo de ambas pruebas. La segunda prueba no es, por tanto, un derecho del interesado de ejercicio potestativo. Ambas pruebas son obligatorias y están orientadas a garantizar el acierto en el resultado. En definitiva, se puede concluir que la negativa a someterse a cualquiera de ellas constituye una conducta subsumible en el tipo estudiado.

El carácter voluntario corresponde, en realidad, a las analíticas de sangre y a las demás previstas en el art. 12.2 LSV y 23.3 RGC. Ahora bien, el derecho a estos análisis de contraste surge cuando el interesado se ha sometido a las pruebas reglamentarias, pues tal derecho lo es a contrastar pruebas efectivamente realizadas. Sólo surge, por tanto, cuando se han realizado las de alcoholemia en aire espirado (entre otras SAP Barcelona de 16 de junio de 2004 y SAP de Burgos de 7 de septiembre de 2010).

La Circular 10/2011 FGE viene a ratificar lo expuesto anteriormente en cuanto dice textualmente: "&deberá ejercitarse la acción penal en los supuestos de negativa abierta a la práctica de una de las dos pruebas de detección de alcohol en aire espirado. Asimismo cuando el conductor se niegue a someterse a las dos pruebas y solicite la analítica de sangre".

3.6.2. Incapacidad de insuflar en la prueba de alcoholemia

Los agentes policiales pueden encontrarse con la circunstancia en la que la disposición del sujeto a soplar es disimulada, pues no efectúa el mínimo esfuerzo físico imprescindible para que la prueba llegue a buen fin.

Una clara situación de "disimulo" se presenta al no soplar de manera correcta en el aparato de aire espirado, produciéndose un resultado erróneo, por insuflar una mínima cantidad de aire en cada ocasión y además de modo interrumpido, a pesar de haber recibido las instrucciones precisas de cómo hacerlo y de las posibles consecuencias de una realización errónea, siendo un comportamiento pasivo que evidencia una actitud deliberadamente rebelde al acatamiento de la orden y, por tanto, constitutivo del delito del art. 383 CP. Los sucesivos inútiles intentos y la imposibilidad final de dar un resultado válido a la prueba, cuando no consta imposibilidad física alguna por parte del acusado, no puede deberse más que a una actitud de negativa y de oposición a someterse a tal prueba, aunque no sea de forma explícita.

En resumen, entendemos que los supuestos de incapacidad para insuflar aire suficiente para practicar la prueba de alcoholemia o intentos fallidos, podrán reconducirse como delito del art. 383 CP si se demuestra que dicha conducta obedece a una voluntad firme y decidida del requerido de desobedecer las instrucciones del agente de la autoridad y de esta manera negarse a someterse a la prueba.

3.6.3. La negativa a someterse a las pruebas para detectar la presencia de drogas tóxicas, estupefacientes y sustancias psicotrópicas del art. 796.7 Lecrim.

Las pruebas de drogas están reguladas administrativamente en los arts. 12 LSV, 27 y 28 RGC, estableciéndose que consistirán normalmente en el reconocimiento médico de la persona obligada y en los análisis clínicos que el médico forense u otro titular experimentado, o personal facultativo del centro sanitario o instituto médico al que sea trasladada aquélla, estimen más adecuados (art. 28.1 a RGC).

La Ley Orgánica 5/2010, de 22 de junio, por la que se modifica la Ley Orgánica 10/1995, de 23 de noviembre, del Código Penal, introdujo en nuestro ordenamiento jurídico una regulación de las pruebas de drogas dentro del proceso penal, cuyas prescripciones prevalecen sobre las administrativas que, no obstante, complementarán a las mismas.

Así, el art. 796.7º Lecrim establece que: "Las pruebas para detectar la presencia de drogas tóxicas, estupefacientes y sustancias psicotrópicas en los conductores de vehículos a motor y ciclomotores serán realizadas por agentes de la policía judicial de tráfico con formación específica. Cuando el test indiciario salival, al que obligatoriamente deberá someterse el conductor, arroje un resultado positivo o el conductor presente signos de haber consumido las sustancias referidas, estará obligado a facilitar saliva en cantidad suficiente, que será analizada en laboratorios homologados, garantizándose la cadena de custodia".

En primer lugar, se establece que la realización corresponde a "agentes de la policía judicial de tráfico con formación específica". De acuerdo con la Circular 10/2011 FGE, la expresión "policía judicial de tráfico incluye a todos los miembros de las Fuerzas y Cuerpos de Seguridad del Estado, Policías Autonómicas y Locales. Dada la complejidad de la prueba y de los conocimientos sobre drogas tóxicas y su influencia en la conducción, el legislador exige formación especializada.

Sobre los conductores se imponen dos claras obligaciones. La primera es la relativa al test indiciario salival, "&al que obligatoriamente deberá someterse el conductor&". La segunda obligación es a la facilitación de saliva en cantidad suficiente cuando "&arroje un resultado positivo o el conductor presente signos de haber consumido las sustancias referidas".

Tanto el reconocimiento médico como el papel directivo del facultativo a los que se hacen referencia en el art. 28 RGC, han dejado de ser imprescindibles. Nada impide que el agente actuante decida complementar el atestado con un informe de facultativo. En este caso, la prueba médica si es obligatoria en los términos del art. 12 LSV y 28.1 RGC.

Ha de estarse al cumplimiento riguroso de lo dispuesto en la Orden JUS/1291/2010.

En consecuencia, será considerado constitutivo de delito del art. 383 CP las siguientes conductas:

Negativa a someterse al test indiciario salivar.

Negativa a facilitar saliva en cantidad suficiente cuando el resultado del test indiciario sea positivo o haya signos de haber consumido sustancias estupefacientes.

o Negativa a someterse al reconocimiento médico siempre que éste haya sido debidamente acordado.

3.7. EL DELITO DE CONDUCCIÓN TRAS LA PÉRDIDA DE VIGENCIA DEL PERMISO O LICENCIA POR PÉRDIDA TOTAL DE LOS PUNTOS ASIGNADOS LEGALMENTE

Art: 384 CP, primer párrafo:

"El que condujere un vehículo de motor o ciclomotor en los casos de pérdida de vigencia del permiso o licencia por pérdida total de los puntos asignados legalmente, será castigado con la pena de prisión de tres a seis meses o con la de multa de doce a veinticuatro meses o con la de trabajos en beneficio de la comunidad de treinta y uno a noventa días".

La conducta típica consiste en conducir un vehículo a motor o ciclomotor en los casos de pérdida de vigencia de la autorización administrativa por pérdida total de los puntos asignados legalmente.

El elemento normativo "pérdida de vigencia del permiso o licencia por pérdida total de puntos", nos reenvía art. 63.6 LSV. La pérdida de vigencia se produce con la declaración o acuerdo de la Jefatura Provincial de Tráfico. Una vez dictada dicha resolución, el permiso pierde su vigencia y en consecuencia, la prohibición de conducir. Su incumplimiento origina la figura del delito del primer párrafo del art. 384 CP.

Debe constatarse la existencia de resolución firme del Jefe Provincial de Tráfico por el que declara la pérdida de vigencia de la autorización para conducir cuando su titular haya perdido el crédito total de puntos asignados.

Sólo se cometerá este delito cuando haya quedado agotada la vía administrativa al haber transcurrido el plazo para interposición del recurso de alzada o resultar éste desestimado. La interposición de recurso contencioso administrativo no impide la persecución de este delito.

Asimismo, es fundamental probar que el imputado es consciente de que la conducción la realiza habiendo perdido la vigencia por pérdida de puntos; debe quedar acreditado que tenía constancia que se ha dictado la resolución de pérdida de vigencia: No basta con saber o calcular por el cómputo de las distintas infracciones que el saldo de puntos está agotado.

Todo ello hace que se exija el riguroso cumplimiento del régimen normativo de las notificaciones de los arts. 59 y 60 de la Ley 30/92, de 26 de noviembre, de Régimen Jurídico de las Administraciones Públicas y del Procedimiento Administrativo Común, y 76 a 78 LSV, pero lo relevante es la prueba del conocimiento exigido y que puede acreditarse por cualquier medio, firma del interesado obrante en el expediente, declaración suya o del tercero firmante, manifestaciones del agente notificador, recogida del permiso por la Autoridad de Tráfico o presentación de recurso, o incluso el conocimiento que se tiene por primera vez de la declaración de pérdida de vigencia en el procedimiento judicial que finaliza con el archivo o sentencia absolutoria.

En consecuencia, el expediente administrativo de la declaración de pérdida de vigencia debe constar en el atestado para fundamentar las pretensiones del Ministerio Fiscal desde el principio y evitar que sean citados como imputados conductores que han sufrido la pérdida de vigencia por puntos y desconocían la resolución administrativa.

En el caso de que el conductor tenga en su poder el permiso o licencia de conducción, se procederá a su intervención en virtud de lo dispuesto en el art. 770.6º de la Ley de Enjuiciamiento Criminal, adjuntándolo al atestado mediante diligencia.

3.7.1. Conducción con pérdida de vigencia del permiso como consecuencia del art. 47.3 CP

Cuando la pena de privación del derecho a conducir vehículos a motor y ciclomotores lo fuere por un tiempo superior a dos años, comportará la pérdida de vigencia del permiso o licencia que habilite para la conducción (art. 47.3 CP). Se podrá obtener, una vez cumplida la condena, una autorización administrativa de la misma clase y con la misma antigüedad, previa realización y superación con aprovechamiento de un curso de sensibilización y reeducación vial y posterior superación de las pruebas que reglamentariamente se determinen. (D.A 13ª LSV).

Si una vez cumplida dicha pena, el penado conduce sin haber recuperado la vigencia sin haberse sometido a dicho curso de sensibilización y a la superación de las pruebas complementarias, esta conducta es subsumible en el tipo genérico de quebrantamiento de condena del art. 468 CP, siempre que tras cumplirse la pena de privación de derecho a conducir, el Juzgado realice un apercibimiento expreso de incurrir en este delito si el penal vuelve a conducir sin haber recuperado el permiso.

Esta es la tesis mantenida por la Circular 10/2011 FGE, que mantiene que es inviable la subsunción de dicha conducta en los tipos del art. 384 CP en virtud del principio de legalidad. Por un lado, el supuesto del art. 47.3 CP no es un supuesto de pérdida de puntos derivada de infracciones administrativas, sino de vigencia derivada de una infracción penal, por lo que no cabe la aplicación del primer párrafo del art. 384 CP (conducción con pérdida de vigencia del permiso o licencia por pérdida total de los puntos asignados legalmente).

Tampoco cabe la subsunción en el tipo del segundo párrafo del art. 384 CP (conducción tras haber sido privado cautelar o definitivamente del permiso o licencia por decisión judicial) que contempla un quebrantamiento de condena cualificado (a la pena de privación del derecho a conducir). En el caso objeto de estudio, no se incumple o quebranta esta pena que ya ha sido

3.8. EL DELITO DE CONDUCCIÓN TRAS HABER SIDO PRIVADO CAUTELAR O DEFINITIVAMENTE DEL PERMISO O LICENCIA POR DECISIÓN JUDICIAL

Art: 384 CP, segundo párrafo:

"La misma pena se impondrá al que realizare la conducción tras haber sido privado cautelar o definitivamente del permiso o licencia por decisión judicial" .

La conducta típica consiste en conducir un vehículo a motor o ciclomotor tras haber sido privado cautelar o definitivamente del permiso o licencia por decisión judicial.

Por privación cautelar ha de entenderse la resolución judicial provisional acordada en sede de medidas cautelares (art. 529 bis y 764.4 Lecrim); la privación definitiva será la acordada en sentencia firme.

Sólo se comete este delito cuando la conducción tenga lugar tras la notificación de la medida cautelar judicial o sentencia prohibiendo la conducción y el apercibimiento de incurrir en este delito. La liquidación de la condena determinará el período temporal en que la conducción es típica. En los casos de medida cautelar se extenderá hasta que se alce.

Deberá constatarse la existencia de la resolución judicial, indicando en el atestado su fecha, la notificación al conductor y demás datos que obren en la resolución. Si es posible se acompañará copia de la misma.

En el caso de que el conductor tenga en su poder el permiso o licencia de conducción, se procederá a su intervención en virtud de lo dispuesto en el art. 770.6º de la Ley de Enjuiciamiento Criminal, adjuntándolo al atestado mediante diligencia.

3.9. EL DELITO DE CONDUCCIÓN SIN HABER OBTENIDO NUNCA PERMISO O LICENCIA DE CONDUCCIÓN

Art: 384 CP, último inciso del segundo párrafo:

"La misma pena se impondrá al que condujere un vehículo de motor o ciclomotor sin haber obtenido nunca permiso o licencia de conducción.

La conducta típica consiste en conducir un vehículo a motor o ciclomotor sin haber obtenido nunca permiso o licencia de conducción.

La expresión legal del art. 384, párrafo segundo, último inciso, "...sin haber obtenido nunca...", excluye del tipo los siguientes supuestos:

c) La conducción con un permiso comunitario o no comunitario, no válidos para conducir en España (art. 15 a 23 RGcon), siempre que sean auténticos y validos conforme a la legislación del país emisor. En caso de documentos falsos, se procederá valorar la imputación no sólo por el tipo penal estudiado, sino también por el de falsedad de los arts. 392 y 393 CP.

d) La conducción con permiso distinto a la categoría o características del vehículo (art. 4 a 6 RGcon). Desde la entrada en vigor del actual RGcon, las antiguas licencias se convierten en permisos de conducción (permiso AM), por lo que desaparece definitivamente la alternatividad "permiso o licencia de conducción", y con ello la tipicidad de la conducción de un vehículo cuya conducción exige permiso de conducción, poseyendo únicamente una licencia.

e) La conducción con un permiso de conducción cuya vigencia hubiera caducado (art. 12 y 13 RGcon).

f) Los supuestos de suspensión cautelar de la autorización administrativa en vía administrativa (art. 67.2 LSV).

g) Los supuestos de pérdida de vigencia de la autorización administrativa para conducir por desaparición de los requisitos sobre conocimientos, habilidades o aptitudes psicofísicas exigidas para el otorgamiento de la autorización (art. 63.4 LSV).

3.9.1. Motos de competición, minimotos o minibikes

La aplicación del segundo párrafo del art. 384 CP puede ofrecer dudas en la conducción de determinados vehículos, esto es, las motos de competición y minimotos.

En lo referente a las motos de competición, el Anexo II del RGC contempla la normativa especial de utilización de las vías para la realización de pruebas deportivas competitivas organizadas, disponiendo que "Las pruebas deportivas se disputarán con el tráfico completamente cerrado a los usuarios ajenos a dicha prueba, y gozarán del uso exclusivo de las vías&, y los participantes que circulen fuera del espacio delimitado por los vehículos de señalización de inicio y fin de la prueba serán considerados usuarios normales de la vía, y no les será de aplicación esta normativa especial". (art. 4 y 11 Anexo II RGC).

Por tanto, cuando estos vehículos circulen en los recintos cerrados delimitados para las pruebas deportivas, no necesitan cumplir algunas formalidades exigidas en el Reglamento General de Conductores y el Reglamento General de Vehículos, (placa de matrícula, características técnicas, licencia o permiso de conducir etc.). Pero si su uso (cualquiera que sea su clase) se realiza en vía pública abierta y fuera de los casos de competición, debe someterse a la aplicación de las normas generales que les corresponda, según sus características técnicas y cilindrada. Por ello, sí le es de aplicación el art. 384 del CP si su conductor no está en posesión del permiso o licencia que le habilite legalmente para su manejo, con independencia de las infracciones administrativas (art. 65.5, apartado l de la LSV) que se cometan por falta de otros requisitos.

En este sentido, la Circular 10/2011, FGE dispone que, se considerará delito la conducción de motos deportivas fuera de los recintos habilitados para las pruebas.

En relación a las minimotos o minibikes, se trata de vehículos que no cumplen las prescripciones técnicas que establece el Real Decreto 2822/1998, de 23 de diciembre, por el que se aprueba el Reglamento General de Vehículos, es decir, no cuentan con la homologación exigida por la reglamentación de su I Anexo para poder circular por vía pública . Sólo podrán circular en circuitos cerrados y terrenos de uso particular.

Conforme a la Circular 10/2011 FGE, la prohibición legal y absoluta de circulación de estos vehículos por vías públicas, hace que no les sea de aplicación el régimen de autorización previa para la conducción y circulación del art. 60 LSV. La fórmula típica excluye la subsunción y la expresión típica "&sin haber obtenido permiso o licencia", hace referencia inequívoca a la conducción de vehículos a motor y ciclomotores respecto de los que cabe autorización administrativa para transitar por vías públicas, previo cumplimiento de los requisitos legales. Por todo ello, no se considerará delito del art. 384 CP cuando se trate de la conducción de estos vehículos en vía pública.

No obstante, es necesario señalar que las minimotos o vehículos similares dotados de un motor de combustión, si bien por sus características técnicas no pueden obtener la homologación para circular por la vía pública por parte del órgano competente en materia de Industria, no impide establecer la catalogación de vehículo a los efectos de aplicación de ilícitos administrativos en el caso de que circulen por vía pública (necesidad de autorización administrativa del vehículo para circular, así como obligatoriedad de suscripción de seguro de responsabilidad civil).

En cierta manera, parece contradictoria la consideración de vehículo a motor o ciclomotor de estos vehículos desde el punto de vista administrativo en relación con algunos ilícitos administrativos, al mismo tiempo que en la esfera penal dentro de la definición de vehículo a motor o ciclomotor del Anexo I LSV, con la consecuencia de que su conducción por las vías públicas sí puede dar lugar a los delitos contra la seguridad vial de los arts. 379 a 383 CP, a excepción del contemplado en el último inciso del art. 384 CP.

3.10. EL DELITO DE CREACIÓN DE GRAVE RIESGO PARA LA SEGURIDAD DEL TRÁFICO

Art. 385 CP:

Será castigado con la pena de prisión de seis meses a dos años o a las de multa de doce a veinticuatro meses y trabajos en beneficio de la comunidad de diez a cuarenta días, el que originare un grave riesgo para la circulación de alguna de las siguientes formas:

Colocando en la vía obstáculos imprevisibles, derramando sustancias deslizantes o inflamables o mutando, sustrayendo o anulando la señalización o por cualquier otro medio.

No restableciendo la seguridad de la vía, cuando haya obligación de hacerlo.

La conducta típica consiste en alterar la seguridad del tráfico por cualquiera de los medios citados en el apartado 1º: colocación de obstáculos imprevisibles, derramamiento de sustancias deslizantes o inflamables, mutación o daños en la señalización (por ejemplo, arrancar una señal, pintarla, taparla).

La expresión "por cualquier otro medio" podría incluir también en el tipo otro comportamientos susceptibles de alterar la seguridad del tráfico, aunque no sean de los citados en el precepto, por ejemplo, arrojar piedras a la vía o tirar piedras a los automóviles. En conclusión, el comportamiento punible ha de tener alguna similitud con los descritos expresamente y debe alterar la seguridad del tráfico de forma general.

En el apartado 2º se equipara a las conductas mencionadas, el no restablecer la seguridad de la vía cuando haya obligación de hacerlo (por ejemplo, vehículo detenido en la calzada, de noche, sin iluminación ni señalización adecuada)

El riesgo que se origine ha de ser grande y concreto. Se trata, por tanto, de un delito de peligro concreto, aunque referido al bien jurídico la seguridad del tráfico.

El sujeto activo de este delito no debe ser necesariamente un conductor, puede serlo cualquier persona, ya que las conductas que describe no son consecuencia de la conducción.

3.11. REFERENCIA AL COMISO DEL VEHÍCULO A MOTOR O CICLOMOTOR EN LOS DELITOS CONTRA LA SEGURIDAD VIAL. LA INTERVENCIÓN POLICIAL DEL VEHÍCULO

La LO 5/2010, de 22 de junio, por la que se modifica el CP, introdujo el siguiente precepto:

Art.385 bis CP:

"El vehículo a motor o ciclomotor utilizado en los hechos previstos en este Capítulo se considerará instrumento del delito a los efectos de los artículos 127 y 128".

El art. 385 bis CP admite el comiso para todos los delitos contra la seguridad vial (art. 379 a 385 CP).

La Circular 10/2011 FGE menciona como criterios para que acordar el comiso, la naturaleza, gravedad, valor económico y las concretas circunstancias concurrentes en el hecho reveladoras de un mayor reproche objetivo o subjetivo de la conducta y la situación económica y personal del penado.

Por otra parte, la intervención policial del vehículo tiene su fundamento en varios preceptos de la Ley de Enjuiciamiento Criminal (art. 282, apartados 3 y 6 del art.

770). En cualquier caso, la decisión final sobre la declaración de comiso o no de un vehículo corresponde a la autoridad judicial. Ello hace necesario que dicha intervención deba someterse a las instrucciones de los Fiscales Jefes (art. 773.1 Lecrim) que las darán con cautela y proporción en función del riesgo de la imposibilidad de un eventual comiso.

En este sentido, cabe mencionar la Instrucción General 1/2011, de la Fiscalía Provincial de Las Palmas de fecha 4 de febrero de 2011, sobre el comiso de vehículos en los delitos contra la seguridad vial, dirigida a las Fuerzas y Cuerpos de Seguridad de la provincia de Las Palmas, a fin de que con independencia de las medidas de inmovilización establecidas en la normativa administrativa de tráfico se tengan en cuenta los criterios establecidos en la misma a la hora de proceder a la recogida de los instrumentos del delito.

Lo que se pretende con esta Instrucción es evitar, en la medida de lo posible, que se adopten medidas por parte de las Fuerzas y Cuerpos de Seguridad que no vayan acompañadas ulteriormente, en condiciones normales, de la solicitud del Ministerio Fiscal y/o de la correspondiente resolución judicial.

Los criterios establecidos en dicha Instrucción son los siguientes:

1. Cuando el hecho revista especial gravedad. A tal efecto se considera que el hecho reviste especial gravedad en los siguientes casos:

a) Conducción bajo la influencia de bebidas alcohólicas, drogas tóxicas, estupefacientes, o sustancias psicotrópicas, y conducción con exceso de velocidad punible (art. 379 CP), siempre que la tasa, influencia o exceso de velocidad supere, al menos, el doble de los límites establecidos en el propio Código Penal, generando con ello un riesgo que pueda dar lugar al juicio de peligrosidad.

b) Conducción temeraria o con manifiesto desprecio por la vida de los demás (arts. 380 y 381 CP).

c) Cuando alguno de los delitos contra la seguridad vial concurra con delitos de homicidio y/o lesiones graves por imprudencia (arts. 142 y 152 CP).

2. Reiteración delictiva. A estos efectos se entiende por reiteración la comisión de una tercera infracción penal por alguno de los tipos delictivos previstos y penados en los arts. 379 y 384 del CP.

En sentido negativo, no procederá el comiso cuando el vehículo a motor o ciclomotor pertenezcan a un tercero, siempre que sea de buena fe y haya adquirido el vehículo de forma legal. En todo caso, habrá de estarse a la propiedad real del vehículo, más allá de la mera titularidad formal o registral, para lo que habrá de atenderse a diversas circunstancias tales como la utilización habitual, posesión en concepto de dueño, pago del precio, pago de impuestos y recibos del seguro obligatorio, etc.

3.12. ARCHIVO DE LAS ACTUACIONES EN LA VÍA PENAL

No debemos olvidar que junto a las infracciones penales en materia de seguridad vial, la LSV contempla correlativas infracciones administrativas. Se encuentran en los arts. 65.5 a), b), c) y j) de la LSV las correspondientes a los delitos del art. 379 CP, y en el art. 65.5 e), f) y g) las de los tipos recogidos en los arts. 380 y 381 CP. Los ilícitos de los arts. 65.4 ll), s) y v), y 65.5 k) al delito del art. 384, segundo párrafo, último inciso CP. Finalmente, la infracción penal del art. 385.1 CP ha de ponerse en relación con las infracciones administrativas de los arts. 65.4 n) y 65.6 b) LSV.

Por ello, parece conveniente que, de forma simultánea a la confección del atestado policial, se formule denuncia administrativa por los mismos hechos, remitiendo los boletines a la autoridad competente para el inicio del procedimiento administrativo sancionador, cuya resolución quedarán en suspenso hasta que se dicte sentencia judicial. Concluido el proceso penal con sentencia condenatoria de los inculpados se archivará el procedimiento administrativo sin declaración de responsabilidad. Si la sentencia fuera absolutoria o el procedimiento penal finalizara con otra resolución que le ponga fin sin declaración de responsabilidad, y siempre que la misma no estuviera fundada en la inexistencia del hecho, se podrá iniciar o continuar el procedimiento administrativo sancionador contra quien no hubiese sido condenado en vía penal, conforme a los dispuesto en el art. 72 LSV. Esta circunstancia deberá quedar reflejada tanto en el boletín de denuncia como en el atestado que se practique.

En este sentido, tal y como menciona la Circular 10/2011 FGE, los Srs. Fiscales velarán porque se cumpla lo dispuesto en el art. 72.2 LSV y se remita testimonio de lo actuado a las autoridades de Tráfico.

Notas

Tienen la consideración de peatones quienes empujan o arrastran un coche de niño o de impedido o cualquier otro vehículo sin motor de pequeñas dimensiones, los que conducen a pie un ciclo o ciclomotor de dos ruedas, y los impedidos que circulan al paso en una silla de ruedas, con o sin motor (apartado 2 del Anexo I Real Decreto Legislativo 339/1990, de 2 de marzo, por el que se aprueba el texto articulado de la Ley sobre Tráfico, Circulación de Vehículos a Motor y Seguridad Vial).

Art. 70.2 LSV: Los instrumentos, aparatos o medios y sistemas de medida que sean utilizados para la formulación de denuncias por infracciones a la normativa de tráfico estarán sometidos a control metrológico en los términos establecidos por la Ley 3/1985, de 18 de marzo, de Metrología y su normativa de desarrollo.

Orden ITC/3123/2010, de 26 de noviembre, por la que se regula el control metrológico del Estado de los instrumentos destinados a medir la velocidad de circulación de vehículos a motor.

La Circular 10/2011 FGE, sobre criterios para la unidad de actuación especializada del Ministerio Fiscal en materia de seguridad vial, incluye un cuadro explicativo sobre los márgenes de error de los cinemómetros (apartado IV.5).

Orden ITC/3707/2006, de 22 de noviembre, por la que se regula el control metrológico del Estado de los instrumentos destinados a medir la concentración de alcohol en aire espirado. Por ejemplo, los errores máximos permitidos para los etilómetros en servicio y para toda concentración mayor de 0.400 mg/l y menor o igual de 1 mg/l, es de 7.5 % del valor verdadero de la concentración. Por tanto, teniendo en cuenta que el resultado final arrojado por el etilómetro no tiene en cuenta el margen de error y sólo ofrece dos decimales, para que se cumpla el tipo penal del art. 379.2, sólo por la tasa, el resultado ha de ser superior a 0,65 mg/l en aire espirado.

La Circular 10/2011, de la Fiscalía General del Estado sobre criterios para la unidad de actuación especializada del Ministerio Fiscal en materia de seguridad vial, incluye un cuadro explicativo sobre los márgenes de error de los etilómetros (apartado V.4).

Art. 21 RGC: Todos los conductores de vehículos y de bicicletas quedan obligados a someterse a las pruebas que se establezcan para la detección de las posibles intoxicaciones por alcohol. Igualmente quedan obligados los demás usuarios de la vía cuando se hallen implicados en algún accidente de circulación. Los agentes de la autoridad encargados de la vigilancia del tráfico podrán someter a dichas pruebas: a) A cualquier usuario de la vía o conductor de vehículo implicado directamente como posible responsable en un accidente de circulación. b) A quienes conduzcan cualquier vehículo con síntomas evidentes, manifestaciones que denoten o hechos que permitan razonablemente presumir que lo hacen bajo la influencia de bebidas alcohólicas. c) A los conductores que sean denunciados por la comisión de alguna de las infracciones a las normas contenidas en este Reglamento. d) A los que, con ocasión de conducir un vehículo, sean requeridos al efecto por la autoridad o sus agentes dentro de los programas de controles preventivos de alcoholemia ordenados por dicha autoridad.

Art. 12.2, segundo párrafo LSV: "A petición del interesado o por orden de la autoridad judicial se podrán repetir las pruebas a efectos de contraste, pudiendo consistir en análisis de sangre, orina u otros análogos". Art. 23.3 RGC: "derecho a contrastar los resultados obtenidos mediante análisis de sangre, orina u otros análogos, que el personal facultativo del centro médico al que sea trasladado estime más adecuados".

Circular 10/2011, de la Fiscalía General del Estado sobre criterios para la unidad de actuación especializada del Ministerio Fiscal en materia de seguridad vial (disposición undécima).

Orden JUS/1291/2010, de 13 de mayo, por la que se aprueban las normas para la preparación y remisión de muestras objeto de análisis por el Instituto Nacional de Toxicología y Ciencias Forenses.

Art. 63.6 LSV: La Administración declarará la pérdida de vigencia de la autorización para conducir cuando su titular haya perdido la totalidad de los puntos asignados, como consecuencia de la aplicación del baremo recogido en el anexo II. Una vez constatada la pérdida total de los puntos que tuviera asignados, la Administración, en el plazo de quince días, notificará al interesado, en la forma prevista en la Ley 30/1992, de 26 de noviembre, de Régimen Jurídico de las Administraciones Públicas y del Procedimiento Administrativo Común, el acuerdo por el que se declara la pérdida de vigencia de su permiso o licencia de conducción.

Artículo 37 del Real Decreto 818/2009, de 8 de mayo, por el que se aprueba el Reglamento General de Conductores.

Procedimiento para la declaración de pérdida de vigencia por la pérdida total de los puntos asignados.

La Jefatura Provincial de Tráfico, una vez constatada la pérdida por el titular del permiso o de la licencia de conducción de la totalidad de los puntos asignados, iniciará el procedimiento para declarar su pérdida de vigencia mediante acuerdo que contendrá una relación detallada de las resoluciones sancionadoras firmes en vía administrativa que hubieran dado lugar a la pérdida de los puntos, con indicación del número de puntos que a cada una de ellas hubiera correspondido y se le dará vista del expediente al titular de la autorización, en los términos previstos en la Ley 30/1992, de 26 de noviembre. En dicho acuerdo se concederá al interesado un plazo máximo de diez días para formular las alegaciones que estime conveniente.

Transcurrido el plazo indicado en el apartado anterior, el Jefe Provincial de Tráfico dictará resolución declarando la pérdida de vigencia del permiso o de la licencia de conducción, que se notificará al interesado en el plazo de quince días, en los términos previstos en la Ley 30/1992, de 26 noviembre. Declarada la pérdida de vigencia, el interesado deberá entregar el permiso o licencia de conducción en la Jefatura Provincial de Tráfico la cual, de no hacerlo, ordenará su retirada por los Agentes de la autoridad.

La competencia para declarar la pérdida de vigencia corresponde al Jefe de Tráfico de la provincia correspondiente al domicilio del titular de la autorización.

Conforme a lo dispuesto en la Circular 10/2011, de la Fiscalía General del Estado, a falta de otros instrumentos de prueba, la notificación edictal carece de valor acreditativo ejecutada, sino la pérdida de vigencia acordada en sentencia y prevista en el art. 63 LSV.

Real Decreto Legislativo 8/2004, de 29 de octubre, por el que se aprueba el texto refundido de la Ley sobre responsabilidad civil y seguro en la circulación de vehículos a motor.

Así, el art. 61.1 LSV y 1.1 RGveh establecen que: "La circulación de vehículos exigirá que estos obtengan previamente la correspondiente autorización administrativa, dirigida a verificar que estén en perfecto estado de funcionamiento y se ajusten en sus características, equipos, repuestos, accesorios a las prescripciones técnicas que se fijen reglamentariamente. Se prohíbe la circulación de vehículos que no estén dotados de la citada autorización".

Art. 282 Lecrim: La Policía judicial tiene obligación de recoger todos los efectos, instrumentos o pruebas del delito de cuya desaparición hubiere peligro, poniéndolos a disposición de la Autoridad Judicial.

4. EL CONDUCTOR. FACTORES QUE DISMINUYEN LAS APTITUDES DEL CONDUCTOR. PERMISOS Y LICENCIAS DE CONDUCCIÓN: CLASES Y VEHÍCULOS AUTORIZADOS A CONDUCIR

4.1. EL CONDUCTOR. FACTORES QUE DISMINUYEN LAS APTITUDES DEL CONDUCTOR

- **Se define CONDUCTOR como persona que maneja el mecanismo de dirección o va al mando de un vehículo, o a cuyo cargo está un animal o animales.**

  Se distinguen dos tipos de causas que afectan las aptitudes del conductor:

  - Causas Somáticas: aquellas que afectan al organismo del conductor y por ende a su capacidad general para conducir, entre ellas se encuentran las siguientes:
    * Defectos físicos no compensados.
    * Errores genéricos en la conducción.
    * Defectos orgánicos de carácter general.
    * Alteraciones orgánicas transitorias.
    * Agentes inhibidores de la prudencia.
  - Causas psicológicas: aquellas que afectan los estados de salud mental, entre ellas se encuentran las siguientes:
    * Falta de conocimientos.
    * Inestabilidad emocional.
    * Toxicomanías.
    * Actitudes antisociales peligrosas.
    * Conflictos personales.

* Enfermedades mentales.
* Rutina, cansancio, fatiga, sueño, etc.
* Conductas interferentes.

4.2. PERMISOS Y LICENCIAS DE CONDUCCIÓN: CLASES Y VEHÍCULOS AUTORIZADOS A CONDUCIR

En el siguiente cuadro se muestra la edad mínima para cada permiso de conducción.

EDAD MÍNIMA PARA LA CONDUCCIÓN:

(ART 4 del Reglamento General de Conductores, en adelante RGCd):

PERMISO	A1	A *	B	B+E	C1	C1+E	C *	C+E	D1 *	D1+E	D *	D+E
EDAD	16	18	18	18	18	18	18 ó 21	18	21	21	21	24

El permiso de conducción de la clase AM autoriza para conducir ciclomotores de dos o tres ruedas y cuatriciclos ligeros, aunque podrá estar limitado a la conducción de ciclomotores de tres ruedas y cuatriciclos ligeros. La edad mínima para obtenerlo será de quince años cumplidos.

El permiso de conducción de la clase A1 autoriza para conducir motocicletas con una cilindrada máxima de 125 cm^3, una potencia máxima de 11 kW y una relación potencia/peso máxima de 0,1 kW/kg y triciclos de motor cuya potencia máxima no exceda de 15 kW. La edad mínima para obtenerlo será de dieciséis años cumplidos.

El permiso de conducción de la clase A2 autoriza para conducir motocicletas con una potencia máxima de 35 kW y una relación potencia/peso máxima de 0,2 kW/kg y no derivadas de un vehículo con más del doble de su potencia. La edad mínima para obtenerlo será de dieciocho años cumplidos.

El permiso de conducción de la clase A autoriza para conducir motocicletas y triciclos de motor. La edad mínima para obtenerlo será de veinte años cumplidos pero hasta los veintiún años cumplidos no autorizará a conducir triciclos de motor cuya potencia máxima exceda de 15 kW.

Para obtener el *permiso de la clase C* a los 18 años será requisito que el solicitante sea titular de un certificado de aptitud profesional reconocidos por uno de los Estados Miembro de la Unión Europea que acredite formación específica.

Para que el *permiso de la clase D1 o D* autorice a conducir autobuses en trayectos de largo recorrido, será necesario que el solicitante acredite experiencia en la conducción, de al menos un año, de vehículos destinados al transporte de mercancías de más de 3.500 Kg, de autobuses en trayectos de corto recorrido o de un certificado de aptitud profesional reconocido por uno de los Estados Miembros de la Unión Europea que acredite formación específica.

Para conducir con el *permiso de la clase D* vehículos prioritarios cuando circulen en servicio urgente, vehículos de transporte público o escolar (todos ellos con una masa máxima autorizada de 3.500Kg. y cuyo nº de asientos no exceda de 9) será necesaria tener una experiencia, de al menos un año, en la conducción de vehículos que autoriza dicho permiso y superar las pruebas de control de reconocimiento. El año de antigüedad podrá ser sustituido por un certificado que acredite haber superado un curso y completado una formación especifica.

Para conducir **vehículos especiales agrícolas autopropulsados, ciclomotores y coches de minusválidos** se exigirá estar en posesión de la correspondiente licencia de conducción. (Art. 6 RGCd)

La **licencia de conducción** será de las siguientes clases:

a) Para conducir ciclomotores.

b) Para conducir vehículos para personas de movilidad reducida.

c) Para conducir vehículos especiales agrícolas.

AUTORIZACIONES EN GENERAL:

(ART. 58 de la Ley de Seguridad Vial, en adelante LSV)

Con objeto de garantizar las aptitudes de los conductores, la circulación de vehículos a motor queda sometido al régimen de autorización administrativa previa.

Datos que han de constar en las autorizaciones de los conductores:

*   Nombre y apellidos.
*   Fecha de nacimiento.
*   Domicilio.
*   Lugar y fecha de expedición.
*   Plazo de vigencia.
*   Categoría de vehículos autorizados a conducir.
*   Condiciones restrictivas, en su caso.

Datos que han de constar en las autorizaciones de los vehículos:

*   Matricula.
*   Nº de bastidor.
*   Fecha de fabricación.
*   Datos del titular.
*   Dimensiones.
*   Pesos.
*   Nº de plazas autorizadas.

El conductor de un vehículo esta obligado a estar en posesión y llevar consigo:

*   Permiso de conducir.
*   Permiso de circulación.
*   Tarjeta de inspección técnica.

CLASES DE PERMISOS Y LICENCIAS DE CONDUCCIÓN:
(ART. 5 RGCd)

A1	Motocicletas ligeras sin sidecar, con una cilindrada máxima de 125 cm cúbicos, una potencia máxima de 11 Kw. y una relación potencia / peso no superior a 0,11 Kw/Kg.
A	Motocicletas con o sin sidecar. Triciclos y cuadriciclos de motor.
B	Automóviles cuya MMA no exceda de 3.500 Kg y cuyo nº de asientos incluido el conductor no sea superior a 9. Podrán llevar enganchado un remolque cuya MMA no exceda de 750 Kg. Conj. de vehículos acoplados compuestos por un vehículo automóvil de los que autoriza a conducir el permiso B y un remolque siempre que la MMA del conjunto no exceda de 3.500 Kg.
B + E	Conj. de vehículos acoplados compuestos por un vehículo automóvil de los que autoriza a conducir el permiso B y un remolque cuya MMA exceda de 3.500 Kg.
C1	Automóviles cuya MMA exceda de 3.500 Kg. y no sobrepase los 7.500 Kg. y cuyo nº de asientos incluido el conductor no sea superior a 9. Podrán llevar enganchado un remolque cuya MMA no exceda de 750 Kg
C1 + E	Conj. de vehículos acoplados compuestos por un vehículo automóvil de los que autoriza a conducir el permiso C1 y un remolque cuya MMA exceda de 750 Kg. Siempre que la MMA del conjunto no exceda los 12.000 Kg y la masa del remolque no sea superior a la del vehículo.
C	Automóviles cuya MMA exceda de 3.500 Kg y cuyo nº de asientos, incluido el conductor, no sea superior a 9. Podrán llevar enganchado un remolque cuya MMA no exceda de 750 Kg
C + E	Conj. de vehículos acoplados compuestos por un vehículo automóvil de los que autoriza a conducir el permiso C y un remolque cuya MMA exceda de 750 Kg
D1	Automóviles destinados al transporte de personas cuyo nº de asientos, incluido el conductor, sea superior a 9 y no exceda de 17. Podrán llevar enganchado un remolque cuya MMA no exceda de 750 Kg
D1 + E	Conj. de vehículos acoplados compuestos por un vehículo automóvil de los que autoriza a conducir el permiso D1 y un remolque cuya MMA exceda de 750 Kg Siempre que la MMA del conjunto no exceda los 12.000 Kg y la masa del remolque no sea superior a la del vehículo y que el remolque no se utilice para transportar personas.
D	Automóviles destinados al transporte de personas cuyo nº de asientos, incluido el conductor, sea superior a 9. Podrán llevar enganchado un remolque cuya MMA no exceda de 750 Kg.
D + E	Conj. de vehículos acoplados compuestos por un vehículo automóvil de los que autoriza a conducir el permiso D y un remolque cuya MMA exceda de 750 Kg

Rodio

1. La expedición de los permisos de conducción que a continuación se indican estará supeditada a las condiciones siguientes:

a) El permiso de la clase A sólo podrá expedirse a conductores que ya sean titulares de un permiso en vigor de la clase A2 con, al menos, dos años de antigüedad.

b) El permiso de las clases C1, C, D1 y D sólo podrá expedirse a conductores que ya sean titulares de un permiso en vigor de la clase B.

c) El permiso de las clases B + E, C1 + E, C + E, D1 + E y D + E sólo podrá expedirse a conductores que ya sean titulares de un permiso en vigor de las clases B, C1, C, D1 o D, respectivamente.

2. La obtención de los permisos de conducción que a continuación se indican implicará la concesión de los siguientes:

a) La del permiso de la clase A1 implica la concesión del de la clase AM.

b) La del permiso de la clase A2 implica la concesión del de la clase A1.

c) La del permiso de las clases C y D implica la concesión del de las clases C1 y D1, respectivamente.

d) La del permiso de las clases C1 + E, C + E, D1 + E o D + E implica la concesión del de la clase B + E.

e) La del permiso de la clase C + E implica la concesión del de la clase C1 + E.

f) La del permiso de la clase C + E implica la concesión del de la clase D + E cuando su titular posea el de la clase D.

g) La del permiso de la clase D+E implica la concesión del de la clase D1+E.

3. Para obtener el permiso de la clase A2, el aspirante deberá superar las pruebas de control de conocimientos y de control de aptitudes .

Esta autorización podrá también obtenerse si el aspirante es titular de permiso de conducción de la clase A1 con una experiencia mínima de dos años en la conducción de las motocicletas que autoriza a conducir dicho permiso, y supera la prueba de control de aptitudes y comportamientos. Esta prueba podrá sustituirse por la superación de una formación en los términos que se establezcan mediante Orden del Ministro del Interior.

4. Para obtener el permiso de la clase A, el aspirante, además de ser titular de un permiso de conducción de la clase A2 con una experiencia mínima de dos años en la conducción de las motocicletas que autoriza a conducir dicho permiso, deberá superar una formación en los términos que se establezcan mediante Orden del Ministro del Interior.

5. Para conducir un conjunto formado por un vehículo tractor de la categoría B y un remolque cuya masa máxima autorizada sea superior a 750 kg, en el caso de que el conjunto así formado exceda de 3.500 kg, será necesario superar la prueba de control de aptitudes y comportamientos que se indica en los artículos 48.2 y 49.2. Esta prueba podrá sustituirse por la superación de una formación en los términos que se establezcan mediante Orden del Ministro del Interior.

7. El permiso de las clases B, B + E, C1, C1 + E, C, C + E, D1, D1 + E, D y D + E no autoriza a conducir motocicletas con o sin sidecar. No obstante, las personas que estén en posesión del permiso de la clase B en vigor, con una antigüedad superior a tres años, podrán conducir dentro del territorio nacional las motocicletas cuya conducción autoriza el permiso de la clase A1.

En el supuesto de que el permiso de la clase B en vigor, con una antigüedad superior a tres años, esté sometido a adaptaciones, restricciones u otras limitaciones en personas, vehículos o de circulación, para poder conducir dentro del territorio nacional las motocicletas cuya conducción autoriza el permiso de la clase A1, deberán hacerse constar previamente por la Jefatura Provincial de Tráfico en el permiso las adaptaciones o restricciones que correspondan.

8. Para conducir vehículos especiales no agrícolas o sus conjuntos cuya velocidad máxima autorizada no exceda de 40 km/h, y su masa máxima autorizada no exceda de 3.500 kg, se requerirá permiso de la clase B. Si excede de cualquiera de estos límites, se requerirá el permiso de conducción que corresponda a su masa máxima autorizada.

Para conducir vehículos especiales no agrícolas o sus conjuntos que transporten personas se requerirá permiso de la clase B cuando el número de personas transportadas, incluido el conductor, no exceda de nueve, de la clase D1 cuando exceda de nueve y no exceda de diecisiete y de la clase D cuando exceda de diecisiete.

9. Los vehículos especiales agrícolas autopropulsados o sus conjuntos cuya masa o dimensiones máximas autorizadas no excedan de los límites establecidos en la reglamentación de vehículos para los vehículos ordinarios, se podrán conducir con el permiso de la clase B, o con la licencia de conducción a que se refiere el artículo 6.1.b).

Para conducir vehículos especiales agrícolas autopropulsados o sus conjuntos, que tengan una masa o dimensiones máximas autorizadas superiores a las indicadas en el párrafo anterior o cuya velocidad máxima por construcción exceda de 45 km/h, se requerirá permiso de la clase B en todo caso.

10. Los ciclomotores también se podrán conducir con permiso de la clase B.

11. Los vehículos para personas de movilidad reducida se podrán conducir con permiso de las clases A1 y B o con la licencia de conducción a que se refiere el artículo 6.1 párrafo a).

12. Para conducir trolebuses se requerirá el permiso exigido para la conducción de autobuses.

PERMISOS DE CONDUCCIÓN: (Art. 66 LSV)

Los centros oficiales o privados (enseñanza o renovación de conocimientos y aptitudes psicofísicas) necesitan autorización previa para desarrollar su actividad.

También se regulará reglamentariamente los centros de reconocimiento de conductores.

El permiso de conducir tendrá vigencia limitada en el tiempo y condicionada a que el titular no haya perdido su asignación de puntos que será:

- Norma general: 12 puntos.
- Conductores con una antigüedad no superior a 3 años en su permiso de conducir, salvo que sean titulares de otro con aquella antigüedad: 8 puntos.
- Titulares que tras perder su asignación de puntos han obtenido el permiso de conducir y hasta que no tengan 3 años de antigüedad: 8 puntos.

Los conductores no perderán más de 8 puntos al día, salvo que cometan infracciones muy graves. Si transcurren dos años sin ser sancionados con perdida de puntos los recuperaran en su totalidad, si se perdieron por infracciones muy graves deberán pasar tres años.

Quienes mantengan la totalidad de los puntos, recibirán como bonificación: dos puntos durante los tres primeros años y un punto por los tres siguientes.

PERIODOS DE VIGENCIA:

* El permiso de la clase B tiene un período de vigencia de 10 años hasta los 65 años. A partir de los 65 años la vigencia es de 5 años.

* Los permisos de las clases C1, C1 + E, C, C + E, D1, D1 + E, D y D + E, tendrán una vigencia de cinco años mientras su titular no cumpla los 65 años de edad y a partir de los 65 años el período de vigencia será de tres años.

No obstante el periodo de vigencia podrá reducirse, si se comprueba que el titular padece enfermedad o deficiencia.

Los permisos expedidos por los Estados Miembros de la Unión Europea mantendrán su validez en España. (Art. 15 RGCd)

Permisos de conducción expedidos por países no comunitarios, son válidos para conducir en España los siguientes: (Art. 31 RGCd)

- Nacionales de otros países que estén expedidos de conformidad con lo dispuesto en la Convención de Ginebra (anexo 9) o la de Viena (anexo 6), o que difieran de dichos modelos únicamente en la adición o supresión de rúbricas no esenciales. (1)
- Nacionales de otros países que estén redactados en castellano o vayan acompañados de traducción oficial. (2)
- Internacionales expedidos en el extranjero con el modelo del anexo 10 de la Convención de Ginebra o el modelo de anexo E de la Convención Internacional de París.
- Reconocidos en convenios multilaterales y bilaterales.

Todos los anteriores (países no comunitarios) tienen un plazo de 6 meses para validar su permiso, transcurrido dicho plazo deberán obtener un permiso español.

Si se trata de los permisos (1) y (2) se podrán canjear por un permiso español de la clase que corresponda, reuniendo unos requisitos.

Permiso de conducción de los diplomáticos acreditados en España: (Art. 24 RGCd)
Están exentos de trámites, tasas y pruebas de aptitud.

Tanto los diplomáticos sus cónyuges, ascendientes o descendientes.

Tema 13

INSPECCIÓN TÉCNICA DE VEHÍCULOS (ITV): INSPECCIONES PERIÓDICAS, RESULTADO DE LAS INSPECCIONES, REFORMAS DE IMPORTANCIA. FRECUENCIA DE LAS INSPECCIONES. ORGANISMOS ENCARGADOS. LA INSPECCIÓN TÉCNICA PERIÓDICA. CARACTERÍSTICAS TÉCNICAS, EQUIPAMIENTO SANITARIO Y DOTACIÓN DE PERSONAL DE LOS VEHÍCULOS DE TRANSPORTE SANITARIO POR CARRETERA

José María Espinar Martínez

ÍNDICE

1. CONCEPTO

Podemos pues definir la inspección técnica de vehículos como el sistema de control efectuado por la Administración o sus agentes, sobre las condiciones técnicas de todos los vehículos matriculados en España.

En el momento actual, además, ha surgido otra parcela desde la que la inspección técnica de vehículos cobra especial relevancia. Se trata de la preocupación ecológica y medioambiental que ha llevado a las distintas administraciones en los países desarrollados, a buscar métodos para minimizar el impacto medioambiental de los medios de transporte. La inspección técnica servirá así, también, para controlar las emisiones contaminantes originadas por los vehículos a motor.

2. INSPECCIONES PERIÓDICAS

Como norma general todos los vehículos matriculados en España están sometidos al régimen de inspecciones periódicas que establece la normativa vigente en función del tipo de vehículo de que se trate ("Real Decreto 2042/1994, de 14 de octubre, por el que se regula la Inspección Técnica de Vehículos" y "**Real Decreto 711/2006, de 9 de junio, por el que se modifican determinados reales decretos relativos a la inspección técnica de vehículos (ITV) y a la homologación de vehículos, sus partes y piezas, y se modifica, asimismo, el Reglamento General de Vehículos, aprobado por Real Decreto 2822/1998, de 23 de diciembre**"), únicamente existen las siguientes excepciones:

- Motocultores agrícolas y máquinas equiparadas (Art. 6, Punto i del **R.D. 2042/1994**).

- Vehículos especiales destinados a obras y servicios y maquinaria autopropulsada, cuya velocidad por construcción sea menor de 25 KM/h. Por lo tanto estos vehículos especiales que sí superen la velocidad de 25 Km/h, están igualmente sometidos al régimen de inspecciones periódicas. (Art. 6, Punto j del R.D. 2042/1994).

El Reglamento General de Vehículos ("REAL DECRETO 2822/1998, de 23 de diciembre, por el que se aprueba el Reglamento General de Vehículos") establece en su Artículo 10, Punto 1 "Los vehículos matriculados o puestos en circulación deberán someterse a inspección técnica en una de las estaciones de Inspección Técnica de Vehículos al efecto autorizadas por el órgano competente en materia de industria en los casos y con la periodicidad, requisitos y excepciones que se establecen en la reglamentación...." y "La inspección técnica, una vez comprobada la identificación del vehículo, versará sobre las condiciones del vehículo relativas a seguridad vial, protección del medio ambiente, inscripciones reglamentarias, reformas y, en su caso, vigencia de los certificados para el transporte de mercancías peligrosas y perecederas.".

La Inspección Técnica Periódica de los vehículos está regulada, además de por la normativa citada, por el **"Manual de Procedimiento de Inspección de las estaciones ITV", documento elaborado de forma conjunta por el Ministerio de Industria, Turismo y Comercio y por las Comunidades Autónomas**. Este Manual que se encuentra en todas las estaciones ITV a disposición de los usuarios del servicio, es revisado y actualizado periódicamente en función de la normativa nacional e internacional vigente.

El Manual será actualizado cuando varíen los criterios técnicos de inspección, tanto de carácter nacional como comunitario o internacional en esta materia.

MÉTODO DE INSPECCIÓN

Los métodos utilizados en la inspección del vehículo a fin de realizar las operaciones parciales de inspección referidas, serán los siguientes:

Inspección visual

Es aquella inspección que se realiza mediante observación de los órganos o elementos de que se trate, y en su caso de su funcionamiento, atendiendo a probables ruidos o vibraciones anormales, holguras o fuentes de corrosión, soldaduras incorrectas o no autorizadas, taladros o cualquiera otras operaciones de mecanizado o plegado incorrectas o no autorizadas en determinados órganos o elementos, etc., que puedan dar lugar a probables causas de peligro para la circulación o el medio ambiente.

Inspección mecanizada

Es aquella inspección que se realiza con ayuda de alguno de los equipos de los que debe estar dotada la estación.

CALIFICACIÓN DE DEFECTOS

Conforme a lo dispuesto en el Real Decreto 224/2008, los defectos se clasifican en:

1. DL : Defectos leves.
2. DG : Defectos graves.
3. DMG : Defectos muy graves.

1. Defectos leves (DL)

Defectos que no tienen un efecto significativo en la seguridad del vehículo o protección del medio ambiente y con los que el vehículo puede circular temporalmente.

Son defectos que deberán repararse lo antes posible. No exigen una nueva inspección para comprobar que han sido subsanados, salvo que el vehículo tenga que volver a ser inspeccionado por haber sido calificada la inspección como desfavorable o negativa.

2. Defectos graves (DG)

Defectos que disminuyen las condiciones de seguridad del vehículo, ponen en riesgo a otros usuarios de la vía pública o a la protección del medio ambiente.

Son defectos que inhabilitan al vehículo para circular por las vías públicas excepto para su traslado al taller, o en su caso, para regularización de su situación y vuelta a la Estación de I.T.V. para nueva inspección en un plazo no superior a dos meses. La inspección técnica será calificada como desfavorable.

3. Defectos muy graves (DMG)

Defectos que constituyen un riesgo directo e inmediato para la seguridad vial.

Si en una inspección técnica desfavorable el vehículo acusara defectos de tal naturaleza que la utilización del vehículo constituyese un peligro para sus ocupantes o para los demás usuarios de la vía pública, la estación ITV calificará el defecto como muy grave (DMG), y la inspección como negativa.

3. RESULTADO DE LAS INSPECCIONES

El resultado de las inspecciones técnicas se hará constar, por la entidad que la efectúe, en la tarjeta ITV o certificado de características.

Existen los siguientes tipos:

FAVORABLE

En el caso de que la ITV sea favorable, la Estación anotará el resultado en la tarjeta ITV, copia en papel de la tarjeta ITV emitida en soporte electrónico, o certificado de características, precisando la fecha de la inspección y la fecha límite de vigencia.

Los vehículos que hayan superado favorablemente la inspección técnica periódica ostentarán en sitio bien visible un distintivo, en el que se señale la fecha en la que deben pasar la próxima inspección, cuyo diseño y formato aparece en el RD 224/2008: señal V-19 "Distintivo de Inspección Técnica Periódica del Vehículo". El distintivo, en el caso de vehículos que tengan parabrisas, se colocará en el ángulo superior derecho del parabrisas, por su cara interior. La cara impresa del distintivo será autoadhesiva. En el resto de vehículos, se colocará en lugar bien visible.

Todos los vehículos que hayan pasado una inspección técnica deberán llevar el último informe de inspección, que el conductor deberá exhibir ante los agentes de la autoridad encargados de la vigilancia del tráfico que se lo soliciten.

DESFAVORABLE

Si el resultado de una inspección técnica fuese desfavorable, la estación ITV concederá a su titular, para subsanar los defectos observados, un plazo inferior a dos meses, cuya extensión concreta se determinará teniendo en cuenta la naturaleza de tales defectos. El titular del vehículo será directamente responsable de que se repare el vehículo, que quedará inhabilitado para circular por las vías públicas, excepto para su traslado al taller o para la regularización de su situación y vuelta a la estación ITV para nueva inspección.

Una vez subsanados los defectos, deberá presentar el vehículo a nueva inspección en la misma estación ITV o en la que designe el órgano competente de la comunidad autónoma, previa petición del titular y cuando existan razones que lo justifiquen.

Si transcurridos dos meses el vehículo no se ha presentado a inspección, la estación ITV lo comunicará a la Jefatura Provincial o Local de Tráfico, proponiendo la baja del vehículo.

Si el vehículo fuera presentado a la segunda revisión fuera del plazo concedido para su reparación, deberá realizarse una inspección completa del vehículo.

NEGATIVA

Sin perjuicio de lo establecido en el artículo 35.2 del Reglamento General de Vehículos, si en una inspección técnica desfavorable el vehículo acusara deficiencias o desgastes de tal naturaleza que la utilización del mismo constituyese un peligro para sus ocupantes o para los demás usuarios de la vía pública, la estación ITV calificará la inspección como negativa. En este supuesto, el eventual traslado del vehículo desde la estación hasta su destino se realizará por medios ajenos al propio vehículo, manteniéndose las actuaciones que para las inspecciones técnicas desfavorables se establecen en el apartado anterior.

En todos los casos, la relación de defectos observados en la inspección deberá ser certificada en el informe oficial de inspección técnica de vehículos.

INFORMACIÓN ADICIONAL

En el caso de que una inspección técnica fuese desfavorable o calificada como negativa, el interesado no podrá solicitar a otra estación ITV una nueva inspección, salvo autorización expresa del órgano competente de la comunidad autónoma donde se realizó la inspección.

El resultado de todas las inspecciones será comunicado por la estación ITV que las efectúe al órgano competente de la comunidad autónoma. Igualmente, la estación ITV lo comunicará por medios telemáticos, en el día de la inspección, al Registro de Vehículos, siguiendo las instrucciones que al efecto dicte el organismo autónomo Jefatura Central de Tráfico.

Asimismo, los órganos competentes de las comunidades autónomas enviarán anualmente, al órgano directivo del Ministerio de Industria, Turismo y Comercio, competente en materia de seguridad industrial, información sobre el número y los resultados de las inspecciones técnicas de vehículos, así como la frecuencia de los defectos observados, basado en los datos que figuren en los informes de inspección.

Todas las inspecciones favorables y sus resultados se anotarán en el Registro de vehículos de la Dirección General de Tráfico, anotación que, conforme al artículo sexto de la Ley 16/1979, de 2 de octubre, devengará la tasa correspondiente. Con arreglo a lo establecido en el artículo 15 de la Ley 30/1992, de 26 de noviembre, de Régimen Jurídico de las Administraciones Públicas y del Procedimiento Administrativo Común, la gestión de la tasa podrá ser objeto de encomienda de gestión por la Administración General del Estado a las comunidades autónomas, mediante la suscripción del correspondiente convenio en el que se determinará el procedimiento para la transferencia a la Dirección General de Tráfico de la recaudación de la tasa efectuada por el organismo inspector.

4. REFORMAS DE IMPORTANCIA

CONCEPTO

Las reformas de importancia aparecían reguladas en el Real Decreto 736/1988, de 8 de julio (BOE del día 16) por el que se regulaba la tramitación de las reformas de importancia de vehículos de carretera. En esta norma, se tipificaban expresamente las reformas que se consideraban de importancia, y las clasificaba en 46 posibles modalidades, enumerándolas de forma exhaustiva.

Sin embargo, el pasado 15 de enero de 2011, ha entrado en vigor el **Real Decreto 866/2010, de 2 de julio, por el que se regula la tramitación de las reformas de vehículos**, y que deroga expresamente el Real Decreto de 1988.

El objeto de esta nueva norma es aprobar una nueva y completa regulación de esta materia, procediendo a recoger la experiencia práctica de la aplicación de la norma que sustituye, y a integrar la evolución técnica. Además tiene en cuenta las normas del derecho de la unión Europea, para asegurar mejor las condiciones de seguridad activa y pasiva de los vehículos y su comportamiento en lo que concierne a la protección del medio ambiente, así como para colaborar en la defensa de los derechos de los consumidores.

El Real Decreto se aplica a todos los vehículos matriculados definitivamente y remolque ligeros autorizados a circular, y no se aplicará a los vehículos antes de su matriculación definitiva.

Una de las principales novedades que introduce el Real Decreto 866/2010, es que a partir de ahora no está permitido que las estaciones ITV realicen reformas en los vehículos homologados completos en un momento previo a su matriculación. Esta situación afecta básicamente a las ambulancias, taxis, vehículos de autoescuelas, y vehículos adaptados para minusválidos. Las modificaciones efectuadas en los vehículos antes de su matriculación definitiva deberán estar incluidas en la homologación de tipo, es decir, previo a la matriculación sólo la puede realizar el fabricante, o tramitarse a través de una homologación individual, una vez matriculado el vehículo en la estación ITV.

En el nuevo Real Decreto se define la reforma de vehículos, como toda modificación, sustitución, actuación, incorporación o supresión efectuada en un vehículo después de su matriculación y en remolques ligeros después de ser autorizados a circular, que o bien cambia alguna de las características del mismo, o es susceptible de alterar los requisitos reglamentariamente aplicables contenidos en el Real Decreto 2028/1986, de 6 de junio. Este término incluye cualquier actuación que implique alguna modificación de los datos que figuran en la tarjeta de ITV del vehículo.

La incidencia que estas modificaciones pueden generar sobre la seguridad vial obliga a que la Administración examine y apruebe todas y cada una de las reformas de importancia que se ejecuten. Este control administrativo se va a materializar en la exigencia de que todos los vehículos reformados superen una ITV específica.

TIPOS DE REFORMAS

Las reformas de importancia pueden clasificarse desde distintos puntos de vista:

En función del número de vehículos reformados:

1. Reforma individualizada: afecta a un único vehículo
2. Reforma generalizada: afecta a más de un vehículo de un mismo tipo

En función del elemento del vehículo que se reforma, y a diferencia de la reglamentación anterior, en que como dijimos, se recogían hasta 46 supuestos que se consideraban reformas, en este Real Decreto se tipifican las reformas, en su Anexo I, estableciendo que las reformas de vehículos se refieren a las modificaciones introducidas en las funciones que se relacionan a continuación y que, en su caso, serán desarrolladas según convenga en el manual de reformas de vehículos.

Se consideran **reformas de vehículos** las modificaciones relativas a las funciones siguientes:

1. Identificación
2. Unidad motriz
3. Transmisión
4. Ejes
5. Suspensión
6. Dirección
7. Frenos
8. Carrocería
9. Dispositivos de alumbrado y señalización
10. Uniones entre vehículos tractores y sus remolques o semirremolques
11. Modificaciones de los datos que aparecen en la tarjeta de ITV

PROCEDIMIENTO ADMINISTRATIVO DE LAS REFORMAS

Las reformas de vehículos se podrán solicitar por el titular del vehículo o por persona por él autorizada.

La tramitación de reformas de vehículos podrá requerir todos o algunos de los siguientes documentos:

1. Proyecto técnico detallado de la reforma a efectuar y certificación final de obra en la que se indique que la misma se ha efectuado según lo establecido en dicho proyecto. En la certificación de obra se hará constar de forma expresa el taller y la fecha en la que se efectuó la misma.

2. Informe de conformidad emitido por el servicio técnico de reformas designado o por el fabricante del vehículo.

3. Certificado del taller en que se efectuó la reforma según el modelo recogido en el Anexo III.

Las reformas de importancia pueden realizarse por el fabricante del vehículo o por talleres legalmente autorizados en la especialidad correspondiente que dispongan de los medios adecuados para el tipo de reforma solicitada.

Las reformas de importancia generalizadas exigen la previa autorización del órgano competente de la Comunidad Autónoma en materia de industria; a estos efectos, el fabricante, concesionario o taller que vaya a efectuar la reforma generalizada debe solicitar la previa autorización al órgano de industria.

El titular de un vehículo al que se haya efectuado una reforma, está obligado a presentar el mismo a inspección técnica en el plazo máximo de quince días, aportando la documentación según se determina en el manual de reformas de vehículos.

El órgano de la administración competente en materia de ITV efectuara la inspección del vehículo reformado para comprobar la correcta ejecución de la reforma y si dicha reforma ha modificado las condiciones exigidas para circular por las vías públicas.

Si el resultado de la inspección es favorable el órgano de la administración competente diligenciara la tarjeta ITV o en su caso expedirá una nueva. Si el resultado fuera desfavorable o negativo se procederá conforme a lo ya expuesto en el apartado "resultado de las inspecciones" de este mismo tema.

5. FRECUENCIA DE LAS INSPECCIONES

La inspección técnica periódica de los vehículos se hará con la siguiente frecuencia:

a) Motocicletas, vehículos de tres ruedas, cuadriciclos, quads, ciclomotores de tres ruedas y cuadriciclos ligeros.

Antigüedad:

Hasta cuatro años: exento.

De más de cuatro años: bienal.

b) Ciclomotores de dos ruedas.

Antigüedad:

Hasta tres años: exento.

De más de tres años: bienal.

c) Vehículos de uso privado dedicados al transporte de personas, excluidos los que figuras en los epígrafes a) y b), con capacidad hasta nueve plazas, incluido el conductor, autocaravanas y vehículos vivienda.

Antigüedad:

Hasta cuatro años: exento.

De más de cuatro años: bienal.

De más de diez años: anual.

d) Ambulancias y vehículos de servicio público dedicados al transporte de personas, incluido el transporte escolar, con o sin aparato taxímetro, con capacidad de hasta nueve plazas, incluido el conductor.

Antigüedad:

Hasta cinco años: anual.

De más de cinco años: Semestral.

e) Vehículos de servicio de alquiler con o sin conductor y de escuela de conductores, dedicados al transporte de personas con capacidad de hasta nueve plazas, incluido el conductor, incluyendo las motocicletas, vehículos de tres ruedas, cuadriciclos, quads, ciclomotores y cuadriciclos ligeros.

Antigüedad:

Hasta dos años: exento.

De dos a cinco años: anual.

De más de cinco años: semestral.

f) Vehículos dedicados al transporte de personas, incluido el transporte escolar y de menores, con capacidad para diez o más plazas, incluido el conductor.

Antigüedad:

Hasta cinco años: anual.

De más de cinco años: semestral.

g) Vehículos y conjuntos de vehículos dedicados al transporte de mercancías o cosas, de MMA $\leq 3,5$ Tm (masa máxima autorizada menor o igual a 3,5 Tm).

Antigüedad:

Hasta dos años: exento.

De dos a seis años: bienal.

De seis a diez años: anual.

De más de diez años: semestral.

h) Vehículos dedicados al transporte de mercancías o cosas, de MMA > 3,5 Tm.

Antigüedad:

Hasta diez años: anual.

De más de diez años: semestral.

i) Caravanas remolcadas de MMA > 750 kg.

Antigüedad:

Hasta seis años: exento.

De más de seis años: bienal.

j) Tractores agrícolas, maquinaria agrícola autopropulsada, remolques agrícolas y otros vehículos agrícolas especiales, excepto motocultores y máquinas equiparadas.

Antigüedad:

Hasta ocho años: exento.

De ocho a dieciséis años: bienal.

De más de dieciséis años: anual.

k) Vehículos especiales destinados a obras y servicios y maquinaria autopropulsada, con exclusión de aquellos cuya velocidad por construcción sea menor de 25 Km/h.

Antigüedad:

Hasta cuatro años: exento.

De cuatro a diez años: bienal.

De más de diez años: anual.

l) Estaciones transformadoras móviles y vehículos adaptados para la maquinaria del circo o ferias recreativas ambulantes.

Antigüedad:

Hasta cuatro años: exento.

De cuatro a seis años: bienal.

De más de seis años: anual.

Los vehículos catalogados como históricos se someterán a inspecciones periódicas en las condiciones que señale el órgano competente de la comunidad autónoma donde resida el propietario, exceptuando a los vehículos de colección, que se someterán a inspección técnica periódica según las frecuencias que le correspondan con arreglo a lo dispuesto en este artículo.

La antigüedad del vehículo deberá ser computada a partir de la fecha de matriculación que conste en el permiso de circulación.

En el caso de vehículos ya matriculados con anterioridad, tanto en territorio nacional como en el extranjero, la antigüedad del vehículo deberá ser computada a partir de la fecha de primera matriculación o puesta en servicio que conste en el permiso de circulación del vehículo o documento equivalente.

En el caso de vehículos mixtos la frecuencia de inspección aplicable será la más restrictiva entre los correspondientes al transporte de personas o mercancías aplicable al vehículo de que se trate.

El art. 8 del RD y el art. 69 de la Ley de Seguridad Vial, establecen que los titulares de los vehículos son los responsables de mantener la vigencia de la tarjeta ITV mediante la superación de los reconocimientos periódicos respectivos.

Para que un vehículo quede exento de superar las inspecciones técnicas periódicas por razón de su NO utilización es requisito necesario obtener la baja temporal del vehículo en la Jefatura de Tráfico correspondiente.

Los titulares que incumplan esta obligación de someter a sus vehículos a inspecciones periódicas, serán denunciados por los agentes de la autoridad encargados de la vigilancia del tráfico; dichos agentes entregarán al titular del vehículo un volante que autoriza su circulación durante 10 días a fin de continuar el viaje y acudir a inspección técnica, pero no retirarán el permiso de circulación. La Jefatura de Tráfico tramitará el expediente sancionador en base a la denuncia formulada, y comprobará de oficio que el vehículo ha superado favorablemente la inspección técnica, no siendo necesario acudir a la Jefatura Provincial de Tráfico para acreditarlo. Transcurrido el plazo sin haber superado la inspección técnica, se ordenará la inmovilización del vehículo.

Para la obtención o renovación de la autorización de transporte es requisito indispensable el disponer de la tarjeta ITV actualizada.

Para transmitir la titularidad de un vehículo es preciso acreditar la vigencia de la inspección periódica respectiva; si el vehículo a transferir tuviera la ITV caducada, la Jefatura de Tráfico anota el cambio de titular, es decir, acepta la transmisión del vehículo pero NO expide el nuevo permiso de circulación hasta que el nuevo titular acredite la superación de la ITV pendiente.

6 .CARACTERÍSTICAS TÉCNICAS, EQUIPAMIENTO SANITARIO Y DOTACIÓN DE PERSONAL DE LOS VEHÍCULOS DE TRANSPORTE SANITARIO POR CARRETERA (REAL DECRETO 836/2012, DE 25 DE MAYO)

Artículo 1. Objeto.

Este real decreto tiene por objeto establecer las características técnicas, el equipamiento sanitario y la dotación de personal de los vehículos destinados a la realización de servicios de transporte sanitario por carretera.

Artículo 2. Clases de vehículos de transporte sanitario por carretera.

El transporte sanitario por carretera, definido en el artículo 133 del Reglamento de la Ley de Ordenación de los Transportes Terrestres, aprobado por el Real Decreto 1211/1990, de 28 de septiembre, podrá ser realizado por las siguientes categorías de vehículos de transporte sanitario:

1. Ambulancias no asistenciales, que no están acondicionadas para la asistencia sanitaria en ruta. Esta categoría de ambulancias comprende las dos siguientes clases:

    1.1 Ambulancias de clase A1, o convencionales, destinadas al transporte de pacientes en camilla.

    1.2.Ambulancias de clase A2, o de transporte colectivo, acondicionadas para el transporte conjunto de enfermos cuyo traslado no revista carácter de urgencia, ni estén aquejados de enfermedades infecto-contagiosas.

2. Ambulancias asistenciales, acondicionadas para permitir asistencia técnico-sanitaria en ruta. Esta categoría de ambulancias comprende las dos siguientes clases:

    2.1. Ambulancias de clase B, destinadas a proporcionar soporte vital básico y atención sanitaria inicial.

    2.2. Ambulancias de clase C, destinadas a proporcionar soporte vital avanzado.

Artículo 3. Características de los vehículos.

1. Todos los vehículos de transporte sanitario, sea cual fuere su clase, deberán cumplir las siguientes exigencias, sin perjuicio de lo establecido por la legislación de tráfico, circulación de vehículos a motor y seguridad vial:

a) Identificación y señalización.

   * Identificación exterior que permita distinguir claramente que se trata de una ambulancia, mediante la inscripción de la palabra «Ambulancia» detrás y delante. La inscripción delantera se realizará en sentido inverso para que pueda ser leído por reflexión.

   * Señalización luminosa y acústica de preferencia de paso ajustada a lo dispuesto en la reglamentación vigente.

b) Documentos obligatorios.

   * Registro de desinfecciones del habitáculo y del equipamiento.

   * Libro de reclamaciones.

c) Vehículo.

   * Vehículo con potencia fiscal, suspensión y sistemas de freno adaptados a la reglamentación vigente para el transporte de personas.

   * Faros antiniebla anteriores y posteriores.

   * Indicadores intermitentes de parada.

   * Extintor de incendios, con arreglo a lo dispuesto en la reglamentación vigente.

   * Neumáticos de invierno, o en su defecto cadenas para hielo y nieve, al menos para el periodo comprendido entre noviembre y marzo, ambos incluidos.

   * Herramientas para la atención del vehículo.

   * Señales triangulares de peligro.

d) Célula sanitaria.

   * Lunas translúcidas. En el caso de los vehículos de transporte colectivo podrán optar por otro dispositivo que asegure eventualmente la intimidad del paciente.

   * Climatización e iluminación independientes de las del habitáculo del conductor.

   * Medidas de isotermia e insonorización aplicadas a la carrocería.

   * Revestimientos interiores de las paredes lisos y sin elementos cortantes y suelo antideslizante, todos ellos impermeables, autoextinguibles, lavables y resistentes a los desinfectantes habituales.

* Puerta lateral derecha y puerta trasera con apertura suficiente para permitir el fácil acceso del paciente.

* Armarios para material, instrumental y lencería.

* Cuña y botella irrompibles.

2. Junto a las anteriores exigencias, cada una de las distintas clases de ambulancia deberá cumplir las condiciones que específicamente se señalan en la norma UNE-EN 1789:2007 + A1: 2010.

   Las ambulancias asistenciales deberán contar, además, con dispositivos de transmisión de datos y localización GPS con su Centro de Coordinación de Urgencias (CCU).

   Deberá garantizarse en todo momento la comunicación de la localización del vehículo con el Centro de Gestión del Tráfico correspondiente, bien por comunicación directa desde el vehículo o bien desde el citado centro.

   La disposición de camilla será opcional en las ambulancias de clase A2.

3. Sin perjuicio de lo establecido en los apartados anteriores, los vehículos de transporte sanitario deberán cumplir con las exigencias en materia de homologación de vehículos establecidas conforme a la Directiva 2007/46/CE del Parlamento Europeo y del Consejo, de 5 de septiembre de 2007, por la que se crea un marco para la homologación de los vehículos a motor y de los remolques, sistemas, componentes y unidades técnicas independientes destinados a dichos vehículos, así como la normativa nacional dictada en España para su transposición.

Artículo 4. Dotación de personal.

1. Dotación mínima de los vehículos:

   Los vehículos destinados a la prestación de los servicios de transporte sanitario deberán contar durante su realización con la siguiente dotación de personal:

   a) Las ambulancias no asistenciales de clases A1 y A2, deberán contar, al menos, con un conductor que ostente, como mínimo, el certificado de profesionalidad de transporte sanitario previsto en el Real Decreto 710/2011, de 20 de mayo y, cuando el tipo de servicio lo requiera, otro en funciones de ayudante con la misma cualificación.

   b) Las ambulancias asistenciales de clase B, deberán contar, al menos, con un conductor que esté en posesión del título de formación profesional de técnico en emergencias sanitarias, previsto en el Real Decreto 1397/2007, de 29 de octubre, o correspondiente título extranjero homologado o reconocido y otro en funciones de ayudante que ostente, como mínimo, la misma titulación.

c) Las ambulancias asistenciales de clase C, deberán contar, al menos, con un conductor que esté en posesión del título de formación profesional de técnico en emergencias sanitarias antes citado o correspondiente título extranjero homologado o reconocido, con un enfermero que ostente el título universitario de Diplomado en Enfermería o título de Grado que habilite para el ejercicio de la profesión regulada de enfermería, o correspondiente título extranjero homologado o reconocido. Asimismo, cuando la asistencia a prestar lo requiera deberá contar con un médico que esté en posesión del título universitario de Licenciado en Medicina o título de Grado que habilite para el ejercicio de la profesión regulada de médico, o correspondiente título extranjero homologado o reconocido.

2. Dotación de personal en las empresas:

La dotación mínima de personal con que deberá contar en todo caso la empresa o entidad, de conformidad con lo que, a tal efecto, determinen conjuntamente los Ministros de Fomento y de Sanidad, Servicios Sociales e Igualdad, pertenecerá a la plantilla de la empresa o entidad titular de la autorización de transporte sanitario que deberá acreditar encontrarse en situación de alta y al corriente de pago en las cuotas del régimen que corresponda de la Seguridad Social.

Disposición adicional primera. Régimen sancionador.

1. El incumplimiento de las condiciones de la autorización de transporte sanitario será sancionado de conformidad con lo establecido en el Título V de la Ley 16/1987, de 30 de julio, de Ordenación de los Transportes Terrestres.

2. El incumplimiento de las condiciones de la certificación técnico-sanitaria será sancionado de conformidad con lo dispuesto en el Capítulo VI del Título I de la Ley 14/1986, de 25 de abril, General de Sanidad.

Disposición adicional segunda. Condiciones mínimas.

Los requisitos y condiciones técnicas regulados en este real decreto y considerados como básicos tienen el carácter de mínimos, pudiendo ser mejoradas por las empresas en la prestación de los servicios.

Asimismo, las Administraciones de las comunidades autónomas podrán exigir cuantos otros requisitos y condiciones técnicas estimen convenientes en relación con los vehículos que hayan de utilizar las empresas con las que contraten servicios de transporte sanitario, así como con la dotación de personal con que hayan de contar.

Disposición adicional tercera. Vehículos procedentes de otros Estados.

Lo dispuesto en este real decreto no impedirá la utilización en España de vehículos de transporte sanitario fabricados o comercializados legalmente en otros Estados miembro de la Unión Europea o fabricados legalmente en otros Estados miembro de la Asociación Europea de Libre Comercio que sean signatarios del Acuerdo sobre el Espacio Económico Europeo, siempre que se garanticen las características técnico-sanitarias equivalentes a las recogidas en el artículo 3.

Lo dispuesto en el apartado anterior será también de aplicación a los vehículos de transporte sanitario fabricados o comercializados legalmente en un Estado que tenga un Acuerdo de Asociación Aduanera con la Unión Europea, cuando este acuerdo reconozca a esos vehículos el mismo tratamiento que a los fabricados o comercializados en un Estado miembro de la Unión Europea.

Disposición adicional cuarta. Transportes oficiales de las Fuerzas Armadas.

Lo establecido en este real decreto no será de aplicación a los transportes oficiales sanitarios realizados por las Fuerzas Armadas, los cuales se regirán por sus normas específicas, que se ajustarán, en cuanto sus peculiares características lo permitan, a las condiciones técnico-sanitarias establecidas con carácter general.

Disposición adicional quinta. Referencias a la norma UNE-EN 1789:2007 + A1: 2010.

Las referencias realizadas a la norma UNE-EN 1789:2007 + A1: 2010, se entenderán hechas a aquella otra norma UNE que, en su caso, la venga a sustituir desde su entrada en vigor.

Disposición transitoria primera. Plazo de adaptación de los vehículos.

El cumplimiento de los requisitos previstos en el artículo 3 del presente real decreto para cada una de las clases de vehículos será obligatorio a partir de los dos años a contar desde la entrada en vigor del presente real decreto.

No obstante lo anterior, las empresas o instituciones que en la fecha de entrada en vigor de este real decreto sean titulares de autorizaciones de transporte sanitario referidas a vehículos que no cumplan los requisitos previstos en el artículo 3, podrán seguir prestando sus servicios con ellos durante cinco años, sin perjuicio de la aplicación del plazo de dos años, previsto en el párrafo anterior, para los nuevos vehículos que se adquieran.

Transcurridos los cinco años sin que la empresa haya procedido a adaptar el vehículo a las exigencias de este real decreto o a su sustitución por otro que las cumpla, dicho vehículo quedará excluido del amparo de la autorización, procediéndose a la anulación de la copia referida a aquel en la que se especifica su matrícula.

Disposición transitoria segunda. Proceso de adaptación del personal a los nuevos requisitos de formación.

1. Vacantes y plazas de nueva creación:

    A partir de la entrada en vigor de este real decreto, los conductores y ayudantes de nuevo ingreso en las empresas de transporte sanitario deberán poseer el certificado de profesionalidad en transporte sanitario o título de técnico en emergencias sanitarias en los términos previstos en el artículo 4.

2. Habilitación de trabajadores experimentados que no ostenten la formación requerida en el artículo 4:

    Las personas que acrediten de forma fehaciente más de tres años de experiencia laboral, en los últimos seis años desde la entrada en vigor de este real decreto, realizando las funciones propias de conductor de ambulancias quedarán habilitados como conductores de ambulancias no asistenciales de clase A1 y A2.

    Asimismo quedaran habilitados como conductores de ambulancias asistenciales de clase B y C los conductores que acrediten, fehacientemente, una experiencia laboral en la conducción de ambulancias asistenciales, de cinco años en los últimos ocho años desde la entrada en vigor de este real decreto.

    Los certificados individuales que acrediten los supuestos de habilitación previstos en este apartado se expedirán por las comunidades autónomas con sujeción al procedimiento que se regule a través de las disposiciones que se citan en el apartado 4 y serán válidos en todo el territorio nacional.

3. Quienes a la entrada en vigor de este real decreto estén prestando servicio en puestos de trabajo afectados por lo dispuesto en el artículo 4 y no reúnan los requisitos de formación establecidos en el mismo, ni la experiencia profesional prevista en el apartado anterior, podrán permanecer en sus puestos de trabajo desarrollando las mismas funciones, sin que por tales motivos puedan ser removidos de los mismos.

4. Corresponde a las comunidades autónomas, respecto a las empresas de transporte sanitario autorizadas en sus respectivos ámbitos territoriales, adoptar en el plazo de dos meses desde la entrada en vigor de este real decreto, las medidas necesarias para la aplicación, control y desarrollo de lo previsto en los anteriores apartados 1 y 2.

Las administraciones públicas, en el marco de las previsiones relativas a la formación profesional, promoverán y facilitarán la formación de los trabajadores de las empresas de transporte sanitario, en los términos previstos en este real decreto.

Disposición derogatoria única. Derogación normativa.

Queda derogado el Real Decreto 619/1998, de 17 de abril, por el que se establecen las características técnicas, el equipamiento sanitario y la dotación de personal de los vehículos de transporte sanitario por carretera, y cuantas otras disposiciones de igual o inferior rango se opongan a lo establecido en este real decreto.

Disposición final primera. Modificación del Reglamento de la Ley de Ordenación de los Transportes Terrestres.

1. Se modifica el punto 1 del artículo 135 del Reglamento de la Ley de Ordenación de los Transportes Terrestres, aprobado por el Real Decreto 1211/1990, de 28 de septiembre, cuyo contenido queda redactado en los siguientes términos:

   1. Para la realización de transporte sanitario será necesaria la previa obtención de la correspondiente autorización administrativa, otorgada bien para transporte público o para transporte privado. A efectos de control, la Administración expedirá una copia de dicha autorización referida a cada uno de los vehículos que la empresa pretenda utilizar a su amparo, previa comprobación de que cuenta con la certificación técnico-sanitaria regulada en el artículo anterior.»

2. Se modifica el apartado tercero de la letra a) del artículo 137 del Reglamento de la Ley de Ordenación de los Transportes Terrestres, aprobado por el Real Decreto 1211/1990, de 28 de septiembre, cuyo contenido queda redactado en los siguientes términos:

3. Disposición del número mínimo de vehículos que se determine por Orden del Ministro de la Presidencia, dictada a propuesta de los Ministros de Fomento y de Sanidad, Servicios Sociales e Igualdad. Dicho mínimo no podrá en ningún caso ser superior a 10.»

Disposición final segunda. Título competencial.

Este real decreto tiene carácter de norma básica de conformidad con lo establecido en el artículo 149.1.16.ª de la Constitución, sobre bases y coordinación general de la sanidad, y los artículos 2.1 y 40.7 de la Ley 14/1986, de 25 de abril, General de Sanidad.

Se exceptúan de lo anterior, los apartados A), B) y C) del artículo 3.1, dictados de conformidad con el artículo 149.1.21.ª de la Constitución, sobre tráfico y circulación de vehículos a motor, si bien las características contempladas en estos serán de aplicación a todos los vehículos que se amparen en autorizaciones de transporte sanitario, público o privado, otorgadas por la Administración General del Estado o por las Administraciones de las Comunidades Autónomas en uso de facultades delegadas por el Estado de conformidad con lo previsto en el artículo 16.1 de la Ley Orgánica 5/1987, de 30 de julio.

Tampoco tendrán el carácter de norma básica las disposiciones adicionales tercera y cuarta del presente real decreto, dictadas de conformidad con el artículo 149.1.3.ª y 4.ª de la Constitución.

Disposición final tercera. Habilitación normativa.

Se faculta al Ministro de Fomento y al Ministro de Sanidad, Servicios Sociales e Igualdad para aprobar, en el ámbito de sus competencias, mediante orden conjunta, las disposiciones necesarias para la aplicación y desarrollo de este real decreto, así como para resolver las dudas que se susciten en relación con su contenido.

Disposición final cuarta. Entrada en vigor.

El presente real decreto entrará en vigor el día siguiente al de su publicación en el «Boletín Oficial del Estado»

Tema 14

SEGURIDAD Y SALUD.
CONCEPTOS GENERALES.
MEDIDAS DE SEGURIDAD EN
EL MANEJO DE VEHÍCULOS.
ELEMENTOS DE SEGURIDAD:
FRENOS, TIPOS Y SUS
CONOCIMIENTO.
LA SUSPENSIÓN: ÓRGANOS
DE SUSPENSIÓN Y
AMORTIGUAMIENTO DEL
AUTOMÓVIL. FUNCIONES DE
LOS AMORTIGUADORES

José María Espinar Martínez

ÍNDICE

1. CONCEPTOS GENERALES

NORMATIVA

- Constitución Española. Art.40.2.

- Convenios de la OIT.

- Directiva 89/391/CEE.

- **Ley 31/1995, de 8 de Noviembre, de Prevención de Riesgos Laborales.**

- Acuerdo de diciembre de 2002 de la Mesa de Diálogo Social sobre Prevención de Riesgos Laborales. (Adoptan una serie de medidas para la reforma del marco normativo de la prevención de riesgos laborales)

- **Ley 54/2003, de 12 de diciembre de Reforma del Marco Normativo de la Prevención de Riesgos Laborales** que abarca en su contenido la modificación de la Ley 31/1995, de 8 de noviembre, de Prevención de Riesgos Laborales, y la modificación del Real Decreto Legislativo 5/2000, de 4 de agosto, por el que se aprueba el Texto Refundido de la Ley sobre Infracciones y Sanciones en el Orden Social tiene como objetivos principales:

  - Combatir la siniestralidad laboral.

  - Fomentar una cultura de prevención de los riesgos en el trabajo.

  - Integrar la PRL en los sistemas de gestión de la empresa.

  - Control del cumplimiento de la normativa.

- **RD 171/2004** (coordinación de actividades empresariales, para los supuestos en que trabajadores de dos o más empresas desarrollen sus funciones en el mismo centro de trabajo)

LEY DE PREVENCIÓN DE RIESGOS LABORALES

OBJETO: promover la seguridad y la salud de los trabajadores mediante la aplicación de las medidas y el desarrollo de las actividades necesarias para la prevención de riesgos derivados del trabajo.

PRINCIPIOS GENERALES DE LA PREVENCIÓN

- Eliminación o disminución de los riesgos derivados del trabajo.

- Información.

- Consulta.

- Participación equilibrada.

- Formación.

CARÁCTER DE LA NORMA

Tendrá el carácter de derecho mínimo necesario, pudiendo ser mejorado y desarrollado por los convenios colectivos.

ÁMBITO DE APLICACIÓN

Será de aplicación a:

- Relaciones laborales.

- Relaciones de carácter administrativo o estatutario del personal civil al servicio de las Administraciones Públicas.

- Autónomos.

- Sociedades cooperativas.

- Centros y establecimientos militares.

- Establecimientos penitenciarios.

No será de aplicación:

- Actividades cuyas particularidades lo impidan en el ámbito de las funciones públicas de policía, seguridad y resguardo aduanero.

- Servicios operativos de protección civil y peritaje forense en los casos de grave riesgo, calamidad pública o catástrofe.

- Relación laboral de carácter especial del servicio del hogar familiar.

DEFINICIONES

- ***Prevención***: actividades o medidas adoptadas o previstas con el fin de evitar o disminuir riesgos derivados del trabajo.

- ***Riesgo laboral:*** posibilidad de que un trabajador sufra un determinado daño derivado del trabajo.

- ***Riesgo laboral*** grave o inminente: aquel que probablemente se materializa en un fututo inmediato y pueda suponer un grave daño para la salud de los trabajadores.

- **Daños derivados del trabajo:** enfermedades, patologías o lesiones sufridas con motivo del trabajo.

- **Equipo de trabajo:** máquina, aparato, instrumento o instalación utilizada en el trabajo.

- **Procesos, actividades, operaciones, equipos o productos "potencialmente peligrosos":** aquellos que, sin las adecuadas medidas preventivas, originan riesgos para la salud y seguridad de los trabajadores.

- **Equipos de protección individual:** equipo destinado a ser llevado o sujetado por el trabajador para que le proteja de uno o varios riesgos.

- **Condición de trabajo:** cualquier característica del mismo que pueda tener una influencia significativa en la generación de riesgos para la salud y seguridad del trabajador (locales, productos, agentes químicos...)

La **Ley General de la Seguridad Social** establece los conceptos de:

- **Accidente de trabajo:** toda lesión corporal que el trabajador sufra con ocasión o por consecuencia del trabajo que ejecute por cuenta ajena.

- **Enfermedad profesional:** la contraída a consecuencia del trabajo ejecutado por cuenta ajena y que este provocada por la acción de elementos o sustancias que se indiquen para cada enfermedad profesional.

2. MEDIDAS DE SEGURIDAD EN EL MANEJO DE LOS VEHÍCULOS

Son todas aquellas que ocasionan una mayor seguridad, comodidad y economía en la conducción.

SEGURIDAD ACTIVA

Elementos del vehículo pensados y destinados a facilitar su conducción de una forma segura y fácil y a prevenir los accidentes. La mayor parte son de carácter dinámico.

- Sistema de frenado.

- Control de distancia automático.

- Control de estabilidad.

- Control electrónico de tracción.

- Suspensión.

- Dirección.

- Neumáticos.

- Sistema de iluminación.

- Ergonomía de los mandos interiores.

- Visibilidad desde el puesto de conducción.

SEGURIDAD PASIVA

Compuesta por las distintas partes del automóvil que, en caso de accidente, intervienen evitando o disminuyendo los daños.

- Cinturón de seguridad.

- Reposacabezas.

- Airbag.

- Asientos.

- Parachoques o paragolpes.

- Estructura resistente del vehículo.

- Acristalamiento.

- Adecuado diseño del sistema de dirección.

3. ELEMENTOS DE SEGURIDAD: FRENOS, TIPOS Y SU CONOCIMIENTO

El sistema de frenado proporciona la capacidad necesaria para reducir la velocidad del vehículo hasta la detención total del mismo, también debe conseguir que el vehículo se detenga en la mínima distancia posible y el menor esfuerzo del conductor.

Dos factores fundamentales:

- Eficacia o rendimiento del frenado: la máxima deceleración a la que puede frenar un vehículo esta en función de la adherencia entre las ruedas y la calzada.

- Distancia de frenado: es función del proceso de frenado de todas las fuerzas que intervienen.

El frenado consiste en la aplicación de una superficie fija (zapatas o pastillas de freno) contra otra móvil y solidaria a la rueda (tambor o disco de freno)

1) SISTEMA HIDRÁULICO

ELEMENTOS DE FRENADO

A) FRENOS DE TAMBOR

CONSTITUIDOS POR:

- **El tambor:** (elemento móvil) en su interior se encuentra la zona mecanizada en la que rozan las zapatas.

- **El plato de freno:** (parte fija) sobre el que se montan las zapatas, los elementos de fijación, los de accionamiento y los de regulación de las zapatas.

- **Las zapatas:** formadas por chapas de acero soldadas entre sí, con forma de media luna y recubiertas de unos forros que poseen un alto poder de fricción.

ACCIONAMIENTO DEL FRENO DE TAMBOR: las zapatas se apoyan por uno de sus extremos en unos pivotes en los que giran, y en el otro extremo se mueven por medio de una leva o bombín. El bombín es el elemento que recibe el incremento de presión del líquido de frenos y provoca el accionamiento de las zapatas. Se montan de simple o doble efecto, es decir, con un solo pistón o con pistón doble.

TIPOS DE FRENO DE TAMBOR POR FUNCIONAMIENTO HIDRÁULICO:

- **Freno de tambor simples:** el bombín tiene dos pistones que actúan en direcciones opuestas.

- **Freno de tambor duplex:** cada zapata se acciona por un bombín con un solo pistón.

- **Freno de tambor duoservo:** las zapatas son accionadas por un solo bombín provisto de doble pistón.

REGLAJE DE APROXIMACIÓN DE ZAPATAS: la distancia entre zapatas y motor debe estar perfectamente prefijada con el fin de evitar que, en reposo, ambos elementos rocen y conseguir así un frenado progresivo y por igual en las ruedas. Los sistemas utilizados son:

- **Reglaje manual.**

- **Reglaje automático.**

B) FRENOS DE DISCO

Habitualmente se usan en las ruedas delanteras. El sistema esta basado en la acción que ejercen dos pastillas al comprimirse a ambos lados de un disco que gira solidario con el cubo de la rueda.

CONSTITUIDOS POR:

- **El disco:** expuesto a la corriente de aire provocada por la marcha del vehículo.
- **Las pastillas:** van colocadas en el soporte de freno.
- **La mordaza o pinza:** es la parte fija y puede tener dos o cuatro pistones.

REGLAJE DE APROXIMACIÓN DE ZAPATAS: también se necesita de un sistema que regule la distancia entre las pastillas y el disco. El sistema es automático y se efectúa por medio de una junta de hermetismo.

PRINCIPIOS DE FUNCIONAMIENTO

- Los líquidos son prácticamente incomprensibles, independientemente de la presión a que se les someta.
- En el interior de un recipiente herméticamente cerrado, la presión se transmite íntegramente por todos los puntos del mismo.
- Estudiando debidamente los diámetros de los émbolos de los cilindros emisor y receptor podremos multiplicar los esfuerzos, resultando que son proporcionales a las superficies de los émbolos o al cuadrado de sus diámetros.

CONSTITUCIÓN

Circuito de frenos:

- **Pedal de freno:** elemento encargado de transmitir el esfuerzo del conductor al circuito de frenos.
- **Bomba o cilindro maestro:** encargado de crear la presión necesaria para la frenada y transmitirla al cilindro de las ruedas.
- **Bombín de rueda.**
- **Canalizaciones:** tubos de cobre o latón, efectuándose las uniones y derivaciones mediante racores. La unión del cilindro a la rueda se realiza mediante latiguillos.
- **Líquido de frenos:** elemento transmisor de la presión desde la bomba de freno a los cilindros de rueda.
- **Limitador de frenada:** se coloca en el puente trasero, tiene por misión regular la fuerza de frenado en función del peso que soporto dicho eje.

FUNCIONAMIENTO

Al pisar el pedal de freno, el pistón se desplaza hacia la derecha aumentando la presión y trasmitiéndose, a través de la válvula, hacia las canalizaciones. Una vez levantado el pie del pedal, el pistón retrocede por la acción del resorte, debido a la diferencia de presiones entre la cámara y el circuito, la válvula se abre fluyendo el liquido de frenos hasta que las presiones se equilibran, siendo el resorte el que cierra nuevamente dicha válvula.

TIPOS DE CIRCUITOS HIDRÁULICOS

- Circuito hidráulico simple: esta constituido por una sola canalización para las cuatro ruedas y una bomba de un solo elemento.

- Doble circuito de frenos: lleva una bomba de doble efecto con doble circuito independiente para cada tren rodante. Ofrece gran seguridad.

- Circuito con asistencia (servoasistido): es de acción mixta, accionamiento hidráulico y por vacío, obteniéndose una gran potencia de frenado. Esta compuesto por tres elementos:

  - Cilindro hidráulico: un cilindro convencional pero accionado por el propio servofreno.

  - Cuerpo de vacío: compuesto por un cilindro dividido en dos cámaras por un émbolo, el cual lleva un taladro en su zona central que pone en comunicación ambas cámaras.

  - Válvula de control: tiene por misión obstruir el taladro del émbolo e incomunicar entre sí las cámaras

2) SISTEMA NEUMÁTICO

En este sistema los elementos de mando son accionados por aire a presión generado en la propia instalación.

ELEMENTOS QUE COMPONEN EL SISTEMA

- Compresor: su misión es generar aire a presión para almacenarlo en los depósitos correspondientes, es movido por el propio motor.

- Depurador de aire: filtra el aire procedente del compresor sirviendo también de decantador de aceite.

- Depósito de aire: se utiliza para almacenar el aire a presión.

- Válvula de mando: es accionada por el pedal y se encarga de distribuir el aire hacia los cilindros de rueda.

- Cilindros de rueda: accionan las zapatas de freno.

- Válvulas de descarga rápida: descarga el aire de los cilindros de rueda una vez terminada la maniobra de frenada.

FUNCIONAMIENTO

Al pisar el pedal de freno, la válvula se encarga de enviar el aire comprimido desde los depósitos a los cilindros de rueda, tanto delanteros como trasero, produciéndose la frenada.

3) FRENOS AUXILIARES

CLASIFICACIÓN

- Frenos de mano o de estacionamiento: es un circuito auxiliar que actúa sobre las ruedas traseras bloqueándolas.

- Frenos eléctricos o ralentizadores: sólo actúa cuando el vehículo está en marcha y sirve para descargar el freno de servicio. Se utilizan en vehículos pesados.

4) FRENADO LÍMITE: EL BLOQUEO DE LAS RUEDAS. EL ABS

CONCEPTO

El dispositivo de frenos ABS es un conjunto de elementos que se añaden a la instalación del freno de servicio para detectar y controlar el bloqueo de las ruedas durante las operaciones de frenado.

El ABS no funciona por efecto de la velocidad, sino por efecto de la deceleración establecida por el fabricante que hace que si se supera, entre en funcionamiento el sistema.

OBJETIVO del sistema ABS: evitar el bloqueo de las ruedas tanto delanteras como traseras.

CONSTITUCIÓN

Dos grupos de elementos:

- Elementos hidráulicos: compuestos por las conducciones y el bloque de las electroválvulas o unidad hidráulica.

- Elementos electrónicos.

Elementos:

- Conjunto del servo.
- Cilindro maestro.
- Unidad hidráulica (modulador)
- Relé de la válvula solenoide.
- Relé de la bomba de retorno.
- Unidad electrónica de control.
- Relé de sobretensión.
- Rueda dentada o fónica.
- Sensor electromagnético de velocidad.
- Lámpara testigo para el control de funcionamiento.

FUNCIONAMIENTO

El sistema antibloqueo ABS se basa en la detección por medios electrónicos del bloqueo de las ruedas y en la intervención inmediata de un dispositivo que reduce o anula la presión de frenada ante tal circunstancia.

La detección electrónica del bloqueo se realiza mediante la acción conjunta de dos elementos:

- Sensores electromagnéticos de velocidad.
- Unidad electrónica de control. (UEC)

Cuando una de las ruedas tiende a bloquearse la UEC envía una señal a la electroválvula correspondiente que o bien aísla la pinza de freno del circuito de presión o la pone en comunicación con un acumulador para degradar la presión.

En este segundo caso también se pone en marcha la bomba de retroalimentación aspirando líquido de la pinza y enviándolo a la salida del conjunto del servofreno.

El rápido descenso de la presión en la pinza de freno asegura el desbloqueo de la rueda.

Una vez que el sensor capta que la rueda no se ha frenado lo suficiente deja de enviar la señal a la electroválvula y se restablece la presión de frenado.

Este ciclo puede repetirse de cuatro a diez veces por segundo.

AVERÍAS MÁS FRECUENTES EN LOS FRENOS Y SUS POSIBLES CAUSAS

Frenada débil

- Falta de líquido de frenos.

- Aire en el circuito.

- Tambor y forros mojados o engrasados (con frecuencia, por fugas del propio líquido de frenos).

- Falta de presión en el pedal de freno. La tensión en el pedal se recobra tras una serie de rápidas pisadas. El problema puede ser consecuencia de carencias en el circuito de freno, bien por presencia de aire o falta de líquido; avería en la bomba de freno (falta de estanqueidad); zapatas y tambor traseros muy desgastados.

Dureza en el pedal

- Canalización del líquido obstruida.

- Zapatas demasiado ajustadas.

- Eje del pedal agarrotado.

- Retenes dilatados.

- Líquido de frenos en mal estado.

Ruido

- Forros de zapatas desgastados o mojados.

- Pastillas gastadas.

- Zapatas torcidas o descentradas.

Calentamiento

- Falta holgura entre zapatas y tambor (calentamiento sin llegar a pisar el pedal).
- Retorno defectuoso de las zapatas tras la frenada.
- Zapatas sucias o descentradas (calentamiento sin llegar a pisar el pedal).

Frenada brusca

- Alineación de ruedas.
- Forros de fricción defectuosos o engrasados.
- Amortiguadores blandos.

Desviación en la trayectoria de la frenada

- Zapatas rotas o forros en mal estado.

- Polvo, agua o aceite entre las zapatas y los tambores.

- Un cojinete de rueda en mal estado o incluso un palier torcido (por un golpe).

- Tambor deformado por desgaste o como consecuencia de exceso de temperatura.

4. LA SUSPENSIÓN: ÓRGANOS DE LA SUSPENSIÓN Y AMORTIGUACIÓN DEL VEHÍCULO. FUNCIONES DE LOS AMORTIGUADORES

MISIÓN DE LA SUSPENSIÓN

SUSPENSIÓN: Conjunto de elementos que se interponen entre los órganos no suspendidos (bastidor, carrocería, pasajeros y carga) y los órganos suspendidos (ruedas y ejes) mediante los cuales se asegura la estabilidad del vehículo, absorbiendo las reacciones producidas en las ruedas por las desigualdades del terreno y se trata de garantizar la comodidad de los viajeros.

CARACTERÍSTICAS DE LA SUSPENSIÓN

Sus elementos:

- Han de poseer la capacidad suficiente como para poder soportar las enormes cargas a que están sometidos, sin que aparezcan deformaciones.

- Han de ser los suficientemente elásticos para evitar que las oscilaciones producidas se transmitan al chasis en forma de golpes secos y permitir que las ruedas se adapten perfectamente al suelo.

Las oscilaciones producidas pueden ser de tres tipos:

- De empuje: al circular por terrenos ondulados.

- De cabeceo: por frenazos bruscos.

- De bamboleo: en las curvas.

ELEMENTOS QUE COMPONEN UNA SUSPENSIÓN SIMPLE

- Resortes de acero elástico: ballestas, muelles helicoidales o barras de torsión. Son elementos de unión que permiten que las ruedas se adapten a las desigualdades del terreno.

- Amortiguadores de doble efecto: absorben el exceso de oscilaciones de la suspensión.

Ballestas

Están constituidas por una serie de hojas de láminas de acero especial para muelles, superpuestas, unidas mediante abrazaderas que facilitan el desplazamiento entre las hojas cuando se deforman debido al peso que soportan. La hoja superior y más larga, denominada hoja maestra, va curvada en sus extremos a modo de "ojos" en los que se montan unos casquillos de bronce que sirven de acoplamiento al soporte del bastidor por medio de pernos o bulones. Las siguientes van siendo más cortas y más curvadas. Estas hojas se aprietan unas contra otras por medio del llamado perno capuchino y se mantienen alineadas mediante abrazaderas, permitiendo el deslizamiento mutuo entre las mismas cuando se deforman por efecto de la carga que soportan. Generalmente son de grueso y anchura constantes, siendo su número y espesor en función del peso que deban soportar.

Las ballestas funcionan como resortes de suspensión haciendo de enlace entre el eje de las ruedas y el bastidor. En algunos vehículos hacen de elementos de empuje, absorbiendo la reacción del bastidor en la propulsión.

- Características de la Ballesta:
  - Elasticidad. Es la relación entre la carga que debe soportar la ballesta y la deformación que dicha carga le produce.
  - Flexibilidad. Es la relación entre la deformación que sufre la ballesta y la carga que soporta.

- Montaje:
  - a) Montaje longitudinal: la hoja maestra es curvada en sus extremos formando unos ojos que sirven para su fijación a los largueros del chasis, yendo unida al mismo tiempo al eje de las ruedas mediante unas abrazaderas. Al flexionar la ballesta esta varía su longitud, de ahí que uno de sus extremos se articule al bastidor por medio de la biela de suspensión o gemela, que es una pieza en forma de ocho que, por su oscilación, permite el alargamiento de la ballesta. El otro extremo se conecta también al chasis por medio de unos pernos o bulones. La unión al eje puede hacerse con apoyo de la ballesta sobre él, con interposición de un patín o del eje sobre la ballesta.

Otro sistema de montaje de ballestas traseras es el cantilever (el centro va articulado al larguero y los extremos lo están, uno al larguero y el otro al eje por mediación de gemelas) y el semicantileverfes una semiballesta fija a la parte suspendida o larguero por un extremo y por el otro al eje, mediante una gemela).

b) Montaje transversal: En este caso la ballesta va montada en cantilever, unidos los extremos al propio puente mediante gemelas y el centro a la parte suspendida mediante un perno. Con este sistema es necesario utilizar barras de empuje y de reacción. Este tipo de montaje es muy utilizado en turismos.

- Recuperación de las ballestas:

Se desmonta:

- Si las hojas no están gastadas se les somete a una nueva curvatura con una máquina especial y en frío.

- Si las hojas están gastadas se sustituyen.

Muelles helicoidales

Son elementos mecánicos que se utilizan casi en todos los turismos en sustitución de las ballestas, debido a su elasticidad y escasa ocupación. Consisten en un arrollamiento de forma helicoidal, de acero elástico, de diámetro variable en función de la carga.

Barras de torsión

Es un resorte utilizado en algunos vehículos dotados de suspensión. Al estar fijo por uno de sus extremos al bastidor y ser sometido a torsión por el otro, se deforma retorciéndose y recuperando inmediatamente su posición primitiva, gracias a la elasticidad del material.

Barras estabilizadoras

Cuando un vehículo traza una curva el peso del vehículo se "carga" hacia las ruedas exteriores y hace que la carrocería se incline hacia esa parte exterior, con el peligro de perdida de estabilidad. Para reducir este efecto se monta sobre los ejes delantero y trasero la barra estabilizadora, que consiste en una barra de torsión, de acero elástico, unida por sus extremos a los soportes de la suspensión de las ruedas de un mismo eje.

SISTEMAS DE SUSPENSIÓN

Todos los sistemas de suspensión constan de:

- Elementos elásticos.
- Amortiguadores.
- Barras estabilizadoras.

Podemos hablar de dos grupos:

a) Suspensión por eje rígido: las rueda se unen a los extremos de una barra o elemento rígido, pudiendo girar independientemente. Puede ser:

   - Suspensión con ballestas.
   - Suspensión de cuatro barras.
   - Suspensión de dos brazos de tracción más otro elemento.

b) Suspensión independiente: se sustituye el eje rígido por un conjunto de brazos articulados que consiguen que las vibraciones y desplazamientos sufridos por una rueda no se transmitan a la otra.

Suspensión delantera

- **Suspensión por trapecio articulado.** Formado por dos brazos triangulares oscilantes (trapecios) articulados, por su base, al chasis mediante ejes de giro, y por sus vértices, a la mangueta por medio de interposición de rótulas. Entre el trapecio inferior y el chasis se coloca el muelle helicoidal e interiormente a éste el amortiguador. El brazo o trapecio inferior es de mayor longitud que el superior, con la intención de que al subir la rueda, por efecto de las irregularidades del terreno, no se modifique la distancia entre ésta y la otra del mismo eje. La barra estabilizadora se une al trapecio inferior y al chasis.

- **Suspensión tipo McPherson.** Consiste en un solo brazo oscilante que se articula por un extremo al chasis y por el otro a la mangueta, con interposición de una rótula. La parte superior de la mangueta se une a un tubo en el que se aloja el amortiguador, fijo en su parte inferior. El muelle se apoya por la parte inferior en el amortiguador y por la superior en la carrocería.

Suspensión trasera

- **Suspensión con eje rígido:** utilizado en vehículos dotados de tracción delantera, consiste en un eje rígido en cuyos extremos se montan las ballestas y los muelles con amortiguadores. Para absorber las reacciones producidas en las aceleraciones y desaceleraciones, así como para transmitir el empuje, se utilizan unos elementos denominados tirantes o bieletas de empuje.

- **Suspensión por sistema de brazo arrastrado:** los brazos que soportan los muelles y amortiguadores se encuentran montados sobre pivotes que forman ángulo recto con el eje y unen el bastidor a las ruedas. Sobre los brazos se apoyan los muelles y amortiguadores.

Sistemas conjugados de suspensión

Se denomina así a la intercomunicación de la suspensión delantera con la trasera del mismo lado del vehículo, con lo que se consigue una reducción del cabeceo de aquel. Cuando la rueda delantera detecta un obstáculo, el elemento elástico interacciona con la rueda trasera del mismo lado haciéndola bajar o subir, preparándola de esta forma para enfrentarse a dicha irregularidad. El sistema más usado es el hidráulico Hydrolastic, en el que cada rueda lleva una unidad de suspensión fijada al chasis que hace de muelle y amortiguador a la vez. Al mismo tiempo, cada unidad de suspensión lleva en un extremo un taco de goma que hace de muelle, y en el otro un diafragma con un émbolo unido a los brazos de suspensión, todo ello lubricado.

Suspensión neumática

Aprovechando la instalación de frenos de aire comprimido, los grandes camiones utilizan este tipo de suspensión basada en la intercalación, entre las ruedas y los elementos suspendidos, de un "cojín" de aire deformable que sustituye a los resortes (ballestas y muelles). Cada cojín de aire consta de un pistón montado sobre el eje de las ruedas o brazos de suspensión de las mismas, un diafragma de caucho y una placa de cierre unida al bastidor. El aire procede de un calderín auxiliar conectado al principal. Al subir la rueda el pistón se aprieta contra el diafragma y varía su altura aumentado la presión en su interior, actuando así de muelle; cuando baja el pistón, el diafragma retoma su posición original de forma oscilante, produciendo un efecto amortiguador. Una válvula de nivelación permite, con independencia de la carga, que la carrocería se mantenga siempre a la misma altura. También llevan una válvula encargada de regular el nivel lateral.

Suspensión hidroneumática (oleoneumática)

Es un sistema de suspensión -usado por Citroen en sus vehículos de mayor cilindrada- consistente en combinar un sistema mixto de elementos hidráulicos y neumáticos que proporciona una suspensión suave y elástica, a la vez que facilita la nivelación automática de la carrocería. Cada rueda posee su propia unidad, dotada de nitrógeno comprimido, en la mitad superior de una esfera metálica, situada por encima de una membrana resistente al fluido (aceite). La mitad inferior de la esfera comunica con un cilindro hidráulico, en cuyo interior se desliza un pistón con un empujador, que lo une al brazo de suspensión a través de un eje pivotante. La función de amortiguación, es decir, regular el desplazamiento del líquido entre el pistón y la esfera, se consigue gracias a los orificios calibrados.

Suspensiones de flexibilidad variable

Este sistema de suspensión permite variar la rigidez de la suspensión a medida que se va cargando el vehículo, siendo más dura cuanto más peso tenga que soportar el vehículo, de este modo se evita que al cargar el vehículo, la carrocería llegue a rozar con la rueda produciéndose un desgaste anormal en ésta. También conseguimos una mayor comodidad para los pasajeros o la carga pues la suspensión no llega a ser dura cuando el vehículo está vacío ni excesivamente blanda cuando va cargado.

Este sistema es muy empleado en pequeños camiones que se utilizan para reparto de mercancías en ciudad que continuamente están variando el peso del transportado.

AMORTIGUADORES. FUNCIONES

Son los elementos hidráulicos encargados de absorber el exceso de oscilaciones de los resortes (ballesta, muelle helicoidal y barra de torsión) disminuyendo su amplitud y frecuencia e impidiendo que se transmita al chasis.

El amortiguador debe absorber tanto el efecto de compresión como el de reacción de la suspensión y por ello se montan de doble efecto.

Amortiguador Hidráulico Telescópico:

Transforma la energía mecánica en energía calorífica que transmite al fluido de su interior. Esta constituido por los siguientes elementos:

- Un cilindro: contiene aceite, en su interior se desliza un pistón provisto de válvulas para controlar la salida de aceite.

- Válvula: regula el retorno del pistón.

- Elementos de fijación.

El amortiguador hidráulico telescópico de doble efecto es el más usado: actúa en los dos sentidos y está formado por dos tubos concéntricos (bitubo) cerrados por su parte superior.

Tema 15

FUNCIONAMIENTO DE UN MOTOR DE CUATRO TIEMPOS. ADMISIÓN, COMPRESIÓN, EXPLOSIÓN O ENCENDIDO Y ESCAPE. CLASIFICACIÓN DE LOS MOTORES: POR SU DISPOSICIÓN, POR EL NÚMERO DE CILINDROS Y POR EL TIPO DE CONBUSTIBLE. MOTORES DIESEL Y GASOLINA, HÍBRIDOS Y EÉCTRICO.COMPONENTES, FUNCIONAMIENTO, DISTRIBUCIÓN, ENGRASE

José María Espinar Martínez

ÍNDICE

1. FUNCIONAMIENTO DE UN MOTOR DE CUATRO TIEMPOS: ADMISIÓN, COMPRESIÓN, EXPLOSIÓN O ENCENDIDO Y ESCAPE

CONCEPTO DE MOTOR

Un *motor o una máquina térmica* es un sistema que transforma la energía calorífica en energía mecánica, mediante el sistema biela-manivela.

Para que un sistema funcione debe absorber calor de un foco caliente y ceder una fracción del mismo a un foco frío (segundo principio de la termodinámica).

En los automóviles se utilizan dos tipos de motores:

- **Los de explosión (gasolina)**
- **Los motores diésel (gasoil)**
- **Los motores eléctricos**
- **Los motores híbridos**
- **Los motores a gas**

COMPONENTES

- Bloque motor.
- Cámara de explosión.
- Cárter.
- Válvulas.
- Bujía.
- Pistón.
- Biela.
- Cigüeñal.

El motor está formado por un cilindro por el interior del cual se desplaza un **pistón** entre dos puntos, uno máximo y otro mínimo, llamados *Punto Muerto Superior (PMS) y Punto Muerto Inferior (PMI)*.

Cerrando el cilindro, por su parte superior, se encuentra la culata, que lleva dos orificios a través de los cuales tienen acceso al interior los gases frescos y son expulsados al exterior los gases quemados, siendo regulados mecánicamente mediante las **válvulas**.

Al encontrarse el pistón en su PMS delimita, entre su parte superior y la culata, un volumen denominado **Cámara de compresión,** que es donde se comprimen los gases para ser quemados.

El pistón va unido al **cigüeñal** mediante el sistema **biela-manivela** siendo éste el encargado de transformar en el eje el movimiento lineal y alternativo del pistón en circular.

Todo el conjunto va cerrado, mediante una pieza denominada **cárter**

MOTORES ALTERNATIVOS

La denominación de motores alternativos se basa en la forma que tienen de funcionar los elementos móviles de los mismos.

Son motores denominados de combustión interna o endotérmicos ya que el combustible es quemado en el mismo fluido (mezcla) y en el interior del cilindro.

CLASIFICACIÓN:

Según la forma de realizar la *combustión*, distinguimos:

- **Motores de explosión o de ciclo Otto:** realizan su combustión a volumen constante. El combustible utilizado es la gasolina, produciéndose la mezcla (aire-combustible) en el exterior del cilindro por medio del carburador. La ignición de la mezcla se produce a través de una chispa eléctrica.

- **Motores de compresión o de ciclo diésel** son también endotérmicos y realizan la combustión a presión constante. El combustible utilizado es el gasoil, produciéndose la mezcla (combustible-aire) en el interior del cilindro mediante un elemento llamado inyector. Este motor ha ido imponiéndose debido a la mayor potencia obtenida así como a un menor consumo de combustible.

MOTORES DE EXPLOSIÓN

CARACTERÍSTICAS:

- **Punto Muerto Superior (PMS).** Punto más alto alcanzado por el pistón en su movimiento ascendente.

- **Punto Muerto Inferior (PMI).** Es el punto más bajo alcanzado por el pistón en su movimiento descendente.

- **Diámetro o calibre.** Es el diámetro interior del cilindro y se expresa en milímetros.

- **Carrera.** Es el camino recorrido por el pistón desde el PMS al PMI. Se expresa en mm.

- **Volumen total del cilindro.** Es el volumen comprendido entre la culata y el pistón cuando se encuentra en el PMI. Generalmente se expresa en cm^3.

- **Volumen de la cámara de compresión.** Es el comprendido entre la culata y el pistón cuando éste se encuentra en su PMS. Se expresa en cm^3.

- **Cilindrada.** Es el volumen barrido por el pistón en su movimiento alternativo, entre el PMS y el PMI. Viene expresado en cm^3 o litros.

- **Relación de compresión (RC).** Es la que existe entre el volumen total del cilindro y la cámara de compresión. Al ser una relación no se expresa en unidades.

FUNCIONAMIENTO:

Ciclo térmico. Se denomina así a la serie de fases por las que pasa la mezcla combustible-aire procedente del carburador. Durante el desarrollo del ciclo la mezcla es comprimida por el pistón en la cámara de compresión donde, por medio de una chispa, se produce la combustión de la misma.

A) CICLO TÉRMICO DE UN MOTOR A 4T

Desarrollo del Ciclo Térmico de un Motor de 4T (teórico):

Existen *cuatro fases* con una duración de 180° cada una. Cada dos vueltas o revoluciones se producen 4 carreras, 2 vueltas de cigüeñal (720°), 1 chispa, 1 apertura y cierre de la válvula de admisión y 1 apertura y cierre de la válvula de escape.

- 1ª fase: ADMISIÓN. El pistón se desplaza desde el PMS al PMI.

- 2ª fase: COMPRESIÓN. Al comenzar el pistón el movimiento ascendente hacia el PMS, la válvula de admisión se cierra, siendo comprimida la mezcla en la cámara de compresión.

- 3ª fase: EXPLOSIÓN. Una vez comprimidos los gases al final de la compresión se produce la explosión de la mezcla aire-combustible.

- 4ª fase: ESCAPE. Una vez llegado el pistón al PMI, se abre la válvula de escape. El pistón asciende hacia el PMS expulsando los gases quemados al exterior.

Desarrollo del Ciclo Práctico en un Motor de 4T

El ciclo térmico teórico no se da en la realidad por una serie de circunstancias tales como:

En la *admisión*, debido al rápido desplazamiento del pistón, los gases no pueden seguirle, creándose un cierto vacío.

La *Explosión* de la mezcla no se produce instantáneamente sino progresivamente, en forma de ondas, lo que da lugar a que cuando éstas llegan a las zonas más alejadas de la cámara de compresión, el pistón se haya desplazado un cierto recorrido sin efectuar trabajo positivo.

Para resolver todas estas dificultades se efectúan en el motor las siguientes modificaciones:

- 1ª fase: ADMISIÓN: La válvula se abre antes de que el pistón llegue al PMS y se cierra cuando éste ha sobrepasado el PMI y en fase de compresión. Los gases siguen entrando debido a la inercia adquirida.

- 2ª fase: COMPRESIÓN: Al cerrarse la válvula de admisión y subir el pistón hacia el PMS, los gases son comprimidos fuertemente.

- 3ª fase: EXPLOSIÓN: Antes de que el pistón llegue al PMS, en la fase de compresión, se hace saltar la chispa con el fin de que coincidan en el tiempo el máximo de energía de la onda expansiva con la llegada del pistón al PMS. A este adelanto se le llama avance al encendido (AE).

- 4ª fase: ESCAPE: La válvula de escape se abre antes de que el pistón llegue al PMI en su carrera de trabajo. La presión en el cilindro baja instantáneamente por lo que la fase de escape propiamente dicha se produce sin contrapresiones y con el mínimo consumo de energía.

El ciclo de cuatro tiempos se ha verificado en cuatro carreras del pistón o, lo que es los mismo, dos vueltas del cigüeñal.

B) CICLO TÉRMICO DE UN MOTOR DE 2T

El ciclo térmico se desarrolla en dos carreras del pistón o una vuelta del cigüeñal. La entrada y salida de los gases no se efectúan a través de válvulas sino de lumbreras. El cárter no se utiliza como depósito de aceite sino como precámara de admisión y compresión de los gases. El engrase es por dilución del aceite con la gasolina.

Desarrollo del Ciclo Práctico en un Motor de 2T

Carrera ascendente:

El pistón, en su desplazamiento desde el PMI al PMS, obstruye las lumbreras de carga y escape, descubriendo la de admisión.

- En el cilindro se producen las fases de: *compresión* de la mezcla, y *explosión* al final de la compresión.

- En el cárter se produce la fase de *admisión* de los gases frescos procedentes del carburador debido a la aspiración realizada por el pistón.

Carrera descendente:

Al descender el pistón desde el PMS al PMI como consecuencia de la explosión ocurre lo siguiente:

- En el cilindro se producen las fases de: *escape*, al descubrirse la galería de escape, saliendo los gases a gran presión, y *carga* de los gases frescos que barren a los quemados del cilindro.

- En el cárter se produce la *precompresión*, que fuerza el llenado de los cilindros al abrirse la galería de carga.

ESTRUCTURA

Las partes de un motor podemos agruparlas en los siguientes grupos:

- **Elementos fijos** *(forman la estructura externa, siendo su misión la de alojar y tapar a los otros elementos del conjunto),*

- **Elementos móviles** (son *los encargados de transformar la energía calorífica en mecánica -pistón, biela, manivela- y facilitar la entrada de los gases frescos así como la salida de los gases quemados -distribución-).*

- **Circuito de engrase.** *Todos los materiales de los que se compone un motor son metálicos lo que da lugar a una fricción y a unas temperaturas que obligan al uso de un sistema de lubricación adecuado. Existen dos tipos de aceites: minerales y sintéticos. El sistema de engrase utilizado comúnmente hoy en día es el sistema de engrase a presión en el que la bomba impulsa el lubricante a aquellos puntos que lo requieren*

- **Circuito de alimentación.** *Puede ser: -circuito de alimentación de aire: permite canalizar y distribuir el aire del exterior al interior de los cilindros. Circuito de alimentación de gases de escape: se inicia en los colectores de escape y termina en el último tubo de escape. Es de gran importancia para el motor, en él se tratan y se descontaminan parcialmente los gases producidos por el motor.*

- **Circuito de refrigeración.** *La misión de este circuito es absorber parte del calor generado en la fase de explosión. Se hace circular agua por las zonas más calientes del motor, como el bloque de cilindros y la culata. El sistema está compuesto por los siguientes elementos: - radiador, - bomba de agua, - ventilador, - termostato (válvula reguladora de temperatura).*

- **Equipo eléctrico.** *Es aquel que se encarga de hacer que el motor de arranque parta, como así también da energía al sistema de chispa, activa la bocina, las luces, el aire acondicionado y otros accesorios. Es fundamental para el buen funcionamiento del vehículo.*

* ELEMENTOS FIJOS

Bloque motor. Constituye el cuerpo estructural donde se alojan todos los elementos fijos y móviles del motor. En su interior van labradas unas cámaras, que rodean a los cilindros. Contiene, además, todos los elementos mecánicos que componen el tren alternativo: cigüeñal, bielas, pistones y las camisas sobre las que se deslizan. El bloque motor se encuentra cerrado por debajo por el cárter de aceite y por su parte superior por la culata y la tapa de balancines.

Los cilindros deben poseer una superficie interior perfectamente mecanizada, pueden ir mecanizados en el bloque *(integrales)* o ser postizos *(camisas).* En este último caso pueden ser de:

- CAMISAS SECAS: Van introducidas a presión en el mecanizado del bloque. El agua de refrigeración no las baña directamente y, por ello, deben ser de pequeño espesor.

- CAMISAS HÚMEDAS: Son bañadas directamente por el agua de refrigeración y por ello son de mayor espesor.

Culata. Es la pieza que se monta en la parte superior del bloque y que hace de cierre de los cilindros, formando la cámara de compresión. En ella van alojadas las válvulas y los conductos de entrada y salida de los gases. También lleva interiormente los conductos para la circulación del agua de refrigeración procedente del bloque. Entre la culata y el bloque va colocada una junta denominada "junta de culata", cuya misión fundamental es hacer un cierre estanco sobre todos los conductos que lleven líquido refrigerante o aceite de lubricación, así como realizar un cierre estanco respecto a los gases generados en la combustión.

Cárter de aceite (cárter inferior). Su misión principal es servir de depósito para el aceite, que sirve para el engrase y refrigeración del motor. Tapa el bloque por su parte inferior y protege al cigüeñal. Lleva el correspondiente orificio provisto de botón tapón para el vaciado del aceite. Su estanqueidad se asegura por la junta y retenes.

Tapa de balancines. Ubicada en la parte superior de la culata tapa los elementos de la distribución. Lleva incorporado un tapón para echar el aceite.

* ELEMENTOS MÓVILES

Pistón. Elemento que se desliza en el interior del cilindro para realizar el ciclo de funcionamiento, recibiendo directamente la fuerza de expansión de los gases, transmitiéndola al cigüeñal por medio de la biela. Está compuesto por la cabeza (parte superior) y la falda (parte inferior). En la cabeza van labradas unas gargantas que es donde se montan los segmentos. En la falda lleva una taladro pasante que es donde se aloja el bulón, pieza a la que se une la biela. Al estar sometido a elevadas temperaturas sufre continuas dilataciones y, para atenuar éstas, el fabricante recurre a distintos SISTEMAS, como:

- Construir la falda de mayor diámetro que la cabeza, con forma elíptica.
- Practicar en la falda un corte horizontal y otro longitudinal.
- Montaje de unas placas de acero, con un coeficiente de dilatación bajo.

También corresponde a los pistones evacuar parte del calor generado en el proceso de la combustión. Para lograr esto, el pistón dispone de una geometría especial bajo su falda que, combinada con la acción de surtidores de aceite, hace que no supere dicho valor.

Bulón. La unión de la biela con el pistón se realiza a través del bulón, que permite su articulación. Su montaje puede hacerse:

- FIJO AL PISTÓN: cuando el bulón queda unido al pistón a través de un tornillo, pasador o chaveta.

- FIJO A LA BIELA: se fija al bulón a través de un tornillo de cierre.

- FLOTANTE: el bulón se une a la biela mediante un casquillo, colocando en los extremos unos anillos elásticos para evitar el desplazamiento lateral.

- DESPLAZADO CON RELACIÓN AL EJE DE SIMETRÍA DEL PISTÓN: en motores que soportan grandes esfuerzos laterales, se suele montar el bulón en el pistón ligeramente desplazado hacia el lado sometido a mayor presión, con el fin de equilibrar los esfuerzos laterales y mantener alineado el pistón en su desplazamiento.

Segmentos. Son unos anillos elásticos situados en número variable sobre las ranuras practicadas en la cabeza del pistón. Su función es la de asegurar la estanqueidad a la presión e impedir que el aceite lubricante pase con exceso a la cámara de combustión. Suelen tener forma de aros abiertos, de manera que se puedan extraer de su alojamiento para limpiar éste o ser reemplazados. Pueden ser de tres tipos: compresión, rascadores, de engrase.

Biela. Es el elemento de unión entre el pistón y el cigüeñal que transmite el movimiento del primero al segundo, transformando el movimiento lineal del émbolo en un movimiento de rotación del árbol motriz. El extremo de menor diámetro es el que se une mediante un bulón al pistón (pie de biela) y el de mayor diámetro es el que se une a la "muñequilla" correspondiente del cigüeñal (cabeza de biela). Está dividido en tres partes: cabeza, cuerpo y pie. La cabeza, dividida en dos partes, se une al cigüeñal con interposición de dos semicasquillos de acero recubiertos de material antifricción. A la parte inferior se le denomina "sombrerete". Se construyen de acero al carbono por estampación.

Cigüeñal. Se trata de un eje acodado, denominado "eje motor". Es el elemento que recoge los impulsos de las explosiones de cada cilindro, transformando el movimiento lineal del pistón en circular y transmitiendo el llamado par motor. Forman parte de él:

- Apoyos.

- Codos o muñequillas.

- Contrapesos.

Su forma y longitud dependen del número de cilindros del motor, de la disposición de éstos y del ciclo de funcionamiento. Descansa y gira sobre los apoyos que se alojan en los espacios previstos en el bloque (cárter superior). A este alojamiento se le conoce como "bancada". El número de apoyos en los motores en línea suele, ser igual al del número de cilindros más uno. Los codos o muñequillas, excéntricos respecto al eje del cigüeñal, son los lugares en los que se fijan las cabezas de biela. En los motores en línea el número de codos es igual al de cilindros, pero si se trata de motores en V, serán la mitad.

Los contrapesos, colocados en el extremo de los codos, son unas masas, colocadas en el cigüeñal, que aseguran su equilibrio. En uno de los extremos del cigüeñal se coloca el llamado volante de inercia, mediante un plato al que se atornilla.

Volante de inercia: Es un disco pesado, unido a un extremo del cigüeñal por tornillos, que regulariza el movimiento del motor y tiene por misión almacenar energía en la fase de trabajo (explosión) para ceder parte de ella en las restantes fases de funcionamiento. Sobre la superficie del volante de inercia (llanta) van grabadas las referencias que se utilizan para la puesta a punto; de igual forma, lleva el contorno dentado para el accionamiento del motor de arranque. En el otro extremo del cigüeñal se monta un antivibrador (damper) cuya misión es absorber o compensar las vibraciones del cigüeñal.

Sistema de Distribución: La misión del sistema de distribución es controlar la entrada de gases frescos y la salida de los gases residuales en cada cilindro por medio de una serie de elementos que, aseguran, en el momento preciso, la apertura y cierre de los orificios de admisión y escape. Esta constituido por:

- **Engranajes de mando:** Su misión es transmitir el movimiento del eje motor al árbol de levas.

- **Árbol de levas:** Es un árbol de acero al carbono, que va montado generalmente en el interior del bloque y apoyado mediante cojinetes de bronce. En él van montadas las levas, constituidas por unas prominencias que, al actuar sobre los elementos intermedios, también lo hacen sobre las válvulas, abriéndolas o cerrándolas. Se construyen de acero cementado y se monta una por cada válvula. En los motores en línea está colocado en uno de los laterales y en los en "V" en su centro. En uno de los extremos del árbol de levas se encuentra un piñón que engrana con el que posee el cigüeñal, pero de un diámetro el doble de éste, con lo que se logra que por cada dos giros o vueltas del cigüeñal el árbol de levas sólo dé una, ya que la apertura y cierre de las válvulas sólo se produce una vez en cada ciclo.

- **Taqué:** Es la pieza que se coloca entre la leva y la varilla empujadora. Se fabrica de acero cementado, disponiéndolo con una cierta desviación en relación con la leva para atenuar el desgaste (se *produce un movimiento giratorio).*

- **Empujador:** Transmite el movimiento de la leva al balancín. Se construye de acero al carbono.

- **Balancín:** Esta pieza oscila sobre un eje colocado en la culata, llamado eje de balancines, y transmite el movimiento del árbol de levas a la válvula. Con el fin de evitar el movimiento lateral lleva unos muelles que lo mantienen fijo en su posición. En la zona correspondiente al empujador lleva un taladro roscado para el tornillo de reglaje. El balancín se fabrica en acero estampado o fundición.

- **Árbol de levas en culata:** Este sistema sustituye al tradicional ya que, su disposición, permite el accionamiento directo de las válvulas evitando, de esta forma, los efectos de inercia en los elementos de empuje.

- **Válvulas:** No sólo abren y cierran los conductos de admisión y escape sino que aseguran el hermetismo de la cámara de compresión. Se mantienen cerradas por la acción de un muelle. Están constituidas por **cabeza, vastago y cola.** La cola lleva un rebaje en el que se coloca una cazoleta para la fijación del resorte con interposición de unos semiconos. Las válvulas se fabrican en acero especial con grandes contenidos de cromo y níquel, lo cual les proporciona una gran dureza. Generalmente la cabeza de la válvula de admisión es mayor que la de escape, obteniéndose de esta forma un mejor llenado de los cilindros, pudiendo estar dotada de un "deflector" que provoque la necesaria turbulencia para facilitar la mezcla. Las válvulas no asientan directamente sobre la culata sino sobre unos asientos postizos, fabricados en acero especial, que se montan embutidos en aquella.

ESTUDIO COMPARATIVO DEL MOTOR DIÉSEL Y EL DE EXPLOSIÓN

VENTAJAS del motor diésel, con relación al de explosión:

- Par motor más alto y constante.

- Motor más duradero al girar a un régimen de revoluciones más bajo.

- Menor consumo relativo de combustible.

- Al utilizar un combustible de mayor densidad se obtiene un mayor rendimiento térmico y, consecuentemente, una mayor potencia.

- Al carecer de circuito de encendido y carburador presenta un menor costo en el mantenimiento.

- Averías menos frecuentes.

INCONVENIENTES del motor diésel, con relación al de explosión:

- Dificultad en el arranque en frío.

- Vibraciones mayores.

- Averías más caras.

- Es un motor más caro que el de explosión.

- Es más lento.

- Al ser más pesado requiere un mejor anclaje y una suspensión de mayor calidad.

MOTORES DE COMPRESIÓN

COMPONENTES, FUNCIONAMIENTO, DISTRIBUCIÓN Y ENGRASE

CONCEPTO

El motor diesel es una máquina térmica de combustión interna o endotérmica. Se les conoce, también, como motores de combustión, ya que no necesitan chispa para inflamar el carburante (gasoil) al producirse una autocombustión del mismo.

CLASIFICACIÓN

A) Por el ciclo operativo

- **Motores de 4T:** *el ciclo se efectúa en cuatro carreras del pistón o, lo que es lo mismo, en dos vueltas del cigüeñal*

- **Motores de 2T:** *el ciclo se efectúa en dos carreras del pistón o una vuelta del cigüeñal.*

B) Por el régimen de funcionamiento

- **Motores rápidos.** *Tienen una relación peso potencia relativamente baja, con cilindradas medias. Se utilizan en vehículos de tracción y su régimen de funcionamiento es superior a las 1500 rpm. Consumen gasoil ligero.*

- **Motores medios.** *Con estos motores se obtienen unas potencias bastantes elevadas. Su régimen de funcionamiento se encuentra entre las 1000 y 1500 rpm. Se emplean en ferrocarriles y navegación. El sistema de inyección es siempre mecánico y consumen gasóleos medios.*

- **Motores lentos.** *En estos motores la relación peso potencia no es fundamental. Su cilindrada es alta y el régimen de funcionamiento se encuentra entre las 400 y 600 rpm. Su utilización es en instalaciones fijas y marinas. Están adaptados para quemar aceites pesados.*

COMPONENTES

En comparación con el motor de explosión tienen la siguiente estructura:

- *ELEMENTOS DEL MOTOR:*
  - **Bloque motor.** *Es de mayor tamaño, con cilindros de mayor diámetro y mayor cilindrada. Está fabricado en fundición o con aleaciones de aluminio. Los cilindros están formados, generalmente, por camisas húmedas de acero tratadas térmicamente (nitrumdo).*

- **Cigüeñal**. Es más robusto debido a los grandes esfuerzos que debe soportar. El número de apoyos es igual al número de cilindros más uno.

- **Pistón.** Muy resistente, de aleación de aluminio, más largo que el de explosión y con mayor número de segmentos de compresión (hasta 4) y de engrase. De cabeza plana o con pequeñas oquedades.

- **Biela.** Más resistente, con semicasquillos de acero con antifricción en la cabeza. El superior es más resistente para soportar la fuerza generada por la expansión de los gases de la combustión.

- **Culata.** Generalmente de aleación ligera, con cámaras de combustión más pequeñas en las que se sitúan los inyectores.

SISTEMA DE LUBRICACIÓN

Sistema de presión total: (Es el más usado) Debido a las presiones y altas temperaturas que soportan las piezas móviles, los aceites usados han de ser muy resistentes al calor y a las altas presiones. La capacidad del circuito de engrase en volumen es casi el doble que la del motor de gasolina.

SISTEMA DE REFRIGERACIÓN

- El más usado es el de refrigeración por líquido.

- Mayor capacidad del radiador y del circuito.

- Mayor tamaño del ventilador (incluso dos).

- Bomba de mayor caudal y cámaras de agua de mayores dimensiones.

- Mantenimiento más minucioso.

SISTEMA DE DISTRIBUCIÓN

- Válvulas similares, pero de mayor tamaño, a las del motor de explosión.

- Válvulas de escape huecas y llenas de sodio para facilitar la transmisión de calor y refrigerarse mejor.

SISTEMA DE ENCENDIDO

No precisa sistema de encendido ni chispa para la inflamación del carburante. Se origina por autoencendido del carburante que se inyecta en el aire comprimido y caliente (600 °C).

SISTEMA DE ALIMENTACIÓN

- El carburador se sustituye por la bomba inyectora y un inyector para cada cilindro (circuito de alta presión).

- La bomba de alimentación (circuito de baja presión) puede ser:

- Mecánica:
  * De membrana.
  * De émbolo
- Eléctrica.

FUNCIONAMIENTO

1. PRINCIPIOS DE FUNCIONAMIENTO

- El aire, filtrado previamente, llena los cilindros alcanzando, en la compresión, una temperatura aproximada a los 600° C

- Al final de la compresión se inyecta el carburante, que se quema al entrar en contacto con el aire, debido a que éste se encuentra a una temperatura superior al punto de inflamación del carburante.

- La presión de la combustión origina una fuerza sobre la cabeza del pistón produciendo un desplazamiento y, por tanto, un trabajo. La energía mecánica así obtenida se aprovecha en el cigüeñal -eje motor- por medio del sistema biela-codo del cigüeñal.

Se caracteriza por:

- Ausencia de carburador (ya que no existe mezcla dosificada pues el gasoil, a la presión adecuada, se inyecta directamente en el cilindro mediante los inyectores que lo reciben de la bomba inyectora)

- Ausencia de sistema de encendido (no necesita chispa para quemar el carburante)

- Su relación de compresión es, aproximadamente, el doble que en los motores de explosión.

- No existe riesgo de detonación ya que sólo se comprime el aire.

- El suministro de carburante se puede cortar totalmente, para que la compresión del motor actúe como sistema de frenado.

2. FASES DEL CICLO TEÓRICO DEL FUNCIONAMIENTO

1ª fase: ADMISIÓN

Al descender el pistón desde el PMS al PMI, y tras abrirse la válvula de admisión, el aire del exterior es aspirado llenando el cilindro por la depresión producida por el descenso del pistón a una presión ligeramente inferior a la atmosférica o ligeramente superior si es turboalimentado y a temperatura ambiente si el motor es atmosférico o turbo con intercooler. En esta fase el cigüeñal ha girado media vuelta (180°).

2ª fase: COMPRESIÓN

La válvula de admisión se cierra y el pistón asciende desde el PMI al PMS. El aire, al ser comprimido alcanza una temperatura próxima a los 600 ° C, que es superior a la de inflamación del carburante (aprox. 280 ° C). El cigüeñal ha girado otra media vuelta, completando una entera.

3ª fase: COMBUSTIÓN-EXPANSIÓN

Al final de la compresión, con las dos válvulas cerradas, se inyecta el combustible en el interior del cilindro, finamente pulverizado y a una presión constante del orden los 200 kg/cm². Al entrar en contacto con el aire caliente se produce la inflamación espontánea, obligando la combustión a desplazarse al pistón hacia el PMI moviendo la biela y el cigüeñal. Es la fase de trabajo (tiempo motor). El cigüeñal ha girado otra media vuelta.

4ª fase: ESCAPE

A partir de aquí la válvula de escape se abre y al desplazarse el pistón hacia el PMS, los gases quemados son expulsados hacia el exterior. La manivela ha girado otra media vuelta, completándose así los 720° del ciclo. A este motor también se le dan los correspondientes adelantos y atrasos en la apertura y cierre de las válvulas.

BOMBA DE INYECCIÓN

Forma parte del circuito de alimentación del carburante, denominado "circuito de alta presión", encargado de elevar la presión del carburante e inyectarlo en la cantidad precisa y en el momento adecuado. Reparte una pequeña cantidad de combustible por igual a cada cilindro en un pequeño tiempo de inyección. Pueden ser de:

-   Inyección lineales.
-   Inyección rotativas.

A) BOMBAS DE INYECCIÓN LINEALES

CONSTITUIDAS POR:

-   Un cuerpo de bomba dentro del cual se aloja un árbol de levas.
-   Tantos elementos de bombeo como cilindros tenga el motor.
-   Un regulador de velocidad que limita en número de revoluciones máximas estabilizando el ralentí.
-   Un regulador de inyección que regula su iniciación (avance a la inyección).

El carburante llega a la bomba inyectora procedente de la bomba de alimentación que lo aspira del depósito de carburante y pasa a un colector al que asoman las lumbreras de cada uno de los elementos de bombeo, COMPUESTOS, cada uno, por:

- Un cilindro con dos orificios transversales (lumbreras) colocados de forma opuesta y cerrados por arriba por una válvula de presión.

- El émbolo presenta una ranura vertical desde el borde superior hasta una ranura anular en forma de hélice que sirve para regular el caudal de carburante a inyectar. Tiene dos movimientos:

  - **Arriba y abajo:** accionado por el árbol de levas de la bomba inyectora y un muelle.

  - **De rotación:** por medio de una cremallera dentada que actúa en un sector dentado y accionada por el pedal del acelerador a través del regulador:

    * Regulador de avance a la inyección:

      Controla que la inyección se produzca en el momento adecuado. Regula el avance de la inyección en todos los regímenes de rpm. Actúa sobre el árbol de levas por medio de una palanca o de unos contrapesos. El ángulo de avance al de inyección varía un máximo y un mínimo según el desplazamiento de los contrapesos. El exceso de avance origina el denominado "picado de bielas".

    * Regulador de velocidad:

Va dispuesto en la bomba inyectora y su FUNCIÓN es:

- Regular la velocidad de rotación en ralentí (velocidad mínima)

- Regular la velocidad de rotación máxima (velocidad máxima)

Actúan sobre la cremallera aumentando o disminuyendo la inyección en función del régimen de giro.

LOS REGULADORES DE VELOCIDAD PUEDEN SER

Centrífugos o de contrapesos: *Se usa en motores diesel grandes o medianos. Va montado sobre un eje perpendicular acoplado al árbol de levas de la bomba. Cuando el motor se acelera al circular por una pendiente o debido a la inercia de la carga, los contrapesos se separan y tiran de la cremallera en sentido contrario, lo que hace que la inyección sea menor. Cuando el vehículo se encuentra en ralentí los contrapesos se juntan y evitan que el motor se pare.*

Por depresión, neumático o de vacío. *Entre la cremallera y el pedal acelerador se interpone una válvula de mariposa que actúa en el colector de admisión aprovechando la depresión que se produce en el colector debida a la variación de la velocidad de giro.*

B) BOMBAS DE INYECCIÓN ROTATIVAS

Se usan en turismos de pequeña cilindrada debido a su simplicidad de diseño y poco tamaño y peso. Pueden ir colocadas de forma vertical u horizontalmente. Utilizan un único elemento de bombeo para comprimir y distribuir el carburante debida-

mente dosificado a cada uno de los cilindros del motor, realizando el bombeo al girar un rotor-distribuidor y producirse el desplazamiento alternativo de unos émbolos. Dispone de un avance a la inyección y de un regulador de velocidad.

El conjunto es estanco, bañado en gasoil, y presenta las siguientes VENTAJAS:

- *Puede funcionar a un régimen elevado de rpm.*
- *Gira a las mismas rpm del árbol de levas.*
- *Realiza la dosificación del combustible en cada inyector mediante un conjunto de bombeo-distribución.*
- *Realiza su lubricación y refrigeración mediante el mismo gasoil.*

ELEMENTOS COMUNES A TODAS LAS BOMBAS ROTATIVAS TENEMOS:

- Válvula dosificadora.
- Válvula reguladora de presión.
- Bomba de transferencia.
- Regulador de avance a la inyección.
- Regulador de velocidad.
- Rotor de bombeo y distribución.

LA SOBREALIMENTACIÓN DEL MOTOR

Se basa en el incremento de la potencia útil del motor sin necesidad del incremento de la cilindrada. Se consigue con un mejor llenado de los cilindros.

EL INCREMENTO DE LA ENTRADA DE AIRE EN LOS CILINDROS SE REALIZA POR:

- **Compresor volumétrico**. *Se trata de un compresor volumétrico situado en el colector de admisión, provisto de dos rotores de palas girando en sentido inverso en el interior de una caja de aluminio. El arrastre suele realizarse por correa dentada. No se usa en los motores diésel de cuatro tiempos y sí en algunos de gasolina, siendo estos motores dotados de compresor, suaves, progresivos y potentes.*
- **Turbo compresor**. *Se sitúa en el colector de escape y consta de dos ruedas de paletas -turbina y compresor- unidas por un eje con carcasa independiente para cada una. La fuerza que mueve la turbina es la presión de los gases de escape que, una vez movido el compresor, salen al exterior por el tubo de escape. Una válvula de descarga en la turbina es la encargada de regular la sobrepresión del turbo, permitiendo la salida directa de los gases de escape.*

VENTAJAS E INCONVENIENTES DE LA SOBREALIMENTACIÓN:

Ventajas:

- *Mayor rendimiento del motor.*

- *Menor consumo de carburante a igualdad de potencia.*
- *Reducción de los ruidos en el tubo de escape.*
- *Mayores prestaciones.*
- *Posibilidad de reducción de la relación de compresión.*
- *Mayor vida útil del motor.*

Inconvenientes:

- *Fragilidad del sistema para trabajar a altas revoluciones.*
- *Poca progresividad.*
- *El filtrado y sustitución del aceite deben ser más minuciosos y frecuentes debido a la gran velocidad de giro del turbo.*
- *Refrigeración.*

INYECTORES

Son los elementos a través de los cuales se introduce el carburante pulverizado en el interior de las cámaras de combustión a la presión adecuada. Se encuentran formados por el inyector, unido a través de un manguito roscado al porta inyector que va unido, mediante bridas, a la culata. Interiormente, una válvula de aguja asienta sobre la tobera cerrando el orificio u orificios de salida, y una varilla de empuje que asienta sobre la válvula de aguja. En la parte superior del porta inyector se encuentra un muelle encargado de mantener la presión de cierre de la válvula regulada por el tornillo de reglaje o arandelas calibradas.

El carburante, procedente de la bomba de inyección, pasa por un conducto interior del porta inyector hasta una ranura anular, y de allí, por unos orificios, a la cámara de presión. Cuando se alcanza la presión suficiente, regulada por la tensión del muelle, la válvula de aguja levanta de su asiento y deja pasar el carburante a través del orificio u orificios a la cámara de combustión del motor. Una vez inyectada la totalidad del combustible necesario, el muelle hace que la válvula de aguja recupere su posición de reposo

TIPOS DE INYECTORES:

- *Según la forma de la TOBERA:*
    - Cortos.
    - Alargados.
- Según la BOQUILLA:
    - *De espiga o tetón: Poseen un solo orificio cónico que se obtura por un tetón, de diámetro inferior al de la aguja para facilitar su entrada y salida en el orificio. Se usan en la inyección indirecta*

- *De orificios: Pueden ser de un orificio (usados en inyección indirecta) o de varios orificios (usados en motores de inyección directa en número de 2 a 7) dotados de un filtro complementario (cartucho filtrante) para evitar el riesgo de obturación.*

La cantidad de carburante que entra en el cilindro, con independencia de la función dosificadora de la bomba de inyección, depende del diámetro de los orificios del inyector y de la presión de inyección.

SISTEMAS DE INYECCIÓN

Existen dos sistemas (se diferencian en por el lugar en el que se realiza la inyección del carburante)

Inyección directa: *El carburante se inyecta en la cámara de combustión sobre la cabeza del pistón. Este sistema presenta ventajas e inconvenientes:*

VENTAJAS:

- *Cámara de combustión sencilla.*
- *Pequeña relación de compresión (18:1).*
- *Buen arranque en frío*
- *Bajo consumo.*

INCONVENIENTES:

- *Presión de inyección muy elevada.*
- *Inyectores con orificios de pequeño diámetro que hace que se obstruyan con relativa facilidad.*
- *Motor ruidoso a bajo régimen de revoluciones*

Inyección indirecta: *El carburante no se inyecta en la cámara de combustión, sino en una antecámara comunicada con la de combustión por medio de orificios o conductos.*

Existen tres variantes:

a) **Con cámara de precombustión o antecámara:** *El inyector, de un solo orificio, se encuentra situado en una cavidad de la culata llamada precámara. Durante el tiempo de compresión el aire penetra en la precámara. Al inyectarse el carburante un poco antes de que el pistón alcance el PMS, la combustión comienza en la precámara. El combustible no puede quemarse completamente debido a la insuficiente cantidad de oxígeno y, a través de un pulverizador, pasa a la cámara de combustión -que se encuentra a presión más baja- donde termina de quemarse al encontrar el aire necesario.*

VENTAJAS:

- Menor presión de inyección.
- Usa un inyector de un solo orificio difícil de obstruir.

- Motor bastante silencioso a bajo régimen de funcionamiento.
- Buena combustión debida a su temperatura constante.

INCONVENIENTES:

- Relación de compresión medio-alta (20:1).
- Precisa bujía de precalentamiento para el arranque en frío.
- Potente motor de arranque debido a su relación de compresión.
- Combustión lenta.
- Mayor consumo de combustible que en la inyección directa.

b) **Con cámara de turbulencia o auxiliar:** *La cámara va alojada casi siempre en la culata y algunas veces en el bloque motor y sus inyectores son de espiga o tetón. Durante la compresión el aire es enviado tangencialmente a la cámara originando una turbulencia que aumenta al alcanzar el pistón el PMS, momento en el que se produce la inyección. Al bajar el pistón provoca una disminución de la presión en el cilindro y arrastra los gases que se están quemando en la cámara, lo que provoca una mayor distribución del carburante en la cámara de compresión.*

VENTAJAS:

- *Pequeña presión de inyección (100 bares).*
- *Menor consumo de carburante que en el sistema de precombustión.*
- *Marcha suave (sin tirones).*

INCONVENIENTES:

- *Relación de compresión alta (22/1).*
- *Mayor consumo de combustible que en el sistema de inyección directa.*
- *Necesita bujías de precalentamiento para el arranque del motor en frío.*

c) **Con cámara de reserva de aire o acumulador:** *Va situada en la culata o en la cabeza del pistón. Se comunica con la cámara de combustión a través de un paso estrecho, similar a un embudo, hacia el que el inyector de aguja dirige el chorro de carburante. Durante la combustión el aire se introduce en la cámara de reserva originando un aumento de la presión. Poco antes de que el pistón alcance el PMS se produce la inyección y la combustión empieza en la boca de la cámara de reserva de aire. Al descender el pistón hacia el PMI disminuye la presión en la cámara de compresión, y el aire de la cámara de reserva, por su mayor presión, sale por el orificio alimentando la llama en la zona del embudo, de tal forma que la combustión sea completa.*

VENTAJAS:

- *Menor presión de inyección que en los otros sistemas.*
- *Pequeña presión máxima en la cámara de combustión.*

- Consumo equiparable al sistema de inyección directa.
- No se precisan bujías de precalentamiento cuando la cámara de aire de reserva se encuentre situada en la cabeza del pistón.

INCONVENIENTES:

- Relación de compresión medio alta (20/1).
- Motor más ruidoso que los de cámara de turbulencia.
- Arranque más complicado que en el sistema de inyección directa.

BOMBA DE ALIMENTACIÓN

Forma parte del circuito de alimentación del carburante, denominado "circuito de baja presión", encargado de llevar el carburante desde el depósito a la bomba de inyección. Es la encargada de extraer el gasoil del depósito y mandarlo, a través de los filtros, a la bomba inyectora. Son bombas aspirantes-impelentes que aspiran el gasoil a través del prefiltro y lo mandan -impelen- a la bomba de inyección a través del filtro principal. Generalmente son de accionamiento mecánico que reciben el movimiento de una excéntrica del árbol de levas.

Pueden ser:

- **De membrana.** Similares a las empleadas en los motores de explosión. La autorregulación se obtiene por el equilibrio de la presión en la canalización de la impulsión y la tensión del muelle de la membrana.

- **De émbolo.** Se usa con bomba de inyección lineal y va colocada en el cuerpo de la bomba de inyección. Recibe el movimiento de una excéntrica del árbol de levas de la bomba inyectora.

ARRANQUE EN FRÍO

Para que la inflamación del gasoil por autoencendido tenga lugar, es preciso que el aire alcance una alta temperatura durante la compresión. Con temperaturas bajas el aire, las paredes de los cilindros y la cámara de compresión están frías, por lo que la inflamación del combustible es dificultosa. Para calentar el aire que entra en la cámara de compresión y en los colectores se usan los siguientes MÉTODOS:

- Inyectar un líquido volátil que favorezca la inflamación (por ejemplo: éter)
- Calentar el aire en el colector antes de que pase al cilindro.
- Calentar el aire dentro del cilindro por medio de la instalación de bujías de calentamiento en cada cámara de combustión.

CALENTADORES O BUJÍAS DE INCANDESCENCIA

Es el sistema más usado al ser la mayoría de los motores de inyección directa. Se trata de resistencias eléctricas que calientan el aire de las cámaras para facilitar la inflamación del gasoil al arrancar en frío. Carecen de electrodos. Las bujías son bipola-

res, van montadas en paralelo y muy próximas al chorro de carburante inyectado. Al girar el conductor la llave de contacto, sin accionar la puesta en marcha, se enciende un testigo avisador en el cuadro de mandos del vehículo. Cuando éste se apague será el momento de accionar el motor de arranque y poner en funcionamiento el vehículo.

MOTORES ELÉCTRICOS

Composición de los motores eléctricos

La naturaleza del motor eléctrico no cuenta con una enorme cantidad de componentes, permitiendo un mínimo mantenimiento en el mismo, resumido en la revisión del sistema de frenos, depósito del limpiaparabrisas y poco más.

De entre los elementos que forman un motor eléctrico, encontramos:

- **El estator:** Se considera un elemento fundamental para la transmisión de potencia en los motores eléctricos, siendo este la parte fija de los mismos. Está compuesto por un conjunto de láminas de acero de silicio.

- **Rotor:** Se compone de un eje cuya función es la de soportar un juego de bobinas. Es el elemento que rota de una máquina eléctrica, siendo también la parte contraria del estator mencionado en el punto anterior.

  De entre los tipos de rotores existentes en los vehículos, podemos encontrar los siguientes:

  - **De barra profunda:** Permite que el motor de inducción tenga una resistencia mayor de arranque, así como una baja resistencia durante el proceso de funcionamiento continuo.

  - **De anillos rozantes:** Hace uso de las bobinas inductoras que transforma la corriente eléctrica, con el objetivo de generar un campo magnético.

- **Conmutador:** Es el interruptor rotativo ubicado en los motores eléctricos, capaz de cambiar la dirección de la corriente generada entre el circuito extremo y el rotor. De entre los tipos de interruptores presentes en el conmutador de un motor eléctrico, podemos encontrar:

  - **Pulsador:** Se trata de un botón que se presiona para establecer el cambio del estado del contacto.

  - **Automático o magnético:** Este tipo de interruptor viste dos sistemas de protección:

    * El primero persigue el fin de apagarse en caso de cortocircuito.

    * El segundo se activa siempre que el sistema presente una sobre carga eléctrica, protegiendo consigo los circuitos.

- **Basculante:** Su uso persigue cambiar el estado del contacto del motor eléctrico mediante el llamado basculador.

- **Rotativo:** Se da a través de una barra que rota según el modelo de la máquina, logrando el cambio del estado del contacto.

- **Escobillas:** Siendo uno de los elementos fundamentales en un motor eléctrico, las escobillas se caracterizan por ejercer la conexión eléctrica entre las partes fijas y el rotor, permitiendo que se realice el contacto y, con ello, permitir la vía de electricidad entre los componentes. Las escobillas de los motores eléctricos están sometidas a un continua fricción, por lo que su desgaste es mayor.

- **Eje:** Es el elemento encargado de transmitir el movimiento de rotación del motor a las ruedas.

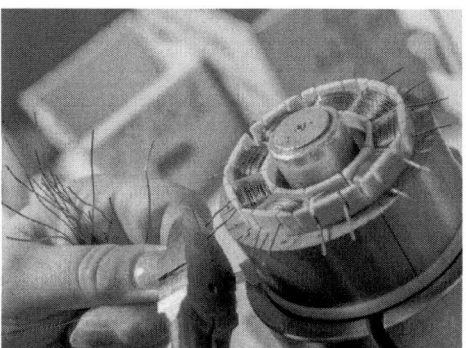

Tipos de motores eléctricos

El motor eléctrico está, principalmente diseñado, para convertir la energía eléctrica en mecánica con la ayuda de los campos magnéticos, ubicados en las bobinas del motor. Su funcionamiento es más simple que el de los motores de combustión, pues la energía mencionada se obtiene con interacciones electromagnéticas.

A continuación, clasificaremos los tipos de motores eléctricos existentes, así como cada una de las características que estos visten.

Motor asíncrono o de inducción

Este tipo de motor eléctrico, destinado principalmente para los vehículos, se caracteriza porque el rotor no gira a la misma velocidad a la que lo hace el campo magnético generado por el estator, es decir, **el campo magnético siempre va unos grados por delante del rotor.**

Este tipo de motor funciona con una corriente alterna, pudiendo ser trifásica o monofásica, en el primer caso, se producirá un campo magnético rotativo (RMF), en el segundo el campo magnético será alterno.

Su uso reside en su simplicidad y coste, así como en el poco ruido y vibraciones que genera, siendo este el motor eléctrico ideal si estás buscando un vehículo reducido y con máxima eficiencia y fiabilidad.

Motor síncrono de reluctancia conmutada o variable

Conocido también como motor síncrono de reluctancia variable, este tipo de motor eléctrico **está provisto de un rotor con partes metálicas en donde la corriente se genera a través de las bobinas.** Ofrecen altos niveles de par y potencia, sobre todo a altas velocidades, son robustos y económicos. Pese a ello, su eficiencia disminuye a bajas revoluciones. Son motores duraderos y relativamente económicos en su fabricación.

Motor síncrono de imanes permanentes

Presentan una constante velocidad en el rotor, correspondiéndose con el campo magnético que produce el estator. Dentro de estos, podemos encontrar dos tipos: **El de flujo radial y el de flujo axial,** dependiendo, en todo caso, de la posición del campo magnético de inducción.

Su uso suele residir en los vehículos con una mecánica híbrida, contando con una serie de imanes alimentados en cada fase del estator. No producen ningún tipo de ruido, siendo robustos y sin requerir ningún tipo de mantenimiento. Junto a ello, podemos destacar que son ligeros y altamente eficientes a bajas revoluciones.

Motor sin escobillas de imanes permanentes

Hacen uso de la corriente continua en su funcionamiento, siendo este uno de los motores cuyo uso es común en los vehículos híbridos. **Funcionan a través de imanes permanentes** (ubicados en el rotor) que se alimentan secuencialmente en cada fase del estator. Tienen un coste elevado y una reducida potencia, ofrecen mucha robustez, no requieren de su mantenimiento y no hacen ruido.

¿Cuántos motores tiene un coche eléctrico?

Actualmente podemos encontrar, en el mercado de la automoción, coches eléctricos con un total de hasta 4 motores distintos, aunque, generalmente, lo más común es encontrarlos con un único motor. Algunos ejemplos son:

- **Vehículos eléctricos con dos motores:** Se ha extendido mucho en el mercado la presencia de dos motores en los coches electrificados, siendo bastantes modelos los que incorporan esta característica en sus versiones de alta gama.

- **Vehículos eléctricos con tres motores:** Encontramos esto en el Audi e-tron S, el cual hace uso de dos de los motores en el eje trasero del automóvil.

- **Vehículos eléctricos con cuarto motores:** Se da en los deportivos de última generación o futuros modelos de alta gama, los cuales cuentan un motor para cada rueda del automóvil.

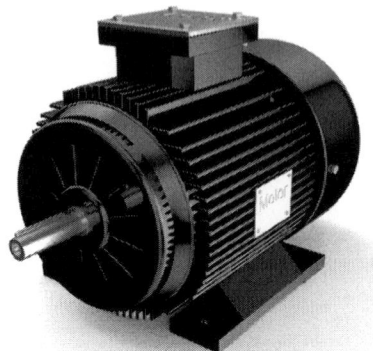

¿Cómo funciona un motor eléctrico?

La gran mayoría de los motores funcionan mediante la corriente alterna, en donde se permite que el motor mantenga su giro gracias a la continua alteración y reversión de las polaridades. El funcionamiento de los motores eléctricos reside en la electricidad, la cual permite la creación de campos magnéticos que se opongan entre si y, con ello, hagan girar el rotor.

En términos técnicos podemos decir que "El campo magnético giratorio del estátor arrastra al fijo del **rotor**, haciéndolo girar y propiciando que unos engranajes hagan a su vez moverse las ruedas del coche, iniciándose el movimiento".

Teniendo en cuenta lo anteriormente dicho y, dependiendo de la fase en la que el vehículo se encuentre, podemos encontrarnos ante:

- **La fase de aceleración:** Se da siempre que la energía eléctrica pasa a la batería del convertidor de par en forma de corriente continua, modificándola a corriente alterna y enviándola al motor. De esta forma se genera el movimiento del rotor y el de los neumáticos.

- **La fase de deceleración:** Se da cuando el motor eléctrico genera resistencia y propicia que, la energía cinética, se convierta en corriente alterna. De esta forma, y tras transformar la corriente alterna en continua, el proceso puede iniciarse de nuevo, generando el movimiento suficiente para una correcta aceleración.

¿En qué se diferencia un motor eléctrico monofásico de uno trifásico?

La diferencia existente entre un motor monofásico y uno trifásico se observa en su funcionamiento y características.

Los motores eléctricos monofásicos funcionan tanto con corriente alterna como con corriente continua y se componen, principalmente, de chapas de hierro al silicio. Podemos encontrar las siguientes características en los motores monofásicos:

- **Tienen un menor número de espiras en el inductor** pero un mayor número de espiras en el inducido.
- **Podemos encontrar dos tipos de cables** en su sistema, siendo uno caliente y el otro neutro.
- **Presentan una potencia** de hasta 3KW.
- **Su uso es recomendable** en oficinas, tiendas y hogares, pues la potencia que aporta tan solo abarca las necesidades de este tipo de ubicaciones.
- **Durante su uso,** puede ser ruidoso y presentar un alto grado de vibraciones.

Los motores eléctricos trifásicos, a diferencia de los anteriormente explicados, son fabricados con el fin de usarse en distintas potencias, tensiones y frecuencias. Su principal cometido es el de transformar la energía eléctrica en mecánica y presentan las siguientes peculiaridades:

- Su uso se da en **distintos tipos de máquinas** como pueden ser sopladores o grúas.
- Se impulsa mediante **tres corrientes alternas** con la misma frecuencia, llegando incluso a alcanzar sus valores máximos.
- Pueden llegar a **presentar una máxima potencia** de 300 KW y una velocidad de entre los 900 y los 3600 rpm.
- **No produce vibraciones ni sonidos** en su funcionamiento.

¿Qué diferencia hay entre motor eléctrico y motor magnético?

La principal diferencia entre un motor eléctrico y otro magnético reside en su funcionamiento, para que te hagas una idea:

Un motor eléctrico funciona gracias a la fuente de alimentación que viste, siendo esa la electricidad. En cambio, **un motor magnético,** quiere funcionar de forma autónoma, por pura inercia y sin la ayuda de ninguna fuente de alimentación

MOTORES HÍBRIDOS

¿Qué es un motor híbrido?

Lo primero que hay que saber es que los vehículos híbridos combinan dos fuentes de energía diferentes, ya que tienen un motor térmico, que utiliza como combustible la gasolina, y uno eléctrico. Ambos pueden funcionar combinándose el uno con el otro, o de manera independiente, lo que permite al coche capacidad para gestionar y regenerar inteligentemente la energía.

Por otra parte, esta combinación de fuentes de energía les hace ser más respetuosos con el medio ambiente que los vehículos solo con motor de combustión. Además, consumen menos, lo que se traduce en un ahorro de combustible considerable a lo largo del año.

¿Cómo funcionan los motores híbridos?

Ante la duda acerca de cómo funcionan los motores híbridos hay que pensar que el motor térmico lleva a cabo una combustión interna gracias a la gasolina, lo que proporciona propulsión al vehículo y recarga la batería cuando el coche trabaja a velocidad de crucero.

Por su parte, el motor eléctrico tiene como objetivo proporcionar fuerza para favorecer el movimiento a través de la tracción eléctrica. Es, por tanto, el motor principal cuando circulamos por ciudad y resulta autónomo a bajas velocidades.

Además, existen unas baterías que no contribuyen a la aportación de energía y permiten su almacenamiento, alimentando al motor de electricidad, además de aportar potencia. Los coches con motores híbridos no desperdician la energía, por lo que consumen menos combustible.

Tipos de motores híbridos

Tras conocer cómo funciona un coche híbrido, el siguiente paso, si nos interesan estos automóviles, es elegir entre los diferentes tipos de motores híbridos:

- Motor híbrido en serie: el propulsor principal es el encargado de mover el coche y el otro motor actúa como un asistente, ayudando a generar energía para el principal.

- Motor híbrido en serie-paralelo: tiene dos propulsores conectados a las ruedas que se encargan de que el vehículo se mueva y que pueden actuar en serie -haciendo que el motor de combustión recargue la batería- o en paralelo.

- Motores híbridos combinados: cuentan con un propulsor eléctrico y otro de combustión conectados a las ruedas, y ambos funcionan paralelamente.

En cuanto a los vehículos híbridos se refiere, en el mercado se pueden encontrar las siguientes tipologías:

- Microhíbridos: tienen un motor eléctrico de poca potencia, que únicamente sirve para recargar la batería durante la frenada y para actuar como asistente en el momento de arrancar el coche.

- Mild Hybrid: en estos coches el motor eléctrico es algo más potente, pudiendo actuar de manera independiente a la hora de arrancar o permitiéndole mover el coche por sí solo cuando circula a una baja velocidad.

- Full Hybrid: el motor eléctrico es tan potente que permite mover el coche por sí solo cuando circula entre los 60 y los 130 kilómetros hora.

Motores híbridos: ventajas y desventajas

En los motores híbridos, las ventajas y desventajas tienen que ser valoradas con el fin de escoger el coche que mejor se adapta a cada necesidad.

Entre las ventajas de los coches híbridos está la mayor economía de combustible, el hecho de producen menos emisiones y su menor dependencia de los puntos de recarga. Además, estos vehículos tienen menores costes de mantenimiento que los de combustión, y ofrecen una experiencia de conducción segura y cómoda. Por el contrario, las desventajas son que tienen menos potencia que un automóvil tradicional, su precio algo más elevado y el incremento de los costes de reparación.

Si lo tuyo son los motores híbridos, no te olvides de contratar un seguro de coches híbridos, con numerosas ventajas. Y si prefieres un coche eléctrico también existe un seguro para coches eléctricos, que incluye todas las coberturas propias de los coches tradicionales, más otras adecuadas a las características de este tipo de vehículos, como la asistencia en viaje en caso de falta o fallo de batería, con remolque al punto de carga más cercano.

2. CLASIFICACIÓN DE LOS MOTORES: POR SU DISPOSICIÓN, POR EL NÚMERO DE CILINDROS Y POR EL TIPO DE COMBUSTIÓN

Las máquinas de gas se dividen en dos grandes grupos:

- Máquinas de gas alternativas.
- Máquinas de gas rotativas y turbinas.

Las MAQUINAS DE GAS ALTERNATIVAS, pueden clasificarse a su vez según distintos criterios:

- **Según el número de cilindros:** suelen ser de uno, dos, cuatro, cinco, seis y ocho cilindros, aunque pueden haber otros con distintos números de cilindros.

- **Por su disposición:** en los motores policilíndricos, los cilindros pueden ir dispuestos de la siguiente forma:

    - **En línea**, colocados uno a continuación del otro en número variable formando un único bloque. Los más usados son los de 4 y 6 cilindros. Su orden de explosión es 1-3-4-2 o 1-2-4-3 *(para tos de 4 cilindros)* y 1-5-3-6-2-4 *(para tos de 6 cilindros).*

- **En forma de "V",** en la que los cilindros van montados en línea en dos bloques formando una "V" que comparten el mismo cigüeñal. Su número de apoyos es igual al de la mitad de cilindros más uno y en cada codo del cigüeñal se articulan dos bielas. El más generalizado es el de 8 cilindros, cuyo orden de encendido es 1-8-4-3-6-5-7-2.

- **Horizontales opuestos o "boxer"**, en el que los cilindros se montan en sentido horizontal en bloques opuestos separados por un cigüeñal más corto que permite reducir el número de apoyos. Pueden ser de 2, 4 y 6 cilindros, pero los más generalizados son los de 4, cuyo orden de encendido es 2-1-4-3 o 1-4-3-2.

- **Según la forma de realizar la combustión:** Mediante este criterio los motores pueden clasificarse en: motores de explosión o de ciclo OTTO y motores de compresión o Diesel (de combustión lenta)

- **Por el ciclo operante:** Según este criterio se clasifican en motores de cuatro tiempos y motores de dos tiempos.

- **En función del tipo de combustible empleado:**
  - Gasolina: Es uno de los productos obtenidos de la destilación del petróleo y el combustible más generalizado en los motores de explosión.
  - Gas de petróleo licuado (GLP): Está formado por una mezcla al 50 por ciento de gas propano y gas butano. Se usa, generalmente, en vehículos de servicio público (taxis).
  - Diésel: Son productos derivados del petróleo obtenidos por destilación fraccionada. El de mayor consumo es el gasoil, usado en los motores diesel rápidos.
  - Eléctricos: Funcionan a través de la energía almacenada en una o varias baterías, pero su uso aún no se ha generalizado debido a los inconvenientes que presentan (poca autonomía, gran cantidad de baterías o acumuladores, etc.).
  - Energía solar: Son vehículos experimentales que se autopropulsan por medio de la energía solar almacenada en sus acumuladores, captada mediante placas solares instaladas en el propio vehículo.

Tema 16

EL ENGRASE. ACEITES, SU
FINALIDAD Y TIPOS. SISTEMAS DE
ENGRASE. CAMBIO DE ACEITES.
VENTILACIÓN. FILTRADO.
REFRIGERACION DEL VEHICULO:
FUNCIONES, DISTINTOS
TIPOS DE REFRIGERADO Y
SU CONOCIMIENTO

José María Espinar Martínez

ÍNDICE

1. ACEITES, SU FINALIDAD Y TIPOS

El funcionamiento de un motor se basa en los movimientos de piezas metálicas, que originan una fricción que se opone al deslizamiento de éstas, este rozamiento trae como consecuencia:

- El desgaste de las superficies en contacto.

- Pérdida de energía mecánica.

- Calentamiento de las superficies que puede finalizar en la fusión de ambas piezas (gripado).

FUNCIÓN DEL SISTEMA DE ENGRASE

- La principal es evitar el desgaste de los elementos del motor. Para evitar esas consecuencias debemos interponer entre las piezas móviles una "película" de lubricante con el objeto de reducir la fricción, que ha de estar presente en:

  - Pistones, cilindros, ejes de pistones y pies de bielas.

  - Apoyos del cigüeñal, muñequillas y cabezas de biela.

  - Apoyos del árbol de levas.

  - Colas de válvula, taques y levas.

  - Ejes de balancines.

  - Engranajes del sistema de distribución.

- La reducción del esfuerzo de rozamiento.

- Evacuar parte del calor producido (refrigeración).

- Preservar las piezas de los efectos corrosivos.

- Aumentar la estanqueidad de la cámara de compresión.

- Eliminar partículas.

TIPOS DE ACEITES

Los aceites de uso más común proceden de la destilación del petróleo:

- Por destilación fraccionada (aceites minerales)

- Mediante procesos químicos (aceites sintéticos).

Los aceites que debemos usar en cada motor han de ser los adecuados al mismo, teniendo en cuenta lo siguiente:

- Presión entre las piezas de rozamiento.

- Medios de repartición del aceite.

- Régimen de rotación del motor.

- Temperatura de funcionamiento.

- Condiciones de utilización del motor.

Las principales CONDICIONES O PROPIEDADES DEL ACEITE usado en el engrase de motores son:

- *Viscosidad*: Es la resistencia de un líquido a pasar a través de un conducto.

- *Adherencia*: Capacidad de los lubricantes de adherirse a las superficies que impregnan.

- *Punto de congelación*: Temperatura a la cual se solidifica el aceite.

- *Punto de inflamación*: Temperatura a la que se inflaman los gases o vapores en contacto con un punto de incandescencia.

- *Detergencia*: Efecto de limpieza que posee el aceite.

- *Estabilidad química*: Capacidad de los aceites de permanecer y mantener inalterables sus propiedades.

- *Grado de acidez*: Expresa la cantidad de ácidos libres de un aceite. Se expresa en % y no debe ser superior al 0,03%.

- *Grado de cenizas*: Porcentaje de ceniza de un aceite que no debe superar el 0,02%.

CLASIFICACIÓN DEL ACEITE

ATENDIENDO A SU VISCOSIDAD (SAE): La característica más importante de un aceite lubricante es su viscosidad, es decir, cómo fluye o se desliza por las superficies metálicas que debe lubricar. El método más extendido comercialmente para designar la viscosidad de un aceite es el índice SAE (elaborado por la Sociedad de Ingenieros de Automoción de Estados Unidos).

La viscosidad de cualquier líquido varía con su temperatura, puesto que desliza mejor cuanto más caliente está y es más pastoso cuando se enfría. El grado SAE establece varias categorías que indican cuál es la viscosidad de un aceite en frío (a -18ºC) y en caliente (a 100ºC).

Según las normas SAE:

- Los aceites se clasifican por su índice de viscosidad de 10 a 70 (cuanto menor sea el índice más fluido será el aceite; cuanto mayor es el índice, más espeso será el aceite)

- Entre los grados 80 y 140 reciben la denominación de VALVULINAS (usadas en cajas de cambio y grupo cónico diferencial).

- Los aceites que llevan la letra "W", son aptos para épocas frías (SAE 20W). Hemos de tener en cuenta que la viscosidad varía con la temperatura y a más calor mayor fluidez.

- Los aceites denominados MONOGRADOS son los que sólo llevan un indicativo de viscosidad (SAE 20). Se usaba en motores carburados, los cuales por sus bajas revoluciones solo llegaban a temperaturas no mayores a 85 grados centígrados, algunos mas antiguos ni siquiera usaban anticongelante solo un anticorrosivo para evitar la corrosión en el sistema de enfriamiento.

- Los **aceites MULTIGRADOS** llevan dos indicativos (SAE 15W 40). se define como un producto que incluye varios grados de viscosidad. El **aceite multigrado** es la combinación de dos grados de viscosidad: **uno para su aplicación en frío y otro para altas temperaturas.**

- **La viscosidad de un aceite multigrado es diferente a altas y bajas temperaturas** debido a la presencia de aditivos conocidos como modificadores de viscosidad o mejoradores de índice de viscosidad. Estos aditivos son los polímeros orgánicos solubles en el aceite básico (mineral o sintético) permitiendo que la viscosidad del aceite se incremente en la medida que suba la temperatura, y en bajas temperaturas sucede lo contrario.

Por ejemplo, un aceite SAE 10W 50, indica la viscosidad del aceite medida a -18 grados y a 100 grados, en ese orden. Nos dice que el ACEITE se comporta en frío como un SAE 10 y en caliente como un SAE 50. Así que, para una mayor protección en frío, se deberá recurrir a un aceite que tenga el primer número lo más bajo posible y para obtener un mayor grado de protección en caliente, se deberá incorporar un aceite que posea un elevado número para la segunda.

Beneficios del aceite multigrado:

- Menor desgaste en el momento del arranque.
- Ahorro de combustible
- Mayor vida útil del motor
- Mayor estabilidad del aceite en diferentes temperaturas
- Mayor rendimiento del aceite

- Para la correcta selección de la viscosidad del aceite deberás tomar en cuenta los siguientes criterios:

- La temperatura normal de operación de la unidad

- Las condiciones climáticas de la zona donde opera normalmente el auto

- Las recomendaciones emitidas por el fabricante del auto indicadas en el Manual del Propietario bajo la Sección de Mantenimiento.

- Las condiciones generales del auto como la antigüedad, horas o kilómetros de servicio acumulado, el historial de mantenimiento del motor.

ATENDIENDO A LAS CUALIDADES DE ENGRASE

- ACEITE REGULAR *(ML)*. Aceite normal, sin aditivos químicos. Su viscosidad varía con la temperatura y se oxida.

- ACEITE PREMIUM *(MM)*. Aceite regular con aditivos químicos (anticorrosivos y antioxidantes) en proporción inferior al 5%. Se mezcla con aceites vegetales.

- ACEITE DETERGENTE *(HS o MS)*. Se caracteriza por arrastrar los residuos y emulsionar la carbonilla. Es, también, anticorrosivo y antioxidante.

- ACEITE AL GRAFITO O MOLIBDENO. Se usa en el rodaje de los motores debido a las propiedades de estos elementos: bajo coeficiente de rozamiento y detergencia.

ATENDIENDO A LAS CONDICIONES DE SERVICIO (NORMAS API)

- CONDICIONES DE SERVICIO MODERADAS: SA *(gasolina)* y CA *(diesel)*.

- CONDICIONES DE SERVICIO MEDIAS: SD *(gasolina)* y CC *(diesel)*.

- CONDICIONES DE SERVICIO DURAS: SG y SH *(gasolina)*, CD *(diesel)* y CF-4 *(diesel anti-contaminante)*.

EN FUNCIÓN DE LOS NIVELES DE USO (CLASIFICACIÓN EUROPEA CCMC)

- SERIE G1/G5 para motores de gasolina.

- SERIE PD1, PD2 para motores diesel ligeros y turismos.

- SERIE D1/D5 para motores diesel.

- SERIE D5 para motores diesel sobrealimentados *(turbo)*.

2. SISTEMAS DE ENGRASE, CAMBIO DE ACEITES, VENTILACIÓN, FILTRADO

LOS SISTEMAS DE LUBRICACIÓN USADOS SON

- **Engrase por mezcla de gasolina y aceite**. Empleado en motores de dos tiempos en los cuales el cárter no es un depósito de aceite sino una cámara cerrada en la que se realiza la admisión y la compresión preliminar a la mezcla, a la vez que contiene y protege al cigüeñal. El carburante va mezclado con aceite en una proporción comprendida entre el 2 y el 5% del volumen de gasolina, que dependerá de la calidad del aceite y de las exigencias del motor. Presenta el inconveniente de que el aceite pasa a la cámara de combustión quemándose con el combustible, con lo que la formación de carbonilla es mayor que en los motores de cuatro tiempos, originando, también, mayor tendencia al gripado del motor.

- **Engrase por barboteo (salpicadura) simple**. Los diferentes órganos se lubrican por proyección del aceite. La "niebla aceitosa", que se forma por el movimiento de las bielas, se deposita sobre las paredes del cilindro y pistones y contribuye a la lubricación del motor. Los elementos engrasados por proyección son:

  - Pistones y camisas.

  - Bulones.

  - Levas.

  - Mando de la distribución.

- **Engrase a presión**. El aceite, depositado en el cárter inferior, es impulsado por una bomba sumergida en él, y mandado a presión por las canalizaciones hacia los puntos que precisan ser lubricados, pasando antes por un filtro de malla gruesa (*colador*) y, posteriormente, por otro de malla fina (*filtro*) que aseguran la limpieza del aceite.

  Los elementos engrasados a presión son:

  - Apoyos del árbol de levas.

  - Cojinetes de biela.

  - Eje de balancines.

  - Apoyos del cigüeñal.

- **Engrase mixto.** Se emplea el de barboteo y además la bomba envía el aceite a presión a las bancadas del cigüeñal.

- **Engrase por cárter seco.** El aceite se encuentra fuera del cárter en un depósito exterior, de mayor capacidad y refrigerado por aire. Su funcionamiento es similar al sistema de presión: una bomba de doble efecto aspira el aceite del depósito y lo suminista al circuito de engrase. Se emplea, principalmente, en motores rápidos (que alcanzan gran número de revoluciones) en los que el aceite alcanza grandes temperaturas, por lo que el enfriamiento ha de ser rápido y eficaz.

SUSTITUCIÓN PERIÓDICA DEL ACEITE

Debido a los procesos de oxidación y degradación que sufre el aceite, es necesario sustituirlo por otro de forma periódica.

El tiempo de sustitución del aceite depende de:

- Su calidad y suele venir aconsejado por el fabricante en función de un número determinado de kilómetros recorridos.

- Uso del vehículo (*carretera, ciudad, caminos, etc.*)

- Horas de funcionamiento.

- Antigüedad del vehículo

- Etc.

Con carácter orientativo el cambio debe hacerse entre los 5.000 y 10.000 kilómetros.

En la actualidad se están comercializando aceites capaces de mantener sus propiedades iniciales de 15.000 a 20.000 kilómetros.

CIRCUITO DE ENGRASE

El sistema de engrase comúnmente utilizado hoy en día es el SISTEMA DE ENGRASE A PRESIÓN en el que una bomba impulsa el lubricante a aquellos puntos que lo requieren.

LOS ELEMENTOS A LUBRICAR SON

- Muñequillas de cabeza de biela.

- Apoyos del árbol de levas.

- Eje de balancines.

FUNCIONAMIENTO

La bomba, que se encuentra sumergida en el aceite del cárter impulsa dicho aceite a través de un filtro hacia la canalización principal. De aquí, y por las ramificaciones correspondientes, a los cojinetes de bancada y apoyos de cabeza de biela, así como al árbol de levas y al eje de balancines, siendo expulsado nuevamente al cárter.

Los pistones, bulones y camisas son engrasados por las salpicaduras o niebla que se produce en el cárter como consecuencia del funcionamiento del motor. Al depender el caudal y la presión del aceite de las revoluciones del motor, el circuito lleva incorporado un regulador de presión.

ELEMENTOS DEL CIRCUITO DE ENGRASE

- **Bomba de engrase:** Es el elemento que aspira el aceite del cárter y, a través del filtro, lo impulsa a presión hacia los puntos correspondientes.

    Existen distintos tipos:

    - *De engranajes.* Está formada por dos ruedas dentadas y engranadas, encerradas en un cuerpo de bomba, con dos tuberías, una de entrada de aceite del depósito y otra de salida a presión hacia los puntos de apoyo del cigüeñal y de la distribución.

    - *De rotor.* Consta de un cuerpo de bomba de interior cilíndrico provisto de dos orificios: entrada y salida del aceite. En el hueco dejado al engranar los cuatro dientes del rotor con los cinco entrantes del rodete, se introduce el aceite que, al girar el piñón, disminuirá su volumen aumentando de presión. El aceite sigue tres procesos, por este orden: aspiración, compresión y expulsión.

    - *De paletas.* Está formado por un cuerpo de bomba cilíndrico provisto de un orificio de entrada y otro de salida del aceite. En su interior se encuentra un rotor excéntrico con dos paletas que, al girar, hacen el vacío absorbiendo el aceite por la tubería de entrada. Las paletas succionan por su parte trasera y expulsan por la delantera.

- **Válvula limitadora de presión o de descarga:** Su función es la de regular la presión de engrase sobre la base de las revoluciones del motor. Esta regulación se efectúa por desplazamiento del muelle y la bola, pudiendo circular el aceite libremente hacia el cárter. Las hay de pistón o de bola. Poseen un sistema de tarado y suelen disparar completamente cuando la presión se encuentra entre los 4,5 o 5 bar.

- **Filtro de aceite**. Al volver el aceite al cárter después de haber lubricado las partes móviles, como consecuencia del desgaste arrastra ciertas impurezas que se depositan en el cárter así como los residuos de la combustión. Estos son elementos abrasivos que no deben llegar a los puntos de engrase y por ello deben ser filtrados, por lo que se provee al sistema de un filtrado de dos tipos:

- Antes de la entrada a la bomba (*rejilla o colocador*), cuya misión es retener las partículas gruesas.
- Después de la salida de la bomba (*filtro principal*), cuya misión es purificar el aceite.

TIPOS DE FILTROS DE ACEITE

Los habituales en el mercado están formados por una parte de material textil poroso (*papel o algodón*) enrollado en forma de acordeón y otra parte metálica, que lo envuelve, con orificios de entrada y salida. Los tenemos de tres tipos:

- **Con cartucho recambiable.** Sólo se sustituye el elemento filtrante.
- **Monoblock**. Se sustituye el conjunto (elemento filtrante y recubrimiento metálico).
- **Centrífugo**. Su elemento giratorio (carcasa y rotor) impulsa, debido a la presión del aceite y el número de revoluciones las partículas hacia la pared exterior, filtrando, de ese modo, el aceite.

REFRIGERACIÓN DEL ACEITE

Debido a las altas temperaturas que alcanzan los motores en su funcionamiento, el aceite va perdiendo viscosidad y disminuyendo su capacidad de lubricación.

Para la correcta refrigeración del aceite se emplean dos SISTEMAS:

- **Sistema de refrigeración por cárter.** Se usa en todos los vehículos. Consiste en hacer que el aire incida sobre el cárter, que será de gran superficie y construido en chapa de acero de pequeño grosor o en aleación ligera de aluminio.
- **Sistema de refrigeración por radiador de aceite.** Consiste en hacer pasar el aceite de la bomba por un radiador situado en el frontal del vehículo, provisto de una válvula térmica que sólo permite el paso de aceite cuando está caliente (más de 80 ° C) para que se refrigere.

VENTILACIÓN DEL SISTEMA DE ENGRASAMIENTO

En el funcionamiento del motor y, sobre todo en los tiempos de compresión, se originan escapes mínimos de combustible y vapor de agua -*producto de la combustión*- que se mezclan con el aceite.

Asimismo, las altas temperaturas que soporta el aceite producen oxidación y, por tanto, vapores que quedan atrapados en el cárter. Este conjunto de gases, mezclados con el aceite de engrase, hacen que éste pierda, progresivamente, sus cualidades lubricantes.

Para contrarrestar esta pérdida se instala, obligatoriamente, un dispositivo de ventilación cerrada (el dispositivo de ventilación abierta se encuentra prohibido por ser contaminante). Consiste en una derivación (tubo), que se realiza a partir del filtro del aire, por el que entra aire en el cárter, ventilándolo y arrastrando los vapores existentes. Los gases pasan al colector de admisión para ser quemados en el interior de los cilindros

REFRIGERACIÓN DEL VEHÍCULO: FUNCIONES, DISTINTOS TIPOS DE REFRIGERACIÓN Y SU CONOCIMIENTO

Durante el funcionamiento del motor ciertas piezas metálicas, debido al rozamiento o fricción, alcanzan elevadas temperaturas, siendo necesario, por tanto, limitar la dilatación de las mismas y evitar que lleguen a fundirse (*grípado*). Aunque el aumento de temperatura en la cámara de combustión del motor se sitúa en torno a los 400 °C al final de la compresión, de 1.200 °C durante la combustión, y de unos 800 °C en la salida de los gases de escape, hemos de tener en cuenta que estos valores son instantáneos, siendo la temperatura normal de funcionamiento de un motor la comprendida entre los 80-90 °C.

SISTEMAS DE REFRIGERACIÓN DEL VEHÍCULO

Para eliminar, en parte, el exceso de calor, los motores van provistos de un sistema de refrigeración capaz de absorber, aproximadamente, un 30% de la cantidad de calor de la combustión. **Existen dos sistemas de refrigeración:**

Por aire. Es la que se origina con la circulación del vehículo e incide, directamente, sobre todo el motor absorbiendo el calor que es evacuado al aire. A su vez se subdivide en:

- Refrigeración por aire directa. Se emplea en los ciclomotores, la mayor parte de las motocicletas y en algunos vehículos de gran tamaño. La refrigeración depende de la velocidad del vehículo -*no de la del motor*- y de la temperatura del aire. Al ralentí la refrigeración es mínima y, a baja velocidad, normalmente insuficiente.

- Refrigeración por aire forzada. Se trata de unos conductos dispuestos de tal forma que el aire incida en los sitios a enfriar con un ventilador o turbina que acelera su circulación cuando la corriente de aire no incide directamente sobre los elementos a enfriar.

Rodio

Por líquido. Los elementos a refrigerar se encuentran en contacto con el líquido a través de unas canalizaciones existentes en el bloque motor y en la culata. El líquido caliente se enfría al pasar por un radiador ventilado.

ELEMENTOS DEL CIRCUITO DE REFRIGERACIÓN POR LÍQUIDO

El sistema de refrigeración por líquido está compuesto por:

- Las canalizaciones en el bloque motor y en la culata (cámaras).

- Una bomba de aletas que acelera la circulación del líquido.

- Una correa tensada adecuadamente.

- Una válvula termostática o termostato, que regula la entrada del líquido y la temperatura del motor.

- Un radiador que enfría el líquido y sirve también como depósito.

- Un ventilador o electroventilador, que hace pasar con velocidad el aire a través del radiador.

- Los manguitos que enlazan el bloque motor con el radiador.

- Un vaso de expansión.

    De todos los anteriores comentaremos los más importantes:

- **Canalizaciones o cámaras de agua**. Son oquedades practicadas en el bloque motor y en la culata por las que circula el líquido refrigerante, rodeando las partes fijas en contacto con los gases calientes de la combustión:

    - Cámaras de compresión.

    - Cilindros.

    - Asientos de las bujías.

    - Asientos y guías de las válvulas.

- **Bomba de refrigeración.** Va adosada al bloque motor y situada lo más baja posible para que siempre esté cargada.

- **Válvula termostática o termostato.** Colocada a la salida del líquido de la culata hacia el radiador regula la temperatura del motor, no la del líquido refrigerante. **Tiene dos misiones:**

    - Asegurar que la temperatura óptima de funcionamiento del motor (80-90 °C) se alcance lo más rápido posible.

    - Mantener constante la temperatura de funcionamiento.

- **Electroventilador.** Es un ventilador provisto de un motor eléctrico mandado por termocontacto (interruptor accionado por la temperatura del líquido a la salida del radiador) que no entra en servicio hasta que la temperatura del líquido alcanza, aproximadamente, los 90 °C, dejando de funcionar cuando baja de esa temperatura.

LÍQUIDOS REFRIGERANTES

Si usáramos solamente agua como líquido refrigerante, nos encontraríamos con los siguientes inconvenientes:

- Aparición de sales calcáreas que obstruirían las canalizaciones.

- Oxidación de los circuitos.

- Aumento de volumen, tanto a temperatura de ebullición del agua (100 °C) como a temperatura de congelación (O °C).

Para evitarlo debemos usar una mezcla de agua destilada con anticongelante, que deberemos mezclar en la proporción indicada por el fabricante antes de introducir la mezcla en el circuito de refrigeración, o lo más frecuente: adquirir "líquido refrigerante" (*se puede adquirir en cualquier tienda de accesorios para vehículos*) directamente, **compuesto por:**

- Agua destilada.

- Anticongelante (etilenglicol).

- Bórax al 2 - 3% que actúa como inhibidor de la corrosión.

- Antiespumante.

- Colorante (varía en función de su grado anticongelante).

El uso de "líquido refrigerante", conocido simplemente como "anticongelante", debe hacerse en todas las épocas del año, pues no sólo impedirá que el agua no se congele hasta los -30 °C y que no entre en ebullición pasados los 100 °C, sino que sus funciones antioxidantes, antiespumantes y anticorrosivas contribuirán al correcto mantenimiento del motor.

Tema 17

DIRECCIÓN: ELEMENTOS QUE COMPONEN EL SISTEMA DE DIRECCIÓN. VOLANTE, COLUMNA. CAJA DE DIRECCIÓN, BIELETAS DE DIRECCIÓN, RÓTULAS. DIRECCIÓN ASISTIDA. LA ALINEACIÓN DE LA DIRECCIÓN. PIVOTE. MANGUETA. ÁNGULO DE CAÍDA, SALIDA Y AVANCE. LA TRANSMISIÓN. CAJA DE CAMBIOS. ARBOL DE TRANSMISION. DIFERENCIAL. PALIERES. EMBRAGUE, SU MISIÓN

José María Espinar Martínez

ÍNDICE

1. ELEMENTOS QUE COMPONEN EL SISTEMA DE DIRECCIÓN

La dirección es el conjunto de mecanismos que tienen la misión de orientar las ruedas directrices y adaptarla al trazado de la vía por la que circula, así como para realizar las distintas maniobras que su conducción exige.

Cualquier mecanismo de dirección deberá ser preciso y fácil de manejar, y las ruedas delanteras tenderán a volver a su posición central al completar una curva. Por otra parte, la dirección no debe transmitir al conductor las irregularidades de la carretera. Para conseguir estas características, debe reunir las siguientes cualidades:

- Suavidad y comodidad: el manejo de la dirección se ha de realizar sin esfuerzo, ya que si la dirección es dura, la conducción se hace difícil y fatigosa, lo que representa un cierto peligro por la dificultad que representa su accionamiento.

- La suavidad y la comodidad se conseguirán mediante una precisa desmultiplicación en el sistema de engranaje, una dirección asistida, así como un buen estado de las cotas y el mantenimiento del conjunto.

- Seguridad: la dirección es uno de los principales factores de seguridad activa. Esta seguridad depende del estudio y construcción del sistema, la calidad de los materiales empleados y de un correcto mantenimiento.

- Precisión: consiste en que la dirección responda con exactitud en función de las circunstancias, y no sea ni dura ni blanda, para que las maniobras del conductor se transmitan con precisión. Para ello no ha de haber holguras excesivas entre los órganos de la dirección; las cotas de la dirección han de ser correctas, el desgaste debe ser simétrico en los neumáticos, las ruedas estar bien equilibradas y la presión de los neumáticos correcta.

- Irreversibilidad: la dirección debe ser semirreversible. Consiste en que el volante ha de transmitir movimiento a las ruedas, pero estas, a pesar de las irregularidades del terreno, no deben transmitir las oscilaciones al volante. La semirreversibilidad permite que las ruedas recuperen su posición media con un pequeño esfuerzo por parte del conductor después de girar el volante.

- Estabilidad: cuando, circulando en recta, al soltar el volante no se desvía el vehículo de su trayectoria.

- Progresiva: cuando la apertura de las ruedas, para giros iguales del volante, va en aumento.

Todos los elementos que constituyen el sistema de dirección los podemos clasificar en tres grupos:

- Volante y árbol de la dirección.

- Caja de engranajes de la dirección.
- Palancas y barras (timonería) de la dirección.

Volante y árbol de la dirección

El árbol de dirección por su parte superior va unida al volante, y por la inferior a la caja de la dirección donde se transforma el movimiento circular del volante en movimiento lineal. De la caja de dirección llega el movimiento a la barra de acoplamiento a través del brazo de mando, biela y palanca de ataque, los tres articulados entre sí.

Los extremos del eje delantero terminan en unas horquillas sobre las que se articula el pivote (eje direccional de las ruedas). Del pivote sale la mangueta sobre la que giran locas las ruedas en cojinetes de bolas o rodillos.

De cada mangueta y fijo a ella sale el brazo de acoplamiento. Estos brazos están unidos por la barra de acoplamiento que va articulada en los extremos de ambos brazos.

- **El volante** es el órgano de mando de la dirección. El diseño del volante varía según el fabricante. El tacto y el grosor deben permitir el uso cómodo y agradable. Se ha de ver cuando el vehículo circula en línea recta el tablero del vehículo.

  El volante presenta una parte central ancha y unos radios también anchos para distribuir la carga del impacto por todo el pecho del conductor, en caso de accidente.

- **El árbol o columna de dirección** es la parte que se encarga de transmitir el giro del volante al mecanismo de la dirección. Está protegido por una caja fijada por un extremo (el inferior) en la caja de engranaje de la dirección, y por el centro o su parte superior, en una brida o soporte que lo sujeta al tablero o a la carrocería del vehículo. Su extremo superior se une al volante.

- Durante los últimos años se han realizado numerosas pruebas para proteger al conductor de las lesiones que pudiera producirle el árbol de la dirección (o el volante) en caso de choque frontal. El árbol de la dirección está diseñado para evitar estas circunstancias.

- Con el fin de evitar que las vibraciones de la columna se transmitan al volante de la dirección, a veces se dispone el árbol de la dirección en dos piezas unidas mediante una junta elástica o cardán. Además, en caso de choque frontal, el árbol cederá por esa junta, con lo que el conductor queda protegido del volante.

Caja y engranajes de la dirección

- El mando de este mecanismo lo ejecuta el conductor con el volante, verdadero órgano de mando. A través de él, comunica a las ruedas directrices sus órdenes.

- El grado de reducción de esfuerzo por parte del conductor conseguido por efecto desmultiplicador del giro del volante de la dirección, depende del peso, tipo y uso del vehículo. Un vehículo deportivo ligero necesitará poca reducción, ya que el conductor ha de ejercer un control rápido del vehículo para corregir derrapes.

- Los coches pesados con neumáticos anchos necesitarán una gran reducción y algún dispositivo de asistencia para poder girar a poca velocidad.

- El mecanismo de la dirección también transmite al volante la reacción de las ruedas respecto a la superficie de la carretera. Esta reacción avisa inmediatamente al conductor de los cambios en las condiciones del suelo, pero los fabricantes no se han puesto de acuerdo sobre el grado de reacción que debe percibir.

- La caja del engranaje de la dirección cumple las funciones de proteger del polvo y la suciedad el conjunto de engranajes, contener el aceite en que se hallan sumergidos estos y servir de soporte al mecanismo de la dirección, al volante y al brazo. Esta caja se fija al bastidor por medio de tornillos, que aseguran su montaje.

Engranajes de dirección

- El sistema de engranajes va montado al final de la columna de la dirección, envuelto en un cárter que se prolonga casi siempre en un tubo que rodea a la columna hasta el volante.

- El sistema de engranajes debe permitir un cambio de dirección fácil sin necesidad de girar muchas vueltas el volante. Los engranajes de tipo más corriente proporcionan una desmultiplicación de 11 ó 12 a 1 en los turismos y de 18 o más en los camiones pesados, lo que quiere decir que el volante debe girar de 2,5 a 3,5 vueltas completas para que las ruedas giren entre sus posiciones extremas.

- Si se transmite el movimiento del volante directamente a las ruedas, tiene el inconveniente de transmitirse (al volante) todas las sacudidas producidas por el camino en las ruedas y estas tienden, constantemente, a imprimir un giro en el volante. A este tipo de dirección se le llama reversible.

- La dirección irreversible es aquella en que ninguna vibración o esfuerzo de las ruedas se transmite al volante, pero tiene el defecto de que el conductor no percibe estas vibraciones en el volante, habiéndose demostrado prácticamente que no conviene de ninguna manera; además, debido a esta rigidez, las piezas se desgastan y sufren más.

- El tipo actual más corriente es el semirreversible, intermedio entre los dos anteriores, que tienden ligeramente las ruedas a girar el volante, pero no deja de notar, el conductor en el volante, los efectos de las irregularidades del terreno.

Palanca y barras de dirección

Tiene la misión de transmitir a las ruedas el movimiento obtenido en la caja de engranaje de la dirección.

La disposición del conjunto de palanca depende del diseño utilizado por el fabricante. El sistema de acoplamiento puede ser mediante barras de acoplamiento divididas en dos e incluso en tres secciones.

Rótulas

La rótula es el elemento encargado de conectar los diferentes elementos de la suspensión a las bieletas de mando, permitiéndose el movimiento de sus miembros en planos diferentes. La esfera de la rótula va alojada engrasada en casquillos de acero o plásticos pretensados. Un fuelle estanqueizado evita la perdida de lubricante. La esfera interior, macho normalmente, va fija al brazo de mando o a los de acoplamiento y la externa, hembra, encajada en el macho oscila en ella; van engrasadas, unas permanentes herméticas que no requieren mantenimiento, otras abiertas que precisan ajuste y engrase periódico.

2. DIRECCIÓN ASISTIDA

La **dirección asistida** es un sistema mediante el cual se reduce la fuerza (<u>par de giro</u>) que ha de efectuar el conductor sobre el volante de un coche para accionar la dirección.

Los tipos de dirección asistida son:

Dirección asistida hidráulica

- Para facilitar al conductor la ejecución de las maniobras con el vehículo, se emplean las servodirecciones o direcciones asistidas, que tienen como misión ayudar al conductor a orientar en la dirección deseada las ruedas directrices, ayuda que es imprescindible en camiones pesados y autobuses.

- Para conseguir esta ayuda puede utilizarse como fuente de energía la proporcionada por: vacío de la admisión, aire comprimido o fuerza hidráulica.

- De estas tres fuentes de energía, la del vacío de la admisión es muy poco usada; el aire comprimido, queda limitado su empleo a los vehículos que lo utilizan para el mando de los frenos; la hidráulica es la más empleada.

Dirección asistida neumática

- Los grandes y rápidos camiones son difíciles de dirigir, pues sobre sus grandes cubiertas de mucha sección, gravitan grandes cargas que aumentan su resistencia al giro.

- Se utiliza para su accionamiento el aire a presión procedente del sistema neumático del que van dotados los vehículos con frenos de aire comprimido.

Dirección asistida eléctrica

Las direcciones eléctricas o EPS (Electrical Powered Steering) son el tipo más reciente de dirección asistida. Su nombre se debe a que utilizan un motor eléctrico para generar la asistencia en la dirección.

Su ventaja frente a las hidráulicas es que, al no utilizar energía hidráulica son más ligeras y simples al eliminar la instalación y bomba hidráulica.

Atendiendo al lugar donde se aplica la asistencia, las direcciones eléctricas se dividen:

- Column drive: aplica la asistencia en la columna de dirección.
- Pinion drive: aplica la asistencia en el piñón de la dirección.
- Rack drive: aplica la asistencia en la cremallera de la dirección.

Mantenimiento del sistema de dirección

- Como norma general, seguir las instrucciones del fabricante. Mantener el nivel de aceite correcto en la caja de engranajes, así como el engrase en los pivotes y en todas las articulaciones (rótulas).
- Periódicamente se deben comprobar que no existan holguras en el sis¬te-ma. Estas holguras influyen en la precisión de la dirección, ya que las ruedas pueden modificar su orientación por sí solas.
- Una holgura excesiva de la dirección puede producir una avería en las ruedas, pero también puede suceder que, una avería en las ruedas o en el sistema de frenado puede influir en el mal funcionamiento del siste¬ma de dirección.
- Una incorrecta presión de inflado en los neumáticos, así como el desequilibra-do de una rueda, producen alteraciones en la dirección.
- Unas cotas de dirección defectuosas producen desgaste anormal en la banda de rodadura del neumático, así un desgaste excesivo en la banda de rodadura por su parte exterior, puede ser debido a excesivo ángulo de caída, o bien de un exceso de convergencia.
- Los movimientos oscilatorios en el volante de la dirección y sostenidos en la parte delantera del vehículo pueden llegar a producir vibraciones que pueden afectar a los elementos de la dirección.

Entre sus posibles causas se encuentran:

- Desequilibrado de las ruedas delanteras.
- Exceso en los ángulos de caída o de salida.
- Presión de inflado incorrecta en los neumáticos.

- Cubiertas con desgaste no uniforme en su banda de rodadura, o discos deformados.

- Amortiguadores en mal estado.

- Órganos de dirección con holguras (rótulas).

Si el vehículo está dotado de dirección asistida hidráulica, se debe vigilar el nivel del depósito de líquido que alimenta al sistema. Revisar posibles fugas y el tensado de la correa.

3. LA ALINEACIÓN DE LA DIRECCIÓN

Para que la dirección funcione correctamente y cumpla, entre otros, los requisitos de seguridad, suavidad y estabilidad, sus ruedas deben cumplir con una serie de condiciones geométricas que denominamos geometría de la dirección o cotas de la dirección.

Estas cotas se reparten entre dos elementos: El pivote y la rueda.

Pivotes: Están unidos al eje delantero y hace que al girar sobre su eje, oriente a las manguetas hacia el lugar deseado.

Manguetas: realizan la función de apoyo de las ruedas directrices y les permite girar. La unión de la mangueta con el resto de los elementos de la suspensión se efectúa normalmente por medio de dos rótulas que permite el movimiento de orientación de las ruedas a la vez que los movimientos verticales asignados por la suspensión.

COTAS DE LA DIRECCIÓN

Salida

Es el ángulo formado por la prolongación del eje del pivote con la vertical. Si el eje del pivote fuese perpendicular al eje de la mangueta, para efectuar el giro seria necesario realizar un esfuerzo que venciese el par formado por la resistencia a la rodadura, y la distancia del eje de simetría de la rueda al eje del pivote. Para reducir esta distancia, se le da un ángulo de inclinación al pivote, llamado de salida. De esta forma reducimos el esfuerzo a realizar para orientar las ruedas y se facilita la alineación recta de las ruedas después de un viraje. Este ángulo tiene un valor, en la mayoría de los casos, de unos 6° o 7°.

Avance

Es el ángulo formado por la inclinación del pivote, en sentido longitudinal, con la vertical.

Este ángulo hace que la dirección sea estable, ya que el punto que orienta a la rueda no es el que está en contacto con el suelo sino el de la prolongación del pivote, ejerciéndose por tanto un efecto de remolque.

El exceso de avance provoca una orientación violenta de la rueda a la salida de las curvas. El defecto haría vagabundear a la dirección.

Su valor suele estar comprendido entre 0° y 4° para vehículos con motor delantero y entre 6° y 12° en vehículos con motor trasero.

Caída

Es el ángulo formado entre el eje de simetría de la rueda y la vertical o, lo que es lo mismo, entre la prolongación de la mangueta y la horizontal.

El objeto del ángulo de caída es disminuir el brazo de flexión de la mangueta y desplazar el peso que soporta hacia su interior. La caída puede ser positiva o negativa, según que la rueda esté desplazada hacia afuera o hacia adentro. Este ángulo hace disminuir el de salida. Su valor está comprendido entre 30° y 1°.

Convergencia

Es el ángulo formado por los planos de simetría de las ruedas directrices y su valor tiene una relación directa con los ángulos de salida y caída.

La convergencia puede ser positiva o negativa. Es positiva cuando los planos de simetría convergen por delante del vehículo. La convergencia es negativa cuando los planos de simetría convergen hacia la parte trasera del vehículo. Esta última disposición se adopta en vehículos con tracción delantera. La diferencia de cotas entre la parte delantera y trasera de las ruedas suele estar comprendida entre 1 y 10 mm.

CONTROL Y AJUSTE EN EL EJE DELANTERO

Cuando se note un comportamiento irregular en el funcionamiento de la dirección o un desgaste excesivo en los neumáticos debe procederse a la comprobación y ajuste de las cotas de la dirección. Esta comprobación puede efectuarse fácilmente mediante aparatos especiales, sin embargo, el ajuste de las cotas puede presentar dificultad si los desajustes son debidos a deformaciones, no sólo de los propios elementos de la dirección sino, también, de aquellos sistemas que puedan tener una influencia directa, como por ejemplo la suspensión.

Previamente a cualquier comprobación es necesario disponer de la información técnica del fabricante, no sólo relativa a las cotas sino también a las condiciones de carga e inflado de los neumáticos.

Entre los equipos de mayor utilización en la actualidad se encuentran los de proyección luminosa para el control de alineación. Estos equipos están constituidos por los siguientes elementos:

- Un proyector luminoso.
- Un porta-proyector, para la fijación de los proyectores a las llantas de las ruedas.

- Dos pantallas de lectura, con escalas graduadas.
- Barras extensibles, con escalas graduadas y que pueden regularse en longitud.
- Dos platos giratorios, con sectores graduados y un sistema de fijación.
- Dos regletas graduadas y con trípode para su colocación en las llantas.

Para el control y ajuste de las cotas se procede de la siguiente manera:

Comprobación de la alineación de las ruedas delanteras

a) Se sitúa el vehículo sobre las plataformas giratorias y en posición de línea recta. A continuación se colocan las regletas en el reborde interior de la llanta de las ruedas traseras

b) Una vez fijados los proyectores en las llantas de las ruedas delanteras, se dirige el haz luminoso de ambos hacia las ruedas traseras, teniendo que coincidir la lectura en ambas regletas. En caso de que no sea así se actúa sobre el volante hasta que coincidan. Esta operación nos permite realizar la puesta a cero de los platos giratorios.

Para iniciar el trabajo de comprobación y ajuste es necesario hacer, en primer lugar, el reglaje de la caída y el avance y a continuación el de la convergencia, ya que los valores de aquellas cotas influyen en el de ésta.

Verificación del ángulo de caída (Camber)

a) Se sitúan las ruedas en línea recta y los platos giratorios a cero.

b) Se proyecta el haz luminoso hasta que coincida su índice con el centro de la cruz señalada con A. Seguramente será necesario desplazar la pantalla lateralmente.

c) Se gira el proyector hacia abajo y se comprueba el ángulo de caída de la rueda en la escala A_2. El ángulo será positivo o negativo, según nos indique la escala.

d) Se procede de la misma manera con la otra rueda

Verificación del ángulo de avance (Casterj)

- Rueda derecha:

  a) Se giran las ruedas hacia la izquierda hasta obtener un ángulo de 15° en el sector graduado de la rueda derecha.

  b) Se desplaza lateralmente la pantalla de lectura y se hace coincidir el haz luminoso con el centro de B_r

  c) Se gira el proyector y se toma nota de la lectura obtenida en B_2 así como de su color.

d) Se giran las ruedas hacia la derecha 15° leídos en el plato giratorio derecho.

e) Se hace coincidir el haz con la escala B_3 (desplazando la pantalla hacia la derecha), haciendo coincidir el índice en la misma cota leída en B_2.

f) Sin mover la pantalla, se gira el proyector hacia abajo y se lee en la escala B_4 el valor del ángulo de avance.

- Rueda izquierda: Se procede de la misma forma.

Verificación del ángulo de salida (King-ping)

- Rueda derecha:

a) Se giran las ruedas hacia la izquierda hasta C1 que el sector graduado de la rueda derecha indique 15°.

b) Se desplaza la pantalla lateralmente haciendo coincidir el índice con la línea C_1 y con la división que coincida con el valor del ángulo de avance que obtuvimos anteriormente

c) Se giran las ruedas hacia la derecha, sin tocar el proyector, hasta que el índice del sector graduado nos marque 15°. Ahora se desplaza la pantalla hasta que coincida el haz luminoso con la escala C_2, que nos indicará el ángulo de salida.

Verificación del paralelismo

a) Las ruedas han de estar en línea recta y los sectores graduados a cero. A partir de este momento no se tocan el volante ni las ruedas delanteras.

b) Las barras extensibles a ambos lados del eje delantero a una distancia de 2 m aproximadamente.

c) Girando uno de los proyectores hacia adelante y hacia atrás, se hacen coincidir las escalas delantera y trasera de un mismo lado.

d) Giramos el otro proyector hacia adelante y hacia atrás anotando las lecturas. La diferencia entre estas determinará la convergencia o divergencia

Comprobación del radio de viraje

a) Las ruedas han de estar en línea recta y los índices de los platos a cero.

b) Giramos el volante hacia cualquiera de los dos lados hasta que la rueda exterior nos indique un giro de 20°.

c) La lectura del giro de la rueda interior tiene que coincidir con la especificada por el fabricante.

Con respecto al ajuste de las cotas que hemos comprobado anteriormente, debemos atenernos a las normas y datos especificados por el fabricante, ya que en algunos modelos de vehículos no está previsto su ajuste

Control y ajuste del eje trasero

Los fabricantes dotan a las ruedas de este eje de convergencia y caída y su control y ajuste se efectúa de la misma forma en que hemos procedido con el eje delantero.

4. LA TRANSMISIÓN. CAJA DE CAMBIO. ÁRBOL DE TRANSMISIÓN. DIFERENCIAL. PALIERES. EMBRAGUE, SU MISIÓN

1. LA TRANSMISIÓN

El sistema de transmisión tiene como función transmitir el movimiento de giro del motor a las ruedas motrices, asegurando el desplazamiento del vehículo que puede producirse de tres formas:

- **Propulsión**: Las ruedas traseras motrices empujan el vehículo:
  - Con el motor delantero y la tracción trasera: se consigue un buen reparto de masas. En las aceleraciones las ruedas motrices tienen mayor adherencia, se usa en camiones
  - Con el motor trasero y la tracción trasera: se elimina el árbol de transmisión. Se usa en automóviles pequeños y está en desuso por su peligrosidad debido a la inestabilidad del vehículo al carecer de peso en la parte delantera. Para tratar de compensar el equilibrio de masas se coloca el motor más centrado, lo que resta habitabilidad al vehículo. Se usa esta fórmula en vehículos deportivos.
- **Tracción**: Las ruedas delanteras tiran del vehículo. Es la fórmula más habitual en los vehículos:
  - Con el **motor delantero y la tracción delantera** se elimina el árbol de transmisión y se obtiene un volumen importante, tanto para pasajeros como para equipajes. El vehículo es más fácil de controlar que con la tracción trasera y motor delantero.
- **Tracción total:** Las cuatro ruedas son motrices. Proporciona al vehículo una buena adherencia.
  - Los vehículos pueden ser de tracción total permanente o de tracción total en función de las necesidades de la conducción, es decir, aquellos en que las ruedas delanteras pueden hacerse motrices a voluntad del conductor.

2. CAJA DE CAMBIOS

Es un elemento directamente relacionado con el embrague. La caja de cambios es un elemento de transmisión interpuesto entre el motor y las ruedas.

Su función es modificar el número de revoluciones de las mismas e invertir el sentido de giro cuando las necesidades de la marcha así lo requieran.

MISIÓN DE LA CAJA DE CAMBIOS

Si un vehículo circula a su velocidad de régimen, desarrollando el motor una determinada potencia, al abordar cualquier resistencia, parte de la potencia se invierte en absorberla y siempre en detrimento de las revoluciones del motor. Por ello se necesita un mecanismo, como la caja de cambios, que permita girar al motor a su velocidad de régimen independientemente de las resistencias que deba vencer, modificando la de las ruedas. Por ello se le considera un desmultiplicador de velocidad y un multiplicador de par.

La caja de cambios no modifica la potencia de entrada, lo que sí hace es variar el par motor en las ruedas a costa de las revoluciones de las mismas. Va acoplada al volante motor, recibiendo el movimiento a través del embrague.

CONSTITUCIÓN

El cambio de velocidades está constituido por:

- Una serie de **trenes de engranajes** de distintos valores de reducción, con los que se obtienen las distintas velocidades.

- Estos trenes se van seleccionando, según las necesidades, por medio de un sistema de mando llamado **palanca de cambio.**

- Todo el conjunto va encerrado en una **caja o cárter.**

Tanto los piñones como los ejes son de acero aleado, obtenidos por estampación y tallados en máquinas especiales. Para obtener la adecuada dureza y resistencia al desgaste se les trata con temple y cementación.

Los trenes de engranajes van dispuestos sobre tres ejes, llamados primario, intermediario y secundario, que se apoyan mediante cojinetes en la carcasa. Son de toma constante, es decir, que están continuamente engranados.

Existen tres CLASES DE EJES:

- **Eje primario (P):** recibe directamente el movimiento del motor y lleva solidario un piñón fijo en toma constante con un piñón del eje intermediario.

- **Eje intermediario (I)**: se encuentra conectado siempre con el eje primario a través de un piñón. Tiene varios piñones solidarios a él de diferente tamaño y número de dientes.

- **Eje secundario (S):** es el eje de salida de la caja de velocidades. Va apoyado en el primario y lleva sus piñones en toma constante con los del intermediario.

Todos los piñones se fabrican con dientes de perfil helicoidal, con el fin de aumentar su superficie de contacto y hacer su funcionamiento más silencioso. El número de dientes de los pares de engranajes son primos entre sí con el fin de repartir el desgaste.

FUNCIONAMIENTO

La selección de una velocidad se efectúa mediante un elemento, denominado **sincronizador** que, al desplazarse por el estriado del eje secundario, en un sentido u otro, fija uno de los piñones al eje. Por tanto, la transmisión del movimiento se efectúa desde el piñón correspondiente del intermediario al piñón del secundario y, a través del sincronizador (mediante el **estriado**), al eje secundario.

Dependiendo del par de engranajes seleccionados mediante el sincronizador, obtendremos distintas velocidades en la caja de cambios, lo que significa diferentes valores de revoluciones y pares en las ruedas.

En este caso, la cuarta velocidad es directa, ya que se transmite el movimiento directamente desde el primario al secundario sin intervenir el eje intermediario.

La marcha atrás se efectúa por inversión del giro del eje secundario, lo que se consigue mediante un piñón montado loco sobre un eje adicional y que engrana con el correspondiente piñón del secundario en el momento oportuno.

Sincronizador:

Para que no se produzcan choques ente los dientes de los piñones en el momento de la unión se recurre a este dispositivo. Su función es la de igualar las velocidades del eje secundario con la del piñón que se va a seleccionar y, a continuación, fijar éste al eje. De esta forma, cada piñón del eje secundario se encuentra engranado, constantemente, con el piñón del eje intermediario.

El dispositivo de sincronización está formado por dos conos -**macho y hembra**- que entran en contacto y se sincronizan por fricción.

Cuando la sincronización se produce, los dientes de un anillo desplazable se acoplan entre los dientes que tiene el piñón en un lateral. El anillo desplazable gira solidario con el eje secundario, haciéndolo de esta forma también el piñón.

CAJA DE CAMBIOS SIMPLIFICADA

Este tipo de caja es utilizada en **vehículos con motor delantero y tracción delantera o motor trasero y propulsión trasera.** No posee eje intermediario ni árbol de transmisión.

El eje primario y el secundario se encuentran dispuestos en posición paralela y conectados de forma constante, por lo que el acoplamiento de las velocidades y la transmisión se efectúa a través de sincronizadores.

El eje secundario conecta, directamente, con el piñón de ataque del grupo cónico-diferencial.

CAJA DE VELOCIDADES DE CAMBIO AUTOMÁTICA

Realiza el cambio de velocidades sin la intervención del conductor, lo que desemboca en una conducción más cómoda. Está compuesta por:

- **El convertidor hidráulico de par:** Similar al embrague hidráulico, presenta en su centro un deflector con alabes que gira en el sentido del volante y modifica la trayectoria del aceite en su paso del impulsor al rotor.

- **Engranajes epicicloidales**. Formados por un planetario que engrana con varios satélites cuyos ejes de giro se unen por un porta satélites conectado al árbol secundario de transmisión y que engranan, a su vez, con una corona dentada.

El mecanismo de mando hidráulico se controla por medio de una palanca selectora que acciona una válvula de corredera y regula el paso del aceite desde una bomba hasta los mecanismos de accionamiento hidráulico, y por medio del pedal del acelerador que actúa sobre la válvula de mariposa. Se identifican las posiciones de la caja de selección de velocidades por:

p	Parking o estacionamiento
R	Retroceso
N	Neutro o punto muerto
D	Directa larga
3	Directa corta
2	Directa más corta

MANDOS DEL CAMBIO DE VELOCIDADES

Los manguitos desplazables de los sincronizadores llevan unas escotaduras o rebajes en las gargantas donde se montan las horquillas que son accionadas, a su vez, por la palanca de cambios mediante unas varillas.

Para evitar que las velocidades puedan salirse, el mecanismo de mando lleva un sistema de enclavamiento, de bola y muelle, que presionan sobre unas escotaduras de las varillas fijándolas en su posición; también se dispone de un sistema de enclavamiento de marchas para evitar la introducción accidental de dos velocidades a la vez o un cambio espontáneo de velocidad.

La palanca consta de una guía selectora de tal forma que, para cambiar de velocidad, hay que mover la palanca siguiendo el orden de las ranuras, de tal modo que resulta imposible hacerlos de forma arbitraria. Una leve presión de la mano, al actuar sobre la palanca, desbloquea el sistema.

SISTEMA DE REGULACIÓN ANTIDESLIZANTE ASR

Es una ampliación del sistema de frenos ABS utilizando elementos comunes para la captación de rpm en las ruedas, el control electrónico y la modulación de presiones.

Su función es comparar las velocidades de las ruedas y, si una de ellas lo hace a mayor velocidad, da las órdenes oportunas para su frenado, a la vez que permite el aumento de tracción en la rueda de mayor adherencia. Si todas las ruedas tienden a "embalarse" está capacitado para reducir automáticamente la potencia del motor, con independencia de la acción del acelerador.

3. ÁRBOL DE TRANSMISIÓN

El árbol de transmisión constituye el sistema de enlace entre la caja de velocidades y las ruedas motrices.

Se trata de un tubo unido por un extremo al eje de salida de la caja de cambio (**secundario**) y, por el otro, al piñón de ataque del grupo cónico del puente trasero (**diferencial**). Debe ser articulado y flexible para soportar las oscilaciones de la suspensión. Se encuentra interrumpido por unas uniones flexibles que permiten transmitir el movimiento giratorio y absorber las deformaciones oscilantes del puente trasero debido a los movimientos de la suspensión. Estas uniones pueden ser de tres tipos:

- **Junta cardan.** Formada por una cruceta cuyos brazos van articulados al extremo de unas horquillas mediante cojinetes, que se encuentran unidas a los ejes (horquilla deslizante) o que los acaban (árbol telescópico). Permite desplazamientos angulares de hasta 25°.

- **Junta elástica.** Formada por una serie de arandelas y discos de tela engomada (también por un anillo de caucho) que permiten pequeñas desviaciones. Cada extremo del eje termina en tres brazos en forma de horquilla fijados al tresbolillo por cada lado. Permite oscilaciones angulares de un 8%.

- **Junta homocinética.** Se usa en los vehículos de tracción debido a que el palier, además de estar sometido a continuos desplazamientos, ha de sufrir los movimientos de la dirección sin alterar el ajuste ni la velocidad de giro de las ruedas. Existen varios modelos en el mercado, pero el más habitual está formado por dos casquillos esféricos unidos entre sí con bolas de acero, permitiendo desplazamientos angulares de hasta 38°.

4. GRUPO CÓNICO-DIFERENCIAL

El movimiento giratorio de la caja de cambios se transmite por el árbol de transmisión hasta un mecanismo que debe transformarlo en giro transversal para poder ser aplicado a las ruedas. Los grupos que componen este mecanismo son:

- **El grupo cónico:** El extremo del árbol de transmisión termina en un piñón cónico (piñón de ataque) engranado en toma constante con una corona dentada que va unida a los semiejes (palieres), formando un ángulo de 90° con lo que el movimiento de giro se transforma en longitudinal transversal. Para aumentar el par conseguido en la caja de velocidades y que se obtenga una desmultiplicación, el número de dientes del piñón es menor que el de la corona.

- **El grupo diferencial:** El vehículo se mueve por el impulso de sus dos ruedas motrices. En línea recta las dos ruedas giran a la misma velocidad y recorren la misma distancia pero, cuando se trata de trazar una curva, la rueda que va por el exterior debe recorrer una distancia mayor que la rueda interior. La función del diferencial es conseguir que una rueda pueda dar más vueltas que la otra y asegurar, a la vez, la transmisión del movimiento del motor.

El grupo diferencial va alojado en el interior de una carcasa con todos sus elementos bañados en aceite muy denso o valvulina. Está formado por:

- **Corona.** Recibe el movimiento del piñón de ataque situado en el extremo del árbol de transmisión. Se encuentra unida a la caja de satélites.

- **Caja de satélites o carcasa.** Elemento que soporta los ejes de los satélites. Se encuentra unido de forma rígida a la corona.

- **Satélites.** Piñones cónicos de dientes rectos que giran locos sobre un eje encastrado en la carcasa y engranados con los planetarios.

- **Planetarios.** Piñones cónicos unidos en contacto con los palieres, cuya función es transmitir el movimiento a las ruedas. Se encuentran engranados con los satélites.

5. PALIERES

Son los ejes por los que se transmite el movimiento giratorio desde los planetarios del diferencial a las ruedas. Uno de los extremos va estriado y se engarza en el planetario correspondiente; el otro encaja en el cubo de la rueda por medio de estrías o por acoplamiento cónico o platillo con tornillos.

Según el montaje de la rueda sobre el palier y la relación de peso sobre los palieres existen varios sistemas:

- **Palier semiflotante.** El palier cónico se apoya en la rueda y se une por medio de una chaveta y una tuerca. Su unión con el planetario es deslizante. La "trompeta" no llega a la rueda y se apoya en el palier (cojinete). El peso del vehículo lo soporta el palier y también los esfuerzos laterales del vehículo. Es el más usado.

- **Palier tres cuartos flotante.** El palier -con platillo- va unido al centro de la rueda por brida y tornillos. La rueda se apoya en la "trompeta" (rodamiento) y sobre el palier que no soporta más que V3 del peso del vehículo, pero sí los esfuerzos laterales de las ruedas.

- **Palier flotante.** El palier -con platillo- gira libre con uno de sus extremos en el planetario y el otro en el cubo de la rueda. No soporta el peso del vehículo. La rueda se monta sobre la "trompeta" por dos cojinetes de rodillos cónicos y soportan todo el peso del vehículo. Este sistema se usa en camiones.

6. EMBRAGUE, SU MISIÓN

Su misión es la de acoplar (embragar) o desacoplar (desembragar), a voluntad del conductor, el motor del resto de la transmisión de una forma suave y progresiva para evitar roturas y tirones.

Es el elemento encargado de transmitir el movimiento del motor (par motor) a las ruedas.

Va colocado entre el motor y la caja de cambios y su accionamiento puede ser manual, por medio de una palanca sobre la que actúa el conductor, o automático.

FUNCIONES

- Acoplar el movimiento del motor a la caja de cambios durante el desarrollo de la marcha del vehículo de una manera uniforme y sin brusquedades.
- Transmitir de forma elástica y progresiva el esfuerzo de giro de rotación del cigüeñal.
- No hacer solidario el movimiento cuando se efectúa el cambio de velocidades.
- El mecanismo de embrague se controla -habitualmente- por el pedal del embrague. Si se encuentra pisado se dice que el motor está desembragado, lo que significa que no se transmite el movimiento del mismo a las ruedas; si no lo está el motor está embragado, con que el movimiento del motor -siempre que se encuentre encendido- se transmitirá a las ruedas.

TIPOS

Dependiendo del sistema de accionamiento y de cómo se transmita el movimiento, podemos clasificar los embragues en los siguientes grupos:

- Embragues de fricción.
- Embragues hidráulicos.
- Embragues electromagnéticos.

EMBRAGUES DE FRICCIÓN

En este tipo de embrague, el movimiento es transmitido por uno o varios discos, llamados de fricción, desde el volante a la caja de cambios. Mediante un sistema de presión estos discos se acoplan al volante motor, quedando este embragado y transmitiéndose el movimiento.

CONSTITUCIÓN

Los elementos que básicamente constituyen un embrague de fricción son: el disco de embrague, el plato de presión, la carcasa, las patillas de desembrague y el cojinete de empuje.

El **disco de embrague** está construido en chapa delgada de acero con unos cortes radiales, llevando por sus dos caras unos forros denominados guarniciones con un alto poder de adherencia.

En el núcleo, el disco lleva un manguito estriado interiormente que se desplaza sobre otras estrías del eje primario de la caja de cambios. Dicho eje va apoyado en el centro del volante por medio de un casquillo de bronce.

Es este disco el que transmite el movimiento cuando está fuertemente comprimido contra la superficie del volante.

Solidariamente al volante (atornillada) va una **carcasa**, que aloja en su interior a un disco llamado de **presión o maza,** el cual gira solidariamente con el conjunto. Dicho plato es desplazado axialmente (en sentido longitudinal) contra el disco fricción comprimiéndolo contra el volante.

Esto se realiza por medio de unos **resortes helicoidales** repartidos por su superficie.

Radialmente al conjunto van colocadas unas palancas, llamadas **patillas de desembrague,** que llevan su punto de apoyo en la carcasa, yendo unido el brazo más corto a unos salientes del plato de presión y el brazo más largo a un anillo central o cojinete de empuje.

Paralelamente al conjunto va el **cojinete de empuje** montado sobre un soporte y que puede deslizarse sobre el eje primarlo. El desplazamiento de este cojinete se efectúa mediante un sistema de palancas accionadas, desde el pedal del embrague, por el conductor.

FUNCIONAMIENTO

Al no ejercerse acción alguna sobre el pedal, el plato presor está desplazado, por la acción de los resortes, contra el disco de fricción comprimiéndolo a su vez contra el volante. Consiguientemente, el movimiento es transmitido desde el motor a la caja de cambios. Ahora bien, si actuamos sobre el pedal de embrague, el sistema de palancas desplaza al cojinete de empuje que, por mediación de las patillas de desembrague, retira el plato presor, quedando libre el disco de embrague y dejándose de transmitir el movimiento a la transmisión..

TIPOS DE DISCOS Y CARACTERÍSTICAS

Existen diferentes tipos de fricción, pero los más utilizados son los de tipo elástico.

El diseño de esta clase de disco se realiza en base a tres puntos importantes y que posteriormente van a determinar las características del embrague.

Estas características son:

- Que el movimiento (par motor) sea transmitido sin resbalamiento.
- Que el acoplamiento sea progresivo.
- Que absorba las vibraciones torsionales.

La adherencia del disco se consigue montándole unas guarniciones en forma de corona circular, planas por la parte que va en contacto con el disco, siendo estriada la superficie de fricción. Ambas guarniciones van remachadas al disco

La progresividad se obtiene haciéndole unos cortes radiales al disco y bombeando hacia delante y hacia detrás las placas resultantes. Una vez acoplado queda perfectamente plano. También se puede construir plano, intercalando entre él y las guarniciones unas placas elásticas.

Para **absorber las vibraciones torsionales** el disco no se une directamente al manguito sino a través de unos resortes helicoidales. Debido a ello existe un cierto giro entre el manguito y el disco que hace que el acoplamiento sea elástico.

TIPOS DE EMBRAGUES DE FRICCIÓN

- **Embrague bidisco**: La fuerza a transmitir por un embrague está en función directa de su superficie, lo que significa que para transmitir un par motor elevado se necesita un disco de grandes dimensiones. En la práctica, lo que realmente se hace es montar varios discos de fricción, cuya superficie total sea igual a la que se necesitaría para un solo disco. Ello obliga a colocar entre los discos un plato de arrastre, que puede desplazarse axíalmente por medio de unas cogidas elásticas a la carcasa.

- **Embrague de diafragma**: La variante con respecto al anterior estriba en la sustitución de los resortes por un diafragma. Tiene unos cortes radiales y con forma ligeramente cónica para hacerlo elástico. Se une al plato presor, generalmente mediante unos anillos basculantes.

  En posición de reposo, la propia conicidad del diafragma mantiene desplazado el conjunto hacia la posición de embragado.

  Al accionar el embrague el cojinete de empuje se desplaza invirtiendo la conicidad del diafragma y retirando el plato presor, con lo que el disco de embrague se libera, dejando de transmitir el par motor.

- **Embrague automático:** El accionamiento de este embrague se realiza de forma automática y en función del número de revoluciones del motor. Son unos contrapesos los que, mediante la fuerza centrifuga, determinan el embragado y desembragado del motor.

  El desacople a bajo número de revoluciones está asegurado mediante los llamados muelles antagonistas.

  A medida que van aumentando las revoluciones, la fuerza centrífuga desplaza los contrapesos hacia el exterior, y al pivotar sobre sus ejes las patillas desplazan al plato presor y, consecuentemente al disco, contra el volante.

  Este tipo de embragues se montan generalmente con cajas de cambios automáticas.

Accionamiento del embrague

El sistema comúnmente utilizado es el de accionamiento hidráulico, yendo colocados sus elementos entre el pedal de embrague y la palanca de desembrague que acciona al cojinete de empuje. Básicamente está compuesto por una bomba multiplicadora, montada en el pedal, y un bombín de desembrague que actúa sobre la palanca. Lógicamente, el diámetro del émbolo del bombín es mayor que el de la bomba, siendo su relación la que determina el efecto multiplicador.

VENTAJAS DEL EMBRAGUE DE DIAFRAGMA

El embrague de diafragma presenta notables ventajas. Podemos citar las siguientes:

- El diafragma favorece el centrado del plato presor, consiguiéndose así un mejor equilibrado del conjunto.

- Le afecta, en menor medida, la acción de la fuerza centrífuga elevada que se manifiesta al aumentar las revoluciones del motor.

- Es más silencioso. Al eliminar las palancas de desembrague se evita la existencia de holguras.

- Se mejora la capacidad de refrigeración.

- Esfuerzo decreciente en el desembrague. Ocurre todo lo contrario con la utilización de muelles helicoidales.

- Tamaño más reducido.

EMBRAGUE HIDRÁULICO

Este tipo de embrague es utilizado en cajas de cambios automáticas o semiautomáticas y su accionamiento es, a su vez, automático. Por ello permite el giro del motor a bajo régimen de revoluciones y a medida que éstas van aumentando, se va produciendo la transmisión del par motor.

CONSTITUCIÓN

Se trata, como los anteriormente descritos, de un transmisor de par motor y está constituido por dos elementos idénticos colocados uno frente al otro y con forma de semitoro, provistos de unos alabes radiales. El elemento motor, llamado bomba, va unido al eje motor y el elemento inducido o turbina está unido al árbol primario de la caja de cambios. El elemento transmisor es el aceite.

Todo el conjunto va alojado en una carcasa completamente estanca.

FUNCIONAMIENTO

El elemento de bomba es accionado por el motor, poniendo en movimiento el aceite mediante las alabes. Al revolucionarse éste, el aceite es lanzado hacia la periferia, como consecuencia de la fuerza centrífuga, arrastrando en su movimiento a la turbina.

Cuando el motor gira a bajo régimen (ralentí), la energía desarrollada por el aceite es de poco valor siendo, portante, insuficiente para vencer la resistencia que le ofrece la turbina. En este caso se presenta un gran resbalamiento.

A medida que el motor va aumentando de revoluciones, este resbalamiento va desapareciendo progresivamente, por ir aumentado la energía cinética desarrollada. La turbina comienza a girar, produciéndose un acoplamiento suave y progresivo.

Cuando el motor gira a un elevado número de revoluciones, la transmisión del par se efectúa sin resbalamiento.

VENTAJAS E INCONVENIENTES

La utilización de este tipo de embragues presenta las siguientes VENTAJAS:

- Una mayor durabilidad que el embrague convencional.
- Acoplamiento muy suave y progresivo.
- Las vibraciones torsionales son perfectamente absorbidas.

La transmisión del par sin resbalamiento se efectúa en óptimas condiciones a alto régimen de revoluciones.

Este tipo de embrague cumple perfectamente con las características básicas que describíamos al estudiar el disco de embrague.

El gran INCONVENIENTE de este embrague es el no poderse utilizar en una caja de cambios convencional, ya que en ralentí sus piñones se encontrarían sometidos a una gran presión, dificultándose la maniobra del cambio. Por ello su utilización se limita a las cajas automáticas o semiautomáticas.

EMBRAGUE ELECTROMAGNÉTICO

En este tipo de embrague el accionamiento se efectúa mediante la interacción de un campo electromagnético, generado por una bobina montada en el volante de inercia, sobre una armadura fija al eje primario de la caja de cambios.

CONSTITUCIÓN

El sistema está compuesto por una bobina inductora montada sobre la periferia del volante y creadora del campo electromagnético, que hace las veces de plato presor. Interiormente, y a la altura de la bobina, se sitúa la armadura metálica solidaria al primario de la caja de cambios y que, a su vez, hace las veces de disco de embrague.

Para reforzar el campo electromagnético, sobre todo en ralentí, se le añade un polvo magnético a base de partículas de acero.

La bobina es alimentada mediante dos escobillas que contactan continuamente sobre dos anillos rozantes situados en la carcasa.

FUNCIONAMIENTO

En este sistema, la bobina inductora es alimentada por dos valores distintos de intensidad de corriente. El circuito de mando está compuesto básicamente por tres relés y una resistencia de regulación. Dos de estos relés sirven para alimentar la bobina, uno de ellos a través de la resistencia y el otro directamente. El tercer relé sirve para el desembrague, es decir, para anular el paso de la corriente por la bobina inductora y, consecuentemente, el campo magnético.

Al cerrar el circuito de encendido y poner el motor a ralentí, la bobina es alimentada a través de la resistencia y, por tanto, el campo magnético no es lo suficientemente fuerte como para atraer la armadura, pero sí concentra el polvo magnético en el entrehierro. Al pisar el acelerador y conectar el segundo relé, la bobina es alimentada directamente. El campo magnético se hace muy intenso y atrae fuertemente a la armadura, con lo que se transmite todo el par motor al primario de la caja de cambios.

Para desembragar, basta con pisar el pedal. De esta forma se conecta el tercer relé dejándose de alimentar a la bobina. El campo magnético se anula no ejerciendo acción alguna sobre la armadura.

VENTAJAS E INCONVENIENTES

Este tipo de embrague, debido a su simplicidad y ausencia de elementos mecánicos y, por lo tanto de rozamientos, presenta como principal ventaja su durabilidad y bajo mantenimiento.

Tema 18

ELECTRICIDAD DEL VEHÍCULO.
BATERÍA. BOBINA. RUPTOR.
DISTRIBUIDOR. BUJÍAS.
REGULACIÓN. DINAMO.
ALTERNADOR. MOTOR DE
ARRANQUE. BÉNDIX. EL
CONDENSADOR. EL DELCO.
SIMBOLOGÍA: CORRIENTE
CONTINUA, CORRIENTE
ALTERNA, FUSIBLES, RESISTENCIA,
CONDENSADOR, AMPERÍMETRO,
VOLTÍMETRO, MOTOR
GENERADOR, INTERRUPTOR

José María Espinar Martínez

ÍNDICE

El equipo eléctrico del automóvil comprende:

- **El sistema de encendido (en el caso de los motores de gasolina)**
- **La batería.**
- **El alternador.**
- **El motor de arranque.**
- **El sistema de alumbrado.**
- **Otros sistemas auxiliares como pueden ser el limpiaparabrisas, el climatizador, elevalunas eléctricos, etc., todos ellos con su cableado y soportes correspondientes.**

1. MISIÓN DEL SISTEMA DE ENCENDIDO

Su misión es la de producir una chispa eléctrica en el interior de los cilindros en el momento adecuado y en el orden establecido.

Si tenemos en cuenta la gran presión a la que se comprimen los gases, la tensión necesaria para conseguir una chispa eficaz debemos situarla en torno a los 20.000 voltios y de muy corta duración -entre l y 2 centésimas de segundo-, ya que el pistón se desplaza muy rápidamente y la combustión de la mezcla ha de ser casi instantánea.

En un motor de explosión de cuatro tiempos se producen, aproximadamente, 170 chispas por segundo a una velocidad de giro de 5.000 rpm.

2. TIPOS DE SISTEMA DE ENCENDIDO

Existen diferentes sistemas de encendido:

- **Por magneto** (sin batería). Generalmente se usa en tractores y motocicletas. La magneto -generador-, que recibe el movimiento del cigüeñal, incorpora una bobina móvil transformadora de tensión y un distribuidor. A través del eje de giro de la bobina llega la corriente al ruptor que la interrumpe. Por inducción se produce una corriente de alta tensión que va al colector y de éste a la bujía, donde salta la chispa que inflama la mezcla.

- **Por batería:**
  - Mecánico (por ruptor).
  - Transistorizado (ruptor y transistor).
  - Electrónico (por generador de impulsos).

3. CIRCUITOS DEL SISTEMA DE ENCENDIDO

SEGÚN EL TIPO DE CORRIENTE

En el sistema de encendido tenemos que diferenciar dos circuitos según el tipo de corriente que circule por ellos:

- **El primario:**
  - Batería.
  - Llave de contacto.
  - Amperímetro (si dispone el vehículo).
  - Bobinado grueso de la bobina (arrollamiento primario).
  - Ruptor.
  - Condensador.

- **El secundario:**
  - Bobinado fino de la bobina (arrollamiento secundarlo).
  - Distribuidor.
  - Bujías.

- CIRCUITO PRIMARIO: Con el giro de la llave de contacto se cierra el circuito y la corriente sale del polo positivo (+) de la batería hacia el arrollamiento primario de la bobina, originándose un electroimán en ella. Una vez creado el campo magnético, sale de la bobina por el borne de salida y la corriente pasa al ruptor, que tiene los contactos cerrados, lo que obliga a la corriente a pasar a través del yunque cerrándose el circuito.

  Al abrirse los contactos del ruptor debido a la acción de la leva del eje del distribuidor, se interrumpe la corriente primaria y se produce una variación de flujo magnético en la bobina, induciendo una corriente de alta tensión en el circuito secundario. Para evitar el desgaste de los contactos del ruptor, limitar la chispa y conseguir una variación más rápida de flujo, se coloca el condensador que, al volver a cerrarse los contactos del ruptor, se descarga a masa.

- CIRCUITO SECUNDARIO: Cuando se interrumpe la corriente primaria se induce en el arrollamiento secundario de la bobina una corriente de alta tensión proporcional al número de espiras del primario con relación al secundario (proporción de 1/100). Esta corriente sale por el borne central de la bobina y llega al distribuidor por el cable de alta tensión que, mediante la pipa giratoria o dedo reparte, en el momento y orden adecuados, la corriente a las bujías donde salta la chispa entre sus dos electrodos (arco voltaico), que inflama la mezcla comprimida en el interior de la cámara de compresión.

AVANCE AL ENCENDIDO

Consiste en que la chispa salte un instante antes de que el pistón llegue al PMS con el objeto de aprovechar mejor los gases que se producen en la explosión. Depende de la velocidad de giro del motor.

Existen dos tipos de mecanismos:

- **Avance fijo o manual:** Se consigue variando la posición del platillo que lleva el ruptor girándolo de derecha a izquierda para que se adelante o retrase en el momento en que la leva del eje separa el martillo del yunque. Actualmente se encuentra en desuso.

- **Avance variable o automático:** Actúa en función de la velocidad de giro del motor (rpm) y del llenado de los cilindros. Hay dos modalidades:

  - Por Contrapesos o Centrífugo: El avance al encendido depende de las revoluciones de giro del motor. El eje del distribuidor se divide en dos partes:

    * La placa superior con la leva, que presenta dos ranuras en las que se encastran los tetones de la otra placa y se fija por unos muelles.

    * La placa inferior, que monta dos contrapesos articulados y excéntricos con unos tetones y dos muelles.

    Cuando el motor gira a ralentí los muelles mantienen a los contrapesos en reposo. Si aumentan las revoluciones los contrapesos se abren hacia el exterior haciendo girar, la placa superior con la leva, avanzando la acción de la leva sobre el martillo del ruptor.

  - Por Depresión en el Colector de Admisión: Para una misma velocidad de giro, en ocasiones se precisa proporcionar mayor cantidad de mezcla al motor (por ejemplo: mantener la velocidad subiendo una pendiente), para lo cual el conductor pisará más fuerte el pedal del acelerador.

    El sistema corrector está formado por una cámara dividida en dos por una membrana que va unida a una palanca. En función de la depresión del momento en el colector de admisión, la membrana se deforma y la palanca modifica la posición del ruptor con relación a la leva. La variación de la depresión depende de las posiciones de la válvula mariposa:

    * Casi cerrada o ralentí.

    * Medio abierta o media carga.

    * Máxima apertura o máxima carga.

1. BATERÍA

La función de la batería es «almacenar la energía química» y transformarla en energía eléctrica que será usada, entre otras cosas, para poner en marcha el automóvil.

Una vez puesto en marcha el generador -alternador-, produce nueva energía que es almacenada otra vez en la batería, reponiendo el gasto de energía ocasionado cuando se usan los diferentes sistemas eléctricos del automóvil (radio, luces, alarmas, etc.) sin que el motor esté en funcionamiento.

Una **batería de acumuladores** está compuesta por varios «elementos o vasos», ubicados dentro de un recipiente de caucho endurecido, que no tienen comunicaciones entre ellos.

Cada acumulador consta de dos planchas de plomo (Pb) bañadas en un líquido (electrolito)

Las placas positivas están unidas entre sí y con el borne positivo, intercalándose con las placas negativas (exteriores y siempre una más que las positivas), que van unidas al borne del mismo signo, separadas por aisladores dobles.

La unión entre los vasos se hace en serie, es decir, terminal positivo con terminal negativo. Cada vaso posee un tapón con orificio de salida para los gases y puede almacenar tensión (lo normal es que la tensión almacenada sea de 2 v por elemento, por lo que una batería de 6 elementos proporcionará una tensión de 12 v).

El polo positivo (+) se conecta al generador y el negativo (-) a masa.

Se entiende por **capacidad de una batería** la intensidad de electricidad que puede proporcionar durante un tiempo determinado, dependiendo de:

- Tamaño de las placas.
- Régimen de descarga.
- Densidad del electrolito.
- Temperatura ambiente.

CARACTERÍSTICAS ELÉCTRICAS DE LAS BATERÍAS

- La capacidad de una batería se mide en Amperios hora (A/h) y viene expresada por la fórmula: $C = It$
- Tensión en vacío (U0) de una batería es la suma de las tensiones U2 de los 6 o 12 elementos de la batería: $U0 = (6 \text{ o } 12) \cdot Uz$

- Resistencia interna. Es la suma de las resistencias internas de cada elemento (Ri).

- Tensión en bornes (Uk). Es la tensión entre los dos terminales de la batería, y depende de la tensión en vacío y de la caída de tensión por la resistencia interna (Ri) de la batería.

TIPOS DE BATERÍAS

En función de sus características podemos hablar de baterías:

De bajo mantenimiento

- El armazón de las placas tiene poco antimonio (Sb).

- Sus separadores son más delgados y de mayor porosidad.

- Tiene la ventaja de una menor autodescarga en reposo, mayor duración y menor entretenimiento (anual).

Sin mantenimiento

- El antimonio (Sb) de las placas ha sido sustituido por una aleación de calcio (Ca) con el fin de evitar los efectos corrosivos, de autodescarga y de evaporación del agua.

- Sus ventajas son que no necesitan mantenimiento y no existe, prácticamente, pérdida de tensión en los bornes. Carecen de tapones de relleno.

Alcalinas

- Pueden ser de compuestos ferroniquelosos (Fe-Ni) o cadmioniquelosos (Cd-Ni).

- Entre sus ventajas podemos citar un menor peso, mayor duración y vida útil.

- Entre sus inconvenientes, menor voltaje por vaso y menor rendimiento que las de plomo.

CONEXIÓN DE VARIAS BATERÍAS

Los vehículos industriales y autobuses llevan varias baterías conectadas entre sí, dependiendo su FORMA DE CONEXIÓN en función de las necesidades del vehículo:

- **En serie** (si se necesita mayor voltaje), para lo cual conectaremos el borne negativo de la 1.ª con el positivo de la 2.ª; el borne positivo de la 1.ª con el generador y el borne negativo de la 2.ª masa.

- **En paralelo** (si se precisa mayor capacidad de almacenaje debido al elevado consumo), para lo cual conectaremos el borne negativo de la 1.a con el borne negativo de la 2.a, y el borne positivo de la 1.a con el borne positivo de la 2.a, y ésta al generador.

ELEMENTOS DEL ENCENDIDO POR BATERÍA

- **La batería**, encargada de proporcionar una corriente de baja tensión (12 voltios para turismos y 24 para vehículos industriales).

- **La llave de contacto** que, con su giro, cierra el circuito eléctrico de encendido permitiendo el paso de la corriente eléctrica de la batería hacia el circuito primario y resto de servicios.

- **La bobina.** Encargada de transformar la corriente de baja tensión, 12 v, en corriente de alta tensión 15.000 a 20.000 v.

- **El ruptor.** Necesario para producir «el corte» en la corriente de baja tensión y de esa forma provocar la elevación de la tensión en la bobina.

- **El condensador.** Al objeto de limitar el arco eléctrico que se produce entre los contactos del ruptor, se coloca un condensador, que absorbe cierta cantidad de electricidad autoinducida y disminuye el tiempo de la variación del flujo magnético en el secundario. Consta de un envase cilíndrico del que sale un cable (borne positivo del acumulador) que se conecta al contacto móvil del ruptor (martillo).

- **El distribuidor.** Envía la corriente de alta tensión a cada bujía.

- **La bujía.** Son las encargadas de conducir la corriente de alta tensión al interior de la cámara de compresión y hacer saltar la chispa entre sus electrodos.

2. BOBINA

Es la encargada de transformar la corriente de baja tensión de la batería (12 v) en corriente de alta tensión (15.000 a 20.000 v.)

Está compuesta de un núcleo de hierro dulce alrededor del cual giran dos bobinas de hilo de cobre:

- Arrollamiento primario, externo, formado por 200 - 300 espiras de hilo de 1 mm de diámetro.

- Arrollamiento secundario, interno, en torno al núcleo, formado por unas 20.000 espiras de hilo de 0,1 mm de diámetro.

3. RUPTOR

Necesario para producir «el corte» en la corriente de baja tensión y de esa forma provocar la elevación de la tensión en la bobina. Está constituido por dos contactos:

- el martillo (que es móvil)
- el yunque (que es fijo).

Son de tungsteno o volframio (W) y recubiertos, en muchas ocasiones, de platino (Pt)

Una leva montada en el eje del distribuidor, con tantos salientes como cilindros tenga el motor, se encarga de separar los contactos a una distancia de 0,40 mm.

A cada paso de un saliente de la leva el martillo se separa y el circuito se corta.

4. DISTRIBUIDOR O DELCO

Es el encargado de repartir ordenadamente, y de forma sucesiva, la corriente de alta tensión a cada bujía.

Forma parte del circuito secundario del sistema de encendido.

Tanto el distribuidor como el ruptor se instalan juntos en la denominada cabeza de delco. El eje del distribuidor recibe, generalmente, el movimiento del piñón del árbol de levas y sobre él se montan el ruptor, la leva de accionamiento y los dispositivos de avance al encendido. La tapa del distribuidor consta de una tapa de baquelita con un borne central y tantos bornes como cilindros tenga el motor. La corriente del borne central se transmite al "dedo" distribuidor (pipa).

El extremo de la pipa, al girar pasa rozando los bornes metálicos de salida a las bujías situadas en la tapa del distribuidor, transmitiendo la corriente de alta tensión que procede de la bobina cada vez que el ruptor abre sus contactos. La tapa del distribuidor no debe tener ninguna fisura, pues entonces la corriente se perdería. El cuerpo del distribuidor o delco aloja:

- El ruptor.
- Los sistemas de avance al encendido.
- El condensador.
- El eje.

El primer distribuidor lo realizó la empresa Delco, del grupo automotor General Motors. Hoy en día por motivos de fiabilidad en el funcionamiento ha dejado de montarse, dando lugar a los encendidos de tipo "Estático", DIS o de bobina individual.

5. BUJÍAS

Es la encargada de conducir la corriente de alta tensión al interior de la cámara de compresión y hacer saltar la chispa entre sus electrodos (central y de masa) separados entre sí por un aislador térmico de cerámica.

En función de las características del motor se utilizarán bujías con diferente coeficiente de conductibilidad calorífica que nos indicarán el grado térmico de la bujía, y de ahí su clasificación en:

- **Bujías frías** (el aislante del electrodo central es grueso y le permite evacuar rápidamente el calor. Se usan en motores de alta compresión y regímenes de altas revoluciones). Poseen un alto grado térmico.

- **Bujías calientes** (el aislante del electrodo es más largo y fino lo que retarda la evacuación del calor. Se usan en motores de menor compresión y regímenes de bajas revoluciones). Poseen un bajo grado térmico.

6. REGULACIÓN

La tensión de la corriente inducida no es constante, encontrándose determinada por la intensidad del campo magnético inductor y el régimen de giro del motor. Debido a ello debemos introducir en el circuito de carga un mecanismo que estabilice la tensión inducida para que no dañe a la batería ni a los elementos eléctricos. Los reguladores se limitan a controlar la corriente de excitación que alimenta el rotor para mantener estabilizada la tensión en los bornes del alternador, no la intensidad.

7. DINAMO

La dinamo o generador de corriente continua transforma la energía mecánica que recibe en su eje en energía eléctrica que se recoge en sus bornes. Consta de una «carcasa» en cuyo interior van alojados los siguientes elementos:

- Inductor fijo, imán destinado a producir el flujo magnético que consta de un número par de polos excitados por bobinas magnetizantes, unidos por un núcleo de hierro dulce denominado culata.

- Inducido, arrollamiento cerrado sobre sí mismo y sobre una armadura cilíndrica constituida por un apilamiento de chapas de hierro y silicio.

- Un sistema formado por un colector cilíndrico unido al inducido y por un juego de flotadores, delgas o escobillas que, al girar a la vez que el rotor, producen corriente continua.

8. ALTERNADOR

El alternador es un generador de corriente que transforma la energía mecánica que recibe en su árbol en energía eléctrica que se recoge en sus bornes. Debido al gran número de aparatos eléctricos instalados en los vehículos actuales y a su demanda de corriente, el alternador ha desplazado a la dinamo por su mayor capacidad generadora de corriente y, también, por su mejor funcionamiento al tener menor riesgo de averías.

Está constituido por los siguientes elementos:

- **Rotor**. Formado por un eje en el que va arrollada una bobina cuyos extremos, aislados entre sí, se encuentran conectados a dos anillos lisos (+ y -) situados en el propio eje, sobre los que se apoyan unas escobillas de carbón grafitado a través de las cuales recibe la corriente por excitación de la batería. Se le conoce como conjunto inductor.

- **Estator**. Está formado por tres arrollamientos, alojados en unas chapas magnéticas en forma de corona, que conforman las fases del alternador (trifásico) y la salida de cada fase se conecta a los diodos del puente rectificador. Es el inducido.

- **Carcasa porta-diodos o puente rectificador.** Formado por 6 o 9 diodos de silicio montados en una corona circular, lo que permite que las ondas de las tres fases del alternador se conviertan en corriente continua

FUNCIONAMIENTO DEL ALTERNADOR

El rotor gira dentro del estator y es accionado a través de una polea por la correa de la bomba de agua que enlaza con la polea cigüeñal. Cuando la corriente de la batería pasa a través de la bobina del rotor, éste se convierte en un electroimán, creando un campo magnético que atraviesa, en su giro, cada una de las tres bobinas del estator generando una corriente alterna. Como el alternador no dispone de un colector del que se toma la corriente continua, al atravesar una serie de polos positivos y negativos por cada bobina del estator, generan en ella corriente positiva o negativa, alternativamente. Al pasar esta corriente alterna por los diodos, estos sólo dejan pasar corriente positiva o negativa, de tal modo que en los bornes del alternador se obtiene corriente continua.

VENTAJAS DEL ALTERNADOR SOBRE LA DINAMO

Mayor velocidad de giro (hasta 14.000 rpm). Además suministra corriente hasta en ralentí.

- Conjunto rotor muy compacto.

- El regulador se hace cargo de las labores de disyuntor y de regulador de intensidad.

- Son más ligeros.

- Pueden trabajar funcionando en ambos sentidos.

- Mayor vida útil.

CARACTERÍSTICAS, TANTO DE CONSTRUCCIÓN COMO DE FUNCIONA-MIENTO DEL ALTERNADOR, CON RELACIÓN A LA DINAMO

- La polaridad de la corriente es independiente del sentido de giro del alterna-dor, ya que cualquier alternancia en su curva característica es rectificada a la salida del mismo por el puente rectificador.

- Tiene menor volumen y peso para una misma potencia útil.

- Carece de colector para la conmutación de la corriente, consiguiendo la rectificación de la misma posteriormente a su producción, con lo que se elimina el peligro de centrifugación del colector a altas velocidades.

- Sus escobillas sólo se utilizan para alimentar la bobina inductora, la sección de las mismas es mucho más reducida, careciendo casi de desgaste debido a la superficie continua de los anillos rozantes.

- La bobina inductora se encuentra fuertemente asegurada entre las masas polares, formando un conjunto compacto que, unido a la ausencia de colec-tor, hace que el rotor pueda girar a grandes revoluciones sin peligro alguno

- No precisa limitador de intensidad

- No precisa disyuntor en su grupo regulador.

- Mayor vida útil y menor mantenimiento.

9. MOTOR DE ARRANQUE

Los motores térmicos, una vez puestos en marcha, funcionan por sí solos a expen-sas de la energía interna producida por la combustión de la mezcla en sus cilindros en sus sucesivos ciclos de trabajo. Pero para la puesta en funcionamiento del motor térmico es preciso provocar el movimiento de sus elementos internos por medio de una fuente auxiliar de energía: el motor de arranque.

El motor de arranque es un pequeño pero potente motor eléctrico que se alimenta de la energía eléctrica almacenada en la batería o acumulador, transformando ésta en energía mecánica que, aplicada a la corona dentada del volante del motor, será usada para arrancar el vehículo.

COMPONENTES

Sus componentes son:

- **Carcasa o cuerpo**. En su interior existen unas masas polares rodeadas de unas bobinas inductoras, generalmente cuatro, unidad dos a dos (estator o inductor) que crean un campo magnético.

- **Rotor o inducido**. El eje rotor tiene una bobina arrollada a él. Las espiras se encuentran unidas a las delgas que forman el colector en un extremo del eje. Se alimentan a través de unas escobillas de cobre montadas sobre el colector que reciben corriente del inductor.

- **Mecanismo de acoplamiento o arrastre.** Es el encargado de transmitir el movimiento del rotor de arranque a la corona del volante e impedir lo contrario con la puesta en funcionamiento del motor térmico del vehículo.

FUNCIONAMIENTO DEL MOTOR DE ARRANQUE

Su funcionamiento se basa en la fuerza de atracción y repulsión de los imanes:

- polos del mismo signo se repelen.

- polos opuestos se atraen.

Al accionar la puesta en marcha eléctrica, la corriente pasa por las bobinas inductoras y su núcleo se convierte en electroimán. Esa corriente pasa a las escobillas a través del colector de delgas y alimenta a una de las bobinas del rotor creando otro electroimán. Las atracciones y repulsiones entre el estator y el rotor hacen girar a éste y al colector de delgas, de tal forma que las escobillas que están fijas hacen contacto con el siguiente par de delgas, produciendo un giro continuo del rotor.

10. BÉNDIX

Para transmitir el giro del motor de arranque al motor del automóvil, el eje del primero lleva un piñón desplazable que engrana con la corona del volante motor del cigüeñal y, con su movimiento se inicia el funcionamiento de la distribución, encendido, alimentación... es decir, del motor del vehículo. Este mecanismo de inercia se conoce con el nombre de Bendix.

Está formado por:

- **Disco de arrastre,** con un muelle sujeto a él.
- **Manguito,** provisto de estrías rectas en su interior y helicoidales en el exterior para facilitar el deslizamiento del piñón.
- **Piñón con contrapesos** que engrana con el volante.

11. EL CONDENSADOR

Con la finalidad de limitar el arco eléctrico que se produce entre los contactos del ruptor, se coloca un condensador, cuya finalidad es absorber una cierta cantidad de electricidad autoinducida y disminuir el tiempo de la variación del flujo magnético en el secundario.

Consta de un envase cilíndrico del que sale un cable -borne positivo del acumulador- que se conecta al contacto móvil del ruptor. El envase metálico constituye el borne negativo y va conectado a masa.

12. SIMBOLOGÍA

Podemos definir la corriente eléctrica como el movimiento de cargas eléctricas-electrones- a través de un medio.

La corriente eléctrica puede ser:

- de conducción
- de convección

Sus SÍMBOLOS de representación más habituales son:

Corriente alterna C.A	Transformador	Condensador C	Amperímetro
Corriente continua C.C	Puente rectificador	Condensador polarizado	OHMETRO
Batería	Diodo	Bobina Inductora L	Voltímetro
Pulsador	Diodo Zener	NPN Transistor	Termometro
Interruptor	Diodo Led	PNP Transistor	Toma de tierra
Commutador	Opto Acoplador		Toma de masa
Conmutador	Tiristor SCR	Fusible	Lampara de incandescencia
Resistencia R	Triac	Bocina	Lampara piloto
Potenciometro	Rele, varias representaciones	Altavoz / Antena	Tres conductores / Cruce de conductores sin conexión
Generador o Alternador	Motor de C.C	Motor de C.C 2 velocidades	Cruce de conductores con conexión

Rodio

Tema 19

NEUMÁTICOS Y LLANTAS. ALINEAMIENTO DEL EJE DELANTERO. CONVERGENCIA Y CAÍDA. EL FENÓMENO AQUAPLANING

José María Espinar Martínez

ÍNDICE

1. NEUMÁTICOS Y LLANTAS

CARACTERÍSTICAS GENERALES DE LOS NEUMÁTICOS

Las funciones más importantes que realizan las ruedas de un automóvil son:

- Soportar y transmitir al terreno la carga vertical.

- Desarrollar los esfuerzos para la tracción y frenado (dinámica longitudinal).

- Permitir el control y estabilidad de la trayectoria (dinámica transversal).

- Amortiguar acciones dinámicas debidas a las irregularidades de la superficie de rodadura.

Con independencia de las citadas, a los neumáticos también se les exige otras características adicionales asociadas a la seguridad, economía, confort, etc., entre las que podemos destacar:

- Bajo nivel de ruidos y generación de vibraciones.

- Baja resistencia a la rodadura.

- Capacidad para resistir los esfuerzos dinámicos exteriores.

- Elevada adherencia sobre pista seca o mojada, tanto longitudinal como transversal

- Resistencia a la fatiga.

- Bajo desgaste.

- Resistencia a la formación de grietas.

- Adecuada flexibilidad radial, circunferencial y transversal.

LA RUEDA ESTÁ CONSTITUIDA POR DOS ELEMENTOS

1. **La parte metálica** { *conjunto disco-llanta*):

   - **Cubo**. Pieza que se fija directamente a la rueda por medio de tornillos (4 o 5) cuya parte interior recibe la denominación de buje.

   - **Disco.** Elemento circular que sirve de unión entre el cubo y la llanta.

   - **Llanta.** Parte sobre la que se monta el neumático. Al conjunto formado por el disco y la llanta se le conoce, generalmente, como llanta, que pueden ser:

* *De base honda* (de una pieza en la que la base queda más profunda en el centro para permitir el montaje y desmontaje de la cubierta):

- Simétricas.

- Asimétricas.

- Con resalte (hump).

* *Desmontables:*

- De base plana con asientos de talón inclinados

- En dos mitades

- Semihonda.

- Desmontable en sectores.

- Planas.

En el perfil de la llanta podemos distinguir:

- **Las pestañas laterales** (*lugar en el que se apoyan los talones de las cubiertas*).

- **La zona plana** (*donde se asienta el talón*).

- **Base** (*comprendida entre los asientos del talón en la que suele Ir el orificio de la válvula de inflado*).

Sus cotas de perfil son:

- Ancho interior.

- Altura de la pestaña.

- Diámetro nominal.

- Bombeo.

2. **La parte elástica** (*neumático*). Podemos describirla como un cuerpo flexible, de forma aproximadamente tórica, cuyo elemento principal es la carcasa. Ésta contiene tejido de alta resistencia a la tracción, formando lonas fijadas a dos aros de cables de acero que proporcionan un firme acoplamiento a los correspondientes asientos de la llanta.

ELEMENTOS DE UNA CUBIERTA

Banda de rodamiento. Es la parte de la cubierta que está en contacto con el **suelo.** Esta formada por una capa de goma de espesor adecuado aplicada sobre la **superficie** exterior de la carcasa. Debe ser resistente a la abrasión, arrancamientos y laceraciones.

Para dotarla de un elevado coeficiente de adherencia, dicha banda se construye con una serie de ranuras de drenaje que conforman el dibujo de la misma.

Intermedio. Consta de un conjunto de capas alternas de laminas de goma colocadas entre la banda de rodadura y la carcasa. Su función es la de proteger la carcasa asegurando con su elasticidad una perfecta unión entre banda y carcasa. Contribuye en gran manera a la absorción de los impactos.

Carcasa. Está constituida por una serie de capas de tejido con trama muy fina. Cada capa está dispuesta de manera que sus hilos establezcan un cierto ángulo con el plano axial de la carcasa, de tal forma que van entrecruzándose con las sucesivas capas. Su función es la de conferir una gran resistencia al conjunto así como dotarla de una gran elasticidad y flexibilidad. El número de capas está en función de los esfuerzos a soportar por la cubierta.

Flancos. Es la parte comprendida entre la banda y los talones. Deben ser muy resistentes ya que tienen que soportar elevadas cargas y flexiones continuas. Sobre los flancos es donde se inscriben las diferentes características del neumático.

Talones. Sirven para asegurar la unión de la cubierta a la llanta y proteger el armazón. Están constituidos por unos aros, de hilo de acero, de sección proporcional a los esfuerzos que deban soportar. Es en estos aros donde se fijan las telas de la carcasa con los oportunos doblados. Lleva un perfil de forma especial que se adapta perfectamente a la llanta.

TIPOS DE CUBIERTAS

Las cubiertas tienen una doble clasificación:

1. **Según el tipo de armazón.** Esta clasificación la determina la disposición de los tejidos del armazón, pudiendo ser:

   a) Neumático diagonal. En éstos la carcasa se encuentra formada por un cierto número de lonas cuyos cables se orientan alternativamente formando ángulos iguales y de sentido contrario con la línea circunferencial media de la propia carcasa. El ángulo de cordones oscila entre los 30 y los 42 grados para los turismos, y ángulos aproximados de 40 grados para los de camión. Valores pequeños de (3 mejoran el comportamiento lateral disminuyendo la capacidad de carga y el confort que proporciona el neumático, de ahí que en vehículos rápidos se usen valores pequeños de (3 y en vehículos pesados valores mayores.

b) **Neumático radial.** Fue inventado por Michelín en el año 1948 y se ha impuesto a los neumáticos diagonales. La carcasa está formada por una o más lonas cuyos cables se orientan radialmente entre los talones y, por tanto, con un ángulo de cordones igual a 90°. Esta estructura se estabiliza por un cinturón de un ancho algo inferior al del propio neumático, que se sitúa entre la carcasa y la banda de rodamiento, formado por un paquete de capas textiles o metálicas, cuyos cordones se alternan con ángulos f$ < 20°. Esta disposición consigue flancos más flexibles al mismo tiempo que una banda de rodamiento de mayor rigidez, lo que hace disminuir las deformaciones, aumentando la superficie de contacto con el suelo que permanece más constante y con una presión uniforme. **Este tipo de neumáticos presenta las siguientes ventajas:**

* Menor calentamiento.

* Envejecimiento más lento.

* Desgaste menor y más uniforme.

* Mayor adherencia longitudinal y transversal.

* Mayor rigidez de deriva.

c) **Neumático diagonal cinturado.** Se construye con un cinturón sobre una carcasa diagonal que le confiere gran rigidez a la banda de rodamiento. Las propiedades de este tipo de neumáticos son intermedias entre los dos tipos anteriores.

2. Según el uso a que se destinan. Las características funcionales de las cubiertas dependen fundamentalmente del uso a que vayan destinadas, teniendo en este caso una importancia decisiva el dibujo labrado en el bandaje. Sobre esta base, **las podemos clasificar en:**

- Cubiertas para carretera.

- Cubiertas para todo terreno.

- Cubiertas para agricultura.

- Cubiertas especiales.

- Cubiertas con banda separable.

EL DIBUJO EN LA BANDA DE RODADURA

El dibujo consiste en una serie de cortes longitudinales y transversales que dotan al neumático de una serie de características especificas para su funcionamiento, tales como la tracción y la estabilidad. Estos cortes son los que provocan la adherencia del neumático al suelo y, por tanto, la tracción. En terreno mojado, son los cortes transversales los que eliminan el agua del suelo evitando la pérdida de contacto del neumático con el mismo. Los cortes longitudinales apenas facilitan la adherencia, sin embargo, evitan los desplazamientos laterales.

TIPOS DE NEUMÁTICOS

Desde un punto de vista genérico, podemos clasificarlos en:

Neumático con cámara: La función de la cámara es contener y mantener estanco el aire a presión en su interior. Está compuesto por la cubierta, la cámara, la válvula y el protector o flap. Este último tiene la misión de evitar el contacto directo de la cámara con la llanta, sobre todo por la zona de los talones donde puede ser pellizcada.

Neumático sin cámara (Tubeless): Exteriormente son idénticas a las anteriores, pero por su parte interna la carcasa lleva aplicada una capa de goma impermeable. De esta forma es la propia cubierta la que provoca la estanqueidad del aire a presión. Con esta disposición se evita una pérdida de aire rápida, como consecuencia de un pinchazo, y la posibilidad de un «reventón».

Los parámetros que se utilizan para designar y caracterizar los neumáticos son:

1. **Geométricos:**
   - *Anchura nominal* de la sección expresada en mm. (bn).
   - *Diámetro nominal* de la llanta expresado en pulgadas o mm.(Du).
   - *Relación nominal* de aspecto (*RNA*). Se define como el céntuplo del número obtenido dividiendo la altura de la sección por la anchura.

2. **Relativos a la estructura, constitución y condiciones de uso:**
   - **Tipo de estructura:**
     * Diagonal (sin indicación).
     * Radial ("R" o "RADIAL').
     * Diagonal Cinturado ("B" y BIASBELTED").

- **Utilización o no de cámara:**
  * Con cámara {sin indicación).
  * Sin cámara ("TUBELESS").
- **Para neumáticos reforzados** ("REINFORCED").
- **Condiciones de utilización:**
  * Tipo nieve (M + S, M, S o M & S). Las letras corresponden a las iniciales de "mud and snow" (barro y nieve).
- **Categoría de velocidad.** Se usa una letra para expresar la velocidad máxima expresada en km/h.

Rangos de velocidad	
Símbolo de Rango	**Velocidad (km/h)**
A1	5
A2	10
A3	15
A4	20
A5	25
A6	30
A7	35
A8	40
B	50
C	60
D	65
E	70
F	80
G	90
J	100
K	110
L	120
M	130
N	140
P	150
Q	160
R	170
S	180

T	190
U	200
H	210
V	240
W	270
(W)	Más de 270
Y	300
(Y)	Más de 300
ZR	Más de 340

3. **Indicativos de la relación entre el índice de capacidad de carga y la carga máxima.** Es una cifra que representa una categoría para la cual se define el valor de la carga máxima que puede soportar el neumático. Es el cuarto número.

Rangos de carga máxima	
Código de carga	Carga máxima (kg)
20	80
30	106
35	121
40	136
45	165
50	190
55	218
60	250
65	290
70	335
75	387
80	450
85	515
90	600
95	690
100	800
105	925
110	1060
115	1215
120	1400

4. **Fecha de fabricación.** Está compuesta por cuatro números, 2 dígitos para la semana del año y otros 2 dígitos para el año. **Normalmente los 4 dígitos van enmarcados**

Representación de la simbología de los neumáticos:

- El primer número es la anchura seccional nominal del neumático en milímetros, desde un borde de la banda de rodadura hasta el otro.

- El segundo número indica la altura del perfil y se expresa en porcentaje respecto de la anchura. En algunas cubiertas se prescinde del mismo.

- La "R" indica que la construcción de la carcasa del neumático es de tipo "radial". Si por el contrario, la construcción fuese de tipo "diagonal" (habitual en algunos equipos agrícolas e industriales), se utilizaría el símbolo "-".

- El tercer número es el diámetro de la circunferencia interior del neumático en pulgadas, o también, el diámetro de la llanta sobre la que se monta.

- El cuarto número indica el índice de carga del neumático. Este índice se rige por las tablas mostradas anteriormente .

- Finalmente la letra indica la velocidad máxima a la que el neumático podrá circular sin romperse o averiarse. Cada letra equivale a una velocidad.

Etiquetado europeo de neumáticos

El etiquetado de neumáticos comenzó en Europa el día 1 de noviembre del 2012. Desde esta fecha y según el Reglamento (CE) nº1222/2009, todos los neumáticos destinados a turismos (C1), vehículos de transporte ligero (C2) y vehículos de transporte pesado (C3) que se vendan en la Unión Europea deberán llevar una etiqueta normalizada. Quedan exentos de éste reglamento los neumáticos recauchutados, los neumáticos todoterreno profesionales, los neumáticos hechos para ser montados en vehículos matriculados antes del 1 de octubre de 1990, los neumáticos de repuesto de uso provisional de tipo T, los neumáticos con un índice de velocidad inferior a los 80km/h, los neumáticos con clavos, los neumáticos para vehículos de competición y los neumáticos con una llanta inferior o igual a 25,4 cm o igual o superior a 63,5 cm.

Objetivos

El objetivo del etiquetado de neumáticos es aumentar la seguridad, mejorar la eficiencia económica y medioambiental del transporte en carretera, fomentando el uso de neumáticos eficientes en términos de consumo de carburante, seguridad y nivel de ruido.

Además, el etiquetado de neumáticos nace con el objetivo de informar a los consumidores para que éstos, gracias al sistema de etiquetado, puedan conocer las características de los neumáticos antes de la compra.

Criterios

La nueva etiqueta informa al consumidor sobre tres prestaciones fundamentales del neumático: la eficiencia energética, la adherencia sobre suelo mojado y el nivel de ruido exterior.

La eficiencia energética

Este criterio se basa en la resistencia al rodamiento y podemos comprobarlo en la columna de la izquierda de la etiqueta (símbolo gasolinera). Aproximadamente, una quinta parte del consumo total de carburante depende de los neumáticos. Cuando los neumáticos ruedan por el asfalto se deforman y desprenden calor, creando la resistencia al rodamiento. Cuánto más alta es la resistencia al rodamiento mayor es el consumo de carburante y las emisiones de CO_2. La etiqueta indica que tipo de resistencia al rodamiento tiene el neumático con letras de la A (la resistencia al rodamiento más baja) a la G (la más alta). La diferencia entre un neumático de clase A y un neumático de clase G puede llegar a ser de 0,5l/100 km.

La eficacia del frenado sobre suelo mojado

Este criterio es el más importante para la seguridad y podemos encontrarlo en la columna derecha de la etiqueta (símbolo de la nube y la lluvia). Ante una emergencia, sólo unos metros pueden marcar la diferencia. Así pues, un vehículo que circula a 80 km/h equipado con neumáticos de clase A reducirá su distancia de frenado sobre suelo mojado 18 metros, respecto a los neumáticos de clase F (la clase G no se utiliza).

Ruido de rodadura exterior

Este criterio está relacionado con la calidad de vida, ya que los neumáticos son responsables importantes del ruido que produce un vehículo. Aparece en la parte inferior de la etiqueta, representado por un altavoz. Este criterio cuenta con tres clases, representadas por una (la mejor nota), dos o tres ondas sonoras (la peor nota). Los neumáticos calificados como menos ruidosos serán aquellos que produzcan un ruido de hasta 68 dB y los más ruidosos producirán 74 dB como máximo.

ÁNGULO DE DERIVA

Cuando un vehículo toma una curva a gran velocidad, su trayectoria queda modificada

por la acción de la fuerza centrífuga. Aplicada dicha fuerza sobre las ruedas, hace que la

trayectoria seguida por éstas también quede modificada. Por tanto, llamamos deriva o ángulo de deriva, al ángulo formado por la trayectoria que realmente siguen las ruedas con la que debería seguir debido a la disposición de los elementos de la dirección.

El ángulo de deriva surge por retorcimiento de la superficie de contacto del neumático con el suelo. A mayor retorcimiento, mayor ángulo de deriva, pudiéndose dar el caso de que al no poder retorcerse más, el neumático se arrastra perdiendo adherencia y dando lugar al derrape del vehículo. La fuerza centrífuga depende del peso del vehículo, de la velocidad y del radio de la curva, influyendo estas magnitudes en el ángulo de deriva. El valor del ángulo de deriva también depende de la situación del centro de gravedad del vehículo con respecto a las ruedas.

Si el centro de gravedad está más cerca del eje trasero son sus ruedas las que más peso soportan, originándose mayor deriva en ellas. En este caso se dice que el vehículo es sobrevirador. Si, por el contrario, el centro de gravedad está más desplazado hacia el eje delantero, son sus ruedas las que mayor deriva tienen, tratándose de abrir el vehículo en las curvas. En este caso se dice que el vehículo es infravirador o subvirador. Si el centro de gravedad fuese equidistante a los ejes, el ángulo de deriva en sus correspondientes ruedas sena el mismo, obteniéndose un vehículo neutro. En este caso, el vehículo será sobre o infravirador, dependiendo esta circunstancia del peso que cargue. En cualquier caso, el ángulo de deriva de un neumático depende del peso que soporta y disminuye con la presión de inflado o la anchura de la banda de rodadura. La estabilidad de un vehículo se obtiene haciéndolo infravirador, lo que puede conseguirse desplazando el centro de gravedad hacia la parte delantera o aumentando la presión de los neumáticos en las ruedas traseras.

Los neumáticos radiales, debido a su rigidez, presentan menos deriva siendo, por tanto, más estables los vehículos equipados con ellos. Es por esto por lo que se recomienda la utilización de dichos neumáticos cuando se circula a grandes velocidades. Si se montan neumáticos radiales en un eje y diagonales en el otro, estos últimos deben montarse en el eje delantero ya que presentan mayor deriva y por tanto el vehículo no pierde las condiciones infraviradoras.

INFLUENCIAS EN LAS RUEDAS DE LA PRESIÓN DE INFLADO

La presión de inflado de los neumáticos no sólo depende del peso que soporten sino también de las condiciones sobre o infraviradoras del vehículo. Por todo ello, para un peso dado, si se inflan excesivamente los neumáticos delanteros, tendrán menos deriva y si ésta llega a ser menor que la de las ruedas traseras, el vehículo se convierte en sobrevirador. Por el contrario, si son los neumáticos traseros los que se inflan excesivamente, el vehículo será infravirador en exceso debiendo ejercer un gran esfuerzo sobre el volante.

DESGASTE IRREGULAR DE LOS NEUMÁTICOS

Mediante la observación del desgaste producido en los neumáticos de un vehículo puede diagnosticarse qué tipo de avería se presenta en la dirección o si existe falta de alineación en el eje. A continuación se enumeran unos ejemplos que pueden ser orientativos:

- DEFECTO: Mayor desgaste, y por igual, a todo lo largo de la parte central de la banda de rodadura.

- CAUSA: Elevada presión de inflado del neumático.

- DEFECTO: Desgaste a lo largo de los laterales de la banda de rodadura.

- CAUSA: Baja presión de inflado del neumático.

- DEFECTO: Desgaste en un punto de la banda asemejando a una mancha.

- CAUSA: Falta de equilibrio en la rueda.

- DEFECTO: Desgaste en forma de franja entre los laterales a lo largo de la banda.

- CAUSA: Excentricidad de la llanta.

- DEFECTO: Desgaste en distintos puntos de la banda de rodadura.

- CAUSA: Desequilibrio en la rueda o cojinete de mangueta en mal estado.

- DEFECTO: Mayor desgaste en la parte interior de la banda de rodadura.

- CAUSA: Caída negativa.

- DEFECTO: Mayor desgaste en la parte exterior de la banda de rodadura.

- CAUSA: Exceso de caída positiva.

- DEFECTO: Desgaste en forma de cardado del neumático, como si estuviese dañado.

- CAUSA: Convergencia o divergencia incorrecta.
- DEFECTO: Excesivo desgaste en el centro y a todo lo largo de la banda de rodadura en forma de surco.
- CAUSA: Convergencia excesiva.
- DEFECTO: Desgaste en forma de manchas repartidas irregularmente a lo largo de la banda de rodadura y a uno y otro lado de su ancho.
- CAUSA: Avance excesivo

2. ALINEALIMIENTO DEL EJE DELANTERO

Es importante que todos los vehículos tenga sus cuatro ruedas correctamente alineadas, pues de lo contrario se generarán problemas en la dirección, en el conductor (*fatiga*) y un prematuro e irregular desgaste de los neumáticos.

La alineación de un vehículo consiste en ajustar los ángulos de las ruedas del vehículo para asegurarse de que éste se desplaza en relación con el centro geométrico del vehículo. Por rueda, en las operaciones de alineamiento, hemos de entender el conjunto llanta-neumático, teniendo cada conjunto su propio grupo de dinámicas -avance, *caída, convergencia-divergencia, ángulo de viraje, etc.*- especificadas por el fabricante del vehículo.

Los síntomas más frecuentes de una incorrecta alineación del vehículo son, entre otros, los siguientes:

- Rápido e irregular desgaste de los neumáticos.
- Tendencia del vehículo a salirse de una línea recta imaginaria cuando circula.

El mejor tipo de alineado es el que se realiza a las cuatro ruedas, que miden las dinámicas del vehículo en cada una de ellas. Muchos vehículos vienen dotados de dispositivos de alineado ajustable en el eje trasero, pero incluso en aquellos que no se encuentra dotados de él. un alineado a las cuatro ruedas permitirá identificar cualquier problema trasero y compensarlo con el ajuste correspondiente en el eje delantero.

El alineado de las ruedas delanteras, respecto al centro del vehículo, ha quedado obsoleto.

3. CONVERGENCIA Y CAÍDA

Las ruedas delanteras han de cumplir una serie de parámetros o cotas para su correcto funcionamiento, que vienen determinados por los ángulos o cotas de dirección siguientes:

- **Ángulo de caída** (*en la mangueta*). Formado por el eje de la rueda -mangueta-con la horizontal (C o C). Su empleo permite desplazar el peso del vehículo hacia el interior de la mangueta, y disminuir el empuje lateral de los cojinetes, sobre los que se apoya la rueda, y el desgaste del mecanismo de dirección. Puede ser:

    - **Positivo** si la rueda se encuentra más separada de la carrocería por su parte superior

    - **Negativo** si las ruedas se encuentran abiertas.

- **Angulo de salida o inclinación** (*en el pivote*) Es el formado por la prolongación del pivote con la prolongación del eje vertical que pasa por el centro del apoyo de la rueda en sentido transversal. Aumenta la base de apoyo del vehículo y su estabilidad reduce el esfuerzo que se debe realizar para orientar las ruedas y, en combinación con el ángulo de avance, ayuda a que las ruedas vuelvan a su posición original recta tras tomar una curva.

- **Ángulo de avance** (*en el pivote*). Formado por la prolongación del pivote con el eje vertical que pasa por el centro de la rueda en sentido longitudinal. El eje del pivote, por su extremo inferior, se encuentra más adelantado que por el superior, lo que significa que su intersección con el suelo está más adelantada (B) que el punto de apoyo de la rueda (M). Con ello se obtiene mayor fijeza y segundad en la conducción.

- **Convergencia y divergencia** (*paralelismo*). Generalmente los planos longitudinales de las ruedas delanteras no son paralelos entre sí. La convergencia de dos ruedas (positiva si están cerradas y negativa si están abiertas, ambas según el sentido de la marcha) se mide por la diferencia de distancias entre la parte anterior y la posterior de las llantas. Su valor se establece en función de los ángulos de salida y de caída. En los vehículos de propulsión el esfuerzo tiende a abrir las ruedas, por lo que se les debe dar un cierto ángulo! de convergencia para que las ruedas vayan paralelas; en los vehículos de tracción el esfuerzo tiende a cerrar las ruedas, por lo que se les debe dar un cierto ángulo de divergencia (también conocida como convergencia negativa) para que las ruedas vayan paralelas

4. EL FENÓMENO AQUAPLANING

El grabado o dibujo de la banda de rodamiento es el responsable de la evacuación del agua de la huella de contacto. Cuando el neumático rueda sobre una superficie cubierta por una capa de agua de tal espesor que no es posible un contacto perfecto con la superficie de rodadura, se puede producir el efecto de hidroplaneo o aquaplaning.

El espesor de la capa da agua tiene una escasa influencia sobre el coeficiente de adherencia para velocidades inferiores a 50 km/h, pero a altas velocidades afecta directamente a dicho coeficiente.

La pérdida de contacto entre neumático y suelo, cuando aquel rueda sobre una superficie cubierta de agua, puede producirse tanto con la rueda girando como encontrándose bloqueada, al formarse una "cuña hidrodinámica" por efecto de la velocidad.

Tema 20

MANTENIMIENTO SISTEMÁTICO
Y REPARACIONES ELEMENTALES
DE UN VEHÍCULO. AVERIAS,
SÍNTOMAS. REPARACIONES
DE EMERGENCIA

José María Espinar Martínez

ÍNDICE

1. MANTENIMIENTO DEL VEHÍCULO: AVERÍAS, SÍNTOMAS Y REPARACIONES DE EMERGENCIA

El mantenimiento de un vehículo lleva implícito la inspección, revisión, reparación y sustitución de los elementos que, debido al paso del tiempo o a su uso han perdido por completo o mermando sus características o propiedades y que, en ese estado, pueden ocasionar una avería del mismo. **Un correcto mantenimiento incluye:**

- La revisión de los diferentes niveles (agua, aceite, líquido de frenos, etc.).

- La sustitución de los filtros, líquidos y aceites de acuerdo con las especificaciones técnicas de vida útil de cada uno indicadas por el fabricante.

- La inspección y limpieza de todos los órganos del vehículo.

2. REPARACIONES PREVENTIVAS

Entendemos por **reparaciones preventivas** el conjunto de operaciones de mantenimiento que el conductor de un vehículo debe realizar para que su vehículo se encuentre en perfectas condiciones de uso y con ellas evitar las averías más frecuentes. Como es lógico comentaremos, solamente, las que sean de uso común y que su realización no requiera maquinaria especial y sólo unos conocimientos mínimos, limitándonos, en la mayoría de los casos, a poder comprobar de qué avería se trata y de esta forma saber si somos capaces de solucionarla por nosotros mismos o no queda más remedio que acudir a personal especializado.

INYECTORES

La comprobación de los inyectores se debe hacer cuando se detecte un funcionamiento deficiente de los mismos. Los síntomas de mal funcionamiento de los inyectores son:

- La emisión de humos negros por el escape.

- La falta de potencia del motor.

- Calentamiento excesivo.

- Aumento del consumo de combustible y ruido de golpeteo del motor.

En estos vehículos, las posibles averías de envergadura, se detectan mediante la lectura del ordenador con un software concreto.

La comprobación de los inyectores se debe hacer cuando se detecte un funcionamiento deficiente de los mismos

Puede localizarse el inyector defectuoso haciendo la prueba de desconectarle el conducto de llegada de combustible mientras el motor está en funcionamiento. En estas condiciones se observa si el humo del escape ya no es negro, se cesa el golpeteo, etc., en cuyo caso el inyector que se ha desconectado es el defectuoso.

Hay que tener en cuenta que si desconectamos un inyector el motor tiene que caer de vueltas, esto demuestra que el inyector sí que está funcionando.

HUMOS EN EL TUBO DE ESCAPE

Cuando se trate de vehículos **de gasolina** pueden ser:

*   **Blancos**: en invierno son de vapor de agua y no supone avería. En verano pueden indicar la rotura de la junta de culata o una mezcla pobre.

*   **Negros**: indican mezcla rica en gasolina

*   **Azulados**: señalan exceso de engrase o desgaste de los cilindros, pistones y segmentos.

Si los vehículos son **diesel**:

*   **Negros**: exceso de carburante: inyectores agarrotados; escasez en el aire de la combustión: filtro de aire obstruido.

*   **Blancos-azulados**: exceso de engrase.

FALTA DE POTENCIA DEL MOTOR

Dependerá de que la mezcla que entre en el cilindro resulte debidamente comprimida. Si la presión es baja en todos los cilindros indica un desgaste por igual de los segmentos y cilindros. Las causas más corrientes de la mala compresión son:

*   Fugas en las bujías.

*   Fugas en la junta de culata (*en ambos casos se comprobará vertiendo un poco de aceite a su alrededor. Si hay fugas aparecerán burbujas*).

*   Carbonilla (*producida por la gasolina y aceite sin quemar*).

SUSTITUCIÓN PERIÓDICA DEL ACEITE

El aceite debido a los procesos de oxidación y degradación pierde propiedades y su sustitución se hace necesaria. Los intervalos de tiempo de sustitución se encuentran reflejados en el libro de mantenimiento del vehículo, pero varían en función de:

- El uso del vehículo (ciudad-carretera).
- La calidad del aceite.
- Los kilómetros recorridos.

SUSTITUCIÓN PERIÓDICA DEL FILTRO DE ACEITE

El filtro del aceite acumula impurezas que pueden llegar a obturarlo. La práctica habitual es cambiarlo cada dos cambios de aceite, salvo que se usen aceites sintéticos (*pensados para más de 10.000 km*) en cuyo caso es conveniente cambiarlo a la vez que el aceite.

CONTROL DIARIO DEL ACEITE

Es conveniente que comprobemos:

- **Antes de arrancar el motor**:
  - Que no hay manchas de aceite en el suelo.
  - Que al poner el contacto se enciende el testigo de presión de aceite.
  - Que el indicador de nivel de aceite funcione.
- **Al arrancar el motor:**
  - Comprobar que se apagan los dos testigos.
  - Que la aguja del manómetro señale la posición inferior.

MANTENIMIENTO BÁSICO DE LA BATERÍA

- Mantener los bornes de conexión sin óxido y bien engrasados (vaselina o grasa *neutra*).
- Que se encuentre seca exteriormente.

Rodio

- Anclaje seguro en el alojamiento.

- Mantener el nivel del electrolito de forma que las placas de plomo estén cubiertas.

- Si ha bajado el nivel añadir agua, NUNCA ácido.

REFRIGERACIÓN

El circuito de refrigeración está compuesto por diferentes elementos: vaso expansor, radiador, bomba de agua, termostato, manguitos, etc. Las averías más frecuentes son la pérdida de líquido y el calentamiento. La pérdida de líquido la pueden causar distintas situaciones, por ejemplo: un manguito flojo o roto, bomba de agua en mal estado, radiador picado o roto, bote expansor en mal estado, consumo de agua por estar la junta de culata en mal estado, termostato averiado, etc

En el circuito de refrigeración las averías más frecuentes son la pérdida de líquido y el calentamiento.

Mantenimiento del nivel de líquido refrigerante

Se debe mantener un control periódico del mismo. La comprobación se efectúa en el vaso de expansión que debe mantener el nivel del líquido ente el mínimo y el máximo. Se debe reponer sólo líquido o con una mezcla de agua y anticongelante. El radiador NUNCA se debe abrir con el motor caliente.

BUJÍAS

Su mantenimiento se limita a:

- Comprobar que están bien ajustadas a la culata.

- Limpiar sus electrodos de grasa o carbonilla.

- Comprobar que la porcelana aislante no presente grietas.

- Deben colocarse a mano y apretarse con la llave.

FILTRO DE AIRE

Debe cambiarse con la periodicidad indicada por el fabricante del vehículo y, entre cambio y cambio, es conveniente «soplarlo» con aire comprimido al objeto de restituir, en lo posible, su porosidad.

ALTERNADOR

Si no carga y el testigo luce, puede deberse a:

- Cortocircuito.

- Regulador de tensión averiado.

- Correa de arrastre floja o rota.

- Fusible fundido.

- Diodos sin capacidad de carga.

- Escobillas o anillos de inductor gastados.

Si el indicador **de carga luce con el vehículo en marcha:**

- Detener el vehículo.

- Comprobar que no haya ninguna conexión suelta.

ILUMINACIÓN

Podemos encontrarnos ante varios casos:

- **Si una lámpara no luce:**
  - Está fundida *(cambiarla)*.
  - El casquillo no hace contacto *(limpiarlo)*.
  - Fusible quemado *(sustituirlo por otro igual)*.
  - Cableado en mal estado *(sustituirlos por otros de la misma sección)*.
  - Mal contacto a masa *(limpiar conexión)*.
- **Si no luce ninguna lámpara:**
  - Fusible general o del alumbrado fundido *(sustituirlo)*.
  - Avería en el amperímetro o en la batería.
- **Si con el motor a ralentí las luces alumbran pero al acelerar se apagan:**
  - Los cables de los bornes de la batería están cambiados.

- **Si una vez encendidas se apagan alternativamente con el vehículo en movimiento:**
  - Interruptor de luces defectuoso.
  - Mala conexión o fallo en la masa.
  - Batería descargada o en mal estado.
  - Problemas en el regulador o en el generador.
- **Si tienen poco alcance:**
  - Defectuoso reglaje de los proyectores *(la regulación puede hacerse en el mismo faro o con el mando desde el interior del vehículo)* o cristales sucios.
  - Superficies reflectantes de los proyectores sucias u oxidadas.
- **Si las lámparas se ennegrecen y funden con frecuencia:**
  - Fallo en el regulador de tensión (exceso cíe *voltaje*).

LIMPIAPARABRISAS

Su mantenimiento se limita a sustituir periódicamente las escobillas endurecidas por el uso, los cambios climáticos, agentes atmosféricos, etc.

LAVAPARABRISAS

- Comprobar el nivel de agua del depósito, al que se le añadirá algún detergente y anticongelante.
- Orientar los orificios de salida y que permanezcan limpios.

RUEDAS

El desigual desgaste de las cubiertas (por los bordes extremos, *internos o en la zona central)* nos puede indicar problemas debidos a una presión y a un equilibrado inadecuados. Es conveniente revisar la presión una vez al mes, teniendo en cuenta que la rueda de repuesto debe estar con un poco más de presión que la correcta ya que por su ubicación es más difícil revisarla, y, en lo relativo al equilibrado, deberá hacerse por personal especializado. Deberemos comprobar si existen en las mismas cortes o abolladuras, y la profundidad del dibujo del neumático que no debe ser inferior nunca al testigo de aviso de desgaste con que cuenta la misma.

DIRECCIÓN

Deberemos revisar periódicamente:

- Los niveles de líquido comprobando que no haya pérdidas en la bomba y tuberías de las direcciones asistidas hidráulicas.

- El purgado del aire en las canalizaciones.

- El estado de los neumáticos, ya que un desgaste desigual de los mismos puede indicarnos que las cotas de dirección -convergencia, caída, etc.- no son las correctas.

- Gomas y rótulas de la tirantería de la dirección.

SUSPENSIÓN

El mantenimiento en los elementos de suspensión se reducen a la inspección visual. Las averías son difíciles y nuestra actuación preventiva se debe limitar a observar algún comportamiento anormal del vehículo (cabeceo, *inclinación a un lado, inclinación excesiva en las curvas*). Un método sencillo para saber si los amortiguadores están en buen uso es hacer presión sobre el vehículo sobre las ruedas traseras y delanteras y comprobar que al dejar de efectuar la presión el movimiento del vehículo se para sin balanceo. Visualmente comprobaremos:

- Si existen pérdidas de aceite en los amortiguadores.

- Si las hojas de las ballestas presentan deformaciones o roturas.

- El engrase de las sujeciones de las ballestas.

- Las gomas de la barra estabilizadora.

- En las suspensiones neumáticas la altura y presión de las bombonas globos de las mismas.

FRENOS

En el sistema de frenado deberemos comprobar que las superficies de rozamiento no se encuentren desgastadas ni rayadas. La sustitución de las zapatas y pastillas varía en función de su uso. En la actualidad casi todos los vehículos llevan incorporados avisadores de desgaste. También, el ajuste de las pastillas se realiza de forma automática en la mayoría de los vehículos. En caso de que no se realice de forma automática, deberemos ir realizando la aproximación de forma manual cuando se observe pérdida de eficacia en la frenada. Cuando se trate de vehículos industriales con sistema de freno neumático, debemos observar posibles fugas en las canalizaciones y sus elementos.

En la frenada, el vehículo debe continuar su trayectoria sin desviarse ni a la izquierda ni a la derecha. Si se produce un desvío indica alguna anomalía *(desgaste diferente de las pastillas, discos o soportes flojos, reglaje desigual, presión incorrecta en los neumáticos, etc.)* en el sistema de frenado que hace aconsejable su revisión por personal especializado.

EMBRAGUE

Para que no exista resbalamiento entre el disco de embrague y el volante motor, la fuerza de rozamiento del disco debe ser igual al esfuerzo de rotación del motor (par motor).

Si es menor, el embrague patinará. Esta fuerza de rozamiento disminuye cuando la superficie de rozamiento del disco es menor (colocación de un disco inadecuado) o si los muelles o diafragma pierden elasticidad y no efectúan el debido apriete sobre el plato de presión. Cuando disminuye el coeficiente de rozamiento (disco engrasado o deteriorado), también lo hace la fuerza de rozamiento.

Con el uso, el disco de embrague adquiere un grado de pulimentación importante, del que resulta una superficie menos rugosa, lo que hace disminuir el coeficiente de adherencia. Llegado a un cierto grado de desgaste, puede sobrevenir el deslizamiento, que se nota en la práctica porque el motor desarrolla mayor régimen de giro del que corresponde a la velocidad del vehículo (se "embala").

Cuando se produzcan anormalidades en el funcionamiento del embrague, deberá procederse a su comprobación y a la reparación correspondiente.

Cuando se produzcan anormalidades en el funcionamiento del embrague, deberá procederse a su comprobación y a la reparación correspondiente.

Las averías más frecuentes en este mecanismo son: el embrague patina, trepidación del coche al embragar, las velocidades *"rascan"* al entrar, ruidos al pisar el pedal.

Las averías más frecuentes en este mecanismo son:

- **El embrague patina**, debido al desgaste excesivo de los forros del disco, o a que dichos forros están engrasados. En este caso hay que desmontar el embrague para comprobar el disco. Si patina a alta velocidad solamente, la causa será posiblemente que los muelles o diafragma han perdido elasticidad o alguno está roto. El patinado también puede ser debido a un reglaje defectuoso.

- **Trepidado11 del coche al embragar**, lo que indica que el disco no asienta convenientemente en el volante del motor por estar deformado, o también falta de progresividad debida a defecto de los muelles del disco o diafragma del embrague. Esta trepidación o retemblor también se produce cuando el disco está engrasado y el aceite se ha secado por efecto del calor del patinado del disco.

- **Las velocidades "rascan" al entrar**, debido a un reglaje defectuoso del embrague, que hace que el disco no se suelte por completo y por lo tanto impide el desembragado completo.

- **Ruidos al pisar el pedal**, producidos generalmente por el cojinete de empuje, cuyo rodamiento axial está mal engrasado, en mal estado, o por rotura de alguna de las puntas del diafragma.

Cualquiera de estas averías implica el desmontaje del embrague para su comprobación, excepto la de reglaje (guarda de embrague), que puede subsanarse efectuándolo de manera que el recorrido libre del pedal sea de dos a tres centímetros, lo que se notará porque en este recorrido el pedal se mueve sin dificultad y, a partir de aquí, ofrece una resistencia mayor debida a la acción de los muelles del plato de presión.

La regulación del recorrido libre del pedal (guarda de embrague) puede efectuarse actuando en el dispositivo de regulación que existe en el mecanismo de mando, que une el cable con la horquilla de mando del embrague. Si el recorrido libre es nulo, la distensión de los muelles de embrague puede ser incompleta, lo que hace patinar al disco y que se desgaste rápidamente. Si el recorrido libre es grande, no se puede conseguir el desembrague completo, con lo que las velocidades entran mal y rascan al entrar.

Como quiera que este recorrido libre disminuye a medida que se desgastan los forros del disco, deberá efectuarse el reglaje periódicamente.

LIMPIEZA DEL MOTOR

La limpieza del motor sólo es aconsejable cuando sea estrictamente necesario para detectar posibles fugas de cualquier tipo de líquido (combustible, aceite, líquido de frenos, líquido de refrigeración, etc.); para ello procederemos de la siguiente forma:

- Cubrir todos los elementos eléctricos que puedan resultar afectados por el agua (equipos electrónicos, distribuidor, alarmas, etc.).

- Rociaremos el resto con el producto elegido (existen gran variedad en el mercado) siguiendo las indicaciones del fabricante, sobre todo en lo relativo a tiempo de exposición del producto, ya que la superación de éste podría dañar a elementos como gomas y plásticos.

- Limpiar con agua a presión pasando la pistola por la zona impregnada hasta eliminar totalmente los restos de grasa, aceite, líquidos y, también, del propio producto.

Tema 21

EL ACCIDENTE DE CIRCULACIÓN. COMPORTAMIENTO EN CASO DE ACCIDENTE. CAPACITACIÓN EN PRIMEROS AUXILIOS Y RESUCITACIÓN CARDIOPLUMONAR (RCP). TRASLADO Y MOVILIZACIÓN DE PERSONAS ACCIDENTADAS

José María Espinar Martínez

ÍNDICE

1. EL ACCIDENTE DE CIRCULACIÓN

Podemos distinguir en los accidentes tres elementos básicos (desde el punto de vista "epidemiológico")

1. Un sujeto (que puede ser afectado)

2. Un ambiente (favorable a dicha afectación)

3. Un agente (provocador o causal)

Los accidentes son el desenlace de una **interacción** de causas, que son evitables o prevenibles.

Tres **pilares de la acción preventiva:**

1. Estudio científico de los accidentes y sus causas.

2. Legislación adecuada y actualizada.

3. Educación desde la infancia.

Accidente: "Suceso fortuito o eventual que altera el orden de las cosas y que involuntariamente origina daños a personas u objetos"

Accidente de tráfico a efectos estadísticos, es considerado como aquel que reúne las siguientes **características**: (Orden de 18 de febrero de 1993)

Se produce o tiene su origen en una de las vías o terrenos objeto de la legislación de la LSV.

A consecuencia del mismo:

• Una o varias personas resultan muertas o heridas.

• Provoca daños materiales.

Esta implicado al menos un vehículo en movimiento.

ELEMENTOS O FACTORES QUE INTERVIENEN EN EL ACCIDENTE

El accidente de tráfico es el resultado de la interacción de estos **factores**:

• El hombre: es el factor preponderante, incluye el comportamiento del conductor y el estado de sus capacidades psicofísicas.

- La vía: diseño y conservación.

- El vehículo y su estado.

- La eficacia normativa y la supervisión policial.

MODELOS TEÓRICOS DE EVALUACIÓN DEL ACCIDENTE

Se considera:

- La vía: el escenario.

- El vehículo: el medio.

- El hombre: (conductor, pasajero, peatón) el protagonista.

Por lo tanto, del comportamiento del hombre depende la seguridad de la circulación.

La vía, el vehículo, el entorno, el resto de usuarios (lo que denominaremos sistema) plantean al conductor una serie de exigencias, en constante cambio, que necesitan de adaptación, si esta es inferior al nivel de exigencias, sobreviene el accidente.

La intervención del conductor, por tanto, puede ser de dos maneras:

- Controlando su actuación en función de su capacidad y experiencia.

- Determinado las exigencias que le presenta el sistema

CAUSAS DE LOS ACCIDENTES DE TRÁFICO

- **Mediatas**: en sí mismas no son las culpables del accidente (p.e: una avería o un pinchazo) Pueden hacer referencia:

  - **Al vehículo** (estado mecánico)

  - **A la carretera** (conservación, señalización...)

  - **A los agentes atmosféricos** (lluvia, nieve...)

  - **Al conductor**: todas las que afectan al organismo físico y por lo cual a la capacidad de conducir. Pueden ser:

    * Causas somáticas.

    * Causas psíquicas.

  - **A la victima** (las mismas aplicadas al conductor con alguna variante)

  - **Otras** (un insecto, una piedra....)

- **Inmediatas:** intervienen directamente en el accidente.

- **Velocidad.**

- **Condiciones anteriores.**

- **Retraso en la percepción.**

- **Error en la acción evasiva.**

Los condicionantes de estas causas serían:

- Los vehículos.

- El medio ambiente,

- La persona interviniente.

	VELOCIDAD	PERCEPCIÓN TARDÍA	CONDICIONES ANTERIORES	ERROR EN LA ACCIÓN EVASIVA
VEHÍCULO	Fallo de los frenos.	Falta de luces. Parabrisas sucio.	Mala conservación.	Fallo mecanismos.
AMBIENTE	Piso resbaladizo.	Niebla. Deslumbramiento solar. Efectos de sombras.	Mala conservación de la calzada.	Estado de la carretera.
PERSONAS	Prisa. Imprudencia.	Distracción. Sueño.	Embriaguez. Tóxicos.	Elección errónea.

Debemos distinguir entre:

- **Causa Principal o Eficiente:** es aquella de todas las que intervienen, sin la cual el accidente no habría tenido lugar. Puede ser más de una.

- **Causas Coadyuvantes al resultado final:** las restantes causas.

CAUSAS HUMANAS MÁS FRECUENTES EN LOS ACCIDENTES

- Accidentes por problemas individuales afectivos.

- Accidentes por infracciones a la normativa.

- Accidentes por defectos psico-físicos.

- Accidentes por situaciones de fatiga: sueño, cansancio o rutina.

El sueño produce una serie de alteraciones negativas en las habilidades psicofísicas que requiere la actividad de conducir, como son:

- Disminución de la capacidad de reacción.

- Alteraciones motrices.

- El microsueño.

- Distracciones.

- Órganos de los sentidos.

- Alteraciones en la percepción.

- Alteraciones cognitivo-conductuales.

Con el cansancio o fatiga se produce la disminución de la capacidad de reacción. Síntomas de la fatiga:

- Cambios fisiológicos.

- Deterioros de la actividad útil.

- Surgimiento de estados personales desagradables.

CLASES DE ACCIDENTES

- Por su situación:
    - Urbanos.
    - Interurbanos.
- Por sus resultados:
    - Mortales.
    - Con victimas.
    - Con daños materiales.
- Por el nº de vehículos implicados:
    - Simples: interviene una sola unidad de tráfico.
    - Complejos: interviene más de una unidad de tráfico. Pueden ser:
        * Atropello (interviene un vehículo, un peatón o animal)
        * Dos vehículos
        * En cadena, múltiples o en caravana (el nº de vehículos implicados es superior a dos)

- Por el modo en que se producen:

    - Colisión de vehículos en marcha: encuentro violento de dos o más vehículos en movimiento. Pueden ser:

        * Frontal: los frentes de los vehículos se ven afectados. Presenta las siguientes variables:

            - Central: los ejes longitudinales coinciden.

            - Excéntrica: los ejes longitudinales son paralelos, pero no coincidentes.

            - Angular: los ejes longitudinales forman un ángulo inferior a 90 grados.

        * Frontolateral o embestida: afectan a la parte frontal de un vehículo y a la lateral de otro. Se subdividen en:

            - Perpendicular: los ejes forman un ángulo de 90 grados. Puede ser a su vez:

                › Anterior.

                › Central.

                › Posterior.

        * Oblicua: el ángulo que forman los ejes no es de 90 grados. Puede ser a su vez:

            › Anterior.

            › Central.

            › Posterior.

        * Lateral: solo se ven implicados los laterales de los vehículos. Puede ser:

            › Refleja: se producen dos o más colisiones sucesivas entre sí.

            › Por raspado: se produce un roce entre los laterales del vehículo. Puede ser:

                › Positivo: si los vehículos circulan en sentido contrario.

                › Negativo: si lo hacen en el mismo sentido.

        * Alcance: dos o más vehículos entran en colisión de tal modo que la parte frontal de uno lo hace sobre la parte posterior del otro.

        * Múltiple o en caravana: cuando el nº de participantes es superior a dos unidades de tráfico.

* Colisión vehículo-obstáculo en la calzada: el que se produce entre un vehículo y:

  - Otro vehículo estacionado o averiado.

  - Una valla de defensa.

  - Una barrera o paso a nivel.

  - Otro objeto o material situado en la calzada.

* Atropello: cuando un vehículo colisiona con uno o varios peatones o animales, tales como:

  - Peatón sosteniendo bicicleta.

  - Peatón reparando vehículo.

  - Peatón aislado o en grupo.

  - Conductor de animales.

  - Animal conducido o en rebaño.

  - Animales sueltos.

* Vuelco en la calzada: si el vehículo queda volcado en la calzada.

* Salidas de la calzada: el vehículo o parte del mismo sale de la calzada por causas ajenas a la voluntad del conductor. Se subdivide en:

  - Con colisión:

    › Choque con árbol o poste.

    › Choque con muro o edificio.

    › Choque con cuneta o bordillo.

    › Otro tipo de choque.

  - Sin colisión:

    › Con desprendimiento.

    › Con vuelco, que puede ser:

      › De campana: el vehículo da vueltas longitudinalmente.

      › De tonel: el vehículo da vueltas transversalmente.

      › En llano.

      › Otras.

- Otros: no pueden ser encasillados en ninguno de los apartados anteriores, pues tienen características especiales:

  * Incendios.

  * Explosiones.

> * Caídas de usuarios a la calzada.
> * Derrumbamientos.

- Accidentes con características especiales.
  - Otros criterios:
    * Según la hora del día: diurnos y nocturnos.
    * Según el día de la semana: laborables, festivos, salidas y retornos.
    * Según la actividad: salida o entrada de trabajo.
    * Según la materia transportada: materias peligrosas, transporte escolar, tercera edad.

2. COMPORTAMIENTO EN CASO DE ACCIDENTE

COMPORTAMIENTO DE LAS PERSONAS QUE INTERVIENEN DIRECTAMENTE EN EL ACCIDENTE

1. **No darse nunca a la fuga:** la huida es un delito recogido en el Art. 195 del Código Penal.

   (Art. 195 del Código Penal)

   El que no socorriere a una persona desamparada o no demande con urgencia auxilio ajeno, será castigado con pena de multa de 3 a 12 meses.

   Si la victima lo fuere por accidente ocasionado fortuitamente por el que omitió el auxilio, la pena será de prisión de 6 a 18 meses, y si el accidente se debiera a la imprudencia, la de prisión de 6 meses a 4 años.

2. **Obligación del auxilio en caso de emergencia:** exigible tanto al conductor implicado en el accidente como a cualquier otro usuario de la vía. (Art. 51 LSV)

   Los usuarios de las vías que se vean implicados en un accidente de tráfico, lo presencien o tengan conocimiento de él, estarán obligados a auxiliar o solicitar auxilio para atender a las victimas, si las hubiere, prestar su colaboración para evitar mayores peligros o daños, restablecer, en la medida de los posible la seguridad de la circulación y esclarecer los hechos. (Art. 129 del RGC)

   Todo usuario de la vía implicado en un accidente de circulación deberá:

   - Detenerse de forma que no cause peligro.
   - Hacerse una idea de conjunto de las circunstancias y consecuencias del accidente, que le permite establecer un orden de preferencias.

- Esforzarse para mantener la seguridad de la circulación y evitar la modificación del estado de las cosas y de las huellas u otras pruebas, salvo que con ello se perjudique la los heridos o la circulación.

- Prestar a los heridos auxilio.

- Avisar a la autoridad o sus agentes, en el caso de que hubiera resultado herida o muerta alguna persona.

- Comunicar su identidad a otras personas implicadas en el accidente.

- Facilitar los datos del vehículo a otras personas implicadas en el accidente.

3. Adopción de medidas de seguridad por obstaculización del tráfico:

(Art. 51 LSV)

Si por causa de accidente o avería, el vehículo o su carga obstaculizasen la calzada, los conductores, tras señalizar correspondientemente, adoptarán las medidas necesarias para que sea retirado en el menor tiempo posible, debiendo sacarlo de la calzada y situarlo cumpliendo las normas de estacionamiento, siempre que sea factible.

(Art. 130 RGC)

En caso de que la carga de un vehículo obstaculizase la calzada, los conductores adoptarán las medidas necesarias para que sea retirado en el menor tiempo posible:

- Si es posible procurarán colocar el vehículo y la carga donde cause menos obstáculo a la circulación (pudiendo utilizar el arcén o la mediana)

- Todo conductor deberá emplear los dispositivos de preseñalización de peligro reglamentarios para advertir tal circunstancia, salvo que las condiciones de la circulación no permitan hacerlo. Se colocarán:

  * Uno por delante y otro por detrás del vehículo o de la carga.

  * Como mínimo a 50 metros de distancia.

  * Visibles desde 100 metros.

- Si fuese preciso pedir auxilio se utilizará el poste de socorro más próximo

- El remolque de un vehículo accidentado o averiado, sólo deberá hacerse por otro destinado específicamente a dicho fin.

- Cuando la emergencia ocurra en un vehículo destinado al transporte de mercancías peligrosas se aplicaran, además, sus normas específicas.

4. Supuesto especial de transporte de mercancías peligrosas:

(RD 551/2006, operaciones de transporte de mercancías peligrosas en territorio español)

Art. 20: Actuación y comunicación:

En caso de que un vehículo que transporte mercancías peligrosas, no pueda continuar su marcha se aplicaran las siguientes normas:

- El conductor o su ayudante:

  * Tomaran las medidas que se determinen en las instrucciones escritas para el conductor, facilitadas por el expedidor y otras que figuren en la legislación.

  * Informaran de la avería o el accidente al teléfono de emergencias, siempre que fuera posible se comunicará también a la empresa o propietario de la mercancía.

- En caso de imposibilidad de actuación del conductor o de su ayudante:

  * La autoridad, su agente más cercano o el servicio de intervención se aseguraran de que sean informados los responsables en materia de tráfico o seguridad vial y el Centro de Coordinación operativa o en su defecto las Delegaciones o Subdelegaciones del Gobierno para que adopten las medidas de prevención o protección más adecuadas. La comunicación se efectuara por el medio más rápido y contendrá los siguientes datos:

    - Localización del suceso.

    - Estado del vehículo y características del suceso.

    - Datos sobre las mercancías peligrosas.

    - Existencia de victimas.

    - Condiciones meteorológicas.

Art. 21: Planes de actuación:

Las autoridades competentes aplicaran las medidas previstas en los planes especiales de protección civil ante el riesgo de accidentes en los transportes de mercancías peligrosas por carretera y ferrocarril.

Art. 22: Acuerdos de colaboración:

Se fomentaran acuerdos o pactos de ayuda mutua entre las propias empresas de los sectores profesionales y acuerdos o convenios entre las empresas y las autoridades competentes. De los mismos se dará información a la Comisión Nacional de Protección Civil y a la Comisión para la Coordinación del Transporte de Mercancías Peligrosas.

Los daños que se deriven serán indemnizables.

Art. 23: Informes:

De las actuaciones que realicen los Cuerpos o Fuerzas de Seguridad y las autoridades competentes se remitirá un informe a la Comisión de Coordinación del Transporte de Mercancías Peligrosas.

Si en el accidente se ve implicado cisternas de mercancías peligrosas, el órgano competente en materia de seguridad industrial podrá requerir al propietario de la cisterna un informe de un organismo de control.

RESPONSABILIDAD OBJETIVA EN EL ÁMBITO DE LA CIRCULACIÓN

Art. 1 de la ley sobre Responsabilidad Civil y Seguro en la Circulación de Vehículos a Motor: "responsabilidad civil"

- El conductor del vehículo es el responsable de los daños causados a las personas o en los bienes con motivo de la circulación.

- En el caso de los daños ocasionados a las personas: sólo quedará exonerado cuando pruebe que los daños fueron causados por conducta negligente del perjudicado o fuerza mayor extraña a la conducción o funcionamiento del vehículo.

- Si concurrieran la negligencia del conductor y la del perjudicado (culpas concurrentes) se procederá a la equitativa moderación de la responsabilidad.

- Los daños morales y perjuicios producidos por las personas por lo que hayan dejado de obtener se cuantificaran con los limites indemnizatorios fijados en la ley.

- En el caso de daños a los bienes: el conductor responderá a terceros cuando resulte civilmente responsable.

Art. 2 de la ley sobre Responsabilidad Civil y Seguro en la Circulación de Vehículos a Motor: "seguro obligatorio"

- Todo propietario de vehículo a motor que tenga su estacionamiento habitual en España estará obligado a suscribir un contrato de seguro por cada vehículo del que sea titular. El propietario quedará relevado de tal obligación cuando el seguro sea concertado por cualquier persona que tenga interés en el aseguramiento.

- Las entidades aseguradoras remitirán al Ministerio de Economía y Hacienda la información sobre los contratos de seguro que sea necesaria para el ejercicio de dicho control.

- Las autoridades aduaneras españolas serán competentes para comprobar y exigir, a los vehículos extranjeros de países no integrantes en la UE, la suscripción de un seguro obligatorio que reúna las garantías de la legislación española.

Consorcio de Compensación de Seguros: entidad pública empresarial con personalidad jurídica propia y plena capacidad de obrar para el cumplimiento de sus fines, dotada de patrimonio distinto al del Estado, que ajustará su actividad al ordenamiento jurídico privado. El consorcio esta adscrito al Ministerio de Economía y Hacienda.

Mediante con esta figura la ley da amparo al perjudicado en un siniestro de circulación cuyo conductor no hubiera cumplido con la obligación de asegurarse o simplemente no fuera conocido.

3. CAPACITACIÓN EN PRIMEROS AUXILIOS Y RESUCITACIÓN CARDIOPULMONAR (RCP)

- La regla general es no mover a los heridos, salvo que se encuentren en situaciones que por si mismas puedan agravar sus lesiones.
- La petición de auxilio debe hacerse por el medio más rápido posible.
- La asistencia a las victimas deberá realizarse siguiendo un orden que se establecerá en función de la gravedad de las lesiones.

PRIMEROS AUXILIOS

Se debe atender por este **orden** cualquier emergencia:

1. Parada cardiocirculatoria.
2. Asfixia.
3. Hemorragias importantes.
4. Fracturas.
5. Otras heridas.

PROTOCOLO A SEGUIR

Ante una supuesta situación de PCR, lo primero será identificar la situación. (Antes que pedir ayuda o realizar ninguna actividad, tenemos que saber qué está pasando)

La estrategia para que cualquier ciudadano pueda identificar y valorar a una víctima con una aparente PCR es muy simple y consiste en observar, de una manera secuencial, únicamente **dos aspectos clínicos:**

- **Conciencia.**
- **Respiración.**

Según la valoración que realicemos de cada uno de estos aspectos, corresponderá realizar una u otra intervención.

Valorar la conciencia:

Lo primero que debemos hacer para valorar una posible parada cardiorrespiratoria (PCR) es comprobar el estado de conciencia del individuo.

Examinar a la víctima **estimulándole auditiva y sensitivamente.** Se debe sacudir al paciente suavemente por los hombros, gritándole con voz alta: **Oiga, ¿qué le pasa?** En caso de sospecha de traumatismo cervical evitaremos mover el cuello.

La aparición de una PCR lleva implícita la pérdida de conciencia y aunque la pérdida de conciencia no tiene por qué ir siempre acompañada de una PCR, esta será para nosotros un signo de alerta, dado que un paciente inconsciente por otras causas, puede presentar una parada respiratoria o una PCR, como consecuencia de una obstrucción de la vía aérea o por la inhibición del centro respiratorio.

INTERVENCIONES SEGÚN EL ESTADO DE CONCIENCIA

Si la víctima contesta a nuestro estímulo (habla, se mueve...) tendremos la seguridad de que se mantienen la funciones cardiorrespiratorias (respira y tiene pulso), pero esto de ninguna manera nos asegura que estas no puedan estar amenazadas.

Déjelo como está (si la posición no supone peligro), pida ayuda y vuelva junto a él.

Deberemos permanecer junto al sujeto y evaluarlo periódicamente, hasta la llegada de los equipos especializados. Al permanecer junto a la víctima podremos observar otras alteraciones como hemorragias u obstrucciones y actuar sobre estas.

Si la víctima está inconsciente, no responderá a estímulos auditivos ni sensitivos, por lo que deberemos comprobar de forma inmediata la ventilación, para descartar que se encuentre en PCR. En cualquier caso, en toda persona inconsciente deberemos despejar la vía aérea mediante "la maniobra frente mentón" o la tracción mandibular.

APERTURA DE LA VÍA AÉREA. MANIOBRA FRENTE – MENTÓN

Al perderse la conciencia, la lengua pierde su tono cayendo hacia atrás y obstruyendo la entrada de la tráquea, lo que puede provocar la asfixia del accidentado.

La forma de evitar que esto suceda es mediante la denominada *"maniobra frente-mentón"* que consiste en, con la víctima en decúbito supino (tumbado boca arriba), colocar una mano en la frente y la punta de los dedos de la otra en el vértice de la barbilla, empujando hacia arriba; de esta manera conseguimos despejar la vía aérea.

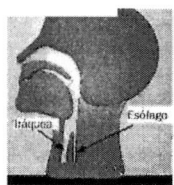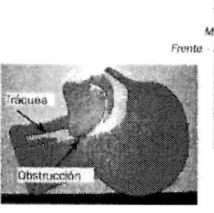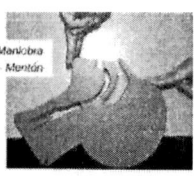

MANIOBRA DENOMINADA TRACCIÓN O ELEVACIÓN MANDIBULAR:

En los **traumatizados** la posible presencia de lesiones en la columna cervical aconseja emplear la maniobra denominada *"tracción o elevación mandibular",* que consiste en traccionar de la mandíbula introduciendo en ella el dedo pulgar en forma de gancho, mientras que con la otra mano sujetamos con fuerza la frente del accidentado. De esta forma evitamos movilizar la columna cervical por las consecuencias fatales que pudieran derivarse de esta acción, en unas estructuras óseas dañadas por el traumatismo.

Cuando la elevación de la mandíbula sin extensión de la cabeza no consiga abrir la vía aérea, emplearemos la maniobra frente-mentón.

Valorar la ventilación

Para valorar la ventilación del paciente, se debe:

- Colocar a la víctima en *decúbito supino*.

- Realizar la *apertura de la vía aérea* (maniobra frente mentón).

- Acercar a continuación la mejilla a la boca-nariz de la víctima, para de esta forma **o**ír y *sentir la respiración* del paciente, así como ver los movimientos ventílatenos de la caja torácica.

VER, OÍR y SENTIR durante 5 a 10 segundos (máximo de 10 segundos) es la manera de comprobar si el paciente está respirando con normalidad.

INTERVENCIONES EN FUNCIÓN DE LA RESPIRACIÓN

Si el paciente respira pero esta inconsciente lo colocaremos en la denominada posición "lateral de seguridad" y buscaremos ayuda.

Si se trata de un traumatismo, como norma y por precaución, no movilizaremos al paciente, a menos que sea absolutamente necesario para el mantenimiento de sus funciones vitales.

POSICIÓN LATERAL DE SEGURIDAD (PLS)

La posición lateral de seguridad o posición de recuperación, se emplea para prevenir la obstrucción de la vía aérea por la caída de la lengua hacia la faringe, o la aspiración de contenido gástrico en el caso de que se produzca un vómito.

Para colocar al paciente en PLS, lo haremos rodar hacia el reanimador siguiendo los siguientes pasos:

- Arrodillarse junto a la víctima manteniendo sus piernas estiradas.

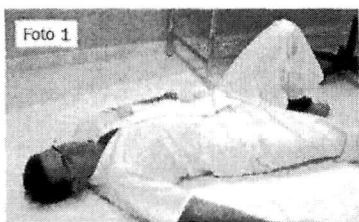

- Realizar la abducción del brazo del paciente que tengamos más cercano hasta ponerlo en ángulo recto con el cuerpo. Doblar el codo, y poner la palma de la mano hacia arriba.

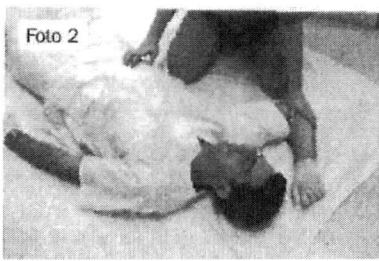

- Traccionar del brazo del paciente más alejado a nosotros, cruzándolo sobre su tórax y colocando la palma de la mano sobre el hombro contrario.

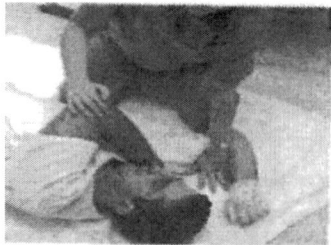

- Levantar la pierna del paciente más alejada a nuestra posición, dejándola con la rodilla levantada y el pie apoyado en el suelo.

- Con una mano en la rodilla levantada y la otra en el hombro del mismo lado, tirar con fuerza para girar a la víctima sobre su costado.

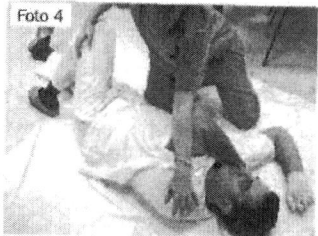

- Colocar la pierna que ha quedado encima, de forma que la cadera y la rodilla estén dobladas en ángulo recto.

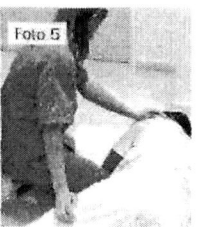

- Inclinar la cabeza asegurándose de que la vía aérea permanezca abierta.

- Ajustar la mano bajo la mejilla para mantener la cabeza inclinada.

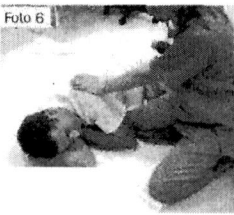

- Retirar cualquier objeto que pueda molestar al paciente.

Rodio

Si el paciente NO respira seguiremos el siguiente procedimiento:

- En general, pediremos ayuda (llamar a los servicios de emergencia) e iniciaremos las maniobras de RCP (compresiones torácicas y ventilación).

- En los casos de PCR secundaria a hipoxia (ahogados, sobredosis de drogas, traumatizados, etc.), iniciaremos primero las maniobras de RCP (comenzando por 5 ventilaciones para seguir con la secuencia habitual 30/2) durante 1 minuto y después, pediremos ayuda.

1. Si hay presencia síntomas de asfixia comprobar que la vía aérea no esta obstruida.

2. Las hemorragias que sangran al exterior se tratarán de amortiguar por compresión.

3. Si hay sospecha de fractura de columna vertebral hay que tomar extremas precauciones para su movilización.

4. Un paciente en estado inconsciente debe de evacuarse en camilla en decúbito lateral.

REANIMACIÓN CARDIOPULMONAR

Si hemos confirmado el diagnóstico de PCR (ausencia de conciencia y respiración) procederemos a realizar las maniobras de RCP Básicas que pretenden:

- Mantener y restaurar la circulación efectiva usando compresiones torácicas externas **(masaje cardiaco)**

- Mantener la ventilación de los pulmones con aire espirado **(respiración boca-boca).**

Estas intervenciones no requieren ningún tipo de equipos o instrumentos, si bien se incluyen dentro de esta definición el uso de los denominados dispositivos de barrera: protectores faciales y mascarillas o dispositivos simples para la vía aérea.

Con estas maniobras pretendemos mantener un mínimo de oxigenación y circulación, que evite el daño irreparable que puede provocar en el cerebro la falta de oxígeno.

Realizaremos **30 compresiones torácicas, seguidas de 2 insuflaciones.**

RESPIRACIÓN BOCA-BOCA

- Despejaremos la vía aérea mediante la maniobra frente-mentón y comprobaremos que no hay ningún cuerpo extraño que pueda obstruir la vía aérea (alimentos, prótesis dentales...). Si hay algún objeto extraño que veamos, lo retiramos con nuestros dedos, pero no es oportuno realizar barrido digital a ciegas

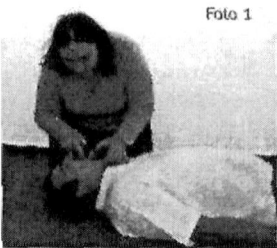

Foto 1

- Con la vía aérea despejada, taponaremos los orificios nasales, con los dedos pulgar e índice de la mano colocada en la frente, mientras sellamos con nuestra boca la de la víctima, e insuflamos aire.

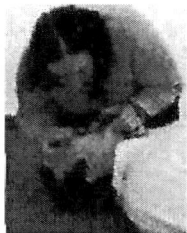

- Haremos una inspiración normal (no profunda) y durante aproximadamente 1 segundo insuflaremos aire, comprobando cómo se eleva el tórax.

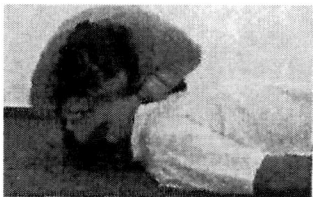

- Al retirarnos para que el accidentado pueda espirar, comprobaremos con nuestra mirada el movimiento de descenso de la caja torácica.

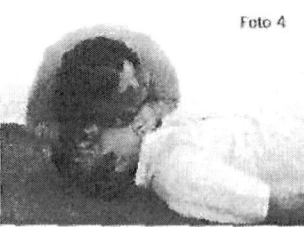

Foto 4

- Realizaremos las ventilaciones con una frecuencia de 8-10 por minuto (cada 6-8 segundos)

En caso necesario se puede insuflar el aire a través de la nariz o del estoma de traqueotomía, tapando siempre el orificio por el que no se insufla.

Debe evitarse insuflar muy rápidamente o con mucha cantidad de aire, para evitar que se desvíe hacia la cavidad gástrica, lo que por una parte no tendría ninguna utilidad, y por otra, facilitaría la aparición de vómitos, aumentando el riesgo de broncoaspiración.

El aire ambiente tiene una concentración de oxígeno de aproximadamente el 21%, mientras que el aire que expiramos no sobrepasa el 16%, pero aun así, esta concentración es suficiente para conseguir una cantidad de oxígeno en la sangre del paciente, que evite dañar las células cerebrales, en espera de la llegada de los equipos de emergencia.

MASAJE CARDÍACO EXTERNO

- El masaje cardíaco externo se realiza apoyando el talón de una mano en el **centro del pecho** y el talón de la otra sobre la primera. El enfermo deberá permanecer en decúbito supino, con las extremidades superiores a lo largo del cuerpo

- El reanimador se sitúa a un lado de la víctima y una vez localizado el punto de compresión, coloca los brazos extendidos y perpendiculares al esternón. Con el cuerpo erguido, se carga el peso sobre ellos sin doblarlos en ningún momento, para conseguir con el menor esfuerzo físico, la mayor eficacia posible.

- La depresión esternal óptima es de 4-5 cm y la frecuencia de compresión en torno a las 100 compresiones por minuto.

- Se seguirá la secuencia de **30 compresiones / 2 ventilaciones, independientemente del número de reanimadores.**

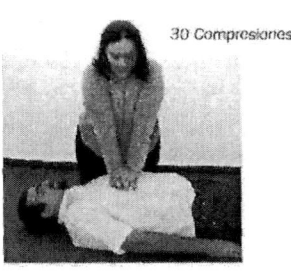

30 Compresiones

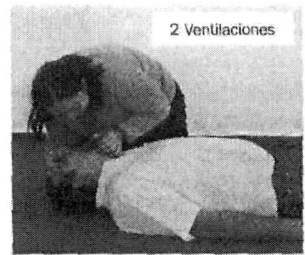

2 Ventilaciones

Se desaconseja buscar el punto de compresión mediante el método de "seguir el borde de las costillas", por emplear demasiado tiempo. Las manos se colocan directamente en el centro del pecho.

Con el masaje cardíaco externo se consigue un suficiente soporte circulatorio, tanto por la presión ejercida directamente sobre el corazón (Bomba Cardiaca), como por la realizada sobre el tórax (Bomba Torácica). A modo de esponja, durante las compresiones se expulsa sangre del corazón y los pulmones hacia los diferentes órganos, que volverá en el momento de la descompresión..

Las maniobras de reanimación deben continuar con la misma cadencia, hasta que el enfermo se recupere, llegue ayuda con equipo especializado o se produzca el agotamiento de los reanimadores.

¿CUÁNDO DEBE SUSPENDERSE LA RCP BÁSICA?

Las maniobras de RCP deben mantenerse en principio hasta la llegada de los equipos especializados, excepto en las siguientes situaciones:

- Cuando el paciente recupere circulación espontánea. Nos mantendremos alerta junto al accidentado comprobando sus funciones vitales periódicamente.

- Cuando habiéndose iniciado la RCP se comprueba fehacientemente la voluntad previa del afectado de no recibir las maniobras de RCP (testamento vital).

- Cuando se confirma documentalmente de forma inequívoca que la parada cardiaca se ha producido como consecuencia de la evolución terminal e irreversible de una enfermedad incurable.

- Cuando habiéndose iniciado sin éxito la RCP se confirma de forma indiscutible que estas maniobras se instauraron con un retraso superior a 10 minutos con respecto a la iniciación de la parada cardiaca (excepto situaciones como el ahogamiento, la hipotermia accidental o la intoxicación con barbitúricos).

- Cuando después de un tiempo prudencial nunca inferior a 30 minutos continúa la ausencia de cualquier tipo de actividad eléctrica cardiaca (excepto en situaciones de hipotermia o ahogamiento) evidenciándose signos de hipoxia generalizada (lívideces, midriasis...).

- Cuando el reanimador está exhausto, lo cual puede producirse cuando un único reanimador realiza una RCP prolongada.

DESOBSTRUCCIÓN DE LA VÍA AÉREA

La obstrucción parcial o completa de la vía aérea por un cuerpo extraño provoca un cuadro repentino de asfixia que, si no se resuelve, desemboca en hipoxia, inconsciencia, apnea, paro cardiaco y muerte.

Si la **obstrucción es parcial**, el paciente mostrará una gran agitación, con una ventilación más o menos dificultosa, tos y /o estridor (pitos). El estado de conciencia no suele estar alterado en un primer momento y en esta situación, el reanimador debe alentar al individuo para que tosa si le es posible, por ser esta la mejor y menos traumática forma de expulsar el cuerpo extraño.

Cuando las **obstrucción es completa**, el paciente no puede hablar ni toser y en poco tiempo puede sobrevenir la inconciencia.

Mientras el **paciente** está **consciente**, daremos **5 golpes interescapulares** con el sujeto ligeramente inclinado hacia adelante, para el cuerpo extraño, salga hacia el exterior.

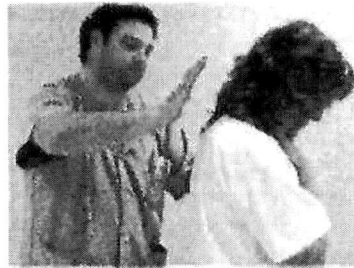

Es posible que esta maniobra resuelva la situación, pero si no es así, continuaremos realizando 5 compresiones abdominales: **Maniobra de Heimlich**:

- El reanimador se sitúa por detrás de la víctima, rodeando con sus brazos el abdomen de ésta.
- Una de las manos, cerrada y con el pulgar hacia dentro, se sitúa en el epigastrio.
- La otra mano agarra a la primera, para realizar de esta forma una fuerza mayor.
- Se realizan compresiones enérgicas del abdomen hacia arriba y hacia adentro.

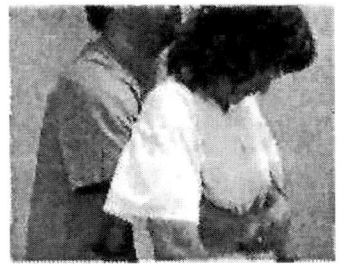

En embarazadas y en pacientes muy obesos se puede realizar la maniobra de modo similar, pero abrazando el tórax del paciente (área de masaje cardiaco) en lugar del abdomen.

Estas maniobras se repetirán hasta la expulsión del cuerpo extraño o hasta la inconsciencia del paciente, alternando 5 palmadas interescapulares y 5 compresiones abdominales.

Paciente inconsciente: Si la obstrucción no se resuelve en poco tiempo, el paciente perderá la consciencia. En este caso, trataremos de que no sufra daño en la caída y con el paciente en posición de decúbito supino, comenzaremos las maniobras de RCPb. Procederemos exactamente igual que en los casos de paciente inconsciente sin respiración, repitiendo la secuencia de 30 compresiones torácicas y 2 ventilaciones.

COLOCACIÓN DE CÁNULAS OROFARÍNGEAS. CÁNULA DE GUEDEL

Dependiendo del fabricante, existen diversos modelos de cánulas (la más conocida y usada es la cánula de Guedel) pero todos están construidos en PVC semirrígido (o material similar) y poseen un refuerzo al principio de la misma, para evitar que, una vez colocada, se obstruya al morderla el enfermo.

Tienen un tamaño que oscila entre 5 y 12 centímetros y que se identifica por una numeración y, en algunos modelos, también por un color diferente.

Dependiendo del paciente al que se destine, se seleccionará la longitud adecuada, que debe ser igual a la distancia que existe entre la comisura de los labios y el lóbulo del pabellón auricular. Lo correcto antes de colocarla, es medir la cánula adecuada a cada paciente.

La cánula de Guedel se coloca introduciéndola en la boca del afectado, con la concavidad hacia el paladar para, una vez introducida hasta aproximadamente la mitad, rotarla 180°, mientras se termina de introducir hasta la faringe.

Una vez colocada, la parte más dura de la cánula debe quedar entre los dientes del paciente, de esta manera, evitaremos posibles obstrucciones si la mordiese.

HEMORRAGIAS

Concepto: salida masiva de sangre de los vasos sanguíneos, por la rotura de los mismos, debido a causas mecánicas o patológicas.

Clasificación:

Las hemorragias pueden ser:

- Internas: aparato digestivo, respiratorio.
- Externas: la sangre sale directamente al exterior.

Según el **tipo de vaso sanguíneo** que sangra se habla de:

- Hemorragia arterial: sangre de color rojo intenso y sale a presión.
- Hemorragia venosa: es de color rojo menos intenso, la sangre brota de forma continua y babeante.
- Hemorragias capilares: es de color intermedio entre los dos anteriores, brota de múltiples puntos.

Según la **procedencia** de la hemorragia se habla de:

- Hematemesis: procedente del aparato digestivo y es expulsada por el vomito.
- Melenas: procedente del aparato digestivo y es expulsada por las heces.
- Gingivorragia: a través de las encías.
- Otorragia: a través del oído.
- Epistaxis: a través de la nariz.
- Hemoptisis: procedente del aparato respiratorio que es expulsada por la boca.
- Víbices: se producen por pequeñas roturas de vasos sanguíneos. La sangre se acumula bajo la epidermis y forma imágenes en forma de llama.
- Petequias: hemorragias cutáneas, puntiformes, rojizas y múltiples. Se localizan en la dermis.
- Equimosis: cardenales.
- Púrpura: hemorragia de la piel y mucosas que no desaparecen con la presión.
- Hematuria: del aparato urinario. Sangre en la orina.
- Hemotórax: derrame sanguíneo de la cavidad pleural.
- Menorragia: menstruación.
- Metrorragia: hemorragia del aparato genital femenino de carácter patológico.
- Hemartros: derrame de sangre en una cavidad articular.

Las hemorragias producen **síntomas**:

- Locales.

- Generales.

La **gravedad** de la hemorragia depende de:

- Cantidad de sangre perdida.

- Velocidad o ritmo de la perdida.

- Localización de la misma.

Actuación (primeros auxilios)

La norma general es la compresión sobre la herida con paños o el propio puño, se debe mantener la presión sobre la herida hasta llegar al hospital. Las hemorragias de la base del cráneo que sangran por el oído no deben taponarse nunca.

El torniquete sólo deberá ser empleado siguiendo unas normas concretas que son:

a) Solo se realizará si la hemorragia no puede ser controlada.

b) Se utilizará una cinta ancha colocada en la raíz de los miembros comprimiendo hasta que cese la hemorragia.

c) Se anotará la hora exacta de colocación del torniquete.

d) No se aflojará la presión hasta la llegada al hospital.

QUEMADURAS

Concepto: son lesiones orgánicas producidas por la acción del calor.

Clasificación:

- PRIMER GRADO: causan enrojecimiento de la piel, se curan en 3 o 5 días.

- SEGUNDO GRADO: pueden ser superficiales o profundas. Causan enrojecimiento y ampollas. El tiempo de curación varía de 10 a 15 días para las superficiales y de 3 a 4 semanas para las profundas.

- TERCER GRADO: hay destrucción de los tejidos sin posibilidades de regeneración más que de forma quirúrgica.

- CUARTO GRADO: Afectan a músculos, tendones, nervios, huesos, etc.

Síntomas:

- Dolor intenso.

- Shock.

- Infecciones.

Primeros auxilios con quemados:

- Apagar las llamas con mantas o abrigos nunca con agua.

- Acostarlo en el suelo.

- Eliminar ropas si es posible.

- No aplicar nunca cremas o pomadas.

- Acompañar al hospital si la quemadura es importante.

- En caso de parada proceder a la reanimación cardiopulmonar.

CONGELACIONES

Concepto: enfriamiento progresivo de una parte del organismo por la formación de microcristales de hielo en el interior de los tejidos.

Clasificación: se clasifican en grados (1, 2, 3 y 4) en función de su gravedad.

Síntomas:

- Congelación de primer grado:
  - Piel pálida.
  - No hay dolor.
- Congelación de segundo grado:
  - Ampollas
  - Inflamación en las extremidades.
  - Dolor.
- Congelación de tercer grado:
  - Afectación de los músculos e incluso del hueso.

Otros síntomas: disminución de la frecuencia respiratoria, pulso lento, somnolencia...

Primeros auxilios a una persona con síntomas de congelación:

- Aflojar la vestimenta y retirar la ropa húmeda.

- No frotar la zona congelada con nieve, ya que se producen cortes que facilitan la infección.

- No es aconsejable iniciar el recalentamiento, sólo se realizará en el caso de que no haya posibilidad de desplazamiento a un centro adecuado.

- Recalentamiento: introducir la extremidad en un baño de agua a una temperatura de 38-40 grados, durante 20 o 30 minutos.

ELECTROCUCIONES

Concepto: lesiones en el organismo causadas por la corriente eléctrica que pasa a los tejidos.

Causantes:

- Corriente natural (rayo)
- Accidentes domésticos, profesionales o laborales.

Circunstancias que provocan las lesiones:

- Circuito cerrado de entrada y salida de corriente.
- Diferencia de potencial entre los puntos de entrada y salida.
- La intensidad de la corriente circula en las zonas de menos resistencia del organismo.
- A más tiempo de exposición, mayores lesiones.

Factores que intervienen:

- Tipo de corriente.
- Tensión.
- Intensidad.
- Tiempo.
- Resistencia.
- Trayecto.
- Factores individuales.

Primeros auxilios:

- Cortar la corriente, si no es posible liberal a la victima sin tocarla con un objeto de material no conductor.
- Comprobar si existe parada cardiorrespiratoria.
- Aunque la victima no presente síntomas trasladar a un centro sanitario, ya que pueden existir lesiones internas.

4. TRASLADO Y MOVILIZACIÓN DE PERSONAS ACCIDENTADAS

CONCEPTOS FUNDAMENTALES

Ejes y planos corporales

Por acuerdo, siempre que nos refiramos al cuerpo humano, partiremos de lo que se denomina la **posición anatómica**. En esta posición, el sujeto aparece erguido, con los miembros inferiores y superiores pegados al cuerpo y con las palmas de las manos mirando al frente.

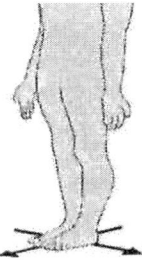

Posición anatómica

En esa posición podemos definir **tres ejes imaginarios** que a su vez definirían otros tantos planos:

- **Eje longitudinal.** Es aquel que recorre el cuerpo en toda su longitud. Pasaría desde la cabeza hasta los pies.

- **Eje transversal.** Atravesaría transversalmente el cuerpo, perpendicularmente al eje longitudinal.

- **Eje sagital.** Atravesaría de delante a atrás el cuerpo de forma perpendicular a los dos anteriores.

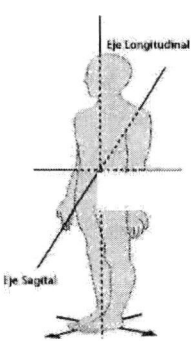

El cruce de estos ejes produce **planos imaginarios** que nos ayudaran a situar las diferentes zonas corporales.

- **Plano sagital.** Formado por los ejes longitudinal y sagital. Según este plano, una estructura anatómica podrá situarse en situación lateral o medial. El hombro por ejemplo se sitúa en situación lateral al esternón.

- **Plano transversal u horizontal.** Formado por el cruce de los ejes transversal y sagital. Es perpendicular al plano sagital. Según este plano, una estructura anatómica podrá situarse **cefálica** (parte superior) o **caudálica** (parte inferior).

- **Plano frontal.** Se forma por la unión de los ejes longitudinal y transversal. Según este plano una estructura anatómica podría situarse en situación **ventral** (hacia delante) o **dorsal** (hacia atrás). La traquea por ejemplo, se sitúa ventral al esófago.

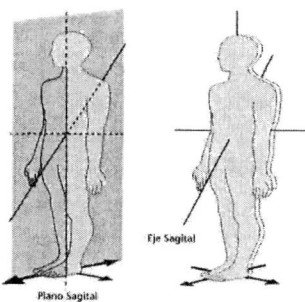

Regiones y cavidades del cuerpo humano

En una primera división podemos dividir el cuerpo humano en: cabeza, tronco y extremidades.

El TRONCO se divide a su vez en dos grandes cavidades que son el tórax y el abdomen:

- **Cavidad torácica:** En su interior aloja básicamente a la tráquea, los bronquios, los pulmones, el corazón, los grandes vasos y el diafragma que le sirve de base.

- Dorsalmente se sitúa la columna vertebral y centralmente el esternón. Es una estructura semirígida, cerrada lateralmente por doce costillas a cada lado, que se unen por detrás a la columna y por delante mediante cartílagos al esternón.

- **Cavidad abdominal:** En el abdomen se encuentra el hígado y la vesícula biliar, el estómago, el páncreas, el bazo y los intestinos delgado y grueso. En la parte más dorsal (retroperitoneal) encontramos los riñones y en la zona más caudal, lo que se conoce como cavidad pélvica, con la vejiga, los uréteres y dependiendo del sexo, el útero, los ovarios y la vagina, o bien la próstata.

El abdomen se divide clásicamente en nueve cuadrantes que nos ayudan a situar cada una de las estructuras:

- **Cuadrantes superiores:** hipocondrio izquierdo y derecho y epigastrio.

- **Cuadrantes medios:** vacío izquierdo y derecho, y mesogastrio.

- **Cuadrantes inferiores:** fosa ilíaca izquierda y derecha e hipogastrio

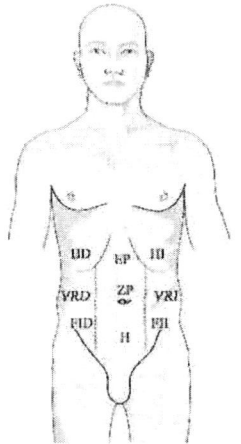

HD: hipocondrio derecho.
VRI: vacio renal izquierdo.
EP: epigastrio.
FID: fosa iliaca derecha.
HI: hipocondrio izquierdo.
H: hipogastrio.
VRD: vacio renal derecho.
FU: fosa iliaca izquierda.
ZP: zona periumbilical.
H: hipogastrio.

Direcciones de los movimientos

Describen los movimientos y cambios de posición que efectúen los miembros en las distintas situaciones:

- **Flexión:** movimiento que implica plegar o doblar una extremidad sobre una articulación.

- **Extensión:** movimiento que implica extender o estirar una extremidad sobre una articulación.

- **Abducción:** movimiento de alejamiento del plano medio.

- **Adducción:** movimiento de acercamiento al plano medio.

- **Eversión:** cambio de dirección hacia fuera.

- **Inversión:** cambio de dirección hacia dentro.

- **Rotación:** movimiento de giro sobre un eje.

- **Circunducción:** movimiento circular alrededor del eje del cuerpo.

- **Pronación:** giro del antebrazo que coloca la palma de la mano hacia atrás o hacia abajo.

- **Supinación:** giro del antebrazo que coloca la palma de la mano hacia delante o hacia arriba.

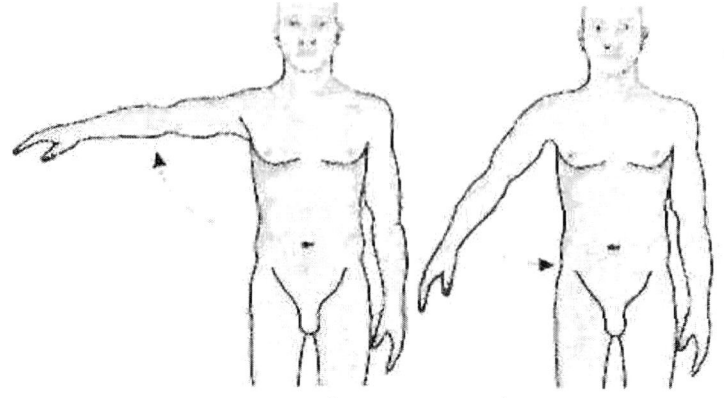

ABDUCCIÓN → ADDUCCIÓN

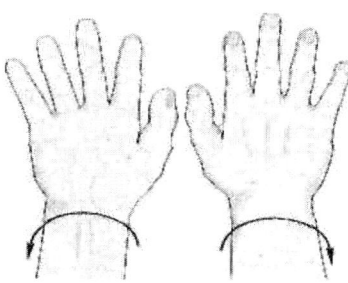

PRONACIÓN → SUPINACIÓN

POSICIONES ANATÓMICAS BÁSICAS

<u>POSICIONES BÁSICAS</u>: Posiciones de especial interés para la práctica sanitaria, dado que son el punto de partida para la realización de exploraciones, la movilización o la aplicación de medidas terapéuticas.

<u>TIPOS DE POSICIONES ANATÓMICAS</u>**:**

- Decúbito supino o dorsal.

- Decúbito lateral izquierdo o derecho.

- Decúbito prono.

- Posición de Fowler.

- Posición ginecológica o de litotomía.

- Posición genupectoral.
- Posición de Trendelenburg.
- Posición de Antitrendelenburg.

POSICIÓN DE DECÚBITO SUPINO O DORSAL

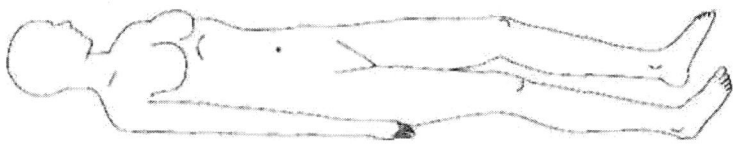

Es la posición utilizada para la exploración inicial del tórax, abdomen, miembros superiores e inferiores, mamas. También se utiliza para comenzar con la higiene del enfermo y como punto de partida para diferentes movilizaciones.

POSICIÓN DE DECÚBITO LATERAL IZQUIERDO Y DERECHO

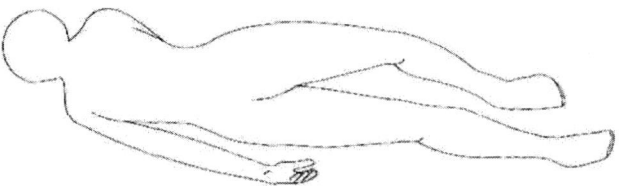

Se emplea para dar cambios posturales en los enfermos encamados durante mucho tiempo. También, para la administración de enemas de limpieza o para realizar la higiene de la zona genital. Es de mucha utilidad en las embarazadas para evitar el "síndrome de hipotensión en decúbito supino" que se produce como consecuencia de la compresión del útero sobre la vena cava inferior

Una variante de esta postura es la **Posición de Sims,** también llamada **posición de semiprono o posición lateral de seguridad** que se emplea en las maniobras de RCP básica. En esta posición se colocan los enfermos inconscientes para facilitar la eliminación de las secreciones. La diferencia fundamental es que en este caso, el interés se centra en que la cabeza esté girada lateralmente a fin mantener la vía aérea despejada y prever posibles aspiraciones de vómitos.

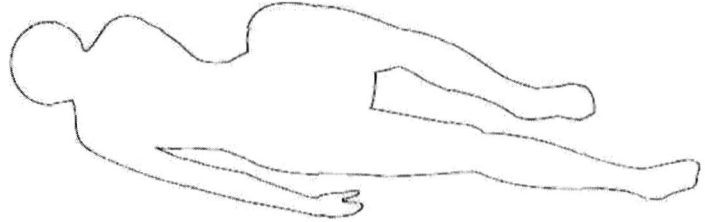

POSICIÓN DE DECÚBITO PRONO

(También llamado **Decúbito Ventral**)

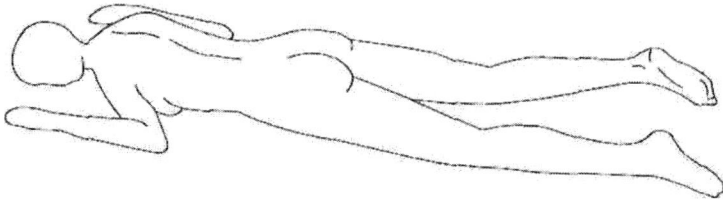

Se utiliza para las exploraciones de espalda.

POSICIÓN DE FOWLER

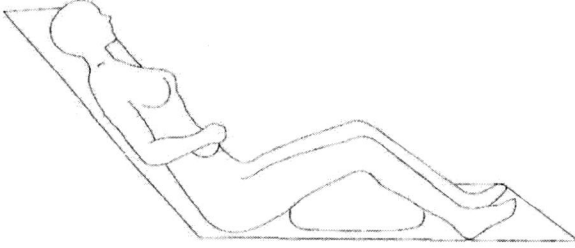

El paciente se halla semisentado, formando un ángulo de 45° y las piernas están ligeramente flexionadas.

La Posición de Fowler se utiliza sobre todo para los enfermos con patologías respiratorias (asma, enfisema, bronquitis crónica, edemas de pulmón, etc.), dado que facilita los movimientos respiratorios disminuyendo la sensación de ahogo también se utiliza para exploraciones de cabeza, ojos, cuello, oídos, nariz, garganta y pecho.

Existe una variante que es denominada **POSICIÓN DE SEMIFOWLER** en la que la inclinación es de 30°, y se utiliza básicamente para el transporte del enfermo cuando su estado lo permita.

Rodio

POSICIÓN GINECOLÓGICA

(También llamada de **litotomía**)

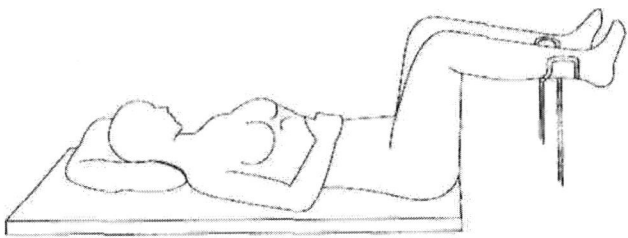

Se utiliza en ginecología para el examen manual de pelvis, vagina, recto y para la exploración de la embarazada, o bien durante el parto. También se utiliza en intervenciones que afecten al recto o la zona perineal, hemorroides...

POSICIÓN GENUPECTORAL

(También llamada posición **mahometana**)

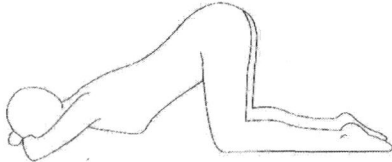

Sirve para exploraciones rectales.

POSICIÓN DE TRENDELENBURG

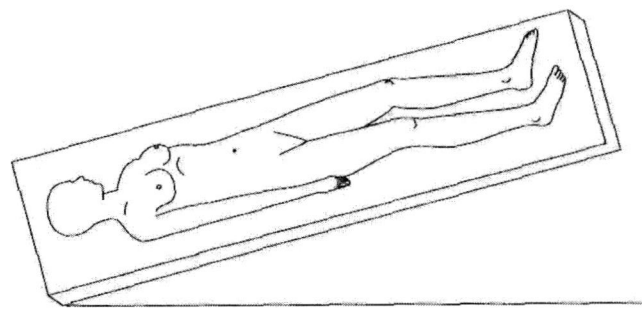

Se coloca como en decúbito supino, pero el plano del cuerpo con respecto al suelo está inclinado 45°. La cabeza del paciente está mucho más baja que los pies. En esta postura hay que colocar a los pacientes con síncopes o shock hipovolémico para intentar restablecer y salvaguardar el riego sanguíneo cerebral.

POSICIÓN ANTITRENDELENBURG

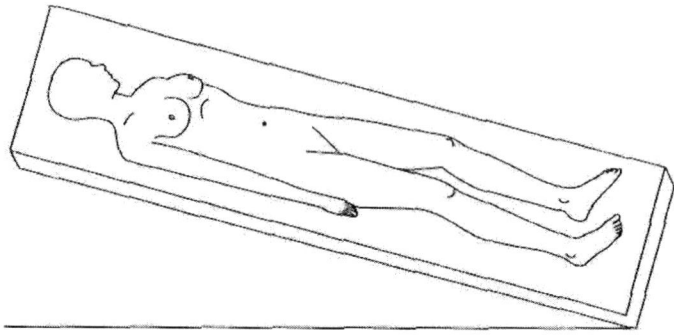

Es la posición contraría a la anterior en la que el plano del cuerpo está inclinado 45° respecto al plano del suelo pero la cabeza está mucho más elevada que los pies

POSICIONES DE TRANSPORTE

Cualquier movilización que se realice con un enfermo para trasladarlo debe ser realizada de forma de planificada y meticulosa, extremando los cuidados de inmovilización de columna y miembros en el caso de enfermos que hayan sufrido traumatismos de cualquier índole.

El uso de la camilla de cuchara y el traslado a la ambulancia

El empleo de las llamadas camillas de "cuchara" o "tijera" se limita al traslado del enfermo hasta su lugar de transporte: ambulancia, helicóptero...

MANIOBRA A REALIZAR:

1. Medir la camilla de tijeras, la colocaremos sin desmontar, junto al paciente, y la alargaremos hasta conseguir la medida más oportuna, que debería ser en todo caso, que sobresalga del paciente, no que el paciente sobresalga de la camilla.

Rodio

2. Desarmar en dos la camilla situando cada parte a un lado del paciente (la parte más estrecha se reservara para los miembros y la más ancha para el tronco).

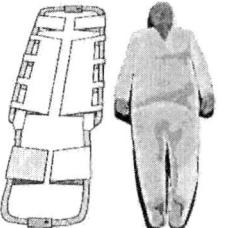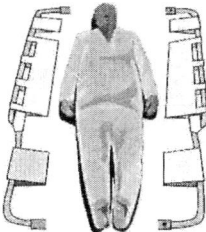

3. Girar al enfermo hasta la posición de decúbito supino, para lo cual necesitaremos, al menos, tres personas:

   - El **primer operador**, que suele ser el de más experiencia, se encargará por un lado de dirigir la maniobra y por otro de abrir la vía aérea. Será el responsable de traccionar y controlar la columna cervical durante la maniobra. Manteniendo inmovilizada la cabeza mediante una ligera tracción.

   - El **segundo operador** colocará el collarín cervical (en caso de traumatismo). Alineará los miembros superiores e inferiores y se situará de rodillas junto al enfermo en el lado hacia el que se vaya a realizar el giro.

   - Siempre bajo la dirección del primer operador que estará permanentemente al cuidado de la columna, el **segundo y tercer operador** introducirá sus manos por los lados del paciente opuesto al que se vaya a realizar el giro, el segundo sujetará a la altura de los hombros y cadera, el tercero a la altura de las caderas, haciendo un cruce de brazos con el segundo y sujetando a la altura de la espinilla, para poder rotar el tronco hacia sí mismo.

4. Con el cuerpo semirrotado, se introducirá la primera mitad de la camilla, dejando nuevamente al enfermo en la posición original.

5. A continuación se realiza la misma operación pero desde el lado opuesto, con lo que tendremos situado al enfermo sobre la camilla.

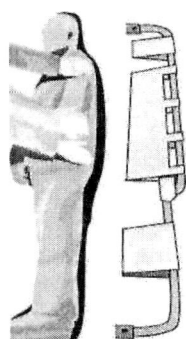

6. Cerraremos los anclajes superiores e inferiores de la camilla y sujetaremos al enfermo a ella al menos con tres correas.

7. Por último trasladaremos al enfermo hasta la ambulancia y una vez allí, el enfermo será colocado en sentido longitudinal a la marcha (con la cabeza en el sentido de ésta en las ambulancias o indistintamente en los helicópteros) y a su vez lo sujetaremos con las correas de la camilla de la ambulancia.

Posiciones básicas de traslado:

- Tronco semiincorporado.
- Decúbito supino.
- Decúbito supino con piernas flexionadas.
- Posición antishock.
- Posición antitrendelenburg.
- Posición lateral de seguridad (SIM)
- Decúbito lateral izquierdo.

TRONCO SEMIINCORPORADO

Es como la posición de Fowler o semifowler y se utiliza sobre todo para trasladar enfermos con patologías respiratorias y para los que han sufrido un traumatismo craneoencefálico.

DECÚBITO SUPINO

Sobre todo se emplea para trasladar a enfermos en los que se sospeche un posible traumatismo medular.

DECÚBITO SUPINO CON PIERNAS FLEXIONADAS

Se emplea para trasladar a enfermos con dolor o traumatismos abdominales.

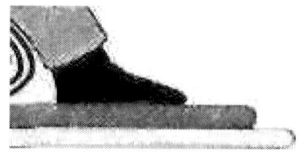

POSICIÓN ANTISHOCK

Se emplea para trasladar pacientes con hipoglucemia, hipotensión, que han sufrido un síncope o puedan realizar un shock hipovolémico por pérdidas hemáticas, a fin de intentar restablecer y salvaguardar el riego cerebral.

Cumple la misma función que la posición de Trendelenburg, pero es más cómoda para el traslado.

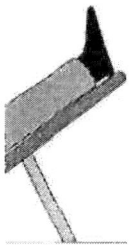

POSICIÓN ANTITRENDELENBURG

Esta posición requiere sujeción axilar y pélvica y se emplea en posibles TCE y fracturas de columna.

POSICIÓN LATERAL DE SEGURIDAD (SIM)

Se emplea en paciente con bajo nivel de conciencia, para mantener despejada la vía aérea y prevenir la aparición y posible aspiración de vómitos.

DECÚBITO LATERAL IZQUIERDO

Se emplea en pacientes embarazadas a partir de los 6 meses, en las que el tamaño del útero pueda comprimir la vena cava inferior provocando el "síndrome de hipotensión en decúbito supino.

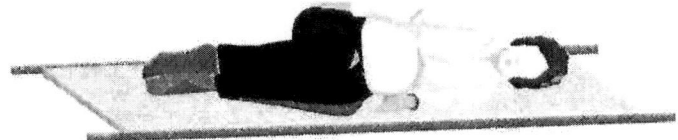

Consideraciones Generales Del Traslado:

- Independientemente del medio y la posición elegida para el traslado, un miembro del equipo debe permanecer en todo momento en el compartimiento asistencial junto al enfermo.

- En las trasmisiones de información hay que cuidar la confidencialidad y la intimidad del paciente, poniendo atención en los comentarios que pudieran afectar al enfermo.

- Durante el trayecto debemos garantizar en todo momento la monitorización de las funciones vitales del enfermo a fin de prevenir posibles alteraciones: frecuencia y ritmo cardíaco, control de la tensión arterial, pulsioximetría.

Tema 22

TRASLADO EN VEHÍCULO DE ENFERMOS. CONOCIMIENTO DEL EQUIPAMIENTO Y MATERIAL NECESARIO PARA EL TRANSPORTE SANITARIO MEDICALIZADO Y DE URGENCIAS

José María Espinar Martínez

ÍNDICE

1. CONOCIMIENTO DEL EQUIPAMIENTO Y MATERIAL NECESARIO PARA EL TRANSPORTE SANITARIO MEDICALIZADO Y DE URGENCIAS

TRANSPORTE SANITARIO: aquel que se realiza para el desplazamiento de personas enfermas, accidentadas o por otra razón sanitaria, en vehículos especialmente acondicionados al efecto.

El transporte de enfermos representa una tarea permanente dentro de cualquier sistema sanitario que requiere:

- Medios adecuados.
- Cualificación de los profesionales.
- Adecuada coordinación.

De las condiciones en las que el traslado se realice, dependerá en gran medida el pronóstico del enfermo. Por esto se están:

- Protocolizando las actuaciones.
- Unificando los documentos de entrega y recepción de enfermos.
- Cualificando a los profesionales que se encargan de esta tarea específica.

Tipos de transporte:

- Según el *carácter del transporte*: **primario, secundario o terciario**.
- Según la *urgencia vital*: **emergente, urgente o demorable**.
- Según el *medio de transporte*: **terrestre, aéreo o marítimo**.

TIPOS DE TRANSPORTE DEPENDIENDO DEL CARÁCTER

Transporte Primario

Es el que se realiza desde el lugar donde se produce la emergencia, hasta el hospital o centro sanitario de referencia del enfermo.

El carácter de primario se lo da el hecho de que el paciente toma por primera vez contacto con los equipos sanitarios y no el medio de transporte que se emplee (terrestre aéreo...) o la gravedad del accidente.

Transporte Secundario

Es el que se realiza entre dos centros sanitarios. Admite muchas variantes y por lo tanto los medios empleados también pueden cambiar mucho.

- El enfermo puede dirigirse desde el centro donde se encuentre a otro, para recibir un tratamiento o cuidados específicos, o bien para realizarle una prueba diagnóstica de la que carezca el centro emisor.

- Puede trasladarse al centro sanitario de la zona geográfica que le corresponda. (El paciente que sufre un accidente en otra localidad una vez estabilizado querrá estar en la ciudad donde reside)

- Puede trasladarse a otro centro, concertado o privado, en el que por cualquier motivo, considere que se encontrará mejor.

Transporte Terciario

El que se lleva a cabo dentro del propio centro hospitalario(Por ejemplo, desde una planta de medicina interna hasta la sala de Ecografías).

Es sin duda el más habitual, pero el que esta menos protocolarizado y requiere de un personal menos específico, aunque debe hacerse con profesionalidad, proporcionando a la persona seguridad y bienestar.

TIPOS DE TRANSPORTE SEGÚN LA URGENCIA VITAL

Transporte Emergente

Se realiza con pacientes que necesitan atención sanitaria inmediata, por encontrarse en situación de riesgo vital inminente, por lo tanto, se ponen en marcha sin demora y con prioridad absoluta, en el momento en que se da el aviso.

Transporte Urgente

Se realiza con pacientes con patologías que pueden entrañar riesgo vital o disfunción orgánica grave, pero en los que en principio no se supone que de forma inmediata esté en peligro la vida, o la aparición de secuelas invalidantes.

El traslado debe realizarse con prontitud, pero puede demorarse unas horas pues se realiza tras el establecimiento de una indicación diagnóstica o terapéutica precisa y una vez estabilizadas las funciones vitales del enfermo.

Transporte Demorable

En general se denomina transporte demorable a todos aquellos que no precisan una activación inmediata de los sistemas de transporte.

A su vez se subdividen en no urgentes y programados:

- **Transportes no urgentes** son todos aquellos que se realizan con pacientes en situación clínica estable (por ejemplo: paciente dados de alta que necesitan ser trasladados a su domicilio)

- **Los transportes programados** son aquellos que se realizan a centros sanitarios de una manera periódica (por ejemplo: radioterapia, rehabilitación...)

TIPOS DE TRANSPORTE SEGÚN EL MEDIO EMPLEADO

Para transportar a un enfermo se pueden utilizar diferentes medios: terrestre, aéreo o marítimo.

Si es un *transporte primario*, se primará la velocidad con las suficientes condiciones de cuidados sanitarios.

Si el *traslado es secundario*, tendremos que asegurar que el medio elegido disponga de la infraestructura necesaria para mantener el nivel de cuidados que ya se ha establecido.

La elección de uno u otro medio de transporte se realiza en base a diferentes factores como:

- Lugar donde se encuentre el enfermo.

- Gravedad de su patología.

- Distancia hasta el lugar de destino.

- Recursos disponibles.

- Costo económico...

En general,

- Distancias menores de 150 Km. se suelen cubrir en ambulancia.

- Entre 150 y 300 Km. en helicóptero.

- A partir de 300 en avión.

- Los medios como el barco o el ferrocarril son menos frecuentes y se suelen reservar para situaciones especiales.

TRANSPORTE TERRESTRE

El transporte terrestre se realiza en vehículos especialmente acondicionados al efecto, denominados ambulancias.

Este tipo de transporte viene regulado en:

- Reglamento de la Ley de Ordenación del Transporte Terrestre –ROTT- (Art. 133 a 138)
- Real Decreto 619/1998, de 17 de abril en el que se establecen las características técnicas, el equipamiento sanitario y la dotación de personal de los vehículos de transporte sanitario por carretera.

CARACTERÍSTICAS GENERALES DE LAS AMBULANCIAS

Identificación:

Independientemente del tipo de ambulancia de que se trate, todas las ambulancias deben identificarse de la siguiente manera:

- La palabra "Ambulancia" debe distinguirse con claridad mediante la inscripción detrás y delante del vehículo, en este caso en inverso para que pueda ser leído por reflexión.
- La carrocería exterior será preferentemente blanca en su mayor parte, salvo identificaciones corporativas que ya se vinieran utilizando antes de 1998.
- Dispondrán de señalización luminosa y acústica de preferencia de paso ajustada a la normativa vigente.

Deben además llevar obligatoriamente una serie de DOCUMENTOS específicos:

- Registro de las revisiones del material sanitario.
- Registro de desinfecciones del habitáculo y del equipamiento.
- Libro de Reclamaciones.
- Registro de solicitudes y prestaciones de servicios.

Características del vehículo:

- Potencia fiscal, suspensión y sistema de freno adaptados a la normativa vigente para el transporte de personas.
- Faros antiniebla anteriores y posteriores.
- Indicadores intermitentes de parada.
- Extintor de incendios, con arreglo a lo dispuesto en la normativa vigente.

- Cadenas para hielo y nieve, cuando las condiciones climáticas de la zona lo requieran.

- Herramientas para la atención del vehículo.

- Señales triangulares de peligro.

- Equipo de radio-telefonía de recepción-emisión eficaz en su área de actividad.

Características del habitáculo:

- Lunas traslúcidas, salvo en las de transporte colectivo en las que se podrá optar por otro dispositivo que asegure eventualmente la intimidad del paciente.

- Ventilación, calefacción e iluminación independientes de las del habitáculo del conductor.

- Medidas de isotermía e insonorización aplicadas a la carrocería.

- Revestimientos interiores de las paredes lisos y sin elementos cortantes y suelo antideslizante, todos ellos impermeables, autoextinguibles, lavables y resistentes a los desinfectantes habituales.

- Puerta lateral derecha y puerta trasera con apertura suficiente para permitir el fácil acceso del paciente.

- Armarios para material, instrumental y lencería.

- Cuña y botella irrompibles.

Dependiendo del tipo de ambulancia se exigirán determinados requisitos específicos destinados a cumplir con la función para la que han sido diseñadas.

TIPOS DE AMBULANCIAS

Ambulancias asistenciales

Son aquellas acondicionadas para permitir asistencia técnico-sanitaria en ruta.

- Serán vehículos de tipo furgón.

- Tendrán una dotación básica para liberación de accidentados.

- Dispondrán de un habitáculo de conductor con capacidad para acompañante.

- La puerta posterior será de doble hoja con apertura de al menos 180°.

- Dispondrán de iluminación auxiliar de largo alcance, extraíble y extensible.

Existen de dos tipos de ambulancias asistenciales: las de soporte vital básico y las de soporte vital avanzado.

Ambulancias asistenciales para soporte vital avanzado

En algunos lugares se las conoce como ambulancias medicalizadas.

Deben llevar necesariamente, al menos, un Técnico de Transporte Sanitario, y además un médico y un ATS/ DUE, ambos con capacitación demostrable en transporte asistido, técnicas de reanimación y técnicas de soporte vital avanzado.

Dispondrán del siguiente *equipamiento*: esfigmomanómetro, fonendoscopio, material de inmovilización, recipiente frigorífico o isotérmico, instalación fija de oxígeno, respirador, balón de resucitación, equipo de aspiración eléctrico, monitor-desfibrilador, maletín de resucitación cardiopulmonar, soluciones de perfusión intravenosa, material fungible.

Ambulancias asistenciales para soporte vital básico

Se las conoce como ambulancias no medicalizadas.

Deben llevar necesariamente un conductor y al menos otra persona con formación adecuada, en disposición de prestar cuidados de soporte vital básico y de enfermería:

- Mantenimiento básico de vía aérea (cánula de Guedel, postura, aspiración de secreciones).
- Vigilancia y toma de constantes vitales.
- Sueroterapia con o sin bombas de perfusión.
- Medicación.

Vigilancia de mantenimiento de oxigenoterapia, inmovilizaciones, vendajes, sondajes y catéteres, drenajes, postura, nivel de conciencia

Ambulancias no asistenciales

Son las destinadas al traslado de pacientes en camilla y que, salvo mínimos establecidos, no tendrán que estar específicamente acondicionadas ni dotadas para la asistencia medica en ruta.

El único *personal* que llevan es un técnico en emergencia y en ocasiones un ayudante. Como *equipamiento* sanitario, estarán dotadas de maletín de primeros auxilios y material de soporte vital básico.

Características:

- Serán vehículos preferentemente de tipo furgón.
- Tendrán una dotación básica para liberación de accidentados.
- Dispondrán de un habitáculo de conductor con capacidad para acompañante.

Ambulancias colectivas

Son las específicamente acondicionadas para el transporte conjunto de enfermos cuyo traslado no revista carácter de urgencia, ni estén aquejados de enfermedades infecto-contagiosas.

Características:

- Serán vehículos de tipo furgón.

- Tendrán una capacidad máxima de nueve plazas.

- Asientos reclinables, dotados de cinturón de seguridad, debiendo algunos ser susceptibles de intercambio con sillas de ruedas, con sistemas de anclaje.

- Sistema de acceso al interior de la célula sanitaria mediante rampa de deslizamiento o mecanismo hidroneumático.

- Silla de ruedas plegable.

TRANSPORTE AÉREO

Los medios aéreos que pueden emplearse son:

- El helicóptero.
- El avión sanitario.
- El avión de línea regular adaptado para alojar al enfermo.

El helicóptero

El transporte en helicóptero es más costoso que en ambulancia e implica unas buenas condiciones climáticas y de visibilidad para su uso.

La dotación de *personal* es de un piloto, un mecánico, un médico con experiencia en valoración, tratamiento y transporte de enfermos críticos y un ATS/ DUE con experiencia en cuidados y transporte de enfermos críticos.

El *equipamiento sanitario* es el mismo que el de las ambulancias asistenciales para soporte vital avanzado.

Características generales del transporte en helicóptero:

La mayoría de los helicópteros de asistencia sanitaria, son aparatos, ligeros y de dimensiones reducidas que aprovechan el espacio del copiloto y uno de tripulación para ubicar la camilla, que se sitúa paralela al eje longitudinal del aparato, por lo que la asistencia en ruta presenta dificultades que deben estar previstas.

Como paso previo al embarque del paciente, realizaremos, el control de la vía aérea, drenaje de neumotórax, la canalización de vías venosas, la colocación de sonda nasogástrica y/ o vesical y la inmovilización de las posibles fracturas.

Una vez iniciado el traslado, con el paciente adecuadamente inmovilizado en un colchón de vacío, se deberá continuar con los cuidados sanitarios, monitorizando las constantes vitales, el electrocardiograma y el resto de los parámetros específicos.

El vuelo en helicóptero presenta en sí mismo determinadas características que pueden afectar al paciente, a los equipos sanitarios e incluso al propio personal que realiza el traslado.

Problemas o Inconvenientes:

- El espacio reducido por lo que es imprescindible estabilizar al enfermo antes de emprender el vuelo.

- Son especialmente importante los efectos de los ruidos que impedirán una auscultación correcta o detectar las alarmas sonoras de los equipos.

- Las turbulencias durante el vuelo y las vibraciones, provocan sacudidas bruscas, que obligarán a fijar a enfermo, personal y equipo con cinturones de seguridad. Por esto los fluidos a administrar deben estar contenidos en envases de plástico, empleando para su perfusión bombas de infusión alimentadas con baterías, ya que el conteo de gotas se hace imposible.

- Los efectos de la altura pueden provocar la disminución parcial de oxígeno, pero pueden ser minimizados si se vuela por debajo de los 1000 metros. Puede ser conveniente la reducción del volumen a administrar en los pacientes conectados a ventilación asistida debido a la expansión de los gases con la altura.

A pesar de la creencia generalizada no se ha demostrado que existan interferencias reales entre el uso del desfibrilador y el instrumental de vuelo, por lo que la desfibrilación cardiaca debe realizarse siempre que sea necesaria con la única precaución de avisar al piloto del momento en que se realice.

TRANSPORTE MARÍTIMO

El transporte por mar se puede realizar en:

- Barco-hospital.

- Embarcación rápida (en las ocasiones en las que el accidente ocurra en el mar y no puedan emplearse los medios aéreos). En este caso es importante la fijación del paciente y del material a la estructura de la embarcación para evitar accidentes

Son los menos habituales porque por un lado el número de accidentes, en el mar es mucho menor que en tierra firme y por otro, en numerosas ocasiones, aun ocurriendo el accidente en el mar, se emplean transportes aéreos para trasladar a los enfermos.

Tema 23

ATENCIÓN DEL CELADOR EN LOS CENTROS SANITARIOS (I). MOVILIZACIÓN Y TRASLADO DE PACIENTES. TÉCNICAS DE MOVILIZACIÓN. TRASLADO DE PACIENTE ENCAMADO, EN CAMILLA Y EN SILLA DE RUEDAS. POSICIONES ANATÓMICAS BÁSICAS

José María Espinar Martínez

ÍNDICE

1. MOVILIZACIÓN DE PACIENTES

INTRODUCCIÓN

La movilización es el acto de ayudar a una persona o paciente para que pueda llevar a cabo una serie de actividades que él haría sólo si tuviera los conocimientos necesarios o si tuviese la fuerza suficiente.

Existen diversas técnicas para realizar el traslado de los pacientes así como también podemos encontrar una gran variedad de formas para llevar a cabo la movilidad de los pacientes. Se trata de movilizar cargas pero siempre con el menor esfuerzo posible.

Estas técnicas van a depender del tipo de paciente frente al que debemos actuar, ya que no con todos los pacientes lo realizaremos de la misma forma sino que tendremos en cuenta sus necesidades y enfermedades, roturas o lesiones que puedan padecer.

Pero siempre, sea cual sea la técnica que vayamos a realizar, lo principal que tendremos que tener en cuenta será que no debemos realizar ningún daño físico al paciente.

Por lo tanto, lo fundamental para realizar cualquier tipo de técnica será siempre preservar la integridad del paciente, teniendo el debido cuidado para evitar alguna posible caída o cualquier otro daño que se le pueda producir debido a una incorrecta movilización.

Siempre se seguirán los protocolos de actuación adecuados que serán establecidos por cada centro de Salud o centro Hospitalario y que serán de obligado cumplimiento.

En los protocolos de actuación encontraremos tanto las técnicas de actuación para el movimiento o traslado de pacientes y enfermos así como también el número de personas que será necesario para realizar el tipo de movilización adecuado resguardando así la integridad de los pacientes, ya que existen técnicas en las que no es suficiente con una sola persona teniendo que intervenir 2 o más.

Todos los tipos de técnicas que vamos a llevar a cabo también deben de ser cuidadosas con el propio trabajador ya que éstas conllevan un gran esfuerzo al tener que levantar o mover diversos pesos, por lo que, se llevarán a cabo siguiendo las instrucciones adecuadas para que no produzcan ningún daño en el personal que las lleva a cabo.

Por todo esto podemos decir que para movilizar a un enfermo lo haremos con la mayor seguridad y con el menor riesgo de producir lesiones tanto para el paciente como para los trabajadores encargados de realizar los movimientos, como pueden ser los celadores, auxiliares de enfermería...

Existen accesorios o materiales que nos van a ayudar a realizar estos trabajos como pueden ser la silla de ruedas, las camillas, grúas...

En los puntos sucesivos trataremos y explicaremos las diversas medidas de movilización.

1. NORMAS GENERALES PARA LA MOVILIZACIÓN Y ELEVACIÓN DE CARGAS Y ENFERMOS

Estas normas se seguirán para evitar daños y hacer que el esfuerzo de levantar una carga será menor y menos dañino para el personal que se encarga de realizarlo.

Las principales normas a tener en cuenta son las siguientes:

- Habrá que separar los pies, poniendo uno al lado del objeto o el paciente que queremos mover y el otro por detrás.

- Cuando nos encontramos en la posición de agachados para mover a un paciente o cambiarlos de posición tendremos que mantener la espalda recta y derecha, lo más vertical posible, aunque esto no siempre es posible.

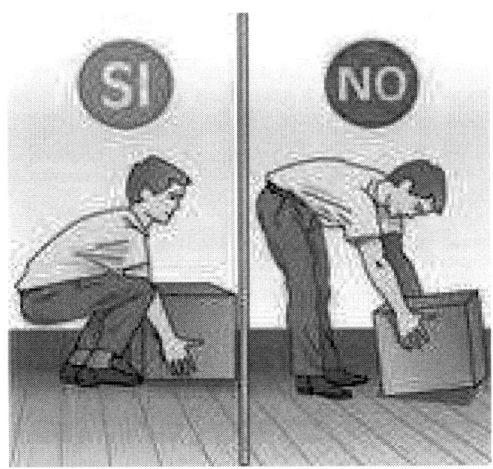

Al realizar esto conseguiremos minimizar unos posibles daños que se pueden dar:

- Minimizaremos la comprensión intestinal ayudando así a evitar una posible hernia.

- Evitaremos un posible daño en la zona cervical al mantener el cuello y la cabeza alineados con la espalda.

- También se encontraran alineados correctamente la espina dorsal, junto con los músculos y los órganos abdominales evitando posibles daños.

- Los dedos y las manos se extenderán por la superficie corporal, o por el objeto que queremos coger en su caso, realizando así el esfuerzo con la palma y no con los dedos solamente ejerciendo así más fuerza. Los dedos solos tienen poca resistencia y si los usamos sin la ayuda de las palmas podremos sufrir lesiones óseas o musculares y además no ejerceremos la misma fuerza sino que esta será menor y por tanto realizaríamos un mayor esfuerzo.

- Al levantar la carga, la acercaremos con los brazos y codos al cuerpo, ya que si dejamos los brazos extendidos se perderá mucha fuerza así como también se pierde parte del equilibrio corporal. Al acercar la carga al cuerpo la fuerza se realiza sobre piernas y pies. Al iniciar el levantamiento lo haremos con el pie que habíamos dejado más atrasado.

- En último lugar podemos citar una norma muy importante que evitará importantes lesiones en la espalda que son bastante comunes y causan bastantes bajas laborales. Se trata de evitar la torsión del cuerpo que soporta una carga al tener que girar. Para realizarlo correctamente se ha de cambiar el pie delantero en la dirección hacia la que queremos girar antes de girar la cintura.

Cuando el peso que queremos mover es demasiado pesado, no valdrá con una sola persona y, se tendrá que pedir ayuda de otras personas que deberán coordinarse entre ellos.

La movilidad de los pacientes va a comprender las técnicas para colocarlos y moverlos en la cama, o a través de la habitación, así como el transporte hacia otros lugares del hospital o la residencia mediante ayudas como puede ser la silla de ruedas, una camilla...

La mayoría de las personas que acuden al centro de salud o al hospital y que precisan de la ayuda del celador son personas con movilidad reducida a causa de su enfermedad o personas con edad avanzada y que en la mayoría de los casos no pueden moverse por sí solos necesitando la ayuda del personal sanitario para realizar dichos movimientos.

Es aquí donde se aplicarán las normas para la correcta movilización y traslado de los pacientes.

2. PRECAUCIONES A TENER EN CUENTA POR EL CELADOR ENCARGADO DE REALIZAR LAS MOVILIZACIONES

Son muy importantes una serie de precauciones que debemos seguir a la hora de realizar las distintas técnicas de movilización de los pacientes y las distintas cargas.

Es muy importante conocer el estado del suelo y asegurarnos de que no desliza o resbala ni se encuentra en estado mojado ya que puede provocar diversos accidentes

Siempre intentaremos que el camino que vamos a seguir en un traslado posea una visión clara.

Cuando se trata de levantar alguna carga observaremos que no es resbaladiza ni posee clavos ni aristas dentadas.

Siempre nos agacharemos para recoger un objeto y no será la espalda la que se doble, soportando así los músculos de las piernas y muslos todo el peso del objeto y no la espalda.

No se deberá levantar un excesivo peso, por lo que se pedirá ayuda a otros compañeros cuando las cargas excedan del mismo.

Siempre será necesario llevar los guantes adecuados para el ejercicio que vallamos a realizar.

3. CONSIDERACIONES GENERALES DE LA MOVILIZACIÓN DE LOS PACIENTES

Las funciones del celador con respecto a la movilización de los pacientes vienen recogidas en el artículo 14.2 del Estatuto Marco en el que se indica lo siguiente:

"Ayudarán, asimismo, a la enfermera y ayudantes de planta, al movimiento y traslado de los enfermos encamados que requieran un trato especial en sazón de sus dolencias"

Las causas por las que se debe realizar la movilización de un paciente son muy variadas.

Entre ellas nos podemos encontrar con las siguientes:

- Cuando debemos realizar un cambio en la posición de un paciente en el lecho.
- En los casos en los que se necesita un traslado en ambulancia o cualquier transporte destinado para este fin.
- Cuando se necesita llevar a un paciente hacia otra parte del centro sanitario mediante silla de ruedas. El traslado de la cama a la silla de ruedas.
- Por un traslado sanitario
- Cuando queremos cambiar al paciente de su cama a otra cama o a una silla o viceversa.
- En los casos en los que el paciente precise de un cambio de posición como podría ser el paso de sentado a tumbado.

Siempre que necesitemos mover o trasladar a un paciente tendremos que conocer cuál es el estado general del paciente así como las causas por las que ha sido ingresado para no causar ningún daño.

Podremos conocer también conocer cuál es el grado de colaboración que posee el paciente así como su grado de comprensión y de entendimiento. No se realizará el mismo esfuerzo en un paciente que colabora que en un paciente que no colabora.

Tendremos en cuenta la existencia de férulas, yesos, patologías óseas... que puedan limitar sus movimientos.

Los cambios posturales son las modificaciones que se realizan en la postura corporal del paciente que se encuentra encamado.

Estos cambios posturales se realizarán de forma regular y periódica a los pacientes que lo necesiten y que no puedan moverse por sí mismos, teniendo como objetivo mejorar la comodidad del paciente así como evitar la aparición de úlceras por presión ayudando a mejorar la circulación en las zonas de contacto.

Para realizar los cambios habrá que preparar la zona de trabajo y se tendrán en cuenta los protocolos a seguir para minimizar los daños tanto en el paciente como en la persona que realiza el esfuerzo.

El celador debe saber cuál es la importancia de la correcta movilización o inmovilización de los pacientes para su correcta recuperación y para impedir que aparezcan nuevas lesiones.

Existen dos tipos de movilizaciones que van a depender directamente del paciente. Estas son:

- Activa: en la cual el paciente se puede valer por sí mismo para realizar los movimientos.

- Pasiva: el paciente no puede realizar los movimientos para lo cual será ayudado por el terapeuta.

Siempre se intentará movilizar al paciente hacia el lado en el que éste pueda valerse por sí mismo o le sea más fácil para él.

Dialogaremos con el paciente sobre las maniobras que vamos a realizar en su traslado y le especificaremos en que nos puede ayudar para que la maniobra sea más cómoda para ambos.

En todos los casos tendremos que tomar las precauciones necesarias para asegurar al paciente durante todo su traslado con el fin de evitar que se caiga.

Para ello existen diversos elementos o dispositivos de apoyo ya que no solo bastará con colocar al paciente en la postura adecuada.

DISPOSITIVOS DE APOYO EN LA MOVILIZACIÓN

Existen diversos dispositivos de apoyo entre los que podemos encontrar los siguientes:

- Almohada: estos elementos pueden ser de varios tamaños y nos pueden ayudar (además de su función habitual) como apoyo o para elevar cualquier parte del cuerpo.

- Bota: es un instrumento usado para mantener el pie en flexión dorsal

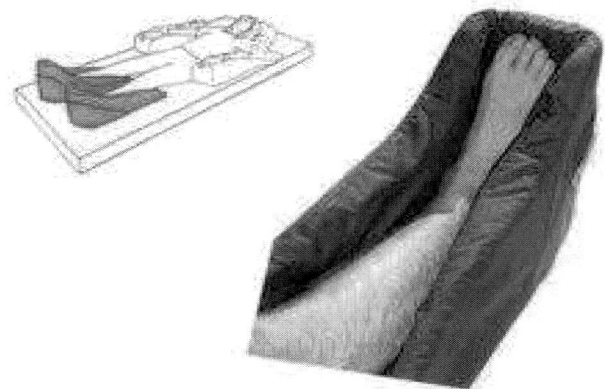

- Rollo trocantereo: es muy útil y evita la rotación externa de las caderas cuando el paciente se encuentra en posición supina.

- Sacos de arena: inmovilizan las extremidades y mantienen la alineación corporal. Se pueden usar en combinación con el rollo trocantereo o bien como un sustituto de éste.

- Férulas: se trata de un dispositivo que puede ser de distintos materiales como yeso o plástico y que se utiliza para mantener en su posición e inmovilizar partes del cuerpo, generalmente las móviles o articuladas. Mantiene una adecuada alineación del pulgar y la muñeca.

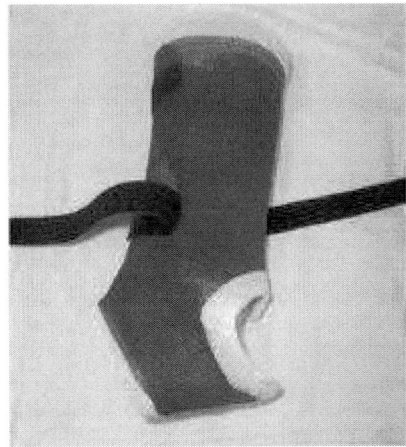

- Barra trapecio: permite al paciente utilizar sus extremidades superiores para levantar el tronco y así poder ayudarles.

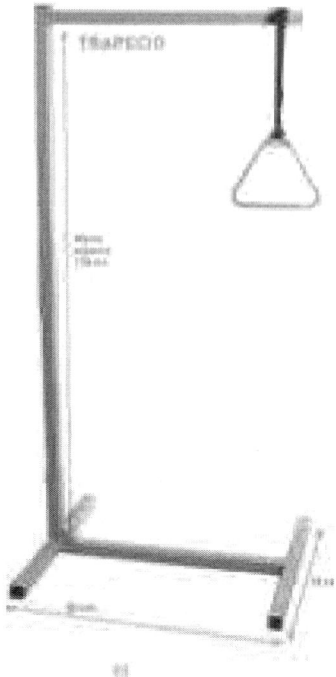

- Barandillas laterales: aumentan la movilidad del paciente.

- Tableros de cama: favorecen la alineación de la cama.

- Camas-silla: se trata de camas que pueden adoptar forma de sillas y que se utilizan en pacientes con movilidad reducida los cuales tienen que adoptar forma de sentados y con estos elementos resulta más fácil y adecuado.

OBJETIVOS DE LA MOVILIZACIÓN

El objetivo de cualquier tipo de movilización es que el paciente pueda tener la autonomía y la independencia en la mayor medida posible así como en el menor periodo de tiempo posible.

Siempre tendremos en cuenta cual va a ser la trayectoria del desplazamiento que vamos a realizar para explicárselo al paciente. Deberemos asegurarnos de cuál es la patología que posee ese paciente además de si el paciente nos puede ayudar o no a ese desplazamiento.

Dentro de nuestros objetivos se encuentran:

- Los giros.
- Los levantamientos.
- Los estiramientos.
- Los traslados.
- Los descensos.
- Los transportes.

Todos estos movimientos no van a tener el mismo esfuerzo para el celador. Los que requieren un mayor esfuerzo serán los giros y los desplazamientos, así como los descensos y los estiramientos.

Es muy importante para realizar estas acciones la habilidad y el sentido del equilibrio tanto del celador como del paciente.

4. TÉCNICAS DE MOVILIZACIÓN

Las técnicas de movilización tienen como objetivo alterar las áreas de presión de los pacientes evitando así úlceras y lesiones en la piel, aparición de contracturas, deformidades...

Son movilizaciones que se realizan en la propia cama del paciente. Se trata de cambios posturales.

5. MOVILIZACIÓN DEL PACIENTE ENCAMADO

El celador será el encargado de ayudar a la movilización de los pacientes y siempre que sea requerido por el personal de enfermería.

Se trata de mover al paciente en la cama para acomodarlo haciendo que se sienta más cómodo y confortable.

Siempre tendremos que tener en cuenta a la hora de mover al paciente encamado su estado de salud y conocer si puede colaborar con nosotros para su cambio de postura o si por el contrario está incapacitado para poder ayudarnos.

Por lo tanto la técnica será distinta si nos encontramos con un paciente colaborador o con un paciente no colaborador.

PACIENTE NO COLABORADOR

Con una sola persona no será suficiente para realizar la movilización de estos pacientes por lo que será necesaria la colaboración de otra persona más.

Es una movilización pasiva ya que el paciente no colabora.

Lo primero que haremos será asegurarnos de que el freno de la cama se encuentra echado y si no pues lo echaremos. Cada persona se va a colocar una a cada lado de la cama frente al enfermo.

Se retirará la ropa superior de la cama para facilitar el movimiento así como la almohada del paciente y nos colocaremos con las piernas separadas y ligeramente flexionadas.

El celador introducirá un brazo por debajo del hombro del paciente y el otro por debajo del muslo. Se levantará con cuidado llevándolo a la posición deseada intentando evitar movimientos bruscos y sacudidas o fricciones.

Otra forma de realizar la movilización es colocándose los dos celadores en el mismo lado de la cama.

De esta forma uno introducirá el brazo por debajo de los hombros del paciente y el otro por debajo del tórax. La segunda persona deslizará sus brazos por debajo de la región glútea y así lo elevarán cuidadosamente hacia la posición requerida.

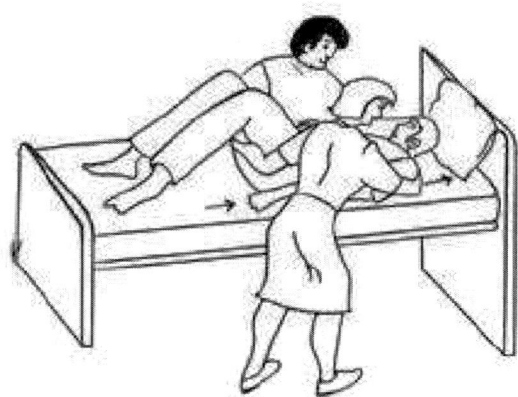

PACIENTE COLABORADOR

En este caso nos bastará con nosotros mismos para movilizar al paciente ya que éste puede colaborar con nosotros y se realizará con menos esfuerzo y de una forma más fácil.

Se trata de un trasporte más activo.

De igual forma nos colocaremos al lado de la cama del enfermo, a la altura de la cadera con las piernas separadas.

Le podremos pedir al paciente que flexione sus piernas para que coloque sus pies apoyados en la cama y así nos sea más fácil introducir nuestros brazos por debajo.

El paciente hacer fuerza con sus pies y brazos para intentar elevarse.

En los casos en los que el paciente se encuentre ágil no necesitará ningún tipo de ayuda de nosotros y podrá moverse por sí mismo.

6. MOVILIZACIÓN DEL PACIENTE AYUDADO POR UNA SÁBANA

Se va a realizar entre dos personas que se colocarán cada una a un lado de la cama.

Esta movilización la realizamos ayudados de una sábana, a la cual llamamos "entremetida". Se trata de una sábana doblada en todo su largo a la mitad, para darle más fuerza.

Para introducir la entremetida por debajo del paciente colocaremos a éste de cúbito lateral, lo más cerca del borde de la cama. Así meteremos la entremetida por debajo en el lado contrario al que está girado y volvemos a tumbar al paciente.

Sacaremos la entremetida por el otro lado del paciente.

Nos aseguraremos de que la entremetida le llegue desde los hombros hasta los muslos.

Una vez colocada la entremetida se enrollará esta por los laterales para ser sujetada por cada una de las dos personas fuertemente.

De este modo se podrá mover al paciente hacia cualquier lado de la cama evitando así las fricciones.

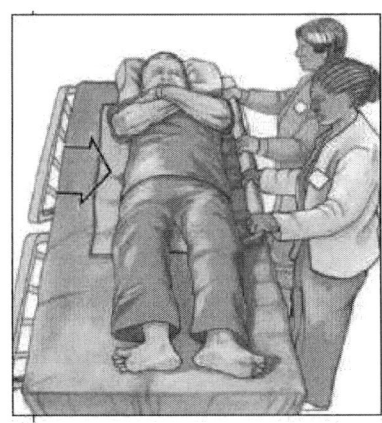

7. MOVILIZACIÓN DE LOS PACIENTES HACIA UN LATERAL DE LA CAMA

En función del peso del paciente será necesaria o no la ayuda de otra persona para realizar la operación. Si se trata de una persona corpulenta, la movilización la realizaremos entre dos personas.

Para mover a una paciente hacia un lateral de la cama, el celador deberá colocarse en el mismo lado de la cama hacia el cual queremos desplazar al paciente.

Destaparemos al paciente y retiraremos todas las sábanas que nos puedan causar un problema para el movimiento.

Colocaremos nuestro brazo por debajo del hombro del paciente hasta colocarlo por debajo de la axila opuesta. Por otro lado colocaremos el otro brazo por debajo de su cadera hasta sujetarla por el otro lado.

Una vez que lo tenemos bien sujeto podremos desplazarlo hacia nosotros hacia la posición deseada con sumo cuidado de no producir ninguna molestia al paciente.

Para realizar este movimiento nos aseguraremos de haber frenado la cama para evitar que se mueva mientras realizamos el esfuerzo.

MOVILIZACIÓN DE UN PACIENTE HACIA EL LATERAL DE LA CAMA POR SEGMENTOS

Para realizar la movilización del paciente hacia el lateral de la cama mediante segmentos nos colocaremos también en el lateral de la cama hacia el cual vamos a llevar al paciente.

Nos colocaremos cerca de la cama y le colocaremos el brazo del paciente por encima de su cuerpo para evitar fricciones y así poder desplazarlo más fácilmente.

Esta movilización la realizaremos en tres partes o en tres segmentos. Esto quiere decir que moveremos al paciente por partes para facilitarnos el trabajo y no tener que cargar con todo el cuerpo de una vez.

Así, tendremos los siguientes segmentos:

Primer segmento

En este primer movimiento que vamos a realizar, moveremos la parte más cercana del paciente al cabecero de la cama; esto es la cabeza y parte del tronco.

Para ello colocaremos nuestros brazos y manos con las palmas hacia arriba por debajo de la escápula u omóplatos del paciente.

Flexionaremos nuestros dedos para agarrar el hombro más alejado del paciente a la vez que apoyamos nuestros codos en la cama para ayudarnos a realizar el movimiento.

Nosotros estaremos colocados con un pie más adelantado que el otro para ayudarnos a realizar más fuerza. Así contraeremos nuestros músculos y desplazaremos al paciente hacia nuestro desde nuestro pie más adelantado hacia el pie más atrasado a la vez que tiramos de los hombros del paciente hacia nosotros.

En los casos en los que el paciente no puede sujetar su cabeza por sí mismo, al introducir nuestros brazos por debajo de sus hombros apoyaremos su cabeza en nuestro brazo más próximo al cabecero de la cama y así evitaremos cualquier daño o torsión del cuello.

Segundo segmento

En esta segunda parte del movimiento vamos a movilizar la parte de las nalgas del paciente.

Para esto lo que tendremos que realizar será introducir nuestros brazos y manos con las palmas hacia arriba por debajo de las nalgas de nuestro paciente.

Tiraremos del paciente hacia nosotros de la misma forma que hemos hecho antes en la primera parte del movimiento con la zona más alta del cuerpo de nuestro enfermo.

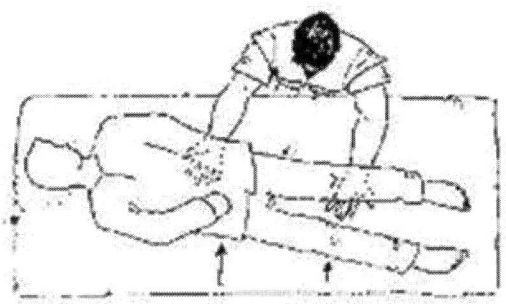

Tercer segmento

Se trata del último movimiento a realizar para trasladar al paciente hacia el lateral de la cama.

Colocaremos nuestras manos por debajo de los tobillos del paciente agarrándolos por debajo.

Realizaremos el movimiento para traer los pies y piernas hacia nuestro cuerpo con la misma técnica que los anteriores segmentos y así habremos concluido con la movilización del paciente hacia el lateral de la cama mediante segmentos.

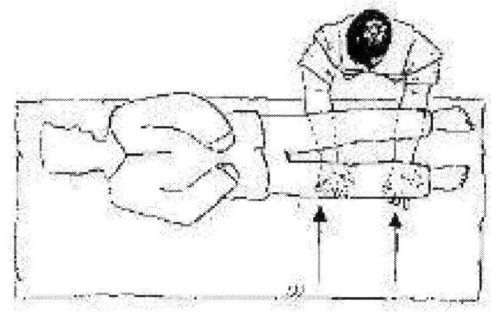

8. MOVILIZACIÓN DE UN PACIENTE HACIA EL CABECERO DE LA CAMA

Esta movilización se puede llevar a cabo mediante dos procedimientos distintos según el paciente pueda colaborar o no.

Será más fácil si el paciente es colaborador.

PACIENTE NO COLABORADOR

Ante un paciente que no colabora la técnica se desarrollará con la ayuda de dos celadores.

Se retirará la almohada del paciente para que no nos moleste en la movilización.

Se colocará cada celador a un lado de la cama, con el cuerpo ligeramente girado hacia el cabecero de la cama.

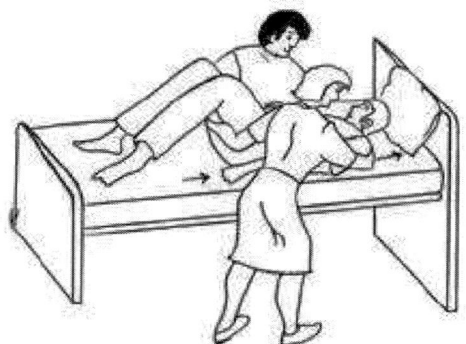

Los celadores se colocarán con las rodillas flexionadas y con el pie más cercano a la cabecera de la cama apuntando en esa dirección para facilitarnos el movimiento del paciente.

Los celadores pondrán su brazo por debajo del hombro del paciente y su otro brazo lo colocarán por debajo de los muslos del enfermo.

Levantarán al paciente con un movimiento suave y los desplazarán hacia el cabecero de la cama. Para ello mantendrán las rodillas rectas.

En este movimiento la fuerza del celador y el verdadero trabajo procede de la parte inferior de su cuerpo.

PACIENTE COLABORADOR

Ante un paciente que colabora solamente se va a requerir de un celador para realizar el trabajo.

Pediremos al paciente que se coloque con las rodillas flexionadas y la planta de los pies apoyada en la superficie de la cama.

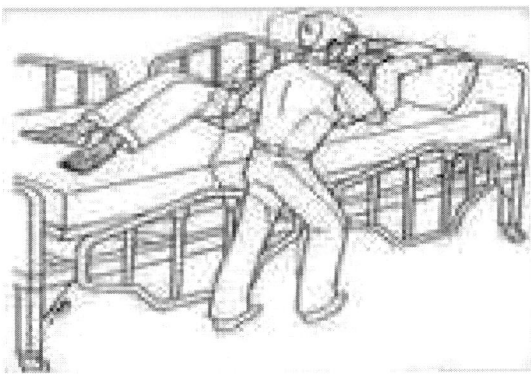

El celador deberá introducir sus brazos bajo el paciente. El brazo más próximo a los hombros lo introducirá por debajo de éstos, mientras que el otro brazo lo colocará por debajo de sus muslos.

Se le pedirá al paciente que empuje con los pies mientras nosotros lo desplazamos hacia el cabecero.

Para facilitar el trabajo el paciente se podrá agarrar con las manos al cabecero de la cama, para que a la vez que realiza el esfuerzo con las piernas, lo realice también con los brazos.

9. MOVILIZACIÓN DE UN PACIENTE EN BLOQUE

Es la movilización que es necesaria hacer ante un paciente que debe mantener una posición completamente recta como consecuencia de alguna lesión en la columna vertebral teniendo un cuidado extremo para que no se produzcan nuevas lesiones.

Esta técnica se puede realizar mediante diversos métodos pero en todos ellos será muy importante conocer y valorar las distintas características del paciente y así poder evitar daños.

Este movimiento se puede realizar para mover al paciente en la misma cama, desplazándolo hacia una orilla u otra de la cama, o bien, para trasladarlo de la cama a una camilla o viceversa.

MOVILIZACIÓN DE UN PACIENTE EN BLOQUE POR TRES CELADORES

Los tres celadores se colocarán en el mismo lado de la camilla uno al lado del otro, desde la cabecera de la cama hasta los pies. Todos se colocarán con los pies separados.

Colocaremos los brazos del paciente sobre su pecho, evitando así que en el traslado o desplazamiento puedan ser dañados por alguna torcedura que pueda originarse.

El celador que se encuentra a la altura de los hombros del paciente introducirá sus brazos, uno por debajo del cuello y los hombros, y, el otro por debajo de la cintura.

El siguiente celador que se encuentra a su lado, introducirá sus brazos, uno por debajo de la cintura y el otro brazo por debajo de los glúteos.

Por último, el tercer celador colocará sus brazos bajos los muslos uno y bajo las piernas el otro.

El movimiento se realizará de manera simultánea por los tres celadores para lo cual deberán estar muy coordinados; esto lo conseguirán siguiendo las órdenes del que se encuentre al mando, el cual dirigirá los movimientos para que todo sea correcto y todo se consiga en movimientos realizados al unísono.

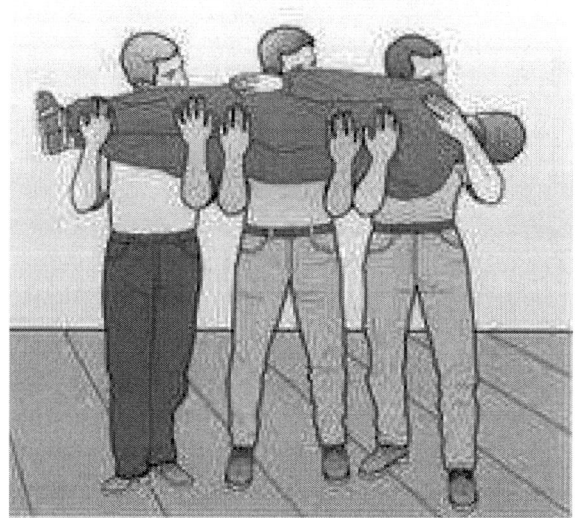

MOVILIZACIÓN DE UN PACIENTE EN BLOQUE POR DOS CELADORES

Se trata de una movilización en bloque en la que solo intervienen dos personas y no tres. Pero, para ello tendremos que asegurarnos de que el paciente al que vamos a movilizar no posee ningún tipo de lesión medular o cervical.

Los dos celadores se colocarán en el mismo lado de la cama, uno junto al otro, con las piernas separadas.

El celador más cercano a la cabeza del enfermo colocará uno de sus brazos por debajo de los hombros y el cuello y el otro brazo lo introducirá por debajo de lacintura.

El otro celador introducirá uno sus brazos por debajo de los muslos y de las piernas.

Al igual que en la técnica anteriormente descrita, los movimientos a realizar deben de estar perfectamente coordinados por lo que se realizarán siguiendo las órdenes de uno de ellos.

GIRO EN BLOQUE

Se trata de girar al paciente para ponerlo boca abajo.

Para realizar este giro son necesarios tres celadores que se colocarán, al igual que en las anteriores técnicas de movilización en bloque, en el mismo lado de la cama del paciente.

Estos se colocarán con los pies separados y pondrán los brazos del paciente encima de su pecho para evitar daños durante la movilización de éstos.

Necesitaremos una almohada para darle apoyo a la cabeza del paciente y así asegurar una correcta alineación con la columna vertebral.

También colocaremos otra almohada entre las piernas del paciente para que la pierna superior tenga un apoyo en la pierna inferior una vez girado el paciente y así asegurar la correcta alineación del cuerpo manteniendo las piernas paralelas.

Las personas encargadas de girar al paciente colocarán sus brazos por encima de éste. Una persona será la encargada exclusivamente de girar el cuello del enfermo con sumo cuidado para evitar lesiones o empeorar las que ya padezca.

El paciente será girado con movimientos muy coordinados que seguirán a las órdenes de una única voz que será la que dirija todos los pasos a seguir.

10. GIRO DE UN PACIENTE ENCAMADO DE LA POSICIÓN DE DECÚBITO SUPINO A LA POSICIÓN DE DECÚBITO LATERAL

Se trata de un giro que deberá proporcionar el celador a un paciente que se encuentra en la posición de decúbito supino, es decir, un paciente que se encuentra boca arriba, hacia la posición de decúbito lateral, es decir, colocarlo de lado.

En primer lugar colocaremos el paciente hacia un lado de la cama para que cuando se produzca el giro a la posición de decúbito lateral, el enfermo se encuentra lo más centrado posible de la cama.

El celador se colocará en primer lugar en el lado de la cama donde se encuentra más cercano el paciente.

Desde este lado de la cama le colocaremos al paciente su brazo más próximo a nosotros por encima de su pecho. El otro brazo del paciente lo colocaremos estirado hacia el lado más libre de la cama, hecho que nos ayudará posteriormente a realizar el giro del paciente.

Además, también colocaremos su pie y su tobillo, que se encuentran más cercanos a nosotros, por encima de su otro pie y su otro tobillo, lo cual ayudará igualmente al giro hacia la posición de decúbito lateral. Le flexionaremos ligeramente la pierna que quedará por encima.

Una vez realizado esto, el celador se debe colocar en el lateral opuesto de la cama para seguir con los movimientos.

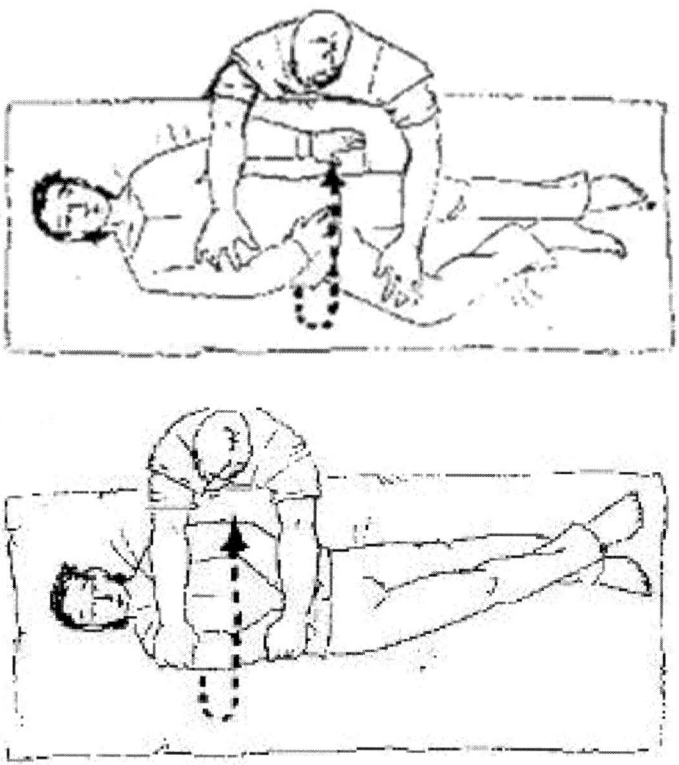

En los casos en los que el paciente se mueva mucho y exista riesgo de que se pueda caer, levantaremos las barandillas de la cama antes de cambiarnos de lado.

El celador se colocará a la altura de la cintura del paciente, lo más cerca posible de la cama, en el lado de la cama hacia el que vamos a girar al paciente.

Inclinaremos el tronco hacia adelante, con las piernas y rodillas ligeramente flexionadas. Adelantaremos uno de nuestros pies para apoyar todo nuestro peso en él.

Con los brazos sujetaremos al paciente. Con una mano cogeremos al paciente por el hombro más alejado a nosotros y con la otra mano agarraremos al paciente por la cadera más lejana.

Tiraremos del paciente hacia nosotros ayudándonos también de la fuerza de nuestro pie que habíamos dejado más adelantado.

Cuando tenemos a un paciente en la posición de decúbito lateral tendremos que tomar una serie de precauciones con ciertas partes del cuerpo del paciente ya que se pueden provocar úlceras por presión.

Estas zonas son por ejemplo las orejas, los hombros, los codos, la cresta ilíaca y los maléolos.

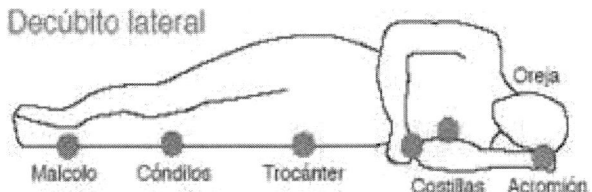

Para que las prominencias óseas que se encuentran en la postura de decúbito lateral no tengan tanta presión, colocaremos unas almohadas y así evitar las posibles úlceras por presión.

Estas almohadas pueden colocarse:

- Una debajo de la cabeza.
- Otra detrás de la espalda.
- Otra entre las piernas.
- Y por último, otra almohada para que apoye el brazo.

Intentaremos que la espalda quede apoyada en la almohada formando un ángulo de 45-60 º.

Mantendremos las piernas del paciente ligeramente flexionadas.

11. GIRO DE UN PACIENTE ENCAMADO DE LA POSICIÓN DE DECÚBITO SUPINO A LA POSICIÓN DE DECÚBITO PRONO

Es la técnica que se debe realizar para girar a un paciente que se encuentra en la posición de decúbito supino, es decir, que se encuentra boca arriba, a la posición de decúbito prono, es decir, colocar al paciente boca abajo.

Las primeras partes de la técnica se realizarán de la misma forma que se realizan los giros de la posición de decúbito supino a la posición de decúbito lateral.

Para lo cual colocaremos al paciente en un lado de la cama para que al girarlo se quede centrado en la cama.

Lo colocaremos con el brazo más cercano a nosotros sobre su pecho y el otro brazo lo estiraremos en la cama. De igual forma colocaremos su pierna por encima de la otra ligeramente flexionada.

Nos situaremos en el otro lado de la cama para girarlo suavemente hasta colocarlo correctamente en la posición de decúbito prono.

Una vez que se encuentra boca abajo alinearemos todo su cuerpo para que no se encuentre en ninguna posición incómoda e inadecuada.

También tendremos especial cuidado con determinadas zonas del cuerpo para así evitar las úlceras por presión.

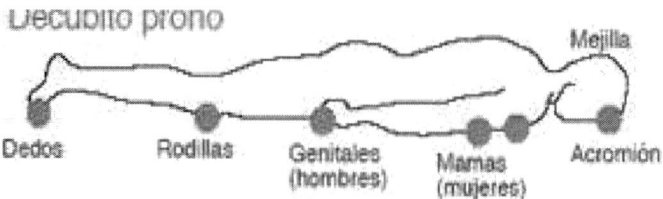

Para minimizar los daños y esas úlceras por presión que se pueden dar en esas determinadas zonas del cuerpo podremos colocar una serie de almohadas de la siguiente forma:

- Una por debajo de la cabeza.
- Otra por debajo de la barriga.
- Se puede colocar otra por debajo de los brazos.
- Se pueden colocar también dos rodillos de sábana debajo de cada acromion.

12. TÉCNICA DE INCORPORAR A UN PACIENTE O SENTARLO DENTRO DE LA CAMA

Normalmente, las camas que se utilizan en el hospital suelen ser articuladas, así que bastará con elevar la zona de la espalda de la cama mediante la manivela o el mando electrónico en su caso y así incorporaremos al paciente en la cama.

Es por este motivo por el que este tipo de técnica es la que menos se utiliza en los centros sanitarios.

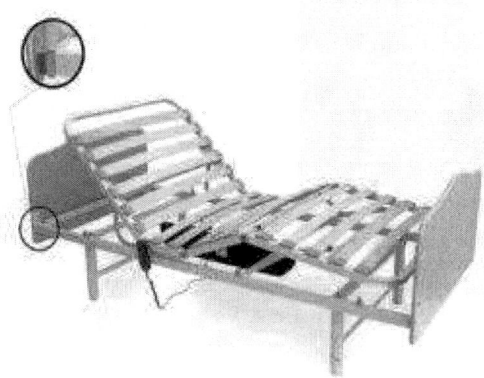

También se le pueden colocar al apaciente unas almohadas en la espalda para que se encuentre más cómodo.

Para levantar los hombros del paciente el celador se colocará frente al éste a un lado de la cama y colocará su pie más cercano al paciente hacia atrás a la vez que se le agarra con la mano más alejada por detrás de los hombros.

Una vez el celador colocado así, echará su cuerpo hacia atrás, bajando las caderas verticalmente de modo que el peso pase de la pierna de delante a la de detrás.

En los casos en los que la cama en la que se encuentra el paciente no sea articulada, el celador actuará de la siguiente forma:

Colocaremos los brazos del paciente a los lados, con las palmas de las manos apoyadas en la cama.

Se colocará junto al paciente a la altura de su tórax y le introducirá su brazo por debajo de los hombros del paciente.

El otro brazo lo colocará por debajo de la axila del paciente, para sujetar al paciente a la altura del omoplato.

También podemos colocar el otro brazo de forma libre con la mano apoyada en la cama para que así una vez que tiremos del paciente podamos realizar más fuerza empujando hacia abajo.

Una vez sujetado el paciente de esta forma, lo incorporaremos en la cama hasta colocarlo en la posición de sentado.

Realizaremos fuerza con las piernas empujando con el pie que tenemos más adelantado hacia el pie que tenemos más atrasado.

En los casos en los que el paciente puedan ayudar algo, le comunicaremos a éste cuando vamos a realizar el esfuerzo para que haga fuerzas junto con nosotros en la medida de sus posibilidades.

13. TÉCNICA DE SENTAR A UN PACIENTE EN EL BORDE DE LA CAMA

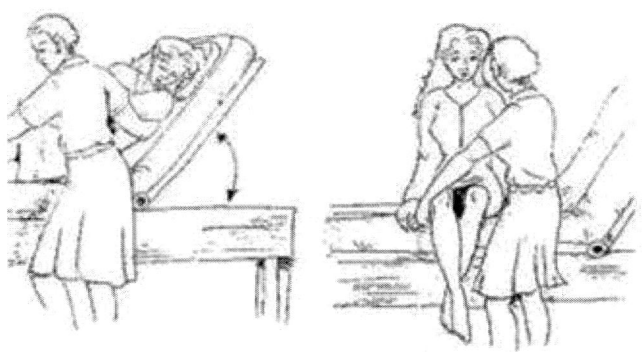

Para ayudarnos a sentar a un paciente en el borde de la cama, colocaremos ésta en la posición de Fowler, es decir, en una posición semisentado.

El celador colocará su brazo rodeando los hombros del paciente mientras que con el otro brazo lo coloca en la cadera más alejada del enfermo.

Con la mano que hemos colocado en las caderas del paciente haremos que la cadera y las piernas gires hasta que queden colgando en el borde de la cama mientras que con el otro brazo incorporamos al enfermo hacia adelante.

Será de un solo movimiento con el que giraremos al paciente a la vez que lo incorporamos, es decir, elevaremos sus hombros y rotaremos su cuerpo para dejarlo sentado con las piernas colgando en la cama.

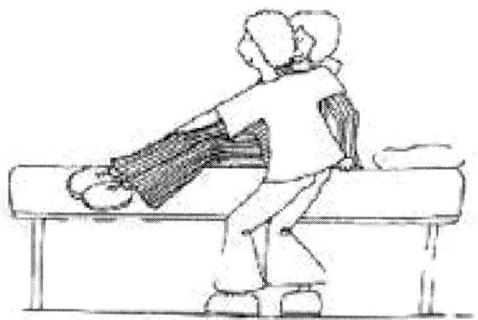

14. TÉCNICA DE PASAR A UN PACIENTE DE LA CAMA A LA CAMILLA

Esta técnica la podemos realizar nosotros solos o contar con la ayuda de dos personas o incluso tres personas según la disponibilidad que tengamos o también en función de la ayuda de la que podamos disponer de parte del paciente.

En cualquier caso la camilla la colocaremos junto a la cama, situada paralelamente a ésta y dispondremos de los frenos de ambas para que no ocurra ningún accidente.

TÉCNICA DE PASAR A UN PACIENTE DE LA CAMA A LA CAMILLA AYUDADO POR UNA ÚNICA PERSONA

En este caso el paciente posee suficiente grado de movilidad y por lo cual se podrá desplazar por sí mismo de la cama a la camilla sin ningún tipo de problema.

El celador, en cualquier caso, ayudará al paciente para que le resulte más fácil el movimiento.

Se puede tratar también de pacientes con la movilidad ligeramente disminuida los cuales nos pueden ayudar a realizar el movimiento.

El celador se colocará junto a la camilla (la cual se encuentra pegada a la cama del enfermo) y tirará del paciente hacia sí, primero por los hombros, después por las caderas y en último lugar por las piernas hasta colocarlo correctamente en la camilla.

Otra técnica de pasar al paciente de la cama a la camilla cuando nos encontramos solos se trata de tirar de la sábana o la manta sobre la cual se encuentra este paciente para tirar de él hacia nosotros hasta colocarlo sobre la camilla.

TÉCNICA DE PASAR A UN PACIENTE DE LA CAMA A LA CAMILLA AYUDADO POR DOS PERSONAS

Cuando contamos con dos celadores para realizar la maniobra, uno de los dos ayudará para movilizar al paciente mientras que el otro celador asegurará que no se mueva la camilla a la vez que ayuda a su compañero a movilizar al enfermo.

Para empezar debemos de quitar de encima del paciente todas las sábanas o mantas que posea para ayudarnos a realizar el movimiento hacia la camilla sin que nos lo impidan éstas y nos resulte más fácil.

Uno de los dos celadores se colocará junto a la camilla y tirará de la sábana que se encuentra debajo del paciente (la entremetida) hacia sí, mientras que el otro celador se colocará junto a la cama del paciente para sujetar la cabeza y los hombros levantándolos y acercándolos a la camilla.

Está técnica puede tener modificaciones y no siempre se realiza así ya que también se puede realizar colocándose un celador en un extremo de la camilla y el otro en el extremo contrario de la cama desplazando la entremetida hacía la camilla.

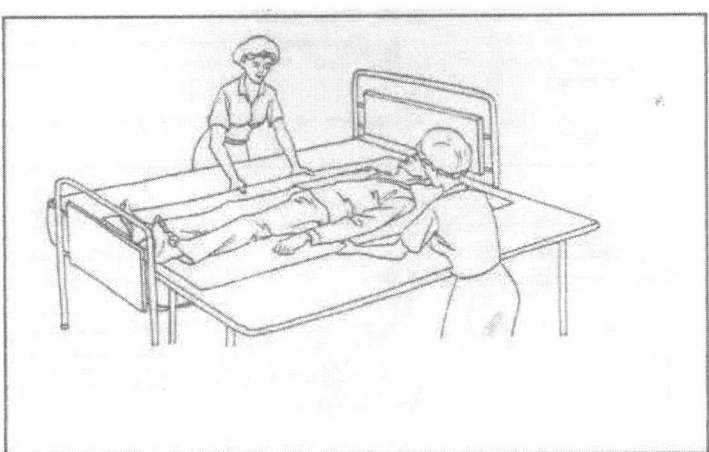

TÉCNICA DE PASAR A UN PACIENTE DE LA CAMA A LA CAMILLA AYUDADO POR TRES PERSONAS

Este caso se realiza cuando nos encontramos con pacientes que se encuentra con una movilidad muy reducida.

Igualmente la camilla estará colocada paralelamente a la cama con los frenos puestos.

Los tres celadores encargados de mover al enfermo de un sitio a otro se van a situar frente a la cama con un pie adelantado hacia la misma.

Con las rodillas flexionadas colocarán cada uno sus brazos bajo el paciente, uno de ellos bajo la nuca y hombros, el siguiente bajo la zona lumbar y el último bajo sus piernas.

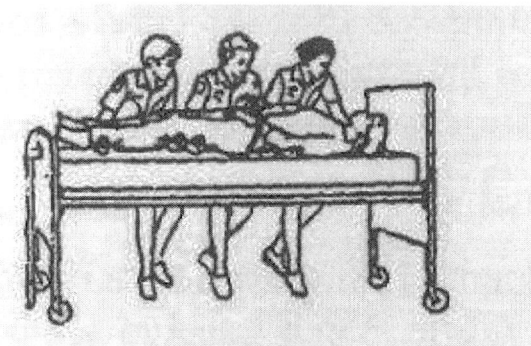

Llevarán al paciente hacia ellos haciéndole deslizar suavemente sus brazos. Los celadores mantendrán sus brazos pegados al cuerpo para que el esfuerzo sea menor.

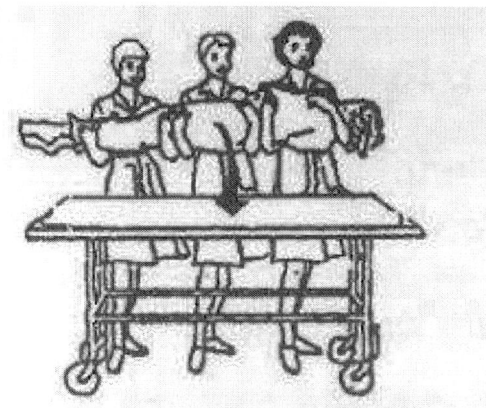

Levantarán al paciente y lo llevarán hacia la camilla apoyándolo con sumo cuidado en ésta.

La técnica de movilizar a un paciente de una camilla a una cama se realiza igual que como hemos explicado en estos casos pero a la inversa, ya sea mediante la ayuda de un celador, dos celadores o tres celadores.

15. TÉCNICA DE PASAR A UN PACIENTE DE LA CAMA A LA SILLA DE RUEDAS

Igual que ocurre con otras técnicas, este procedimiento de movilización se realizará en función de la colaboración que pueda aportarnos el paciente.

Con un paciente colaborador la técnica será mucho más fácil de realizar.

PACIENTE COLABORADOR

Al tratarse de un paciente que nos puede ayudar en la maniobra de movilización lo podremos realizar sin ayuda de ningún compañero.

Colocaremos la silla de ruedas junto a la cama con el respaldo de la silla junto a los pies de ésta y siempre tendremos la precaución de frenarla para que no ocurran percances.

Retiraremos los reposapiés de la silla de ruedas para que no nos estorbe al realizar los movimientos.

Le pediremos al paciente que se incorpore en la cama para ayudarlo a bajar. Se colocará al paciente con las piernas colgando en la cama. En caso de que la cama sea muy alta, le colocaremos un banquillo para que pueda apoyar los pies.

El paciente colocará sus brazos por encima de nuestros hombros mientras que el celador pondrá sus brazos por debajo de las axilas del paciente tratando de rodear su cintura.

Levantaremos al paciente y le ayudaremos a girarlo para que quede próximo y de espadas a la silla de ruedas.

En este momento le pediremos que nos coja por la cintura esta vez, para nosotros ayudarlo a sentarse en la silla mientras lo cogemos por ambas axilas y lo apoyamos con cuidado en la silla de ruedas.

Intentaremos que la caída a la silla de ruedas no sea brusca o lo sea lo menos posible y nos aseguraremos de que se encuentra sentado correctamente y más o menos cómodo.

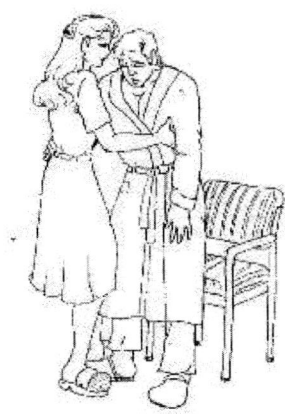

PACIENTE NO COLABORADOR

Cuando el paciente no puede colaborar y no sea posible la realización de la técnica con un solo celador se necesitará la colaboración de dos.

Incorporaremos al paciente en el borde de la cama como en los casos explicados anteriormente hasta dejarlo con las piernas colgando por la cama.

De igual forma que en el caso anterior, si la cama está muy alta colocaremos un banquillo para que sea más fácil bajarlo de la cama.

Cada celador se colocará a un lado del paciente y lo levantarán a la vez hasta colocarlo en la silla. Lo sujetarán por los hombros y los muslos para bajarlo y sentarlo en la silla de ruedas.

Igualmente nos aseguraremos de que se encuentra cómodo y correctamente sentado.

16. TRASLADO DE UN PACIENTE EN SILLA DE RUEDAS

El celador que se encarga del trasporte de los pacientes deberá hacerlo con profesionalidad siempre proporcionando la máxima seguridad del paciente y su bienestar.

Siempre que trabajemos con sillas de ruedas tomaremos una serie de precauciones.

Cuando vamos a sentar al paciente en la silla levantaremos los apoyos de los pies para que no nos sean un estorbo, pero tendremos que tener en cuenta que cuando ya hallamos colocado al paciente en la silla los volveremos a bajar esos apoyos para el traslado, colocando los pies del paciente sobre ellos.

Nos aseguraremos en todo momento que el paciente se encuentra sentado correctamente sobre la silla.

En determinados paciente que no se mantengan lo suficiente en la silla, y, para prevenir posibles caídas, utilizaremos los cinturones que se atan por detrás de la silla.

Cuando nos movemos por las habitaciones, pasillos y estancias del centro de salud u hospital, para entrar o salir de los ascensores, siempre irá primero la parte posterior por delante, con las ruedas traseras grandes primero.

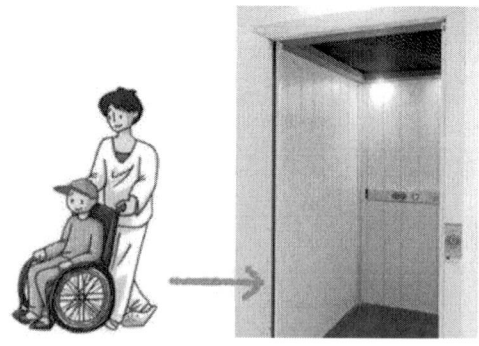

Tiraremos de la silla hacia nosotros y entraremos y saldremos del ascensor de espaldas. Tendremos la precaución de que los brazos del paciente se encuentren hacia dentro de la silla, sobre su regazo, para que no se produzca ningún percance.

Por tanto, será el celador, la persona que entre y salga primero del ascensor, evitando así que el paciente sufra golpes.

Una vez que estamos dentro del ascensor y queremos volver a salir, la técnica también se realiza de espaldas, por lo que, una vez dentro de éste giraremos la silla del paciente para salir nosotros primero de espaldas tirando de la silla hacia nosotros. Solo en los casos en los que el ascensor sea lo suficientemente pequeño como para que no podamos dar la vuelta a la silla de ruedas, saldremos de frente, aunque esto no es lo más idóneo y siempre se intentará dar la vuelta.

En el momento en que atravesamos puertas también entraremos al revés como en los ascensores.

Cuando vamos a iniciar el traslado quitaremos el bloque o freno de la silla. Siempre trasladaremos la silla desde atrás sujetándola con firmeza por sus asas y en dirección a la marcha, moviéndonos despacio.

Siempre hay que empujar y no tirar, excepto cuando se atraviesan puertas o ascensores donde es el celador el que entra primero, caminando hacia atrás.

No podemos olvidar que el paciente siempre debe ir bien abrigado, por lo que siempre se debe tapar con ropa de abrigo una vez que lo hemos sentado en la silla y antes de desplazarlo a cualquier otro sitio.

TRASLADO EN SILLA DE RUEDAS POR RAMPAS

• Subida y bajada por rampas poco inclinadas

Al tratarse de poca inclinación, el movimiento de la silla de ruedas se realiza de igual forma que si se tratase de un traslado por un suelo llano, es decir, empujando hacia adelante.

Siempre tendremos cuidado al descender, por lo que inclinaremos ligeramente nuestro cuerpo hacia atrás para realizar un poco de contrapeso.

• Subida por rampas muy inclinadas

Cuando entramos frente a rampas muy inclinadas, para subirlas lo realizaremos de espaldas a ésta.

Inclinaremos la silla de ruedas hacia atrás, apoyándola solamente sobre sus dos ruedas traseras.

• Bajada por rampas muy inclinadas

Para bajar las rampas con la silla de ruedas no habrá que inclinar esta, sino que todas sus ruedas se encontrar apoyadas en el piso.

La diferencia será que la bajaremos la rampa de espaldas cogiéndola por los asideros.

Siempre miraremos hacia atrás para ver que no colisionemos con nada.

17. TRASLADO DE UN PACIENTE EN CAMILLA

Cuando se traslada a un paciente en su cama o en la camilla, el celador se situará en la cabecera del enfermo, por lo que siempre irán por delante los pies del paciente.

Se intentará circular por el centro de los pasillos para proteger al enfermo de choque en esquinas o para protegerlo de posibles aperturas de puertas…

Siempre se intentará que el paciente vaya lo más cómodo posible y que vaya seguro y no se caiga.

Los movimientos que realizaremos serán suaves y el traslado lo realizaremos lentamente sin abandonar en ningún momento al paciente en la camilla.

En el caso de la entrada en los ascensores, en primer lugar se introducirán los pies del encamado, y, mientras el ascensor se encuentre en movimiento el celador se quedará en la cabecera de la cama.

Para salir del ascensor, el celador comenzará a sacar la camilla por el lado de la cabecera, evitando cualquier golpe de cualquier clase.

En el momento en el que la camilla tenga que pasar por alguna rampa nos aseguraremos de comprobar los cinturones de seguridad y extremaremos las máximas precauciones.

18. DEAMBULACIÓN DEL PACIENTE

El acto de caminar resulta muy importante para la recuperación de muchos pacientes tras un estado de convalecencia durante el cual han permanecido encamados.

Siempre se empezará a caminar de manera paulatina y progresiva y mientras tanto necesitarán la ayuda de los celadores o auxiliares del centro en el que se encuentran.

Cuando se requiere la ayuda para movilizar a un paciente, cuyas facultades para movilizarse se encuentran mermadas, el celador ayudará al enfermo y se podrán emplear medios auxiliares para realizarlo sin peligro.

Siempre acompañaremos a los pacientes que necesitan empezar a caminar durante su estancia en el hospital por sus propios medios. Éstos pueden ayudarse de andadores, bastones o muletas.

La principal función del celador durante la deambulación del paciente consiste en proporcionar seguridad al paciente, ya que estos suelen llevar algún tiempo sin poder realizar esta acción. Y, por lo tanto, el celador debe fomentar un ambiente seguro.

2. EL TRASLADO DE PACIENTES

1. La preparación para el traslado

El paciente debe trasladarse en las condiciones más cómodas y adecuadas que se pueda de acuerdo con su situación clínica. Como norma general aplicamos las siguientes medidas:

- Colocamos al paciente con la cabeza en el sentido de la marcha, en la posición que más convenga a su estado.

- Fijamos la camilla a la bancada de la ambulancia.

- Aseguramos el paciente a la camilla de traslado con correas o con el colchón de vacío, para disminuir el efecto de las aceleraciones y las vibraciones durante la conducción.

- Colocamos adecuadamente y fijamos todos aquellos elementos que pueden moverse durante la marcha.

- Colocamos los equipos de monitorización y ventilación en sus soportes correspondientes, siempre a la vista, utilizando los elementos de fijación necesarios.

2. Posicionamiento del paciente en la camilla

Cuando la gravedad del paciente lo permita, se le puede pedir que adopte la posición más cómoda para él. En otras ocasiones, deberá adoptar la posición más adecuada a su estado.

Posiciones

Las posiciones que el paciente puede adoptar en la camilla son:

- Decúbito supino (DS). El paciente se encuentra acostado boca arriba en un plano paralelo al suelo, con los brazos estirados y colocados a lo largo del cuerpo y las piernas extendidas y paralelas, alineadas con la columna vertebral. Esta posición se utiliza en pacientes que han sufrido traumatismos, especialmente en el caso de traumatismos en la columna si no hay hipotensión.

- Decúbito prono (DP) o decúbito ventral. El paciente está tumba do boca abajo con las piernas extendidas y la cabeza girada hacia un lado. Los brazos pueden estar extendidos a lo largo del cuerpo o a ambos lados de la cabeza. No se utiliza habitualmente para realizar traslados en ambulancia, salvo que el paciente tenga un objeto clavado en la espalda que impida su traslado en otra posición.

- Decúbito lateral (DL). El paciente se encuentra recostado sobre un lateral, que puede ser tanto derecho como izquierdo. La cabeza y el tronco deben estar bien alineados, la espalda recta y la pierna inferior en extensión o ligeramente flexionada, mientras que la pierna superior está flexionada.

- Posición lateral de seguridad (PLS). Se utiliza cuando el paciente está inconsciente y presenta respiración y pulso constante, posición también denominada posición de recuperación previene la obstrucción de la vía aérea con la base de la lengua y la aspiración de vómito. El paciente está recostado sobre un lateral de su cuerpo, con el brazo inferior haciendo un ángulo de 90º y El superior sujetando la mejilla, la pierna inferior se encuentra extendida y la superior flexionada.

- Posición de Fowler. El paciente se encuentra semisentado. El respaldo de la camilla se coloca formando un ángulo de 45º. Se utiliza en pacientes con insuficiencia respiratoria. Existen dos variantes:

  - Posición de semi-Fowler. El cabecero de la camilla se coloca a 30°, esta posición es la que se considera más cómoda para el paciente, por eso se utiliza para el paciente estándar, cuando no presenta contraindicaciones por alteraciones neurológicas, circulatorias o respiratorias.

  - Posición de Fowler alto. El cabecero de la camilla se coloca a 90°.

- Posición de Trendelenburg. El paciente se encuentra en decúbito supino sobre la camilla, con una inclinación de 45°, con la cabeza más baja que los pies.

- Posición anti-Trendelenburg o Trendelenburg invertida. Similar a la anterior, pero con la cabeza más alta que los pies. Se utiliza para pacientes que presentan problemas de aumento de la presión intracraneal, hernia de hiato, etc.

- Posición anti-shock. El paciente se encuentra con las piernas eleva das por encima de su cabeza con una inclinación de unos 45°. Se de nomina así porque se utiliza para evitar que el paciente entre en shock.

- Posición de Roser. El paciente está tumbado sobre su espalda con los hombros en el límite de la cabecera de la camilla y con la cabeza colgando fuera de ella. Se utiliza para la irrigación ocular en pacientes con cuerpos extraños en los ojos y para la intubación endotraqueal.

- Posición antiálgica o de abdomen agudo. El paciente se encuentra tumbado boca arriba, con los brazos en extensión y cerca del cuerpo, pero con las piernas flexionadas. Sirve para relajar los músculos del abdomen, se usa en pacientes con dolencias que cursan con dolor abdominal: peritonitis, traumatismo abdominal, etc.

- Posición ginecológica o de litotomía. Paciente en decúbito supino, con las extremidades inferiores flexionadas y separadas y apoya das en la camilla. Se utiliza para exploraciones ginecológicas, partos, sondaje vesical y lavados genitales.

- Posición genupectoral o mahometana. El paciente se coloca de rodillas con el tronco inclinado hacia delante, los brazos extendidos y la cabeza sobre ellos. Se usa sobre todo en caso de prolapso del cordón umbilical en pacientes embarazadas.

3. Selección de la mejor posición

La selección de una u otra posición del paciente en la camilla para efectuar su traslado se hace atendiendo a dos objetivos:

- No agravar las lesiones que presenta.
- Proporcionarle confort durante el trayecto.

La posición recomendada en pacientes que no presentan alteraciones respiratorias, circulatorias ni neurológicas es la semiFowler. Pero cuando hay traumatismos o alteraciones en los sistemas vitales debemos recurrir a otras posiciones. En general podemos destacar las siguientes normas básicas que deberemos considerar cuando seleccionemos la posición idónea para realizar un traslado:

- Si hay traumatismos que hemos inmovilizado debemos colocar al paciente de forma que nos aseguremos de que la inmovilización será efectiva durante el trayecto. En el caso de traumatismos de columna, esta debe quedar perfectamente inmovilizada y alineada durante todo el trayecto.
- En estados de shock o cuando se han producido pérdidas significativas de sangre, debemos buscar una posición que mejore el riego sanguíneo a los órganos vitales del organismo en detrimento del riego en las extremidades. Esto se consigue elevando las piernas. Estas posiciones se utilizan también en caso de lipotimias.
- Cuando el paciente presenta dificultades respiratorias debemos colocarle de forma que su tórax quede elevada, ya que de esta forma facilitamos su respiración.
- El dolor abdominal intenso se puede aliviar si se relaja la musculatura abdominal, colocando al paciente en posición antiálgica.

4. El traslado

Una vez que tengamos al paciente en la posición elegida dentro del habitáculo de la ambulancia para realizar el traslado y hayamos elegido la ruta, iniciaremos la marcha hacia el centro de destino.

Las comunicaciones.

- Las comunicaciones con el centro coordinador

  Durante el traslado debemos mantener en todo momento una comunicación fluida con el centro coordinador para mantenerle informado de nuestra posición y de la evolución del paciente. Algunas de las informaciones que debemos comunicar al centro coordinador durante el traslado son:

- La hora a la que se inicia el traslado hacia el centro sanitario.

- Las incidencias en el estado del paciente ocurridas durante el traslado: empeoramiento, mejoría, exitus, etc.

- La hora de llegada al centro sanitario de destino y la situación del paciente a la llegada.

- Cuando se inicia el regreso hacia la base de la ambulancia.

- Finalización del servicio y situación de disponibilidad.

- Toda la información relacionada con las incidencias que ocurran durante el traslado y la evolución del paciente se registrarán en un documento denominado informe de asistencia pre-hospitalario que atestigua que ha habido una continuidad en la atención del paciente; en el próximo apartado explicaremos los datos que constan en estos informes.

- Las comunicaciones con el paciente durante el traslado

El paciente y los familiares deben recibir información sobre el traslado. Los datos más destacados que se les debe comunicar son:

- El centro al que se va a efectuar el traslado.

- El tiempo aproximado de llegada al centro hospitalario.

- La posibilidad de que se utilicen sirenas durante el traslado.

- Información sobre las técnicas y procedimientos van a aplicar durante el traslado.

Hay algunos aspectos que no son competencia del personal técnico y sobre los cuales este personal no debe aportar ninguna información:

- El diagnóstico: no debemos informar sobre cuál es el estado del paciente ni sobre las patologías que observamos que padece.

- El pronóstico: no debemos realizar comentarios sobre cuál creemos que es la posible evolución del paciente.

5. La vigilancia del paciente durante el traslado

El traslado debe realizarse una vez que el paciente se encuentre estabilizado y con las mejores garantías para asegurar que se le da una correcta asistencia. Al menos un miembro del equipo debe permanecer en todo momento en el compartimento asistencial junto al paciente para controlar su evolución y resolver las posibles incidencias que pudieran surgir.

Los signos clínicos y los aspectos a los que debemos estar atentos durante el traslado son:

Si durante el traslado el estado del paciente empeora y es necesario realizar algún procedimiento terapéutico, se debe detener la marcha de la ambulancia hasta conseguir estabilizarlo. Algunos de los problemas que pueden presentarse durante el traslado son:

- La obstrucción de la vía aérea debido a una disminución en el nivel de conciencia y a otros factores como vómitos o hemorragias.

- Problemas respiratorios o fallos en el ventilador mecánico.

- Extubación accidental. En este caso deberemos parar la ambulancia e intubar de nuevo.

- Problemas relacionados con la circulación, como una disminución de la TA y problemas de perfusión en extremidades.

- Parada cardiorrespiratoria. Si esto ocurre deberemos parar la ambulancia y realizar las maniobras de RCP con la ambulancia detenida.

- Problemas neurológicos. Como un aumento de la presión intracraneal convulsiones o deterioro neurológico.

6. El traslado del paciente psiquiátrico

Las enfermedades psiquiátricas son frecuentes dentro de la medicina de urgencias. Cuando nos encontremos frente a un paciente psiquiátrico tendremos que evaluar la posibilidad de que tenga un problema médico grave que ponga en riesgo su vida y conocer las situaciones que puedan generar violencia tanto para el paciente como para el resto de las personas.

- **Protocolo de actuación**

    El paciente puede encontrarse agitado o violento o resistirse al traslado. En estas situaciones existen tres tipos de reducciones que podemos aplicar, de forma secuencial: la verbal, la física y la farmacológica. El protocolo que generalmente se sigue es el siguiente:

    1. Intentaremos convencerlo verbalmente.

    2. Si no funciona, solicitamos la colaboración de los cuerpos de seguridad y comunicamos a familiares y cuerpos de seguridad la necesidad de empleo de técnicas de reducción física e inmovilización.

    3. Aplicamos una reducción física para colocar al paciente en la silla o en la camilla y lo sujetamos.

4. Si, a pesar de la inmovilización, consideramos que persiste riesgo de autolesión o de agresión a las personas presentes, solicitamos la presencia de una UVI móvil para valorar la necesidad de sedación.

5. Trasladamos al paciente con sujeciones en el interior del vehículo sanitario. El traslado debe realizarse siempre que sea posible hacia un hospital que tenga urgencias psiquiátricas.

- **Vehículos para el traslado de pacientes psiquiátricos**

  El traslado psiquiátrico, una vez decidido, puede realizarse en uno de es tos tres tipos de: ambulancia, dependiendo de cada situación: SVB o convencional, psiquiátrica o medicalizada.

  - Ambulancia SVB o convencional. Cuando el traslado es voluntario y tengamos claro que no se convertirá en un paciente agresivo. El paciente irá acompañado por un familiar y un ns en la cabina asistencial.

  - Ambulancia psiquiátrica. Estas ambulancias están específicamente preparadas para trasladar pacientes psiquiátricos. No suelen llevar camilla sino una silla fuertemente anclada al suelo, que está provista de sujeciones amplias para cabeza, tórax, brazos y antebrazos, abdomen, muslos y piernas; también disponen de un acolchamiento adecuado de las sillas y de las paredes del habitáculo.

  El personal de estas ambulancias se dedica solamente al traslado de estos pacientes, y está entrenado en técnicas de reducción verbal y física. También disponen de medios de protección adecuados: cascos, chalecos antibalas y antipinchazo, escudos, etc.

- Ambulancia medicalizada. Se utilizan para trasladar a pacientes relajados o dormidos, pero que han de ir sujetos a la camilla con correas. En ocasiones, personal de las fuerzas de seguridad puede acompañar al personal sanitario durante el traslado.

7. El traslado programado

El transporte sanitario puede ser programado en diversas circunstancias, como por ejemplo:

- Traslados entre centros, generalmente porque se va a hacer el ingre so en el nuevo centro o para efectuar pruebas diagnósticas que no se pueden hacer en el centro de origen.

- Traslados desde centros sanitarios hasta el domicilio del paciente, cuando el paciente recibe el alta hospitalaria pero tiene dificultades para desplazarse por sí mismo.

- Traslados desde el domicilio del paciente hasta centros sanitarios, en recogidas para ingreso o visita o para efectuar pruebas diagnósticas de pacientes que tienen dificultades para trasladarse hasta el centro sanitario, por distintas causas.

En estos casos el traslado se programa, atendiendo a las necesidades del paciente y a las indicaciones del personal sanitario que solicita el traslado. Dependiendo de cada caso será necesario recurrir a uno u otro tipo de vehículo sanitario y prestar unas atenciones u otras durante la recogida y el traslado.

Los traslados programados se realizan en ocasiones en ambulancias de transporte sanitario colectivo, que son vehículos destinados al traslado conjunto de personas enfermas que no revisten carácter de urgencia ni padecen enfermedades contagiosas.

8. El informe de asistencia pre-hospitalario

El informe de asistencia es un documento elaborado en papel impreso o en soporte informático por la dotación de un equipo, en el que se refleja la información relacionada con la asistencia prestada al paciente. Suele hacerse en papel autocopiable, del cual se obtienen tres copias: una para el paciente, otra para la unidad asistencial y otra para el centro receptor.

Datos que se incluyen en los informes de asistencia

Podemos distinguir tres tipos de datos que se incluyen en el informe de asistencia pre-hospitalario: administrativos, de filiación y asistenciales.

- **Datos administrativos**

    Se refiriere a datos relacionados con aspectos operativos relacionados con el aviso y tienen importancia para reflejar cómo se ha desarrollado la emergencia. Entre los datos administrativos se encuentran:

    - El código de la unidad asistencial.

    - La fecha y las horas de la emergencia: hora de activación de la ambulancia, hora de salida de la base, hora de la transferencia y hora de regreso a la base.

    - El lugar del suceso.

    - El centro de origen -si la recogida se ha producido en un centro sanitario- y el de destino.

    - Cómo se ha resuelto el traslado: si se ha trasladado a un centro sanitario, si se le ha dado el alta in situ o si el paciente ha fallecido durante el traslado (exítus).

    - Los nombres y la firma de las personas responsables de cumplimentar el informe.

- El nombre y la firma del médico encargado de recibir al paciente en el centro de destino.

- **Datos de filiación**

  Es la información relacionada con los datos personales del paciente:

  - Nombre y apellidos.

  - Domicilio.

  - Edad.

  - Sexo.

- **Datos asistenciales**

  Son los relacionados con la asistencia prestada al paciente y con su evolución, entre ellos encontramos:

  - El motivo inicial del traslado.

  - Los antecedentes personales del paciente.

  - Las alergias que padece.

  - El tratamiento que sigue.

  - Los datos relacionados con su evolución, como por ejemplo, la presión arterial, la temperatura o la frecuencia cardiaca.

  - Los datos relacionados con la exploración del paciente: signos y síntomas y lesiones que presenta.

  - El tratamiento administrado, si es una ambulancia medicalizada.

  - Las incidencias que hayan tenido lugar durante el traslado.

Tipos de informes

Hay varios tipos de informes en función del tipo de ambulancia, teniendo en cuenta el personal que va en cada una.

- **Informes asistenciales en ambulancias UVI móvil**

  En las ambulancias UVI móvil los informes pueden ser uno o dos documentos. Generalmente se distingue entre el informe asistencial que realiza el personal médico y el registro de enfermería.

- **Informe asistencial médico**

  El informe asistencial que realiza el personal médico debe contener:

  - Los datos administrativos, incluido el nombre del profesional médico que ha realizado el servdo y su firma.

  - Los datos de filiación del paciente.

- Los datos asistencia les y de exploración del paciente. Además de los especificados anteriormente se han de incluir los diagnósticos médicos y el código CIE de cada uno de ellos.

- **Informe asistencial de enfermería**

  El informe de enfermería debe especificar:

  - Los datos administrativos, incluido el nombre del profesional de enfermería que ha realizado el servicio y su firma.

  - Los datos de filiación del paciente.

- **Los códigos CIE**

  Los datos asistenciales del paciente, incluidos los cuidados administrados y las técnicas de enfermería aplicadas durante el traslado. Por ejemplo, si se ha colocado una vía venosa, se ha proporcionado oxigenoterapia o se han colocado sondajes.

  CIE es la sigla de Clasificación Internacional de Enfermedades. Esta clasificación fue publicada por la OMS (Organización Mundial de la Salud) y establece la clasificación y codificación de las enfermedades y de una amplia variedad de signos, síntomas y procedimientos terapéuticos. La CIE está reconocida a nivel internacional y está en constante revisión y actualización por parte de la OMS; la actual se denomina CIE-10. Esta clasificación se utiliza en la codificación de información clínica en los centros sanitarios y en la atención de urgencias.

  La codificación CIE ayuda a compilar la información sobre patologías, signos y síntomas o procedimientos terapéuticos aplicados. Esto facilita la elaboración de los informes asistenciales y también permite recoger y procesar de forma sencilla la información con fines estadísticos.

  La CIE utiliza un código alfanumérico de cuatro dígitos. En la primera posición va una letra, después dos números, un punto y otro número. Los códigos posibles van, por lo tanto, del A00.0 al Z99.9.

- **Informe asistencial en ambulancias SVB**

  Para que la información quede correctamente reflejada es conveniente que las ambulancias asistenciales SVB también dispongan de un informe asistencial que cumplimente el personal técnico de emergencias.

  Este informe debería recoger:

  - Los datos administrativos, con el nombre y la firma del profesional técnico que ha realizado el traslado.

  - Los datos de filiación del paciente.

  - Los datos asistenciales del paciente, especialmente:

- Constantes y signos vitales: FR, FC, estado de las pupilas, etc.
- Valoración de vía aérea, respiración, circulación y estado neurológico. El informe incluye una serie de signos y que se deben valorar durante el traslado.
- Si hay traumatismos: en qué zonas y de qué tipo son.
- La posición que se ha utilizado en el traslado.
- Si se ha aplicado una inmovilización: de qué tipo.
- Si se ha aplicado una RCP: por cuánto tiempo, si se ha usado desfibrilador y, en tal caso, cuantas descargas se han aplicado.
- Curas o procedimientos: aplicación de hielo, oxigenación, etc.

Avances tecnológicos de SAMUR - Protección Civil. Informe de asistencia electrónico

Una de las principales mejoras ha sido la puesta en marcha del proyecto del informe de asistencia sanitaria informático. Implementar la historia clínica en formato electrónico posibilita obtener, en tiempo real, información precisa de los pacientes que están siendo atendidos por SAMUR-Protección Civil.

Físicamente se trata de ordenadores portátiles que se irán instalando progresivamente en todas las Unidades de Soporte Vital Avanzando a medida que se vaya formando a todos los profesionales que van a hacer uso de ellos. Disponen de un software diseñado con la participación de profesionales del servicio, adaptado rigurosamente a la especificidad de nuestro trabajo y con criterios de simplicidad que permite a los médicos recoger rápidamente en formato electrónico sus informes asistenciales, esto es, la historia clínica del paciente.

La información se transmite por GPRS y los jefes o coordinadores de guardia pueden acceder a ella a través del ordenador y ver la evolución de las historias clínicas creadas por los médicos que se encuentran en las Unidades de SVA. Con este sistema, se posibilitan mecanismos de consulta o refuerzo de las actuaciones médicas que se están realizando.

Esta herramienta, además de introducir mejoras en la gestión y tratamiento de las emergencias, también permite avanzar en las bases de datos, de cara a labores de investigación.

9. La transferencia al centro asistencial

Los hospitales disponen de diversas áreas especializadas para recibir y atender adecuadamente a los pacientes que llegan al servicio de urgencias.

La transferencia del paciente es la acción mediante la cual hacemos la entrega del paciente al centro receptor junto con toda la documentación y las pruebas complementarias que se hayan obtenido en el traslado.

El objetivo es que la transferencia se realice sin fisuras en la atención, de manera que haya una continuidad y el estado del paciente no empeore. El centro coordinador avisa al centro receptor anticipadamente de la llegada del paciente para que el equipo de urgencias esté preparado a su llegada.

La entrega del informe asistencial es muy importante ya que ahí se describen todas las acciones terapéuticas que se han aplicado, como ha evolucionado el paciente durante el traslado y las incidencias que hayan surgido. Este informe se entrega al equipo del centro receptor, junto con una explicación verbal de los aspectos más relevantes.

Una vez que se hace entrega del paciente y la persona responsable del equipo receptor firma en el informe asistencial el paciente queda en manos del equipo de urgencias del centro receptor.

El área de urgencias y el triage hospitalario

El servicio de urgencias de un centro hospitalario está distribuido en distintas áreas según la atención que se preste en cada una de ellas. La distribución puede variar de unos centros hospitalarios a otros, pero en general podemos distinguir las siguientes áreas: sala de espera, área de admisión, sala de clasificación, sala de reanimación, boxes, salas de observación y unidad de consulta rápida.

- Sala de espera. Es el área en que los pacientes y las personas que los acompañan esperan a ser atendidos. Generalmente se encuentra situada cerca de la puerta de entrada de urgencias, junto al área de admisión.

- Área de admisión. Es el área en que se recogen los datos administrativos y de filiación. Las funciones de esta área son:

  - Registrar los datos de los pacientes que acceden al servicio de urgencias.

  - Elaborar un documento en el que se recogen los datos asistenciales del paciente.

  - Custodiar los efectos personales del paciente hasta que familiares o el propio paciente se puedan hacer cargo de ellos.

- Sala de clasificación: en la sala en que el paciente es valorado y clasificado por el personal médico y de enfermería. La clasificación o triage consiste en asignar un código al paciente en función de la gravedad de la patología que presente.

El sistema más utilizado actualmente es el Sistema Español de Triage (SET), que clasifica a los pacientes en cinco niveles:

- Nivel 1: pacientes que necesitan una atención inmediata porque deben ser reanimados.

- Nivel 11: pacientes que deben ser atendidos lo antes posible.

- Nivel 111: pacientes que presentan una patología urgente, pero cuya atención puede demorarse hasta quince minutos.

- Nivel IV: pacientes cuya atención puede demorarse más de treinta minutos.

- Nivel V: pacientes cuya atención puede demorarse cuarenta minutos o más.

El triage

El triage se basa en realizar una clasificación de las personas heridas o enfermas en función de criterios médicos, con la finalidad de optimizar los recursos sanitarios disponibles y conseguir que el máximo número posible de las personas afectadas sobreviva o no sufra secuelas.

Los criterios que se siguen dependen del desequilibrio que haya entre las víctimas y los recursos sanitarios disponibles. Así, una persona cuyo estado le daría una clasificación de amarillo en una catástrofe natural con miles de víctimas puede tener una clasificación de rojo en las urgencias de un hospital en una situación ordinaria. O, incluso, personas que en condiciones normales serían atendidas inmediatamente, en una catástrofe pueden ser descartadas debido a que sus probabilidades de supervivencia son mínimas.

En el caso de las urgencias de los hospitales, el triage es la razón por la cual las personas que acuden al servicio no son atendidas en orden de llegada sino en función de su estado. El personal atiende en cada momento a la persona que más lo necesita, y ese orden se va modificando a medida que se produce la llegada de otras personas heridas o enfermas. Los servicios de coordinación, por su parte, mantienen contacto constante con los hospitales y avisan de las llegadas previstas para que, en caso necesario, estén preparados a la llegada de la ambulancia.

Sala de reanimación. La sala de reanimación consta de uno o varios boxes preparados para la atención de pacientes graves. Cuando la situación del paciente exige atención inmediata, se lo traslada directamente a la sala de reanimación sin pasar por el área de admisión. La comunicación de los datos administrativos puede efectuarla el familiar o acompañante o se hace más adelante.

- Boxes de atención. Se trata de varios boxes, generalmente distribuidos por especialidades. Los boxes que comúnmente podemos distinguir en el área de urgencias son:

  - Box de traumatología: en estas salas se atiende a los pacientes que padecen patologías de tipo traumatológico como fracturas, luxaciones o contusiones.

  - Box de medicina: son varias salas en las que se presta asistencia a los pacientes que presentan distintas patologías médicas, como las relacionadas con Otorrinolaringología o Cirugía General.

  - Box de pediatría: en estas salas se atiende a los pacientes pediátricos.

- Salas de observación. Constan de varias unidades destinadas a la asistencia de pacientes inestables hasta la resolución de su proceso o hasta el ingreso en planta, si su situación lo requiere.

- Unidad de consulta rápida. A esta área se asignan los pacientes cuya situación es menos urgente.

10. Recuperación de la operatividad

Una vez que se ha transferido el paciente, el centro asistencial debe facilitar al equipo de la ambulancia la devolución del material empleado en el traslado, para que el vehículo se encuentre disponible en el menor tiempo posible.

En ocasiones, este material, consistente sobre todo en material de inmovilización, se debe mantener durante la realización de algunas pruebas diagnósticas como radiografías o TAC: lo ideal sería que cada centro dispusiera de un equipamiento para inmovilización propio para poder sustituir el material de la ambulancia.

El equipo de la ambulancia debe proceder a la recuperación de operatividad de la unidad asistencial lo antes posible, reponiendo el material empleado y limpiando el interior del vehículo para que todo esté disponible para un nuevo traslado.

Tema 24

ATENCIÓN DEL CELADOR EN
LOS CENTROS SANITARIOS (II).
ÁREAS DE HOSPITALIZACIÓN,
QUIRÓFANO, UCI Y URGENCIAS.
AUTOPSIAS Y MORTUORIO

José María Espinar Martínez

ÍNDICE

1. EL CELADOR EN LAS UNIDADES DE HOSPITALIZACIÓN

Las plantas de hospitalización están formadas por un equipo de trabajo que dirige un supervisor, hay personal de Enfermería, Técnicos en Cuidados auxiliares de Enfermería y celadores. Todo este equipo seguirá las pautas de los médicos y darán cuidados y atención continuada las 24 horas del día a los pacientes, hasta que estos se recuperen y reciban el alta hospitalaria.

Cada uno tiene su propia función y todas esas funciones son complementarias y tienen un objetivo único, que es proporcionar el mejor cuidado y bienestar del paciente durante su ingreso hospitalario.

El celador se encargará de trasladar al enfermo a la planta, acompañándolo a la habitación que le corresponda y siempre acompañado del técnico en cuidados auxiliares de Enfermería para ayudarle en el cambio de la camilla a la cama, o silla de ruedas a cama y cualquier cosa que necesite el paciente.

Así, los celadores son, muchas veces, los trabajadores que tienen un mayor contacto directo con pacientes y familiares. Por eso, muy a menudo pueden determinar la imagen que te lleves del hospital o centro sanitario.

Las principales funciones del celador serán:

- Se hace cargo de los enfermos que llegan a la planta.
- Dirige al enfermo a la habitación designada ayudando a encamarlo al personal auxiliar sanitario llevando el carro o camilla a su procedencia.
- Traslada a los enfermos en la cama al servicio designado por el médico.
- Afeita a los enfermos en aquellas zonas en las que se va a intervenir, en caso de ausencia de peluquero.
- Coloca y quita "cuñas", ayudando a la enfermera cuando, por circunstancias, no pueda hacerla sola.
- Atiende las órdenes del médico o enfermera respecto a la distribución de la "farmacia pesada".
- Traslada aparatos y material.
- Retira de los almacenes el material 'de la planta que haya sido autorizado, así como entrega el de desecho
- Conserva y vigila el material y enseres de la institución.
- Enseña, si es necesario, a usar bien los ascensores.
- Transporta y coloca la botella del oxígeno a la cabecera del enfermo.

- Tramitarán o conducirán sin tardanza las comunicaciones verbales, documentos, correspondencia u objetos que les sean confiados por sus superiores, así como habrán de trasladar, en su caso, de unos servicios a otros, los aparatos o mobiliario que se requiera.

- Harán los servicios de guardia que correspondan dentro de los turnos que se establezcan.

- Realizarán, excepcionalmente, aquellas labores de limpieza que se les encomiende en orden a su situación, emplazamiento, dificultad de manejo, peso de los objetos o locales a limpiar.

- Cuidarán, al igual que el resto del personal, de que los enfermos no hagan uso indebido de los enseres y ropas de la Institución, evitando su deterioro o instruyéndoles en el uso y manejo de persianas, cortinas y útiles de servicio en general.

- Velarán continuamente por conseguir el mayor orden y silencio posible en todas las dependencias de la Institución.

- Darán cuenta a sus inmediatos superiores de los desperfectos o anomalías que encontraran en la limpieza y conservación del edificio y material.

- Vigilarán el acceso y estancia de familiares y visitantes en las habitaciones de los enfermos, no permitiendo la entrada más que a las personas autorizadas, cuidando no introduzcan en la Institución más que aquellos paquetes expresamente autorizados por la Dirección. Así mismo tendrán a su cargo que los visitantes que no tengan acceso especial despejen las habitaciones y las plantas a la hora establecida.

- Vigilarán el comportamiento de los enfermos y los visitantes, evitando que esos últimos fumen en las habitaciones, traigan alimentos o se sienten en las camas y, en general, toda aquella acción que perjudique al propio enfermo o al orden de la Institución. Cuidarán que los visitantes no deambulen por los pasillos y dependencias más que lo necesario para llegar al lugar donde concretamente se dirijan.

- Tendrán a su cargo el traslado de enfermos para la realización de Pruebas Complementarias o Consultas, no abandonándoles hasta que la persona responsable de las citadas pruebas o consultas se haga cargo de ellos.

- Ayudarán a las enfermeras y auxiliares de planta al movimiento, aseo y traslado de los enfermos encamados que requieran un trato especial, en razón a sus dolencias, para hacerles la cama.

- Correrá a su cargo el traslado de los cadáveres al mortuorio.

- Se abstendrán de hacer comentarios con los familiares y visitantes de los enfermos sobre diagnósticos, exploraciones y tratamientos que se estén realizando a los mismos, y mucho menos informar sobre los pronósticos de su enfermedad, debiendo siempre orientar las consultas hacia el Médico encargado de la asistencia al enfermo. También serán misiones del Celador todas aquellas funciones similares a las anteriores que les sean encomendadas por sus superiores y que no hayan quedado específicamente reseñadas.

- Para la realización de todas estas actividades, así como de otras semejantes que pudieran surgir, estarán sometidas a los horarios y normas de la unidad a la que estén adscritos.

- Estarán siempre localizados en la unidad a la que estén adscritos.

- En caso de conflicto con un visitante o intruso requerirán la presencia del personal de Seguridad.

2. EL CELADOR EN EL BLOQUE QUIRÚRGICO

Aparte de las misiones comunes con el Celador de Planta, la función del Celador de Quirófanos es la de introducir y sacar a los enfermos para intervenciones quirúrgicas, colocándolos y retirándolos de la mesa de operaciones con la ayuda del personal auxiliar administrativo. Especificando un poco más:

1. Tendrán a su cargo el traslado de los pacientes desde la unidad correspondiente, a excepción del Servicio de Urgencias, a Radiodiagnóstico y viceversa, cuidando en todo momento que a cada paciente le acompañe la documentación clínica precisa que deba serle facilitada por la enfermera de la unidad de procedencia.

2. Tramitarán o conducirán sin tardanza las comunicaciones verbales, documentos, correspondencia u objetos que les sean confiados por sus superiores, así como habrán de trasladar, en su caso, de unos servicios a otros, los aparatos o mobiliario que se requiera.

3. Ayudarán a requerimiento del Médico, la Supervisora o persona responsable, a la sujeción o movilización de los pacientes que lo precisen.

4. Realizarán, excepcionalmente, aquellas labores de limpieza que se les encomiende en orden a la situación, emplazamiento, dificultad de manejo, peso de los objetos, o locales a limpiar.

5. Darán cuenta a sus inmediatos superiores de los desperfectos o anomalías que encontraran en la limpieza y conservación del edificio y material.

6. Observarán las normas internas del Servicio de Radiodiagnóstico.

7. Se abstendrán de hacer comentarios con los familiares y visitantes de los enfermos sobre diagnósticos, exploraciones y tratamientos que se estén realizando a los mismos, y mucho menos informar sobre los pronósticos de su enfermedad,

debiendo siempre orientar las consultas hacia el Médico encargado de la asistencia al enfermo.

8. También serán misiones del Celador todas aquellas funciones similares a las anteriores que les sean encomendadas por sus superiores y que no hayan quedado específicamente reseñadas. Estarán siempre localizados en el Servicio de Radiodiagnóstico.

9. En caso de llegar al Hospital un enfermo grave por accidente que precise de inmediato intervención quirúrgica y su estado de limpieza no sea adecuado, ayudará al lavado y preparación del mismo, procurando, al igual que con los enfermos cardíacos el moverlo lo menos posible.

10. El Celador de Quirófano deberá llevar un uniforme aséptico, con mascarilla y gorro y durante la intervención permanecerá en el ante quirófano precisaran sus servicios.

3. EL CELADOR EN URGENCIAS

3.1. DEFINICIONES

SERVICIO DE URGENCIAS

Es la unidad asistencial que, bajo la responsabilidad de un médico (médico coordinador de urgencias), está destinada a la atención sanitaria de pacientes con problemas de etiología diversa y gravedad variable, que generan procesos agudos que necesitan de atención inmediata.

El Servicio de Urgencias es un área que forma parte del hospital y del centro de salud, ubicado próximo a la puerta de acceso de los mismos puede ser un anexo del hospital teniendo su propia entrada fácilmente diferenciada del resto de áreas del hospital-, facilitando la llegada de pacientes que precisan de atención inmediata.

Al servicio de urgencias acuden personas solicitando asistencia médica urgente, motivada por diversas causas, por lo que debemos distinguir entre lo que es una URGENCIA y lo que es una EMERGENCIA

EMERGENCIA

Según la Asociación Médica Americana (A.M.A.) la EMERGENCIA, O LA URGENCIA MÉDICA VITAL "es aquella situación urgente que pone en peligro inmediato la vida del paciente o la función de algún órgano vital"

EMERGENCIA es una situación crítica que implica un riesgo vital para el paciente y requiere una actuación inmediata, es una **urgencia vital objetiva**

EMERGENCIAS COLECTIVAS: situaciones en las que hay más de una víctima que precisa atención urgente pero en ningún momento hay un desequilibrio entre necesidades de atención y los recursos disponibles. La prioridad asistencial será la posibilidad de supervivencia, no la gravedad.

URGENCIA

Según la **OMS** la **URGENCIA** es "la aparición fortuita en cualquier lugar o actividad de un problema (imprevisto o inesperado), de causa diversa y gravedad variable, que genera la conciencia de una necesidad inminente de atención por parte del sujeto que lo sufre o de su familia." También la define como "toda aquella patología cuya evolución es lenta y no necesariamente mortal, pero cuya atención no debe retrasarse más de 6 horas.

Según la **Asociación Médica Americana** (A.M.A.) **URGENCIA** "es toda aquella condición que en opinión del paciente, su familia, o quién quiera que asuma la responsabilidad de la demanda, requiere una asistencia inmediata".

URGENCIA Es una situación en la cual **NO existe riesgo inminente de muerte**, pero se requiere asistencia médica en un corto periodo de tiempo. La mayoría de las veces que se demanda una urgencia, ya sea por el propio paciente como demandada por parte de sus familiares, no lo es, en este caso estaríamos hablando de una **urgencia figurada** o **urgencia subjetiva**.

El servicio de urgencias funciona todos los días del año las 24 horas del día en Atención Especializada y en Atención Primaria.

3.2. FUNCIONES DEL CELADOR EN EL SERVICIO DE URGENCIAS HOSPITALARIAS

- Saldrán **siempre** a recibir a los pacientes, ya vengan en ambulancia o en vehículos particulares. El celador dirigirá y orientará al enfermo al servicio de admisión, siempre que la situación lo permita, o directamente lo lleva a la zona de triaje, mientras que un familiar proporciona los datos administrativos.

- Transportarán a los pacientes en silla de ruedas, cama, camilla o por su propio pie.

- Avisarán al personal sanitario cuando sea preciso.

- Mantendrán las entradas de urgencias provistas de sillas de ruedas y camillas.

- Vigilarán las entradas al área de urgencias, permitiendo el acceso sólo a las personas autorizadas para ello.

- Ayudarán al personal sanitario en las funciones que les sean propias (ej. sujetar a un niño mientras el personal sanitario lo sutura, contención a un paciente mientras se le practica un lavado gástrico, sujeción del paciente mientras se le practica una punción lumbar, a la colocación de yesos, etc.), así como las que le sean ordenadas por médicos, supervisoras o enfermeras.

- Tramitarán o conducirán sin tardanza las comunicaciones verbales que les sean transmitidas por sus superiores.

- Traslado de pacientes al servicio de radiología, quirófanos, al servicio de endoscopias, a las unidades de hospitalización (ingresos), y a todos aquellos servicios y unidades que sea preciso.

- Traslado de documentación a los distintos laboratorios, al banco de sangre, a la farmacia, al servicio de admisión, etc. y recogida de resultados.

- Traslado de aparatos o mobiliario y objetos de unos servicios a otros.

- Cuidarán que los familiares y visitantes no deambulen por los pasillos y dependencias del servicio de urgencias, más que lo necesario para llegar al lugar donde concretamente se dirijan, acompañándolos hasta el lugar si fuese preciso.

- Velarán continuamente por conseguir el mayor orden y silencio en las salas de espera y espacios comunes.

- Avisarán siempre a los familiares de los pacientes que se encuentran en la sala de espera cuando se realice un traslado del enfermo, ya sea para la realización de pruebas fuera del servicio de urgencias como cuando se efectué el ingreso en una planta hospitalaria.

El médico responsable del paciente es quien debe cumplimentar las órdenes de ingreso hospitalario.

- Se abstendrán de hacer comentarios con los familiares de los pacientes sobre diagnósticos, exploraciones y tratamientos que se están realizando a los mismos, no informarán sobre pronósticos de la enfermedad del paciente, debiendo siempre orientar las consultas al médico encargado de la asistencia del enfermo.

Las funciones del Celador en Urgencias en el Centro de Salud serán todas las descritas anteriormente y además:

- Abrir y cerrar el centro

- Avisar a los médicos y enfermeras cuando tengan un paciente
- Citar a los pacientes para la consulta del médico y de enfermería de urgencias
- Atender el teléfono y tomar nota de los avisos para la atención médica domiciliaria, notificándolos al personal sanitario -médico y enfermara-

Formas de acceder al Servicio de Urgencias

Un paciente puede acudir al servicio de urgencias de diferentes formas:

1. Derivado de su centro de salud a través del médico de atención primaria
2. Derivado por el servicio de urgencias de atención primaria -PAC- (Punto de Atención Continuada)
3. Derivado por el servicio de urgencias extrahospitalarias -112-
4. Por propia iniciativa del paciente o de sus familiares

De cualquiera de las formas que llegue el paciente al servicio de urgencias del hospital y una vez realizados los trámites administrativos necesarios (recogida de datos del paciente en el servicio de admisión de urgencias), será evaluado por el personal médico o de enfermería valorando la gravedad de la patología del paciente, asignando al enfermo un lugar de atención y un nivel de prioridad, acción esta que recibe el nombre de TRIAJE.

3.2.1. TRIAJE

Es un método de trabajo estructurado que permite una evaluación rápida de la gravedad de cada paciente, de una manera reglada, válida y reproducible, con el propósito de priorizar el orden de atención médica y determinar el lugar y medios apropiados

-Recepción, Selección, Clasificación y Distribución de pacientes-

El **triaje intrahospitalario** es una técnica de recepción, acogida y clasificación de los pacientes que acuden al servicio de urgencias de un hospital, basándose en códigos de colores en relación con la prioridad del tratamiento.

En España los dos métodos de clasificación más utilizados son el MTS y el SET, ambos constan de **5 niveles.**

Según la OMS **triaje de urgencias** es el *proceso de valoración clínica preliminar que ordena los pacientes antes de la valoración diagnóstica y terapéutica completa en base a su grado de urgencia, de forma que en una situación de saturación del servicio o de disminución de recursos, los pacientes más urgentes son tratados los* primeros, y el resto son controlados continuamente y reevaluados hasta que los pueda visitar el equipo médico.

El triaje debe realizarse en todos los escalones de la atención médica, tantas veces como sea necesario.

La zona donde se realiza la evaluación y valoración del paciente también se denomina triaje. Será el celador el encargado de que siempre haya un número suficiente de sillas de ruedas y de camillas para poder transportar al paciente en el medio y al lugar indicado por el personal facultativo o de enfermería.

DIFERENTES TIPOS DE TRIAJE

SISTEMA DE TRIAJE START (Simple Triage And Rapid Treatment)

Triaje simple y tratamiento rápido, método de clasificación de heridos más habitual en los servicios de urgencias-emergencias a nivel internacional.

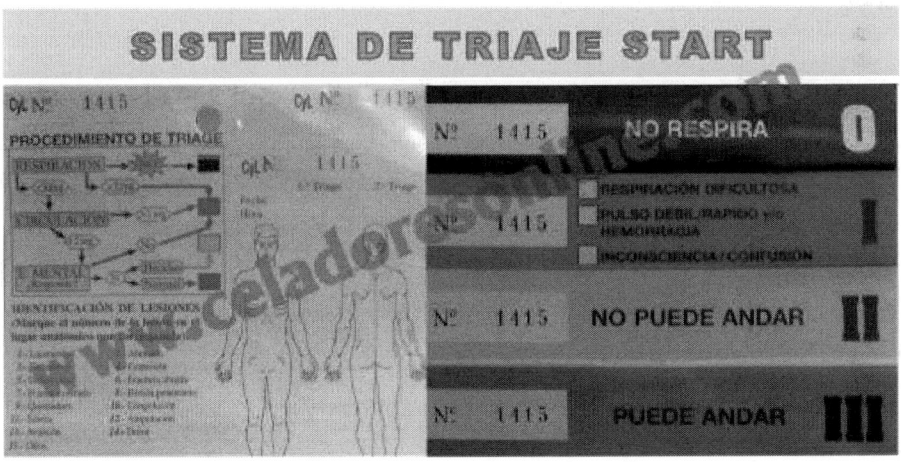

Una vez realizado el triaje según el sistema START y dependiendo de la gravedad presentada por el paciente se le asigna una etiqueta con un color, dicha etiqueta debe estar colocada en un lugar visible.

0. Negro o gris oscuro. Representa a pacientes fallecidos o irrecuperables. Sin prioridad

I. Rojo. Representa **gravedad extrema**. Urgencia absoluta, no admite demora su asistencia, son los pacientes que no superan la valoración ABC (vía aérea, ventilación y circulación) con posibilidades de sobrevivir, requieren tratamiento y estabilización inmediata. Prioridad 1.

Son los pacientes en situación de:

- PCR presenciada
- Shock de cualquier causa
- Dificultad respiratoria
- Traumatismo craneoencefálico grave
- Hemorragia importante
- Inconsciencia

II. Amarillo. Representa paciente **grave**, agudo crítico que supera la valoración ABC sin riesgo vital inmediato. **Urgente**, pueden esperar máximo 1 hora sin ser atendidos. Prioridad 2

En dicha situación se encuentran los pacientes con:

- Riesgo de shock
- Fractura abierta de fémur, fractura de pelvis
- Quemaduras graves
- Traumatismo craneoencefálico

III. Verde. Representa al paciente **leve**, no crítico, sin riesgo vital y que puede caminar. No precisan de atención inmediata (**demorable)**, la asistencia puede demorarse de 4 a 6 horas. Prioridad 3

Situación en la que se encuentran los pacientes con:

- Fracturas menores
- Heridas o quemaduras menores
- Contusiones, abrasiones
- Ansiedad

SISTEMA DE TRIAJE S.E.T.

Sistema Español de Triaje, método de triaje de enfermería no excluyente, que consta de 5 niveles, priorizando la urgencia del paciente y que se aplica tanto a la clasificación de la urgencia pediátrica como a la de adultos.

SISTEMA DE TRIAJE SET

NIVEL	COLOR	CATEGORÍA	TIEMPO
I	Azul	Reanimación	Inmediata enfermería
II	Rojo	Emergencia	Inmediata enfermería 7 minutos médico
III	*lar n*	Urgente	30 minutos
	Verde	Menos Urgente	45 minutos
V	Negro	No Urgente	60 minutos

- **Nivel I (Resucitación)**: Situaciones que requieren resucitación, con riesgo vital inmediato.

- **Nivel II (Emergencia)**: Situaciones de emergencia o muy urgentes, de riesgo vital previsible, la resolución de las cuales depende radicalmente del tiempo.

- **Nivel III (Urgencia)**: Situaciones de urgencia, de potencial riesgo vital.

- **Nivel IV (Menos urgente)**: Situaciones de menor urgencia, potencialmente complejas pero sin riesgo vital potencial.

- **Nivel V (No urgente)**: Situaciones no urgentes que permiten una demora en la atención o pueden ser programados, sin riesgo para el paciente.

SISTEMA DE TRIAJE MANCHESTER (Manchester Triage Scale) -MTS-

M.T.S. Método de clasificación y priorización que determina la atención sanitaria que debe ser prestada, en función de los síntomas manifestados y de unas preguntas realizadas por el personal sanitario al paciente. Al igual que el sistema SET, consta de 5 niveles.

SISTEMA DE TRIAJE MANCHASTER

PRIORIDAD	ATENCIÓN	COLOR	TIEMPO
1	Inmediata	Rojo	Inmediato
2	Muy Urgente	Naranja	Antes de 10 minutos
3	Urgente	Amarilla	Antes de 60 minutos
4	Menos Urgente	Verde	Antes de 120 minutos
5	No Urgente	Azul	Antes de 240 minutos

3.2.2 ESTRUCTURA DEL SERVICIO DE URGENCIAS

El diseño del servicio de urgencias dependerá del nivel de atención asistencial de cada hospital, respetando los espacios de acceso, recepción y clasificación de los pacientes, debe estar bien comunicado con la unidad de cuidados intensivos, quirófano, con los laboratorios, etc. Se diferenciará claramente la ZONA NO ASISTENCIAL y la ZONA ASISTENCIAL.

La Urgencia Pediátrica puede estar aislada dentro del Servicio de Urgencias Hospitalaria evitando que los niños se crucen con el resto de las urgencias.

La Urgencia Obstétrica debe ser prestada en la unidad de maternidad del hospital

En la **zona no asistencial** estarán ubicados los siguientes servicios básicos:

- Admisión de urgencias
- Sala de espera
- Punto de información
- Sala de información a pacientes
- Despachos del personal facultativo
- Almacén

En la **zona asistencial** estarán situadas:

- Zona reservada para el triaje
- Zona de boxes
- Zona de consultorios
- Zona de exploración y tratamiento de pacientes no encamados
- Zona de exploración y tratamiento de pacientes encamados
- Zona de Reanimación o Box de parada
- Zona de Radiología
- Quirófanos de urgencias
- Zona de Traumatología
- Laboratorios
- Servicios y aseos para pacientes y personal
- Vestuarios y zona de descanso para el personal

Recursos Humanos

Rodio

- Médicos adjuntos -especialidad en Medicina Familiar y Comunitaria-

- Médicos de puerta -especialidad en Medicina Familiar y Comunitaria-

- Médicos internos residentes -M.I.R.-

  Médicos especialistas (medicina interna, dermatología, oncología, etc.) que están de guardia tanto presencial como localizada que acudirán cuando sea necesario

- Enfermeros

- Auxiliares de enfermería -TCAE-

- Personal auxiliar administrativo

- Celadores

Al frente del Servicio de Urgencias existirá un Coordinador de Urgencias (Médico)

El personal que presta servicios en las urgencias del Centro de Salud -PAC- es el personal que forma parte del equipo de Atención Primaria

- Médicos

- Enfermeros

- Celadores

3.2.3. TRANSPORTE SANITARIO

El transporte sanitario es el que se realiza para el desplazamiento de personas enfermas, accidentadas o por otra razón sanitaria en vehículos especialmente acondicionados al efecto, siendo una prestación complementaria del Sistema Nacional de Salud.

Los servicios de transporte sanitario podrán prestarse con vehículos:

- Adecuados para el traslado individual de enfermos en camilla dotados o no de equipamiento asistencial en ruta.

- Acondicionados para el transporte colectivo de enfermos no aquejados de enfermedades transmisibles.

CLASIFICACIÓN Y TIPOS DE TRANSPORTE SANITARIO

POR EL CARÁCTER DEL TRANSPORTE	• **Primario o extrahospitalario**. El que se realiza desde el lugar donde se produce la emergencia hasta el hospital • **Secundario o interhospitalario**. El que se realiza de un hospital a otro • **Terciario o intrahospitalario**. El que se realiza dentro del propio hospital
POR EL MEDIO UTILIZADO	• **Transporte terrestre**: AMBULANCIAS • **Transporte aéreo**: HELICÓPTERO O AVIÓN SANITARIO • **Trasporte marítimo**: BARCO HOSPITAL y LANCHAS RÁPIDAS
POR LA URGENCIA VITAL	• **Transporte de emergencia**. Prioridad absoluta, el transporte se realiza de inmediato • **Transporte urgente**. Pacientes con posible riesgo vital, el transporte se realiza con prontitud, se puede demorar unas horas una vez que las funciones vitales queden estabilizadas • **Transporte demorable**. El paciente no requiere de asistencia inmediata, el transporte se programa

Dependiendo de la distancia que se deba recorrer se utilizará un medio u otro:

- Distancias menores a 150 Km se utilizarán el transporte terrestre o el helicóptero.

- Entre los 150 y 300 Km el más apropiado será el helicóptero.

- Entre los 300 y 1000 Km el más recomendado es el avión.

- Superiores a 1000 km en avión regular adaptado.

- En circunstancias muy especiales se utilizará el barco.

TRANSPORTE DE PACIENTES EN AMBULANCIA

El transporte terrestre podrá ser realizado por las siguientes categorías de vehículos de transporte sanitario.

- Las **ambulancias no asistenciales** no están acondicionadas para la asistencia sanitaria en ruta.

- Las **ambulancias asistenciales** están acondicionadas para permitir asistencia técnico-sanitaria en ruta.

TRANSPORTE SANITARIO POR CARRETERA

CLASES		CARACTERÍSTICAS	DOTACIÓN DE PERSONAL
AMBULANCIAS NO ASISTENCIALES	A1	Convencionales, transporte en camilla	Al menos, con un conductor que ostente, como mínimo, el certificado de profesionalidad de transporte sanitario y cuando el servicio lo requiera, con ayudante con la misma cualificación
	A2	Transporte colectivo	
AMBULANCIAS ASISTENCIALES	B	Destinadas a proporcionar SVB y atención sanitaria inicial	Al menos, con un conductor que esté en posesión del título de formación profesional de técnico en emergencias sanitarias, y otro en funciones de ayudante que ostente, como mínimo, la misma titulación
	C	Destinadas a proporcionar SVA	Al menos: • Un conductor con el título de formación profesional de técnico en emergencias sanitarias. • Un enfermero • Un médico, cuando la asistencia a prestar lo requiera

Todas las ambulancias deberán cumplir, como mínimo, las siguientes obligaciones:

1. **Identificación y señalización**

   - Identificación exterior, mediante la inscripción de la palabra "ambulancia", el epígrafe delantero se realizará en sentido inverso para que pueda ser leído por reflexión.

   - Señalización luminosa y acústica de preferencia de paso ajustada a la norma vigente.

   - Documentos obligatorios.

   - Registro de desinfecciones del habitáculo y del equipamiento.

   - Libro de reclamaciones.

2. **Vehículo**

   - Vehículo con potencia fiscal, suspensión y sistemas de freno adaptados a la reglamentación vigente.

   - Faros antiniebla anteriores y posteriores.

- Indicadores intermitentes de parada.

- Extintor de incendios reglamentario.

- Neumáticos de invierno, o en su defecto cadenas para el hielo y nieve, los meses de noviembre hasta marzo, ambos incluidos.

- Herramientas para el cuidado del vehículo.

- Señales triangulares de peligro.

3. Célula sanitaria

- Lunas translúcidas.

- Climatización e iluminación independientes de las del habitáculo del conductor.

- Medidas de isotermia e insonorización aplicadas a la carrocería.

- Las paredes interiores serán lisas y sin elementos cortantes y el suelo antideslizante, todos ellos impermeables, autoextinguibles, lavables y resistentes a los desinfectantes habituales.

- Puerta lateral derecha y puerta trasera con apertura suficiente para permitir el fácil acceso del paciente.

- Armarios para material, instrumental y lencería.

- Cuña y botella irrompibles.

Además de todo lo anterior las ambulancias también deberán reunir los siguientes requisitos:

- Deberán cumplir con las condiciones que marca la norma UNE-EN 1789:2007 + A1: 2010.

- Las ambulancias asistenciales deberán contar con dispositivos de transmisión de datos y localización GPS con su Centro de Coordinación de Urgencias (CUU).

- En todo momento estará garantizada la comunicación con el Centro de Gestión de Tráfico.

- En las ambulancias de clase A2 la disposición de la camilla será opcional.

- Todos los vehículos de transporte sanitario siguiendo la normativa europea deben ser de color amarillo, ya que dicho color sigue siendo visible para casi todas las personas en todas las condiciones de iluminación, incluidas la mayoría de las personas daltónicas.

- Todas las ambulancias estarán equipadas con luces intermitentes azules.

Posiciones del paciente en el traslado

El paciente en el traslado debe ir colocado en la posición mas adecuada a su patología para no provocar lesiones nuevas, con **la cabeza en el sentido de la marcha.**

Posiciones en el traslado según la dolencia que presente el paciente:

- **Fowler alta** en casos de insuficiencia respiratoria, disnea de origen cardiaco.

- **Semi-fowler** adecuada para pacientes estándar y embarazadas en situación de parto, en este caso la cabeza irá en sentido contrario a la marcha.

- **Trendelenburg** en casos de hipotensión o shock (hipovolémico y hemorrágico), embarazadas con hemorragia vaginal.

- **Antitrendelenburg** en casos de traumatismo cráneo encefálico, sospecha de hipertensión intracraneal.

- **Decúbito lateral izquierdo** en embarazadas a partir de la 26 semana.

- **Decúbito supino** (una de las posiciones más habituales en el traslado) sin almohadas en casos de pacientes traumatizados.

- **Decúbito lateral de seguridad** pacientes con bajo nivel de conciencia ó con vómitos continuados.

- **Decúbito prono** (menos habitual) posición indicada para quemaduras o heridas en la espalda, problemas vertebrales.

- **Decúbito supino con piernas flexionadas** (almohada debajo de las rodillas) en casos de dolencias abdominales.

- **Sedestación,** la más idónea para pacientes con edema agudo de pulmón, insuficiencia cardíaca.

Existen factores externos que provocan cambios fisiológicos que pueden empeorar el estado del paciente a la hora de realizar el transporte sanitario, independientemente del tipo de transporte que se utilice para ello. Son el ruido, las vibraciones, la temperatura, la altura, las turbulencias, aceleraciones o desaceleraciones, etc.

Por lo que tenemos que tener en cuenta:

- El transporte sanitario terrestre se debe hacer de una forma suave, evitando aceleraciones y desaceleraciones bruscas.

- La camilla debe ir bien anclada, y el paciente bien sujeto a ella, utilizando el colchón de vacío para una mayor inmovilización si fuese preciso.

- Se tomarán medidas de protección acústica en casos del transporte aéreo, ya que el nivel de ruido producido es elevado -110 decibelios-

- El paciente estará siempre protegido de los cambios de temperatura evitando que se produzca una hipotermia o hipertermia, el habitáculo del transporte estará acondicionado a la temperatura adecuada, se utilizarán mantas térmicas cuando sea necesario.

Nunca se iniciará el transporte hasta que el paciente no esté estabilizado y garantizada su seguridad.

4. EL CELADOR EN LAS UNIDADES DE CUIDADOS CRÍTICOS

En este apartado trataremos otra situación del trabajo del celador, en concreto la actuación de éste en las UVI (Unidad de vigilacia intensiva) o también llamada UCI(Unidad de cuidados intensivos) o incluso, UMI (unidad de medicina intensiva).

Principalmente dentro de la Unidad de Cuidados Intensivos:

- Los Celadores destinados en las UNIDADES de CUIDADOS INTENSIVOS estarán preparados en el movimiento de los enfermos, dado que por las características de los pacientes encamados, y muchas veces inconscientes, su movilización ha de hacerse con especial entrenamiento.

- Por otra parte, dada la susceptibilidad de los pacientes a las infecciones, los celadores deberán estar uniformados con batas asépticas, que se renovarán cada vez que abandonen estas dependencias.

- Dada las características de esta unidad deberán actuar procurando evitar ruidos innecesarios.

- Asimismo trasladarán los aparatos y material que se les indique.

Legislación

A modo introductorio, procedemos a plasmar parte de la normativa que rige el Sistema Nacional de Salud, en relación con las garantías de seguridad y calidad y el procedimiento de autorización de los centros o establecimientos sanitarios.

La Ley 16/2003, de cohesión y calidad del Sistema Nacional de Salud (SNS), en sus artículos 27 y 28, establece la necesidad de elaborar garantías de seguridad y calidad acordadas en el Seno del Consejo Interterritorial del Sistema Nacional de Salud, además como bien dice el artículo 29, dichas medidas serán aplicables a todos los centros, públicos y privados, independientemente de la financiación de las prestaciones que estén ofreciendo en cada momento, siendo responsabilidad de las Administraciones públicas sanitarias para los centros de su ámbito, velar por su cumplimiento. Estas medidas deben ser exigidas para la regulación y autorización por parte de las Comunidades Autónomas de la apertura y puesta en funcionamiento en su respectivo ámbito territorial de los centros, servicios y establecimientos sanitarios.

El Real Decreto 1277/2003, por el que se establecen las bases generales sobre autorización de centros, servicios y establecimientos sanitarios. La finalidad de este real decreto recogida en su artículo 1, es regular las bases del procedimiento de autorización de centros, servicios y establecimientos sanitarios por las Comunidades Autónomas, establecer una clasificación, denominación y definición común para todos ellos, y crear un Registro y un Catálogo general de dichos centros, servicios y establecimientos.

Artículo 1.1 Real Decreto 1277/2003

Este real decreto tiene por objeto:

a) Regular las bases generales del procedimiento de autorización de centros, servicios y establecimientos sanitarios por las comunidades autónomas.

b) Establecer una clasificación, denominación y definición común para todos los centros, servicios y establecimientos sanitarios, públicos y privados, imprescindible para la creación de un Registro general.

c) Establecer el Catálogo y Registro general de centros, servicios y establecimientos sanitarios.

Este tema se basa en los **Estándares y recomendaciones** del Ministerio de Sanidad y Política Social (actual Ministerio de Sanidad, Consumo y Bienestar Social) sobre la **Unidad de Cuidados Intensivos del hospital**.

Son realizados por iniciativa del Ministerio de Sanidad, Política Social e Igualdad, por la **Agencia de Calidad del SNS**, en colaboración con grupos de expertos representantes de las asociaciones profesionales más estrechamente vinculadas a cada una de las diferentes unidades, así como otros profesionales sanitarios destacados por su experiencia y conocimiento.

Definición UCI

En los **estándares y recomendaciones** en la Unidad de Cuidados Intensivos realizados por iniciativa del **Ministerio de Sanidad**, Política Social e Igualdad, por la **Agencia de Calidad del SNS**, en colaboración con grupos de expertos representantes de las asociaciones profesionales más estrechamente vinculadas a cada una de las diferentes unidades, así como otros profesionales sanitarios destacados por su experiencia y conocimiento, la Unidad de Cuidados Intensivos (UCI) se define como: "una **organización** de profesionales sanitarios que ofrece asistencia **multidisciplinar** en un espacio **específico** del hospital, que cumple unos requisitos **funcionales, estructurales y organizativos**, de forma que garantiza las condiciones de seguridad, calidad y eficiencia adecuadas para atender pacientes que, siendo susceptibles de recuperación, requieren **soporte respiratorio** o que precisan soporte respiratorio básico junto con soporte de, al menos, dos órganos o sistemas; así como todos los pacientes complejos que requieran soporte por fallo multiorgánico, La UCI puede atender a pacientes que requieren un menor nivel de cuidados."

La UCI es por tanto una instalación especial dentro del área hospitalaria que proporciona **soporte vital** a los pacientes que están **críticamente enfermos**, quienes por lo general requieren supervisión y monitoreo intensivo por medicina de alta complejidad. Cumpliendo con unos **requisitos funcionales, estructurales y organizativos**, de forma que garantiza las condiciones de seguridad, calidad y eficiencia. Además de los equipos de vigilancia médica adecuados, las UCI disponen de un personal médico y sanitario especialmente entrenado para estas tareas.

También en los estándares y recomendaciones se define **médico intensivista** como: "el **profesional** médico que tiene una **especialidad** en atención al **paciente crítico** (medicina intensiva o anestesiología y reanimación, en la actualidad) y las **competencias** profesionales para **desarrollarla**."

La próxima regulación de las especialidades médicas y el proceso de homologación en la Unión Europea (UE) pueden introducir modificaciones, por lo que este criterio se adecuará a la normativa nacional y de la UE vigente en cada momento.

Los **médicos intensivistas** son aquellos que dirigen el cuidado y tratamiento de los pacientes gravemente enfermos, o que han sufrido grandes traumatismos o accidentes, sean adultos o niños. Están a cargo las unidades de cuidados intensivos (UCI), y su objetivo es asegurar el cuidado en los pacientes que presentan enfermedades que amenazan sus vidas.

Organización y Gestión UCI

A continuación observaremos de una parte el conjunto de **medidas organizativas de la UCI** en relación con la seguridad del paciente y de la otra, los requisitos organizativos imprescindibles del servicio de Medicina Intensiva en función de las necesidades derivadas del proceso de atención al paciente ingresado. También encontramos varias recomendaciones, todo ello recogido en la Guía sobre estándares y recomendaciones de la UCI, del Ministerio de Sanidad y Política Social (actual Ministerio de Sanidad).

La UCI debe ser considerada como una sala de hospitalización más del hospital, se **diferencia** de otras por la aplicación de **técnicas de soporte vital** y porque se requiere la atención de un **mayor número de efectivos** médicos para atención facultativa y de personal de enfermería para cuidados específicos. Los pacientes de la UCI se encuentran en observación continuada.

Funciona normalmente como un **servicio intermedio**, que presta servicios a pacientes que proceden de y/o son dados de alta a los servicios clínicos finales, generalmente médicos o quirúrgicos, y para cuyo correcto funcionamiento precisa de la integración y coordinación con prácticamente la totalidad de las restantes unidades del hospital.

Se distinguen tres niveles de regionalización de la UCI.

La integración del hospital local en la red de servicios regionalizada mejora la seguridad y equidad, siendo para ello fundamental el sistema de movilidad / traslado urgente del paciente, así como el uso de las tecnologías de la información y comunicación.

Existe un conjunto de **medidas organizativas** y de gestión que se relacionan con la **seguridad** del paciente grave y agudamente enfermo. Entre ellas:

- Disponer de una UCI cerrada, dirigida por un médico intensivista, que es el modelo existente en España.

- Establecer un equipo de respuesta rápida (servicio ampliado de cuidados críticos)

- Implementar pases de visita multidisciplinarios.

- Implementar la evaluación diaria de objetivos.

No es aconsejable realizar un traslado nocturno de un paciente de la UCI a una unidad de hospitalización convencional. Si se realiza este se recomienda documentarlo como un evento adverso.

Cuando se ha tomado la decisión de **trasladar a un paciente** desde la UCI a una unidad de enfermería de hospitalización, el traslado debe realizarse lo más pronto posible durante el día. La **UCI** que traslada al paciente y el equipo que lo recibe en la **UEH**, unidad de enfermería en hospitalización, **comparten la responsabilidad** de la asistencia mientras se produce el traslado.

La UCI se relaciona con la práctica totalidad de unidades y servicios del hospital. La gestión desde una estación **clínica informatizada** posibilita la relación con las distintas unidades y servicios del hospital de una forma más eficiente y segura, debiendo posibilitar una mayor dedicación del personal de enfermería al cuidado directo al paciente.

El hospital con UCI debe tener disponible, **las veinticuatro horas del día**, servicios asistenciales y de soporte clínico y no clínico para asegurar la calidad y continuidad de la atención al paciente, cuyo nivel de exigencia varía en relación con la complejidad de la propia UCI.

En función de las necesidades derivadas del proceso de atención al paciente ingresado, se consideran requisitos organizativos **imprescindibles** del servicio de Medicina Intensiva los siguientes:

- Existencia de un director o jefe de servicio.

- Existencia de un responsable de presencia física las 24 horas del día.

- Existencia de una responsable o supervisora de enfermería, responsable de la coordinación de los profesionales de enfermería asignados a la unidad.

- La asignación de una enfermera responsable de la atención al paciente, por turno. La relación paciente/enfermera dependerá de la complejidad de los pacientes atendidos.

- La existencia de un sistema formalizado de intercambio de información entre los profesionales implicados en la atención de cada paciente durante los cambios de turno, así como de alta del paciente a otras unidades.

- La evaluación diaria de objetivos para cada paciente.

- Criterios generales uniformes de admisión y alta del paciente.

- Protocolización de la actividad médica y de enfermería de los procesos y procedimientos más frecuentemente atendidos / realizados.

- Cumplimiento de los estándares de seguridad del paciente y atención a los derechos del paciente.

- Existencia de un sistema formalizado de pase de visita de médicos y enfermeras responsables de la atención al paciente, así como, en su caso, otros profesionales.

- Existencia de un sistema formalizado de pase de visita de médicos y enfermeras responsables de la atención al paciente, así como, en su caso, otros profesionales.

- Disponer de los servicios de apoyo que garanticen la calidad y continuidad de la atención.

La UCI deberá disponer de un **manual de organización** y funcionamiento en el que se refleje:

- El organigrama de la UCI.

- Cartera de servicios.

- La disposición física de la unidad y sus recursos estructurales y de equipamiento.

- El manual de normas.

Se recomienda que se elabore siempre un **informe de alta** de la UCI. Con independencia de que se pueda plantear en el futuro la elaboración de un conjunto específico de datos, se recomienda que se utilice el CMBD, conjunto mínimo básico de datos, español y que exista una base de datos específica para las UCI, como la ya existente para las altas de cirugía mayor ambulatoria.

Se recomienda **la ampliación del servicio de cuidados críticos** para asegurar la continuidad de la asistencia, con independencia de la unidad que atienda al paciente ingresado. La ampliación del servicio debe realizarse con la colaboración del servicio de cuidados críticos y otros servicios, y debe mejorar las habilidades de todo el personal en la prestación de cuidados críticos.

Se recomienda que el hospital establezca y **revise** periódicamente el umbral del sistema de **seguimiento** y activación para requerir el apoyo de equipo ampliado de **cuidados críticos** con objeto de optimizar su **sensibilidad y especificidad**.

Se recomienda que el hospital establezca su **política de graduación de respuesta** para el paciente en el que se identifica un deterioro en su condición clínica.

Se recomienda que el hospital disponga de un **equipo** que se activará en respuesta a una alerta de **resucitación** cardiopulmonar.

Se recomienda la **protocolización** en el hospital del **equipo profesional**, el sistema de llamada y el **mantenimiento** del equipo de resucitación cardiopulmonar.

Estructura y recursos materiales

Pasamos a estudiar los criterios y recomendaciones de calidad de la **estructura, equipamiento e instalaciones de la UCI** desarrollados por la Guía sobre Estándares y Recomendaciones de la UCI, del Ministerio de Sanidad en virtud de World Federation of Societies of Intensive and Critical Care Medicine que estableció criterios de diseño y equipamiento para la UCI29 también la European Society of Intensive Care Medicine30 elaboró las recomendaciones de requerimientos mínimos de la UCI y la Intensive Care Society (Reino Unido) recoge en sus estándares (1997) para la UCI aspectos referidos a su estructura física y recursos materiales. El Departamento de Salud del Reino Unido publicó en 1992 una guía de diseño de la UCI51 y la Society of Critical Care Medicine (Estados Unidos) unas directrices para el diseño de UCI52.

Los apartados más importantes son, la **localización** de la UCI, que debe encontrarse en una **zona** claramente **diferenciada** con el resto pero a la vez con conexión espacial directa con según que tipo de servicios. La **estructura física** de la unidad debe de contar con espacios adecuados para responder de las necesidades de los usuarios. Por último, el programa funcional de la UCI debe establecer las dimensiones de la unidad, número de camas...Tampoco debemos olvidarnos de la **calidad ambiental**.

Localización y dimensionado de la UCI

La UCI debe localizarse, **dentro** del hospital, en una zona claramente **diferenciada** y con acceso controlado. La UCI requieren una **conexión espacial y funcional** más directa con otros servicios del hospital tales como el bloque quirúrgico, urgencias, radiodiagnóstico, gabinetes de exploraciones funcionales centrales (hemodinámica, electrofisiología,...), por lo que topológicamente su posición difiere respecto a la de las unidades de hospitalización polivalentes.

La estructura física de la unidad debe responder a las necesidades y actividades de cada uno de los usuarios principales de la misma (pacientes, personal médico y de enfermería visitantes) y deberá disponer de **espacios adecuados** para: acceso y recepción del familiar sala de UCI: box de paciente y control de enfermería, apoyos generales de la unidad y personal.

Como cualquier otra unidad considerada, la UCI **no** debe ser **tráfico de paso** hacia cualquier otra unidad.

El programa y diseño de la UCI debe considerar una **segregación de circulaciones** entre los tráficos más públicos (familiares y visitantes del paciente) y los más internos (paciente, personal y suministros). El CTE (DB-S1), seguridad en caso de incendios), plantea que las salas de pacientes ingresados de esta unidad dispongan necesariamente de dos salidas/accesos diferenciados por razón de evacuación de los ocupantes de la unidad, aspecto que sirve como punto de partida para plantear dicha segregación de tráficos en la unidad.

Programa funcional

La UCI proporciona atención al paciente que requiere una atención médica y cuidados de enfermería intensivos, lo que implica una **dotación específica** de sistemas y equipamientos de soporte vital.

Los **recursos necesarios** para la atención de pacientes en unidades de cuidados intensivos forman parte del **contenido del programa funcional** del área de hospitalización, en el que se deben definir sus funciones y objetivos, y los criterios generales de organización y funcionamiento.

Como sucede con otras unidades de atención especializada, la UCI debe disponer de una **estructura territorial** en función de los **recursos** hospitalarios existentes **y** de la **demanda** de la población, **atendiendo** especialmente a la **seguridad** de los **pacientes** y eficiencia de la atención a los mismos.

El programa funcional debe establecer el **dimensionado** de la UCI y el **número de camas** por unidad, que se considera que no debe ser **nuncainferior** a 6 – 8 camas y que **no debe superar** las 12-14.

Aspectos estructurales de la UCI:

La estructura de la UCI debe responder a los criterios de **organización y funcionamiento** previamente establecidos. Los **espacios** necesarios en la unidad, se derivan de las **necesidades y actividades** de cada uno de los usuarios principales de la unidad: pacientes, personal clínico y de enfermería y visitantes.

El **paciente** ingresado en la unidad requiere las siguientes **condiciones**:

- Espacio con capacidad para la recibir tratamiento encamado por cuatro profesionales sanitarios así como para los equipos de monitorización y sistemas de soporte vital (máquina de parada cardiorrespiratoria, balón de contrapulsación, respirador, equipos para hemofiltración, etc.).
- Dotación suficiente de tomas eléctricas y gases medicinales.
- Espacio para otros equipos portátiles (ecógrafo, radiología, etc.).
- Privacidad visual mientras se encuentra en algún proceso de tratamiento y/o asistencia de emergencia.
- La estancia del paciente en la unidad, requiere la dotación de aseos, uno de los cuales debe ser adaptado a personas en silla de ruedas.
- Disponibilidad de iluminación natural y visión exterior, que sirva de ayuda para la recuperación del ciclo circadiano y la orientación temporal del paciente en la unidad.
- La dotación de televisión y radio debe considerarse en función de los criterios de organización y funcionamiento de cada UCI
- Acceso de visitas y familiares.

Organización y características físicas de la UCI:

Cada una de las zonas que integran una UCI se debe diseñar de manera claramente diferenciada y con conexiones bien definidas entre ellas, de manera que se establezca una adecuada separación de circulaciones de visitantes, pacientes, personal y suministros, y deberán contar con espacios adecuados para: acceso y recepción del familiar, sala de UCI: box de paciente y control de enfermería, apoyos generales de la unidad y personal.

Los **pasillos** de circulación de pacientes encamados deben disponer de una **anchura no inferior a 2,40 metros**, de manera que permitan el paso de equipos y suministros.

Las **zonas** que constituyen la **UCI** son las siguientes:

1. Acceso y recepción de familiares.

2. Sala de UCI: boxes de pacientes y control de enfermería.

3. Apoyos generales de la unidad.

4. Personal.

Características Ambientales

Se debe dar importancia también a disponer de una mayor calidad en las condiciones tanto funcionales como ambientales de cada uno de los locales que integran de la UCI, entre otras cosas para **minimizar la tensión** tanto de pacientes como del personal.

Recomendaciones de aspectos ambientales para ofrecer un espacio más relajante:

- Iluminación natural y vistas al exterior: contar con una ventana en cada habitación pudiendo regular la luz del exterior y así permitir la recuperación de la orientación, del ciclo circadiano, del paciente ingresado.

- Garantizar la privacidad de los pacientes ingresados.

- Las texturas, acabados y colores de las superficies de la habitación deben asimismo colaborar en proporcionar relajación frente a las situaciones habituales de tensión en la unidad.

La **calidad funcional y ambiental** de la unidad se obtiene con:

- Unas buenas relaciones funcionales entre las distintas zonas que integran la unidad.

- El correcto dimensionado de cada local en función de las actividades y equipamiento que se van a desarrollar e instalar, respectivamente en ellos.

- Un buen control visual desde el mostrador de enfermería de los diferentes tráficos de la unidad, especialmente de las habitaciones de los pacientes ingresados.

- Unas buenas condiciones de accesibilidad para personas con discapacidades sensoriales o motoras.

- Un adecuado sistema de control ambiental de los locales: **temperatura (entre los 21º y 24º)** y humedad, regulación de la iluminación evitando soleamiento excesivo y deslumbramientos; oscurecimiento de la habitación, atenuación acústica...Cada habitación debe de disponer de un sistema de control de temperatura que pueda graduarse para adecuarse a las necesidades de confort de cada paciente. La ventilación se realiza con todo aire exterior con filtros HEPA, y con una tasa de 10 renovaciones por hora. La humedad relativa del aire se debe situar entre el 45 y el 55%.

- Instalaciones adecuadas y bien diseñadas.

Además la Unidad dispondrá de un sistema de **intercomunicación** de voz entre el control de enfermería, la habitación del paciente, los dormitorios de médicos de guardia, la sala de estar de enfermería y la sala polivalente del personal. Debería de existir un **sistema de alarma** específico para la **parada cardiorrespiratoria** que sea visible y suene en la UCI.

El programa funcional también debe establecer el **dimensionado** de la unidad como ya hemos visto anteriormente.

Limpieza en la UCI

La **limpieza** de la UCI es un **elemento básico** para minimizar y prevenir la infección nosocomial (son las infecciones adquiridas durante la estancia en un hospital y que no estaban presentes ni en el período de incubación ni en el momento del ingreso del paciente en la unidad) tanto del paciente, como del equipo y de otras zonas externas a la UCI.

Las superficies inertes que circundan al paciente, incluyendo especialmente equipamiento médico, actúan como reservorio de microorganismos potencialmente infecciosos

Para realizar de forma efectiva esta función, la unidad debe **disponer** de los **recursos físicos y equipamiento adecuados**, debiéndose considerar los tiempos requeridos para realizar esta actividad de manera correcta en la programación de funcionamiento de la UCI.

El personal de limpieza de esta unidad contará con la **formación adecuada** para realizar de manera eficiente y ordenada sus funciones.

Las características de los equipos y de los acabados de los materiales de revestimiento así como de sus soluciones constructivas deberán permitir una limpieza de alto nivel de los locales de la unidad.

La UCI es considerada como una de las áreas de muy **alto riesgo**.

La **prioridad** de limpieza de la UCI debe ser **permanente** y si existen incidencias estas deben ser solventadas inmediatamente o con la mayor brevedad posible. La limpieza debe ser una responsabilidad del equipo de la UCI, dicha responsabilidad debe estar claramente establecida y entendida.

Los aseos, despachos, salas y otras áreas de la UCI deben ser tratadas como de muy alto riesgo.

Se debe realizar una limpieza integral de la UCI **cada 24 horas**.

Esa limpieza completa puede ayudar a disminuir los microorganismos y los riesgos de contaminación por bacterias que son resistentes a los antibióticos, y puede ayudar a controlar la extensión de las infecciones a los pacientes.

Se debe limpiar el siguiente equipamiento instalado en la UCI:

- Todo el mobiliario.
- Equipamiento médico.
- Manillas de puertas.
- Rejillas de ventilación.
- Superficies horizontales.
- Suelo completo. Debe realizarse para cada local un listado de elementos a limpiar de manera completa, estableciendo un protocolo específico de la limpieza del mismo

Recursos humanos.

La guía sobre estándares y recomendaciones de la Unidad de Cuidados Intensivos, Ministerio de Sanidad y Política Social (actual Ministerio de Sanidad) habla sobre la necesidad de registro del personal sanitario de la siguiente manera:

En hospital con UCI deberá haber un **registro** actualizado de los profesionales sanitarios, cualquiera que sea su vinculación jurídica y la modalidad y lugar de prestación de la asistencia. El registro incluirá los datos siguientes:

- Número de registro
- Nombre y apellidos
- Titulación
- Categoría profesional
- Especialidad

- Función

- Tipo de vinculación

- En su caso: fecha de baja, cese o pase a la situación de pasivo

- Cuantos otros sean preceptivos de acuerdo con los principios generales establecidos por el Consejo Interterritorial del SNS

El **registro de profesionales** sanitarios se actualizará siempre que haya una modificación de la plantilla y se **revisará**, al menos, una vez cada **tres años**, verificando el cumplimiento por parte de los profesionales de los requisitos necesarios para el ejercicio de la profesión. Constará en el registro de profesionales sanitarios la adscripción de cada profesional a la unidad funcional en que preste servicio y, específicamente, a la UCI.

Según se establece en los Estándares y recomendaciones del Ministerio de Sanidad para la Unidad de Cuidados Intensivos, el **personal necesario** en la **UCI** es el siguiente:

- **Director / responsable de la unidad**. Para ser responsable de la unidad se requiere una experiencia de al menos cinco años en medicina intensiva.

- **Enfermera supervisora de la Unidad**. Para ser responsable de la unidad se requiere una experiencia de al menos cinco años de experiencia en cuidados intensivos.

- **Médico**. Profesional médico que tiene una especialidad en atención al paciente crítico y competencias profesionales para desarrollarla.

- **Enfermera**. La función de las enfermeras es valorar, planificar y proporcionar cuidados de enfermería al paciente ingresado en la UCI, así como evaluar su respuesta.

- **Celador / personal de transporte interno y gestión auxiliar**.

- Personal **auxiliar administrativo**.

- Otros profesionales que colaboran con la unidad son **farmacéutico, dietista, psicólogo, fisioterapeuta y los profesionales de otros servicios con enfermos ingresados en la UCI**.

Existen algunos condicionantes para establecer criterios de necesidades de médicos en las UCI, entre ellos:

- La gravedad del paciente atendido

- La necesidad de mantener una presencia física continuada de un intensivista (24 horas del día y 365 días al año)

- La necesidad de garantizar un adecuado traspaso de turno de guardia entre profesionales médicos, lo que requiere contabilizar el tiempo de solapamiento en el trasvase de la responsabilidad

- Los patrones de organización de la UCI

- Las competencias y conocimientos del personal de enfermería y otro personal auxiliar

Estos condicionantes pueden variar entre UCI de **distintos niveles asistenciales**, por lo que se estiman las siguientes necesidades:

- En UCI de nivel asistencial III: 1 médico intensivista (equivalentes a tiempo completo) por cada 4- 5 pacientes de 08:00 a 18:00 horas y 1 profesional por cada 12 pacientes de 18:00 a 08:00 horas (incluidos sábados y festivos).

- En UCI de nivel asistencial II: 1 profesional por cada 6-10 pacientes de 08:00 a 18:00 horas (incluidos sábados y festivos) y 1 profesional de 18:00 a 08:00 horas.

- En UCI de nivel asistencial I: 1 profesional por cada 8-12 pacientes.

La valoración de **necesidades** de **enfermería** deben tener en cuenta, al menos, los siguientes **factores**:

- Carga del trabajo y competencias para satisfacer las necesidades del paciente

- Las funciones de la enfermería de la UCI

- Las categorías profesionales y perfil de competencias del equipo multiprofesional

- La contribución del personal auxiliar de enfermería

- La presencia de la responsable de enfermería en la UCI

- Otras actividades distintas a la atención directa al paciente y patrones de organización de la UCI

Se debe tomar en consideración el solapamiento de tiempo necesario para hacer el traslado de responsabilidad en cada cambio de turno. Estos factores pueden variar notablemente entre UCI de distintos niveles asistenciales, por lo que se estiman las siguientes **necesidades**:

- UCI de nivel asistencial III: 1 paciente por enfermera.

- UCI de nivel asistencial II: 1,6 pacientes por enfermera.

- UCI en nivel asistencial I: 3 pacientes por enfermera.

Sin embargo, el método más adecuado es ajustar la plantilla de enfermería a las necesidades del paciente en la UCI, medida por su **gravedad y dependencia**. Para ello se suelen utilizar los métodos de medida de las intervenciones terapéuticas.

Equipos de UCI

Es importante que los **equipos en la unidad de cuidados intensivos** sean los necesarios para poder atender óptimamente al paciente.

En la unidad de cuidados intensivos no hay equipos más relevantes que otros, ya que todos son extremadamente necesarios para atender cualquier complicación del paciente. Podemos encontrar, entre otros:

- **Cama y colchón:** la comodidad es importante, pero más allá de eso se trata de las posibilidades que tiene el paciente para tomar posición de descanso sin interferir con heridas o necesidades corporales luego de la cirugía. La cama debe ser tecnológica, lejos de paredes que imposibiliten el movimiento del paciente. Algunas de estas disponen de barandas y cajones que garantizan la seguridad, así como ruedas para poder realizar movimientos urgentes. El colchón debe ser de aire, teniendo un compresor que trabaje la presión constante del mismo, esto para evitar cualquier formación de úlceras.

- **Ventilador mecánico**: los músculos respiratorios pueden sufrir de insuficiencia, por lo que esta máquina ayuda a los pulmones a saciar la necesidad de oxígeno.

- **Bombas de infusión:** debido a la poca o ninguna autonomía del paciente, se debe asegurar la administración de líquidos del paciente, ya sean fármacos o alimentos. Estas bombas son diferentes según sean las necesidades; es decir, pueden ser bombas peristáticas para grandes caudales, o simplemente catéteres.

- **Oxigenoterapia:** básicamente, son dispensadores adheridos a la pared más cercana de cada cama.

- **Sistema de aspiración:** es importante que esto exista en los equipos en la unidad de cuidados intensivos, ya que este sistema está especializado para eliminar líquidos sin transmitir infecciones. Aquí es sumamente importante que se cuente con un sistema de gases medicinales eficiente.

- **Monitor:** todos los parámetros vitales del paciente deben ser evidenciados desde algún lugar, por ello está el monitor.

- **Powerbar:** esta es una barra de alimentación que proporciona electricidad ininterrumpida hacia todas las herramientas de control del paciente, se utiliza en casos de fallas de corriente eléctrica.

- **Desfibrilador:** este equipo es un dispositivo utilizado en casos de paros cardiacos, permite el restablecimiento del latido del corazón a través de descargas eléctricas controladas.

- **Carro individualizado con medicamentos:** como equipos en la unidad de cuidados intensivos, los medicamentos y materiales son importantes en cualquiera de los casos, ya que estos indican personalización del tratamiento. Es extremadamente utilizado en unidades de aislamiento.

- **Cesto de residuos:** debido a los desechos orgánicos e inorgánicos se debe tener control de ellos, ya que es sumamente importante remover y aislar cualquier tipo de desecho orgánico que genere olores o puedan trasmitir gérmenes o bacterias.

Encontramos **también**:

- Monitores (mostrarán ritmo y frecuencia cardiacos, presión arterial y frecuencia respiratoria).

- Catéteres intravenosos (IV).

- Ventilación (respiración).

- Vías arteriales.

- Marcapasos.

- Tubos torácicos.

- Alimentación por tubos o nutrición parenteral.

- Ventilación pulmonar.

- Nebulizadores.

- Vibradores (Terapia respiratoria).

- Motor y mana térmica.

- Grúas (movilización de enfermos).

- Prisma. (Fracaso renal).

- El electrocardiógrafo.

- Bombas de jeringa (Bomba volumétrica para la infusión de medicaciones perfusión continua).

- "Motor desfibrilador

- PICCO.

- Pulxiosimetro. (Mide la saturación de oxígeno, SpC)2, de la hemoglobina arteria! la frecuencia de pulso).

5. ACTUACIÓN CON LOS PACIENTES FALLECIDOS, EN LAS SALAS DE AUTOPSIAS Y EN LOS MORTUORIOS

La operación de amortajamiento es una función propia de los enfermeros, quienes pueden delegar dicha función en auxiliares de enfermería (personas encargadas). En ambos casos, el celador de planta se limita a colaborar en la práctica del amortajamiento, simplemente movilizando al cadáver para de esta manera facilitar a los enfermeros la realización de su cometido.

Una vez que el médico ha certificado el fallecimiento del paciente, (la certificación de la defunción siempre corresponde a personal facultativa) es cuando deben ser efectuados los cuidados "postmorten". El amortajamiento deberá realizarse en la mayor intimidad posible y en el menor plazo, para evitar que aparezca el rigor cadavérico (rigidez del cadáver o rigor mortis) y, posteriormente, el cadáver pueda ser trasladado al mortuorio.

Los cuidados deben aplicarse guardando la mayor asepsia e higiene por parte de los.

El amortajamiento del cadáver consiste en la preparación del mismo para que pueda ser velado por los familiares antes de proceder a su entierro o incineración.

Consiste en proporcionar cuidados técnicos a la persona después del fallecimiento. La primera maniobra a realizar en los Cuidados Post-Mortem es retirar drenajes y sondas del fallecido. El material que vamos a utilizar: Mortaja o sudario para envolver el cuerpo; Esparadrapo para unir los pliegues del sudario (entre otras cosas); Vendas para atar las muñecas y tobillos; Recipiente con agua y jabón para lavar todo el cuerpo; Guantes para realizar la técnica del lavado y Toalla para secar después de lavar el cuerpo.

Material necesario: Mortaja o sudario para envolver el cuerpo; Vendas para atar las muñecas y tobillos, esparadrapo; Recipiente con agua y jabón para lavar todo el cuerpo; Esponja; Guantes para realizar la técnica del lavado; Toalla para secar después de lavar el cuerpo; Material para curas; Algodón; Jeringas de 10 c.c.; Pinzas; Tijeras; Bolígrafo y etiqueta para identificar el cadáver.

1. Verificar y confirmar el éxitus en el parte médico. Se deberá colaborar con la enfermera responsable durante todo el proceso.

2. Solicitar a la familia que abandone la habitación mientras realizamos el amortajamiento, ayudarles en todo lo necesario en esos difíciles momentos;

3. Trasladar al paciente que comparte la habitación con el fallecido a otra habitación o, en su defecto, aislarlo mediante un biombo o cortina;

4. Lavarnos las manos y colocarnos guantes de un solo uso;

5. Preparar todo el material necesario y trasladarlo a la habitación del fallecido;

6. Dejar el cuerpo en decúbito supino colocando la cama en posición horizontal si estaba levantada y se le deja una almohada;

7. Desconectar y retirar catéteres, drenajes, etc. que llevara el fallecido;

8. Realizar la higiene completa del fallecido. Lavarle la cara y afeitarle si hace falta, limpiarle las secreciones y peinarle;

9. Colocar en un carrito el material para curas y ayudar a la enfermera a taponar las salidas de sangre u otras secreciones, si las hay, y a colocar el apósito perineal tras un taponamiento rectal y vaginal si se precisaran

10. Estirar las extremidades inferiores y colocar los brazos a lo largo del cuerpo. El cadáver debe quedar alineado;

11. Cerrarle los ojos bajando los párpados superiores tirando levemente de las pestañas. Colocarle la dentadura si se le había quitado al enfermo moribundo, y cerrarle la boca;

12. Sujetar la mandíbula del cadáver con un vendaje alrededor de la cabeza;

13. Entregar a la enfermera los objetos de valor retirados del fallecido (para su posterior entrega a los familiares)y ponerle una bata mortuoria o sudario. Si la familia lo desea, se facilitará que puedan vestir con sus ropas al cadáver;

14. Cubrirle por completo con una sábana y ponerle la etiqueta de identificación: identificar al cadáver con nombre, fecha, hora y unidad de procedencia;

15. Antes del traslado por los celadores, asegurarse de que las puertas de las demás habitaciones están cerradas y de que no circulan pacientes por los pasillos;

16. Notificar el éxitus a los servicios que corresponda: Farmacia, Admisión, Cocina, etc.

17. Recoger y limpiar la habitación, después avisar para su desinfección;

18. Los fallecidos por causa de ciertas enfermedades contagiosas deben ser amortajados de forma especial.

Traslado del cadáver al mortuorio.

Corre a cargo del celador acompañado de otro celador, concretamente del celador del servicio donde se ha producido el deceso. El traslado del cadáver se hará en camilla cubierta o la camilla debe protegerse con una sábana y el cuerpo debe cubrirse con otra, que lo cubrirá por completo desde el servicio en el que se produjo el "exitus" (fallecimiento) hasta el depósito. Nunca irán acompañados de los familiares del difunto.

Antes de salir de la habitación con la camilla debemos asegurarnos de que el pasillo se encuentre despejado de enfermos y visitantes. En caso contrario les invitaremos a entrar en sus habitaciones y luego saldremos con la camilla.

El traslado al mortuorio deberá realizarse, una vez recibido el parte de traslado correspondiente, (hasta que no nos indiquen no podemos trasladarlo) por lugares poco frecuentados y de forma discreta frente al resto de los enfermos o familiares que los visitan (si hay gente en los pasillos, se les invitará a entrar en la habitación etc.)

Lo bajaremos con discreción al mortuorio depositándolo en la cámara frigorífica, (de manera que la cabeza del enfermo quede a la puerta de la cámara, por si hubiese que reconocer el cadáver)dejando en la puerta una etiqueta con los datos del cadáver para su posterior identificación. El mortuorio, debe permanecer en las mejores condiciones de higiene y limpieza después de la colocación del cadáver en la cámara.

Si al cadáver debiera realizársele previamente una autopsia o "necropsia", deberá ser conducido igualmente por el celador hasta la cámara frigorífica libre correspondiente, salvo que se le esté esperando para realizar la misma, algo improbable.

Recordemos que el cuerpo del difunto pertenece por ley a su familia, salvo que éste haya dispuesto de forma explícita y por escrito otra disposición (instrucciones previas) o bien que la familia lo done con fines científicos o humanitarios.

Una vez finalizadas estas labores regresará a su puesto de trabajo, manteniendo todas las medidas higiénicas pertinentes.

Actuación en la sala de autopsias (celador auxiliar de autopsias)

En este servicio el celador, se denomina Celador Auxiliar de autopsias, y sus funciones son de auxilio y ayuda al personal facultativo (anatomatopatólogos o forenses)

El celador en este servicio se ocupará de lo siguiente:

- Transporte del cadáver desde el depósito a la mesa de autopsias: Los cadáveres deben salir de la Unidad de origen perfectamente identificados, con el nombre y los apellidos en un lugar visible que no necesite de la manipulación de la mortaja para su lectura. El depósito deberá también estar identificado. La temperatura de las cámaras frigoríficas es de 4° C.

- Preparar el cadáver para realizar la autopsia, así como efectuar los movimientos del mismo que fueran necesarios para su práctica.

- Colocar el cadáver en la mesa de autopsias en decúbito supino.

- Conservar un ambiente de respeto impidiendo entrar durante el proceso autópsico a individuos ociosos o morbosos.

- Deben tenerse las mismas consideraciones con el cuerpo vivo que con el muerto.

- Auxiliar al médico durante la autopsia, en aquellas prácticas instrumentales no específicas de profesionales titulados, que no impliquen hacer uso de instrumental alguno sobre el cadáver, así como efectuar los movimientos del fallecido que fueran necesarios para su práctica.

- Pesaje de órganos, anotaciones, introducir en cubos herméticos restos humanos para su traslado e incineración por la empresa autorizada, etc....

- Si hay que rellenar un cadáver, se hace con papel, antes de proceder a su cierre por el Anatomopatólogo.

- Recomponer y asear al cadáver una vez efectuada la autopsia.

- Lo hará independientemente del sexo del paciente.

- Limpiar la sala, mesa y material de autopsia.

- Limpiar el instrumental utilizado un detergente, una vez limpio, aplicar una desinfección por medio de lejía durante 10 minutos por inmersión. Cada cierto tiempo se enviará el instrumental a esterilizar. Si se tratase de una autopsia de riesgo se utilizará instrumental esterilizado.

- Cualquier otra cuestión de carácter auxiliar que le fuera encomendada por el personal médico en relación con la práctica de autopsias.

- Trasladar las muestras al servicio de anatomía patológica.

- Reparto de los resultados de las biopsias y citologías del centro.

Medidas de prevención

- Se recomienda el uso de guantes de látex y desechables.

- Éstos son la protección de barrera más importante en este servicio. Si durante el trabajo los guantes se deterioran o se rompen, el celador se lavará inmediatamente las manos y se colocará un par nuevo.

- Se colocará bata, que suelen ser desechables, para impedir que las salpicaduras de sangre alcancen el tronco o las extremidades del celador.

- Mascarilla y gafas, para prevenir salpicaduras de los fluidos corporales.

- Lavado de manos ordinario, es uno de los pilares básicos para evitar la contaminación a través de microorganismo.

Tema 25

ATENCIÓN DEL CELADOR EN LOS CENTROS SANITARIOS (III). ÁREAS DE CONSULTAS EXTERNAS, ALMACÉN, FARMACIA Y SALUD MENTAL

José María Espinar Martínez

ÍNDICE

1. EL CELADOR EN EL ÁREA DE CONSULTAS EXTERNAS

La atención médica de pacientes ambulatorios se realiza a través de las consultas externas de un hospital. En ellas se requiere evaluación clínica, diagnóstico y tratamiento por parte de especialistas médicos. La asistencia desde un punto de vista logístico en el adecuado flujo de pacientes corre a cargo del celador.

Entre sus funciones en este contexto, se encontrarían:

1. Recepción y primera orientación de los pacientes: esta labor del celador pivota sobre un dominio por parte de éste de la distribución física de las consultas externas, que le permita una precisa orientación al paciente.

2. Control del flujo de pacientes: el celador gestiona las citas y turnos en las consultas externas, y se preocupa de los pacientes sean atendidos en orden y de acuerdo con la programación prevista. Para ello y en concreto, el celador comprueba los justificantes de citas de los pacientes, e incluso registra entradas y salidas a consultas.

3. Ayuda a pacientes con movilidad reducida: el desplazamiento dentro de las consultas y del propio centro médico de pacientes con dificultades de movilidad es realizado por el celador, ya sea desplazando sillas de ruedas o prestando ayuda al caminar al paciente que lo necesite.

4. Vigilancia del orden: el celador se responsabiliza del orden, limpieza y buen estado general de las áreas de espera de las consultas externas. El objetivo que garantizar es el mantenimiento de un ambiente cómodo, tranquilo y seguro para los pacientes.

5. Coordinación: el celador tiene un diálogo y contacto directo y estrecho con médicos y enfermeros de las consultas externas, comunicando la llegada de los pacientes o asegurando un paso fluido y ágil entre los diferentes estadios del proceso de atención.

En relación a las atribuciones del celador en las consultas externas, se destacan las siguientes:

1. Dar cumplimiento a la normativa interna de las consultas externas: el funcionamiento adecuado de las consultas externas pasa por la aplicación de los protocolos de funcionamiento establecidos para las mismas, correspondiendo al celador su observancia. A modo de ejemplo, la aplicación de las medidas establecidas para el aseguramiento de la confidencialidad respecto a la información del paciente, así como de las medidas tendentes a garantizar su seguridad.

2. Atención al paciente; el celador debe otorgar atención personalizada y orientación a familiares y pacientes, resolviendo dentro de su ámbito sus problemas con proactividad y actitud positiva.

3. Actuación en caso de emergencias: en situaciones de emergencias o crisis, el celador debe estar preparado para ser resolutivo en el ámbito de sus competencias, y aplicar medidas inmediatas en aras de la seguridad de pacientes y personal. Entre otros, ello implica activar protocolos de emergencia, evacuar si fuera el caso o prestar asistencia básica de ser necesario.

Finalmente, entre las competencias del celador en las consultas externas podemos encontrar:

1. Comunicativas: poseer habilidades para una comunicación efectiva hacia pacientes, familiares y personal es importante para el desempeño de la actividad del celador. Incluido en ello, ser capaz de interactuar de forma clara y comprensible, y de aplicar empatía en esencia hacia el paciente.

2. Eficiencia: una gestión eficiente del tiempo y la priorización de tareas es relevante en la jornada de trabajo del celador en las consultas externas, donde el movimiento y rotación de pacientes acostumbra a ser rápido y constante. La minimización de los tiempos de espera debe ser un objetivo a lograr para el celador en las consultas externas.

3. Resolutividad: el celador debe identificar y resolver problemas con agilidad y prontitud, en la medida de sus posibilidades, en las consultas externas. Ello pasa por capacidad crítica y toma de decisiones informadas bajo presión.

4. Trabajar en equipo: el celador debe colaborar con médicos, enfermeros y resto de personal de las consultas externas. En este contexto de colaboración, debe ser efectivo y diligente en la ejecución de sus funciones y conciso en las comunicaciones, para con ello garantizar una atención coordinada

2. EL CELADOR EN EL ALMACÉN Y SUMINISTROS

Almacén es el espacio físico donde se encuentran depositadas las mercancías que se deben mantener en stock, en espera de su distribución y uso.

El factor que se tendrá en cuenta a la hora de realizar el diseño de un almacén hospitalario será la **optimización del espacio disponible.**

Un almacén debe estar preparado para recibir, preparar y guardar cualquier tipo de mercancía.

Funciones que desempeña un almacén hospitalario:

- Recepción de todos los productos necesarios solicitados a los proveedores externos para que la actividad de una Institución Sanitaria se lleve a cabo
- Establecer el control de calidad
- Almacenamiento de las mercancías
- Preparación de los pedidos
- Expedición de pedidos

La finalidad de un almacén en una Institución Sanitaria es garantizar el aprovisionamiento de las distintas unidades y servicios, en todo momento y a un coste razonable.

La función principal de un almacén es **aprovisionamiento, custodia y distribución** de los materiales

En un Hospital o Centro de Salud nos vamos a encontrar con dos almacenes, como mínimo, uno será el de **farmacia** y el otro el **almacén general**, que a su vez se puede subdividir en almacén de material de mantenimiento, almacén de material clínico fungible, almacén de material quirúrgico, almacén de aparataje, almacén de papelería, almacén de lencería, etc.

ALMACENES SEGÚN EL TIPO DE MATERIAL

USO RELACIONADO CON	
EL PACIENTE	**EL FUNCIONAMIENTO DEL CENTRO SANITARIO**
• Almacén de farmacia • Almacén de material clínico fungible • Almacén de material quirúrgico y aparataje • Almacén de lencería	• Almacén de papelería • Almacén de mantenimiento • Almacén de lencería

FUNCIONES DEL CELADOR EN EL ALMACÉN

La figura del celador encargado del almacén está contemplada en el acuerdo del Consejo de Ministro 29/06/1990 que modifica el Real Decreto Ley 3/1987, de 11 de septiembre

- Recibir las mercancías (será el encargado de aceptar o no los artículos) comprobando que el número de bultos que indica el albarán es el correcto (el control de los pedidos se realiza de **forma cuantitativa**).

- Revisión del material recibido.

- Cargar y descargar la mercancía.

- Colocar los distintos artículos (mercancía recepcionada o suministros externos) en las estanterías del almacén.

- Comprobar que los vales de pedido están cumplimentados correctamente (deben ir firmados por el responsable oportuno) para poder entregar el material solicitado.

- Preparar y distribuir los suministros internos a las distintas plantas y servicios.

- Realizarán un inventario diario del material, tanto de las entradas como de las salidas.

- Informar al responsable del almacén sobre las entradas de material.

- Participar en el inventario general.

Son objetivos fundamentales en el reparto de material la **rapidez** y la **efectividad**, por lo que el celador debe ser **resolutivo** a la vez que **efectivo** y **seguro** en su puesto de trabajo.

FASES EN LA TAREA DE SUMINISTRO

SUMINISTRO

Conjunto de tareas cuya finalidad es aprovisionar de materiales al almacén general del Hospital y a cada uno de los diferentes servicios sanitarios.

Los suministros pueden ser:

1. **Externos**: son aquellos que abastecen al almacén general desde fuera procedentes de los distintos proveedores.

2. **Internos**: son los productos distribuidos desde el almacén general del hospital o centro sanitario a las distintas unidades o servicios.

FASES

1. PREVISIÓN DE APROVISIONAMIENTO

Es la primera fase que se debe realizar en la tarea de suministros y consiste en conocer las necesidades del material preciso y necesario para el buen funcionamiento de la Institución Sanitaria.

Una vez establecidas las necesidades de los servicios y unidades del Centro Sanitario, se procede a gestionar la compra de los distintos productos a proveedores externos, y para ello se tendrá en cuenta un procedimiento reglado.

Las necesidades de material en el almacén general, normalmente se establecen con carácter anual.

La función de aprovisionamiento que cumple un almacén consiste en el control de que el centro tiene siempre la cantidad adecuada de los productos necesarios.

2. PLANIFICACIÓN DE ADQUISICIONES

Consiste en elaborar un plan de compras para adquirir las mercancías, es decir, qué es lo que se necesita comprar, cuanto se necesita, para cuando se necesita y con qué recursos se cuenta para la adquisición de los suministros externos que abastecen al almacén.

3. PROCEDIMIENTO ADMINISTRATIVO DE CONTRATACIÓN

Modo de adquisición de los productos y servicios necesarios de un almacén, los cuales han de regirse por la Ley 9/2017, de 8 de noviembre, de Contratos del Sector Público.

Las Administraciones Públicas en general y las Instituciones Sanitarias Públicas en particular, están sujetas al procedimiento administrativo que establece la Ley de Contratos de las Administraciones.

4. PETICIÓN DEL MATERIAL

Será la Sección Administrativa de Suministros quien proceda a la petición del material una vez gestionada la compra de la mercancía precisa.

El plazo de aprovisionamiento es el tiempo que tarda el proveedor en suministrar al almacén general del hospital un producto que dependerá de si este debe ser importado o no.

El control económico del almacén corresponde a la Unidad de Intervención.

5. RECEPCIÓN/REVISIÓN DE MERCANCÍAS

La recepción y control/revisión de mercancías es la zona del almacén donde se efectúa la clasificación de los productos recibidos para su posterior ubicación en el mismo.

Al recibir una mercancía en el almacén se deben tomar los siguientes datos:

- Número de pedido.
- Nombre del proveedor.

El transportista entregará junto con la mercancía el albarán de entrega donde figura la relación de los productos.

La Sección Administrativa de Suministros tras recibir el pedido lo registrará.

Antes de proceder al almacenamiento de la mercancía se deben llevar a cabo las siguientes comprobaciones:

1. Comprobar que la cantidad de bultos coincida con el que aparece en el albarán de entrega.

2. Revisión de la mercancía, que puede controlarse por: el etiquetado, las unidades y los lotes de la mercancía.

3. Realizar el Control de calidad (la mercancía recibida se encuentra en buen estado), a través:

    - Dictamen. Informe emitido por el recepcionista del almacén sobre el estado de la mercancía.

    - Devolución al proveedor.

    - Entrada de rotos. Son los artículos que se admiten temporal o definitivamente bajo la indicación de rotos y que serán repuestos o reparados por el proveedor.

6. ALMACENAMIENTO DE LA MERCANCÍA

Una vez recepcionada la mercancía se procede a su almacenamiento (a cada producto recibido se le asigna un código) donde quedará guardada de una forma ordenada para su posterior entrega, previa petición por las correspondientes unidades y servicios del hospital.

Almacenaje: estancia provisional de las mercancías en el almacén, lo que implica colocación, conservación y control de las existencias.

Almacenar consiste en ubicar la mercancía de forma correcta, optimizando espacio y costes, para ello el almacén debe disponer de una buena organización:

- Accesibilidad para llegar a todos los artículos, lo que genera facilidad a la hora de la realización del inventario.

- Rotación controlada del stock.

- La capacidad de almacenaje tiene que estar aprovechada al máximo posible.

Los criterios para la colocación de las mercancías en el almacén son: complementariedad, compatibilidad, popularidad o frecuencia y tamaño

Dependiendo de las dimensiones del almacén y del volumen de las mercancías, el guardado de las mismas debe reunir ciertas características, como:

- Posibilidad de formar palets de forma automática o manual.

- Posibilidad de mezclar la mercancía precedente de distintos albaranes en un mismo palet.

- Control de artículos de peso variable.

- Permitir el uso de diferentes tecnologías.

- Posibilidad de guardado parcial.

- Posibilidad de mezcla de artículos en un hueco.

- Información en tiempo real de los palets existentes.

Existen diversas formas de guardado del producto en el almacén:

1. Por la forma en la que se colocan las mercancías

   - Almacenaje en bloque. Las mercancías se apilan unas junto a las otras sin dejar espacios, formando tantos bloques como productos tengamos en el almacén.

   - Almacenaje a granel. Las mercancías se colocan adosadas a las paredes o en el centro del almacén formando montones.

   - Almacenaje ordenado. Cada producto se almacena en el espacio reservado para él.

   - Almacenaje desordenado. Los productos recibidos se almacenan en el hueco libre que haya en ese momento en el almacén.

2. Por la utilización del espacio

   - Almacenaje sin pasillos.

   - Almacenaje con pasillos.

El tipo de almacenaje más utilizado es una combinación de los dos sistemas, por la forma y por el espacio. El almacén del hospital dispondrá de los medios mecánicos suficientes y necesarios para la realización de un almacenaje correcto, es decir, que cada producto esté ubicado adecuadamente para facilitar la localización cuando los productos sean solicitados.

El material de una Institución Sanitaria se puede clasificar según sus características y duración, sanitario o no sanitario y por su peligrosidad infectiva.

La norma UNE-EN 12845. "Sistemas fijos de lucha contra incendios. Sistemas de rociadores automáticos", limita la altura de almacenamiento en isla o bloques hasta un máximo de **7,60 m** para un adecuado funcionamiento de los rociadores automáticos de la instalación de protección contra incendios.

7. MAPA DEL ALMACÉN

Como su nombre indica es la representación de todas las zonas que forman el almacén, recibe también el nombre de **Lay-out**:

- Zonas de carga y descarga (muelle)
- Zona de recepción y control de mercancía
- Zona de almacenamiento
- Zona de picking o de preparación de pedidos
- Zona de expedición o salida de los productos
- Zona de oficinas
- Zonas especiales

Picking -extracción agrupada- Consiste en la preparación del pedido, recogiendo el diverso material que lo compone de los lugares en los que se encuentra depositado, agrupándolo en otra zona del almacén, a fin de facilitar su distribución a las plantas de hospitalización.

8.GESTIÓN DE STOCK

Es la tarea más importante de todas las fases. Consiste en el control de las existencias de cada artículo para así evitar situaciones de desabastecimiento que daría lugar al incumplimiento de la labor asistencial encomendada.

Es la información que permite conocer en todo momento las entradas, las salidas y las existencias.

Stock es la cantidad de productos que se encuentran en el almacén

Para gestionar los stocks en un almacén se tendrá en cuenta:

- Intervalo de tiempo entre un pedido y otro.

- Control de material.
- Material de reserva.

Tipos de Stock:

- **Stock de seguridad.** Es el que sirve para hacer frente a la demanda imprevista de ciertas unidades y servicios de una Institución Sanitaria o retrasos en el plazo de entrega de proveedores externos y evitar roturas de stock.

- **Stock de ciclo.** Es el idóneo para abastecer la demanda de los diferentes servicios en circunstancias normales, no imprevistas o extraordinarias.

- **Stock activo o normal.** El tipo de stock que hace frente a una demanda normal del producto y expedido a su debido tiempo.

- **Stock mínimo.** La cantidad mínima de existencias almacenadas para evitar pedidos inesperados. Al llegar a este nivel de stock hay que realizar pedido a los correspondientes proveedores.

- **Stock máximo.** La cantidad máxima de existencias almacenadas de un determinado producto que puede hacer frente a pedidos imprevistos.

- **Stock cero.** Recibe también el nombre de Just in time, es la cantidad justa de productos que se tiene en el almacén.

- **Stock sobrante.** Es el producto que se tiene en el almacén y no se le da salida.

Expurgo: operación técnica de evaluación crítica de las mercancías del almacén que tiene por objeto la eliminación del almacén de los productos obsoletos o caducados.

En un hospital existen una gran diversidad de material, el cual se puede clasificar en:

1. **Material fungible** es el material que se consume con el uso

2. **Material inventariable** (no fungible) es el que permanece (camas, sillas, mesas, lámparas de quirófano, mesas de quirófano, ordenadores, etc.), el material de larga vida o carácter definitivo

3. **Material sanitario**: clavos, grapas, hilos, cemento óseo, suturas, algodones, gasas, vendas, apósitos, esparadrapos, agujas, jeringas, etc.

4. **Material no sanitario**: material para mantenimiento y reparación, útiles y herramientas, materiales para la limpieza y aseo, papelería, material de oficina, etc.

Modelos de gestión de Stock:

1. **FIFO (First In, First Out).** Es el método más utilizado y se basa en que lo primero que entra en el almacén es lo primero que sale. El material utilizado se

valora a los precios antiguos y las existencias aún disponibles a los actuales o a los precios más recientes. También conocido método PEPS (Primeras Entradas, Primeras salidas)

2. **FEFO (First Expres, First Out)** Primero en caducar, primero en salir (PCPS), método que se suele utilizar para productos perecederos.

3. **LIFO (Last In, Frist Out**) Es todo lo contrario al método FIFO, lo último que entra es los primero que sale. El material utilizado se valora a los precios actuales y las existencias del almacén a los precios más antiguos. También llamado método UEPS (Último Entrar, Primero Salir)

4. **PARETO (ABC)**. Los productos almacenados se clasifican en tes categorías (A, B y C) según su importancia:

   - Los artículos correspondientes a la clase **A** son aquellos que se utilizan más y por lo tanto se guardarán en los lugares más próximos y de fácil acceso.

   - Los correspondientes a la clase **B** son los que tienen un consumo intermedio.

   - Los que clasificamos en la clase **C** son los productos que se consumen menos, por lo que se almacenarán en la parte menos accesible del almacén. La sustitución o rotación es más lenta que los clasificados en la clase A y B.

5. **Costo Promedio Ponderado** (CPP) o Método simple y ponderado: consiste en valorar las unidades que entran o salen a un precio medio

6. **Just in Time**: sistema de gestión de stock que tiene como objetivo contar con el número de existencias exacto para dar salida a los pedidos entrantes, pero sin llegar a producir un excedente.

El Índice de Rotación es el número de veces que se consume y se repone la mercancía a lo largo del año, además mide el tiempo transcurrido desde que un artículo entra en el almacén hasta que se produce su salida.

EXPEDICIÓN DE PEDIDOS

La finalidad y el objetivo último de los almacenes es la distribución de pedidos.

La petición del material debe hacerse en un impreso normalizado (vale u hoja de pedido) y firmado por el responsable del servicio, siendo los celadores los encargados del almacén quienes preparen dicho pedido.

En el impreso debe aparecer:

- Denominación del material.

- Código y cantidad solicitada.

- Identificación del servicio, fecha y firma.

Al entregar el material se dará, junto con el vale de pedido una copia de la relación del producto servido.

Para una mayor agilidad y eficiencia, es importante que los pedidos se programen adecuadamente y se sirvan con la periodicidad establecida (diaria, semanal, etc.) sin embargo, existen situaciones de urgencia que requieren entrega inmediata.

Para identificar los artículos almacenados, se aplica la tecnología, cada uno de ellos lleva grabado un código de barras o integrado un chip de RFID (identificador que utiliza la radiofrecuencia para transmitir datos).

Código de barras es un tipo de identificación que consiste en una etiqueta con un número determinado de barras que siguen unos estándares de codificación homologados. Las barras al ser leídas dan la información relativa al producto.

INVENTARIO

Es el recuento de los artículos en stock del almacén, para el cual este debe estar cerrado y todas las operaciones de entrada y salida de artículos debidamente interrumpidas.

Todos los productos almacenados se les asignan un código, como ya hemos dicho anteriormente, factor importante a la hora de realizar el inventario. Siendo la propia administración quién deba inventariar el material.

El recuento de material se puede realizar diariamente, semanalmente, trimestralmente, semestralmente o anual.

Las diferencias de un inventario son las que se producen entre el stock teórico y el stock real.

Existen varios tipos de inventarios, entre otros:

- **Inventario inicial** es aquel que se realiza al iniciar la actividad en la Institución Sanitaria.

- **Inventario tradicional** es el recuento de material que se encuentra en el almacén al finalizar, como norma general, el año.

- **Inventario cíclico** es aquel en el que se acumula material hasta una cierta cantidad para poder servirlo de un vez.

3. EL CELADOR EN FARMACIA

FARMACIA: Unidad asistencial que, bajo la responsabilidad de un farmacéutico, o farmacéutico especialista en Farmacia hospitalaria en el caso de hospitales, lleva a cabo la selección, adquisición, conservación, dispensación, preparación, seguimiento e información sobre los medicamentos a utilizar en el centro y aquellos que requieren una especial vigilancia, supervisión y control del equipo multidisciplinar de salud

El celador en la farmacia realizará las siguientes funciones:

- Recepción del material.
- Movilizará el material pesado.
- Transportará el material dentro de la farmacia.
- Acondicionará suero y alcohol, procediendo también a la dispensación a las diferentes unidades hospitalarias.
- Trasladará desde la farmacia hasta las distintas unidades hospitalarias los carros con la medicación.
- Trasladará o transportará los productos desde otras unidades del hospital hasta la farmacia.
- Preparación del alcohol.
- Custodia de la farmacia.
- Colabora en los inventarios.

La farmacia ligera consiste en la cantidad diaria de medicación que se suministra al paciente y que se denomina **unidosis,** es decir, la dispensación del producto farmacéutico individualizado para cada enfermo.

La distribución de medicamentos se realiza por **Dosis/día** a través de carros provistos de cajetines numerados, cada uno de ellos correspondiente a un paciente, donde va la medicación precisa para él.

Los servicios de farmacia de los hospitales, centros de salud y las estructuras de atención a la salud, están obligadas a suministrar o a dispensar los medicamentos que se les soliciten en las condiciones **legal y reglamentariamente** establecidas.

La custodia, conservación y dispensación de medicamentos de uso humano corresponderá exclusivamente:

- A las oficinas de farmacia abiertas al público, legalmente autorizadas.
- A los servicios de farmacia de los hospitales, de los centros de salud y de las estructuras de atención primaria del Sistema Nacional de Salud para su

aplicación dentro de dichas instituciones o para los medicamentos que exijan una particular vigilancia, supervisión y control del equipo multidisciplinar de atención a la salud.

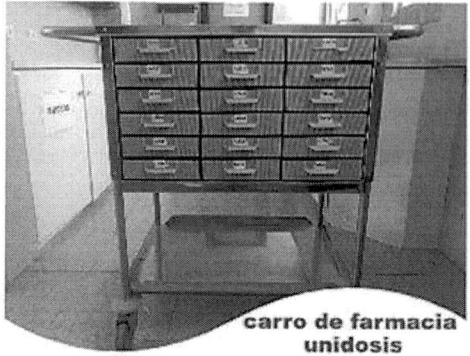

carro de farmacia
unidosis

La dispensación individualizada de medicamentos desde la farmacia del hospital se denomina dispensación en unidosis

Los hospitales:

- Deberán disponer de servicios o unidades de farmacia hospitalaria, correspondiéndoles la **custodia, conservación y dispensación** de los medicamentos de uso humano.

- Los de más alto nivel y aquellos que se determinen, deberán disponer de servicios o unidades de farmacología clínica.

- Deben lograr un uso racional de los medicamentos.

Funciones de la farmacia en los hospitales:

- Garantizar y asumir la responsabilidad técnica de la adquisición, calidad, correcta conservación, cobertura de las necesidades, custodia, preparación de fórmulas magistrales, dispensación de los medicamentos precisos para las actividades intrahospitalarias, tratamientos extrahospitalarios que requieran una particular vigilancia, supervisión y control.

- Establecer un sistema eficaz y seguro de distribución de medicamentos.

- Tomar las medidas para garantizar la correcta distribución.

- Custodiar y dispensar los productos que están en fase de investigación clínica.

- Hacer cumplir la legislación sobre estupefacientes y psicótropos (toda petición a la farmacia de cualquier unidad de estos productos debe ir firmada por un facultativo).

- Establecer un servicio de información de medicamentos para todo el personal del hospital.

- Formar parte de las comisiones hospitalarias.

- Establecer un sistema de farmacovigilancia intrahospitalario.

- Efectuar trabajos de investigación propios o en colaboración con otras unidades o servicios.

- Participar en los ensayos clínicos con medicamentos.

Características de la farmacia hospitalaria:

- El titular y responsable de la farmacia será un farmacéutico especialista en farmacia hospitalaria.

- Los hospitales deberán disponer de servicios o unidades de farmacia hospitalaria con arreglo a las condiciones mínimas establecidas.

- Los hospitales que no deseen establecer servicios farmacéuticos podrán solicitar de las Comunidades Autónomas autorización para mantener un depósito de medicamentos bajo la supervisión y control de un farmacéutico. -Las condiciones, requisitos y normas de funcionamiento de tales depósitos vendrán determinadas por la autoridad sanitaria competente-

- Dependiendo del volumen, actividades y tipo de hospital, la necesidad de farmacéuticos adicionales en la farmacia de un hospital vendrá determinado por normativa reglamentaria.

FARMACOVIGILANCIA

Es la actividad de salud pública que tiene como objetivo la identificación, cuantificación, evaluación y prevención de los riesgos del uso de medicamentos una vez comercializados, permitiendo así el seguimiento de los posibles efectos adversos de los mismos

---

- Los profesionales sanitarios tienen el deber de comunicar a las autoridades sanitarias, los efectos inesperados o tóxicos para las personas o la salud pública que pudieran haber sido causados por los medicamentos.

- Será la Agencia Española de Medicamentos y Productos Sanitarios, quien coordine el sistema de farmacovigilancia.

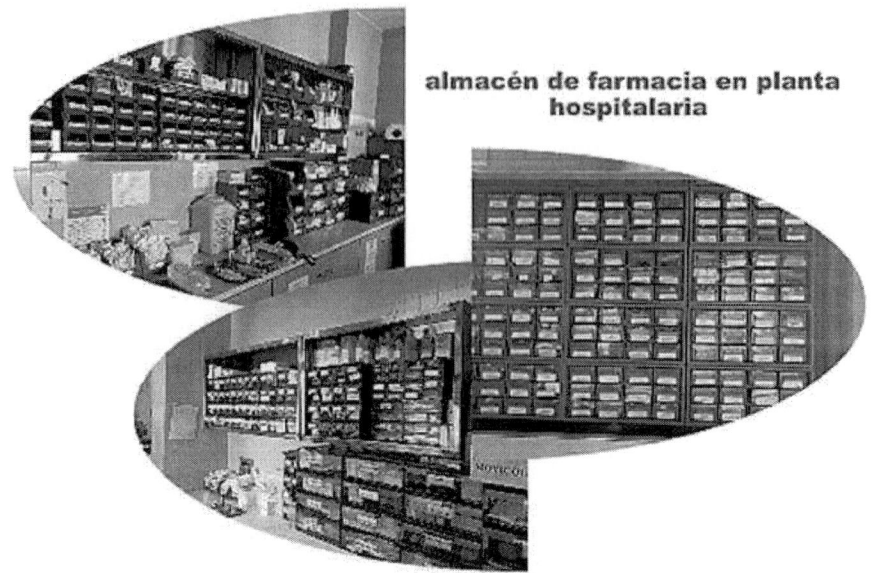

almacén de farmacia en planta hospitalaria

La Administración sanitaria del Estado, es el organismo competente para valorar la idoneidad sanitaria de los medicamentos y demás productos y artículos sanitarios.

- Corresponde al Ministerio de Sanidad el ejercicio de las competencias del Estado en materia de evaluación, registro, autorización, vigilancia y control de los medicamentos.

- La Agencia Española de Medicamentos y Productos Sanitarios, como organismo autónomo, es el organismo técnico especializado en asumir la evaluación, registro, autorización, inspección, vigilancia y control de medicamentos.

El Ministerio de Sanidad, junto con las comunidades autónomas, acometerá acciones encaminadas al uso racional del medicamento que comprenderán, entre otras:

1. Programas de educación sanitaria dirigidos a la población general para la prevención de la automedicación, el buen uso de los medicamentos y la concienciación social e individual sobre su coste.

2. Programas de formación continua de los profesionales, que les permita una constante incorporación de conocimientos sobre nuevos medicamentos y la actualización sobre la eficacia y efectividad de éstos.

4. EL CELADOR EN SALUD MENTAL

Con la Ley General de Sanidad se produjo la plena equiparación del enfermo mental con los demás pacientes y usuarios que requieren servicios sanitarios y sociales, sobre la base de la plena integración de las actuaciones relativas a la Salud Mental en el sistema sanitario general (art. 20 LGS).

Como consecuencia, en el ámbito de la Salud Mental, las Administraciones Sanitarias competentes adecuarán su actuación a los siguientes objetivos:

- La atención a los problemas de salud mental de la población se realizará en el ámbito comunitario, potenciando los recursos asistenciales a nivel ambulatorio y a los sistemas de hospitalización parcial y atención a domicilio, que reduzcan al máximo posible la necesidad de hospitalización.

- Se considerarán de modo especial aquellos problemas referentes a la psiquiatría infantil y psicogeriatría.

- La hospitalización de los pacientes por procesos que así lo requieran se realizará en las unidades psiquiátricas de los hospitales generales.

- Se desarrollaran los servicios de rehabilitación y reinserción social necesarios para una adecuada atención integral de los problemas del enfermo mental, buscando la necesaria coordinación con los servicios sociales.

- Los servicios de salud mental y de atención psiquiátrica del sistema sanitario general cubrirán, asimismo, en coordinación con los servicios sociales, los aspectos de prevención primaria y la atención a los problemas psicosociales que acompañan a la pérdida de salud en general.

Clasificación de las unidades de Psiquiatría

Unidades de hospitalización:

- Unidades de Salud Mental del Hospital General: Plantas asistenciales de los Hospitales Generales en donde ingresan los pacientes psiquiátricos que precisan asistencia en régimen de internamiento.

- Comunidad terapéutica.

Unidades de hospitalización parcial:

- Hospital de día: se trata de un lugar terapéutico activo, de un hospital sin camas, donde los enfermos mentales reciben una amplia oferta terapéutica durante varias horas al día, reintegrándose después a su medio comunitario de origen.

- Centro de día: de estructura similar al hospital de día, pero con un contenido más rehabilitador y socializador.

- Hospital de noche: es un espacio de hospitalización vespertina y nocturna para enfermos laboral y socialmente activos que, transitoriamente tienen dificultades para permanecer en su domicilio en razón de sus peculiaridades psicosociológicas.

Unidades no hospitalarias

- Unidades de rehabilitación: similar al centro de día.
- Unidad de Salud Mental Infantil.
- Unidad de docencia y Psicoterapia.

Dispositivos de protección comunitaria:

- Hogares post-cura.
- Hostales terapéuticos.
- Granjas terapéuticas.
- Hogares protegidos.

Funciones del celador en la Unidad de Psiquiatría

- Cuida del entorno ambiental de los pacientes, levantando persianas por la mañana y bajándolas por la noche.
- Ayuda al aseo personal de los pacientes que lo precisen.
- Vigila a los pacientes que no quieran asearse para que lo hagan.
- Controla el acceso y la circulación de las personas por la unidad.
- Recoge medicación y otros productos de Farmacia.
- Acompaña a los pacientes y resto de personal sanitario a pasear por las zonas ajardinadas del centro sanitario.
- Vigila a los pacientes en sus paseos o cuando salen al exterior en recintos acotados.
- Vigila el orden y la armonía entre pacientes.
- Ayuda al personal sanitario en la administración de inyectables y tratamiento de pacientes incapaces que se niegan a colaborar.
- Colabora con otros profesionales de la unidad en la reducción de pacientes agitados. Por ejemplo sujetando a los pacientes alterados a los que hay que aplicar sujeción mecánica.
- Vigila la puerta de acceso a la unidad. Control de entrada y salida.
- Controla el suministro de tabaco a los pacientes que lo tienen permitido en su tratamiento.
- Traslada pacientes a las unidades y consultas del centro que sea preciso.
- Recoge pedidos de los almacenes.
- Realiza las funciones de traslado de documentación y objetos.

Tema 26

ATENCIÓN AL USUARIO (I). RECEPCIÓN E INFORMACIÓN. EL DERECHO A LA INFORMACIÓN Y A LA CONFIDENCIALIDAD. LIBRO DE QUEJAS Y SUGERENCIAS. LA TARJETA INDIVIDUAL SANITARIA. LA BASE DE DATOS DE USUARIOS (BDU). CITA PREVIA. EL CONCEPTO DE HISTORIA CLÍNICA. DIRAYA COMO SOPORTE DE LA HISTORIA CLÍNICA ELECTRÓNICA DEL SISTEMA SANITARIO PÚBLICO DE ANDALUCÍA

José María Espinar Martínez

ÍNDICE

1. ATENCIÓN AL USUARIO (I). RECEPCIÓN E INFORMACIÓN

El **Servicio de Recepción** se instalará y ordenará de forma adecuada para que se cumplan las funciones de recepción del usuario, información y canalización de reclamaciones.

1. La función de *recepción* se desarrollará a través de las siguientes actividades mínimas: apertura de historias clínicas, entrega de números para las consultas de demanda, citación de consultas programadas, ordenación de la circulación de los usuarios en Centros, recogida de avisos para la asistencia al domicilio del usuario y la verificación del derecho a la asistencia sanitaria.

2. La función de *información* se desarrollará a través de las siguientes actividades mínimas: informar y asesorar sobre las actividades y normas del Centro, contestar al teléfono durante el horario de trabajo, entregar material divulgativo de los programas de salud, informar de los derechos y deberes del usuario, asesorar sobre el Reglamento y tramitación administrativa, signo de la normativa de la Seguridad Social, sin perjuicio de las que puedan establecerse en el Reglamento de Régimen Interior o por la Dirección del Centro.

En el ámbito del SAS corresponde a los Celadores-Conductores la colaboración en las tareas de recepción, información, archivo y registro de los Centros de Atención Primaria de Salud (art. 3 de la Orden de 12-06-95).

El Real Decreto 208/1996, de 9 de febrero, regula los servicios de información administrativa y atención al ciudadano.

Artículo 1. La información administrativa

La información administrativa es un cauce adecuado a través del cual los ciudadanos pueden acceder al conocimiento de sus derechos y obligaciones y a la utilización de los bienes y servicios públicos. La información encomendada a las unidades y oficinas a las que se refiere el capítulo II de este Real Decreto podrá ser general o particular.

Artículo 2. La información general

1. Es la información administrativa relativa a la identificación, fines, competencia, estructura, funcionamiento y localización de organismos y unidades administrativas; la referida a los requisitos jurídicos o técnicos que las disposiciones impongan a los proyectos, actuaciones o solicitudes que los ciudadanos se propongan realizar; la referente a la tramitación de procedimientos, a los servicios públicos

y prestaciones, así como a cualesquiera otros datos que aquellos tengan necesidad de conocer en sus relaciones con las Administraciones públicas, en su conjunto, o con alguno de sus ámbitos de actuación.

2. La información general se facilitará obligatoriamente a los ciudadanos, sin exigir para ello la acreditación de legitimación alguna.

3. Cuando resulte conveniente una mayor difusión, la información de carácter general deberá ofrecerse a los grupos sociales o instituciones que estén interesados en su conocimiento.

4. Se utilizarán los medios de difusión que en cada circunstancia resulten adecuados, potenciando aquellos que permitan la información a distancia, ya se trate de publicaciones, sistemas telefónicos o cualquier otra forma de comunicación que los avances tecnológicos permitan.

Artículo 3. La información particular

1. Es la concerniente al estado o contenido de los procedimientos en tramitación, y a la identificación de las autoridades y personal al servicio de las Administración General del Estado y de las entidades de derecho público vinculadas o dependientes de la misma bajo cuya responsabilidad se tramiten aquellos procedimientos. Esta información sólo podrá ser facilitada a las personas que tengan la condición de interesados en cada procedimiento o a sus representantes legales de acuerdo con lo dispuesto en los artículos 31 y 32 de a Ley 30/1992, de 26 de noviembre.

2. Igualmente podrá referirse a los datos de carácter personal que afecten de alguna forma a la intimidad o privacidad de las personas físicas. La información sobre documentos que contengan datos de esta naturaleza estará reservada a las personas a que se refieran con las limitaciones y en los términos establecidos en la Ley Orgánica 5/1992, de 29 de octubre, de regulación del tratamiento automatizado de los datos de carácter personal, y en el artículo 37 de la Ley 30/1992, de 26 de noviembre.

3. Esta información será aportada por las unidades de gestión de la Administración General del Estado. No obstante, para asegurar una respuesta ágil y puntual a los interesados, podrán estar dotadas de las oportunas conexiones con las unidades y oficinas de información administrativa que colaborarán con aquéllas cuando así se establezca.

Artículo 4. Las funciones de atención al ciudadano

La atención personalizada al ciudadano comprenderá las funciones siguientes:

a) De recepción y acogida a los ciudadanos, al objeto de facilitarles la orientación y ayuda que precisen en el momento inicial de su visita, y, en particular, la relativa a la localización de dependencias y funcionarios.

b) De orientación e información, cuya finalidad es la de ofrecer las aclaraciones y ayudas de índole práctica que los ciudadanos requieren sobre procedimientos, trámites, requisitos y documentación para los proyectos, actuaciones o solicitudes que se propongan realizar, o para acceder al disfrute de un servicio público o beneficiarse de una prestación.

Esta forma de facilitar a los ciudadanos el ejercicio de sus derechos, en ningún caso podrá entrañar una interpretación normativa, a la que se refiere el artículo 37.10 de la Ley de Régimen Jurídico de las Administraciones Públicas y del Procedimiento Administrativo Común, ni consideración jurídica o económica, sino una simple determinación de conceptos, información de opciones legales o colaboración en la cumplimentación de impresos o solicitudes.

c) De gestión, en relación con los procedimientos administrativos, que comprenderá la recepción de la documentación inicial de un expediente cuando así se haya dispuesto reglamentariamente, así como las actuaciones de trámite y resolución de las cuestiones cuya urgencia y simplicidad demanden una respuesta inmediata.

d) De recepción de las iniciativas o sugerencias formuladas por los ciudadanos, o por los propios empleados públicos para mejorar la calidad de los servicios, incrementar el rendimiento o el ahorro del gasto público, simplificar trámites o suprimir los que sean innecesarios, o cualquier otra medida que suponga un mayor grado de satisfacción de la sociedad en sus relaciones con la Administración General del Estado y con las entidades de derecho público vinculadas o dependientes de la misma. Aquellas que se presenten en las oficinas y centros de Información Administrativa se tramitarán mediante las hojas del Libro de Quejas y Sugerencias con arreglo a las prescripciones contenidas en el capítulo III de este Real Decreto.

e) De recepción de las quejas y reclamaciones de los ciudadanos por las tardanzas, desatenciones o por cualquier otro tipo de actuación irregular que observen en el funcionamiento de las dependencias administrativas. Las reclamaciones que se formulen ante las oficinas y centros de información administrativa se tramitarán de acuerdo con lo dispuesto en el capítulo III.

f) De asistencia a los ciudadanos en el ejercicio del derecho de petición, reconocido por los artículos 29 y 77 de la Constitución.

Las unidades de información administrativa orientarán a los ciudadanos sobre la naturaleza y el modo de ejercer este derecho, así como sobre las autoridades y órganos a los que hayan de dirigir sus escritos; sin perjuicio de ello, estas unidades deberán elevar a los órganos competentes las peticiones que reciban, en las que no figure el destinatario o conste erróneamente.

Artículo 5. Unidades departamentales de información administrativa

1. En cada Ministerio el titular de la Subdirección General que tenga encomendada la competencia sobre la información administrativa ostentará la jefatura de la unidad departamental de información administrativa.

2. Esta unidad tendrá una interrelación activa y permanente con los centros directivos, entidades y organismos del Departamento, que deberán transmitir las variaciones que se produzcan en sus bases de datos, y que pudiesen afectar a la información general o particular requeridas por los ciudadanos sobre sus específicas áreas y materias de gestión; sin perjuicio de ello, deberán dar respuesta a las consultas puntuales que la citada unidad departamental les formule.

3. Desarrollarán, dentro de sus respectivos Ministerios, las siguientes funciones:

   a) Dirigir las oficinas de información y atención al ciudadano del Departamento, incluidas las sectoriales de ámbito territorial que dependan funcionalmente del mismo, así como coordinar las correspondientes a las entidades de derecho público vinculadas o dependientes del Departamento, sin perjuicio de las funciones de esta índole que tenga atribuidas la Comisión Ministerial de Información Administrativa, así como los órganos a los que se refiere el Artículo 9, apartado 1 de este Real Decreto.

   b) Crear y mantener actualizada la base de datos de información administrativa del Departamento, para su explotación conjunta con otros órganos administrativos, desarrollando una relación de cooperación y colaboración en materia informativa.

   c) Aportar apoyo documental y técnico preciso a las demás unidades de información administrativa del Departamento.

   d) Impulsar y supervisar el intercambio de material informativo entre los distintos centros directivos y entidades de derecho público vinculadas o dependientes del Departamento.

   e) Participar en la elaboración y distribución de las publicaciones y demás medios de difusión informativa del Departamento, y mantener actualizado un catálogo de los mismos, sin perjuicio de las competencias atribuidas a las unidades editoras departamentales.

   f) Colaborar activamente con la Comisión Ministerial de Información Administrativa, gestionando los asuntos que ésta le encomiende.

   g) Representar al Departamento ante los órganos colegiados de información administrativa.

4. Las unidades departamentales de información administrativa realizarán necesariamente los siguientes cometidos de gestión interna:

   a) De obtención, tratamiento y actualización permanente de la información. Esta función se desarrolla mediante los siguientes cometidos:

1. Relación permanente con las fuentes orgánicas de la información.

2. Tratamiento de las fuentes documentales.

3. Creación y mantenimiento de las bases de datos propias.

4. Acceso a los registros, o a la parte de ellos, de las bases de datos del Departamento, necesarias para la prestación de la información referida en el Artículo 5.2 de este Real Decreto.

5. Elaboración de los textos de las publicaciones informativas.

6. Entrega de dichos textos y de las bases de datos para su explotación y actualización a las fuentes de la información.

b) De distribución y difusión de la información, con los siguientes cometidos:

1. Recepción de los textos de las publicaciones para su diseño y reproducción, sin perjuicio de las competencias atribuidas a las unidades editoras departamentales.

2. Distribución a las unidades dependientes de la propia organización.

3. Distribución a las unidades exteriores.

4. Difusión general de las publicaciones y de las bases de datos según su destino, con la misma salvedad que en el subpárrafo 1. de este mismo párrafo.

5. Mantenimiento de las bases de datos de difusores intermedios o mediadores sociales.

6. Utilización de la imagen del Departamento.

c) De catalogación de publicaciones informativas, que comprende:

1. Repertorio de la propia unidad.

2. Creación y mantenimiento de bases de datos y catálogos de publicaciones informativas del resto de las Administraciones públicas de interés para la información de la unidad.

3. Informe preceptivo, no vinculante, en el proceso de la elaboración de los impresos y las publicaciones de la unidad destinados al público.

d) De publicidad y difusión de la imagen de la información administrativa, incluyendo:

1. Promoción de la información administrativa de la unidad.

2. Colaboración en el diseño y mantenimiento de la imagen de identidad en rótulos y material impreso del Departamento.

3. Participación en las campañas informativas y de publicidad del Departamento, para asegurar la coordinación en ellas de su estilo y de la imagen de identidad.

Artículo 6. Centro de Información Administrativa

1. El Centro de Información Administrativa del Ministerio para las Administraciones Públicas se halla adscrito a la Secretaría de Estado para la Administración Pública, a través de la Inspección General de Servicios de la Administración Pública, con nivel orgánico de Subdirección General, de acuerdo con lo dispuesto en el artículo 5 del Real Decreto 221/1987, de 20 de febrero, por el que se determina la estructura orgánica básica del Ministerio.

2. Desarrollará las funciones propias de las unidades departamentales de información administrativa, y además específicamente las siguientes:

   a) Mantener actualizadas y distribuir las bases de datos de la Administración General del Estado, con la colaboración de las demás unidades departamentales de información administrativa.

   b) Sostener un sistema de información administrativa al ciudadano, eminentemente telefónico, sobre los servicios públicos y trámites de toda la Administración General del Estado, mediante el establecimiento y coordinación de centros y oficinas centralizadas de información, de acuerdo con lo dispuesto en el artículo 5 del Real Decreto 221/1987, de 20 de febrero, según redacción del Real Decreto 1410/1995, de 4 de agosto.

   c) Cooperar en el desarrollo de las unidades y oficinas de información de los demás Departamentos y organismos de la Administración General del Estado, procurando mantener la necesaria coordinación y cohesión entre ellos para lograr un nivel y un sistema homogéneos de atención al ciudadano.

   d) Actuar como órgano ejecutivo permanente de la Comisión Interministerial de Información Administrativa en relación con las iniciativas y reclamaciones que reciba sobre la función informativa y con los acuerdos adoptados por ella, y servir de unidad de apoyo técnico y administrativo a la Secretaría de dicha Comisión.

   e) Promover y organizar, en colaboración con el Instituto Nacional de Administración Pública, cursos de capacitación en materias relacionadas con las funciones propias de las unidades de información administrativa y participar en cursos, jornadas, seminarios, coloquios u otros actos sobre las mismas materias organizados por otros órganos o entidades de derecho público vinculadas o dependientes de la Administración General del Estado.

Artículo 7. Funciones y cometidos

1. Todas las oficinas de información y atención al ciudadano realizarán las funciones descritas en el capítulo I de este Real Decreto y los cometidos de gestión interna de tratamiento y difusión de la información que expresamente les delegue o encomiende el Centro de Información Administrativa o la unidad de informa-

ción administrativa respectiva, en la medida en que progresivamente los recursos humanos y materiales con que cuenta la oficina lo permitan.

2. Las oficinas de información y atención al ciudadano que constituyen la red informativa general son las que se relacionan en los siguientes artículos.

Artículo 8. Oficinas de información y atención al ciudadano en los servicios centrales

Existirán dos tipos de oficinas de información y atención en los servicios centrales:

a) Las oficinas centrales de información y atención al ciudadano, que radicarán en la sede de cada Departamento ministerial, salvo que circunstancias singulares aconsejen otro emplazamiento. Pueden tener oficinas delegadas o puntos de información en otros edificios con la misma consideración de oficinas centralizadas.

b) Las oficinas de información y atención al ciudadano de entidades de derecho público vinculadas o dependientes de la Administración General del Estado de sus centros directivos y demás servicios cuya entidad y especialidad justifique la existencia de oficinas de información especializada o sectorial en los edificios donde se ubiquen los servicios u otras dependencias.

Artículo 9. Oficinas de información y atención al ciudadano de los órganos territoriales de la Administración General del Estado

1. Existirán, con el carácter de oficinas centrales, oficinas de información y atención al ciudadano dependientes de las Delegaciones del Gobierno en las Comunidades Autónomas, de los Gobiernos Civiles y de las Delegaciones Insulares del Gobierno.

2. Podrán existir también, con carácter de oficinas sectoriales, en los servicios y dependencias provinciales de los Departamentos ministeriales y entidades de derecho público vinculadas o dependientes de ellos, cuando el volumen y la especialidad de la demandada informativa justifiquen su existencia.

3. Las oficinas de carácter central, a las que se refiere el apartado 1 de este mismo artículo, asumirán, respecto a las demás que puedan existir en su ámbito territorial, las funciones de coordinación, apoyo y tutela propias de las unidades informativas departamentales. Estarán comunicadas de forma permanente con el Centro de Información Administrativa y dispondrán de toda la información que éste ofrece desde su oficina central de información y atención al ciudadano.

4. Todas las oficinas de información y atención al ciudadano, cualquiera que sea su carácter y ámbito territorial, deberán transmitir al Centro de Información Administrativa y, en su caso, a la unidad departamental respectiva las variaciones que experimenten los datos referentes a los órganos de la Administración General del Estado y a las entidad de derecho público vinculadas o dependientes de la misma en su ámbito territorial de actuación.

5. Al objeto de conseguir una eficaz interrelación entre las distintas unidades de información administrativa territoriales, el Centro de Información Administrativa del Ministerio para las Administraciones Públicas actuará como coordinador territorial de la información administrativa para asegurar la conexión funcional permanente de aquellas entre sí y con el propio Centro de Información Administrativa.

El Centro de Información Administrativa establecerá y dirigirá grupos de trabajo con los representantes de la información administrativa de las Delegaciones del Gobierno en las Comunidades Autónomas cuyas funciones consistirán principalmente en el estudio y mejora de las condiciones de la información administrativa en las oficinas territoriales de la Administración General del Estado y en especial la mejora de la comunicación para el mantenimiento y explotación conjunta de las bases de datos necesarias para proporcionar al ciudadano la información que demande en cualquiera de las oficinas.

Los Delegados del Gobierno en las Comunidades Autónomas designarán los representantes de la información administrativa que deben formar parte de los grupos de trabajo establecidos en el párrafo anterior, quienes, a su vez, dirigirán ponencias técnicas sobre aspectos concretos de la información administrativa en el ámbito territorial de cada Comunidad Autónoma integradas por representantes provinciales designados por los Gobernadores civiles.

2. EL DERECHO A LA INFORMACIÓN Y A LA CONFIDENCIALIDAD

La Ley 41/2002, de 14 de noviembre, básica reguladora de la autonomía del paciente y de derechos y obligaciones en materia de información y documentación clínica, tiene por objeto la regulación de los derechos y obligaciones de los pacientes, usuarios y profesionales, así como de los centros y servicios sanitarios, públicos y privados, en materia de autonomía del paciente y de información y documentación clínica.

ANTECEDENTES HISTÓRICOS

Los antecedentes normativos de esta ley son los siguientes:

Constitución española de 6 de diciembre de 1978

En ella se contempla los derechos de los pacientes en una serie de artículos, así:

- Fundamento del orden público y la paz social, el desarrollo de su dignidad como persona y el libre desarrollo de su personalidad (articulo 10).

- Derecho a la vida y a la integridad física y moral (artículo 15).

- Derecho a la libertad ideológica, religiosa y de culto (articulo 16.1).

- Derecho a libertad y seguridad (articulo 17.2).

- Derecho al honor, a la intimidad y a la propia imagen (artículo 18.1).

- Derecho a la protección de la salud (art. 43.1).

Orden 6 septiembre de 1984, establece la obligatoriedad por parte del centro hospitalario de elaborar y entregar un informe de alta a todo paciente ingresado

Ley General de Sanidad

Artículo 61 de la Ley General de Sanidad se señala que: "En cada Área de Salud debe procurarse la máxima integración de la información relativa a cada paciente, por lo que el principio de historia clínico-sanitaria única y por cada uno deberá mantenerse, al menos dentro de los límites de cada institución asistencial. Estará a disposición de los enfermos y de los facultativos que directamente estén implicados en el diagnóstico y el tratamiento del enfermo, así como a efectos de inspección médica o para fines científicos, debiendo quedar plenamente garantizados el derecho del enfermo a su intimidad personal y familiar, y el deber de guardar secreto por quien en virtud de sus competencias, tenga acceso a la historia clínica. Los poderes públicos adoptarán las medidas precisas para garantizar dichos derechos y deberes.

Los artículos 9 y 10 de la Ley general de sanidad, de ámbito estatal, establecen la obligación de los poderes públicos de informar a los usuarios de los servicios del sistema sanitario de sus derechos y deberes. El derecho al respeto de la personalidad, la dignidad humana y la intimidad, el derecho a la información sobre los servicios sanitarios existentes o el derecho a la confidencialidad de información encabezan el listado de derechos que dispone la normativa.

LA LEY 41/2002 TIENE LOS SIGUIENTES PRINCIPIOS BÁSICOS

1. La dignidad de la persona humana, el respeto a la autonomía de su voluntad y a su intimidad orientarán toda la actividad encaminada a obtener, utilizar, archivar, custodiar y transmitir la información y la documentación clínica.

2. Toda actuación en el ámbito de la sanidad requiere, con carácter general, el previo consentimiento de los pacientes o usuarios. El consentimiento, que debe obtenerse después de que el paciente reciba una información adecuada, se hará por escrito en los supuestos previstos en la Ley.

3. El paciente o usuario tiene derecho a decidir libremente, después de recibir la información adecuada, entre las opciones clínicas disponibles.

4. Todo paciente o usuario tiene derecho a negarse al tratamiento, excepto en los casos determinados en la Ley. Su negativa al tratamiento constará por escrito.

5. Los pacientes o usuarios tienen el deber de facilitar los datos sobre su estado físico o sobre su salud de manera leal y verdadera, así como el de colaborar en su obtención, especialmente cuando sean necesarios por razones de interés público o con motivo de la asistencia sanitaria.

6. Todo profesional que interviene en la actividad asistencial está obligado no sólo a la correcta prestación de sus técnicas, sino al cumplimiento de los deberes de información y de documentación clínica, y al respeto de las decisiones adoptadas libre y voluntariamente por el paciente.

7. La persona que elabore o tenga acceso a la información y la documentación clínica está obligada a guardar la reserva debida.

EL DERECHO DE INFORMACIÓN SANITARIA

Artículo 4. Derecho a la información asistencial

1. Los pacientes tienen derecho a conocer, con motivo de cualquier actuación en el ámbito de su salud, toda la información disponible sobre la misma, salvando los supuestos exceptuados por la Ley. Además, toda persona tiene derecho a que se respete su voluntad de no ser informada. La información, que como regla general se proporcionará verbalmente dejando constancia en la historia clínica, comprende, como mínimo, la finalidad y la naturaleza de cada intervención, sus riesgos y sus consecuencias.

2. La información clínica forma parte de todas las actuaciones asistenciales, será verdadera, se comunicará al paciente de forma comprensible y adecuada a sus necesidades y le ayudará a tomar decisiones de acuerdo con su propia y libre voluntad.

3. El médico responsable del paciente le garantiza el cumplimiento de su derecho a la información. Los profesionales que le atiendan durante el proceso asistencial o le apliquen una técnica o un procedimiento concreto también serán responsables de informarle.

Artículo 5. Titular del derecho a la información asistencial

1. El titular del derecho a la información es el paciente. También serán informadas las personas vinculadas a él, por razones familiares o de hecho, en la medida que el paciente lo permita de manera expresa o tácita.

2. El paciente será informado, incluso en caso de incapacidad, de modo adecuado a sus posibilidades de comprensión, cumpliendo con el deber de informar también a su representante legal.

3. Cuando el paciente, según el criterio del médico que le asiste, carezca de capacidad para entender la información a causa de su estado físico o psíquico, la información se pondrá en conocimiento de las personas vinculadas a él por razones familiares o de hecho.

4. El derecho a la información sanitaria de los pacientes puede limitarse por la existencia acreditada de un estado de necesidad terapéutica. Se entenderá por necesidad terapéutica la facultad del médico para actuar profesionalmente sin informar antes al paciente, cuando por razones objetivas el conocimiento de su propia situación pueda perjudicar su salud de manera grave. Llegado este caso, el médico dejará constancia razonada de las circunstancias en la historia clínica y comunicará su decisión a las personas vinculadas al paciente por razones familiares o de hecho.

Artículo 6. Derecho a la información epidemiológica

Los ciudadanos tienen derecho a conocer los problemas sanitarios de la colectividad cuando impliquen un riesgo para la salud pública o para su salud individual, y el derecho a que esta información se difunda en términos verdaderos, comprensibles y adecuados para la protección de la salud, de acuerdo con lo establecido por la Ley.

DERECHO A LA INTIMIDAD

Artículo 7. El derecho a la intimidad

1. Toda persona tiene derecho a que se respete el carácter confidencial de los datos referentes a su salud, y a que nadie pueda acceder a ellos sin previa autorización amparada por la Ley.

2. Los centros sanitarios adoptarán las medidas oportunas para garantizar los derechos a que se refiere el apartado anterior, y elaborarán, cuando proceda, las normas y los procedimientos protocolizados que garanticen el acceso legal a los datos de los pacientes.

EL RESPETO DE LA AUTONOMÍA DEL PACIENTE

Artículo 8. Consentimiento informado

1. Toda actuación en el ámbito de la salud de un paciente necesita el consentimiento libre y voluntario del afectado, una vez que, recibida la información prevista en el artículo 4, haya valorado las opciones propias del caso.

2. El consentimiento será verbal por regla general. Sin embargo, se prestará por escrito en los casos siguientes: intervención quirúrgica, procedimientos diagnósticos y terapéuticos invasores y, en general, aplicación de procedimientos que suponen riesgos o inconvenientes de notoria y previsible repercusión negativa sobre la salud del paciente.

3. El consentimiento escrito del paciente será necesario para cada una de las actuaciones especificadas en el punto anterior de este artículo, dejando a salvo la posibilidad de incorporar anejos y otros datos de carácter general, y tendrá información suficiente sobre el procedimiento de aplicación y sobre sus riesgos.

4. Todo paciente o usuario tiene derecho a ser advertido sobre la posibilidad de utilizar los procedimientos de pronóstico, diagnóstico y terapéuticos que se le apliquen en un proyecto docente o de investigación, que en ningún caso podrá comportar riesgo adicional para su salud.

5. El paciente puede revocar libremente por escrito su consentimiento en cualquier momento.

Artículo 9. Límites del consentimiento informado y consentimiento por representación

1. La renuncia del paciente a recibir información está limitada por el interés de la salud del propio paciente, de terceros, de la colectividad y por las exigencias terapéuticas del caso. Cuando el paciente manifieste expresamente su deseo de no ser informado, se respetará su voluntad haciendo constar su renuncia documentalmente, sin perjuicio de la obtención de su consentimiento previo para la intervención.

2. Los facultativos podrán llevar a cabo las intervenciones clínicas indispensables en favor de la salud del paciente, sin necesidad de contar con su consentimiento, en los siguientes casos:

a) Cuando existe riesgo para la salud pública a causa de razones sanitarias establecidas por la Ley. En todo caso, una vez adoptadas las medidas pertinentes, de conformidad con lo establecido en la Ley Orgánica 3/1986, se comunicarán a la autoridad judicial en el plazo máximo de 24 horas siempre que dispongan el internamiento obligatorio de personas.

b) Cuando existe riesgo inmediato grave para la integridad física o psíquica del enfermo y no es posible conseguir su autorización, consultando, cuando las circunstancias lo permitan, a sus familiares o a las personas vinculadas de hecho a él.

3. Se otorgará el consentimiento por representación en los siguientes supuestos:

a) Cuando el paciente no sea capaz de tomar decisiones, a criterio del médico responsable de la asistencia, o su estado físico o psíquico no le permita hacerse cargo de su situación. Si el paciente carece de representante legal, el consentimiento lo prestarán las personas vinculadas a él por razones familiares o de hecho.

b) Cuando el paciente esté incapacitado legalmente.

c) Cuando el paciente menor de edad no sea capaz intelectual ni emocionalmente de comprender el alcance de la intervención. En este caso, el consentimiento lo dará el representante legal del menor después de haber escuchado su opinión si tiene doce años cumplidos. Cuando se trate de menores no incapaces ni incapacitados, pero emancipados o con dieciséis años cumplidos, no cabe prestar el consentimiento por representación. Sin embargo, en caso de actuación de grave riesgo, según el criterio del facultativo, los padres serán informados y su opinión será tenida en cuenta para la toma de la decisión correspondiente.

4. La interrupción voluntaria del embarazo, la práctica de ensayos clínicos y la práctica de técnicas de reproducción humana asistida se rigen por lo establecido con carácter general sobre la mayoría de edad y por las disposiciones especiales de aplicación.

5. La prestación del consentimiento por representación será adecuada a las circunstancias y proporcionada a las necesidades que haya que atender, siempre en favor del paciente y con respeto a su dignidad personal. El paciente participará en la medida de lo posible en la toma de decisiones a lo largo del proceso sanitario.

Artículo 10. Condiciones de la información y consentimiento por escrito

1. El facultativo proporcionará al paciente, antes de recabar su consentimiento escrito, la información básica siguiente:

- Las consecuencias relevantes o de importancia que la intervención origina con seguridad.

- Los riesgos relacionados con las circunstancias personales o profesionales del paciente.

- Los riesgos probables en condiciones normales, conforme a la experiencia y al estado de la ciencia o directamente relacionados con el tipo de intervención.

- Las contraindicaciones.

El médico responsable deberá ponderar en cada caso que cuanto más dudoso sea el resultado de una intervención más necesario resulta el previo consentimiento por escrito del paciente.

Artículo 11. Instrucciones previas

1. Por el documento de instrucciones previas, una persona mayor de edad, capaz y libre, manifiesta anticipadamente su voluntad, con objeto de que ésta se cumpla en el momento en que llegue a situaciones en cuyas circunstancias no sea capaz de expresarlos personalmente, sobre los cuidados y el tratamiento de su salud o, una vez llegado el fallecimiento, sobre el destino de su cuerpo o de los órganos del mismo. El otorgante del documento puede designar, además, un representante para que, llegado el caso, sirva como interlocutor suyo con el médico o el equipo sanitario para procurar el cumplimiento de las instrucciones previas.

2. Cada servicio de salud regulará el procedimiento adecuado para que, llegado el caso, se garantice el cumplimiento de las instrucciones previas de cada persona, que deberán constar siempre por escrito.

3. No serán aplicadas las instrucciones previas contrarias al ordenamiento jurídico, a la lex artis, ni las que no se correspondan con el supuesto de hecho que el interesado haya previsto en el momento de manifestarlas. En la historia clínica del paciente quedará constancia razonada de las anotaciones relacionadas con estas previsiones.

4. Las instrucciones previas podrán revocarse libremente en cualquier momento dejando constancia por escrito.

5. Con el fin de asegurar la eficacia en todo el territorio nacional de las instrucciones previas manifestadas por los pacientes y formalizadas de acuerdo con lo dispuesto en la legislación de las respectivas Comunidades Autónomas, se creará en el Ministerio de Sanidad y Consumo el Registro nacional de instrucciones previas que se regirá por las normas que reglamentariamente se determinen, previo acuerdo del Consejo Inter-territorial del Sistema Nacional de Salud.

Artículo 12. Información en el Sistema Nacional de Salud

1. Además de los derechos reconocidos en los artículos anteriores, los pacientes y los usuarios del Sistema Nacional de Salud tendrán derecho a recibir información sobre los servicios y unidades asistenciales disponibles, su calidad y los requisitos de acceso a ellos.

2. Los servicios de salud dispondrán en los centros y servicios sanitarios de una guía o carta de los servicios en la que se especifiquen los derechos y obligaciones de los usuarios, las prestaciones disponibles, las características asistenciales del centro o del servicio, y sus dotaciones de personal, instalaciones y medios técnicos. Se facilitará a todos los usuarios información sobre las guías de participación y sobre sugerencias y reclamaciones.

3. Cada servicio de salud regulará los procedimientos y los sistemas para garantizar el efectivo cumplimiento de las previsiones de este artículo.

Artículo 13. Derecho a la información para la elección de médico y de centro

Los usuarios y pacientes del Sistema Nacional de Salud, tanto en la atención primaria como en la especializada, tendrán derecho a la información previa correspondiente para elegir médico, e igualmente centro, con arreglo a los términos y condiciones que establezcan los servicios de salud competentes

3. EL LIBRO DE QUEJAS Y SUGERENCIAS

El DECRETO 262/1988, de 2 de agosto, establece el Libro de Sugerencias y Reclamaciones, en relación con el funcionamiento de los Servicios de la Junta de Andalucía.

Artículo primero

1. Se establece el Libro de Sugerencias y Reclamaciones de la Junta de Andalucía, en lo sucesivo Libro de Sugerencias y Reclamaciones, donde podrán formularse por los interesados las denuncias o sugerencias a las que se refiere el apartado 1 del artículo tercero de este Decreto.

2. El Libro de Sugerencias y Reclamaciones constará de hojas numeradas y selladas, con cuantas copias sean precisas para facilitar los fines previstos por este Decreto. En todas ellas deberán figurar los apartados precisos para identificar al denunciante y a la unidad afectada por la denuncia.

Artículo segundo

En los registros generales de todas las Consejerías de la Junta de Andalucía y de sus Delegaciones Provinciales, así como en cuantas otras se determine, existirá un Libro de Sugerencias y Reclamaciones a disposición de los administrados.

Artículo tercero

1. Cualquier persona natural o jurídica que, en sus relaciones con la Administración Autónoma, considere que ha sido objeto de desatención, tardanza o cualquier otra anomalía consecuencia de supuesto mal funcionamiento de los Servicios, podrá denunciarlo en el correspondiente Libro de Sugerencias y Reclamaciones, donde también podrá formular cuantas sugerencias estime oportunas en orden a mejorar la eficacia de tales Servicios.

2. Cuando la denuncia sea reiteración de otra formulada con anterioridad, además de en el Libro de Sugerencias y Reclamaciones correspondiente, podrá formularse:

    2.1. Si afecta a Servicios Centrales, en el Libro de Sugerencias y Reclamaciones de la oficina de registro de la Consejería de Gobernación.

    2.2. Si afecta a Servicios Periféricos, en el Libro de Sugerencias y Reclamaciones de la oficina de registro de la Delegación de Gobernación correspondiente.

En ambos supuestos se acompañará fotocopia de la hoja donde se formuló la denuncia originaria.

Artículo cuarto

Formalizadas las denuncias y sugerencias, las unidades de registro procederán:

1. A diligenciar los apartados correspondientes a la administración, sellando todas las hojas con el sello del registro y entregando al interesado en el acto la copia a él destinada.

2. Si se formalizan en el Libro de Sugerencias y Reclamaciones de la oficina de registro de la dependencia administrativa directamente afectada, ésta dará traslado inmediato del original al responsable de la dependencia y simultáneamente remitirá la copia correspondiente al Inspector Provincial de Servicios de la Delegación de Gobernación en la provincia o a la Inspección General de Servicios si se trata de dependencia de los Servicios Centrales.

3. Si se formalizan en el Libro de Sugerencias y Reclamaciones del registro general de las Delegaciones de Gobernación, recibidas por los Inspectores Provinciales de Servicios éstos procederán:

    3.1. A remitir el original a la dependencia afectada, cuando ésta sea periférica, archivando la copia para la Inspección a los efectos del artículo séptimo.

3.2. A remitir el original y la copia para la Inspección a la Inspección General de Servicios, cuando la dependencia afectada sea de los Servicios Centrales.

4. Si se formalizan en el Libro de Sugerencias y Reclamaciones del Registro General de la Consejería de Gobernación y en el supuesto del apartado 3.2. anterior, por la Inspección General de Servicios se remitirá el original a la dependencia afectada archivando la copia a los efectos del artículo sexto.

Artículo quinto

Recibidas las denuncias en la dependencia afectada, ésta, en el plazo de quince días y previas las aclaraciones que estime pertinente recabar del interesado, informará al órgano directivo del que dependa, quien notificará al denunciante las actuaciones realizadas y las medidas, en su caso, adoptadas, dando traslado del informe evacuado y de la notificación al interesado al correspondiente órgano periférico o central de la Inspección General de Servicios, según proceda. En el supuesto de que se hubieran pedido aclaraciones, el plazo se contará desde que éstas se hubieran recibido, lo que deberá hacerse constar en el informe.

Artículo sexto

1. La Inspección General de Servicios llevará el control de las denuncias; las que afecten a dependencias periféricas se controlarán y tramitarán en cada provincia, debiendo el Inspector Provincial informar mensualmente al Jefe de la Inspección General de Servicios sobre las recibidas y actuaciones practicadas en relación con las mismas.

2. Toda denuncia motivará la apertura de un expediente, donde deberán incluirse cuantas actuaciones sean practicadas en relación con ella y los informes que se reciban del órgano afectado.

Artículo séptimo

Si de las denuncias presentadas, se dedujeran indicios de anormal funcionamiento de los servicios, el Inspector Provincial lo pondrá en conocimiento del Jefe de la Inspección General de Servicios, que ordenará la práctica, de oficio o a propuesta del órgano afectado, de las actuaciones procedentes, sin perjuicio de las competencias de los Consejeros y de los Delegados de Gobernación. El resultado de las mismas, juntamente con el texto de la denuncia, será remitido por el Consejero de Gobernación al Consejero que en cada caso proceda.

Artículo octavo

1. En cada provincia, los Delegados de Gobernación, a través de los Inspectores Provinciales de Servicios, serán los encargados de velar por el estricto cumplimiento de lo señalado en este Decreto, poniendo en conocimiento del Jefe de la

Inspección General de Servicios todas las anomalías que observen al respecto, y actuando de oficio frente al incumplimiento por parte de los distintos órganos periféricos de la Administración Autónoma y de los funcionarios adscritos a ellos, de los plazos y formalidades señalados en el presente Decreto.

2. A los efectos del apartado anterior, serán responsables de evacuar el informe establecido y proponerlo al correspondiente Delegado Provincial, el Jefe de Servicio de quien dependa la unidad afectada y, en su defecto el Secretario General del Departamento.

3. En los Servicios Centrales será responsable de evacuar el informe y proponerlo a su Dirección General, el Jefe de Servicio de quien dependa la unidad afectada.

Artículo noveno

1. Las denuncias formuladas de acuerdo con lo previsto en este Decreto no tendrán en ningún caso la calificación de recursos administrativos, ni paralizarán los plazos establecidos en la normativa vigente para interponerlos.

2. Los interesados, con independencia de la denuncia que formulen en el Libro de Sugerencias y Reclamaciones, podrán presentar las reclamaciones y recursos previstos en las normas reguladoras del procedimiento administrativo que estimen convenientes.

DISPOSICIÓN ADICIONAL

Por la Consejería de Gobernación, a partir de la publicación del presente Decreto, en el plazo de un mes, se determinarán las características del Libro de Sugerencias y Reclamaciones y en el plazo de tres meses todas las dependencias contempladas en el artículo 2º de este Decreto, dispondrán de dicho Libro de Sugerencias y Reclamaciones, dictándose al propio tiempo las instrucciones precisas para conseguir los fines propuestos.

A nivel Estatal el Real Decreto 208/1996, de 9 de febrero regula las características del Libro de Quejas y sugerencias.

Artículo 15. Definición y objeto

El Libro de Quejas y Sugerencias tiene por objeto dejar constancia de las quejas, reclamaciones, iniciativas o sugerencias, que los ciudadanos estimen convenientes sobre el funcionamiento de las unidades administrativas.

Artículo 16. Localización

1. El Libro de Quejas y Sugerencias se ubicará en lo registros generales y auxiliares de recepción o salida de documentos de aquellos órganos y unidades administrativas que por su relación con el ciudadano se estimen necesario y, en todo caso, en las oficinas y centros de información y atención al ciudadano.

2. Existirá al menos un Libro de Quejas y Sugerencias en todos los Departamentos ministeriales y entidades de derecho público vinculadas o dependientes de aquéllos.

3. Su existencia se señalizará de forma visible y su situación será la más accesible para hacer posible su localización y uso por los ciudadanos.

Artículo 17. Composición

Cada ejemplar del Libro de Quejas y Sugerencias estará integrado por 50 juegos de hojas encuadernadas y numeradas. Cada juego de hojas constará de original y dos copias de forma que posibiliten las actuaciones previstas por esta norma cuyo modelo se recoge en anexo.

Artículo 18. Forma de presentación de las quejas o sugerencias

1. Los ciudadanos formularán sus quejas o sugerencias por escrito en el Libro, indicando su nombre, apellidos y su domicilio, a efectos de comunicaciones, y firmando al final de la correspondiente hoja.

2. Los ciudadanos podrán ser auxiliados por los funcionarios responsables del Libro en la formulación y constancia de su queja o sugerencia, en cuyo caso, se limitarán a firmar la misma como muestra de conformidad.

3. Se incorporarán al Libro de Quejas y Sugerencias las cursadas sin sujeción a impreso alguno y presentadas en las oficinas y registros a que se refiere el Artículo 38.4 de la Ley 30/1992, de 26 de noviembre, de Régimen Jurídico de las Administraciones Públicas y del Procedimiento Administrativo Común, y las remitidas personalmente o por correo.

4. Las sugerencias o iniciativas podrán ser presentadas de forma anónima.

Artículo 19. Formulación y remisiones

1. Formuladas las quejas o sugerencias en el Libro correspondiente y en las dependencias citadas en el artículo 16.1, se procederá a diligenciar los apartados correspondientes a la Administración, sellando todas las hojas con el sello de registro y entregando al ciudadano en el acto la copia a él destinada. Si la queja o sugerencia no es presentada personalmente y el ciudadano ha dejado constancia de su domicilio se le remitirá la copia correspondiente.

2. Si se formaliza en el Libro de Quejas y Sugerencias de la oficina de registro de la unidad administrativa directamente afectada, ésta dará traslado inmediato del original al responsable de la unidad y simultáneamente remitirá la copia correspondiente a la Inspección General de Servicios Departamental. En aquellos

casos que la unidad afectada corresponda a un área directiva que cuente con inspección sectorial, la copia se remitirá a esta inspección.

3. Si se formaliza en el Libro de Quejas y Sugerencias de una unidad distinta a la afectada, se remitirá el original y copia a la Inspección General de Servicios del Departamento en que se haya presentado, que los enviará a su vez, en su caso, a la correspondiente del Ministerio cuya unidad ha sido afectada. Recibidos los ejemplares por esta última Inspección General de Servicios actuará conforme a lo previsto en el apartado anterior.

Artículo 20. Tramitación interna

La tramitación interna de las quejas o sugerencias seguirá un tratamiento uniforme que garantice su rápida contestación o su conocimiento por los órganos que asumen la superior responsabilidad de los servicios afectados.

Artículo 21. Contestación

1. Recibidas las quejas y sugerencias en la dependencia afectada, ésta, en el plazo de veinte días y previas las aclaraciones que estime oportuno recabar del ciudadano, informará a éste de las actuaciones realizadas y de las medidas, en su caso, adoptadas, dando traslado del informe evacuado y de la comunicación al ciudadano a la Inspección General de Servicios Departamental o Sectorial, en su caso.

2. Si transcurrido el plazo al que se refiere el párrafo anterior el ciudadano no hubiera obtenido ninguna respuesta de la Administración, podrá dirigirse a la Inspección General de Servicios del Departamento donde presentó su queja o sugerencia a fin de conocer los motivos que han originado la falta de contestación y exigir las oportunas responsabilidades.

Artículo 22. Actuaciones de las unidades de Inspección

1. La Inspección General de Servicios Departamental y de las Inspecciones Sectoriales, llevarán control de las quejas y sugerencias que afecten a las unidades administrativas, cuya inspección les esté encomendada, tanto de servicios centrales como de unidades territoriales.

2. Cada queja o sugerencia motivará la apertura de un expediente informativo donde se deberá incluir cuantas actuaciones sean practicadas en relación con ellas y los informes que se reciban del órgano afectado.

3. Si de la queja presentada se dedujesen indicios de anormal funcionamiento de los servicios, la Inspección General de Servicios Departamental o la Sectorial, en su caso iniciará o solicitará, las actuaciones pertinentes por los procedimientos que en cada caso correspondan.

Artículo 23. Seguimiento

Anualmente las Subsecretarías de los Departamentos ministeriales remitirán a la Secretaría de Estado para la Administración Pública un informe sobre las quejas y sugerencias presentadas, así como sobre las respuestas y medidas adoptadas en su caso.

Artículo 24. Efectos de las quejas

Las quejas formuladas de acuerdo con lo previsto en este Real Decreto no tendrán en ningún caso la calificación de recurso administrativo ni su interposición paralizará los plazos establecidos en la normativa vigente. Estas quejas no condicionan, en modo alguno, el ejercicio de las restantes acciones o derechos que, de conformidad con la normativa reguladora de cada procedimiento, puedan ejercitar los que figuren en él como interesados.

4. LA TARJETA INDIVIDUAL SANITARIA

Conceptos básicos

La Tarjeta Sanitaria es el documento que identifica individualmente a los usuarios ante el Sistema Sanitario Público de Andalucía. Además sirve para facilitar el acceso a la historia clínica electrónica en determinados casos, para prescribir mediante receta electrónica y para retirar los medicamentos en la farmacia.

Las personas con cobertura sanitaria pública que residen en Andalucía deben disponer de tarjeta sanitaria, independientemente de su edad. Es importante que los niños tengan su propia tarjeta, desde el nacimiento.

También es necesario solicitar una nueva tarjeta cuando la anterior se ha perdido o deteriorado, al igual que si alguno de los datos impresos en el exterior de la tarjeta son incorrectos (por ejemplo, un DNI equivocado, apellidos o nombre incorrecto).

Solicitud presencial

Solicitar tarjeta por primera vez, supone normalmente el registro del solicitante en la Base de Datos de Usuarios (BDU). En este caso, la solicitud debe realizarse en un Centro de Atención Primaria y aportarse la documentación que acredita la identidad y el derecho a la asistencia.

Documentos a presentar para solicitar tarjeta por primera vez:

- DNI del titular.

- DNI de los beneficiarios mayores de 14 años y Libro de Familia si hay algún beneficiario menor de esa edad.

- Acreditación del derecho a la cobertura sanitaria pública: Documento acreditativo de la condición de asegurado o beneficiario de un asegurado expedido por el Instituto Nacional de la Seguridad Social.

- Acreditación de la residencia en Andalucía mediante certificado de empadronamiento

Para solicitar una nueva tarjeta en caso de pérdida es suficiente con rellenar un formulario de solicitud y presentar DNI. Si la tarjeta está deteriorada, deberá entregarse al solicitar una nueva tarjeta.

Solicitud de tarjeta a través de Internet

Procedimiento

La solicitud de tarjeta en InterS@S se dirige a aquellas personas que, siendo usuarias del Sistema Sanitario Público de Andalucía según consta en la Base de Datos de Usuarios (BDU), no disponen de tarjeta física por alguna razón (no les ha llegado a su domicilio o bien la tenían pero ha desaparecido o se ha deteriorado).

Para solicitar tarjeta el primer paso es identificarse en el sistema (a través de datos personales o con certificado digital) e indicar el motivo de la solicitud ("Pérdida o robo", "Deterioro" y "No recibida). Una vez realizada la solicitud, aparece un mensaje confirmando que se ha realizado con éxito y se muestra un resguardo que puede imprimirse.

La tarjeta se envía por correo a la dirección que consta en el momento de la solicitud en la BDU y deberá recibirse en el plazo de unos 15 días.

En algunas ocasiones puede ser conveniente entregar la solicitud en el centro, por ejemplo quienes no disponen de certificado digital y han cambiado recientemente de domicilio deben indicar el cambio de dirección a través del formulario en papel(613 KB) para que la tarjeta le llegue a la dirección correcta. En este caso, el formulario de solicitud debe entregarse en un centro de atención primaria.

Las personas que utilicen certificado digital pueden hacer el cambio de domicilio directamente en Internet. Para proteger la información de los usuarios de accesos no deseados, la consulta o cambio de domicilio en InterS@S no está disponible en caso de identificación por datos personales.

Causas de denegación y limitaciones de la solicitud a través de Internet.

InterS@S permite la solicitud de tarjeta sanitaria a personas que ya son usuarias del Sistema Sanitario Público de Andalucía, por lo que al solicitar tarjeta por primera vez es necesario realizar la gestión en el centro.

Por otra parte, existen una serie de requisitos que deben cumplirse para que se llegue a gestionar la solicitud. Los más básicos son:

- Que en la Base de Datos de Usuarios figure el domicilio del usuario.
- Que haya pasado más de un mes desde la emisión de una tarjeta.
- Que no se haya devuelto una tarjeta anterior por problemas de correo.

Si existe algún problema, InterS@S muestra un mensaje específico para explicar la situación y orientar al usuario en la solución.

Observaciones

La Tarjeta Sanitaria de Andalucía tiene varios modelos vigentes y todos ellos son igualmente válidos tanto para identificar a su titular como para permitir el acceso a la información que consta en la Base de Datos de Usuarios del Sistema Sanitario Público de Andalucía.

Cuando cambia la situación de la persona titular de una tarjeta (por ejemplo si cambia la aportación sobre los medicamentos que le corresponde) no es necesario cambiar la tarjeta sanitaria, ya que la actualización se realiza en la mencionada base de datos (en el caso de la aportación farmacéutica con la información facilitada por Seguridad Social).

El centro de atención telefónica SALUD RESPONDE (902 505 060) atiende las consultas generales y personales sobre la tarjeta sanitaria de Andalucía.

Tarjeta Sanitaria Europea

Se trata de una tarjeta gratuita que permite acceder a la atención sanitaria pública —necesaria por motivos médicos— durante una estancia temporal en cualquiera de los 28 Estados miembros de la UE, además de Islandia, Liechtenstein, Noruega y Suiza, en las mismas condiciones y al mismo coste (la asistencia es gratuita en algunos países) que las personas aseguradas en ese país.

5. LA BASE DE DATOS DE USUARIOS (BDU)

Funciones

Es la columna vertebral del sistema, ya que identifica unívocamente a los ciudadanos, de forma que toda la información sanitaria del mismo se organiza sobre el **identificador principal del usuario.**

Aseguramiento. Permite conocer los datos de aseguramiento de las personas y, por tanto, gestionar sus derechos a las prestaciones sanitarias públicas; por ejemplo, permite conocer el porcentaje que un usuario tiene que aportar por la prestación farmacéutica.

Tabla de pacientes

BDU es sobre todo la "**tabla de pacientes**" de la Historia Digital de Salud, la "tabla de pacientes" común para todos los centros DIRAYA, a los que aporta un Número de Historia común que es el **Número Único de Historia de Salud de Andalucía** (NUHSA).

Contiene la información administrativa de los usuarios, y mantiene la consistencia de las bases de datos de las redes locales de los centros.

Además, BDU es también la "tabla de pacientes" de todos los sistemas de información relacionados con los usuarios del SSPA.

6. CITA PREVIA

CONCEPTOS BÁSICOS

Todos los usuarios del Sistema Sanitario Público de Andalucía tienen asignado un médico de familia o pediatra de referencia. La mayor parte de las citas con el médico de atención primaria son "a demanda", es decir que son los usuarios quienes deciden cuándo necesitan consultar con su médico y pueden solicitar cita sin ningún requisito previo.

Además de hacerlo por internet, los usuarios pueden solicitar cita con su médico acudiendo a su centro de salud o bien a través del teléfono. Una buena parte de los centros de atención primaria (especialmente en las capitales) utilizan el servicio de citas telefónico SALUD RESPONDE, abierto las 24 horas del día de lunes a domingo. La opción Consulta de datos personales le proporcionará el teléfono de cita actualizado al que usted puede llamar.

SOLICITUD DE CITA PARA MÉDICO O PEDIATRA A TRAVÉS DE INTERS@S

InterS@S ofrece a los usuarios del Servicio Andaluz de Salud la posibilidad de obtener cita en línea para su médico de familia (o pediatra, en el caso de menores).

Para reservar cita mediante InterS@S el primer paso es anotar en un formulario varios datos de la persona para la que se solicita la cita. La información que se pide es: número de tarjeta sanitaria (o el Número Único de Historia de Salud de Andalucía*), la fecha de nacimiento y, en el caso de mayores de 14 años, el documento de identificación.

Quienes disponen de certificado digital pueden usarlo también para identificarse y pedir cita con su médico. Además, podrán realizar cualquiera de las gestiones en línea que se ofrecen en InterS@S.

Una vez identificado el usuario, el sistema localiza la agenda de su médico y puede ofrecerle un listado con las próximas consultas disponibles. El usuario elige el día y la hora que le convienen, y la cita se reserva a su nombre en el centro.

El Número de Historia Única de Salud de Andalucía sirve para identificar al usuario en el Sistema Sanitario Público de Andalucía y también en InterS@S. Cada persona dispone de su propio número.

Causas de denegación y limitaciones

En InterS@S únicamente es posible reservar cita con su médico si no tiene ninguna cita pendiente con el mismo. Si desea obtener una nueva cita deberá antes cancelar la que tenía asignada.

Determinados servicios y consultas no pueden ser demandados directamente por los usuarios sino que son solicitados por los médicos que les atienden. Por ejemplo, las consultas con especialistas, las pruebas diagnósticas o los cuidados de enfermería. En estos casos el centro sanitario se hace cargo de tramitar la cita e informar de dónde y cuándo van a atender al usuario.

Observaciones

En este momento parte de los centros de atención primaria todavía no están utilizando el sistema informático de cita previa (Cita Diraya) que es el que permite la gestión en línea o la atención por Salud Responde. Si su médico trabaja en uno de esos centros, no será posible reservarle una cita a través de InterS@S. En este caso, cuando solicite cita le indicaremos la razón por la que no podemos atenderle y le facilitaremos los datos de contacto para que pueda pedir cita por teléfono o en el propio centro.

SALUD RESPONDE

Este servicio es posible gracias a la implantación del programa informático Diraya, permite contactar con los operadores de 'Salud Responde' en apenas 3 segundos y obtener una cita con su médico de cabecera o su pediatra en un tiempo medio inferior a los 50 segundos.

Llamando al teléfono 902 505 066, que está disponible todos los días del año (incluido festivos y fines de semana) y las 24 horas del día (incluidas las noches), los ciudadanos pueden obtener su cita previa, agilizando así los trámites y facilitando el acceso, de manera que se evita sobrecargar la línea del centro de salud y realizar la gestión de forma mucho más rápida.

El proceso para obtener una cita previa se inicia con la recogida de datos de la persona para la que se solicita la cita a través del número de su tarjeta sanitaria. Una vez se confirman los datos, así como el médico y centro asignado, se accede a la agenda de citas del facultativo y se procede a la asignación de la cita, gestiones que se realizan, normalmente, en menos de un minuto.

7. EL CONCEPTO DE HISTORIA CLÍNICA

La Ley 41/2002, de 14 de noviembre, básica reguladora de la autonomía del paciente y de derechos y obligaciones en materia de información y documentación clínica, define Historia clínica como **el conjunto de documentos que contienen los datos, valoraciones e informaciones de cualquier índole sobre la situación y la evolución clínica de un paciente a lo largo del proceso asistencial**.

Cada centro archivará las historias clínicas de sus pacientes, cualquiera que sea el soporte papel, audiovisual, informático o de otro tipo en el que consten, de manera que queden garantizadas su seguridad, su correcta conservación y la recuperación de la información.

Las Administraciones sanitarias establecerán los mecanismos que garanticen la autenticidad del contenido de la historia clínica y de los cambios operados en ella, así como la posibilidad de su reproducción futura.

Las Comunidades Autónomas aprobarán las disposiciones necesarias para que los centros sanitarios puedan adoptar las medidas técnicas y organizativas adecuadas para archivar y proteger las historias clínicas y evitar su destrucción o su pérdida accidental.

Artículo 15. Contenido de la historia clínica de cada paciente

1. La historia clínica incorporará la información que se considere trascendental para el conocimiento veraz y actualizado del estado de salud del paciente. Todo paciente o usuario tiene derecho a que quede constancia, por escrito o en el soporte técnico más adecuado, de la información obtenida en todos sus procesos asistenciales, realizados por el servicio de salud tanto en el ámbito de atención primaria como de atención especializada.

2. La historia clínica tendrá como fin principal facilitar la asistencia sanitaria, dejando constancia de todos aquellos datos que, bajo criterio médico, permitan el conocimiento veraz y actualizado del estado de salud. El contenido mínimo de la historia clínica será el siguiente:

    a) La documentación relativa a la hoja clínico estadística.

    b) La autorización de ingreso.

c) El informe de urgencia.

d) La anamnesis y la exploración física.

e) La evolución.

f) Las órdenes médicas.

g) La hoja de interconsulta.

h) Los informes de exploraciones complementarias.

i) El consentimiento informado.

j) El informe de anestesia.

k) El informe de quirófano o de registro del parto.

l) El informe de anatomía patológica.

m) La evolución y planificación de cuidados de enfermería.

n) La aplicación terapéutica de enfermería.

o) El gráfico de constantes.

p) El informe clínico de alta.

Los párrafos b, c, i, j, k, l, ñ y o sólo serán exigibles en la cumplimentación de la historia clínica cuando se trate de procesos de hospitalización o así se disponga.

1. La cumplimentación de la historia clínica, en los aspectos relacionados con la asistencia directa al paciente, será responsabilidad de los profesionales que intervengan en ella.

2. La historia clínica se llevará con criterios de unidad y de integración, en cada institución asistencial como mínimo, para facilitar el mejor y más oportuno conocimiento por los facultativos de los datos de un determinado paciente en cada proceso asistencial.

Artículo 16. Usos de la historia clínica

1. La historia clínica es un instrumento destinado fundamentalmente a garantizar una asistencia adecuada al paciente. Los profesionales asistenciales del centro que realizan el diagnóstico o el tratamiento del paciente tienen acceso a la historia clínica de éste como instrumento fundamental para su adecuada asistencia.

2. Cada centro establecerá los métodos que posibiliten en todo momento el acceso a la historia clínica de cada paciente por los profesionales que le asisten.

3. El acceso a la historia clínica con fines judiciales, epidemiológicos, de salud pública, de investigación o de docencia, se rige por lo dispuesto en la Ley Orgánica 15/1999, de Protección de Datos de Carácter Personal, y en la Ley

14/1986, General de Sanidad, y demás normas de aplicación en cada caso. El acceso a la historia clínica con estos fines obliga a preservar los datos de identificación personal del paciente, separados de los de carácter clínico-asistencial, de manera que como regla general quede asegurado el anonimato, salvo que el propio paciente haya dado su consentimiento para no separarlos. Se exceptúan los supuestos de investigación de la autoridad judicial en los que se considere imprescindible la unificación de los datos identificativos con los clínico-asistenciales, en los cuales se estará a lo que dispongan los jueces y tribunales en el proceso correspondiente. El acceso a los datos y documentos de la historia clínica queda limitado estrictamente a los fines específicos de cada caso.

4. El personal de administración y gestión de los centros sanitarios sólo puede acceder a los datos de la historia clínica relacionados con sus propias funciones.

5. El personal sanitario debidamente acreditado que ejerza funciones de inspección, evaluación, acreditación y planificación, tiene acceso a las historias clínicas en el cumplimiento de sus funciones de comprobación de la calidad de la asistencia, el respeto de los derechos del paciente o cualquier otra obligación del centro en relación con los pacientes y usuarios o la propia Administración sanitaria.

    a) El personal que accede a los datos de la historia clínica en el ejercicio de sus funciones queda sujeto al deber de secreto.

    b) Las Comunidades Autónomas regularán el procedimiento para que quede constancia del acceso a la historia clínica y de su uso.

Artículo 17. La conservación de la documentación clínica

1. Los centros sanitarios tienen la obligación de conservar la documentación clínica en condiciones que garanticen su correcto mantenimiento y seguridad, aunque no necesariamente en el soporte original, para la debida asistencia al paciente durante el tiempo adecuado a cada caso y, como mínimo, cinco años contados desde la fecha del alta de cada proceso asistencial.

2. La documentación clínica también se conservará a efectos judiciales de conformidad con la legislación vigente. Se conservará, asimismo, cuando existan razones epidemiológicas, de investigación o de organización y funcionamiento del Sistema Nacional de Salud. Su tratamiento se hará de forma que se evite en lo posible la identificación de las personas afectadas.

3. Los profesionales sanitarios tienen el deber de cooperar en la creación y el mantenimiento de una documentación clínica ordenada y secuencial del proceso asistencial de los pacientes.

4. La gestión de la historia clínica por los centros con pacientes hospitalizados, o por los que atiendan a un número suficiente de pacientes bajo cualquier otra modalidad asistencial, según el criterio de los servicios de salud, se realizará a

través de la unidad de admisión y documentación clínica, encargada de integrar en un solo archivo las historias clínicas. La custodia de dichas historias clínicas estará bajo la responsabilidad de la dirección del centro sanitario.

5. Los profesionales sanitarios que desarrollen su actividad de manera individual son responsables de la gestión y de la custodia de la documentación asistencial que generen.

6. Son de aplicación a la documentación clínica las medidas técnicas de seguridad establecidas por la legislación reguladora de la conservación de los ficheros que contienen datos de carácter personal y, en general, por la Ley Orgánica 15/1999, de Protección de Datos de Carácter Personal.

Artículo 18. Derechos de acceso a la historia clínica

1. 1. El paciente tiene el derecho de acceso, con las reservas señaladas en el apartado 3 de este artículo, a la documentación de la historia clínica y a obtener copia de los datos que figuran en ella. Los centros sanitarios regularán el procedimiento que garantice la observancia de estos derechos.

2. 2. El derecho de acceso del paciente a la historia clínica puede ejercerse también por representación debidamente acreditada.

3. 3. El derecho al acceso del paciente a la documentación de la historia clínica no puede ejercitarse en perjuicio del derecho de terceras personas a la confidencialidad de los datos que constan en ella recogidos en interés terapéutico del paciente, ni en perjuicio del derecho de los profesionales participantes en su elaboración, los cuales pueden oponer al derecho de acceso la reserva de sus anotaciones subjetivas.

4. 4. Los centros sanitarios y los facultativos de ejercicio individual sólo facilitarán el acceso a la historia clínica de los pacientes fallecidos a las personas vinculadas a él, por razones familiares o de hecho, salvo que el fallecido lo hubiese prohibido expresamente y así se acredite. En cualquier caso el acceso de un tercero a la historia clínica motivado por un riesgo para su salud se limitará a los datos pertinentes. No se facilitará información que afecte a la intimidad del fallecido ni a las anotaciones subjetivas de los profesionales, ni que perjudique a terceros.

Artículo 19. Derechos relacionados con la custodia de la historia clínica

El paciente tiene derecho a que los centros sanitarios establezcan un mecanismo de custodia activa y diligente de las historias clínicas. Dicha custodia permitirá la recogida, la integración, la recuperación y la comunicación de la información sometida al principio de confidencialidad con arreglo a lo establecido por el artículo 16 de la Ley 41/2002.

8. DIRAYA COMO SOPORTE DE LA HISTO-RIA CLÍNICA ELECTRÓNICA DEL SISTEMA SANITARIO PÚBLICO DE ANDALUCÍA

8.1. INTRODUCCIÓN

DIRAYA es una **historia de Salud Única que integra toda la información sanitaria de cada usuario** para que esté disponible donde y cuando se precise para la atención del usuario, y para mejorar la accesibilidad a los servicios y las prestaciones sanitarias, incrementando la calidad de todo el proceso asistencial. Se facilita así el trabajo de los profesionales, que adquiere nuevas dimensiones y posibilidades. Finalmente, la integración de la información permite una explotación homogénea de la misma, útil para todos los niveles, funciones y organizaciones del Sistema Público (planificación, gestión, evaluación o investigación).

Características de la Historia de Salud Única

Integrada. Es la palabra clave. Significa que:

- Es *única* por paciente.
- Mantiene la coherencia con BDU (base de datos de usuarios).
- *Accesible* desde cualquier punto de ia red asistencial, lo que facilita la continuidad asistencial.
- Vinculada a la *tarjeta individual*, que es la llave del sistema, mediante la cual el ciudadano autoriza al profesional a consultar su historia.
- Arquitectura DUAL, *centralizada/descentralizada*: los datos principales y más permanentes se centralizan, mientras que los datos más circunstanciales se almacenan en las redes locales de los centros. De esta manera, la historia de salud es una colección de páginas de información, unas centralizadas y otras dispersas en distintos centros, pero con una cabecera común que permite ubicarlas e identificarlas. Además las tablas auxiliares están centralizadas y son compartidas por todos los centros.
- Organizada. Una historia es la crónica secuencial de los aspectos sanitarios de la vida de un ciudadano. Es la película de esa vida, longitudinal, orientada por problemas. En la organización de la información hay que tener en cuenta tres consideraciones:
  - Hay un resumen de lo más importante y permanente.
  - La información de los diferentes contactos o visitas no solo permite una ordenación cronológica, sino que posibilita la imputación de visitas a procesos, facilitando la asistencia por procesos.

- Se insertan episodios en Urgencias y/o Atención Especializada. Son fotogramas que posibilitan una valoración transversal del episodio actual, permitiendo subjetivizar la información que figura en la historia única y focalizarla en el problema actual, y realizando una anamnesis y exploración por órganos y aparatos, según la cultura propia de los especialistas.

- Compartida. Está orientada a facilitar la comunicación entre los profesionales. Permite la transmisión telemática de analíticas, derivaciones, informes.

Desde otro punto de vista, también su diseño y elaboración son compartidos. Los requerimientos funcionales de cada módulo son establecidos por grupos de profesionales del SSPA.

Arquitectura

El sistema es centralizado/distribuido, de forma que están centralizados los datos más importantes de la Historia de cada ciudadano. El resto de la información, que se genera con las visitas de los ciudadanos, se encuentra en los servidores de las redes locales, y es accesible desde cualquier otro centro si el paciente lo autoriza con su tarjeta.

8.2. COMPONENTES DE DIRAYA

Diraya consta de un conjunto de módulos relacionados que comparten información. Los componentes de Diraya están interconectados e intercambian datos entre sí. Cuando un módulo de Diraya necesita identificar a un usuario lo solicita a la Base de Datos de Usuarios; si precisa identificar un servicio hospitalario se lo pide al módulo de Estructura... De esta forma cada dato se registra una sola vez en el sistema.

Los módulos de Diraya ofrecen también sus servicios a otros sistemas de información como pueden ser la Red de Alerta, Sistemas de las Unidades de Valoración de la Incapacidad Laboral, etc.

Por ello, hay tres módulos que son imprescindibles para que funcionen los demás. Son los cimientos de Diraya, y que identifican a ciudadanos, a operadores que acceden al sistema y a los recursos asistenciales de primaria y especializada.

Componentes básicos

El primero de ellos es la Base de Datos de Usuarios (BDU), cuya función principal es dotar a cada ciudadano de un Número Único de Historia de Salud de Andalucía (NUHSA), al que se vincula toda su información sanitaria. BDU es la tabla de pacientes común de todos los centros sanitarios y la Tarjeta Sanitaria es la llave que permite acceder a la información del usuario. La BDU contiene además los datos administrativos del ciudadano.

En segundo lugar, el Módulo de Acceso Centralizado de Operadores (MACO) es la puerta de entrada a Diraya. Cuando un profesional va a utilizar Diraya, este módulo identifica su clave de acceso y le permite utilizar las funciones de los diferentes módulos para las que está autorizado. Así por ejemplo, un médico de familia que tenga que utilizar el módulo clínico de atención primaria, el módulo de petición de interconsultas y el módulo de vacunas, no tendrá que identificarse ante cada uno de ellos, ya que MACO le habilita una sola vez para todos. Es decir, de forma similar a lo que ocurre con BDU en relación a los ciudadanos, todos los módulos de Diraya reciben de MACO la identificación de los profesionales que acceden a ellos. Igualmente, cualquier sistema externo que solicite datos a Diraya debe identificarse previamente ante MACO.

Los cimientos de Diraya se completan con el Módulo de Estructura, que incluye los Servicios y Unidades Funcionales, así como las ubicaciones físicas, de Atención Primaria y Especializada. Este módulo permite identificar cada servicio hospitalario, cada centro de Atención Primaria, cada Dispositivo de Urgencias... es decir, la organización funcional de la asistencia. También permite identificar las ubicaciones físicas de los centros: plantas, camas, boxes, consultas... Además, establece la relación entre los dos niveles asistenciales para la ordenación de las interconsultas y la realización de pruebas diagnósticas.

También gestiona los catálogos corporativos y las principales tablas maestras del sistema.

Historia de Salud

Es el corazón de Diraya y está compuesta por el conjunto de módulos que permiten a los sanitarios gestionar la información clínica del paciente. Toda la información está integrada a través de su vinculación al NUHSA, e independientemente de su ubicación es accesible para los profesionales que la necesiten desde cualquier punto de la red.

La información está organizada jerárquicamente, con diferentes configuraciones según el tipo de profesional que la utiliza, permitiendo la personalización en función del profesional y del paciente.

Hay tres bloques de información. El primero lo constituyen los datos básicos de salud: socio-familiares, problemas de salud, antecedentes personales y familiares y alergias. El segundo lo forman los datos relativos a las medidas diagnóstico- terapéuticas: interconsultas, analíticas, pruebas diagnósticas, tratamientos farmacológicos y cuestionarios de exploración. Estos dos bloques son compartidos por los módulos de los diferentes entornos asistenciales (primaria, consultas externas, urgencias). Donde se diferencia cada uno de ellos es en las hojas de asistencia que registran los distintos contactos del usuario, y que constituyen el tercer bloque. Estas hojas recogen toda la información del contacto asistencial y alimentan a los dos bloques anteriores. Aunque comparten elementos comunes, existen hojas diferenciadas para médicos de primaria, especialistas, enfermeras, trabajadores sociales, urgencias, programas de salud, procesos asistenciales.

Para facilitar la toma de decisiones clínicas, las hojas de asistencia y los elementos diagnóstico-terapéuticos pueden agruparse en episodios y procesos. En cada uno de ellos tendremos el conjunto de contactos que el paciente ha realizado por un problema determinado, así como las pruebas diagnósticas y tratamientos empleados, que de esta manera permanecen vinculados a un contexto clínico específico.

Todos los módulos clínicos comparten herramientas como hoja de prescripción, generador de informes, cuestionarios de exploración, CIE 9 y NANDA, tesauro para codificación diagnóstica, hojas de procesos.

Son varios los módulos necesarios para el manejo de la información clínica. Algunos de ellos son compartidos, mientras que otros son específicos para cada nivel asistencial con particularidades según el perfil profesional. Así, Diraya dispone de módulos para atención primaria, consultas de asistencia especializada, urgencias (hospitalarias y de atención primaria) y hospitalización.

Receta XXI

El sistema Diraya ha permitido además el desarrollo de la receta electrónica, un nuevo modelo de prescripción y dispensación de medicamentos que es el primero que funciona en Europa. Mediante este sistema, todas las prescripciones de los usuarios realizadas con el Módulo de Prescripción de Diraya son grabadas en un "Módulo Central de Dispensación", en el que se crea un "crédito farmacéutico" con el tratamiento completo prescrito por su médico de familia o por el especialista que intervenga en un determinado episodio clínico. Tanto el médico de primaria como el especialista pueden establecer duraciones de tratamiento de hasta un año. El paciente presenta en la farmacia su tarjeta sanitaria, con la que el farmacéutico puede acceder a los datos sobre la prescripción, comprobar la medicación que ha de dispensar, anotar los medicamentos entregados o incluso informar al médico de cualquier incidencia. Para ello, la farmacia utiliza el módulo web de Dispensaciones desarrollado en el proyecto.

La principal ventaja de este sistema es que los enfermos crónicos no tienen que acudir continuamente a sus centros de salud para renovar los tratamientos prescritos. Este hecho permite, además, que los facultativos de atención primaria dispongan de más tiempo para dedicarlo a pacientes que requieren atención médica, al reducirse las consultas para prescripción de medicamentos y facilita, asimismo, la comunicación médico- farmacéutico, mejorándose la calidad de la prestación.

Citación

Este módulo gestiona las agendas de Atención Primaria, Consultas Externas (de asistencia especializada) y Pruebas Diagnósticas. Es la puerta por la que los usuarios acceden a estos servicios, ya que ofrece la lista de pacientes a los profesionales que los atienden. Junto con los módulos de Admisión de Urgencias y de Hospitalización, facilita el control del flujo de los pacientes y la coordinación eficiente de todas las actuaciones requeridas en el diagnóstico y tratamiento de cada proceso.

La inclusión de todas las agendas en el módulo permite que desde cualquier centro, siempre que se disponga de la autorización necesaria, pueda obtenerse una cita para una consulta o prueba diagnóstica. El usuario puede conseguir cita para el médico de familia por varios canales; si su médico le indica que debe verle un especialista o realizarse una prueba diagnóstica, puede obtener la cita antes de salir del Centro de Salud; y si el especialista le dice que debe volver para revisión, puede asignarle la cita desde la propia consulta. De esta manera aumentan para el usuario las posibilidades de elegir la cita más conveniente, se facilita la coordinación de las distintas citas que necesite y permite a los profesionales el seguimiento conjunto de todas ellas.

Este módulo ha hecho posible ofrecer al usuario la posibilidad de obtener cita para su centro de atención primaria a través de diferentes canales no presenciales: mediante un mensaje de teléfono móvil, a través de Internet, o llamando a un teléfono único.

El acceso a la información centralizada que aporta Diraya permite a Salud Responde ofrecer a los usuarios no sólo este servicio de cita (origen y justificación de su creación) sino toda una cartera de servicios de información y gestión sanitaria, en continua expansión.

La integración de las agendas para facilitar el acceso a las mismas no es obstáculo para que su gestión continúe descentralizada y bajo la responsabilidad de las unidades que hasta ahora vienen realizando esta tarea. Por ejemplo, Salud Responde tiene acceso a las agendas de Atención Primaria exclusivamente para asignar citas, y sólo en aquellas actividades y tramos en los que está autorizado por el centro de salud; la definición, modificación y cierre sigue correspondiendo al Centro de Atención Primaria.

Este módulo de citación, integrado con los gestores de peticiones de interconsultas y pruebas diagnósticas que se relacionan con él, funciona en los centros de salud y hospitales desde marzo de 2005. El sistema está diseñado para que los resultados de las pruebas diagnósticas se reciban telemáticamente, incorporándose de manera automática a la Historia de Salud del paciente. Para ello se ha integrado con los actuales sistemas de información de los laboratorios de los hospitales y con el Sistema de Información Radiológica corporativo (RIS).

InterS@S

Diraya ha permitido la puesta en marcha de la Oficina Virtual del Sistema Sanitario Público en Internet: Inters@s. Fue creada en diciembre de 2002 para que los ciudadanos pudieran interactuar con el sistema sanitario público. Permite a los usuarios realizar gestiones personales como cambiar de médico, actualizar sus datos personales, solicitar una segunda opinión médica, consultar la inscripción en el registro de demanda quirúrgica a quienes están a la espera de una intervención sujeta a garantía, etc.

La cita previa vía Internet se puso en marcha en 2006.

Gestión del conocimiento y explotación de información

Con objeto de que la extracción de grandes volúmenes de información no compita en recursos informáticos con el trabajo habitual sobre registros individuales, los sistemas operacionales de Diraya (BDU, HDS...) no realizan explotaciones de información.

Diraya se completa con los sistemas de explotación de la información que se basan en sistemas Data Warehouse y tecnologías OLAP. Posibilitan la obtención de informes que contienen listados, recuentos o gráficos. Estos informes pueden estar preelaborados, pudiendo el operador modificarlos y personalizarlos en función de sus necesidades. Así, en las distintas dimensiones contempladas, es posible navegar por los datos desde niveles agregados de información hasta los más desagregados. Además permite filtrar, ordenar o agrupar por las variables incorporadas. Los informes pueden ser exportados en diferentes formatos.

Arquitectura Funcional

Diraya consta de un conjunto de elementos relacionados que comparten información. Los elementos componentes de Diraya dialogan entre sí basándose en una filosofía de "dato único": el dato sólo está en un componente y los demás se lo solicitan cuando lo necesitan.

En el centro, vertebrando a todos los componentes mediante la identificación de los ciudadanos, se encuentra BDU. Junto a ella, la Estructura de la Atención Primaria (Distritos Sanitarios, Zonas Básicas de Salud, Centros, Unidades Funcionales, Claves Médicas), integrada en BDU por la relación usuario-clave médica, y la Estructura de Atención Especializada (Áreas Hospitalarias, Unidades Funcionales, Líneas Asistenciales, Centros, Ubicaciones y Relación con AP) completan el trípode sobre el que se asientan los demás componentes del sistema.

La siguiente capa la constituye la Historia de Salud, que contiene la información clínica. En un estrato más externo se sitúan las herramientas comunes (Prescripción, Receta XXI, Citación Centralizada, Gestores de Peticiones, Pruebas Analíticas y RIS). Todo ello suministrando datos a MTI. En su lado más superficial se encuentran los sistemas de información departamentales y otros sistemas externos con los que Diraya se relaciona.

A estos módulos hay que añadir los que en este momento están en desarrollo o pilotaje: RIS corporativo, Pruebas Analíticas y módulos de hospitalización (admisión, estación clínica y de cuidados...)

Arquitectura tecnológica y equipamiento.

Diraya está soportado por una arquitectura compleja en la que se han maximizado los elementos de seguridad y rendimiento. La arquitectura de la solución ha precisado el montaje de dos Centros de Tratamiento de Información (CTI), en los que se instalan de manera redundante las aplicaciones y bases de datos a las que acceden todos los centros a través de la Red Corporativa de la Junta de Andalucía.

Con el fin de optimizar y sacar el mayor rendimiento se ha distribuido la carga entre ambas instalaciones repartiendo los usuarios, de forma que los centros de salud de Andalucía Occidental están atendidos por el CTI de Sevilla, mientras que los de Andalucía Oriental están conectados al CTI de Málaga. Las instalaciones de Sevilla y Málaga, donde se trata la información del proyecto Diraya, son de las más complejas y seguras de Europa, permitiendo que en hospitales y centros de salud el equipamiento informático sea más sencillo.

Cada uno de estos CTIs es capaz de soportar todo el servicio de Andalucía y, en caso de necesidad, uno de los CTIs podría hacerse cargo de todo el servicio. En ellos se soporta toda la gestión asistencial de Atención Primaria y la gestión de los datos centralizados comunes a ésta y a la Atención Especializada. Todos los hospitales de la red del Sistema Sanitario Público de Andalucía cuentan con su propio CTI, dimensionado según el tamaño del hospital.

8.3. MÓDULO DE TRATAMIENTO DE INFORMACIÓN

La explotación de datos de los módulos de DI RAYA se integra en el Módulo de Tratamiento de Información (MTI). Se trata de una nueva base de datos que contiene toda la información organizada para responder a las necesidades de consulta de los profesionales y gestores, y que reside en un entorno separado de los sistemas operacionales.

Se explota con herramientas web y cliente de un desarrollo estándar de mercado:

* MicroStrategy.
* Explota la información de datos administrativos de BDU y la procedente de la Historia de Salud, tanto para la investigación, como para la gestión clínica y la gestión de recursos.

8.4. ESTADO DE DESARROLLO Y PLAN DE IMPLANTACIÓN

La implantación de Diraya ha sido concebida de manera gradual, tanto en el aspecto territorial como en el funcional, de forma que tanto la extensión a nuevos centros como la incorporación de nuevos servicios se ha ido realizando de manera progresiva.

El primer paso ha sido incorporar al sistema la red de atención primaria (se alcanzó el 90% de la población cubierta en el año 2007), tras lo que se abordó la incorporación de los servicios de urgencias y consultas externas de hospitales.

Con la red de atención primaria casi totalmente incluida en el sistema, la incorporación de pequeños consultorios rurales continúa. Asimismo está prácticamente completada la implantación en Servicios de Urgencias y Consultas Externas de los hospitales del Servicio Andaluz de Salud, que siguen aumentando en nivel de uso.

La extensión del módulo de hospitalización actualmente en curso va a permitir la inclusión en la historia única de salud los datos clínicos sobre la atención que reciben los ciudadanos durante un ingreso hospitalario. De esta forma se completará un sistema regional de Historia de Salud Electrónica.

Tema 27

ATENCIÓN AL USUARIO (II): CARTA DE DERECHOS Y DEBERES DE LOS CIUDADANOS DEL SISTEMA SANITARIO PÚBLICO DE ANDALUCÍA. DERECHOS DE PRESTACIÓN DE SERVICIOS DE MANERA INDIVIDUAL O COLECTIVA: LIBRE DE ELECCIÓN DE FACULTATIVO Y CENTRO SANITARIO, SEGUNDA OPINIÓN. DERECHOS DE PARTICIPACIÓN

José María Espinar Martínez

ÍNDICE

1. ATENCIÓN AL USUARIO (II). CARTA DE DERECHOS Y DEBERES DE LOS CIUDADANOS DEL SISTEMA SANITARIO PÚBLICO DE ANDALUCÍA

A partir de lo dispuesto en la Ley 2/1998, de 15 de junio de 1998, de Salud de Andalucía, la Consejería de Salud ha elaborado la Carta de Derechos y Deberes de los ciudadanos en los servicios sanitarios públicos de Andalucía, que contiene una selección actualizada de los derechos y deberes recogidos en la legislación vigente, expresados de manera sencilla y comprensible.

La Carta de Derechos y Deberes está instalada en todas las habitaciones de los hospitales de la sanidad pública de Andalucía así como en lugares visibles de las consultas de especialidades y de atención primaria, en las entradas de los hospitales y centros de salud, en las distintas plantas de los edificios hospitalarios, etc.

Esta medida se enmarca en el Plan de Atención al Ciudadano (PAC) que la Consejería de Salud puso en marcha con el fin de garantizar que los ciudadanos, pacientes y usuarios de los servicios sanitarios conozcan sus derechos y deberes, fomentando su participación en la sanidad pública.

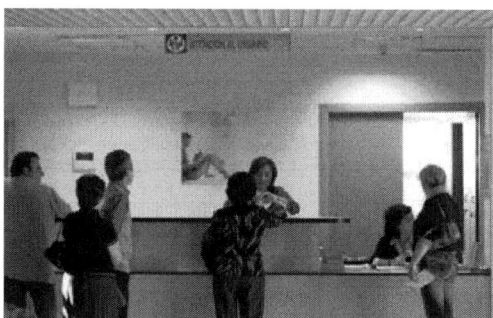

Sus derechos como usuario en el sistema sanitario

- Recibir atención sanitaria en condiciones de igualdad, sin que pueda ser objeto de discriminación por razón alguna, respetando su personalidad, dignidad humana e intimidad.

- Que se le ofrezca la atención, las prestaciones y servicios sanitarios disponibles que se consideren necesarios para cuidar su salud.

- Recibir información en lenguaje comprensible usted, sus familiares o allegados de todo lo relacionado con su proceso, incluyendo diagnóstico, tratamiento, pronóstico, tiempo previsible de estancia en caso de ingreso y alternativas de tratamiento.

- Que se le ofrezca información sobre los programas de prevención y promoción de salud que se realicen en su centro de atención primaria.

- Que se le informe sobre aspectos de salud colectiva de especial interés, incidencia o riesgo.

- Que se le reciba de forma personalizada a su llegada a un centro sanitario y, en especial en el ámbito hospitalario, a que se le informe de todas las cuestiones que puedan hacer más confortable su estancia.

- Recibir información clara y comprensible ante tratamientos, procedimientos quirúrgicos y pruebas diagnósticas que entrañen riesgos, antes de la obtención de su consentimiento por escrito.

- Conocer, y autorizar previamente y por escrito la actuación, cuando los procedimientos que se le realicen vayan a ser utilizados en un proyecto docente o de investigación que en ningún caso podrá comportar peligro adicional para su salud.

- Elegir entre las opciones que le presente su médico/a, así como negarse a cualquier intervención sanitaria, salvo en los supuestos legales establecidos (riesgo para la salud pública, incapacidad y exigencia de actuación urgente ante riesgo de lesión irreversible o peligro de fallecimiento).

- Estar acompañado/a por un familiar o persona de su confianza en todo momento del proceso de atención sanitaria, siempre que las circunstancias clínicas lo permitan.

- Que se mantenga la confidencialidad de toda la información relacionada con su atención en cualquier centro sanitario; así como acceder a los datos personales obtenidos durante la misma.

- Que quede constancia escrita o en soporte técnico adecuado de su proceso, guardando la información en su historia clínica. La información, que deberá ser al menos única por institución sanitaria, incluirá estado de salud y evolución, así como pruebas y tratamientos que recibe.

- Acceder a su historia clínica, mediante los procedimientos establecidos.

- Recibir un informe de alta al finalizar su estancia en una institución hospitalaria, al dar por finalizada la consulta en atención especializada, y al alta en urgencias.

- Que se extienda un certificado acreditativo de su estado de salud.

- Que se le asigne un médico/a y un centro de atención primaria para atenderle, si bien puede optar por elegir otro profesional y centro.

- Elegir médico/a de familia y pediatra entre los existentes en su municipio, y también entre el resto de los médicos/as del Distrito Sanitario al que corresponda el domicilio.

- Elegir médico/a especialista para consultas, cuando a juicio de su médico/a de familia o pediatra precise ser atendido por uno de ellos, así como a recibir atención por el mismo especialista durante su proceso.

- Elegir Hospital, dentro del Sistema Sanitario Público de Andalucía, si se encuentra pendiente de una intervención quirúrgica.

- Disponer de una segunda opinión médica sobre su proceso, en los términos en que esté establecido.

- Conocer el nombre y la función de los profesionales que le atienden.

- Ser intervenido quirúrgicamente dentro del plazo establecido en la normativa vigente para cada uno de los procedimientos en el Sistema Sanitario Público.

- Recibir atención sanitaria en un tiempo adecuado según el proceso, así como a que se le ofrezca información sobre los plazos de respuesta en consultas, pruebas diagnósticas e intervenciones quirúrgicas para los diversos procesos.

- Disponer de la Carta de Derechos y Deberes en todos los centros sanitarios. También tiene derecho a presentar reclamaciones y sugerencias y a recibir respuesta en los plazos establecidos.

- Participar en el sistema sanitario público a través de los Consejos de Salud de Área y mediante la representación correspondiente de las Asociaciones de Consumidores y Usuarios y a expresar su opinión a través de los diferentes modelos de investigación social, así como a recibir información de las medidas de mejora que resulten de todo ello.

- Que se realicen todas las acciones oportunas que, junto a la atención a su proceso, tengan como fin reducir y paliar el sufrimiento y el dolor tanto en aquellas situaciones críticas como ante el proceso de la muerte, de acuerdo con el máximo respeto a la autonomía, la integridad y la dignidad humana.

- Que se tengan en cuenta las voluntades anticipadas, manifestadas mediante el procedimiento establecido.

- Que se mantenga la confidencialidad de la información de su genoma y que no sea utilizada para ningún tipo de discriminación. También tiene derecho a obtener las ventajas derivadas de la nueva tecnología genética disponible y conforme al marco legal vigente.

- Utilizar las tecnologías de la información y la comunicación, conforme al desarrollo de las mismas en los servicios sanitarios, con criterios de accesibilidad, seguridad y continuidad.

Sus deberes como usuario en el sistema sanitario

- Cumplir las prescripciones generales en materia de salud comunes a toda la población, así como las de los servicios sanitarios, conforme a lo establecido.

- Mantener el debido respeto a las normas establecidas en el centro, así como al personal que presta sus servicios en el mismo.

- Responsabilizarse del uso de los recursos y prestaciones ofrecidos en el marco del Sistema Sanitario Público de Andalucía, fundamentalmente en lo que se refiere a la utilización de los servicios, las prestaciones farmacéuticas, las orto-protésicas y los procedimientos de incapacidad laboral.

- Cuidar las instalaciones y colaborar en su mantenimiento.

- Cumplir las normas y requisitos administrativos de uso y acceso a las prestaciones sanitarias.

- Firmar, en caso de negarse a las actuaciones sanitarias, el documento pertinente en el que quedará expresado con claridad que el paciente ha quedado suficientemente informado y que rechaza el tratamiento sugerido.

2. DERECHOS DE PRESTACIÓN DE SERVICIOS DE MANERA INDIVIDUAL O COLECTIVA: LIBRE ELECCIÓN DE FACULTATIVO Y CENTRO SANITARIO, SEGUNDA OPINIÓN

2.1. LIBRE ELECCIÓN DE FACULTATIVO

El art. 10.13 de la Ley General de Sanidad reconoce el derecho de los ciudadanos «a elegir el médico y los demás sanitarios titulados de acuerdo con las condiciones contemplabas en esta Ley, en las disposiciones que se dicten para su desarrollo y en las que regulen 3l trabajo sanitario en los Centros de Salud».

El art. 6.1.1) de la Ley de Salud de Andalucía recoge, asimismo, el derecho «a la libre elección de médico, otros profesionales sanitarios, servicio y centro sanitario en los términos que reglamentariamente estén establecidos».

La población protegida puede ejercitar el derecho a la libre elección de médico, de informidad con las disposiciones establecidas al efecto.

En el entorno de la Comunidad Autónoma de Andalucía el derecho a la libre elección de médico se regula tanto en el ámbito de la Atención Primaria como en el de la Especializada.

2.1.1. Elección de Médico General y Pediatra

2.1.1.1. *Régimen jurídico*

La elección de Médico General y Pediatra en el ámbito de la Comunidad Autónoma de Andalucía se regula en las siguientes normas:

- Decreto 60/1999, de 9 de marzo, por el que se regula la libre elección de Médico General y Pediatra.

- Orden de 09-09-99, por la que se regula el procedimiento de libre elección y se establecen las normas de asignación de médico general y pediatra en la Comunidad Autónoma de Andalucía.

- Orden de 27-02-02, por la que se establece la efectividad del carácter individual de la libre elección de médico y su gestión por la base de datos de usuarios del Sistema Sanitario Público de Andalucía.

- Cuidar las instalaciones y colaborar en su mantenimiento.

2.1.1.2. Ámbito de elección y usuarios

- La elección de médico general y pediatra es libre en el nivel de atención primaria, en el ámbito del Sistema Sanitario Público de la Comunidad Autónoma de Andalucía (art. 1 del Decreto 60/1999).

- La elección de facultativo se puede ejercer individualmente entre los médicos generales y pediatras existentes en el ámbito del Distrito de Atención Primaria.

- No obstante, en las ciudades en cuyo término municipal exista más de un Distrito de Atención Primaria, se puede optar, además, entre los facultativos que presten servicio en dicho término municipal, con independencia del Distrito al que se hallen adscritos.

En el caso de los menores de dieciséis años no emancipados, la elección se realizará por sus representantes legales, salvo que sus condiciones de madurez le permitieran realizar tal elección.

Con respecto a los incapacitados, la elección se realizará por sus representantes legales, salvo que la sentencia de incapacitación les reconozca tal derecho, de acuerdo con lo previsto en el Código Civil.

Para los menores de siete años, se podrá elegir pediatra de entre los existentes en su territorio de elección.

Para aquéllos con edades comprendidas entre siete y catorce años, se podrá optar entre los facultativos de medicina general o pediatría existentes, asimismo, en su territorio de elección.

2.1.1.3. Procedimiento

La elección de médico general y pediatra puede efectuarse en cualquier momento y sin necesidad de justificación, pudiendo, previamente, solicitarse entrevista con el facultativo.

Una vez elegido un facultativo, para realizar una nueva elección, deben transcurrir, al menos, tres meses, a fin de garantizar la ordenación administrativa interna de los servicios.

Cuando la persona con derecho a asistencia sanitaria elija un facultativo no destinado en la Zona Básica de Salud a la que pertenezca, éste podrá manifestar las razones de su oposición a la libre elección efectuada, correspondiendo al Director del Distrito de Atención Primaria adoptar motivadamente la resolución oportuna.

En aras de una mejor calidad asistencial, los Directores de los Distritos de Atención Primaria de Salud pueden no asignar nuevos usuarios a un determinado facultativo cuando el cupo de personas que tenga ya desaconseje este incremento, según los siguientes criterios:

- El número real de personas incluidas en el cupo.
- El tiempo medio de consulta.
- El porcentaje de personas mayores de 65 años y menores de 4 años incluidas.
- La existencia de problemas especiales que eleven la demanda asistencial.
- La dispersión geográfica, las comunicaciones y otras características de cada una de las zonas básicas de salud.
- La salvaguarda de la buena relación médico-enfermo que debe imperar en el proceso asistencial.

2.1.2. Elección de médico especialista y de hospital

En cumplimiento de las previsiones de la Ley General de Sanidad, que estableció el derecho de los ciudadanos a la libre elección de médico, el Real Decreto 8/1996, de 15 de enero, reconoció la libre elección de médico especialista en el ámbito del INSALUD.

En Andalucía se propuso como objetivo en el Primer Plan Andaluz de Salud de 15 de junio de 1993, y en cumplimiento del mismo se publicó el Decreto 128/1997, de 6 de mayo, que regula la libre elección de médico especialista y de hospital público en el ámbito del Sistema Sanitario Público de Andalucía.

Este derecho se ejerce, según dicha norma, conforme a las siguientes reglas:

1. El usuario podrá elegir al facultativo especialista u hospital público para las siguientes actuaciones:

   - Consultas programadas médicas.

- Consultas programadas quirúrgicas.

- Procedimientos terapéuticos médicos.

- Procedimientos terapéuticos quirúrgicos.

- Servicios y Unidades de diagnóstico, para aquellas pruebas que sean indicadas por el facultativo responsable.

2. Con carácter general, el derecho a la libre elección de médico especialista y de hospital podrá ser ejercido por aquellos usuarios de los servicios de atención primaria que, a juicio del facultativo responsable de su asistencia, precisen asistencia especializada, en el ámbito del Sistema Sanitario Público de Andalucía.

3. La elección la realizará el usuario individualmente, a través del médico de atención primaria.

A estos efectos, los Centros de Atención Primaria dispondrán de la información suficiente para que los usuarios puedan ejercer este derecho. Dicha información comprenderá, al menos, la referida a:

- Especialistas que puedan ser objeto de elección.

- Horarios de consulta.

- Tiempo de espera.

Asimismo, el Centro de Atención Primaria deberá facilitar al usuario, al menos, la primera cita.

En el caso de los menores de dieciséis años no emancipados, la elección se realizará por sus representantes legales, salvo que sus condiciones de madurez le permitieran realizar tal elección.

Con respecto a los incapacitados, la elección se realizará por sus representantes legales, salvo que la sentencia de incapacitación les reconozca tal derecho, de acuerdo con lo previsto en el Código Civil.

4. La elección realizada se mantendrá durante todo el proceso patológico de que se trate y, en casos de procesos de larga duración, por un periodo mínimo de doce meses, salvo que el Servicio Andaluz de Salud, si existieran causas que lo justifiquen, previa solicitud del interesado, autorizara el cambio de médico especialista u hospital antes del plazo establecido.

5. No será posible la elección simultánea de varios facultativos u hospitales para el mismo proceso patológico.

2.1.3. Elección de Dentista

Respecto de la asistencia dental, el Decreto 281/2001, de 26 de diciembre, garantiza la asistencia dental básica y los tratamientos especiales a todos las personas de seis a quince años protegidas por el Sistema Sanitario Público de Andalucía, residentes en la Comunidad Autónoma, realizándose su implantación de forma progresiva. Los padres, tutores o responsables de los niños pueden elegir anualmente a un dentista de cabecera entre los profesionales del Sistema Sanitario Público de Andalucía o entre aquellos otros dentistas privados que a tal efecto sean habilitados (art. 6, Decreto 281/2001).

2.2. DERECHO A LA SEGUNDA OPINIÓN MÉDICA EN EL SISTEMA SANITARIO PÚBLICO DE ANDALUCÍA

2.2.1. Antecedentes

El artículo 6.1.a) de la Ley 2/1998, de 15 de junio, de Salud de Andalucía, relativo a los derechos de los ciudadanos con respecto a los servicios sanitarios públicos en Andalucía, contempla el derecho de los mismos a disponer de una segunda opinión facultativa sobre su proceso, en los términos que reglamentariamente se determinen.

Igualmente, en la letra h) del citado apartado y artículo, se establece el derecho que tienen los ciudadanos a que se les dé en términos comprensibles, para ellos y para sus familiares o personas allegadas, una información completa y continuada, verbal y escrita, sobre su proceso, incluyendo diagnóstico, pronóstico y alternativas de tratamiento.

El II Plan Andaluz de Salud preveía que, a lo largo de la vigencia del propio Plan, se seguiría potenciando la capacidad de decisión del ciudadano, entre otras medidas a través del derecho a la segunda opinión médica.

Por su parte, el Plan Marco de Calidad y Eficiencia de la Consejería de Salud señala que la comunicación y la información constituyen las bases para garantizar la participación de los ciudadanos y establece como objetivo conseguir que éstos intervengan en la toma de decisiones y hagan uso de sus derechos como el de la segunda opinión de facultativo.

El derecho a la segunda opinión médica se enmarca dentro de una visión amplia del derecho de la autonomía del paciente en relación a los Servicios Sanitarios, el reconocimiento del papel protagonista del ciudadano

En desarrollo de estas previsiones y con objeto de regular el ejercicio del derecho a la segunda opinión facultativa, se publicó el Decreto 127/2003, de 13 de mayo, por el que se establece el ejercicio del derecho a la segunda opinión médica en el Sistema Sanitario Público de Andalucía.

2.2.2. Concepto

Se entiende por segunda opinión médica el informe facultativo obtenido como consecuencia de la solicitud realizada al Sistema Sanitario Público de Andalucía por un paciente, por sus familiares, por su pareja de hecho (según la definición de la ley 5/2000, de Parejas de hecho), por personas allegadas, por sus representantes legales o por la persona en quien expresamente delegue el usuario esta opción, tras el diagnóstico de una enfermedad de pronóstico fatal, incurable o que compromete gravemente la calidad de vida o tras la propuesta de un tratamiento con elevado riesgo vital, una vez que el proceso diagnóstico se ha completado y siempre que no requiera tratamiento urgente (art. 1 Dto. 127/03).

2.2.3. Beneficiarios

Son beneficiarios de la segunda opinión médica los españoles residentes en los municipios de Andalucía, así como los extranjeros, cuando su aseguramiento corresponda, en ambos casos, al Sistema Sanitario Público de Andalucía.

2.2.4. Circunstancias motivadoras

Los pacientes pueden hacer uso de este derecho para (art.3):

a) Confirmación diagnóstica de enfermedad degenerativa progresiva sin tratamiento curativo del sistema nervioso central, de una enfermedad neoplásica maligna, excepto los cánceres de piel que no sean el melanoma.

b) Confirmación de alternativas terapéuticas de neoplasias malignas, excepto los cánceres de piel que no sean el melanoma, tanto al inicio, como a la recidiva o en el momento de aparición de metástasis.

c) Propuesta terapéutica para enfermedad coronaria avanzada de angioplastia múltiple o simple frente a cirugía cardiaca coronaria convencional.

d) Propuesta de cirugía coronaria convencional en situación de riesgo, con o sin circulación extracorpórea, frente a revascularización transmiocárdica con láser.

e) En cardiopatía congénita, con indicación de cierre o ampliación de defecto congénito por técnica de cardiología intervencionista frente a cirugía convencional.

f) Confirmación diagnóstica de tumoración cerebral o raquimedular.

g) Propuesta de tratamiento quirúrgico en escoliosis de grado mayor idiopática o no idiopática.

h) Confirmación de diagnóstico de enfermedad rara. A los efectos del presente Decreto, se entenderá por enfermedad rara: aquella enfermedad con peligro de muerte o de invalidez crónica, incluidas las de origen genético, que tiene una prevalencia baja, es decir, menor de cinco casos por cada diez mil habitantes.

2.2.5. Procedimiento

La segunda opinión médica se desarrollará conforme al siguiente procedimiento (art. 5).

a) **Solicitud**

La segunda opinión médica puede ser solicitada por el propio paciente, por sus familiares, por su pareja de hecho, por personas allegadas, por sus representantes legales o por la persona en quien expresamente delegue el usuario esta opción.

La solicitud puede realizarse por cualquier medio válido de comunicación, incluidos los de transmisión digital, asegurándose en todo momento la confidencialidad de los datos personales y clínicos del interesado.

La solicitud de segunda opinión médica sólo se puede realizar una única vez en cada proceso asistencial.

b) **Estudio**

La segunda opinión médica será estudiada y valorada por un facultativo o por un equipo de expertos en el ámbito de conocimiento o especialidad de que se trate, y en el siguiente orden:

- Cada solicitud se remitirá para su estudio a un facultativo del equipo de expertos.

- Si existe conformidad con el diagnóstico o con el tratamiento propuesto, se emitirá el informe por dicho facultativo del equipo de expertos.

- Si existe discrepancia en el diagnóstico o sobre el tratamiento, o sobre ambos, se analizará, estudiará y discutirá el caso en el seno del equipo de expertos, emitiéndose el informe de manera colegiada.

Los **equipos de expertos** tienen como finalidad analizar, estudiar y emitir los informes con las conclusiones clínicas finales. Estarán constituidos por facultativos de los diferentes centros sanitarios que integran el Sistema Sanitario Público de Andalucía.

Para pertenecer a uno de esos equipos de expertos, cada profesional sanitario tendrá que haber sido acreditado previamente con el nivel máximo de acreditación que se establezca por el órgano responsable de los procesos de acreditación de profesionales del SSPA (la Agencia de Calidad Sanitaria de Andalucía) que, igualmente, establecerá los requisitos y tiempos para la reacreditación periódica de estos expertos.

Con la finalidad de evitar desplazamientos innecesarios al usuario, cualquiera de los informes referidos anteriormente se fundamentará prioritariamente en las pruebas ya realizadas al paciente por el facultativo especialista de origen. Si, excepcionalmente hubiera que realizar alguna prueba o exploración complementaria, la Dirección General de Asistencia Sanitaria del SAS, proporcionará al paciente el acceso a las mismas, incluyendo día y hora de la cita.

c) **Informe y plazos**

La Dirección General de Asistencia Sanitaria remitirá al interesado el informe realizado en el **plazo máximo de los treinta días** siguientes al de presentación de la solicitud. No obstante, cuando según criterio facultativo en función de la información recibida y por circunstancias derivadas del proceso asistencial o sobreañadidas al mismo, fuera conveniente realizar pruebas adicionales o exploraciones complementarias, el cómputo del plazo máximo quedará en suspenso hasta tanto se resuelvan las incidencias surgidas.

Cuando no se reúnan los requisitos establecidos en el Decreto, la Dirección General de Asistencia Sanitaria, en el plazo de los **siete días** siguientes al de presentación de la solicitud de segunda opinión médica, resolverá desestimando la misma.

d) **Garantía de la atención sanitaria tras la segunda opinión médica**

Una vez remitido el informe final, la Dirección General de Asistencia Sanitaria le garantizará al paciente, en el ámbito del SSPA, la atención clínica respecto del diagnóstico o del tratamiento propuesto en dicho informe (art. 6).

A tal efecto, el centro directivo le facilitará al usuario una relación de centros del Sistema Sanitario Público de Andalucía en donde podrá, a elección suya, iniciar o continuar con el tratamiento y le gestionará la primera cita para el centro que haya elegido el usuario.

3. DERECHOS DE PARTICIPACIÓN

El art. 6 de la Ley 2/98, de Salud de Andalucía, establece que los ciudadanos son titulares y disfrutan, con respecto a los servicios sanitarios públicos en Andalucía, de (entre otros) los siguientes derechos:

- A la información sobre los servicios y prestaciones sanitarios a que pueden acceder y sobre los requisitos necesarios para su uso.

- A que se les garantice, en el ámbito territorial de Andalucía, que tendrán acceso a las prestaciones sanitarias en un tiempo máximo, en los términos y plazos que reglamentariamente se determinen.

En este sentido, el artículo 9.2 de la LSA, relativo a la efectividad de los derechos y deberes, determina que el Consejo de Gobierno de la Junta de Andalucía garantizará a los ciudadanos el pleno ejercicio de los derechos y obligaciones recogidos en esta Ley, para lo que establecerá reglamentariamente el alcance y contenido específicos de las condiciones de las mismas.

En el caso de la necesidad de intervención quirúrgica existen situaciones que no son calificados como "cirugía urgente" por los profesionales, pero que producen dolor, molestias importantes, riesgos a medio o largo plazo, que tienen que esperar a veces más tiempo del que social y profesionalmente es deseable. Para ellas se han fijado unos plazos máximos de respuesta quirúrgica en el Sistema Sanitario Público de Andalucía, que son variables en función de los procedimientos quirúrgicos de que se trate, con los que resulta garantizado que si se superan dichos plazos la Administración Sanitaria Pública de la Junta de Andalucía, debe abonar la intervención quirúrgica en el centro privado que elija el paciente.

La misma garantía de respuesta se extiende a la atención a los procesos diagnósticos y a las consultas de especialidades de la red sanitaria pública para que no haya retrasos en el establecimiento del diagnóstico y tratamiento de los pacientes que necesitan asistencia especializada.

El desarrollo reglamentario del derecho de acceso a las prestaciones sanitarias en un tiempo máximo se contiene principalmente en estas dos normas:

- La garantía de plazos máximos en los procedimientos quirúrgicos se regula en el Decreto 209/2001, de 18 de septiembre, por que se establece la garantía de plazo de respuesta quirúrgica en el Sistema Sanitario Público de Andalucía.

- La garantía de plazos en los restantes procesos se regula en el Decreto 96/2004, de 9 de marzo, por el que se establece la garantía de plazo de respuesta en procesos asistenciales, primeras consultas de asistencia especializada y procedimientos diagnósticos en el Sistema Sanitario Público de Andalucía.

3.1. GARANTÍA DE PLAZO DE RESPUESTA QUIRÚRGICA

3.1.1. Beneficiarios

Según determina el art. 2 del Decreto 209/2001, son beneficiarios de la garantía establecida en dicha norma las personas incluidas en el art. 3.1. de la LSA (españoles y extranjeros residentes en cualesquiera de los municipios de Andalucía) que se encuentren inscritas en el Registro de Demanda Quirúrgica del Sistema Sanitario Público de Andalucía, para las intervenciones quirúrgicas programadas previstas en el Anexo 1 del Decreto.

Los procedimientos quirúrgicos recogidos en dicho Anexo se podrán actualizar mediante Orden de la Consejería de Salud.

3.1.2. Plazo máximo de intervención quirúrgica

Las intervenciones quirúrgicas que se precisen para la atención de los procedimientos quirúrgicos relacionados en dicho Anexo 1 deberán realizarse en un **plazo no superior a los 180 días naturales**, contados desde la fecha de presentación por el paciente, o persona autorizada para ello, del documento de inscripción en el Registro de Demanda Quirúrgica del Sistema Sanitario Público de Andalucía, sin perjuicio de que se aprueben plazos de respuesta inferiores para determinadas intervenciones (art. 3).

Si, según criterio facultativo, por circunstancias derivadas del proceso asistencial o sobreañadidas al mismo, no fuese conveniente realizar la intervención quirúrgica prevista, el cómputo del plazo máximo quedará en suspenso hasta que se resuelvan las incidencias surgidas (art. 6).

Mediante Orden de la Consejería de Salud pueden establecerse procedimientos quirúrgicos que, por sus especiales características asistenciales y de necesidad sanitaria, deban disponer de plazos de respuesta inferiores a los citados 180 días.

3.1.3. Sistema de garantía de tiempo

A fin de garantizar el tiempo máximo de respuesta, la Administración Sanitaria Pública de la Junta de Andalucía podrá ofertar cualquiera de los centros del Sistema Sanitario Público de Andalucía o centros concertados.

La garantía de respuesta en el plazo que se haya establecido para la intervención quedará sin efecto si el paciente, una vez requerido para la misma, de forma fehaciente, en el domicilio señalado al efecto en la solicitud de inscripción en el Registro de Demanda Quirúrgica del SSPA, se niega o no hace acto de presencia a la citación correspondiente o si voluntariamente demora la intervención en el centro que indicó la misma o en otro centro que se le oferte, siempre que tales circunstancias resulten injustificadas (art. 5).

3.1.4. El Registro de Demanda Quirúrgica

Con objeto de controlar y gestionar la demanda de las intervenciones quirúrgicas programadas el Decreto crea (art. 7) un Registro que funciona en los centros hospitalarios del SSPA y en los centros concertados, denominado **Registro de Demanda Quirúrgica** del Sistema Sanitario Público de Andalucía, que queda adscrito a la Dirección Gerencia del Servicio Andaluz de Salud.

El Registro es **único** en el ámbito de la Comunidad Autónoma de Andalucía, si bien la gestión del mismo se lleva de manera descentralizada por cada uno de los centros hospitalarios públicos o concertados.

3.1.4.1. Contenido

En el Registro de Demanda Quirúrgica del Sistema Sanitario Público de Andalucía se inscribirán, como mínimo, los siguientes datos:

1. Datos identificativos del paciente.
2. Fecha de presentación de la solicitud de inscripción en el Registro.

3. Indicación quirúrgica por el facultativo especialista responsable del paciente.

4. Aceptación por el paciente de su inscripción en el Registro.

5. Causa de la suspensión del cómputo del plazo máximo de respuesta quirúrgica.

6. Fecha del inicio de la suspensión.

7. Fecha de reinicio del cómputo del plazo máximo de respuesta quirúrgica, una vez desaparecida la causa que motivó la suspensión.

8. Fecha de la baja en el Registro.

9. Causa de la baja en el Registro.

10. Causa que motiva la pérdida de la garantía de respuesta quirúrgica en el plazo que se haya establecido para su intervención.

11. Fecha de la pérdida de la garantía.

3.1.4.2. Inscripción y baja

La inscripción en el Registro de Demanda Quirúrgica del SSPA se formalizará cumplimentando la solicitud de inscripción (modelo oficial del Anexo 2 del Decreto), en el Registro.

La fecha de inscripción en el Registro será la del día de presentación, por el paciente o persona autorizada para ello, de la solicitud de inscripción en el mismo (art. 9).

La baja en el Registro tendrá lugar por alguna de las siguientes causas:

a) La realización de la intervención quirúrgica indicada.

b) La voluntad expresa del paciente de causar baja.

c) La reevaluación de la indicación, que haga desaconsejable la intervención quirúrgica.

d) El fallecimiento del paciente.

En los supuestos previstos en las letras b) y c) la baja en el Registro surtirá efectos desde la fecha de inscripción en el mismo de la solicitud de baja en el modelo oficial.

En los supuestos de las letras a) y d) la baja en el Registro surtirá efectos desde la fecha en que ocurrieron, una vez realizada la correspondiente comunicación al Registro.

3.1.4.3. Incumplimiento del plazo de respuesta

Una vez transcurridos los plazos de respuesta establecidos, el paciente podrá requerir el tratamiento en un centro sanitario privado. A tal efecto, la Administración Sanitaria facilitará al paciente un **documento acreditativo** (Anexo 4 del Decreto), que lo acreditará ante el centro sanitario elegido para su intervención. El documento contendrá, al menos, los siguientes extremos:

a) Acreditación de haber sido superado el plazo máximo de garantía de respuesta quirúrgica previsto para su procedimiento quirúrgico.

b) Procedimiento quirúrgico.

c) Centro hospitalario del SSPA que indicó la intervención.

d) Cuantía económica que la Administración Sanitaria Pública de la Junta de Andalucía se compromete a satisfacer, como máximo, por los gastos derivados de la intervención quirúrgica.

Junto con el documento acreditativo se le facilitará al paciente una relación de centros sanitarios privados en los que se pudiera dar respuesta quirúrgica a su procedimiento.

Una vez agotado el plazo máximo de garantía, la Administración Sanitaria Pública de la Junta de Andalucía está obligada al pago de los gastos derivados de la intervención quirúrgica al centro elegido, teniendo en cuenta que dichos gastos serán, como máximo, los correspondientes a las cuantías establecidas en el Decreto (art. 11).

Si se produce el desplazamiento del enfermo a un centro situado en localidad distinta a la de donde se indicó su intervención, la Administración está obligada también al pago de los gastos de desplazamiento del mismo así como los gastos de desplazamiento y dietas del acompañante (art. 14).

3.1.5. Intervenciones quirúrgicas excluidas de la obligación de pago

La Administración Sanitaria Pública de la Junta de Andalucía no asumirá los gastos de las intervenciones quirúrgicas en los supuestos siguientes:

a) Cuando, sin perjuicio de lo establecido en la legislación sobre incompatibilidades, las intervenciones quirúrgicas se realicen en centros en los que desarrollen su actividad médicos del SSPA de la especialidad correspondiente al procedimiento quirúrgico indicado.

b) En los casos de intervenciones quirúrgicas distintas a las que originó su inscripción en el Registro de Demanda Quirúrgica del SSPA.

c) Cuando se incumpla alguno de los requisitos previstos en el Decreto.

d) En las intervenciones quirúrgicas de extracción y trasplante de órganos, cuya realización dependerá de la disponibilidad de órganos de donantes.

Se exceptúan las intervenciones que se consideren necesarias realizar en el acto quirúrgico y que no coincidan con las inicialmente registradas, como consecuencia de discrepancias diagnósticas surgidas en dicho acto. El abono de las mismas se resolverá por la Administración, previo informe del centro donde se hayan realizado.

ANEXO

A título de mero ejemplo recogemos algunos de los procedimientos quirúrgicos incluidos en el Anexo 1 del Decreto 190/01.

Procedimientos quirúrgicos (detalle)

Código	Procedimiento Quirúrgico	Importe (euros)[1]
01.22	Extracción de neuroestimulador intracraneal	2.193,05
02.2	Ventriculostomía	2.193,05
03.09	Otra exploración y descompresión del conducto espinal	1.285,31
04.03	Sección aplastamiento de otros nervios craneales y periféricos	960,93
05.0	División de nervio o ganglio simpático	960,93
06.51	Tiroidectomía retroesternal parcial	862,09
07.62	Escisión parcial de glándula pituitaria, acceso transesfenoidal	2.140,44
08.69	Otra reconstrucción de párpado con colgajos o injertos	374,67
09.23	Dacriadenectomía total	374,87
11.53	Reparación de laceración o herida craneal con colgajo conjuntival	683,55
12.51	Goniopuntura sin goniotomía	688,56
16.42	Enucleación del globo con otra implantación	906,67
20.42	Mastoidectomía radical	862,09
27.32	Escisión amplia o resección lesión o tejido del paladar óseo	2.086,77
51.35	Otra anastomosis de vesícula biliar	2.217,51
68.4	Histerectomía abdominal total	1.023,39
71.72	Reparación de fístula de vulva o perineo	579,66
77.00	Secuestrectomía sitio no especificado	1.254,74
78.18	Aplicación dispositivo externo en tarsianos y metatarsianos	775,73
86.67	Injerto regenerativo de piel	792,62

(1) En el precio que se establece por cada uno de los procedimientos se consideran incluidos:
  - *Las pruebas diagnósticas y terapéuticas rutinarias o especiales que sea preciso realizar al paciente con anterioridad al procedimiento al que vaya a ser sometido, o durante el período de hospitalización, incluido, en su caso, los estudios preoperatorios necesarios.*

- La atención derivada de las posibles complicaciones que puedan presentarse a lo largo de todo el proceso asistencial, tanto en la fase preoperatoria, como en la intervención quirúrgica, como en la hospitalización, y como en el postoperatorio, hasta los 60 días naturales contados desde el día siguiente a producirse el alta clínica del paciente.
- Las reintervenciones quirúrgicas que haya que realizar al paciente, siempre que estén relacionadas con la causa que motivó su intervención.
- El tratamiento medicamentoso que se requiera durante el proceso, así como la sangre y hemoderivados.
- Las curas.

3.2. GARANTÍA DE PLAZO DE RESPUESTA EN PROCESOS ASISTENCIALES, PRIMERAS CONSULTAS DE ASISTENCIA ESPECIALIZADA Y PROCEDIMIENTOS DIAGNÓSTICOS

3.2.1. Definiciones

En el art. 3 del Decreto 96/2004, de 9 de marzo, por el que se establece la garantía de plazo de respuesta en procesos asistenciales, primeras consultas de asistencia especializada y procedimientos diagnósticos en el Sistema Sanitario Público de Andalucía, se establece la definición de cada uno de estos conceptos, a los efectos de la referida disposición:

- **«Proceso asistencial»** es el conjunto de actuaciones normalizadas que se inician cuando un facultativo, de un centro del SSPA o del centro concertado que se determine, realiza la orientación diagnóstica de alguna de las enfermedades contempladas en el Anexo I de este Decreto y concluye con la resolución diagnóstica y propuesta de plan terapéutico para dicha enfermedad.

- **«Primeras consultas de asistencia especializada»** son aquellas programadas y en régimen ambulatorio que, estando incluidas en el Anexo II del Decreto, sean solicitadas por un médico de atención primaria para un facultativo especialista y no tengan la consideración de revisiones.

- **«Procedimientos diagnósticos»** son aquellos que, estando recogidos en el Anexo III del Decreto, sean solicitados por los facultativos que desempeñen sus funciones en una consulta programada ambulatoria de un centro de atención primaria o especializada del SSPA o de un centro concertado que se determine.

3.2.2. Beneficiarios

Son beneficiarios de la garantía establecida en el Decreto 96/04, las personas incluidas en el art. 3.1. de la LSA (españoles y extranjeros residentes en cualesquiera de los municipios de Andalucía), que se encuentren inscritas en el Registro de Procesos Asistenciales, Registro de Demanda de Primeras Consultas de Asistencia Especializada y Registro de Demanda de Procedimientos Diagnósticos del Sistema Sanitario Público de Andalucía.

3.2.3. Plazos máximos de respuesta

Los plazos máximos de respuesta para la atención sanitaria regulada en el Decreto 96/2004 son los siguientes:

a) Procesos asistenciales: el plazo establecido (en días naturales) para cada proceso en el Anexo I del Decreto.

b) Primeras consultas de asistencia especializada: **60 días naturales.**

c) Procedimientos diagnósticos: **30 días naturales.**

El cómputo de los plazos se iniciará al día siguiente de la fecha de la inscripción en el correspondiente Registro: en el Registro de Procesos Asistenciales del SSPA, en el supuesto de los procesos asistenciales; en el Registro de Primeras Consultas de Asistencia Especializada, en el supuesto de las primeras consultas de asistencia especializada, o en el Registro de Procedimientos Diagnósticos, en el supuesto de los procedimientos diagnósticos.

Mediante Orden de la Consejería de Salud pueden establecerse plazos máximos de respuesta inferiores a los establecidos en el presente Decreto, cuando las circunstancias así lo aconsejen.

3.2.4. Sistemas de garantías de tiempo

Los solicitantes obtendrán citas de consultas y de procedimientos diagnósticos para sus centros asistenciales de referencia. Si éstas no se pudieran obtener en el plazo establecido por el Reglamento, se podrán ofertar en otros centros asistenciales del SSPA, garantizándose en todo caso la accesibilidad de los pacientes.

Si las citas para los centros asistenciales del SSPA no se pudieran obtener dentro del plazo máximo establecido, se podrán ofertar en centros concertados, garantizándose en todo caso la accesibilidad de los pacientes.

Si el paciente no hubiera obtenido una cita para ser atendido dentro del plazo de respuesta y éste hubiera transcurrido, podrá requerir la atención en un centro sanitario privado, conforme al procedimiento del art. 11 del Decreto, descrito en el apartado 2.2.6. de este mismo tema.

La garantía de respuesta en plazo quedará sin efecto en los siguientes supuestos:

a) Cuando el paciente, una vez requerido, demorase voluntariamente, se negara, o no hiciese acto de presencia a la consulta de asistencia especializada o a la realización del procedimiento diagnóstico correspondiente, en el centro que indicó la misma o en otro centro que se le oferte, siempre que tales circunstancias resulten injustificadas.

b) Cuando el paciente, en el ejercicio del derecho a la libre elección de médico especialista y de hospital en el sistema sanitario público, elija un facultativo especialista o un centro asistencial para los que la demora existente impida garantizar un tiempo máximo de respuesta.

3.2.5. Registros

Con objeto de controlar y gestionar la demanda de los procesos asistenciales, de las primeras consultas de asistencia especializada y de los procedimientos diagnósticos, el Decreto 96/04 ha creado (art. 7) los correspondientes Registros, denominados: Registro de Procesos Asistenciales, **Registro de Demanda de Primeras Consultas de Asistencia Especializada y Registro de Demanda de Procedimientos Diagnósticos** del Sistema Sanitario Público de Andalucía, respectivamente, que funcionarán en todos los centros sanitarios del Sistema Sanitario Público de Andalucía y en los centros concertados que se determinen.

Estos Registros son **únicos** en la Comunidad Autónoma de Andalucía, si bien la gestión de los mismos se llevará a cabo de manera descentralizada por el centro sanitario donde se hubiera realizado la inscripción.

Todos los Registros quedan adscritos a la Dirección Gerencia del Servicio Andaluz de Salud, que adoptará las medidas técnicas, de gestión y organizativas necesarias para su funcionamiento, con el fin de garantizar la confidencialidad, seguridad e integridad de los datos en ellos recogidos, así como todas aquellas medidas destinadas a hacer efectivos los derechos de los afectados regulados en la Ley Orgánica 15/1999, de 13 de diciembre, de Protección de Datos de Carácter Personal, y en las normas reglamentarias que la desarrollan.

3.2.5.1. Contenido

El contenido de los Registros deberá permitir la inscripción, como mínimo, de los siguientes datos:

1. Datos identificativos del paciente.

2. Datos identificativos del médico solicitante.

3. Fecha de la inscripción a efectos de la garantía de plazo de respuesta.

4. Datos identificativos de la consulta, del procedimiento diagnóstico o del proceso asistencial solicitado.

5. Proceso asistencial y/o motivo de la solicitud.

6. Fecha y hora de la cita.

7. Situación respecto a la garantía (con y sin garantía y con pérdida de la misma especificando en su caso la causa que motiva dicha pérdida).

8. Fecha de baja en el Registro.

9. Causa de la baja a efectos de la garantía plazo de respuesta.

3.2.5.2. Inscripción y bajas

La fecha de inscripción en los Registros de pacientes será (art. 9):

a) En el caso de los procesos asistenciales, la fecha de solicitud de consulta o procedimiento diagnóstico por el facultativo conforme se describe en cada uno de los procesos.

b) En el caso de las primeras consultas de Atención Especializada, la fecha de la solicitud de la misma por el médico de Atención Primaria.

c) En el caso de los procedimientos diagnósticos, la fecha de presentación de la solicitud realizada por el facultativo, con la conformidad en su caso del paciente.

La baja en los Registros tendrá lugar por alguna de las siguientes causas:

d) La resolución diagnóstica del proceso asistencial y la elaboración de su plan terapéutico, la realización efectiva de la primera consulta, del procedimiento diagnóstico en cualquiera de los ámbitos establecidos a tal efecto.

e) La voluntad expresa del paciente de causar baja.

f) El fallecimiento del paciente.

3.2.6. Incumplimiento del plazo de respuesta

Una vez transcurridos los plazos de respuesta establecidos, el paciente podrá solicitar, preferentemente en el mismo centro donde se realizó la inscripción, el documento de atención en un centro privado autorizado (art. 11).

En el plazo de **siete días naturales** contados a partir del siguiente a la fecha en que la solicitud haya tenido entrada en el órgano competente para su tramitación, la Administración Sanitaria Pública de la Junta de Andalucía emitirá y notificará al interesado, si procede, el documento (Anexo IV del Decreto) que acreditará al paciente ante un centro sanitario privado para la atención del proceso asistencial, primera consulta especializada o realización del procedimiento diagnóstico.

De no proceder la expedición del citado documento, se dictará y notificará al interesado sn igual plazo resolución denegatoria. Transcurrido el plazo de **siete días naturales** sin haberse dictado y notificado resolución expresa, se entenderá estimada la solicitud (efectos estimatorios del silencio administrativo).

Junto con el documento de atención se le facilitará al paciente una relación de aquellos centros sanitarios privados que, conforme a su cartera de servicios, puedan realizar los procesos asistenciales, las primeras consultas de asistencia especializada / los procedimientos diagnósticos que se recogen respectivamente en los Anexos I, II/ III del Decreto.

El procedimiento por el cual los centros sanitarios privados puedan acoger la materialización de la garantía establecida en el Decreto así como las tarifas y el procedimiento de las consultas, procedimientos diagnósticos y procesos asistenciales realizados en dichos centros, se regula mediante Orden de la Consejería de Salud.

Tema 28

INFORMÁTICA A NIVEL DE USUARIO. EL PROCESADOR DE TEXTOS, HOJA DE CÁLCULO, Y PRESENTACIONES INFORMÁTICAS. CORREO ELECTRÓNICO. INTERNET: CONCEPTO. FORMA DE ACCESO. EXPLORADORES Y BÚSQUEDA DE INFORMACIÓN

José María Espinar Martínez

ÍNDICE

1. INFORMÁTICA A NIVEL DE USUARIO. CONCEPTOS BÁSICOS

- **INFORMÁTICA**: Ciencia que estudia el tratamiento informatizado de la información.

- **ORDENADOR**: Sistema que tomando unos datos de entrada realiza un procesamiento y origina unos datos de salida.

DATOS DE ENTRADA ⟶ PROCESAMIENTO ⟶ DATOS DE SALIDA

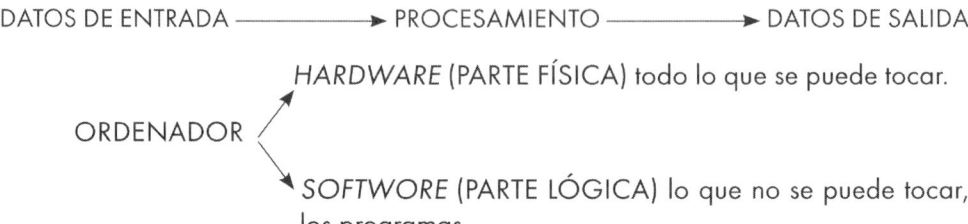

ORDENADOR
- *HARDWARE* (PARTE FÍSICA) todo lo que se puede tocar.
- *SOFTWORE* (PARTE LÓGICA) lo que no se puede tocar, los programas.

- **SISTEMAS DE NUMERACIÓN**: Conj. de dígitos que nos sirven para representar cantidades. Los ordenadores utilizan el sistema binario.

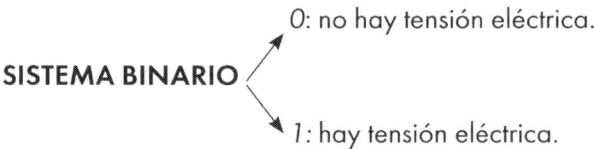

SISTEMA BINARIO
- *0*: no hay tensión eléctrica.
- *1*: hay tensión eléctrica.

- **CODIFICACIÓN DE LA INFORMACIÓN**: Transferir a un sistema de información que utilizamos un sistema que utiliza el ordenador.

- **UNIDADES**:
  - BIT: Menor unidad de información. Es un 0 o un 1.
  - BYTE: Cantidad de bit necesarios para almacenar un carácter. Normalmente son 8 (octetos).
  - MÚLTIPLOS:
    * KiloBite (KB) = 1024 Byte.
    * MegaByte (MB) = 1024 KB.
    * GigaByte (GB) = 1024 MB.

- **INSTRUCCIÓN**: Conjunto de ordenes que se dan a un ordenador indicándole la operación que tiene que realizar.

- **DATOS**: Elementos que son objeto de nuestro tratamiento (información en sí).

Rodio

- **PROGRAMA**: conjunto ordenado de instrucciones.
- **INFORMACIÓN**: Conjunto de datos y programas que hace que el ordenador funcione.

1.1. SISTEMAS FÍSICOS: HARDWARE

COMPONENTES

- **PLACA BASE**: elemento central en el que se interconectan el resto de los componentes.
- **BUSES**: canales de comunicación a través de los cuales se envían datos e información.
- **C.P.U.**: (Unidad Central del Proceso) microprocesador.

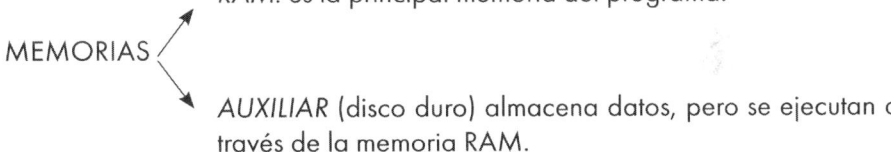

MEMORIAS

RAM: es la principal memoria del programa.

AUXILIAR (disco duro) almacena datos, pero se ejecutan a través de la memoria RAM.

- **PERIFÉRICOS**: dispositivos a través de los cuales nos comunicamos con el ordenador. Se conectan a la placa base mediante los slots.

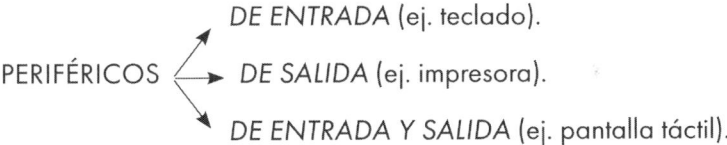

PERIFÉRICOS

DE ENTRADA (ej. teclado).

DE SALIDA (ej. impresora).

DE ENTRADA Y SALIDA (ej. pantalla táctil).

1.2. SISTEMAS LÓGICOS: SOFTWARE

- **SISTEMAS OPERATIVOS** (ej.: Windows):
  - Basados en gráficos: se utilizan actualmente, son más fáciles de utilizar.
  - Basados en líneas de comandos: más potentes, son los más antiguos.
- **MONOTAREA O MULTITAREA**:
  - Monotarea: sólo se puede ejecutar un programa al mismo tiempo (en desuso).

- Multitarea: se pueden ejecutar varios programas al mismo tiempo (Segmentación por tiempos: a intervalos de tiempos regulables se van alternando distintas tareas)

- **TÉCNICAS DE TRABAJO**:

  - Tiempo compartido: varios usuarios conectados a un ordenador al mismo tiempo.

  - Multiprogramación: multitarea (anteriormente por bloques).

  - Tiempo real: respuesta rápida.

  - Procesos distribuidos: varios ordenadores conectados entre sí tienen recursos distribuidos.

  - Multiproceso (similar a la anterior).

  - Entornos operativos: sistemas gráficos.

2. SISTEMAS OPERATIVOS

FUNCIONES

- Gestión del procesador.
- Gestión del sistema:
  - Gestión de la memoria.
  - Errores.
- Gestión de entrada/salida.

ALGUNOS SISTEMAS OPERATIVOS

- MS-DOS: es un sistema monotarea y monousuario (en desuso).

- OS/2: para servidores de mucha potencia (en desuso).

- MACINTOSH: el primer sistema que introdujo las ventanas, es un sistema multitarea y multiusuario (no se suele utilizar por problemas de compatibilidad).

- UNIX: es un software libre, multitarea y multiusuario (el linux se basa en él) inconveniente: no tiene un entorno gráfico standard.

- WINDOWS: con ventanas, multitarea, multiusuario, multiprogramación (es el más usado)

WINDOWS

Estructura:

En el ESCRITORIO (área de trabajo del Sistema Operativo) nos encontramos:

- ICONOS: son de acceso directo a los programas (mi PC, mis documentos...)

- INICIO: a través del cual se accede a todos los programas del ordenador. Solo para Windows 7 y anteriores.

- BARRA DE TAREAS: muestra los programas que actualmente están abiertos.

En los ficheros o carpetas es donde se almacena la información:

- FICHEROS O ARCHIVOS: cualquier documento donde almacenemos información.

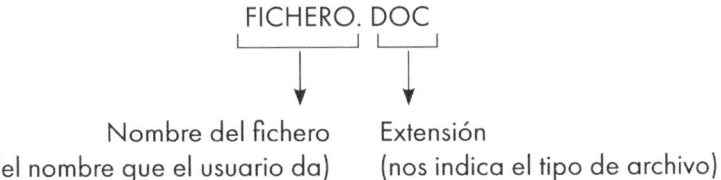

$$\text{FICHERO. DOC}$$

Nombre del fichero   Extensión
(el nombre que el usuario da)   (nos indica el tipo de archivo)

- CARPETAS O DIRECTORIOS: almacena ficheros u otras carpetas.

EXPLORADOR DE WINDOWS:

Mediante este programa podremos organizar y manipular los ficheros del disco duro de nuestro PC.

Para ejecutarlo pulsar:

INICIO ⟶ PROGRAMAS ⟶ ACCESORIOS ⟶ EXPLORADOR DE WINDOWS
(para Windows 7 y anteriores)

Otra posibilidad, es pulsando el botón derecho del ratón sobre el icono de "Mi PC", escogiendo la opción de Explorar.

Una vez abierta la ventana del explorador, podremos ver el contenido del disco duro abriendo las carpetas que nos interese examinar.

Haciendo doble clic con el botón izquierdo del ratón podremos ejecutar los ficheros que sean programas, o ver los ficheros que sean imágenes, o descomprimir los ficheros comprimidos.

El explorador de ficheros también nos da la posibilidad de ordenar los ficheros por orden alfabético, por extensiones y por fechas de creación o modificación.

BORRAR UN FICHERO:

- Pulsar la tecla "Suprimir", cuando tenemos seleccionado el fichero en cuestión.

- Con el botón derecho del ratón, pulsando la tecla "eliminar"

El contenido pasa a la papelera de reciclaje, dentro de esta podemos eliminar el fichero definitivamente.

LIMPIEZA DEL DISCO DURO DEL ORDENADOR:

Con el tiempo y el uso del ordenador, el disco duro se llena y muchas veces, no todos los ficheros que contiene nos son de utilidad. El ordenador frecuentemente genera FICHEROS DE CARÁCTER TEMPORAL que por error o por que se apaga el ordenador de mala manera, no se borran. Estos ficheros suelen ser:

- extensión .tmp   o   extensión .~mp.

La opción más aconsejable es descargarse un programa limpiador (cleaner), que elimina los archivos temporales.

FICHEROS COMPRIMIDOS:

Comprimen la información de manera que ocupan menos espacio.

En Internet, lo normal es que los ficheros comprimidos usen todos la extensión.zip.

De modo que para manejar ficheros comprimidos en Internet, lo único que necesitaremos es un programa que comprenda el formato asociado a la extensión.zip. Este programa, lo podemos encontrar en versión demo en Internet y se llama WinZip.

CLASES DE SOFTWARE:

- De sistema (Sist. Operativos).

- De desarrollo (lenguajes de programación).

- De aplicación(programas de usuarios).

3. EL PROCESADOR DE TEXTOS WORD

INICIAR WORD:

INICIO ➔ PROGRAMAS ➔ MICROSOFT OFFICE ➔ WORD

Otras formas de arrancar Word son las siguientes:

- Desde el icono de Word que puede estar situado en el escritorio.

- Arranque automático al iniciar Windows.

- Desde un documento Word situado en el escritorio o en la lista del Explorador de Windows.

ESTRUCTURA:

- En la parte superior de esta pantalla se visualiza, en color azul, la BARRA DEL TÍTULO, que contiene el nombre del documento sobre el que estamos trabajando.

- Posteriormente encontramos la BARRA DE MENU, a través de la cual se acceden a todas las funciones que dispone Word.

- La siguiente es la BARRA DE HERRAMIENTAS que nos permite acceder a las funciones mas utilizadas en Word. La barra de herramientas se divide en:

    - Barra Standard: tareas más comunes.

    - Barra de Formato: para dar forma al texto.

- A continuación se encuentra la Regla.

- Barra de desplazamiento.

- Botones para elegir el tipo de presentación (justo encima de la barra de estado).

- Por último, Barra de estado, nos indica el nº de páginas, de líneas...

Barra Título
Barra de Menú
Barra de Herramientas
Regla

	Barra de desplazamiento
Barra de desplazamiento	
Botones para elegir el tipo de presentación	
Barra de Estado	

NUEVO DOCUMENTO:

- Archivo ⟶ Nuevo.

- Pestaña con la hoja en blanco.

GUARDAR UN DOCUMENTO:

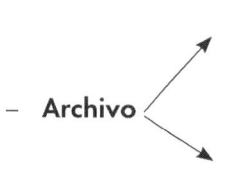

– **Archivo**

Guardar como: pregunta el nombre con el que queremos guardarlo. También se puede hacer pulsando las teclas Ctrl + G.

Guardar: guarda el documento con el mismo nombre (para modificaciones de un documento con nombre).

CERRAR UN DOCUMENTO:

- Archivo ⟶ Cerrar

- Pestaña ⊠

- También se puede hacer pulsando las teclas Alt + F4

4. HOJA DE CÁLCULO

¿Qué es una hoja de cálculo?

En las hojas de cálculo, a menudo también llamadas archivos de hojas de cálculo y archivos de tipo Spreadsheet, los datos se almacenan en celdas que, a su vez, están organizadas en filas y columnas. Cada celda puede contener datos de un tipo específico, como texto, una cadena de caracteres, un número o una fecha. Las celdas también pueden contener fórmulas que hacen referencia a otras celdas.

No hay solo un tipo de archivo para hojas de cálculo, sino una amplia gama de tipos y formatos que pertenecen a esta categoría de archivo:

- **.XLTHTML:** Plantilla Hoja de cálculo Microsoft Excel HTML
- **.XLSX:** Plantilla Hoja de cálculo Microsoft Excel Open XML
- **.XLSMHTML:** Plantilla Hoja de cálculo Microsoft Excel MIME HTML
- **.XLSM:** Plantilla Hoja de cálculo Excel Open XML Macro-Enabled
- **.XLSHTML:** Plantilla Hoja de cálculo Microsoft Excel HTML
- **.XLSB:** Hoja de cálculo binaria de Excel
- **.XLS:** Hoja de cálculo de Excel
- **.XLR:** Hoja de cálculo de Works
- **.XL:** Hoja de cálculo de Excel
- **.WKS:** Hoja de cálculo de Works
- **.WKI:** Hoja de trabajo de Lotus 2
- **.UOS:** Hoja de cálculo de Uniform Office
- **.SDC:** Hoja de cálculo de Apache OpenOffice Calc
- **.OTS:** Plantilla de hoja de cálculo de OpenDocument
- **.ODS:** Hoja de cálculo de OpenDocument
- **.NUMBERS-TEF:** Numbers iCloud
- **.NUMBERS:** Hoja de cálculo de Numbers
- **.NMBTEMPLATE:** Plantilla de Hoja de cálculo de Numbers
- **.GSHEET:** Hoja de cálculo de Google Drive
- **.FODS:** Hoja de cálculo de OpenDocument Flat XML
- **.BKS:** Hoja de cálculo de Microsoft Works Backup

En la vida cotidiana, sólo nos encontramos con unos pocos de estos formatos de forma habitual. Los archivos de hojas de cálculo más populares incluyen XLS, XLSM, XLSX, XLSB, ODS y Numbers. En este artículo te presentaremos estos formatos con más detalle.

Los archivos de hojas de cálculo pueden mostrar claramente cálculos simples, así como gráficos y diagramas.

¿Para qué sirve una hoja de cálculo?

Basado en un sistema de base de datos que contiene diferentes hojas de cálculo (también conocidas como hojas de trabajo), este tipo de archivo tiene una amplia variedad de usos en diferentes industrias.

Los ejemplos más comunes de usos de las hojas de cálculo incluyen:

- Almacenamiento de datos del personal para fines de recursos humanos.

- Gestión de información financiera tanto personal como empresarial.

- Mantener y equilibrar tanto las facturas como los recibos de una organización.

- Análisis de inventario y suministro de productos.

- Representar datos almacenados en gráficos e informes de texto enriquecido a visual.

- Desarrollar e implementar fórmulas para procesar datos almacenados para obtener aún más información.

Desde simples tiendas de alimentos que organizan sus suministros hasta complejos manifiestos y conjuntos de datos preestablecidos en importantes proyectos financieros y comerciales, los usos potenciales de los formatos de hojas de cálculo son enormes. Es por eso que esta clase de tipos de archivos sigue siendo uno de los más importantes dentro de la informática y cualquier tipo de sector.

Conoce más sobre los archivos de hojas de cálculo

Hay varios tipos de archivos de hoja de cálculo disponibles y cada uno de ellos cuenta con sus propias características y funcionalidades:

- **.XLS.** El formato original de Microsoft Excel ha sido un elemento básico en las hojas de cálculo durante muchos años. Tiene una variedad de funciones para procesar datos almacenados, como tablas dinámicas, integración de fórmulas y gráficos visuales.

- **.ODS.** Las hojas de cálculo OpenDocument fueron desarrolladas como un formato de hoja de cálculo de código abierto por la Organización para el Avance de los Estándares de Información Estructurada (OASIS). Con un diseño independiente de la plataforma, normalmente se utilizan para editar y abrir tipos de archivos de hojas de cálculo en una variedad de sistemas de hardware, sin perder formato.

- **.IMP.** El formato de hoja de cálculo de Improv divide los datos en tres vistas diferentes, en un intento por hacer que la interpretación, edición y transformación de esos datos sea lo más sencilla posible.

Otras extensiones incluyen:

- **.CSV:** un archivo de valores separados por comas es una extensión de archivo de hoja de cálculo basada en el formato de archivo de texto. Es popular por su simplicidad y compatibilidad con la lectura de datos.

- **.GSHEET:** Google Sheets, un participante más joven en el mundo de las hojas de cálculo, es el tipo de archivo de hoja de cálculo oficial de la suite ofimática de Google, que es un sistema de software basado en web.

Los diferentes tipos de hojas de cálculo.

Los programas de hojas de cálculo como Microsoft Excel, Open Office o Numbers son algunas de los más populares para trabajar con archivos de hojas de cálculo. Esto también se traduce en los tipos de hojas de cálculo más populares que nos gustaría presentarte con más detalle a continuación junto con algún ejemplo de hojas de cálculo.

El archivo de hoja de cálculo XLS.

Desarrollador:Microsoft

Abreviatura: .xls

El formato XLS es una extensión de archivo estándar para documentos creados con el programa Microsoft Excel. El tipo de archivo XLS maneja documentos de hoja de cálculo y se puede abrir, editar o imprimir usando Excel. Un archivo XLS contiene una o más hojas de trabajo en las que los datos están organizados en columnas y filas. El formato se basa en el formato de archivos de intercambio binario (BIFF) de Microsoft, que se usa tan ampliamente que es compatible con casi todos los programas de hojas de cálculo de Windows.

El archivo de hoja de cálculo XLSX.

Desarrollador:Microsoft

Abreviatura: .xlsx

XLSX es un formato de archivo para hojas de cálculo. Los documentos en este formato son básicamente tablas de Excel convencionales en las que datos como números, texto, diagramas o fórmulas se almacenan y organizan en columnas y partes. La abreviatura "XLSX" significa "hoja de cálculo XML" y se basa en el formato de archivo Office Open XML introducido por Microsoft con el lanzamiento de Microsoft Office 2007. XSLX es, por tanto, un sucesor de XLS. Lo que tiene de especial el formato XSLX es que está basado en XML, un lenguaje de programación que representa datos en un formato estructurado mediante etiquetas y atributos.

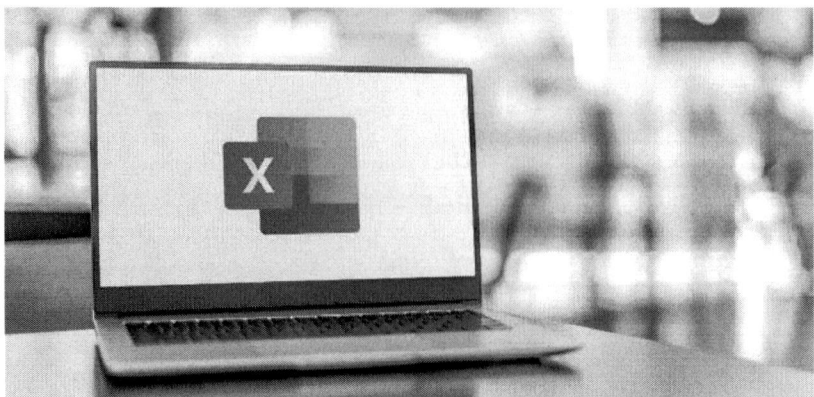

Los archivos de hojas de cálculo con la extensión XLSX son el formato estándar de Microsoft Excel.

El archivo de hoja de cálculo XLSM.

Desarrollador:Microsoft

Abreviatura: .xlsm

Los archivos XLSM son archivos que se utilizan para almacenar datos en una hoja de cálculo de Microsoft Excel. La abreviatura significa "Hoja de cálculo de Excel con macros", lo que nos lleva directamente a la característica más importante de este tipo de formato: los archivos XLSM contienen las llamadas macros. Son secuencias de comandos y funciones que automatizan tareas en una hoja de cálculo. Estos comandos pueden variar desde tareas de formato simples hasta cálculos complejos y se utilizan principalmente para ordenar, filtrar o analizar datos automáticamente.

El archivo de hoja de cálculo XLSB.

Desarrollador:Microsoft

Abreviatura: .xlsb

Similar a XLSX y XLSM, XLSB también es un formato de archivo para libros creados con el programa de hoja de cálculo Microsoft Excel. Los documentos en este formato también son tablas de Excel en las que se almacenan, organizan y guardan datos como números, texto o fórmulas en columnas y partes. Sin embargo, a diferencia del formato XLSX estándar, que se basa en el lenguaje de programación XML, los archivos XLSB se guardan en formato binario BIFF 12. Esto también explica la abreviatura XLSB, que significa "Hoja de cálculo binaria de Excel".

Los archivos XLSB son comparables al antiguo formato XLS, que también es un formato binario. La ventaja de los archivos binarios es que suelen ser más pequeños que los archivos no binarios y se pueden leer y editar más rápidamente.

El archivo de hoja de cálculo de Numbers.

Desarrollador:Apple Inc.

Abreviatura: .numbers

Numbers es un software de hoja de cálculo de Apple. También está disponible para iPad desde 2010. A diferencia de Microsoft Excel, Numbers no funciona con una única tabla grande, sino que puede mostrar varias tablas, diagramas o imágenes independientes, una al lado de la otra en un "lienzo".

Numbers puede convertir documentos al formato .xls para que también se puedan abrir con Excel. De forma limitada, también es posible abrir hojas de cálculo de Excel con Numbers.

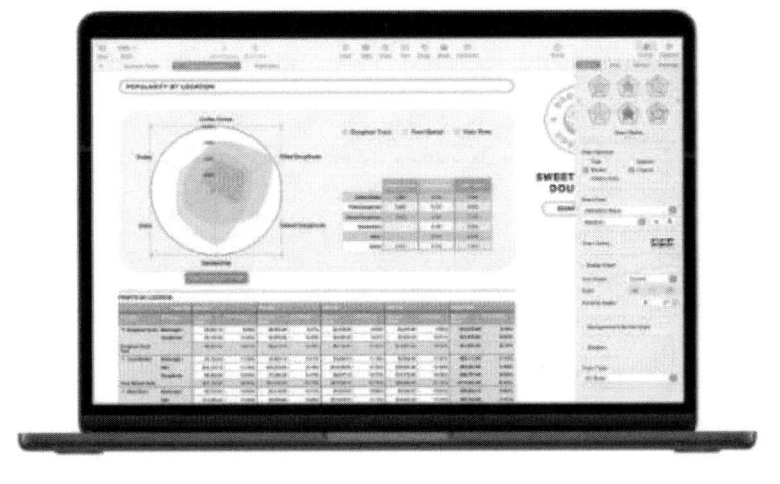

También se pueden crear archivos de hojas de cálculo complejos utilizando el software Numbers de Apple.

El archivo de hoja de cálculo ODS.

Desarrollador:Oracle

Abreviatura: .ods

El formato de archivo .ods significa "Hoja de cálculo OpenDocument" y es uno de los formatos OpenDocument de código abierto creados por aplicaciones de oficina sin licencia como LibreOffice u OpenOffice. ODS se publicó en 2006 como estándar para los formatos de archivos de aplicaciones de Office.

Como documento en formato de hoja de cálculo OpenDocument, los archivos ODS pueden contener tablas, números, cuadros, texto y gráficos y son similares en apariencia y funcionalidad a un archivo XLSX que se puede crear con Microsoft Excel. Como todos los demás formatos de OpenDocument, ODS utiliza un lenguaje de marcado basado en XML que es muy similar al estándar HTML.

Una ventaja de los archivos ODS: son compatibles con casi todas las aplicaciones y sistemas operativos.

¿Qué hoja de cálculo debo utilizar en cada caso?

Los archivos de hojas de cálculo son una herramienta versátil y esencial para organizar y analizar datos en el lugar de trabajo digital actual. Cada formato de archivo tiene diferentes ventajas y desventajas y, por lo tanto, es adecuado para diferentes propósitos y áreas de aplicación. Echemos un vistazo más de cerca a qué tipo de archivo necesitas para qué aplicaciones.

Archivos XLSX.

XLSX es el formato de archivo estándar de Microsoft Excel y es uno de los tipos de archivos de hojas de cálculo más populares en todo el mundo. Te ofrece una amplia gama de opciones de formato, como diferentes estilos de celda, colores, fuentes o bordes. XLSX también le permite editar fórmulas, gráficos y otras funciones, lo que hace que el formato sea especialmente adecuado para cálculos complejos y análisis de datos. Las principales ventajas de XLSX son:

- Almacenamiento eficiente de datos: XLSX es un formato de archivo comprimido que permite el almacenamiento eficiente de datos. Puede almacenar grandes cantidades de datos en un solo archivo y es ideal para modelos de datos complejos.

- Funciones y herramientas: XLSX te ofrece una variedad de formatos diferentes y admite una gran cantidad de funciones como tablas dinámicas o filtros de datos. Estas características facilitan el análisis de datos y la automatización de procesos.

- Compatibilidad: XLSX es el formato de archivo de hoja de cálculo más utilizado y es compatible con la mayoría de los programas de hojas de cálculo. También es compatible con versiones anteriores de Excel y se puede abrir en otros programas.

De manera análoga a estas ventajas, algunas áreas típicas de aplicación de los archivos XLSX son:

- Finanzas y contabilidad: las empresas utilizan hojas de cálculo de contabilidad XLSX para gestionar datos financieros y producir informes financieros.

El tipo de archivo también se utiliza para crear modelos financieros, analizar procesos comerciales y gestionar presupuestos.

- Análisis de datos: las tablas XLSX son ideales para el análisis de datos, ya que ofrecen funciones como tablas dinámicas, filtros y gráficos. Por lo tanto, se utilizan a menudo en investigación de mercados, análisis de ventas, optimización de procesos comerciales y gestión de proyectos.

- Gestión de proyectos: los directores de proyectos utilizan hojas de cálculo XLSX para planificar y gestionar proyectos, como el seguimiento y análisis de cronogramas, presupuestos, recursos y flujos de trabajo de proyectos.

- Gestión de inventario y existencias: los archivos XLSX también son útiles para realizar un seguimiento de pedidos, compras, envíos y devoluciones, y monitorear la disponibilidad de inventario. Por lo tanto, XLSX es una herramienta importante para muchas empresas del sector de logística.

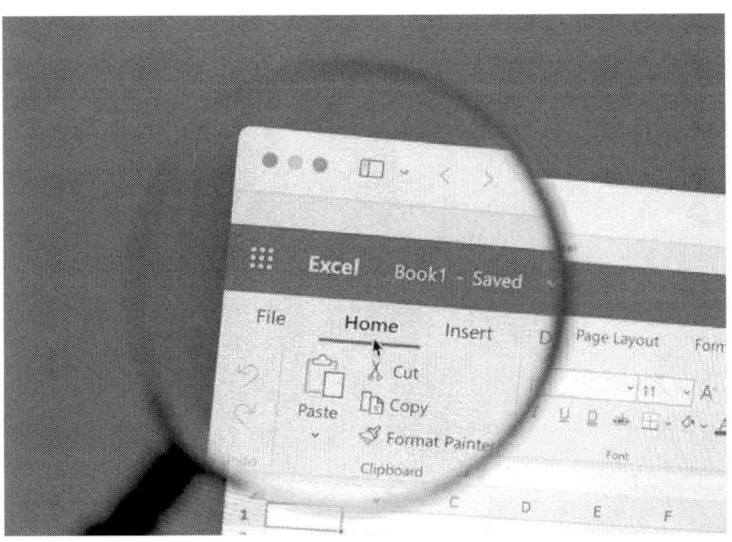

Los archivos de hojas de cálculo se utilizan en muchas áreas.

También deberías saber: los archivos XLSX también tienen algunas desventajas. Los documentos en este formato a veces pueden requerir mucho espacio de almacenamiento debido a su complejidad y capacidad para almacenar grandes cantidades de datos. Esto puede resultar en procesos de carga y guardado más lentos. Al ser un formato de archivo bastante complejo con muchas funciones y herramientas, también puede resultar difícil para los usuarios sin experiencia con programas de hojas de cálculo manejar este formato.

Archivos XLSM.

XLSM es una extensión del formato XLSX y ofrece la función adicional de almacenar macros. Las macros son comandos diseñados para automatizar tareas en una hoja de cálculo clasificando, filtrando o analizando datos automáticamente. Por lo tanto, los archivos XLSM son ideales para cálculos y análisis de datos especialmente complejos que requieren procesos automatizados. El formato de archivo puede resultarle útil si realiza las siguientes tareas:

- Automatización de procesos: El formato XLSM permite escribir macros y código VBA que pueden realizar procesos automatizados. Por ejemplo, las macros se pueden utilizar para automatizar tareas repetitivas como transferencias de datos o cálculos

- Procesamiento de grandes cantidades de datos: los archivos XLSM son los más adecuados para procesar grandes cantidades de datos, especialmente cuando se requieren cálculos complejos. Por ejemplo, se puede utilizar una hoja de cálculo XLSM para actualizar datos financieros o datos de inventario en tiempo real.

- Procesamiento de grandes cantidades de datos: los archivos XLSM son los más adecuados para procesar grandes cantidades de datos, especialmente cuando se requieren cálculos complejos. Por ejemplo, se puede utilizar una hoja de cálculo XLSM para actualizar datos financieros o datos de inventario en tiempo real.

Si deseas organizar grandes cantidades de datos, los archivos XLSM con macros pueden ser de gran ayuda.

Las ventajas del formato XLSM lo hacen interesante para diversos campos de aplicación. Algunos de ellos son:

- **Contabilidad:** Los archivos XLSM se utilizan a menudo para cálculos financieros y contables complejos porque admiten macros y código VBA que permiten el procesamiento automatizado de grandes cantidades de datos

- **Preparación de datos:** también puede utilizar archivos XLSM para recopilar, analizar y preparar datos de diversas fuentes. Puede utilizar macros y código VBA para realizar consultas y procesamiento de datos automatizados

- **Gestión de calidad:** los archivos XLSM también se pueden utilizar con fines de gestión de calidad, por ejemplo, para automatizar planes de pruebas y controles de calidad.

Deberías saber que: una desventaja del formato XLSM es que no se usa tan ampliamente como el formato XLSX, lo que puede generar problemas de compatibilidad con otros programas de hojas de cálculo. Además, los archivos XLSM son más vulnerables a malware y virus debido a las macros que contienen.

Archivos de Numbers

Numbers es el programa de hoja de cálculo de Apple y, por tanto, es especialmente adecuado para usuarios a los que les gusta trabajar con un Mac o MacBook, ya que la aplicación se ejecuta de forma nativa en estos dispositivos y permite una integración perfecta con otros productos de software de Apple, como Pages o Keynote. Al igual que XLSX, también puedes utilizar Numbers para diversas tareas. Estas son las ventajas más importantes de un vistazo:

- Fácil de aprender y de usar, especialmente para usuarios que ya están familiarizados con otros productos Apple y aprecian el diseño intuitivo de Apple.

- Ofrece una amplia gama de herramientas de análisis de datos, incluidos cuadros y gráficos, para ayudarle a crear representaciones visuales de sus datos.

- Permite la colaboración con otros usuarios en tiempo real a través de la plataforma iCloud.

- Sin embargo, Numbers también tiene algunas desventajas, que incluyen:

- Problemas de compatibilidad con otros programas que no son de Apple, lo que puede dificultar el intercambio de datos.

- Número limitado de funciones y plantillas en comparación con otros formatos de archivo como XLSX.

- Opciones limitadas para crear macros o integrar programación para automatizar flujos de trabajo.

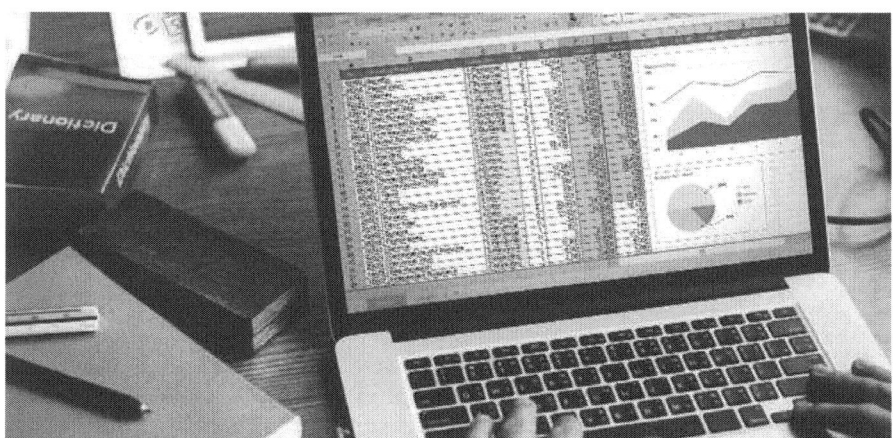

Las hojas de cálculo en formato ODS permiten el trabajo independiente de la plataforma.

Archivos ODS.

Como formato estándar abierto de las aplicaciones LibreOffice Calc y Apache OpenOffice Calc, los archivos ODS son especialmente adecuados para usuarios que buscan una solución independiente de la plataforma que funcione en varios sistemas operativos como Windows, MacOS y Linux. Dado que los archivos ODS también se pueden abrir y editar en Microsoft Excel, el formato es ideal para intercambiar datos entre diferentes programas de hojas de cálculo y colaborar en proyectos en diferentes entornos. Las principales ventajas son:

- ODS es un formato estándar abierto, lo que significa que está disponible de forma gratuita para todos.

- ODS le ofrece total compatibilidad con varios programas de hojas de cálculo en varias plataformas, incluidos OpenOffice, LibreOffice y Google Sheets.

- ODS tiene una amplia gama de funciones y herramientas para el análisis de datos y puede realizar cálculos complejos.

- Los archivos ODS se pueden exportar a otros formatos como XLSX.

Las desventajas de los archivos ODS incluyen que el formato puede no ser tan completo como Microsoft Excel en términos de características y compatibilidad con otros programas de hojas de cálculo. La interfaz de usuario de ODS también puede ser algo compleja y normalmente requiere algo de tiempo de formación.

¿Qué formato tiene una tabla de Excel?

El formato de archivo predeterminado para las hojas de cálculo de Excel es .xlsx. La abreviatura significa "hoja de cálculo XML" y se basa en el formato de archivo Office Open XML introducido por Microsoft con el lanzamiento de Microsoft Office 2007. Este tipo de archivo es especialmente adecuado si desea almacenar y organizar datos como números, texto, diagramas o fórmulas en una tabla en forma de columnas y partes.

¿Puedo convertir archivos PDF a Excel?

Sí. Como los documentos PDF son un formato de documento popular a nivel mundial, permiten una conversión sencilla a formatos de hoja de cálculo como Microsoft Excel. Tampoco es necesario utilizar aplicaciones de terceros, ya que Adobe tiene guías y herramientas sencillas de usar.

¿Qué programa o herramienta de hoja de cálculo es gratuita?

Existen dos aplicaciones para crear tu hoja de cálculo gratuita: LibreOffice Calc y Apache OpenOffice Calc. Con ellos puedes crear archivos en formato .ods. Los archivos ODS también se pueden abrir y editar en Microsoft Excel, lo que hace que el formato sea ideal para intercambiar datos entre diferentes programas de hojas de cálculo y colaborar en proyectos en diferentes entornos.

¿Se pueden abrir hojas de cálculo de Excel con Numbers?

Los archivos de hojas de cálculo creados con el programa Numbers de Apple también se pueden abrir y editar en Microsoft Excel. Sin embargo, pueden ocurrir problemas de compatibilidad, especialmente con versiones anteriores de Excel.

5. PRESENTACIONES INFORMÁTICAS

Las presentaciones digitales son herramientas que permiten comunicar ideas, utilizando elementos audiovisuales para captar la atención y mejorar la forma de transmitir mensajes.

¿Qué son las presentaciones digitales?

Las presentaciones digitales son archivos digitales que sirven para comunicar ideas en diferentes entornos, ya sea escolar, laboral o familiar.

En el mundo de los negocios, funcionan para comunicar los objetivos de una empresa, el plan de negocios (para conseguir inversionistas), reporte de ventas, buyer persona, estrategia de ventas, estrategia comercial, estrategia de publicidad, solo por mencionar algunos temas.

En una presentación digital se puede incluir elementos como, texto, fotos, videos, audio, infografías, animaciones, etc. Su objetivo es exponer, narrar o persuadir a una audiencia en específico sobre un tema determinado. Cabe aclarar que, por lo general, son un complemento de una exposición oral.

Estas pueden ser visualizadas en un monitor individual, en una videoconferencia o proyectadas en una pantalla. También pueden ser consultadas en cualquier momento si se comparte el archivo digital.

Aunque existen presentaciones que se pueden entender sin la necesidad de un ponente, la mayoría de ellas requiere el discurso del presentador para complementar su función comunicativa.

¿Qué elementos tiene una presentación digital?

Los principales elementos de una presentación digital son:

* Diapositivas

- Contenido
- Tipografía
- Esquematización
- Fondo

Veamos cada uno, a continuación.

Diapositiva

A cada una de las "hojas" de una presentación digital se le denomina diapositiva. Su nombre proviene de las antiguas diapositivas, también conocidas como transparencias o láminas, que se utilizaban con un proyector de luz para realizar presentaciones.

Esquema

Puede o no presentarse a la hora de la exposición, pero un esquema siempre está presente en una presentación digital, ya que es una especie de mapa que define la ruta a seguir de la presentación, por ello es uno de los primeros puntos a trabajar. Mediante un esquema es posible dividir un tema general en diferentes subtemas para seguir un orden de la información.

Contenido

El contenido son todos los elementos audiovisuales y texto que se pueden integrar a cada diapositiva. A pesar de tener la posibilidad de incluir varios elementos en una diapositiva, lo recomendable es solo emplear recursos que se relacionen directamente con el tema para no distraer a la audiencia y ayudarlos a retener la información.

Tipografía

La tipografía juega un papel importante en las presentaciones digitales, porque a través de ella se le da jerarquía a los títulos, subtítulos y cuerpo del texto. Por lo general, cada diapositiva tiene un título que ayuda a definir el tema, subtítulos para complementar el título principal y texto para explicar la información.

Fondo

El fondo, también conocido como background, es un elemento de diseño que estará presente en la mayor parte de la presentación, por lo que es fundamental elegir uno que facilite la lectura. Por lo general se emplea el color blanco o colores suaves que ayuden a contrastar con el texto.

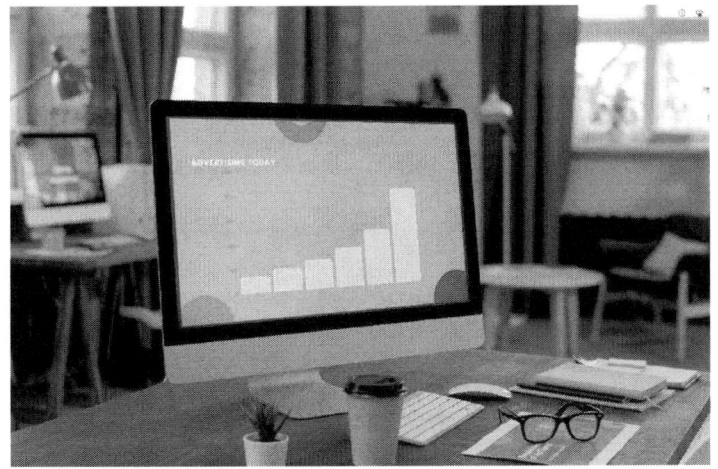

Ventajas de las presentaciones digitales

Estas son las principales ventajas de las presentaciones digitales:

- Organizan la información de forma clara.
- Son fáciles de editar y trabajar.
- Resumen y sintetizan la información.
- Ayudan a retener la atención por sus diferentes recursos.
- Pueden consultarse en cualquier momento.
- Fomentan la creatividad.

Conozcamos más sobre cada uno de estos puntos en lo que sigue.

Organizan la información de forma clara

Al hacer una presentación digital, evita tratar diferentes puntos a la vez y centra la atención en un solo tema por diapositiva, lo cual facilita la exposición de un tema al dividirlo en partes y abordar cada una de ellas de forma secuencial.

Son fáciles de editar y trabajar

Muchas de las principales herramientas para hacer presentaciones digitales son gratuitas o freemium, esto hace que sean accesibles para diferentes tipos de personas, estudiantes, empleados, niños y adultos.

Resumen y sintetizan la información

Debido a que existe una limitación de forma y tiempo a la hora de hacer una presentación, es necesario sintetizar las ideas más importantes de un tema y dejar afuera la información menos relevante o secundaria.

Ayudan a retener la atención por sus diferentes recursos

La capacidad de incluir diferentes elementos audiovisuales, como videos, imágenes, animaciones, audios y hasta memes, ayuda a retener la atención de la audiencia. Todos estos recursos son válidos, aportan valor y contribuyen a mantener el interés en la exposición.

Pueden consultarse en cualquier momento

A diferencia de una tradicional, una presentación digital puede consultarse en cualquier momento y, si el formato lo permite, desde cualquier dispositivo. Además, si se graba la exposición, entonces también se contará con el discurso del ponente en video para entender por completo el tema tratado.

Fomentan la creatividad

Cómo tal, no existe una regla única para hacer presentaciones, aunque hay estructuras definidas para ciertos temas. Gracias a esto, cada presentación puede ser única y depende del presentador el nivel de creatividad que quiera mostrar, apoyándose de diferentes recursos.

5 programas para hacer presentaciones digitales

Actualmente, existe una gran variedad de aplicaciones para hacer presentaciones digitales, algunas de ellas tienen costo, pero una gran parte es freemium o gratuita y solo requieren del registro en su plataforma. Las principales son:

- PowerPoint
- Google Slides
- Prezi
- Miro
- Canva

PowerPoint

El programa más usado para hacer presentaciones. Desde su creación, ha sido pieza fundamental para el desarrollo de este formato.

Actualmente, cuenta con muchas funciones, como una versión web que posibilita trabajar presentaciones en la nube, crear animaciones directamente, integrar objetos 3D, contar con sugerencias de disposición por IA, inclusive solicitar consejos de expertos diseñadores. Sin embargo, el lado negativo es que para utilizarlo se requiere contar con una licencia de Office 365.

Google Slides La principal alternativa para PowerPoint es Slides de Google, una aplicación nativa de la nube. Permite generar presentaciones de forma rápida, colaborar con diferentes usuarios para editar una presentación e incluir una infinidad de archivos y formatos.

Se integra perfectamente con todas las aplicaciones de Google, como Google Meet para facilitar la presentación o Sheets para visualizar datos. Por si fuera poco, también permite convertir o editar archivos guardados en formatos de PowerPoint.

Prezi

Prezi es una aplicación alojada en la nube para hacer presentaciones animadas. Este programa no utiliza diapositivas, sino una especie de lienzo digital, esto permite que haya una mayor libertad de movimiento al navegar de un tema a otro.

Además, permite agregar interactividad y dinamismo en una presentación y aumentar el nivel de inmersión, ya que al hacer zoom en diferentes elementos, se puede profundizar en ellos.

Miro

Miro es una pizarra colaborativa capaz de reunir a varias personas a la vez para trabajar en un proyecto y facilitando la colaboración de varios usuarios en un mismo documento.

Esta aplicación tiene una amplia variedad de usos, como sesiones de lluvia de ideas, diagramación, eventos de integración, creación de *buyer journeys*, mapas, planificación, etc.; pero también, permite diseñar presentaciones para exportarlas o presentarlas directamente.

Canva

Es una de las herramientas de diseño gratuitas preferidas por los emprendedores, debido a la facilidad de uso, ya que permite realizar diseños de diferentes formatos, desde posteos para redes sociales, logos, invitaciones a eventos, CVs, hasta **presentaciones digitales**.

Canva tiene muchas plantillas gratuitas que facilitan el proceso de diseño, además de sugerir **paletas de colores** para generar armonía entre los elementos.

6. CORREO ELECTRÓNICO

CONCEPTO

Correo electrónico (en inglés: *e-mail*), es un servicio de red que permite a los usuarios enviar y recibir mensajes (también denominados mensajes electrónicos o cartas electrónicas) mediante sistemas de comunicación electrónica. Principalmente se usa este nombre para denominar al sistema que provee este servicio en Internet, mediante el protocolo SMTP, aunque por extensión también puede verse aplicado a sistemas análogos que usen otras tecnologías. Por medio de mensajes de correo electrónico se puede enviar, no solamente texto, sino todo tipo de documentos digitales dependiendo del sistema que se use. Su eficiencia, conveniencia y bajo coste están logrando que el correo electrónico desplace al correo ordinario para muchos usos habituales.

TIPOS

- Outlook Express.
- Microsoft Outlook.
- Correo Web (por Internet).

ELEMENTOS

Para que una persona pueda enviar un correo a otra, cada una ha de tener una **dirección de correo electrónico**. Esta dirección la tiene que dar un **proveedor de correo**, que son quienes ofrecen el servicio de envío y recepción. Es posible utilizar un programa específico de correo electrónico (cliente de correo electrónico o MUA, del inglés Mail User Agent) o una interfaz web, a la que se ingresa con un navegador web

PASOS:

1. Crear una cuenta (registrarse o darse de alta) Para ello debemos de introducir una serie de datos.

2. Si ya tenemos cuenta introducir el e-mail y contraseña.

3. Una vez que nos encontremos en nuestro correo observamos distintas carpetas:

   - Bandeja de entrada: nos muestra los mensajes que hemos recibido.

   - Correo no deseado: se almacenan los correos no deseados.

   - Borradores: guarda los mensajes elaborados, pero que aun no hemos enviado.

- Enviados: muestra los mensajes que hemos enviado.

- Eliminados: muestra los mensajes eliminados.

4. Para enviar un mensaje:

- Pinchar en "nuevo".

- Introducir el correo electrónico del destinatario, el asunto y el texto.

- También podemos enviar archivos pinchando en "adjuntar"

- Enviar.

5. Otras opciones:

- Responder a un mensaje que hemos recibido.

- Responder a todos los destinatarios.

- Reenviar el mensaje recibido a otros destinatarios.

- Eliminar un mensaje.

PROBLEMAS

El principal problema actual es el *correo no deseado*, que se refiere a la recepción de correos no solicitados, normalmente de *publicidad* engañosa, y en grandes cantidades, promoviendo *pornografía* y otros productos y servicios de calidad sospechosa.

Usualmente los mensajes indican como remitente del correo una dirección falsa. Por esta razón, es más difícil localizar a los verdaderos remitentes, y no sirve de nada contestar a los mensajes de correo no deseado: las respuestas serán recibidas por usuarios que nada tienen que ver con ellos. Por ahora, el servicio de correo electrónico no puede identificar los mensajes de forma que se pueda discriminar la verdadera dirección de correo electrónico del remitente, de una falsa. Esta situación que puede resultar chocante en un primer momento, es semejante por ejemplo a la que ocurre con el correo postal ordinario: nada impide poner en una carta o postal una dirección de remitente aleatoria: el correo llegará en cualquier caso. No obstante, hay tecnologías desarrolladas en esta dirección: por ejemplo el remitente puede firmar sus mensajes mediante *criptografía de clave pública*.

Además del **correo no deseado**, existen otros problemas que afectan a la seguridad y veracidad de este medio de comunicación:

- los *virus informáticos*, que se propagan mediante ficheros adjuntos infectando el ordenador de quien los abre.

- la *suplantación de identidad*, que es correo fraudulento que generalmente intenta conseguir información bancaria.

- los *bulos* (bromas, burlas, o hoax), que difunden noticias falsas masivamente.

- las *cadenas de correo electrónico*, que consisten en reenviar un mensaje a mucha gente; aunque parece inofensivo, la publicación de listas de direcciones de correo contribuye a la propagación a gran escala del correo no deseado y de mensajes con virus, suplantadores de identidad y engaños.

Pérdida progresiva de la privacidad

En 2014 los principales proveedores de correo web como Google, Hotmail o Yahoo exigen como requisito proveer datos personales como un número de teléfono obligatorio o una dirección de correo alternativa obligatoria para así impedir las altas anónimas o de personas que no puedan tener acceso a la compra de un teléfono móvil.

7. INTERNET: CONCEPTO. FORMA DE ACCESO. EXPLORADORES Y BÚSQUEDA DE INFORMACIÓN

Es una red de redes: está integrada por múltiples redes esparcidas por todo el mundo, y ofrece sus servicios a un gran número de usuarios. Se caracteriza por su gran capacidad de mover información, encontrarla y utilizarla.

Se accede a través de un explorador (Internet Explorer)

Actualmente, el principal problema de Internet es la seguridad. Para intentar solventarlo surgen dispositivos como los llamados **cortafuegos (***Firewall***)**, sistemas que tratan de impedir que usuarios ajenos a una red puedan acceder a ella.

Es aconsejable no entrar a páginas de seguridad dudosa, para esto entrar principalmente en páginas web que comiencen por https://

Motores de búsqueda (buscadores)

Concepto

Son herramientas generalmente de uso gratuito, a las que se tiene acceso tan sólo con teclear su dirección Web en un navegador.

Funcionamiento

- Se accede a la página del buscador.

- Escribir la palabra o palabras que servirán como referencia para iniciar la búsqueda.

- Hacer click para que el buscador comience a trabajar.

- Transcurridos unos segundos, en la pantalla aparecen los enlaces a páginas que contienen alguna de las palabras que hemos introducido para realizar la búsqueda.

Clasificación de los buscadores

- Temáticos: desde el menú principal permite acceder a varios grupos de temas.

- Por palabras: facilitan la búsqueda con sólo introducir uno o varios términos relacionados con la materia que nos interesa.

Ejemplos de Buscadores

- Google o Google Chrome.

- Yahoo.

Técnicas de búsqueda en Internet:

- Usar más de un motor de búsqueda.

- Definir la búsqueda.

- Comprobar y revisar la ortografía.

- Leer las ayudas de los buscadores.

- Obtener resultados objetivos siendo específico.

- Obtener más resultados siendo general.

- Desactivar la visualización de gráficos.

Tema 29

PRINCIPALES RIESGOS
LABORALES ASOCIADOS
AL PUESTO DE TRABAJO.
MANIPULACIÓN MANUAL
DE CARGAS. PREVENCIÓN
DE INCENDIOS. PLANES DE
EMERGENCIA Y EVACUACIÓN.
GESTIÓN MEDIOAMBIENTAL:
CONTRIBUCIÓN DE LAS TAREAS
DEL CELADOR CONDUCTOR AL
MEDIO AMBIENTE. CONDUCCIÓN
EFICIENTE. PREVENCIÓN Y
ATENCIÓN DE AGRESIONES DE
LOS PROFESIONALES EN EL SAS

José María Espinar Martínez

ÍNDICE

1. MANIPULACIÓN MANUAL DE CARGAS

NORMATIVA

- **Ley 31/1995 de Prevención de Riesgos Laborales**, determinó el núcleo básico de garantías y responsabilidades preciso para establecer un adecuado nivel de protección de la salud de los trabajadores

- **Convenio número 127 de la Organización Internacional del Trabajo**, contiene disposiciones relativas al peso máximo que debe tener la carga transportada por un trabajador.

- **Directiva 90/269/CEE**, establece las disposiciones mínimas de seguridad y de salud relativas a la manipulación manual de cargas que entrañe riesgos, en particular dorso- lumbares, para los trabajadores.

- Esta última directiva se transportó al Derecho español a través del **Real Decreto 487/ 1997** sobre disposiciones mínimas de seguridad y salud relativas a la manipulación manual de cargas que entrañe riesgos, en particular dorso-lumbares, para los trabajadores. Este contempla, en su Disposición final primera, el encargo al Instituto Nacional de Seguridad e Higiene en el Trabajo de elaborar una **Guía Técnica para la evaluación y prevención de Riesgos relativos a la manipulación manual de cargas**.

CONCEPTO DE CARGA

Cualquier objeto susceptible de ser movido.

Pero también incluimos el traslado de personas y el transporte de animales

Son, además, cargas los materiales que se manejen por medios mecánicos como grúas y similares, y que precisen, durante la operación de manipulación, el esfuerzo humano para su acomodación o colocación.

CONCEPTO DE MANIPULACIÓN MANUAL DE CARGAS

Cualquier operación de transporte o sujeción de una carga por parte de uno o varios trabajadores, como el levantamiento, la colocación, el empuje, la tracción o el desplazamiento que, por sus características o condiciones ergonómicas inadecuadas, entrañe riesgos, en particular dorso-lumbares, para los trabajadores.

También es manipulación manual transportar o mantener la carga alzada; la sujeción de ésta con las manos y con otras partes del cuerpo, como la espalda, y lanzar la carga de una persona a otra.

EVITACIÓN DE LA MANIPULACIÓN MANUAL DE CARGAS

A) Introducción

El empresario o responsable del departamento encargado de estas tareas deberá adoptar las medidas técnicas u organizativas necesarias para evitar la manipulación manual de las cargas, en especial mediante la utilización de equipos para el manejo mecánico de las mismas, sea de forma automática o controlada por el trabajador.

Cuando no pueda evitarse la necesidad de manipulación manual de las cargas, el empresario tomará las medidas de organización adecuadas, utilizará los medios apropiados o proporcionará a los trabajadores tales medios para reducir el riesgo que entrañe dicha manipulación.

B) Automatización y mecanización de los procesos

Cuando vienen diseñados los puestos de trabajo es el momento indicado para evitar, lo máximo posible, la manipulación manual, mediante la automatización y mecanización de los procesos productivos, de modo que se minimice la intervención del esfuerzo humano.

Entre los principales procesos de automatización se encuentran:

- **La Paletización:**

   Es un sistema ideal para el transporte de cargas entre lugares diferentes.

   Estas cargas pueden ser manipuladas de forma mecánica por medio de carretillas elevadoras, mesas giratorias, mesas con levantamiento, cintas transportadoras... o cualquier otro vehículo o elemento de transporte.

- **Grúas y carretillas elevadoras:**

   De gran movilidad y con dispositivos adaptados para la manipulación de diferentes tipos de carga, como bidones, cargas paletizadas, etc.

   Pueden ser alimentadas por batería, motores de combustión y otros.

- **Sistemas transportadores:**

   Permiten que las cargas vengan transportadas a lo largo de todo el área de trabajo, en el mismo nivel e incluso en alturas distintas.

Existen muchos tipos como: vías de rodillos, listones de rodillos, cintas transportadoras, toboganes, vías de pantógrafo... según las características y necesidades de la producción y del local.

- **Grúas pórtico:**

  Son capaces de levantar y suspender automáticamente una carga

C) Equipos mecánicos controlados de forma manual

Son aparatos más sencillos que no eliminan, generalmente, la manipulación manual aunque sí la reducen considerablemente.

Sus características más atractivas son su bajo coste y su versatilidad para adaptarse a las maniobras más complicadas. Pueden ser manejados con esfuerzo manual o ser automáticos, por baterías o motores.

Los más conocidos son:

- **Carretillas y carros:** algunos de ellos pueden, incluso, subir y bajar escaleras.
- **Mesas elevadoras:** como las anteriores, existen numerosas clases, permiten subir y bajar las cargas situándolas a la altura idónea sin necesidad de esfuerzo manual.
- **Cajas y estanterías rodantes:** Por su característica de ir sobre ruedas, facilitan el empuje y tracción.
- **Carros de plataforma elevadora:** Unen las ventajas de las carretillas y carros con las de las mesas elevadoras.

D) Medidas organizativas para evitar la manipulación manual de cargas

La organización del trabajo puede facilitar la implantación de equipos mecánicos para la movilización de cargas e incluso eliminar la necesidad de transportar cargas.

En el primer caso haciendo, por ejemplo, que las cargas se muevan en las direcciones y alturas más favorables, usando cintas transportadoras o evitando así que el trabajador manipule la carga desde una posición desfavorable para su seguridad.

E) Si la manipulación manual no puede ser evitada

Una vez comprobada que la manipulación manual no puede ser evitada, se realizará una evaluación de los riesgos que ello conlleva, para determinar si son o no tolerables y, si con medidas correctoras apropiadas, es posible minimizar los daños.

POSIBLES LESIONES Y FACTORES DE RIESGO

A) Lesiones que pueden producirse

La manipulación manual de cargas es responsable de la aparición de múltiples lesiones que, en muchos casos pueden parecer leves pero que, acumuladas, provocan enfermeda-des en la columna vertebral y en las articulaciones.

Las lesiones más frecuentes son: **cortes, contusiones, heridas, fracturas y, especialmente, músculo-esqueléticas**, que pueden producirse en cualquier zona del cuerpo, aunque los más frecuentemente dañados son los miembros superiores y la espalda, especialmente en la zona dorso-lumbar. Estas últimas pueden ser **lumbago, alteraciones de los discos intervertebrales** (hernias discales) e incluso **fracturas vertebrales por sobreesfuerzo**.

Las lesiones en los miembros superiores pueden ser **quemaduras** (por cargas sometidas a altas temperaturas), **heridas o arañazos** producidos por esquinas afiladas, astilla-miento de la carga, superficies peligrosas con clavos, etc., **contusiones** por caídas de la carga debido a superficies resbaladizas, etc.

Estas lesiones, producidas por la manipulación manual de cargas, aunque, generalmente, no son mortales, pueden tener una larga y difícil curación y, en muchos casos, requieren un largo proceso de rehabilitación. El trabajador queda, muchas veces, incapacitado para realizar su trabajo habitual y su calidad de vida, por lo tanto, deteriorada.

B) Factores de riesgo

La manipulación manual de una carga puede presentar un riesgo, en particular dorso-lumbar, en los casos siguientes:

Debido a las características de la carga:

- Cuando la carga es demasiado pesada o demasiado grande.

- Cuando es voluminosa o difícil de sujetar.

- Cuando está en equilibrio inestable o su contenido corre el riesgo de desplazarse.

- Cuando está colocada de tal modo que debe sostenerse o manipularse a distancia del tronco o con torsión o inclinación del mismo.

- Cuando la carga, debido a su aspecto exterior o a su consistencia, puede ocasionar lesiones al trabajador, en particular en caso de golpe.

Debido a las características del individuo que realiza la acción:

- La falta de aptitud física para realizar las tareas en cuestión.

- La inadecuación de las ropas, el calzado u otros efectos personales que lleve el trabajador.

- La insuficiencia o inadaptación de los conocimientos o de la formación.

- La existencia previa de patología dorso-lumbar.

Debido a las características del movimiento que debe ser realizado:

- Cuando el esfuerzo sea demasiado importante.

- Cuando la acción no pueda realizarse más que por un movimiento de torsión o de flexión del tronco.

- Cuando la acción pueda acarrear un movimiento brusco de la carga.

- Cuando se realiza mientras el cuerpo está en posición inestable.

- Cuando se trate de alzar o descender la carga con necesidad de modificar el agarre.

- Esfuerzos físicos demasiado frecuentes o prolongados en los que intervenga en particular la columna vertebral.

- Período insuficiente de reposo fisiológico o de recuperación.

- Distancias demasiado grandes de elevación, descenso o transporte.

- Ritmo impuesto por un proceso que el trabajador no pueda modular.

Debido a las características del medio de trabajo:

Las características del medio de trabajo pueden aumentar el riesgo, en particular dorso-lumbar, en los casos siguientes:

- Cuando el espacio libre, especialmente vertical, resulta insuficiente para el ejercicio de la actividad de que se trate.

- Cuando el suelo es irregular y, por tanto, puede dar lugar a tropiezos o bien es resbaladizo para el calzado que lleve el trabajador.

- Cuando la situación o el medio de trabajo no permite al trabajador la manipulación manual de cargas a una altura segura y en una postura correcta.

- Cuando el suelo o el plano de trabajo presentan desniveles que implican la manipulación de la carga en niveles diferentes.

- Cuando el suelo o el punto de apoyo son inestables.

- Cuando la temperatura, humedad o circulación del aire son inadecuadas.

- Cuando la iluminación no sea adecuada.

- Cuando exista exposición a vibraciones.

FORMACIÓN E INFORMACIÓN A LOS TRABAJADORES

Los riesgos de lesiones debidas a la manipulación manual de cargas aumentan cuando los trabajadores no tienen la formación e información adecuadas para la realización de estas tareas de forma segura. Por ello el empresario deberá garantizar que los trabajadores y los representantes de los trabajadores reciban una formación e información adecuadas sobre dichos riesgos, así como sobre las medidas de prevención y protección que hayan de adoptarse para ello.

En particular, deberán proporcionar a los trabajadores una formación e información adecuadas sobre el modo correcto de manipular las cargas y sobre los riesgos que corren de no hacerlo de dicha forma. La información suministrada deberá incluir indicaciones generales y las precisiones que sean posibles sobre el peso de las cargas y, otros aspectos como su centro de gravedad o lado más pesado cuando el contenido de un embalaje esté descentrado.

Estos PROGRAMAS DE FORMACIÓN Y ENTRENAMIENTO deben incluir:

- El uso correcto de las ayudas mecánicas: incluyendo la formación acerca de la utilización segura de las mismas, información sobre los riesgos que pueden aparecer debidos a su implantación, y formación que contemple las actuaciones ante una avería del equipo.

- Información y formación acerca de los factores que están presentes en la manipulación y de la forma de prevenir los riesgos derivados de ellos.

- Uso correcto del equipo de protección individual: si éste es necesario en la actividad determinada.

- Entrenamiento en formas seguras de manipulación de las cargas.

- Información sobre el peso y el centro de gravedad: debe ir marcado en las cargas, y si no es así, el trabajador debe ser informado de dicho dato.

Cuando su actividad habitual suponga una manipulación manual de cargas, y concurran algunos de los elementos o factores de riesgo, el empresario garantizará el derecho de los trabajadores a una vigilancia adecuada de su salud. Tal vigilancia será realizada por personal sanitario competente.

INDICACIONES PARA LA MANIPULACIÓN MANUAL DE CARGAS

A) En relación con la carga

El peso de la carga:

Es uno de los factores más importantes a la hora de evaluar el riesgo en la manipulación manual. A efectos prácticos, se consideran cargas los objetos que pesen más de 3 Kg. El peso máximo que se recomienda no sobrepasar es de 25 Kg., esto en condiciones ideales de manipulación, es decir, en una postura adecuada para el manejo (carga cerca del cuerpo, espalda derecha, sin giros ni inclinaciones), una sujeción firme del objeto con una posición neutral de la muñeca, levantamientos suaves y espaciados y condiciones ambientales favorables.

No obstante, si la población expuesta son mujeres, trabajadores jóvenes o de edad avanzada, no se deberían manejar cargas superiores a 15 Kg.

En circunstancias especiales, trabajadores sanos y bien entrenados físicamente, podrían manipular cargas de hasta 40 Kg., siempre que la tarea se realice de forma esporádica y en condiciones seguras.

	Peso máximo	Factor corrección	% Población protegida
En general	25 Kg.	1	85%
Mayor protección	15 Kg.	0,6	95%
Trabajadores entrenados (situaciones aisladas)	40 Kg.	1,6	Datos no disponibles

El tamaño de la carga:

- Si la carga es demasiado ALTA puede entorpecer la visibilidad, haciendo tropezar al trabajador con objetos que están en su camino.

- Si es demasiado ANCHA le obligará a mantener posturas forzadas de los brazos, lo que no permitirá un agarre adecuado de la carga.

- Además no será posible levantarla del suelo en una postura segura, ya que no puede ser acercada al cuerpo y por lo tanto mantener la espalda derecha.

- Si la carga es demasiado PROFUNDA, aumentará la distancia horizontal, siendo mayor la fuerza compresiva en la columna vertebral.

Lo más conveniente es que la anchura de la carga no supere la anchura de los hombros (aproximadamente 60 cm). La profundidad de la carga no debe superar los 50 cm, aunque la dimensión óptima son 35 cm.

Si se superan los valores (altura, anchura y profundidad) en más de una dimensión, el riesgo se incrementará.

También el riesgo aumentará si el objeto no posee agarres convenientes.

La superficie de la carga:

No debe tener elementos peligrosos que puedan provocar lesiones en quien la transporte. En caso contrario se deberán usar guantes apropiados.

Dichos elementos peligrosos pueden ser: bordes cortantes, carga resbaladiza (en sí misma o por algún derrame externo), carga demasiado caliente o demasiado fría, etc.

Las indicaciones acerca del peso y centro de gravedad de la carga:

Deben ir indicadas en el exterior de las mismas, con objeto de tomar precauciones en su manejo, evitando levantamientos peligrosos.

Si no es así, el trabajador debe ser informado de estos datos por parte de quien corres-ponda; así si lleva elementos que puedan moverse, líquidos, o cuando el centro geométrico esté desplazado.

Si la empresa no conoce estos datos deberá solicitarse información al fabricante o suministrador de la misma.

Si el centro de gravedad de un objeto está desplazado de su centro geométrico, puede suceder que se encuentre muy alejado del centro de gravedad del cuerpo del trabajador, aumentando de este modo las fuerzas compresivas que se van a generar en los músculos y articulaciones (especialmente en la zona lumbar).

Las cargas deberán tener el centro de gravedad fijo y centrado, en la medida de lo posible. Si no fuera así, se deberá advertir en una etiqueta o informar de ello al trabajador. Las cargas con el centro de gravedad descentrado se manipularán con el lado más pesado cerca del cuerpo.

Siguiendo la norma UNE EN 20780 (embalajes, símbolos gráficos relativos a la manipulación de mercancías), para indicar el centro de gravedad de la carga, se utilizará el símbolo, que indica dónde se halla situado el centro de gravedad real, siendo éste el punto de interacción de tres ejes determinados por el emplazamiento de los símbolos. Dichos símbolos deben ir colocados sobra cada una de las caras de la carga.

Los movimientos bruscos o inesperados de las cargas:

Hay cargas que pueden moverse de forma brusca o inesperada, como objetos encajonados o amarrados, los cuales pueden soltarse bruscamente durante su manipulación, dando origen a un riesgo de lesión dorso-lumbar.

Cuando se movilizan enfermos o se transportan animales vivos pueden existir también estos riesgos, ya que pueden realizar movimientos impredecibles cambiando, de este modo, su centro de gravedad.

Si son manipuladas cargas con estas características se deberá:

- Acondicionar la carga de modo que impida dichos movimientos del contenido.

- Usar grúas mecánicas u otras ayudas similares. Por ejemplo, cuando se transportan enfermos.

- Manipular en equipo.

B) En relación con el movimiento realizado

Posición de la carga con respecto al cuerpo:

Un factor fundamental en la aparición de riesgo por la manipulación manual de las cargas es el alejamiento de los mismos del centro de gravedad del cuerpo del trabajador.

En este alejamiento intervienen dos factores:

- La DISTANCIA HORIZONTAL (H), es decir, la distancia entre el punto medio de las manos al punto medio de los tobillos mientras se está en posición de levantamiento.

- La DISTANCIA VERTICAL (V): distancia desde el suelo al punto en que las manos sujetan el objeto.

Dichos factores indicarán las «coordenadas» de la situación espacial de la carga. Cuanto más alejada esté la carga del cuerpo, mayores serán las fuerzas compresivas que se generarán en la columna vertebral y, por tanto, el riesgo de lesión será mayor.

Cuando se manipulan cargas en más de una zona se tendrá en cuenta la más desfavorable, para mayor seguridad.

El mayor peso teórico recomendado es de 25 Kg., que corresponde a la posición más favorable de la carga, es decir, pegada al cuerpo, a una altura comprendida entre los codos y los nudillos.

Por ejemplo, si un trabajador debe manipular una carga que se encuentra en una mesa y la debe colocar en un estante que se encuentra elevado, el peso teórico recomendado sería de 7 Kg., puesto que la zona más desfavorable de manipulación está comprendida entre la altura de la cabeza y la altura del hombro del trabajador, y separada del cuerpo.

Para la manipulación de cargas en postura sentada, no deberían manipularse cargas de más de 5 Kg., siempre que sea en una zona próxima al tronco, evitando manipular cargas a nivel del suelo o por encima del nivel de los hombros, o hacer giros e inclinaciones del tronco.

Ello es debido a que la capacidad de levantamiento, mientras se está sentado, es menor que cuando se manejan cargas en posición de pie, ya que no pueden ser utilizadas las piernas en el levantamiento, el cuerpo no puede servir de contrapeso y el esfuerzo mayor recae en los músculos, más débiles, de los brazos y tronco.

Además la curvatura lumbar está modificada en esta postura y ello aumenta el riesgo de lesiones.

Para la manipulación en equipo hay que tener en cuenta que las capacidades indivi-duales disminuyen debido a la dificultad de sincronizar los movimientos y obstaculización de la visión de unos a otros. En general, la capacidad de levantamiento es dos tercios de la suma de las capacidades individuales cuando son dos personas, y la mitad de la suma de las capacidades cuando son tres personas.

El desplazamiento vertical de la carga:

El desplazamiento vertical de una carga es la distancia que recorre la misma desde que se inicia el levantamiento hasta que finaliza la manipulación.

Cuando se deben almacenar cargas se producen grandes desplazamientos verticales, sumado al hecho de que frecuentemente ello va unido a la modificación del agarre.

El desplazamiento vertical ideal de una carga es de hasta 25 cm, siendo considerados permitidos los comprendidos entre la altura de los hombros y la altura de media pierna. Fuera de estos límites no es recomendada la manipulación.

Además no se debe permitir manejar cargas por encima de 175 cm, que es el límite de alcance para muchas personas.

Los giros del tronco:

Viene determinado por el ángulo que forman las líneas que unen los talones con la línea de los hombros.

Cuanto más grande sea el ángulo más riesgos de lesiones existirán.

Siempre que sea posible los giros no son recomendados; Éstos aumentan las fuerzas compresivas en la zona lumbar.

La inclinación del tronco:

La manipulación de una carga con el tronco inclinado aumenta el riesgo de lesión en la zona, ya que se generan fuerzas compresivas en la zona lumbar mucho mayores que si el tronco estuviera derecho.

Dicha inclinación puede deberse tanto a una pésima técnica de levantamiento como a una falta de espacio, fundamentalmente vertical.

La postura correcta al manejar una carga es con la espalda derecha.

El agarre de la carga:

Pueden producirse problemas en el agarre de la carga si ésta es redonda, resbaladiza o sus agarres son deficientes. Podemos encontrar tres posibilidades:

- Si tienen BUENOS AGARRES como asas u otro tipo con formas y tamaños que permitan que la mano se asiente en ellos confortablemente, permaneciendo la muñeca en posición neutral, sin desviaciones ni posturas incómodas.

- Si sus AGARRES SON MEDIOCRES, con asas o hendiduras no tan cómodas como en el caso anterior. O también cargas sin asas que pueden sujetarse flexionando la mano 90° alrededor de la carga.

- Si NO TIENE AGARRES CLAROS, la dificultad de manipulación se hace enormemente superior.

La frecuencia de la manipulación:

Si se hace muy frecuente la manipulación manual de cargas nos vamos a encontrar con que el trabajador experimentará una elevada fatiga física y, consecuentemente, una mayor probabilidad de sufrir un accidente ya que los músculos no responderán de modo eficiente al esfuerzo.

En estos casos el trabajador deberá ocupar el resto de su tiempo laboral en la realización de actividades que no impliquen la utilización de los mismos grupos musculares.

El transporte de la carga:

En un turno de 8 horas, los límites de carga acumulada diariamente, en función de la distancia de transporte, no deben superar los de la siguiente tabla:

Distancia de transporte (en metros)	Kg/dra transportados (máximo)
Hasta 10 m Más de 10 m	10.000 Kg. 6.000 Kg.

Preventivamente, lo ideal es no transportar una carga a una distancia superior a 1 metro.

Las fuerzas de empuje y tracción:

Aparte de la intensidad de la fuerza empleada, ésta no se aplicará correctamente si se empuja o tracciona una carga con las manos por debajo de la altura de los nudillos o por encima del nivel de los hombros, ya que fuera de estos límites, el punto de aplicación de las fuerzas será excesivamente alto o bajo.

A modo indicativo, no deben superarse los siguientes valores:

- Para poner en movimiento o parar una carga: 25 Kg. (aproximadamente 250 N)
- Para mantener una carga en movimiento: 10 Kg. (aproximadamente 100 N)

Las pausas o períodos de recuperación:

Es conveniente realizar pausas adecuadas, preferiblemente flexibles, ya que las fijas y obligatorias suelen ser menos efectivas para aliviar la fatiga.

También es conveniente la rotación de tareas, con cambios en la actividad física que impliquen diferentes grupos musculares.

El ritmo impuesto por el proceso:

Un ritmo de trabajo impuesto hace que el trabajador padezca una fatiga mayor. Lo ideal es que el mismo trabajador pueda regular su ritmo de trabajo cuando realiza tareas de manipulación de cargas.

La inestabilidad de la postura:

Si la tarea es realizada en una postura inestable, nos encontramos con la posibilidad de pérdida de equilibrio, de tensiones en músculos y articulaciones con el consiguiente riesgo para el trabajador

C) En relación con las condiciones en las que se desarrolla la manipulación

Los suelos resbaladizos o desiguales:

Pueden aumentar los riesgos de que se produzcan tropiezos o resbalones, impidiendo los movimientos seguros y firmes. Además el pavimento no debe presentar desniveles ni irregularidades que impidan el buen agarre del calzado.

El espacio insuficiente:

Las restricciones de espacio darán lugar a giros e inclinaciones del tronco muy peligrosas por el riesgo de lesión.

Los desniveles de los suelos:

Si se deben subir escalones o cuestas en la manipulación de cargas, el riesgo de lesión aumentará, pues los movimientos se hacen más complicados y se crean fuerzas estáticas en los músculos y articulaciones de la espalda.

El RD 486/1997, en su artículo 9.5, prohíbe el transporte y la manipulación de cargas por o desde escaleras de mano cuando su peso o dimensiones puedan poner en peligro la seguridad del trabajador.

Las condiciones termo higrométricas extremas:

Si la TEMPERATURA ES DEMASIADO ALTA, durante la tarea de manipulación el trabajador puede experimentar un estado de fatiga mucho antes de lo normal y, además, con la transpiración de las manos, aumentará el riesgo en el agarre de la carga, con peligro de soltarse y provocar una lesión. En estos casos es necesario un adecuado reposo fisiológico.

Si la TEMPERATURA ES DEMASIADA BAJA, los músculos se entumecerán, especialmente de brazos y manos, y se dificultarán los movimientos, con el consiguiente peligro de lesión. En estos casos el trabajador estará suficientemente abrigado y procurará no realizar movimientos bruscos o violentos antes de haber calentado los músculos.

De cualquier modo, se aconseja, en la medida de lo posible, mantener la temperatura dentro de unos rangos confortables.

El citado RD 486/1997, sobre lugares de trabajo recomienda que en locales interiores el rango de temperaturas para trabajos manuales ligeros se encuentre entre 14° y 25°C.

Si estas temperaturas varían, o las condiciones de la carga son especiales (cargas pesadas, manipulación frecuente u otras dificultades), es conveniente que expertos analicen la situación y valoren el riesgo que pueda producirse.

Si los lugares de trabajo son al aire libre o no puedan ser cerrados, deben tomarse medidas para la protección de los trabajadores.

La HUMEDAD RELATIVA también desempeña un papel importante, y para hacer óptimo el desarrollo del trabajo ésta debe situarse entre el 30 y el 70%.

Las ráfagas de viento fuertes:

Pueden ser peligrosas en dos sentidos:

- Por un lado, pueden enfriar el cuerpo y entumecerlo rápidamente.

- Por otro pueden hacer desequilibrar las cargas, especialmente cuando su forma es laminar o tienen un gran volumen.

Normalmente ocurre en exteriores, en las inmediaciones de edificios, ya que éstos pueden cortar el viento.

La iluminación deficiente:

La falta de visibilidad apropiada durante el traslado de material puede aumentar el riesgo de que se produzcan tropiezos o accidentes, al no calcular adecuadamente la posición y distancia debido a deficiente iluminación o posibles deslumbramientos.

Las vibraciones:

Pueden producir molestias, dolores y hasta lesiones en la columna vertebral, pero también en otras articulaciones del cuerpo. Si el traslado y manipulación del material se realiza sobre superficies que estén sometidas a vibraciones, el riesgo para la zona dorso-lumbar aumenta considerablemente.

Los equipos de protección individual:

No deberán interferir en la capacidad del trabajador para realizar movimientos, ni impedir la visión o dificultarla, ni disminuirán la destreza manual.

Hablamos de prendas de protección completas, que pueden entorpecer los movimientos; de gafas, máscaras, etc., que si son muy voluminosas pueden afectar la visibilidad; de guantes inapropiados que afecten a la correcta sujeción de la carga; de bolsillos, cinturones u otros elementos fáciles de enganchar, con el riesgo de accidentes.

El calzado:

Debe ser antideslizante, con protección adecuada del pie contra la caída de objetos, estable y no debe provocar caídas.

D) Tareas peligrosas

Tareas peligrosas para personas con problemas de salud:

Se deberán evaluar los riesgos si el trabajador es especialmente sensible por sus características personales o su estado biológico, tales como molestias o lesiones de espalda.

Tareas que requieren capacidades físicas inusuales del trabajador:

Las mujeres, en su conjunto, tienen menor capacidad de aplicar fuerza en el levantamiento (aproximadamente 2/3 de la capacidad de los hombres, en conjunto). También los trabajadores jóvenes o mayores de 45 años.

Por lo tanto, no deben diseñarse tareas que supongan riesgo para la mayoría de los trabajadores implicados.

Tareas peligrosas para mujeres embarazadas:

Las mujeres que manejan habitualmente cargas en su puesto de trabajo deberán evitarlas durante el embarazo y hasta tres meses posteriores al parto.

La espalda de éstas se encuentra dolorida y expuesta a un esfuerzo adicional por la sobrecarga del peso del hijo. Además los cambios hormonales que se producen pueden afectar a ligamentos, aumentando el riesgo de lesión muscular.

La Directiva 92/85/CE se ocupa ampliamente de estos casos.

La formación e información insuficientes:

Es también un factor de riesgo considerable al no encontrarse el trabajador capacitado para comprender las situaciones, con riesgo de lesión, en que se puede encontrar.

MÉTODO PARA EL LEVANTAMIENTO MANUAL Y TRASLADO DE CARGAS

Como regla general es preferible manipular las cargas cerca del cuerpo, a una altura comprendida entre la altura de los codos y los nudillos, ya que de este modo disminuye la tensión en la zona lumbar.

Si las cargas que deben ser manipuladas están situadas en el suelo o cerca del mismo, se utilizarán las técnicas de manejo de cargas que permitan utilizar los músculos de las piernas más que los de la espalda.

PROCEDIMIENTO GENERAL PARA EL LEVANTAMIENTO DE CARGAS EN SITUACIONES NORMALES (cuando manipulemos objetos especiales como barriles o cuando levantemos enfermos u otro, deberemos desarrollar técnicas específicas.)

Planificación del levantamiento:

- Seguir las indicaciones indicadas en el embalaje acerca de los posibles riesgos de la carga, como centro de gravedad inestable, líquidos en su interior o materiales peligrosos.

- Si no aparecen indicaciones, observar bien la carga: su tamaño, posible peso, zonas de agarre, puntos peligrosos... probar a alzar un lado para tener una cierta idea de su peso.

- Si el peso fuera excesivo buscar ayuda si es que no pueden usarse medios mecánicos.

- Usar el equipo y calzado apropiado.

Colocación de los pies:

Separar los pies para adquirir una postura estable y equilibrada para el levantamiento colocando un pie más adelantado que el otro en la dirección del movimiento.

Postura de levantamiento:

- Doblar las piernas manteniendo la espalda recta y el mentón metido. No flexionar demasiado las rodillas.

- No girar el tronco ni adoptar posturas forzadas.

Agarre firme:

Sujetar firmemente la carga empleando ambas manos, mantener la carga pegada al cuerpo. El mejor agarre es probablemente el agarre de gancho, aunque esto depende de cada trabajador, lo importante es que sea seguro.

Cuando se deba cambiar el agarre, hacerlo suavemente o apoyando la carga en alguna superficie, con mucha atención ya que ello puede crear situaciones de peligro.

Levantamiento suave:

Alzarse con suavidad, por extensión de las piernas, manteniendo la espalda derecha. No dar tirones a la carga ni moverla bruscamente.

Evitación de giros:

No realizar giros, es preferible mover los pies para colocarse en la posición adecuada.

Carga pegada al cuerpo:

Mantenerla pegada al cuerpo durante todo el proceso de levantamiento.

Deposición de la carga:

- Si el levantamiento es desde el suelo hasta una postura importante de altura, por ejemplo la altura de los hombros o incluso más, apoyar la carga a medio camino para poder cambiar el agarre.

- Depositar la carga y después ajustar su posición, si fuera necesario.

- Realizar levantamientos con paradas durante el mismo.

2. PREVENCIÓN DE INCENDIOS. PLANES DE EMERGENCIA Y EVACUACIÓN

NORMAS GENERALES DE ACTUACIÓN EN CASO DE INCENDIO Y EVACUACIÓN

Regulación normativa en la prevención y protección contra incendios:

- **Orden de 24 de octubre de 1979** sobre protección antiincendios en los establecimientos sanitarios.

- **Orden de 25 de septiembre de 1979** sobre prevención de incendios en establecimientos turísticos.

- **Orden de 31 de marzo de 1980** por la que se modifica la de 25 de septiembre de 1979 sobre prevención de incendios en establecimientos turísticos.

- **Real Decreto 1942/1993,** por el que se aprueba el Reglamento de Instalaciones de Protección contra Incendios.

- **Real Decreto 2177/1996,** por el que se aprueba la Norma Básica de Edificación "NBE-CPI/96" Derogado por Real Decreto 314/2006, por el que se aprueba el Código Técnico de la Edificación

- **Orden de 27 de julio de 1999**, por la que se determinan las condiciones que deben reunir los extintores de incendios instalados en vehículos de transporte de personas o de mercancías.

- **Real Decreto 2267/2004**, por el que se aprueba el Reglamento de seguridad contra incendios en los establecimientos industriales.

- **El Real Decreto 393/2007,** por el que se aprueba la Norma Básica de Autoprotección de los centros, establecimientos y dependencias dedicados a actividades que puedan dar origen a situaciones de emergencia.

- **Real Decreto 1468/2008**, de 5 de septiembre, por el que se modifica el Real Decreto 393/2007, de 23 de marzo, por el que se aprueba la norma básica de autoprotección de los centros, establecimientos y dependencias dedicados a actividades que puedan dar origen a situaciones de emergencia.

Normas generales de actuación en caso de incendio:

Como señala la Nota Técnica de Prevención -Plan de Emergencia contra Incendios- del Instituto Nacional de Seguridad e Higiene en el Trabajo (INSHT), se debe partir del hecho de que la multitud de variables que confluyen en un plan de emergencia contra incendios, imposibilita el diseño de un plan tipo que sirva para todas las situaciones y actividades. Sin embargo, se pueden establecer las pautas y principios básicos que deben seguirse en el diseño de cualquier plan, para que tenga posibilidades de éxito.

A) Organización contra incendios

Los planes de emergencia son una parte de la gestión empresarial del riesgo de incendio. La organización contra incendios tiene dos objetivos:

- Minimizar el número de emergencias contra incendios.

- Controlar con rapidez las emergencias para que sus consecuencias sean mínimas.

Plan o planes de emergencia contra incendios, pueden ser enunciados como la planificación y organización humana, para la utilización óptima de los medios técnicos previstos, con la finalidad de reducir al máximo las posibles consecuencias económicas y humanas de la emergencia.

B) Tiempo de actuación

En caso de emergencia se realizan toda una serie de acciones para limitar sus consecuencias: evacuar, intentarla extinción con medios propios, avisara bomberos, etc. Una de las claves en el éxito de dichas acciones es tener presente que cualquier acción que vaya a tomar, implica un tiempo de retardo, durante el cual la emergencia se ha desarrollado y su control se hace cada vez más difícil.

Los tiempos de detección, alarma y evacuación forman eslabones de una cadena. La cadena puede fallar por el eslabón más débil y en ese caso el plan fallará. Antes de alcanzar el punto de intervención transcurrirá un tiempo invertido en detectar el incendio, alarmar a las personas que vayan a intervenir y en que dichas personas se preparen y preparen los medios apropiados.

C) Funciones o acciones y variables

Dependiendo de las variables que confluyan en el riego, existe toda una gama de acciones que se pueden adoptar:

POSIBLES VARIABLES:

- **Gravedad de la emergencia:**
  - Falsa alarma.
  - Conato de incendio.
  - Incendio grave.

- Gran emergencia.

- **Efectivos propios disponibles:**
    - A turno completo.
    - Turno limitado.
    - Por la noche.
    - Periodos especiales: Festivos, vacaciones, etc.

- **Ayudas exteriores (Bomberos o empresas vecinas):**
    - Dotación.
    - Calidad.
    - Tiempo de intervención.

- **El costo económico de las posibles pérdidas.**

- **Tipo de ocupación:**
    - Numerosa (por ejemplo, oficinas).
    - Inorganizable (por ejemplo, grandes almacenes, y salas de espectáculos).
    - Inevacuable (por ejemplo, hospitales y cárceles).

- **Medios técnicos de que se dispone: Extintores equipos de manguera, detección automática, alarmas, extinción fija, etc.**

- **Ubicación de la emergencia:**
    - Zona sectorizada.
    - Lugar de difícil acceso (por ejemplo, sótanos o plantas en altura).
    - Instalaciones peligrosas alrededor.
    - Vecinos a los que hay que avisar (por ejemplo, industrias en edificios de vivienda).
    - Etc.

POSIBLES ACCIONES A DESARROLLAR:

1. Valorar la gravedad de la emergencia.

2. Luchar contra el fuego con extintores.

3. Luchar contra el fuego con equipos de manguera.

4. Avisar a ayudas externas.

5. Recibir ayudas externas e informarles.

6. Evacuar.

7. Asistir a heridos.

8. Bajar ascensores a planta baja.

9. Avisar a cierto personal de la empresa (por la noche).

10. Reaprovisiona miento de material contra incendios.

11. Impedir la entrada a curiosos.

12. Contactos con la prensa, etc.

Dependiendo de las variables del riesgo, deben decidirse las acciones a emprender en cada caso.

De cualquier forma, en todos los casos puede establecerse una cadena lógica que permita el diseño de la emergencia:

1. Establecimientos de las variables temporales (día, noche, festivos, etc.) y de los medios humanos disponibles en cada caso.

2. Establecimiento de las funciones o acciones prioritarias a cubrir en cada caso en función de las variables: Riesgo, ocupación, etc.

3. Inventario de los medios técnicos disponibles.

4. Diseño del proceso temporal a seguir para cada acción: Quién lo va a hacer, cómo se le avisará, cómo y con qué lo hará.

5. Ordenación de las acciones, cuáles se ejecutarán simultáneamente, con qué prioridad.

6. Crítica de los medios técnicos y humanos disponibles. ¿Es posible llevar a cabo las acciones planeadas con garantías de éxito?

7. Establecer la estructura orgánica y decisoria de los servicios de intervención. Líneas jerárquicas y de responsabilidad.

8. Selección del personal, formación y adiestramiento del mismo.

9. Programa de simulacros.

10. Previsión de posibles adaptaciones por evolución del riesgo, variaciones del personal y experiencias adquiridas en simulacros o emergencias reales.

D) Funciones a cubrir prioritariamente por la organización contra incendios

Se debe tener en cuenta que la seguridad contra incendios debe gestionarse como cualquier otra actividad de la empresa.

Es lógico que legalmente sea exigible un plan de emergencia que incluya como mínimas funciones organizadas:

1. La extinción de conatos de incendio al menos a nivel de extintores.

2. El aviso a bomberos y evacuación de personas que puedan resultar afectadas, en caso de que el conato no se controle.

3. La recepción e información a bomberos.

Para ello deberá disponerse como mínimo de:

1. Una cadena detección-alarma de inicio del incendio.

2. Extintores en número, tipo y ubicación adecuados, correctamente mantenidos y personal formado y adiestrado en su manejo, que sepan qué se puede hacer con un extintor y qué no se puede hacer.

3. Posible alerta a la persona encargada de avisar a los bomberos, informada de las condiciones en que debe dar el aviso.

4. Alarma general de evacuación.

5. Información previa a las personas que deben evacuar de cómo, cuándo y por dónde deben hacerlo.

6. Señalización, acceso despejado a los caminos y caminos de evacuación suficientes, racionales y estancos a humo y llamas durante el tiempo suficiente.

7. Recepción e información a bomberos, por persona conocedora de la instalación, con planos apropiados.

Toda persona que pueda verse involucrada en una emergencia, debe ser avisada con antelación de qué debe hacer y cómo debe hacerlo. La realización de simulacros periódicos permitirá probar la Habilidad del sistema, entrenar a las personas y corregir posibles deficiencias

Los Planes de Autoprotección:

En la Norma Básica de Autoprotección, aprobada mediante el Real Decreto 393/2007, se regulan los Planes de Autoprotección como documento que establece el marco orgánico y funcional previsto para un centro, establecimiento, espacio, instalación o dependencia, con el objeto de prevenir y controlar los riesgos sobre las personas y los bienes y dar respuesta adecuada a las posibles situaciones de emergencia, en la zona bajo responsabilidad del titular de la actividad, garantizando la integración de estas actuaciones con el sistema público de protección civil.

El Plan de Autoprotección aborda la identificación y evaluación de los riesgos, las acciones y medidas necesarias para la prevención y control de riesgos, así como las medidas de protección y otras actuaciones a adoptar en caso de emergencia.

El Plan de Autoprotección es un documento único que recoge:

1. La identificación de los titulares y del emplazamiento de la actividad.

2. La descripción detallada de la actividad y del medio físico en que se desarrolla.

3. El inventario, análisis y evaluación de riesgos.

4. El inventario y descripción de las medidas y medios de autoprotección.

5. El programa de mantenimiento de instalaciones.

6. El Plan de actuación ante emergencias:

   - Identificación y clasificación de las emergencias.

   - Procedimientos de actuación ante emergencias:

     * Detección y alerta.

     * Mecanismos de alarma:

       a) Identificación de la persona que dará los avisos.

       b) Identificación del Centro de Coordinación de Atención de Emergencias de Protección Civil.

     * Mecanismos de respuesta frente a la emergencia.

     * Evacuación y/o confinamiento.

     * Prestación de las primeras ayudas.

     * Modos de recepción de las ayudas externas.

   - Identificación y funciones de las personas y equipos que llevarán a cabo los procedimientos de actuación en emergencias.

   - Identificación del Responsable de la puesta en marcha del Plan de Actuación ante Emergencias.

7. Integración del plan de autoprotección en otros de ámbito superior.

8. Implantación del Plan de Autoprotección.

9. Mantenimiento de la eficacia y actualización del Plan de Autoprotección.

10. Anexos:

    - Anexo I: Directorio de comunicación:

- * Teléfonos del Personal de emergencias.

- * Teléfonos de ayuda exterior.

- * Otras formas de comunicación

- Anexo II: Formularios para la gestión de emergencias.

- Anexo II. Planos.

Actuaciones a adoptar en caso de incendio:

En el supuesto de producción de un incendio, se deben adoptar las siguientes actuaciones básicas:

- Localizar el origen de la incidencia.

- Clasificar la magnitud del incendio (Conato, Emergencia Parcial o General).

- Comunicar el hecho al Jefe de Emergencia o de Primera Intervención a su sustituto, facilitándole la mayor cantidad de datos posibles del siniestro.

- Si la magnitud del incendio lo permite, se dispone de conocimientos en lucha contra incendios y sin ponerse en peligro iniciar la extinción con los extintores portátiles de la zona. Apagar un fuego con el extintor inadecuado, puede resultar inútil, e incluso contraproducente.

- Si se decide a atacar el fuego con los medios de extinción disponibles, no dejar nunca que el fuego corte las posibles vías de escape. Tampoco girarse ni dar la espalda al fuego.

- Actuar siempre por parejas (ante cualquier eventualidad o desarrollo del siniestro, siempre se podrá contar con la ayuda de un compañero).

- Si el incendio es controlado comunicarlo al Jefe de Emergencia, pero sin abandonar el lugar, el incendio podría reactivarse.

- Si el incendio no se puede controlar, evacuar la zona cerrando las puertas que se vayan dejando a la espalda e indicarlo al Jefe de Emergencia.

- Si no se puede salir debido a la gran cantidad de fuego o al humo:

  - Mojar la puerta donde uno se encuentre (usar la papelera o los cajones como cubo), con el fin de enfriarla.

  - Mojar toallas o trapos y colócalas en los bajos de la puerta, para evitar la entrada del humo.

- Es muy importante para la seguridad, observar los siguientes aspectos:

- Conocer las vías de evacuación y puertas de salida, así como con la localización de los medios de emergencia (extintores portátiles, pulsadores de alarma, etc.).

- Recordar que en caso de haber gran cantidad de humo y fuego en los accesos, lo mejor es esperar en el interior de tu local o dependencia. Si se ocurre salir, hacerlo envuelto en una manta o prenda empapada de agua.

Evacuación en caso de incendios:

La Nota Técnica de Prevención -Cálculo estimativo de vías y tiempo de evacuación- del Instituto Nacional de Seguridad e Higiene en el Trabajo -INSHT- expone que el plan de emergencia de cualquier centro de trabajo plantea el doble objetivo de proteger a las personas y a las instalaciones ante situaciones críticas, minimizando sus consecuencias. La mejor salvaguarda para los ocupantes ante una emergencia es que puedan trasladarse a un lugar seguro, a través de un itinerario protegido y en un tiempo adecuado, esto es, realizar una evacuación eficiente. La citada Nota Técnica pretende exponer los parámetros a considerar para conseguir con éxito una evacuación. Para ello, aborda el estudio a través de los siguientes aspectos:

Definiciones: Conceptos generales extraídos de la **Norma Básica de la Edificación NBE-CPI/96:**

- **Origen de evacuación:** Cualquier punto ocupable. Excepción de los recintos de densidad de ocupación baja y superficie menor de 50 m , cuyo origen de evacuación es su puerta.

- **Recorridos de evacuación:** Longitud real sobre el eje de pasillos, escaleras y rampas.

- **Altura de evacuación:** Diferencia de cotas de evacuación entre la del origen y la de salida del edificio. Para evacuación no se consideran las escaleras mecánicas, rampas móviles y aparatos elevadores, excepto las rampas móviles con dispositivo de parada automática por sistema de detección y alarma.

- **Rampas:** Son consideradas como los pasillos con una pendiente que no deberá ser mayor que el 12% cuando su longitud sea menor que 3 m., que el 10% cuando su longitud sea menor que 10 m. o que el 8% en el resto de los casos.

- **Recinto**: Espacio cerrado y formado por elementos constructivos separadores. Puede abarcar diversas plantas pero constituye un sector de incendio.

- **Establecimiento**: Concesión de dominio sobre la utilización de un inmueble. Todo él dentro de un edificio será un sector de incendio diferenciado.

- **Espacio exterior seguro:** Es el lugar de la vía pública dentro de una zona delimitada con un radio de distancia de la salida de edificio de 0.1 P metros, siendo P el número de ocupantes. Si el espacio exterior no está comunicado con la red viaria o con otros espacios abiertos no será preciso computar la superficie necesaria dentro del radio de distancia antes citado pero habrá que excluir una franja de quince metros desde la fachada. Este espacio se determina a razón de 0,5 m / persona como mínimo.

- **Salida de recinto:** Es una puerta o un paso que conducen directamente o no a la salida de planta y del edificio. Un recinto puede disponer de una única salida, si su ocupación es menor de 100 personas, no existen recorridos para más de 50 personas que precisen salvar en sentido ascendente una altura de evacuación de más de dos metros y ningún recorrido hasta la salida debe ser mayor de 25 m. en general. Una planta puede disponer de una única salida si además de cumplir las condiciones anteriores, su altura de evacuación no es mayor que 28 m.

  Si un recinto o planta deben tener varias salidas se verifica que:

  - Desde cualquier origen hasta alguna salida el recorrido es menor de 50 m.

  - Desde todo origen de evacuación hasta algún punto con al menos dos recorridos alternativos no tenga más de 25 m.

- **Salida de planta:** Puede ser el arranque de una escalera que conduce a una planta de salida del edificio, siempre que ésta no tenga un ojo o hueco central con un área en planta mayor que 1.3 m2 y no comunique con otras inferiores a través de huecos verticales además de las normales de las escaleras.

  Es también una puerta de acceso a una escalera o a su vestíbulo previo, a un pasillo protegido, siempre que cumpla con la normativa específica y que conduzcan a una salida de edificio.

  Es la puerta de acceso a otro sector, con las condiciones de que el primer sector tenga otra salida de planta o una puerta de acceso a un tercer sector y finalmente a una salida de edificio. Las dos salidas del primer sector no conducirán a un sector común para los dos recorridos optativos. Los espacios a los que se accede, dentro de 30 m de recorrido de evacuación desde la puerta considerada disponen como mínimo de 0,5 m2 por persona asignada a dicho recorrido.

- **Salida de edificio:** Puerta o hueco utilizable como paso a un espacio exterior seguro. Si el espacio exterior seguro no tiene capacidad para todos los ocupantes se podrá buscar otro espacio adicional capaz con la condición que el recorrido sea menor que 50 m y cumpla con la normativa específica.

Además, la NTP comentada contempla los Tiempos de evacuación, el Cálculo de vías de evacuación y su aplicación práctica y el Cálculo de los tiempos de evacuación.

En general, se pueden indicar como normas a tener en cuenta en una evacuación en caso de incendio las siguientes:

- Al activarse la señal de evacuación, comprobar que las vías de evacuación se encuentran practicables, en caso contrario notificarlo el hecho al Jefe de Emergencia.

- Mantener la calma. Indicar al personal de la zona la necesidad de evacuar el centro, por las salidas definidas (siempre que estas estén practicables).

- Guiar a los ocupantes hacia las vías de evacuación.

- Tranquilizar a las personas durante la evacuación, pero actuando con firmeza para conseguir una evacuación rápida y ordenada.

- Ayudar a las personas impedidas, disminuidas o heridas.

- No permitir la recogida de objetos personales.

- No permitir el uso de los ascensores.

- Siempre que sea posible verificar que los distintos lugares asignados han sido evacuados correctamente.

- Una vez en el exterior, dirigirse al Jefe de Emergencia, indicándole la completa evacuación de la zona, o en caso contrario las incidencias producidas en la misma (heridos, lugares que no se pudieron comprobar, etc.).

TIPOS Y MANEJO DE EXTINTORES

El Instituto Nacional de Seguridad e Higiene en el Trabajo tiene editadas dos Nota Técnica de Prevención (NTP) básicas en esta materia: la NTP 99, sobre métodos de extinción y agentes extintores -cuyos criterios técnicos siguen vigentes aunque no así los legales- y la NTP 536, relativa a "Extintores de incendio portátiles: utilización". La exposición del presente epígrafe seguirá, fundamentalmente, las directrices de dichas Notas Técnicas.

Introducción:

Si se tiene en cuenta que el extintor es el primer elemento que se usa en los primeros minutos de iniciación de un fuego se puede afirmar que de él depende que la propagación del fuego se aborte o no. Elegir un buen extintor significa conocer qué agente extintor es el más adecuado y qué tipo y eficacia de extintor conviene. Además la efectividad de su uso depende de que se efectúe la actuación según lo recomendado y que su mantenimiento y ubicación sea el correcto según la reglamentación o normativa correspondiente.

Extintores de incendio portátiles:

Están concebidos para que puedan ser llevados y utilizados a mano, teniendo una masa igual o inferior a 20 Kg.

Dentro de los tipos más usuales se encuentra el **extintor de incendios de presión permanente**, que a su vez se presenta en tres modalidades:

- La primera corresponde a aquellos en que el agente extintor proporciona su propia presión de impulsión, tal como los de anhídrido carbónico.

- La segunda está formada por aquellos en que el agente extintor se encuentra en fase líquida y gaseosa, tal como los hidrocarburos halogenados, y cuya presión de impulsión se consigue mediante su propia tensión de vapor con ayuda de otro gas propelente, tal como nitrógeno, añadido en el recipiente durante la fabricación o recarga del extintor.

- La última modalidad es la de aquellos en que el agente extintor es líquido o sólido pulverulento, cuya presión de impulsión se consigue con ayuda de un gas propelente, inerte, tal como el nitrógeno o el anhídrido carbónico, añadido en el recipiente durante la fabricación o recarga del extintor.

Otro tipo de **extintor es el de presión no permanente**. En ellos el agente extintor puede ser líquido o pulverulento y están sometidos a la presión atmosférica. El agente impulsor suele ser un gas inerte tal como el nitrógeno o el anhídrido carbónico, que va contenido presurizado en un botellín instalado dentro o fuera del extintor. Este tipo de extintor lleva una válvula de seguridad 6 tarada a 0.8 veces la presión de prueba, porque suponemos que su capacidad es superior a tres litros. Además el botellín si es de anhídrido carbónico y su capacidad es superior a 0.40 litros, dispone de un disco de seguridad tarado a una presión aproximada de 190 Kg.-cm2.

Contenido de la ETIQUETA a adherir sobre un extintor de incendios de presión permanente:

- En la casilla superior se indica la marca comercial del extintor.

- En la siguiente casilla viene la información sobre el tipo y cantidad de agente extintor y la eficacia del extintor: masa total y especifica el tamaño y clase de fuego que es capaz de extinguir considerando unas determinadas condiciones. A (sólidos), B (líquidos) y C (gases)

- A continuación viene una casilla sobre el modo de empleo del extintor. La casilla que indica PRECAUCIÓN es para advertir sobre los tipos de fuego para los que no debe utilizarse el extintor y además se añade la información de que el agente extintor no es tóxico ni corrosivo.

- En la siguiente casilla se da la referencia del fabricante que cumple con las exigencias legales.

- En la próxima casilla se indica la marca de la entidad autorizada que ha intervenido para la homologación del aparato. Conjuntamente a esta marca se da la información sobre las características del continente del extintor y la norma seguida para homologar con los códigos correspondientes al aparato extintor.

- A continuación viene la casilla con las referencias del distribuidor y otra última con las referencias del mantenedor y/o encargado. Todos ellos deben cumplir con las exigencias legales.

Contenido de la PLACA DE DISEÑO:

- En ella se puede apreciar el nombre del organismo autonómico como autoridad competente para controlar las pruebas periódicas de presión.

- La casilla superior esta reservada para el número de registro.

- En la primera casilla de la izquierda se indica la presión de diseño o de timbre que corresponde a la presión máxima de servicio (en este caso 20 kg/cm2)

- Las otras cuatro casillas están reservadas para indicar la fecha y marca de quien realiza las pruebas de presión con periodicidad de cinco años. (Con mas de 20 años de servicio y el extintor deberá retirarse.)

El extintor de anhídrido carbónico no lleva placa de diseño, pues por pertenecer al grupo de botellas de gases licuados deberán llevar las inscripciones reglamentarias grabadas directamente sobre la botella. Además dichas botellas disponen de un disco de seguridad tarado a una presión de —190 kg/cm2. Otra característica peculiar de los extintores de anhídrido carbónico es que la boquilla de la manguera es más grande que la de los otros tipos. Está realizada en material aislante para evitar que la temperatura especialmente baja del gas licuado produzca quemaduras

Selección de un extintor portátil:

En principio, se debería tener en cuenta para qué clase de fuego se quiere el extintor. Para ello se considerará lo expuesto en el reglamento de instalaciones de protección contra incendios (ver tabla 1). En la elección del agente extintor se deberá prescindir del halón, para así cumplir con el Protocolo de Montreal relativo a las sustancias que agotan la capa de ozono y que está ratificado por el estado español.

Tabla 1. Agentes extintores y su adecuación a las distintas clases de fuego según el Reglamento de instalaciones de protección contra incendios (RD 1942/1993)

AGENTE EXTINTOR	CLASE DE FUEGO (UNE-EN2 1994)			
	A (Sólidos)	B (Líquidos)	C (Gases)	D (Metales especiales)
Agua pulverizada	000 (2)	0		
Agua a chorro	00 (2)			
Polvo BC (convencional)		000	00	
Polvo ABC (polivalente)	00	00	00	
Polvo específico metales				00
Espuma física	00 (2)	00		
Anhídrido carbónico	0 (1)	0		
Hidrocarburos halogenados	0 (1)	00		
Siendo: 000 Muy adecuado / 00 Adecuado / 0 Aceptable				

Notas:
1. En fuegos poco profundos (profundidad inferior a 5 mm) puede asignarse 00.
2. En presencia de corriente eléctrica no son aceptables como agentes extintores el agua a chorro ni la espuma; el resto de los agentes extintores podrán utilizarse en aquellos extintores que superen el ensayo dieléctrico normalizado en UNE-23.110.

Otro parámetro a tener en cuenta sería el **tamaño del fuego** que viene indicado por la parte numérica del código que nos define la eficacia del extintor. Este código está determinado por la norma correspondiente. Si los recintos que se desean proteger están en edificios habrá que recurrir a lo dispuesto en la Norma Básica de la Edificación que corresponda según la fecha de construcción del inmueble o, en caso que exista, a la ordenanza municipal correspondiente.

Normas de utilización de un extintor portátil:

El usuario de un extintor de incendios para conseguir una utilización del mismo mínima eficaz, teniendo en cuenta que su duración es aproximadamente de 8 a 60 segundos según tipo y capacidad del extintor, tendría que haber sido formado previamente sobre los conocimientos básicos del fuego y de forma completa y lo más práctica posible, sobre las instrucciones de funcionamiento, los peligros de utilización y las reglas concretas de uso de cada extintor.

En la etiqueta de cada extintor se especifica su modo de empleo y las precauciones a tomar. Pero se ha de resaltar que en el momento de la emergencia sería muy difícil asimilar todas las reglas prácticas de utilización del aparato.

Dentro de las PRECAUCIONES GENERALES se debe tener en cuenta:

- La posible toxicidad del agente extintor o de los productos que genera en contacto con el fuego.

- La posibilidad de quemaduras y daños en la piel por demasiada proximidad al fuego o por reacciones químicas peligrosas.

- Descargas eléctricas o proyecciones inesperadas de fluidos emergentes del extintor a través de su válvula de segundad. También se debe considerar la posibilidad de mecanismos de accionamiento en malas condiciones de uso.

Antes de usar un extintor contra incendios portátil se recomienda realizar un curso práctico en el que se podría incluir las siguientes REGLAS GENERALES DE USO:

1. Descolgar el extintor haciéndolo por la maneta o asa fija que disponga y dejarlo sobre el suelo en posición vertical.

2. En caso de que el extintor posea manguera asirla por la boquilla para evitar la salida incontrolada del agente extintor. En caso de que el extintor fuese de CO_2 llevar cuidado especial de abrir la boquilla por la parte aislada destinada para ello y no dirigirla hacia las personas.

3. Comprobar en caso de que exista válvula o disco de segundad que están en posición sin peligro de proyección de fluido hacia el usuario.

4. Quitar el pasador de seguridad tirando de su anilla.

5. Acercarse al fuego dejando como mínimo un metro de distancia hasta él. En caso de espacios abiertos acercarse en la dirección del viento.

6. Apretar la maneta y, en caso de que exista, apretar la palanca de accionamiento de la boquilla. Realizar una pequeña descarga de comprobación de salida del agente extintor.

7. Dirigir el chorro a la base de las llamas.

8. En el caso de incendios de líquidos proyectar superficialmente el agente extintor efectuando un barrido horizontal y evitando que la propia presión de impulsión pueda provocar el derrame incontrolado del producto en combustión. Avanzar gradualmente desde los extremos.

Mantenimiento de los extintores de incendio portátiles:

En el plan de prevención y protección contra incendios en un centro de trabajo se incluye todo lo relativo a la cantidad, tipo, ubicación y mantenimiento de los extintores de incendio portátiles. Merece ser destacado que para que un extintor de incendios sea eficaz en el momento del incendio debe haber tenido un mantenimiento adecuado con las revisiones periódicas indicadas según el **Real Decreto 1942/1993**.

3. GESTIÓN MEDIOAMBIENTAL: CONTRIBUCIÓN DE LAS TAREAS DEL CONDUCTOR AL CUIDADO DEL MEDIO AMBIENTE

PRINCIPALES ELEMENTOS CONTAMINANTES

En un vehículo automóvil pueden distinguirse cuatro fuentes diferentes de emisiones.

Rozamientos y desgastes

El rozamiento y desgaste de elementos como neumáticos y pastillas de freno o elementos mecánicos del motor produce emisiones de polvo y partículas. Dados los actuales procesos de fabricación y estándares de calidad, este tipo de emisión tiene escasa importancia relativa.

Combustible evaporado del depósito

Aunque los combustibles suministrados por las refinerías, tienen distinta volatilidad en verano que en invierno, un conductor eficiente procurará evitar repostar combustible en horas centrales del día y a pleno sol, para que la evaporación sea mínima, igualmente estacionará en lugares sombríos o en el interior de los edificios.

Gases procedentes del cárter del motor

Las holguras entre segmentos del pistón y camisa del cilindro, y la existencia de lubricantes en el cárter a altas temperaturas dan lugar a la presencia de gases que fluyen al exterior a través de los respiraderos o válvulas de alivio del cárter. La emisión puede eliminarse o reducirse recirculando los gases hacia la admisión. En caso de no adoptar medidas correctivas, la emisión de hidrocarburos por este concepto puede llegar a representar el 25% del total.

Gases de escape

Los gases procedentes de la combustión aportan prácticamente el 100% de productos contaminantes como monóxido de carbono y óxidos de nitrógeno, y el 55% de hidrocarburos no quemados. Las tres primeras fuentes son cuantitativamente insignificantes respecto a los gases de escape, y las medidas de mitigación para las segunda y tercera, según se ha mencionado, sencillas de implantar.

Refiriéndonos únicamente, a la emisión de gases de escape, en el caso de la combustión de un combustible formado solo por hidrocarburos y oxígeno se obtienen dos productos CO_2 y H_2O. En los gases de escape de los motores existen adicionalmente, como consecuencia de una combustión incompleta, H_2 (no contaminante) y CO, así como hidrocarburos no quemados o parcialmente quemados, siendo estos dos últimos altamente contaminantes.

Como productos de combustión hay que considerar también los resultados de la oxidación del nitrógeno del aire atmosférico, NO y NO_2, y los hollines característicos de los vehículos equipados con motor diesel. Además de los contaminantes ya mencionados, se pueden considerar otros contaminantes como el metano, ozono y plomo.

MEDIDAS A ADOPTAR PARA EVITAR LA CONTAMINACIÓN

El catalizador

Una de las medidas más importantes que se han tomado para la reducción de emisiones en los vehículos es el empleo del catalizador, que llevan instalado todos los vehículos nuevos de gasolina desde 1993. El catalizador exige dos condiciones: la utilización de la gasolina sin plomo y dosificación del carburante con control electrónico. La gasolina sin plomo evita que el plomo inutilice el catalizador. El control electrónico impide que gasolina sin quemar pase al catalizador y lo dañe irreversiblemente.

En el interior del catalizador se producen tres reacciones químicas distintas que transforman el CO y el NOx en CO_2 y N_2 y los HC en CO_2. Funcionando correctamente reduce de un modo importante las emisiones de contaminantes, pero no elimina, al contrario las aumenta, las emisiones de CO_2, al disminuir del rendimiento del motor, y por tanto aumentar el consumo de combustible.

Para que el catalizador trabaje con un rendimiento óptimo debe estar a una temperatura de al menos 400º C. Arrancando en frío, el catalizador no comenzará a trabajar correctamente hasta haber recorrido por lo menos 4 km.

En estos aparatos, la sonda "Lambda" (captador situado en el tubo de escape) informa de los resultados de la oxidación efectuada a la central electrónica que controla la inyección, para que ésta varíe la cantidad a inyectar y conseguir que el motor trabaje siempre con la mezcla estequiométrica.

La relación entre la cantidad de aire efectivamente disponible y la teóricamente exigida es conocida como la relación "Lambda". El catalizador con sonda Lambda siempre intenta trabajar con una relación de Lambda 1, mezcla perfecta o estequiométrica.

El catalizador está compuesto en su interior por una especie de esponja cerámica impregnada de metales preciosos (platino, rodio, paladio, etc.) que reducen los óxidos del nitrógeno, liberando oxígeno para que reaccione con el monóxido de carbono y los hidrocarburos sin quemar, oxidándolos.

El catalizador tiene una estructura interna en forma de nido de abeja para aumentar en lo posible la superficie, que puede ser de 3,5 m2. Una vez tratada con óxido de aluminio, le da un aspecto esponjoso, con una equivalencia en superficie a la de dos campos de fútbol.

Los conductores que tengan vehículos provistos de catalizadores tendrán que:

- No utilizar gasolina con plomo, ya que el plomo daña irreversiblemente el catalizador.

- No arrancar el motor empujando el vehículo, ya que la gasolina sin quemar dañaría el catalizador.

- Cuidar que no consuma demasiado aceite, pues, a su salida por el tubo de escape, también le dañaría.

- Vigilar que el vehículo funcione correctamente. Si falla algún cilindro (bujía, inyector, etc) puede pasar gasolina sin quemar al catalizador y dañarlo.

Otras medidas:

Prestar atención al tubo de escape

Todos los conductores saben que los gases procedentes de la combustión salen a través del tubo de escape, y que éste tiene una serie de tramos unidos entre sí. El primero está formado por los colectores de escape, o tubos que recogen los gases procedentes de los distintos cilindros, el segundo es un tramo intermedio que puede no existir en algunos modelos por la corta distancia a recorrer y el tercero y último, lo forma el silencioso o parte más ancha del tubo de escape, donde se enfrían los gases y se reduce el ruido que éstos puedan producir al salir al exterior.

Independientemente de estar prohibido, no se debe circular con el escape "libre", no sólo por las molestias que se pueden ocasionar a los demás, sino por el peligro que ello supone para el propio conductor, ya que durante un largo trayecto produce aturdimiento de los sentidos, dolor de cabeza, de oídos, etc, con un malestar general que predispone a sufrir un accidente.

Si un vehículo produce más ruido del normal, será necesario saber el motivo, y reparar la avería lo antes posible. Si existiera rotura o perforación del tubo de escape en su primer tramo, se evitará circular con el automóvil en tal estado, ya que por esta parte pasan los gases a una enorme temperatura, prácticamente en llamas, con el peligro que ello supone de incendio. Además, el compartimento del motor se llena de gases tóxicos, y hay que recordar que en el habitáculo se han practicado diferentes orificios en comunicación con el motor, a fin de llevar lo más cerca del conductor los diferentes mandos como el acelerador, embrague, freno, dirección, cables eléctricos, etc. Normalmente, estos orificios están bien sellados con juntas de goma, evitando que penetren los gases procedentes del motor, pero es el conductor el que debe comprobar el estado de estas juntas para evitar su intoxicación. También deberá comprobar las gomas que rodean las puertas, ventanillas y maletero, verificando su estanqueidad, y evitando que penetren en el interior tanto los gases como el agua, intoxicando o produciendo la corrosión de la carrocería.

Convendrá comprobar, además, que los gases salen por el final del tubo de escape, ya que si escaparan por algún punto intermedio, podrían igualmente penetrar en el interior del habitáculo por algunos resquicios de la carrocería o por las mismas ventanillas abiertas, en el supuesto de estar el vehículo detenido. Igualmente si entran en contacto con el aire frío del exterior, debido a las altas temperaturas a las que salen, producen explosiones que pueden ser peligrosas, además de molestas.

Revisar el sistema de calefacción

La calefacción consiste normalmente en hacer pasar una corriente de aire, procedente del exterior, por un radiador de agua caliente que, a la vez, sirve de refrigeración al motor. Este aire se calienta y penetra en el interior del vehículo por distintas canalizaciones. Así pues, este aire calentado y que viene del exterior, no supone en principio peligro alguno para los usuarios del vehículo, siempre que las juntas y el aislamiento con el motor sean correctos.

Otros vehículos, por el contrario, no ofrecen las mismas garantías, al consistir su calefacción en aire procedente del motor, normalmente el aire situado en las inmediaciones de los colectores de escape, que son la parte más caliente de aquél, por lo que, si hubiera una fuga de gases, serían introducidos directamente en el interior del vehículo, siendo prácticamente inevitable la intoxicación, sobre todo teniendo en cuenta que estos gases son incoloros, insípidos e inodoros.

Prestar atención al carburador

Si el carburador funciona correctamente, la mezcla será lo más perfecta posible, pues se conseguirá un mejor quemado de aquélla, aumentando la cantidad de anhídrido carbónico y disminuyendo proporcionalmente la proporción de monóxido de carbono que, como se sabe, es sumamente tóxico. Con el motor al ralentí pueden detectarse las anomalías más graves: una mezcla demasiado rica se detecta por la expulsión de humo negro por el tubo de escape; una mezcla demasiado pobre produce explosiones al escape. Sin embargo, el mejor sistema para comprobar la adecuada regulación del carburador es la utilización de un aparato analizador de gases de escape, del que disponen los talleres especializados y los servicios públicos de inspección de vehículos. A partir del año 1993 ningún vehículo nuevo tiene carburador, al estar la mezcla regulada electrónicamente por la sonda l.

OTRAS PRECAUCIONES PARA EVITAR LA CONTAMINACIÓN

Además de lo indicado anteriormente, para evitar la contaminación se debe:

- No arrojar por la ventanilla a la vía o sus proximidades desperdicios, envases vacíos, periódicos, plásticos, restos de comida, colillas, etc. Con ello, además de contaminar, se está demostrando una grave falta de educación cívica. Recuérdese que no es aconsejable fumar mientras se conduce y que, si se fuma, las colillas deben depositarse en el cenicero, pues para eso lo llevan los vehículos, no tirarlas al exterior porque, además, se pueden provocar incendios, especialmente en verano.

- No derramar sobre la vía pública ni en las alcantarillas el aceite ya usado al cambiarlo por otro nuevo.

- Impedir que caigan al suelo gotas de aceite o grasa por un deficiente mantenimiento y cuidado de los sistemas de engrase o de los recipientes o conductos que contienen el lubricante.

- Lavar el vehículo en establecimientos, garajes especializados o túneles de lavado, no en espacios abiertos o en la vía pública.

- Evitar la utilización, en su caso, del starter o estrangulador por más tiempo del imprescindible.

- Parar el motor en caso de paradas o estacionamientos del vehículo y en el de detenciones motivadas por embotellamientos o congestiones de tráfico prolongadas.

- Evitar los acelerones, arrancadas y detenciones bruscas a un régimen alto de revoluciones. Se debe conducir y acelerar con suavidad y evitar la conducción agresiva y espectacular que, además de aumentar el consumo de combustible, contamina más y reduce la vida del vehículo. Las marchas largas son preferibles a las cortas, ya que producen menos ruido y se gasta menos combustible.

- Evitar la caída al suelo de combustible no quemado. A tal efecto, no está permitida la circulación de vehículos de motor de combustión interna o diesel (gasoil) que no estén dotados de un dispositivo que evite la caída al suelo de combustible no quemado, o lancen humos que puedan dificultar la visibilidad a los conductores de otros vehículos o resulten nocivos.

- Mantener adecuadamente el vehículo y cuidar la presión de las ruedas. Aumentará la seguridad y se consumirá menos combustible y, por tanto, se emitirán menos gases contaminantes. Un automóvil con los neumáticos mal hinchados consume, al menos, un 5% más que con las ruedas a la presión recomendada por el fabricante.

- Colocar de forma adecuada la carga y no llevar las ventanillas abiertas, porque ello afecta negativamente a la aerodinámica del vehículo e incrementa el consumo de combustible.

- Circular no rebasando los límites máximos de velocidad permitidos. La conducción a gran velocidad, además de aumentar el ruido del motor y del rozamiento del vehículo con el aire, aumenta el consumo de combustible. Si un vehículo circula a más de 100 kilómetros por hora, incrementa el consumo de combustible en un 35%. La emisión de contaminantes a la atmósfera es directamente proporcional a dicho aumento.

- Evitar los ruidos excesivos e innecesarios. Para ello se debe:

  - Evitar el uso de tubos resonadores, que están prohibidos.

  - Acelerar con suavidad, evitando los acelerones bruscos y la conducción espectacular que, además, aumentan el consumo.

  - Evitar el uso de claxon o bocinas que produzcan ruidos estridentes o notas musicales variadas, cuyo uso está prohibido.

  - Usar las señales acústicas solamente en casos excepcionales de peligro o cuando así lo prevea alguna norma y, cuando se use, hacerlo de manera breve y suave, nunca a bocinazos, evitando su empleo inmotivado o exagerado. El empleo indiscriminado de las señales acústicas o del equipo de audio del vehículo constituye una fuente muy importante y perjudicial de contaminación acústica.

- Evitar comportamientos que provoquen a otros usuarios a hacer un mal uso de las señales acústicas.

• Mantener siempre el tubo de escape en buen estado de conservación y, tan pronto se deteriore, proceder a su reparación o cambiarlo por otro nuevo.

4. GESTIÓN MEDIOAMBIENTAL: CONDUCCIÓN EFICIENTE

La energía petrolífera es agotable y, si bien hay otras fuentes de energía, ninguna puede suplir al petróleo en la actualidad, a pesar de los incesantes esfuerzos por conseguirlo. La constante reducción del consumo de los motores de los vehículos nuevos, no impide el aumento constante del consumo global de energía en el sector transporte, que es el primer consumidor a nivel nacional.

La reducción del consumo energético es un objetivo mundial, si bien, Europa tiene un especial interés en esta reducción por su dependencia del petróleo y más concretamente España que tiene que importar casi la totalidad del crudo que consume.

CONDUCCIÓN EFICIENTE: EL CONSUMO DE COMBUSTIBLE

En principio, el conductor desea trasladarse con el mínimo esfuerzo y, lógicamente, con el menor consumo posible.

Hay una serie de aspectos de la conducción que ayudan al conductor a tomar decisiones "económicas", sin olvidar que de acuerdo con los principios en los que se basa la seguridad vial, deben primar la seguridad y la fluidez sobre la economía, sin que ello signifique, que conducir de manera eficiente, sea inseguro

Con respecto al vehículo, conviene saber que:

El rendimiento máximo del motor se obtiene cuando gira a determinado régimen de revoluciones, de acuerdo con el desfase de las válvulas, con el encendido, el llenado de los cilindros, la mezcla, el combustible, la temperatura, la humedad, etc. En un motor de combustión interna, solamente parte de la energía (potencia indicada) se transforma en trabajo útil, debido a las leyes de la termodinámica:

• De la cantidad de calor suministrada, la máquina invierte sólo una parte en la realización del trabajo, mientras el resto es absorbido por el sistema.

- Es imposible construir una máquina de funcionamiento cíclico que produzca un trabajo equivalente al calor suministrado, o que el rendimiento de un motor sea el 100%.

La fuerza motriz necesaria para mover el vehículo se obtiene al introducir en el motor aire y combustible, que una vez convenientemente mezclados, entran en combustión en el interior de los cilindros. En esta combustión, sólo una pequeña parte de la energía contenida en el carburante es aprovechable para desplazar el vehículo.

Se llama rendimiento de un motor a la relación entre la energía aprovechada ("potencia") y la introducida en forma de carburante ("consumo"), y varía según las condiciones de funcionamiento del motor (régimen de giro y posición del acelerador). Para turismos a máxima eficiencia, el rendimiento es de un 25%, lo que significa que de cada 100 litros de carburante que utilizamos, en el motor sólo se puede aprovechar el equivalente de energía de 25 litros. El resto inevitablemente se pierde en forma de calor a través del escape, la refrigeración y rozamientos.

El rendimiento de un motor viene determinado por la diferencia de temperatura entre el calor que se le suministra y el calor que devuelve al exterior. Un motor que devolviera al exterior una temperatura de 0 absoluto (-273ºC) tendría el 100% de rendimiento.

Del 100% del poder calorífico del combustible (gasolina) se producen las siguientes pérdidas:

- el 30% en calentar el agua de refrigeración y sus elementos
- el 30% a través del tubo de escape (gases de escape)
- el 06% en rozamientos internos
- el 09% en rozamientos de transmisión y rodadura

A la vista de esto, se comprueba que solamente el 25% del calor es aprovechado, en el mejor de los casos. Cualquiera de los dos tipos de motores más utilizados, (gasolina y diesel), no es mejor ni peor el uno que el otro, simplemente tienen características propias que hacen que se diferencien, sobre todo en su rendimiento al tener el gasóleo un 14% más energía por litro que la gasolina y en la forma de quemarse el carburante.

El motor de gasolina ofrece una relación potencia-cilindrada muy buena. Para conseguir en motores de gasóleo una potencia similar a los de gasolina se recurre al aumento de cilindrada, a la sobrealimentación y a la inyección controlada electrónicamente, aumentando las rpm.

En tráfico urbano, donde las velocidades de circulación son bajas y a los motores se les exige poca potencia, el vehículo diesel consume hasta un 25% menos, mientras que en esas mismas circunstancias el rendimiento de los de gasolina disminuye.

Circulando por carretera y exigiendo al motor una potencia elevada para mantener la velocidad, aumenta el rendimiento del motor de gasolina aproximándose al rendimiento del motor diesel.

Un estudio un poco más detallado sobre el modo en el que se producen las pérdidas de energía, en motores de inyección electrónica (en perfectas condiciones), nos revela lo siguiente:

PÉRDIDAS	GASOLINA	GASÓLEO
Por el escape y por radiación en el refrigerante	64%	57%
Por resistencias internas del motor	6%	8%
Calor aprovechado	30%	35%

La energía disponible para desplazar el vehículo se utiliza de la siguiente manera, a una velocidad de 120 kilómetros por hora.

- Venciendo la resistencia del aire.. 72%

- Venciendo la resistencia de rodadura... 20%

- Venciendo la resistencia de transmisión, caja de cambios y diferencial...... 8%

A partir de los 60 kilómetros por hora, la resistencia aerodinámica es la fuerza más importante a vencer y, en consecuencia, cualquier modificación en la aerodinámica del vehículo (su forma exterior, carga en la baca, etc.) afectará considerablemente al consumo.

La relación estequiométrica es la proporción de aire y combustible perfecta (teóricamente), con la que se consigue que reaccionen químicamente todas las moléculas. En este caso los residuos contaminantes son mínimos.

El automóvil dispone de diversos sistemas que pueden hacer consumir más o menos energía, como el compresor de la climatización, el alternador o los cambios automáticos, que ahorran esfuerzos al conductor y le permiten una conducción sosegada, pudiendo prestar más atención al tráfico. Los cambios automáticos siempre han supuesto un mayor consumo de combustible, pero la introducción de los microprocesadores y la electrónica en el automóvil han mejorado notablemente este aspecto, hasta el punto de ser difícil para algunos conductores superar en eficiencia al cambio automático, aún así, con una buena técnica y sobre todo con anticipación, algo que todavía no se ha conseguido incorporar a los cambios automáticos, un conductor experto puede reducir el consumo de estos vehículos, utilizando el cambio secuencial.

Si el vehículo dispone de cambio automático, como norma general deberá activarse el sistema ECO, esto no supone inseguridad en caso de emergencia como piensan algunos conductores, los fabricantes de automóviles, también quieren la seguridad de sus clientes y para ello, incorporan en el microprocesador que controla el cambio y la inyección la posibilidad de dar al conductor, en el momento que lo solicite, la máxima potencia posible.

Circulando con un vehículo con cambio automático, el conductor deberá utilizar el acelerador con suavidad y progresividad, el motivo es que los sistemas modernos son interactivos, es decir, el sistema de control elige, entre las distintas posibilidades que tiene, la que más se asemeja a lo que solicita el conductor, si el conductor pisa y suelta el acelerador con brusquedad, el sistema selecciona un cambio y una inyección "enérgica", si por el contrario es suave, selecciona un cambio y una inyección "tranquila".

El pedal del acelerador se puede pisar hasta el final de su recorrido normal, es decir al 100%, pero sin accionar el "Kick Down", sensor o botón que se encuentra en ese lugar y que el conductor detecta por una pequeña resistencia que ofrece el pedal a seguir bajando, si se acciona, el sistema entra en "alerta" y suministra la máxima potencia posible, reduciendo a la marcha más corta que le permita el motor, no cambiando hasta llegar al máximo de revoluciones (potencia máxima) e inyectando la mayor cantidad posible de combustible de acuerdo con los parámetros de temperatura, rpm. etc.

Como en el cambio manual, es preferible, mantener el acelerador en una posición fija, mejor que una velocidad constante.

Cuando los gases entran en resonancia, el aumento de potencia del motor puede llegar a un 10%, y ello ocurre a unas determinadas revoluciones del motor, por lo que, siempre que se vaya al régimen óptimo, se obtendrá un mayor rendimiento, aunque esta posibilidad no es contemplada por la mayoría de los fabricantes de automóviles, por el complejo diseño que requieren los tubos de escape. Con una mezcla pobre (más aire que en la relación estequiométrica) se obtiene menos energía, peor rendimiento del motor y menor consumo. Con una mezcla rica (más combustible que en la relación estequiométrica) se consigue una mayor energía, peor rendimiento del motor y mayor consumo.

Desde el 1 de enero de 1993 no se fabrica ningún vehículo que utilice carburador.

El sistema de inyección es mucho más perfecto y se consigue un rendimiento mayor (10-15%) al evitar las pérdidas del carburador e inyectar la cantidad exacta de combustible para cada requerimiento. La regulación de la cantidad a inyectar está en función de distintos parámetros, pudiendo afirmar que en todo momento se consume la cantidad justa y precisa para una combustión perfecta.

Con estos sistemas, se obtiene un aumento de potencia de un 10-15% y un ahorro similar, variando según sea controlada o no por microprocesadores electrónicos y dependiendo del número de captadores de información de que disponga, siendo además un sistema mucho más fiable.

Un conductor puede obtener un ahorro del 20% si tiene el vehículo en perfectas condiciones mecánicas, pero, sobre todo, lo que más ahorra es una correcta técnica de conducción.

Es, por tanto, el conductor el que ahorra o derrocha, al ser él, quien toma decisiones como la de mantener un determinado número de revoluciones, frenar, acelerar, cambiar de marcha o circular en punto muerto, él es el que se preocupa de poner a punto el motor, cambiar el aceite, reponer combustible, sustituir los filtros, etc.

El conductor puede ahorrar combustible:

- Calentando el motor en movimiento, siempre que éste sea lo más uniforme posible.

- Repostando combustible sin derramarlo y sin llenar el depósito hasta el borde de la boca de llenado, para evitar su pérdida durante la marcha, además de cerrarlo adecuadamente con el correspondiente tapón.

- Arrancando sin acelerar o con la aceleración justa y con suavidad.

- Utilizando la relación de marchas más correcta, de acuerdo con la fuerza motriz necesaria y acorde con las revoluciones del motor, potencia, par motor, etc.

- Circulando a un régimen de revoluciones adecuado, que será el más bajo posible en condiciones normales de utilización.

- Parando el motor en las detenciones largas, si no dispone del sistema start-stop

- Evitando dar acelerones en vacío o acelerar más de lo necesario.

- Manteniendo una velocidad constante, ya que los cambios de velocidad (aceleración) suponen consumo adicional de energía.

- Utilizando un buen aceite en todo momento, para reducir al mínimo los rozamientos internos.

- Anticipándose en todas las acciones, principalmente en las previsibles detenciones, por si fuera posible evitarlas.

- Llevando las ventanillas cerradas, siempre que sea posible.

- Distribuyendo adecuadamente la carga, evitando sobre todo levantar la parte delantera del vehículo. En caso de colocarla en la baca, hacerlo ofreciendo la menor resistencia aerodinámica posible.

- Eligiendo el itinerario menos saturado o de circulación más fluida.

- No utilizando baca, de no ser estrictamente necesaria.

- No sobrepasando las velocidades establecidas.

- No sobrecargando el vehículo.

- No llevando los neumáticos a menor presión de la adecuada.

- No utilizando gasolina de distinto octanaje al recomendado.

- No realizando doble embrague.

- No circulando en punto muerto.

TÉCNICAS DE CONDUCCIÓN EFICIENTE

El factor más importante en el consumo es la forma o técnica de conducción. Es el conductor con su comportamiento el que más influencia tiene sobre el consumo de carburante en el vehículo. Un conductor eficiente, en primer lugar conoce como funciona su vehículo y sus características técnicas y sabe como y cuando utilizar todos los mandos y accesorios de los que dispone.

Arranque del motor.- El conductor debe conocer las características o peculiaridades de su vehículo y más concretamente las del motor que pretende poner en marcha, para introducir la llave, la tarjeta codificada o simplemente pulsar el botón de Start con el dedo que tenga reconocida la huella o pronunciando las palabras pregrabadas en tono normal, etc. Saber si previamente al giro de la llave o pulsación del botón debe pisar el pedal del embrague, si dispone de él, por el sistema de seguridad para niños que incorpora o si debe estar la palanca o selector de marchas en la posición de P (Parking) o en N (Neutro/Punto Muerto), etc.

Igualmente debe conocer que su motor dispone de unos sensores que le informan de la temperatura exterior y de la del combustible a utilizar, por lo que, como norma general, no precisa realizar ninguna otra actividad para poner el motor en marcha, como acelerar.

En el supuesto de un vehículo con motor eléctrico, simplemente deberá establecer el circuito o contacto, para que le llegue la electricidad al motor.

El motor debe calentarse en marcha, es decir, circulando a una velocidad moderada y a un régimen de revoluciones constante, hasta conseguir su temperatura normal. El tiempo que debe estar detenido en el caso de motores de combustión interna deberá ser el menor posible, es decir iniciando la marcha inmediatamente después de haber arrancado el motor y haber comprobado el perfecto funcionamiento de este en el tablero de instrumentos, salvo que el fabricante le aconseje otra cosa, por que sea un motor diesel, disponga de turbo compresor, se precise cargar algún depósito con aire, tengan que calentarse las baterías, etc.

No deberán darse acelerones en vacío y menos al arrancar el motor, haciéndolo funcionar sin el engrase suficiente y sin haber adquirido la temperatura ideal de trabajo.

Se iniciará la marcha sin acelerar o si fuera preciso por el desnivel a superar o la carga a desplazar, se acelerará lo justo para no desperdiciar innecesariamente combustible, ni hacer patinar el embrague, cuanto más deprisa (rpm) gire el disco del embrague más calor generará, perdiendo esa energía disipada, además del mayor deterioro de las piezas por fricción.

En el supuesto de pendiente descendente, desfrenar el vehículo para que adquiera inercia y poder embragar con la 2ª marcha.

Anticipación.- La anticipación es fundamental para la seguridad y la conducción eficiente, un conductor que se anticipa, que es previsor y siempre esta preparado para afrontar las diversas situaciones que le plantea el tráfico, es un conductor seguro y muy eficiente.

Este conductor, al acercarse a un cruce regulado por semáforos en el que es previsible detenerse, bien porque desde que lo lleva observando se encuentra en fase verde o porque se encuentra en rojo, ralentizará su velocidad adecuándola a esa circunstancia dejando de acelerar, la inercia le llevará hasta la intersección, donde, si tiene que detenerse, con una simple presión sobre el pedal del freno conseguirá la detención, en todo caso, la redención será por menos tiempo y esa reducción del tiempo de espera es ahorro de combustible, pero también puede ocurrir, si el conductor actúa de esta forma, que cuando esté llegando, el semáforo cambie a verde ("vía libre"), con lo que evita detenerse y, por consiguiente, arrancar de nuevo, ahorrando pastillas de freno, embrague y combustible, consiguiendo de este modo, además, dar un cierto descanso al motor, acercarse a las intersecciones, reguladas o no, acelerando, para después emitir a la atmósfera el calor generado por los frenos, para eliminar la energía cinética que ha conseguido a base de quemar combustible, no tiene ningún sentido.

Aceleración.- En cuanto a la utilización del acelerador durante la conducción, debe recordarse que este elemento sirve para exigir al motor más o menos fuerza y de alguna manera (siempre bajo la supervisión del sistema electrónico) suministrar más o menos combustible a los cilindros.. Saber dosificar la aceleración para obtener un buen rendimiento es fundamental.

Por otra parte, para iniciar la marcha se precisa más energía o más fuerza que para mantener una determinada velocidad, por lo que, para ahorrar energía, debe evitarse en lo posible las detenciones, para lo cual conviene utilizar aquellos itinerarios que estén menos saturados o sean de circulación más fluida. De todos es sabido que en ciudad se consumo más que en carretera, precisamente por las constantes detenciones

En definitiva, sea para arrancar o para mantener o aumentar la velocidad, convendrá hacer un uso del acelerador progresivo, suave y solicitando del motor sólo la potencia necesaria, procurando no despilfarrar energía.

Relación de marchas adecuada.-El conductor eficiente, siempre se encontrará circulando, en condiciones normales a la velocidad adecuada, utilizando la relación de marchas más conveniente para afrontar en cada momento la situación que el tráfico le plantee, bien con una presión en el pedal del acelerador, obteniendo la respuesta esperada o dejando de acelerar para conseguir la retención necesaria.

Como norma general, deberá circularse con la relación de marchas más larga posible, es decir, a las revoluciones más bajas que permita mantener una determinada velocidad.

Deberán realizarse el menor número de cambios de marcha posibles, es decir, bien, evitando cambiar de marcha, o bien saltándose una, dos o más marchas, siempre que sea factible.

Los cambios de marcha a efectuar dependerán de muchas circunstancias que deberán valorarse adecuadamente en cada momento, así, en el caso del cambio a relaciones de marcha superiores, las revoluciones a alcanzar deberán ser las mínimas posibles, de manera que al realizar el cambio (con salto o sin salto de marchas), las revoluciones del motor en esa nueva marcha seleccionada, se encuentre por encima de las 1000 rpm. Estas revoluciones por minuto estarán acordes, además de con el motor, (no todos los motores pueden mover el vehículo a las mismas rpm.), ni el mismo motor puede mover adecuadamente el vehículo en todas las situaciones, así, en el supuesto de encontrarse en un tramo de vía con un ligero descenso, para un determinado motor podrían ser suficientes 1100 rpm., mientras que si el desnivel es ascendente, podría no tener la fuerza suficiente para poder superarlo y verse, el conductor, en la necesidad de reducir a una marcha inferior, es decir, realizar un cambio de marchas más después del intento fallido y esto redunda en un mayor consumo.

En los descensos se procurará utilizar el freno motor, circulando con aquella relación de marchas que permita al liberar el acelerador, que el motor retenga el vehículo lo suficiente, es decir se obtenga la respuesta esperada por el conductor, que siempre podrá hacer uso de los frenos, en caso necesario, estando estos a una temperatura normal de funcionamiento, y si se precisara acelerar, esa correcta relación de marchas dará al vehículo la fuerza necesaria y deseada por el conductor, siendo preferible siempre que sea posible, utilizar una marcha larga en lugar de acelerar, es decir, se adquiere más inercia con menos resistencia al freno motor.

En tramos con pendiente ascendente, debe utilizarse la marcha más larga posible, como en tramo llano, siendo preferible llevar el acelerador pisado en un 80% a reducir y llevar el acelerador en un 20%. en cuanto al cambio para aumentar de marcha, deberán alcanzarse un mayor número de revoluciones que en llano, porque se pierde velocidad durante el cambio de marcha y porque se precisa una mayor fuerza motriz, este mayor número de revoluciones dependerá de la potencia del motor, la masa del vehículo y el porcentaje del desnivel a superar.

La adecuada relación de marchas es especialmente importante al efectuar ciertas maniobras, como puede ser un adelantamiento, trazar una curva o incorporarnos a una autopista con gran circulación. Si se desea pasar de 70 a 100 kilómetros por hora para efectuar el adelantamiento con rapidez, esto puede hacerse en 3ª, 4ª, 5ª o 6ª marcha, el problema es saber elegir la más adecuada a las circunstancias que se den en ese momento, en condiciones normales podría utilizarse la más larga (6ª), pero para ello deberán tenerse en cuenta otros aspectos, como el viento, la carga transportada el desnivel del terreno, la potencia del motor, etc. Otra marcha, por ejemplo la 3ª haría alcanzar los 100 km/h. al vehículo en pocos segundos pisando el acelerador al 80%, cierto que consume más pero durante menos segundos, en comparación con la 6ª, con la que se recorrerían más metros en el adelantamiento y como es lógico en paralelo con el vehículo adelantado, algo que debe tenerse en cuenta si se trata de una vía de doble sentido de circulación.

Detenciones.- Las detenciones como ya se ha mencionado deben evitarse en lo posible, salvo que vengan impuestas por la señalización correspondiente, en cuyo caso se dejará de acelerar con tiempo suficiente no tiene ningún sentido seguir acelerando cuando lo que se pretende es conseguir una velocidad cero. No efectuar ningún cambio de marcha si fuera posible, en caso de que fuera necesario, reducir en el momento adecuado a una relación de marchas corta (una sola reducción si es posible), para efectuar la detención.

Si se circula en una marcha larga y se pretende efectuar una detención, debe tenerse presente que según vaya disminuyendo la velocidad, irán bajando las revoluciones, si bajaran de las 1000 rpm. se aproximaría al mínimo de revoluciones del motor, es decir al ralentí, lo que supondría que el sistema electrónico que controla la bomba de inyección inyectara combustible para mantener ese mínimo de revoluciones para que no se produzca el calado del motor, si esto ocurre mientras se está frenando para inmovilizar el vehículo, el consumo de combustible se dispara a 10, 30 y hasta 50 litros/100 km., en estos casos es preciso reducir de marcha para efectuar la detención.

La suavidad en el manejo del volante, para tomar las curvas, impedirá forzar la dirección innecesariamente, así como la suspensión y los neumáticos, consiguiendo una mínima resistencia y, por tanto, necesitando una menor fuerza para vencerla, lo que se traduce en economía.

Velocidad.- Como anteriormente se ha indicado, la velocidad cuesta cara, por lo que en todo momento se intentará mantener las mínimas revoluciones, dentro de las velocidades permitidas, sabiendo que cuanto más alta sea la velocidad de crucero, mayor es el consumo que crece al cuadrado de la velocidad y que los cambios de ritmo suponen igualmente un aumento en el consumo, salvo excepciones por razones de seguridad, las fuertes aceleraciones deben evitarse, porque el consumo crece con el cubo de la velocidad.

No hay que olvidar, por último, que un conductor nervioso, brusco o simplemente descuidado y sobre todo con poca anticipación puede consumir hasta un 52% más de combustible que otro de conducción tranquila y con un gran sentido de la anticipación.

Un gran número de conductores manifiestan que realizan una conducción "rápida y deportiva".

Un porcentaje importante de conductores, adquieren un vehículo de mayor potencia y cilindrada de la que precisa para su actividad o necesidades cotidianas.

Para cuantificar la influencia de la actitud frente a la conducción y de lo que influyen los recorridos cortos en el consumo de combustible, así como el tipo de conducción o técnicas utilizadas, se han realizado unas experiencias que han arrojado los siguientes resultados.

Consumo según pautas de conducción. Las pruebas consistieron en recorrer dos itinerarios urbanos distintos: uno por grandes avenidas, y otro constituido por vías urbanas con intersecciones de todo tipo. Ambos recorridos fueron realizados con dos pautas de conducción distintas: una sosegada y otra agresiva (intencionada).

En la prueba se utilizaron dos tipos de vehículo: uno pequeño (900 c.c.) y otro más grande (2.500 c.c.), ambos de gasolina con inyección electrónica, en los que se instaló un medidor de consumo de combustible.

El conductor, realizando una conducción sosegada por vía urbana, gastó 9,6 l/100km. de gasolina. Cuando realizó una conducción agresiva, consumió 14,6 l/100km., incrementando el consumo un 52%.

El tiempo invertido en estos recorridos urbanos de aproximadamente 10 kilómetros, fue ligeramente inferior en el conductor agresivo, siendo necesario consumir un 52% más.

Consumo según pautas de conducción y tamaño del vehículo: Haciendo la comparación por tipo de vehículo, resultó que el de mayor cilindrada (2.500 c.c.) y peso sufría un incremento de consumo del 79%, de conducción sosegada a conducción agresiva, al pasar de 9,8 a 13,5 l/100km., mientras que en el pequeño (900 c.c.) se detectó una variación del 26%, al pasar de 9,3 a 11,7 l/100km.

Como se puede apreciar, cuanto mayor es la cilindrada del motor, mayor es el ahorro de combustible si se utiliza una conducción tranquila y sosegada.

Consumo según recorridos o tipo de itinerario: Por otra parte, el tipo de itinerario tiene mucha importancia. En itinerarios de tráfico muy denso con recorrido principalmente urbano, no se mejora la velocidad media al conducir agresivamente, mientras que en itinerarios de tráfico más fluido y por grandes avenidas o vías de circunvalación, se consiguen mejoras muy pequeñas de velocidad media (14%) a costa de incrementos de consumo muy superiores 28%.

Recorridos cortos. En estos recorridos, la influencia de las condiciones de funcionamiento del motor diferentes con respecto a las normales de trabajo es muy importante.

Consumos en recorridos cortos urbanos (valores en litros/100 kilómetros)

En un recorrido de unos tres kilómetros, el incremento de consumo (litros/100 kilómetros) sobre el obtenido en el recorrido largo (22 kilómetros), con el motor a su temperatura normal de funcionamiento fue de un 60%. Este incremento llegó a ser del 90% para el vehículo de mayor potencia y del 40% para el vehículo más pequeño, si el recorrido se hubiera iniciado con el motor a temperatura ambiente, habría aumentado aún más el consumo. Una conducción eficiente supondrá para el propio conductor:

- Menor tensión.
- Mayor confort.
- Menor riesgo y gravedad en caso de accidente.
- Ahorro de combustible.
- Menores costes de mantenimiento.
- Contención de la contaminación urbana
- Reducción de las emisiones de CO_2.

En todo caso, una buena puesta a punto del vehículo, tanto en la parte eléctrica (encendido, bujías, etc.), así como un buen reglaje de "taqués", un filtro de aire limpio, etc. pueden suponer un ahorro importante en el consumo de carburante.

El filtro del aire, (un simple cartucho de papel), si no se sustituye a tiempo en los motores actuales, puede suponer un aumento del consumo de gasolina, pero por la menor potencia obtenida, es decir, el rendimiento del motor no es el mejor, pero el combustible inyectado es el adecuado para esa cantidad de aire, con el resultado de una mezcla estequiométrica perfecta en todo momento.

Otro aspecto es la utilización racional de los distintos accesorios de los que dispone el vehículo como el caso del compresor del aire acondicionado o el alternador, no sobrecargándole de trabajo con la luneta térmica, amplificadores de sonido, reproductores de DVD, etc.

En la actualidad existen dos modas paralelas, una la de quienes intentan poner en los vehículos neumáticos estrechos para ahorrar combustible, y otra, la de aquellos usuarios o conductores que cada vez los quieren más anchos porque estiman que son más seguros.

Una mayor anchura de las cubiertas no proporciona siempre una mayor seguridad y, en ocasiones será contraproducente, sobre todo en el supuesto de circular sobre pavimento mojado, nieve o hielo y en todo caso hay que contar con un mayor gasto de combustible, al aumentar las fuerzas de rozamiento.

Todo conjunto en movimiento (de rodadura), disipa o pierde durante el rodaje cierta cantidad de energía, concepto que se define técnicamente como la energía mecánica convertida en calor por unidad de distancia recorrida, y la magnitud de esta energía que se pierde o desaprovecha viene medida por el factor de resistencia a la rodadura del conjunto.

El neumático, que es un elemento elástico, consume más energía cuanto mayor sea su deformación al entrar en contracto con la carretera. Este fenómeno da lugar a un calentamiento y, por tanto, a una disipación o consumo de energía.

Para disminuir la resistencia a la rodadura de los neumáticos, el conductor no puede actuar sobre su estructura, pero sí adquirir unos determinados neumáticos, ya sean diagonales, radiales, metálicos o textiles, según el uso que vaya a hacer de ellos y especialmente donde es posible y se debe intervenir es en la presión de inflado. Un neumático subinflado o sobrecargado, flexiona más, trabaja más, se calienta más y disipa más energía que otro con la presión correcta o la carga adecuada, lo que puede llevar a un aumento del 25% de la resistencia a la rodadura.

Donde también puede intervenir obviamente el conductor es en la velocidad. Aparte de los factores de seguridad, a mayor velocidad más veces se deforma el neumático y más deprisa o rápidamente se suceden las deformaciones, con el consiguiente aumento de la temperatura, disipación y aumento de la resistencia a la rodadura. Hay que tener en cuenta que la sección, perfil, composición de la goma, el ancho y diámetro de la llanta, la deriva y estabilidad lateral del conjunto, la geometría de las ruedas, de la dirección y amortiguación, etc. influyen notablemente en el consumo.

Por otra parte, las funciones propias del neumático y que son fundamentales para la conducción y la seguridad activa, así como su contribución al confort, comportan necesariamente un consumo de energía que, si bien conviene reducir, esta en ningún modo deberá afectar a la seguridad. Las presiones que indican los fabricantes en sus manuales de utilización son las ideales, pero se refieren a unas condiciones normales de uso, velocidad, carga, etc, sin exigir esfuerzos para los que no han sido construidos ni los neumáticos ni el vehículo, por lo que, si se van a variar estas circunstancias, también deberían variarse las presiones. El conductor debe saber que esta variación supondrá una modificación en la suspensión, adherencia y control del vehículo. Es necesario comprobar la presión con frecuencia y regularidad, dando sobre todo a los neumáticos traseros la más adecuada conforme a la carga que se transporta, ya que normalmente son éstos los que más variación pueden sufrir, al llevar la mayoría de ellos el motor en el eje delantero. La presión de inflado de los neumáticos, además de comprobarse regularmente y con frecuencia, se debe hacer siempre antes de iniciar un viaje y en frío, es decir, antes de iniciarlo porque al rodar se calientan y se produce un aumento de presión y, comprobar los neumáticos en tales condiciones, daría presiones de inflado incorrectas. Cuando la presión de inflado de los neumáticos es inferior a la indicada por el fabricante en el Manual de Instrucciones, se incrementa, como antes se ha indicado, el consumo de combustible, los neumáticos se gastan más y más deprisa, especialmente por los bordes, lo que aumenta el peligro de reventón, el vehículo pierde estabilidad y, por consiguiente, seguridad.

Otros aspectos que también pueden ayudar a ahorrar energía, son por ejemplo:

- no llenar el depósito de gasolina al máximo, pues durante la marcha puede derramarse por el rebosadero o por el tapón parte de su contenido.

- no utilizar gasolina de un octanaje distinto al recomendado, ya que se obtendrían explosiones falsas, si es de menor calidad, o se desperdiciaría dinero si es de más octanaje, con el consiguiente perjuicio económico.

- no quitar el regulador de la temperatura del circuito de refrigeración del motor (termostato), o tapar el radiador. El motor debe trabajar a una temperatura determinada. Si la temperatura es muy alta el motor trabaja forzadamente, pero si es baja aún es peor, y, por supuesto, en ambos casos el aumento del gasto de gasolina es considerable por menor rendimiento térmico del motor.

5. PREVENCIÓN Y ATENCIÓN DE AGRESIONES DE LOS PROFESIONALES EN EL SAS

5.1. INTRODUCCIÓN

En abril de 2005 se puso en marcha el Plan de Prevención de Agresiones para los profesionales del Sistema Sanitario Público, con el objetivo de dotar a los profesionales de la sanidad pública de las medidas de seguridad y la formación necesarias para minimizar las posibles agresiones que pudieran sufrir en sus centros de trabajo. Todo ello en cumplimiento del artículo 14 de la Ley 31/95 de Prevención de Riesgos Laborales, que recoge el derecho de los trabajadores a la protección frente a los riesgos laborales, y el correlativo deber de protección de esta Administración Pública respecto de su personal.

Tras más de una década de funcionamiento del Plan se hace necesaria una revisión del mismo en profundidad, que incorpore mejoras que son demandadas por los trabajadores y sus representantes, y acciones concretas que diferentes experiencias de centros sanitarios, como es el caso del Hospital Reina Sofía de Córdoba o el Distrito Sanitario Málaga-Guadalhorce, entre otros, han ido implantando con éxito para la reducción de agresiones y la minimización de sus consecuencias.

Cientos de miles de actos clínicos de todo tipo se desarrollan cada día en un clima de mutuo respeto y reconocimiento como reflejo de la vocación de servicio de los profesionales, del reconocimiento de la ciudadanía al valor del sistema sanitario público y de los valores de respeto y solidaridad imperantes en nuestra sociedad. Sin embargo, la relación entre ciudadanos y profesionales sanitarios no es ajena a posibles conductas disruptivas por parte de algunos ciudadanos, algo que puede ser común en cualquier organización, si bien en los últimos años son más frecuentes en las organizaciones sanitarias públicas.

Este fenómeno tiene un origen multifactorial lo que dificulta poder dar una única respuesta a su prevención y control. La violencia en el lugar de trabajo atenta contra la dignidad y los derechos de los profesionales y también es una amenaza a la eficiencia y el éxito de las organizaciones. Los efectos de la agresión en los profesionales son muy variados y van desde la desmotivación y la pérdida de la satisfacción profesional hasta el estrés o los daños físicos y/o psíquicos, afectando al ambiente de cordialidad y seguridad que debe prevalecer en la atención sanitaria que se presta a la ciudadanía.

En correspondencia al amplio catálogo de derechos reconocidos a nuestros usuarios, debemos instar al ciudadano al cumplimiento de sus deberes entre los que están el uso adecuado de los servicios en un ambiente de mutua cordialidad, confianza y respeto, lo que redundará en una mejor prestación de servicios a los ciudadanos.

Conscientes de esta necesidad, el 12 de febrero de 2019, el Consejo de Gobierno acordó instar al Consejero de Salud y Familias de la Junta de Andalucía, a realizar las acciones necesarias para elaborar y poner en marcha un nuevo Plan de Prevención y Atención de Agresiones para los profesionales del sistema sanitario público andaluz, con una clara premisa: el Sistema Sanitario Público de Andalucía debe profundizar en el respeto del ejercicio de los derechos que tienen reconocidos los usuarios, pero también, de forma recíproca, debe exigírsele a cada usuario y paciente el cumplimiento de sus deberes. Entre éstos está hacer un uso adecuado de los servicios sanitarios en un ambiente de mutua cordialidad, confianza y respeto, en aras de la mejora de las relaciones entre los ciudadanos y los profesionales de la salud.

La Consejería de Salud y Familias constituyó un grupo de trabajo en el que están representados los agentes sociales, asociaciones de pacientes, letrados de la Administración Sanitara y Fuerzas y Cuerpos de Seguridad del Estado, con el firme propósito de recabar las aportaciones de todas las partes y proceder así con el cometido asignado. Al mismo tiempo, y a petición de la Consejería de Salud y Familias, la Mesa Técnica de Prevención de Riesgos Laborales del SAS dependiente de la Mesa Sectorial de Sanidad en la que cual están integradas las Organizaciones Sindicales SATSE, SMA, CSIF, CCOO y UGT, aportó una propuesta conjunta de medidas que han sido recogidas en el nuevo Plan de Prevención y Atención de agresiones para los profesionales del SSPA, por parte de la Consejería de Salud y Familias.

Finalmente, en sesión de Mesa Sectorial de Sanidad del XX/XX/XX se aprobó por unanimidad el nuevo Plan de Prevención y Atención de agresiones para los profesionales del SSPA, publicándose en BOJA el día XXXX, cumpliendo de este modo lo encomendado por el Consejo de Gobierno de la Junta de Andalucía

El Plan entrará en vigor a los tres meses de su publicación en BOJA.

5.2. ÁMBITO DE APLICACIÓN

El Plan de Prevención y Atención de agresiones para los profesionales del SSPA será de aplicación en todos los centros asistenciales del Servicio Andaluz de Salud, Agencias Públicas Empresariales Sanitarias y en la Empresa Pública de Emergencias Sanitarias (EPES).

5.3. CONCEPTO Y TIPOS DE AGRESIÓN

A los efectos de aplicación de este Plan se considera agresión lo siguiente:

"Violencia física, insultos graves, amenazas, coacciones y todo tipo de hechos, actos o comportamientos que supongan cualquier forma de acoso o persecución de los profesionales del ámbito sanitario, ejercida por pacientes, acompañantes o usuarios, sufrida en el ejercicio de sus funciones o como consecuencia de estas."

Aclaraciones sobre lo que puede considerarse como agresión a los efectos de aplicación de este Plan:

Se considerarán como agresión aquellas sufridas fuera del centro de trabajo o fuera del horario laboral siempre que sea como consecuencia o con ocasión del ejercicio de su actividad profesional.

Serán consideradas como agresiones los insultos, vejaciones o descalificaciones graves o que tengan por objeto desacreditar públicamente la profesionalidad de un trabajador del ámbito sanitario, expresadas en las redes sociales o mediante cualquier medio que lo difunda.

La mera utilización por parte de los usuarios de las hojas de reclamaciones contra los profesionales no será considerada como agresión, salvo que la misma contenga descalificaciones graves, insultos o vejaciones.

Los supuestos de violencia física o amenazas graves provocadas por pacientes psiquiátricos se considerarán como agresión. No obstante, se establecerá un sistema para que puedan filtrarse y recibir un tratamiento diferenciado, tanto en el registro como en las actuaciones posteriores que se lleven a cabo. Los incidentes verbales que no comporten especial gravedad no tendrán la consideración de agresión a estos efectos, dadas las peculiaridades de sus autores.

Estas consideraciones serán de aplicación tanto para los servicios o unidades de Psiquiatría como para aquellos otros ámbitos en los que pueda acreditarse que el autor de los hechos está diagnosticado con una patología mental que pueda ser el origen de la agresión. La misma consideración tendrán los comportamientos agresivos, del tipo que sean, que provengan de pacientes desorientados o que no se encuentren transitoriamente en pleno ejercicio de sus facultades mentales, salvo lo dispuesto en el apartado siguiente.

Las agresiones provocadas por personas que se encuentren bajo los efectos de drogas o alcohol se considerarán agresión en todo caso.

Faltas de respeto: Para que una falta de respeto por parte de un usuario hacia el profesional pueda ser considerada agresión a los efectos de este Plan debe existir intencionalidad y revestir cierta gravedad (ejemplos: gritos continuados, exigencias continuas en tono elevado).

No se considerarán agresiones a los efectos de este Plan:

- Aquellas que se produzcan entre trabajadores de los centros sanitarios del SSPA, y entre éstos y el personal de empresas externas.

- Los hechos que se comuniquen por el profesional como consecuencia a la presentación por el usuario de una queja por su actuación a menos que la propia hoja de reclamación contenga descalificaciones graves, insultos o vejaciones.

Tipos de agresión:

- Agresión física: Acto o ataque violento que implica contacto físico con o sin armas entre agresor y trabajador con ánimo de provocar un daño o lesión a éste y pueden o no producir un daño físico o lesión.

- Agresión verbal: es proferir insultos graves, amenazar, hacer críticas degradantes, dar órdenes agresivas con la intención de dañar o humillar. La agresión verbal, para considerarse tal, debe exceder la mera mala educación, la ordinariez en el lenguaje o la discrepancia.

5.4. MEDIDAS DE PREVENCIÓN

La Ley 55/2003, de 16 de diciembre, del Estatuto marco del personal sanitario de los servicios de salud (BOE núm. 301, de 17 de diciembre) recoge en su artículo 17 los derechos de los profesionales del Sistema Nacional de Salud, entre los que se encuentran los siguientes:

- d) A recibir protección eficaz en materia de seguridad y salud en el trabajo, así como sobre riesgos generales en el centro sanitario o derivados del trabajo habitual, y a la información y formación específica en esta materia conforme a lo dispuesto en la Ley 31/1995, de 8 de noviembre, de Prevención de Riesgos Laborales.

- f) A que sea respetada su dignidad e intimidad personal en el trabajo y a ser tratado con corrección, consideración y respeto por sus jefes y superiores, sus compañeros y sus subordinados.

- h) A recibir asistencia y protección de las Administraciones Públicas y servicios de salud en el ejercicio de su profesión o en el desempeño de sus funciones.

Por todo ello, deben priorizarse todas aquellas acciones encaminadas a evitar que se produzcan agresiones a los trabajadores, esto es a su prevención, al tiempo que se exprese con contundencia un claro mensaje: tolerancia cero a las agresiones a profesionales de la salud.

Dentro de este apartado las actuaciones se dividen en tres bloques:

5.4.1. Actuaciones dirigidas a los usuarios del SSPA

Se realizarán las siguientes acciones:

1. Realizar una Declaración Institucional, desde la administración sanitaria, sobre Tolerancia Cero frente a las agresiones en el ámbito sanitario.

   Esta Declaración contemplará varios aspectos determinantes que pueden influir en el cambio de modelo de comportamiento de la ciudadanía:

   - Protección de la seguridad, salud y bienestar de sus trabajadores.

   - Protección del usuario y garantizar que recibe atención en un ambiente seguro y tranquilo sin violencia.

   - Compromiso en mantener un ambiente físico y psicosocial adecuados en el centro sanitario.

   - Recordar a los usuarios que además de derechos también tienen deberes. Así, conforme a la vigente Ley de Salud de Andalucía, los ciudadanos, respecto de los servicios sanitarios en Andalucía, tienen los siguientes deberes individuales u obligaciones:

     * Cuidar las instalaciones y colaborar en el mantenimiento de la habitabilidad de los centros.

     * Cumplir las normas y procedimientos de uso y acceso a los derechos que se les otorgan a través de la presente Ley.

     * Mantener el debido respeto a las normas establecidas en cada centro, así como al personal que preste servicios en los mismos.

2. Realizar campañas de sensibilización donde se destaque la labor de los profesionales, para recuperar su dignidad y respeto, y al mismo tiempo recordar que agredir a un profesional del SSPA es un delito recogido en el Código Penal.

3. Informar a la ciudadanía de la existencia del Interlocutor Policial Sanitario, de modo que se conozca el hecho de que la Policía Nacional y la Guardia Civil, dependiendo del ámbito concreto, tienen información de las agresiones producidas en el sector sanitario y trabajan en coordinación con los centros del SSPA para su prevención.

4. Promover y potenciar posibles colaboraciones con organismos sin ánimo de lucro influyentes en la sociedad, como asociaciones, agrupaciones de vecinos, juveniles, etc. para que el mensaje de apoyo al trabajo de los profesionales del SSPA y el respeto mutuo sea el eje central de la prestación de la asistencia sanitaria.

5. Especialmente en el ámbito de atención primaria se contará con la colaboración de los Trabajadores Sociales como agentes clave para la comunicación con colectivos potencialmente conflictivos en determinadas zonas con el objetivo de prevenir futuros problemas.

5.4.2. Condiciones de seguridad de los lugares de trabajo

Se hace preciso dotar a los centros sanitarios de una serie de recursos que, sin modificar su finalidad original -la prestación asistencial- permitan además realizarlo en un ambiente de confianza y seguridad.

Los centros sanitarios en coordinación con la Unidad de Prevención de Riesgos Laborales, dentro de su ámbito de actuación y de manera progresiva, continuarán la implantación de las medidas que se relacionan a continuación. Se valorará en función de los resultados de la Evaluación de riesgos la incorporación de nuevas medidas de prevención para su implantación a nivel de todo el centro de trabajo o bien de lugares de trabajo específicos, que se recogen a continuación:

5.4.2.1. Medidas de seguridad activas

Una de las novedades de este Plan es la inclusión de distintas figuras que trabajando de forma coordinada y conociendo el papel del resto, podrán articular medidas concretas para la prevención de agresiones:

Interlocutor Policial Territorial Sanitario, Interlocutor Sanitario Territorial e Interlocutor Sanitario Andaluz:

La Instrucción 3/2017, de la Secretaría de Estado de Seguridad del Ministerio del Interior, sobre medidas policiales a adoptar frente a agresiones a profesionales de la salud, recoge la creación de la figura del Interlocutor Policial Territorial Sanitario, que asume la responsabilidad de la coordinación, cooperación, desarrollo y ejecución de las actuaciones relacionadas con cualquier manifestación de violencia o intimidación a personal del sector sanitario en el ámbito territorial que les sea propio.

En consonancia con lo anterior la Viceconsejería de Salud emitió la Instrucción Nº1/2018 sobre Coordinación entre la Consejería de Salud, las Delegaciones Territoriales competentes en materia de Salud y el SSPA frente a agresiones a profesionales de la Salud en relación con la Instrucción 3/2017 citada al principio.

A los efectos de esta Instrucción, son interlocutores sanitarios:

- En la Consejería de Salud y Familias la persona titular de la Subdirección de Planificación dependiente de la Viceconsejería, que asumirá el papel de Interlocutor Sanitario Andaluz para las agresiones a profesionales de la salud, a nivel autonómico.

- En el SAS, la persona titular de la Dirección General de Profesionales, que también actuará como Interlocutor Sanitario Andaluz para las agresiones a profesionales de la salud, a nivel autonómico.

- En las Delegaciones Territoriales competentes en materia de salud, la persona designada por la titular de cada Delegación que actuará como Interlocutor Sanitario Territorial para las agresiones a profesionales de la salud, a nivel provincial.

- Para aquellos casos en los que los interlocutores sanitarios requieran asesoramiento de los Centros asistenciales del Sistema Sanitario Público de Andalucía, de las Agencias Públicas Empresariales Sanitarias de Andalucía o de la Empresa Pública de Emergencias Sanitarias, la dirección de dichos Centros o Entidades designará una persona responsable en esta materia.

Visto lo anterior, se dispone de un marco de colaboración reglado con figuras clave que pueden analizar y proponer medidas preventivas de actuación en los centros del SSPA para reducir las agresiones de sus respectivos ámbitos. Periódicamente desde la Dirección General de Personal del SAS se remitirá a cada Interlocutor Sanitario Territorial información cuantitativa de las agresiones registradas para la toma de decisiones a nivel provincial que contribuyan a la prevención de agresiones.

Debe potenciarse la colaboración a nivel provincial, de modo que se realice un seguimiento de la evolución de las agresiones, insistiendo en acciones para su prevención.

En este sentido, como mínimo cada tres meses, se reunirán en la Delegación Territorial competente en materia de Salud las siguientes partes:

- Interlocutor Sanitario Territorial.
- Interlocutor Policial Territorial Sanitario de la Policía Nacional y Guardia Civil.
- Responsables de los centros asistenciales del SSPA.
- Asesoría jurídica provincial.

Asimismo, podrán reunirse con carácter extraordinario a solicitud de alguna de las partes citadas.

Se analizarán las agresiones producidas en cada centro, para lo que cada responsable de centro asistencial aportará información de las agresiones ocurridas en su centro, y de las acciones realizadas por su parte. A continuación, desde el ámbito policial y desde la asesoría jurídica se aportará información que complete las actuaciones efectuadas.

A partir de ese análisis se propondrán futuras acciones encaminadas a evitar la repetición de agresiones similares, prestando especial atención a aquellas agresiones cometidas por personas reincidentes.

De cada reunión se realizará un breve resumen que recoja las agresiones producidas en el periodo objeto de análisis y las acciones llevadas a efecto. Así mismo, esta reunión debe servir para analizar qué tipo de medidas preventivas y de protección es necesario potenciar con objeto de reducir las agresiones a nivel provincial.

Delegados de Prevención:

Contar con un recurso como es el Delegado de Prevención en materia de PRL, se hace necesario, pues es el representante del trabajador en prevención de riesgos laborales. Entre sus competencias (art. 36 Ley 31/1995 LPRL) se recogen:

- Colaborar con la dirección en la mejora de la acción preventiva,

- Promover la cooperación en esta materia entre los trabajadores,

- Ser consultados por el empresario acerca de decisiones referidas a la prevención (art. 33 LPRL);

- Ejercer una labor de vigilancia y control de las infraestructuras, medidas activas y pasivas y sobre el cumplimiento en la materia.

Es fundamental su colaboración en la difusión entre los profesionales de su centro del contenido de este Plan, las medidas preventivas existentes y las actividades de formación que se realicen para la prevención de agresiones.

Profesional guía frente a agresiones:

Es personal propio del centro con una doble función:

1. Identificar las situaciones conflictivas con carácter preventivo derivando al educador o trabajador social aquellas personas con un potencial alto de conflictividad, y organizando actuaciones dirigidas a profesionales, usuarios y familiares.

2. Ofrecer acompañamiento y apoyo a los trabajadores que sufren una agresión. Proporcionará asesoramiento acerca del procedimiento y trámites posteriores,

Esta figura trabajará en coordinación con los trabajadores sociales y proporcionará información de las acciones que se lleven a cabo, a nivel provincial a los Interlocutores Policiales y Sanitarios.

La Dirección Gerencia garantizará la implantación de esta figura en su Centro, en un número acorde con la incidencia de agresiones registradas.

Recibirá una formación que incorpore los siguientes contenidos mínimos:

- Plan de Prevención y Atención frente a agresiones.

- Conceptos básicos sobre Accidente de Trabajo. Documento de Comunicación de Accidentes de Trabajo e Incidentes (CATI).

- Guía de orientación jurídica.

- Gestión y apoyo emocional.

Vigilantes de seguridad:

En la organización de turnos, presencia y rondas de los vigilantes de seguridad se tendrá en cuenta las conclusiones que se obtengan del análisis de la evaluación de riesgos laborales del Centro.

Dimensionamiento de la plantilla de agentes de seguridad y sus sistemas de contacto con las distintas áreas en los centros, que garantice un apoyo rápido y efectivo. Es necesario que tengan capacidad para la retención e inmovilización de los agresores, si llegase el caso, hasta que llegue la Policía.

Es fundamental que trabajen en coordinación con:

- La Unidad de Prevención de Riesgos Laborales.

- Profesional guía frente a agresiones.

Los pliegos de cláusulas administrativas particulares de contratación de servicio de seguridad extremarán el rigor en la definición de las funciones relacionadas con las agresiones que tales empresas deben realizar, así como, las condiciones de lugar, tiempo y modo en que deben realizarse, recogiéndolas con el máximo detalle en la documentación contractual.

En la confección del pliego de prescripciones técnicas, al describir la organización del servicio, se considerarán las necesidades de seguridad de aquellos centros, dependencias u horarios que se consideren de especial riesgo en función del resultado de la evaluación de riesgos laborales y de la incidencia real de agresiones en los centros sanitarios.

5.4.2.2. Medidas de seguridad pasivas y de atención domiciliaria

La tolerancia cero contra las agresiones comienza en el mismo momento en que se produce, situando al agresor en la posición más incómoda posible ante los agredidos y la Comunidad.

Por ello es fundamental disponer conjuntamente de distintos dispositivos de alarma en los centros:

- Pulsador en consulta o timbre antipánico: dispositivo independiente, al alcance de los profesionales y que pueda ser accionado por presión o contacto y que provoque la activación de una señal acústica (y otra luminosa en puerta exterior de la consulta del profesional afectado) lo suficientemente potente para que se escuche en el servicio y permita identificar el lugar donde se está produciendo la agresión, provocando así la reacción del servicio de seguridad, los profesionales y los usuarios.

- Software antipánico en los ordenadores. Está instalado en numerosos centros, pero es necesario atender las solicitudes de aquellos centros que hayan solicitado su instalación. Consiste en pulsar una combinación de teclas en el ordenador que activan una alarma colectiva y silenciosa en el resto de ordenadores.

- Sistemas de alarma móviles para el personal de urgencias y emergencias. Introducción de timbres antipánico en los equipos fijos y móviles. Incorporación de estos sistemas en los profesionales del Cuerpo A4 (Veterinarios y Farmacéuticos). Estos profesionales se enfrentan a un problema sobreañadido que es su soledad durante la atención sanitaria.

Existen aplicaciones tecnológicas similares a las existentes en la tele asistencia, con conexión directa a la policía y servicio de localización y posicionamiento global GPS. Valorar con el Interlocutor Policial Sanitario la utilización de la aplicación para móviles ALERCOPS. Su activación por parte del profesional permite la geolocalización, de modo que podría ser de gran ayuda en la asistencia domiciliaria y urgencias.

Diseño del puesto de forma que el profesional tenga pueda tener una vía de escape.

En actividades que se consideren de riesgo (información a familiares de malas noticias; cuando se sospeche que la comunicación puede devenir en agresión, el profesional debe estar acompañado de otro profesional en todo momento. No debe estar sólo en la consulta. Cada Unidad de Gestión Clínica definirá y protocolizará la forma en que este criterio se hace efectivo.

Interfonos en habitaciones o consultas.

Arcos detectores de metales en aquellos centros sanitarios donde haya mayor incidencia de agresiones.

Establecimiento en el centro de trabajo de un número único receptor de las llamadas en caso de agresión para canalizar a través de él todas las incidencias de este tipo. Tendría acceso directo y prioridad a Centralita y a Seguridad y se podría marcar desde cualquier teléfono fijo o móvil.

Sistema de videocámaras de vigilancia en lugares de trabajo. Este sistema garantiza en todo momento la confidencialidad e intimidad tanto de los profesionales como de los usuarios.

Control de acceso. Permite el acceso únicamente mediante lectores de proximidad que se activan al personal autorizado con la tarjeta personal identificativa oficial del Centro.

Centro de Control Permanente (CCP) de Seguridad, con presencia personal 24 horas al día los 365 días del año. Integra todas las alarmas (agresión, intrusión y contraincendios) y la visión de todas las cámaras de video vigilancia del Centro.

Cierre de puertas. Las puertas exteriores y muchas interiores de todos los edificios tienen un horario de apertura y cierre que realiza el personal de seguridad.

Barreras para impedir el acceso de vehículos no autorizados a zonas de la urbanización definidas como de acceso restringido.

El Plan de visitas del Centro se orientará a ordenar el flujo de personas en las plantas con información suficiente que evite incumplimientos o malentendidos que puedan ocasionar situaciones conflictivas.

La tarjeta identificativa del personal de los centros asistenciales contendrá únicamente el nombre y la categoría profesional.

Con el objetivo fundamental de evitar la repetición de agresiones, se informará a los profesionales de incidentes anteriores con usuarios o pacientes del centro.

5.4.3. Capacitación y competencias de los trabajadores

Para abordar de una forma integral el problema de las agresiones, se considera prioritario desarrollar un proceso de formación específico dirigido a todos los profesionales de la salud sobre la forma o el manejo de las situaciones conflictivas, con el fin de obtener unas habilidades que les permitan manejar situaciones de riesgo, manejo del estrés con efectividad y actuaciones de control sobre el ambiente de trabajo.

Está sería la secuencia formativa: Formación para el personal:

1. Todo trabajador que se incorpore a un centro sanitario debe realizar el curso on line "control de situación conflictivas" disponible en la WEB DEL SAS. Es una

primera formación obligatoria que está a disposición de todos. Si el trabajador no estuviera familiarizado con esta modalidad formativa, la Unidad de Prevención podrá proporcionar esta formación presencialmente. El objetivo será garantizar que todos los trabajadores reciben esta primera formación.

2. En el momento de su incorporación al puesto de trabajo, el cargo intermedio informará al trabajador de la existencia del Plan de Agresiones y tener en lugar visible en flujograma de actuación, para estar familiarizado con los pasos a seguir en caso de sufrir una agresión.

3. Se potenciará formación específica para la prevención de agresiones mediante talleres presenciales que capaciten para actuar ante comportamientos violentos de usuarios/ pacientes y evitar agresiones o minimizar sus consecuencias. El fin que se persigue es que los trabajadores   sepan detectar las pautas del comportamiento violento y puedan gestionar adecuadamente el comportamiento violento con la premisa básica de ganar el tiempo suficiente para salir de la situación conflictiva.

4. Los especialistas internos residentes recibirán formación en prevención de agresiones y conocerán el plan de prevención de agresiones.

Se fomentará la colaboración con Policía Nacional, Guardia Civil, Policía Local y con profesionales de Instituciones Penitenciarias para que participen como docentes de tales actividades que tendrá los siguientes objetivos y contenidos:

OBJETIVOS:

1. Analizar la relación de los profesionales sanitarios con sus pacientes y familias en situaciones agresivas y de conflicto.

2. Debatir sobre estrategias de mejora a desarrollar por los profesionales para ser capaces de dar respuesta ante dichas situaciones.

3. Entrenarse en algunas habilidades básicas en la relación profesional sanitario-paciente para conseguir una atención más eficaz en dichas situaciones.

CONTENIDOS:

- Principios básicos de la comunicación en situaciones difíciles.
- Elementos que facilitan y dificultan la comunicación.
- Asertividad: diferentes técnicas.
- Escucha activa.
- Técnicas de desescalada verbal.
- Comunicación no verbal.

- Técnicas y habilidades de negociación.

- Autocontrol emocional y manejo del estrés.

Se analizarán situaciones difíciles en la relación con el público (por ejemplo, la recepción del paciente agresivo, las demoras, cómo actuar ante un error nuestro, cómo decir NO, qué hacer ante un paciente o familiar agresivo, cómo hacer una crítica, cómo recibir una crítica, cómo dar una mala noticia, etc.).

Una vez se haya recibido formación en contención verbal, en aquellos servicios donde se produzcan agresiones durante la contención mecánica, se formará al personal para perfeccionar la técnica de contención mecánica de forma que se garantice que esta se realice de forma segura para el profesional y para el usuario/paciente.

Formación a los cargos intermedios:

Es la figura que lidera y dinamiza las actuaciones recogidas en el diagrama de flujo tras una agresión. Debe estar enfocada a la adquisición de competencias complejas como la empatía, capacidad de acompañamiento psicológico, no sólo al profesional agredido sino también al resto de compañeros que trabajan en el centro o unidad.

Formación de los delegados de PRL:

Los Delegados de Prevención suponen una figura decisiva en la prevención, es el representante de los trabajadores en esta materia tan compleja, por lo que es importante que reciban un formación adecuada y periódica, para de esta forma poder informar y asesorar de los Planes de Prevención, Política Preventiva, Derechos y Obligaciones, etc. a los trabajadores.

5.5. PROCEDIMIENTO DE ACTUACIÓN FRENTE A UNA AGRESIÓN

Situación de Agresión.

Ante una situación de posible agresión, el primer paso es solicitar ayuda del vigilante de seguridad, en el caso de que el Centro o Servicio cuente con este personal. De no ser así, el profesional solicitará la presencia de un/a compañero/a u otra persona cercana que le ayude a acabar con la situación de violencia y que al tiempo pueda servir como testigo de los hechos. En caso de que la situación de violencia/agresión persista, se pasará al siguiente punto.

Alertar a Fuerzas y Cuerpos de Seguridad.

Como se ha indicado anteriormente, si no se consigue disuadir al agresor y la situación de violencia/agresión persiste, se pasará a avisar a las Fuerzas y Cuerpos de Seguridad, preferentemente, Policía Nacional o Guardia Civil (según proceda) y se les solicitará que se personen en el Centro/Servicio o lugar donde se encuentre.

Comunicar la agresión al responsable del Centro.

Una vez finalizada la situación de agresión, se pasará inmediatamente a notificar el hecho al responsable del Centro (Director Gerente de Distrito, AGS u Hospital) quien, en función de la gravedad de los hechos, se personará en el centro (en el caso de que estuviera ausente) o al menos atenderá al profesional agredido vía telefónica. En este punto ofrecerá la presencia del Profesional Guía frente a agresiones para que acompañe al trabajador, si este lo acepta, en todos los trámites posteriores.

Traslado al Servicio de Urgencias

De forma simultánea a la notificación de la agresión al responsable del centro, y si es preciso, el profesional agredido se dirigirá al Servicio de Urgencias. Irá siempre acompañado o por el Profesional Guía o por su cargo intermedio.

Una vez en el Servicio de Urgencias se actuará de la siguiente forma:

1. Atención sanitaria. Si el facultativo del Servicio percibe la existencia de lesiones, se tratarán estas. El facultativo emitirá parte de asistencia sanitaria.

2. Si procede el facultativo emitirá parte de lesiones que seguirá su tramitación ordinaria.

3. Documento de Comunicación de Accidentes e Incidentes (CATI). Si se han producido lesiones, el facultativo entregará al/la profesional agredido/a el CATI, y cumplimentará la parte correspondiente a asistencia sanitaria. Cuando las circunstancias se lo permitan, el/la agredido/a cumplimentará la parte correspondiente al trabajador accidentado y su cargo intermedio en ese turno cumplimentará su parte. El CATI se tramitará conforme a lo previsto en el Procedimiento 04 del Sistema de Gestión de PRL del SAS.

4. Hoja de agresiones abreviada o completa, que Urgencias remitirá a la Unidad de Prevención.

Se procurará tramitar los tres documentos referidos simultáneamente a fin de evitar al/la agredido/a tener que recordar varias veces el incidente.

Tramitación del proceso de incapacidad temporal.

El Profesional Guía a continuación acompañará al trabajador agredido a su médico de familia, si así lo deseara éste. En el caso de que fuera necesaria la tramitación de incapacidad temporal, que en estos casos sería por contingencias profesionales.

Del mismo modo, si no fuera necesaria la baja, pero el trabajador está autorizado para irse a su domicilio, se llamará a un familiar o se le acompañará en el traslado, asegurando en todo caso que la persona no se encuentre sola.

Apoyo psicológico:

Informará al profesional agredido que tiene a su disposición un servicio de apoyo psicológico, y si lo acepta será gestionado por el Profesional Guía.

Asistencia jurídica:

Informará al profesional agredido que la Dirección Gerencia de la que dependa el profesional llevará a efecto la denuncia de la agresión ocurrida, constando en la misma la dirección del centro. En este punto se le informará del contenido de la Guía de Orientación Jurídica del SAS (Anexo 3).

La tramitación de la solicitud de asistencia jurídica por un Letrado de Administración Sanitaria se efectuará de acuerdo con lo previsto en el Decreto de asistencia jurídica al Servicio Andaluz de Salud.

En caso de optar el profesional por la asistencia jurídica de un Letrado de Administración Sanitaria, la solicitud del interesado se tramitará a la Asesoría Jurídica acompañada de una propuesta razonada suscrita por el titular de la Dirección Gerencia del Hospital, del Área de Gestión Sanitaria, del Distrito de Atención Primaria o del Centro de Transfusión, Tejidos y células, en cuyo ámbito preste servicios la persona afectada.

En los restantes centros directivos, la propuesta razonada será suscrita por el titular de la Dirección General a la que esté adscrita la persona afectada.

La autorización de asistencia jurídica, que habrá de ser otorgada por la Dirección Gerencia del SAS, será tramitada a través de la Asesoría Jurídica territorialmente correspondiente.

Registro en RIAC.

Las Unidades de Prevención de Riesgos Laborales (UPRL) serán las responsables de registrar las agresiones que se produzcan en los centros de trabajo de su ámbito.

Una vez se reciba en la UPRL la Hoja de agresión, ésta procederá a su registro en RIAC de forma inmediata. Si el trabajador utiliza la Hoja de agresiones abreviada, una vez se reciba en la Unidad de Prevención, ésta contactará con la persona agredida para recabar el resto de información de la Hoja de agresiones del RIAC telefónica o presencialmente

Tras una agresión, se debe valorar por parte de la Unidad de Prevención las causas de la agresión producida y la necesidad de incorporar medidas preventivas o de protección adicionales en la evaluación de riesgos del puesto de trabajo. Se analizará adicionalmente las necesidades que pudiera haber en materia de formación e información y especialmente se analizará el riesgo de agresión en relación a los resultados de la evaluación de riesgos general y de factores psicosociales, programándose las oportunas medidas preventivas y medidas correctoras en su caso.

La Dirección Gerencia de cada Centro dará traslado a la Unidad de Prevención de las medidas de protección implantadas en los centros para que estás puedan darlas de alta en RIAC. Del mismo modo, cuando la Unidad de Prevención, en el ejercicio de su actividad profesional, conozca de la implantación o modificación de medidas de protección en alguno de los centros sanitarios de su ámbito, deberá con carácter inmediato actualizar el apartado de medidas de prevención en RIAC.

Las agresiones deberán estar registradas a la mayor brevedad en RIAC y, en todo caso, antes de final del mes en que se produzcan. Sólo en el caso de las agresiones que se produzcan durante la última semana del mes, el plazo de registro se ampliará hasta el día séptimo del mes siguiente. Para ello será fundamental que se garantice un circuito de comunicación ágil y efectivo, y se informe a todos los profesionales.

Manifiesto de rechazo de la agresión y adopción de medidas de prevención.

En función de la gravedad de la agresión, la Dirección valorará la necesidad de hacer un manifiesto de rechazo de la agresión, denunciando la situación de violencia ocurrida en su centro e informando de las acciones legales que se llevarán a efecto contra el agresor o agresores. Es fundamental la integración de todas las partes implicadas para reforzar el mensaje conjunto de rechazo a las agresiones.

Como acción preventiva, siempre que se haya producido una agresión que pudiera repetirse y sea necesario proteger al trabajador, se promoverán las sanciones previstas en la normativa vigente tendentes a evitar la relación directa entre el agresor y el agredido cambiando de centro o de profesional al agresor. Si no fuera factible, la Dirección Gerencia del Centro podrá proponer, a solicitud del profesional víctima de agresión, la adscripción temporal del trabajador a otro centro de trabajo, siempre que sea aceptada por el profesional.

Seguimiento de la baja laboral y actualización de la información en RIAC.

En caso de que el profesional agredido hubiera causado baja por este motivo, el médico del trabajo conocerá la evolución del proceso y asesorará al trabajador si éste lo desea. Esta función es diferente del seguimiento de la patología que origina la baja, que corresponde hacerla al médico de familia.

La Unidad de Prevención completará el apartado de seguimiento del RIAC para disponer de toda la información relacionada con la agresión producida. Asimismo, realizará seguimiento mediante entrevistas periódicas de la persona agredida en todos los casos en que la Dirección del Centro o la propia UPRL lo estimen necesario para la mejor atención del personal.

De las actuaciones que se realicen se informará resumidamente a la Dirección del Centro. Tanto la UPRL como la Unidad de Medicina del Trabajo velarán en estas actuaciones por el respeto a la intimidad del/la agredido/a y por la confidencialidad de sus datos conforme a la Ley Orgánica 3/2018 de 5 de Diciembre sobre Protección de Datos de Carácter Personal y demás normativa de desarrollo.

5.6. PROCEDIMIENTO DE ACTUACIÓN EN CASO DE ASISTENCIA DOMICILIARIA

Activación mediante teléfono móvil corporativo. Es importante que entre los números memorizados de llamada rápida (mediante pulsación de una sola tecla previamente asociada a un contacto memorizado) se prevea el número de emergencias del Centro y el número de la policía. Igualmente, se incluirá la aplicación "AlertCops" de la Policía, sistema de alertas de los Cuerpos y Fuerzas de Seguridad del Estado.

Si el profesional en asistencia domiciliaria llama al número de emergencias del Centro, indicará solamente que existe riesgo o que se ha producido la agresión e indicará la dirección en que se encuentra. La Central telefónica del Centro contactará inmediatamente con la Policía (091 y 092) solicitando su presencia inmediata urgente en el domicilio indicado por el/la profesional.

5.7. ACCIONES DIRIGIDAS CONTRA EL AGRESOR

La Administración Sanitaria promoverá acciones concretas y las modificaciones normativas que sean necesarias para evitar la relación directa entre el agresor y el trabajador agredido.

Los letrados de la Administración Sanitaria promoverán o comparecerán en el procedimiento para ejercitar las acciones penales y civiles que se deriven de los hechos acaecidos, en reclamación de los daños y perjuicios causados.

La Administración Sanitaria propondrá al órgano competente el establecimiento de un régimen sancionador para los usuarios del SSPA con multas económicas proporcionadas al daño causado.

5.8. PLAN DE COMUNICACIÓN

EXTERNO

Declaración Institucional que refuerce la labor de los trabajadores, exprese con contundencia la tolerancia cero a las agresiones, e informe de las medidas que se recogen en el nuevo plan.

La Autoridad Sanitaria y el Servicio Andaluz de Salud realizarán una campaña de concienciación dirigida a la población destacando la labor de los profesionales, para recuperar su dignidad y respeto y el al mismo tiempo recordando que agredir a un profesional del SSPA es un delito contemplado en el Código Penal.

En este sentido, se trabajará con los Medios de Comunicación para informar y difundir a la ciudadanía los resultados de las Sentencias condenatorias en caso de agresión, respetando en todo caso lo recogido en la Ley Orgánica 3/2018 de 5 de Diciembre sobre Protección de Datos de Carácter Personal y demás normativa de desarrollo.

En todos los Centros Sanitarios del SSPA se dispondrá en lugar visible la cartelería institucional elaborada a tales efectos que será remitida a todos los centros.

Informar de la figura del interlocutor policial e interlocutor sanitario, funciones y actuaciones específicas a nivel provincial con los Centros.

INTERNO

Debe trasladarse con claridad el flujograma de actuación en caso de agresión para que todos los intervinientes tengan muy claras sus actuaciones y responsabilidades.

Cursos generales a todos los profesionales y por UGC donde el riesgo de agresión sea más elevado, en función del resultado de la evaluación de riesgos del Centro.

Píldoras informativas de recordatorio orientadas a todos los profesionales en sesiones clínicas, comisiones y otras reuniones asistenciales. En turnos de mañana y tarde.

Píldoras informativas orientadas a cargos intermedios y directivos.

5.9. EVALUACIÓN Y SEGUIMIENTO DEL PLAN DE AGRESIONES

- A nivel de Centro: Cada DSAP, AGS y HOSPITAL del SSPA, realizará con carácter semestral un informe donde se analice la evolución de las agresiones tras la implantación del nuevo Plan de Agresiones.

  Contendrá los siguientes apartados:

  1. Comparativa del semestre correspondiente con los dos años anteriores de las agresiones físicas y no físicas.

  2. Plan de acción del Centro para la reducción de agresiones.

  3. Concreción de medidas para mejorar la atención y seguimiento de los profesionales que hayan sufrido una agresión.

  4. Análisis de la actuación de la figura del Profesional Guía frente a agresiones.

  5. Análisis de la coordinación del centro con los Interlocutores policiales y sanitarios y resumen las acciones conjuntas llevada a cabo.

- En el seno de la Mesa Técnica de Prevención del SAS se realizará con carácter anual una reunión de seguimiento y evaluación del Plan, y dará traslado del informe de conclusiones a la Consejería de Salud y Familias.

- La Consejería de Salud y Familias, transcurridos dos años desde la efectiva implantación de Plan de Prevención y Atención frente a Agresiones, procederá a su revisión a través de los mecanismos que entienda oportunos.

ANEXO 1. Hoja de registro de Agresiones en RIAC.

Datos de la Agresión

☐ Centro Público	☐ Centro Privado
Fecha:	Hora:
Tipo de Centro:	Centro, Servicio o Unidad:
Localidad:	C.P.:

Detalles de la Agresión

☐ Agresión **verbal** (incluye gritos, insultos)	☐ Agresión **física** a profesionales	☐ **Intento** de **agresión física**
☐ Amenaza con armas (con la presencia física del arma)		☐ Amenaza contra la integridad física del profesional
☐ Desperfectos o maltrato de las instalaciones		☐ Ha habido daños sobre los bienes personales del profesional

Lugar/es concreto/s donde se materializa la Agresión (solo marcar una)

☐ Atención Hospitalaria		☐ Atención Primaria	
☐ Admisión	☐ Sala de Espera	☐ Urgencias	☐ Sala de Fisioterapia
☐ Domicilio	☐ Consulta Enfermería	☐ Ambulancia	☐ Exteriores del Centro
☐ Cafetería	☐ Consulta Médica	☐ Habitación del paciente *	☐ Control enfermería
☐ Despachos	☐ Hospitalización de psiquiatría *	☐ Zonas de Tránsito (ascensores, escaleras, pasillos)	☐ Otros:

*Solo en Atención Hospitalaria

Causa principal que ha motivado la Agresión (solo marcar una)

☐ Demandar prestación/medicación para un familiar.	☐ Disconformidad con el tiempo de atención en el centro.
☐ Demandar atención fuera de la cita programada.	☐ Disconformidad con el tiempo de atención en los avisos urgentes.
☐ Demandar atención sin cita previa.	☐ Discusión entre usuarios.
☐ Demandar tratamiento distinto al prescrito.	☐ Agresión/acoso por razón de género.
☐ Demandar prestación no incluida en las opciones anteriores.	☐ Desacuerdo con el trato o conducta en el acto del profesional.
☐ No haber sido derivado al especialista.	☐ Por razón de raza.
☐ No recibir parte de alta o baja.	☐ Sin causa aparente.
☐ Durante la contención mecánica	☐ Durante la contención verbal.

Rodio

Descripción del Incidente

Usuarios/as agredidos/as		
¿La agresión ha afectado a otros usuarios que se encontraban en el centro?	☐ Sí, número:	☐ No

Profesional Agredido/a		
Nombre y apellidos:		
D.N.I.:	Teléfono:	
Centro, Servicio, Unidad:	Puesto de Trabajo:	
¿Ha habido lesiones físicas?, descripción:		¿Causa Baja Laboral? ☐ Si ☐ No
☐ Tramitado IT	☐ Contingencia Común	☐ Contingencia Laboral
¿Se ha puesto en contacto la Dirección del Centro/Representante con usted?	☐ Si	☐ No
¿Ha recibido asistencia sanitaria?	☐ Si	☐ No
¿Ha tramitado documento CATI?	☐ Si	☐ No
¿Le han informado que puede solicitar asistencia jurídica?	☐ Si	☐ No
¿Le han informado que puede solicitar asistencia psicológica?	☐ Si	☐ No
¿Ha realizado el curso de PRL de Control de Situaciones Conflictivas?	☐ Si	☐ No
¿Ha recibido otro tipo de formación en materia de agresiones?	☐ Si	☐ No

Señale el tipo de medida que en su opinión sería la más eficaz para reducir este tipo de incidentes: (solo marcar una)
☐ Con campañas de concienciación dirigidas a usuarios.
☐ Con consecuencias más severas para las personas que agreden.
☐ Con medidas organizativas del centro que mejorarán la asistencia que se presta.
☐ Con más formación al profesional para manejar mejor estas situaciones.
☐ Incrementando las medidas de seguridad en los centros (infraestructura, vigilantes, cámara, etc.).
☐ Ninguna de las anteriores.

Testigos (cualquier persona, SAS o no SAS)

Nombre y apellidos:		Firma
D.N.I.:	Teléfono:	
Domicilio:		
Localidad:	¿Pertenece al SAS? ☐ Si ☐ No	
Nombre y apellidos:		Firma
D.N.I.:	Teléfono:	
Domicilio:		
Localidad:	¿Pertenece al SAS? ☐ Si ☐ No	

Perfil del Agresor/a

☐ Hombre	☐ Mujer	☐ Acompañante de Paciente/Usuario	☐ Usuario-a/paciente

Rango de edad (años):   ☐ <18   ☐ 18-35   ☐ 36-45   ☐ 46-55   ☐ 56-55   ☐ >65

Síntomas que presenta:	☐ Trastorno psiquiátrico	☐ Drogadicción y/o Alcoholismo
	☐ Deterioro Cognitivo (Demencia, Alzheimer, etc.)	☐ No presenta ninguno de los síntomas anteriores

¿Conocía al agresor/a de otras ocasiones?	☐ Si	☐ No
¿Tiene constancia de incidentes anteriores de la misma persona?	☐ Si	☐ No
¿Ha existido intencionalidad en la agresión?	☐ Si	☐ No

Medidas de Seguridad en el Lugar de la Agresión (marque todas las que haya)

Medidas Seguridad existentes			La utilizó	
Alarma Individual (Tipo Tele-asistencia)	☐ Si	☐ No	☐ Si	☐ No
Cámaras de seguridad	☐ Si	☐ No	☐ Si	☐ No
GPS en ambulancia	☐ Si	☐ No	☐ Si	☐ No
Interfono	☐ Si	☐ No	☐ Si	☐ No
Salida alternativa en consulta	☐ Si	☐ No	☐ Si	☐ No
Software antipánico instalado en el PC de la consulta	☐ Si	☐ No	☐ Si	☐ No
Teléfono	☐ Si	☐ No	☐ Si	☐ No
Timbre en ambulancia	☐ Si	☐ No	☐ Si	☐ No
Timbre en consultas, estar de enfermería, etc.	☐ Si	☐ No	☐ Si	☐ No
Vigilante de seguridad	☐ Si	☐ No	☐ Si	☐ No
Tarjeta magnética	☐ Si	☐ No	☐ Si	☐ No

¿Si existían medidas y no las utilizó, podría indicar por qué?

Policía y/o Empresa de Seguridad

¿Recibió la ayuda de algún compañero durante la agresión?	☐ Si	☐ No
¿En el momento de la agresión tiene constancia de que hubiera vigilante de seguridad en su centro?	☐ Si	No
¿Se avisó al vigilante de seguridad?	☐ Si	☐ No
¿Cuántos minutos tardó en llegar?	¿Llegó a tiempo para intervenir? ☐ Si	☐ No
¿Se avisó a cuerpos de seguridad externos?	☐ Si	☐ No
☐ Policía Local	☐ Guardia Civil	☐ Policía Nacional

Y para que conste a los efectos oportunos, firmo el presente documento

_____ , a _____ de _____ de 20____

FDO: _____

EL/LA TRABAJADOR/A AGREDIDO/A
Declara responsablemente los hechos comunicados como ciertos

Cláusula de Protección Datos

Los datos de carácter personal que usted nos facilita serán tratados con la máxima confidencialidad, tienen como única finalidad, el tratamiento de los lugares donde más riesgo existe de estos profesionales, a fin de aumentar las medidas de seguridad, poder aconsejar al profesional y sensibilizar a la opinión pública.

Conforme a lo dispuesto en la Ley Orgánica 3/2018 de 5 de diciembre, de protección de datos de carácter personal y en el Reglamento (UE) 2016/679 del Parlamento Europeo y del Consejo de 27 de Abril de 2016 relativo a la protección de las personas físicas en lo que respecta al tratamiento de datos personales y a la libre circulación de estos datos (Reglamento General de Protección de Datos), usted puede ejercitar los derechos de acceso, rectificación, cancelación y oposición a estos datos.

La cumplimentación del presente formulario conlleva el consentimiento expreso para el tratamiento y cesión de sus datos conforme a los fines manifestados.

ANEXO 2. Hoja abreviada de registro de Agresiones en RIAC

Datos de la Agresión	
Centro:	Localidad:
Fecha:	Hora:

Profesional Agredido/a	
Nombre y apellidos:	
D.N.I.:	Teléfono móvil:
Centro, Servicio, Unidad:	Puesto de Trabajo:
Nombre del cargo intermedio:	Correo electrónico:
¿Ha habido lesiones físicas?, descripción:	¿Causa Baja Laboral? ☐ Si ☐ No

Detalles de la Agresión		
☐ Agresión **verbal** (incluye gritos, insultos)	☐ Agresión **física** a profesionales.	☐ **Intento** de **agresión física**
☐ Amenaza con armas (con la presencia física del arma)	☐ Amenaza contra la integridad física del profesional	
☐ Desperfectos o maltrato de las instalaciones	☐ Ha habido daños sobre los bienes personales del profesional	

Descripción del Incidente
Y para que conste a los efectos oportunos, firmo el presente documento _____, a_____de_____de 20____ FDO: **EL/LA TRABAJADOR/A AGREDIDO/A** Declara responsablemente los hechos comunicados como ciertos

ANEXO 3. Guía de asistencia jurídica

1. Información jurídica básica.

La finalidad principal es la de orientar a los profesionales en las acciones legales que puedan emprenderse en cada situación y caso.

1.1. ¿Cuáles? Situaciones agresivas.

Difícil sería establecer un catálogo de las infracciones penales de las que podrían ser sujetos pasivos el personal del SSPA, dada la diversidad de tipos criminales que el Código Penal sanciona y de la variada casuística que la realidad presenta.

En todo caso, sin ánimo de exhaustividad, podríamos esbozar la siguiente relación de las infracciones que con mayor frecuencia se dan en los centros sanitarios:

- Agresiones físicas, donde se incluye el delito de lesiones, que puede ser grave o menos grave dependiendo de sus consecuencias de asistencia sanitaria y tiempo de curación, y el delito leve de maltrato de obra. Este último puede ser muy común, porque no exige que se produzca lesión, como en los anteriores (zarandeo, empujón, etc.) y necesita, para su persecución, denuncia del ofendido.

- Amenazas, coacciones y cualquier tipo de acoso, persecución y hostigamiento, cometido incluso por las redes sociales.

- Las injurias e insultos graves.

1.2. ¿Qué acciones? Jurisdicción.

De la ejecución de las infracciones que estamos contemplando pueden nacer dos tipos de acciones, lo que nos obliga a precisar ante qué jurisdicción pueden ejercitarse las mismas:

- Acción Penal: en tanto que se encuentran tipificadas en el Código Penal, como delito o falta para el castigo del culpable, y únicamente puede ejercitarse ante la jurisdicción penal.

- Acción Civil: en los supuestos en que se hayan producido daños y perjuicios, y con el fin de conseguir la restitución de la cosa, la reparación del daño y la indemnización de perjuicios causados por el hecho punible. La acción civil derivada de un ilícito criminal puede ejercitarse conjuntamente con la penal o bien separadamente ante la jurisdicción civil.

  Por tanto, cuando el personal dependiente del SSPA sufra algún tipo de infracción penal de la que se deriven daños y perjuicios, podrá ejercerse no sólo la acción penal para el castigo del culpable, sino también la acción civil para reclamar la indemnización que corresponda, bien dentro del propio proceso penal, o bien separadamente ante la jurisdicción civil, teniendo en cuenta en este último supuesto que sí el proceso penal se encuentra ya iniciado, no se podrá promover pleito alguno hasta que aquel no haya concluido mediante sentencia firme.

1.3. ¿Cómo se inicia? Procedimiento.

Puede iniciarse mediante denuncia o mediante querella.

- Denuncia: resulta mucho más ágil y cómodo ya que no requiere especiales requisitos formales para su admisión, pudiéndose formular por escrito u oralmente, ante cualquier órgano jurisdiccional, ante el ministerio fiscal, o ante cualquier dependencia policial, por el propio profesional agredido, por cualquier persona que presencie los hechos o por el responsable del Centro que tenga noticia de la agresión. Debe tenerse en cuenta que casi todos los delitos leves exigen la denuncia de la persona ofendida, constituyendo ésta un requisito de persequibilidad. En todo caso se informará al trabajador que en la denuncia conste la dirección de su centro de trabajo.

- Querella: debe formularse siempre por escrito ante el órgano jurisdiccional competente, debiendo ser presentada por el Letrado de Administración Sanitaria.

  Además, los atestados que redactan los funcionarios de la policía a consecuencia de las averiguaciones que hubiesen practicado cuando son requeridos desde el propio centro sanitario, tendrán la consideración de denuncia.

  Pese a que la denuncia puede ser presentada ante cualquier órgano jurisdiccional, resulta conveniente que la misma se formule ante el juzgado de guardia correspondiente al partido judicial donde se produzcan los hechos.

1.4. ¿Cuándo? Plazo.

La responsabilidad penal se extingue por prescripción del delito o falta, por lo que la acción penal debe promoverse con anterioridad al transcurso de los plazos de prescripción. Estos plazos de prescripción se establecen, fundamentalmente, en función de la duración de la pena que la ley señale para cada infracción.

No obstante, estas cuestiones de tipo procesal serán tenidas en cuenta por la Asesoría Jurídica correspondiente.

1.5. ¿Qué puedo aportar? Pruebas.

Por último, se impone recordar que en materia penal rige el principio de presunción de inocencia, por lo que el denunciante debe procurar acudir al juicio con pruebas suficientes para poder enervar dicha presunción.

En este sentido resulta de gran utilidad:

- La declaración de testigos.

- Los partes de asistencia sanitaria, en el caso de agresiones físicas. Es recomendable que en todos los supuestos en que se produzcan agresiones físicas, el personal sea asistido, de forma inmediata, por un facultativo.

- La declaración del propio ofendido

2. Asistencia Jurídica del Sistema Sanitario Público de Andalucía.

Los Letrados de la Administración Sanitaria podrán intervenir en los procedimientos penales seguidos por los delitos o faltas sufridos por el personal dependiente del Sistema Sanitario Público de Andalucía, en los términos previstos en el Decreto de Asistencia Jurídica.

2.1. El ejercicio de acciones judiciales en nombre y representación de autoridades y personal del Servicio Andaluz de Salud requerirá la autorización de la Dirección Gerencia, previa memoria de la Asesoría Jurídica.

2.2. Procederá el ejercicio de acción procesal en nombre de autoridades y personal del Servicio Andaluz de Salud ante hechos que atenten contra la integridad física producidos en el ejercicio de sus funciones y aquellos otros hechos que supongan una perturbación grave de la prestación de asistencia sanitaria o del ejercicio de funciones y obligaciones como empleado público.

2.3. Los Letrados de la Administración Sanitaria también podrán representar y defender en juicio a las autoridades y personal del Servicio Andaluz de Salud en toda clase de procesos judiciales dirigidos contra ellos, siempre que se trate de actos u omisiones realizados en el ejercicio legítimo de sus funciones, con ocasión de su cargo, o en cumplimiento de una orden de autoridad competente, siendo preceptiva la autorización del Director Gerente del Servicio Andaluz de Salud, previo informe de la Asesoría Jurídica.

2.4. La solicitud de asistencia del interesado se tramitará acompañada de una propuesta razonada suscrita por el titular de la Dirección Gerencia del Hospital, del Área de Gestión Sanitaria, del Distrito de Atención Primaria o del Centro de Transfusión, Tejidos y células, en cuyo ámbito preste servicios la persona afectada.

En los restantes centros directivos, la propuesta razonada será suscrita por el titular de la Dirección General a la que esté adscrita la persona afectada.

Si la acción se dirige contra el titular de alguno de los órganos superiores de dirección del Servicio Andaluz de Salud, bastará la solicitud de asistencia dirigida a la

Dirección Gerencia para su correspondiente autorización, previo informe de la Asesoría Jurídica.

2.5. La solicitud de asistencia deberá ir acompañada de la documentación y antecedentes que contribuyan al esclarecimiento de los hechos.

La autorización de asistencia jurídica será tramitada a través de la Asesoría Jurídica territorialmente correspondiente.

2.6. En caso de urgencia, por detención, prisión o la adopción de cualquier otra medida cautelar, los Letrados de la Administración Sanitaria podrán asistir a las autoridades y al personal del Servicio Andaluz de Salud, previa solicitud de los mismos (en los casos del apartado 3) sin perjuicio de la obligación de recabar con posterioridad la preceptiva autorización de la persona titular de la Dirección Gerencia.

2.7. Lo dispuesto en este artículo no afectará al derecho de la autoridad o empleado público a designar defensor, a que se le asigne de oficio, o a comparecer mediante cualquier otra representación, en cuyo caso se entenderá que renuncia a la asistencia por parte de los Letrados de la Administración Sanitaria.

3. Reclamar daños o perjuicios en aquellos casos en los que el Sistema Sanitario Público de Andalucía resulte perjudicado.

En algunas ocasiones, no sólo se producen agresiones al personal, sino que también, con ocasión de las mismas, se producen daños o perjuicios al propio SSPA.

En caso de daños materiales a las instalaciones o mobiliario del centro sanitario, sin que se cometan agresiones a profesionales, los responsables del mismo deberán presentar la correspondiente denuncia, acompañada de las facturas acreditativas de los daños, para que estos sean reparados.

En el caso de que haya un procedimiento abierto como consecuencia de agresiones a profesionales, si además se han producidos daños o perjuicios al SSPA, los responsables de los respectivos centros deberán notificar a la Asesoría Jurídica una relación detallada de los mismos, expresando una cuantificación motivada o justificada para que los mismos puedan ser reclamados por los Letrados de la Administración Sanitaria.

Los responsables de los centros e instituciones deberán cuantificar los gastos de sustitución del personal agredido durante la baja siguiente a dicha agresión, lo gastos de asistencia sanitaria prestada a los agredidos, y cualesquiera otros que se produzcan como consecuencia de una agresión o de cualquier otra infracción.

ANEXO 4. PROCEDIMIENTO DE ACTUACIÓN ANTE UNA AGRESIÓN.
FLUJOGRAMA

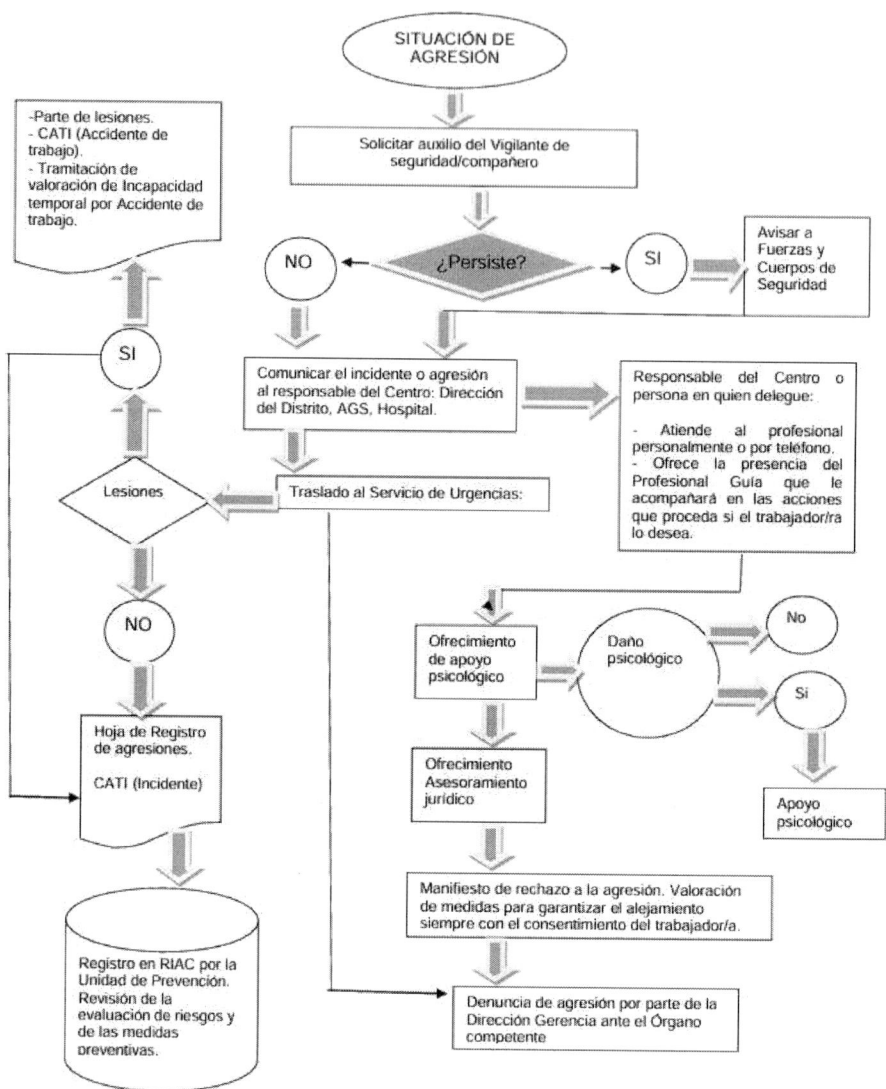

Ediciones Rodio ofrece un nuevo servicio que te permitirá acceder, de manera totalmente gratuita, a todos los contenidos asociados a esta publicación y sus posibles actualizaciones. Siempre que los cambios no supongan más del 20 % de los contenidos del libro. Este servicio estará activo desde la fecha de edición de la publicación hasta la fecha de la convocatoria para la que ha sido publicada, con un plazo máximo de vigencia de 12 meses.

Para ello escanea este QR y registra el código generado en la siguiente dirección:

http://www.edicionesrodio.com/contenidosadicionales

¡Mantente informado de las últimas novedades!
http://www.edicionesrodio.com/suscripcion

Si necesitas más información ponte en contacto con nosotros.

Teléfono: **955 28 74 84**
E-mail: **info@edicionesrodio.com**

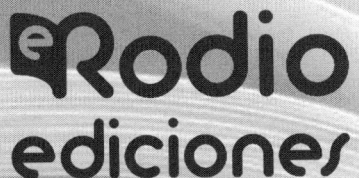

www.edicionesrodio.com